HANDBUCH DER NEUROLOGIE

HERAUSGEGEBEN

VON

O. BUMKE UND **O. FOERSTER**
MÜNCHEN   BRESLAU

ERGÄNZUNGSSERIE

II

DIE CEREBRALE ARTERIOGRAPHIE UND PHLEBOGRAPHIE

VON

EGAS MONIZ

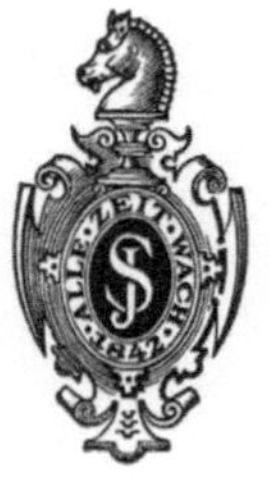

SPRINGER-VERLAG BERLIN HEIDELBERG GMBH

1940

MONOGRAPHIEN AUS DEM GESAMTGEBIETE DER NEUROLOGIE UND
PSYCHIATRIE
HERAUSGEGEBEN VON
O. BUMKE · O. FOERSTER · E. RÜDIN · H. SPATZ
HEFT 70

DIE CEREBRALE ARTERIOGRAPHIE UND PHLEBOGRAPHIE

VON

PROFESSOR DR. EGAS MONIZ

LISSABON

MIT 324 ABBILDUNGEN IM TEXT

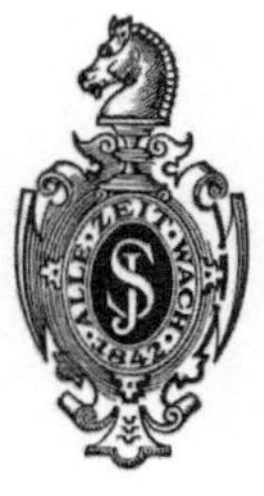

SPRINGER-VERLAG BERLIN HEIDELBERG GMBH
1940

ISBN 978-3-540-01286-3   ISBN 978-3-662-26797-4 (eBook)
DOI 10.1007/978-3-662-26797-4

Vorwort.

Die vorliegende Monographie über cerebrale Arteriographie und Plebographie verdankt ihre Entstehung einer an mich ergangenen Aufforderung Professor OTFRIED FOERSTERs, alle Errungenschaften zusammenzustellen, die durch die genannten Methoden auf dem weiten Gebiet der Diagnostik und der Anwendung auf Physiologie und Pathologie der Hirngefäße bis jetzt erzielt worden sind. Dieser Aufgabe habe ich mich in dieser Schrift zu unterziehen bemüht.

In den ersten Kapiteln habe ich die experimentellen Arbeiten, die wichtigsten Tatsachen, die sich aus unseren anfänglichen Forschungen ergeben haben, das anatomische Bild der Hirngefäße und die ersten praktischen Ergebnisse zusammengestellt. In der Folge habe ich den Wert auseinandergesetzt, der dieser Methode bei der Diagnose der Lokalisation von Hirngeschwülsten, bei der Differenzierung der Arten dieser Neubildungen, bei der Erkenntnis der Gefäßerkrankungen des Gehirns usw. zukommt. Ich hoffe auf diese Weise ein Buch geschaffen zu haben, das den Neurochirurgen Nutzen bringt. Die in dieser Schrift niedergelegten Studien werden ergänzt durch weitere Forschungen über die Geschwindigkeit der Blutströmung im Gehirn und in den Schädelweichteilen und über die Thrombose der Carotis interna, über die Störung des Kreislaufs bei Oligophrenen usw.

Für die überaus ehrenvolle Auszeichnung, mit der der unbestrittene Meister der Neurologie Professor OTFRIED FOERSTER mich bedacht hat, spreche ich meine aufrichtigste Dankbarkeit aus.

Es wäre nie zur Veröffentlichung dieses Buches gekommen, wenn mir nicht die überaus wertvolle Mitarbeit Professor ANTONIO FLORES' zuteil geworden wäre, dessen unermüdliches und gewissenhaftes Wirken für mich von wesentlicher Bedeutung war. Auch für seine Mithilfe bei der Übersetzung des Werkes bin ich ihm zu wärmstem Dank verpflichtet.

In gleicher Weise danke ich Herrn Professor FRIEDRICH WOHLWILL für den wertvollen Beitrag, den er bei der Durchsicht des deutschen Textes geleistet hat.

Diese Arbeiten sind nicht mein ausschließliches Eigentum. Sie verdanken ihre Entstehung auch meinen Mitarbeitern, die in Gemeinschaft mit mir diesem Gegenstand ihr Interesse gewidmet haben. Unter ihnen muß ich Professor ALMEIDA LIMA hervorheben, der von Anbeginn unserer Forschungen an seine fruchtbringende Tätigkeit in den Dienst der Sache gestellt hat.

Der Wert dieser Arbeit wurde sehr gehoben durch die große Sorgfalt, die der Verlag der Wiedergabe der zahlreichen Abbildungen, welche die Grundlage des Buches darstellen, sowie dem ausgezeichneten Druck des Textes hat zuteil werden lassen. Ich bitte auch ihn, meinen aufrichtigen Dank entgegenzunehmen.

Lissabon, im Juli 1940.

EGAS MONIZ.

Inhaltsverzeichnis.

Sechstes Kapitel.

Diagnose von Hirntumoren durch angiographische Darstellung ihrer Eigengefäße. Diagnose der Geschwulstart.

Siebentes Kapitel.

Thrombose der Carotis interna, insbesondere in ihrem Cervicalabschnitt. Hirnarteriosklerose.

Achtes Kapitel.

Hirnaneurysmen. Hirnvaricen.

Erstes Kapitel.

Einleitung. Vorarbeiten und Geschichte.

Seit längerer Zeit hat man schon versucht, durch Kontrastmittel das Gehirn im Röntgenbild sichtbar zu machen, denn mit Ausnahme von Konkrementen, welche sich bisweilen in der Zirbeldrüse, den Geschwülsten der RATHKEschen Tasche und anderen seltenen Geschwülsten bilden, und einigen Verkalkungen, welche mit bestimmten Gehirnschädigungen einhergehen, bietet das im Schädel eingeschlossene Gehirn keine entsprechenden Anhaltspunkte.

DANDY dachte als erster 1918 daran, die Kontrastmethoden beim Gehirn anzuwenden, die bei anderen Organen gebräuchlich waren. Es gelang DANDY durch Ersatz der Ventrikelflüssigkeit durch Luft und andere Gase (Stickstoff, Sauerstoff usw.) die Ventrikel im Röntgenogramm des Schädels sichtbar zu machen. Diese Gase besitzen im Durchschnitt eine Dichte, welche 800mal geringer ist als die der Hirnflüssigkeit und bedingen daher einen beträchtlichen röntgenologischen Kontrast.

Die Ventrikulographie hat der Lokalisation der Gehirntumoren einen beachtenswerten Dienst erwiesen; durch die Ventrikeldeformation gelingt es in der Tat, in einer beträchtlichen Anzahl von Tumoren, die topographische Diagnose zu stellen.

Wir behalten die Bezeichnung Ventrikulographie der DANDYschen Methode vor, bei der direkt durch den Schädel hindurch Luft in die Gehirnventrikel injiziert wird. Heutzutage ist Luft das bevorzugte Gas; SICARD, JACOBEUS und SCHUSTER, BALADO führten Lipiodol in die Ventrikel ein und erreichten dadurch ihre Sichtbarkeit im umgekehrten Sinne, d. h. sie gestalteten sie undurchsichtiger als das übrige Gehirn.

DANDY selbst benutzte mit schlechtem Erfolg verschiedene undurchsichtige Substanzen, wie Jodkalium, Kollargol, Argirol und salpetersaures Wismut. Letzthin hat BALADO die Vorteile der direkten Einführung des Lipiodols in die Ventrikel mit Aufnahmen in verschiedenen Stellungen des Kopfes hervorgehoben, so daß die verschiedenen Ventrikelbezirke erforscht werden können. Einer seiner Mitarbeiter, RAMON CARILLO, sagt diesbezüglich: „Bei Anwendung von Lipiodol ist die Sichtbarkeit der Ventrikel schärfer, die Belästigung des Kranken geringer und die Diagnose einer Blockade der Ventrikel sowie der Foramina *Luschkae* et *Magendi* und infolgedessen der Tumoren unterhalb des Tentoriums möglich, diagnostische Vorteile, welche sich nicht mit Luft erzielen lassen."

Alle diese ventrikulographischen Methoden bezwecken die Darstellung der Ventrikelhöhlen und ihrer Deformierungen.

Wird die Luft lumbal oder suboccipital eingeführt, so kann man nicht nur die Ventrikel, sondern auch die Subarachnoidalräume röntgenologisch darstellen. Diese Methode, welche wir ebenfalls DANDY verdanken, gibt manchmal nicht die Zeichnung der Ventrikel wieder, wenn die Luft vorzugsweise in die Subarachnoidalräume dringt.

Wir werden dieser Methode, welche auch in der Behandlung einiger Epilepsieformen (FOERSTER) angewandt wird, die Bezeichnung Encephalographie vorbehalten. Die Bezeichnung Gehirnpneumographie als Gesamtausdruck, welcher die gasförmige Ventrikulographie und die Encephalographie umfaßt, ist weniger gebräuchlich.

Unsererseits wurde versucht, eine vermehrte Undurchsichtigkeit des *arteriellen Netzes* des Großhirns zu erzielen, um durch die Darstellung seiner Gefäßversorgung eine bessere Sichtbarkeit des Gehirns zu gewinnen. Wir bezeichnen diese Aufnahmen als *Gehirnarteriogramme*; solche, auf denen es uns gelang, die Gehirnvenen sichtbar zu machen, als *Gehirnphlebogramme*.

Arteriogramme und Phlebogramme bezeichnen wir zusammen als *cerebrale Angiogramme* und die Methode als *cerebrale Angiographie* (bzw. Arteriographie und Phlebographie).

Bei dieser Benennung werden Verwechslungen vermieden, welche andere Bezeichnungen, wie die zuerst von uns gewählte „arterielle Encephalographie" mit sich bringen können.

Die unserer Arbeit zur Erlangung der cerebralen Arteriographie zugrunde gelegte Leitidee war folgende: Nachdem das normale Schema der Anordnung der Gehirnarterien, welche für Röntgenstrahlen undurchsichtig gemacht worden waren, festgestellt worden war, hielten wir es für möglich, in einem größeren Teil der Fälle eine Lokaldiagnose der Geschwülste durch die Veränderung der normalen arteriellen Zeichnung des Gehirns zu stellen. Viele Geschwülste, zumal die stark vascularisierten, mußten auch ein abnormes Gefäßnetz aufweisen. Im Beginn waren dies die Hauptziele, welche zum Versuch führten, beim Menschen die Gehirnarterien sichtbar zu machen, ein Versuch, den wir erfolgreich beendeten. Gleichzeitig vermuteten wir, daß einige durch Kompression seitens intrakranieller Neubildungen verursachte Zirkulationsstörungen beobachtet werden könnten.

Auf diese Weise stellten wir folgendes, aus meinen ersten Veröffentlichungen entnommene Arbeitsprogramm auf: Erstens die Auffindung einer Substanz, welche für Röntgenstrahlen undurchsichtiger ist als der Schädel und ohne Gefahr für den Kranken in die Carotis interna gespritzt werden kann; zweitens die Feststellung, ob die Carotis interna ohne Schaden das Trauma der Injektionsnadel und die direkte Einwirkung der Substanz verträgt; drittens der Versuch, während einer beschränkten Zeit ohne Gefahr für den Kranken den Eintritt von Blut ins Gehirn zu verhindern. Unsere ersten Versuche leiteten wir in diesem Sinne in der Vermutung einerseits, daß der Hilfskreislauf der Communicantes genügen würde, um die des Carotiskreislaufes beraubte Hirnhemisphäre einige Sekunden hindurch zu versorgen. Andererseits waren wir überzeugt, daß der gleichzeitige Eintritt von Carotisblut und Kontrastflüssigkeit die Sichtbarkeit der Arterien derart herabsetzen würde, daß die Undurchsichtigkeit beider Schädelwände für Röntgenstrahlen nicht mehr überwunden werden würde. Wir erstrebten daher, Kontrastflüssigkeit so wenig wie möglich mit Blut vermischt kreisen zu lassen; viertens der Besitz einer genügenden Röntgeneinrichtung zwecks Herstellung von Momentaufnahmen des Schädels genau im

Augenblick des Durchtrittes der Kontrastflüssigkeit durch die arteriellen Verzweigungen des Gehirns.

Die Geschichte der cerebralen Angiographie reicht noch nicht weit zurück; trotzdem sind bereits einige Ungenauigkeiten im Umlauf, welche berichtigt werden müssen, damit der tatsächliche Hergang wahrheitsgetreu festgelegt wird.

Die Erforschung von Kontrastsubstanzen, die ohne Schaden für den Kranken in die Carotis injiziert werden können, war die erste Etappe dieser mit viel Geduld in den Jahren 1926—1927 durchgeführten Arbeiten. In einem die Geschichte der Arteriographie behandelnden Kapitel seines im Handbuch „Neue deutsche Klinik" (Bd. 14) 1937 veröffentlichten Artikels über die Arteriographie der Hirngefäße schreibt LÖHR irrtümlich diese Forschungen anderen Autoren zu.

Bis zu diesem Zeitpunkt waren die öligen Jodverbindungen die zur Darstellung der feinsten Röntgenschatten verwendeten Substanzen. Lipiodol, das in den Händen SICARDs die vortrefflichen Ergebnisse der Myelographie gezeitigt hatte, konnte als öliges Produkt für arteriographische Forschungen nicht verwendet werden, da es capillare Embolien verursachen konnte. Das hatten bereits frühere Versuche bewiesen. Es war unumgänglich notwendig, eine Substanz in wässeriger Lösung zu finden, welche das Capillarnetz passiert, ohne Komplikationen zu bedingen.

Es war uns bekannt, daß die Röntgenschattendichte in Beziehung zum Atomgewicht steht. Nach einigen Versuchen mit Brom- und Jodsalzen überzeugten wir uns jedoch davon, daß erstere weniger reizten, deshalb begannen wir trotz des höheren Atomgewichts des Jodes unsere Versuche mit Bromsalzen.

Da die Unterschiede in der Giftigkeit je nach der Tierart groß sind, gingen wir zu Versuchen beim Menschen mit Lösungen von Strontiumbromid (danach von anderen Bromsalzen) mit der gebührenden Vorsicht über, begannen mit Lösungen von 0,1 pro Kubikzentimeter und stellten fest, daß intravenöse Injektionen von Strontiumbromid bis zu einer Konzentration von fast 30% in Gaben von 5 und 10 ccm ohne schmerzhafte Reaktion von seiten des Kranken gesteigert werden können. Bei der 30- und 35%igen Lösung klagte einer oder der andere unter den Kranken über Hitzegefühl im Kopfe, Blutandrang im Gesicht, leichtes Schwitzen und Blässe des Gesichtes, alles vorübergehende Symptome. Für unsere Versuche bevorzugten wir Epileptiker, Parkinsonkranke usw., bei welchen man einigen Nutzen von Brom in hohen Dosen erwarten konnte. Gab man mehr als 40%ige Lösungen, so klagten alle Kranke über die oben erwähnten Störungen, ferner über Schmerzen im Bauche, in den unteren Extremitäten, und beim Manne oft im Penis und im Scrotum. Die Schmerzanfälle überdauerten die Dauer der Einspritzung entweder überhaupt nicht oder maximal 1—2 Minuten. Die Schmerzreaktion ist derjenigen vergleichbar, die durch Kaliumsalze hervorgerufen wird. Dann erhöhten wir den Gehalt der Lösungen bis zu 80% in Injektionen von 5, 10 und 15 ccm. Die beobachteten Symptome nahmen weniger entsprechend der Erhöhung der Dosis zu als entsprechend der Schnelligkeit, mit der die intravenöse Einspritzung ausgeführt wurde. Gab man z. B. eine Einspritzung von 10 ccm einer 70%igen Strontiumbromidlösung in $1^{1}/_{2}$ Minuten, so wurden die unangenehmen Störungen, welche wir beschrieben haben, fast ganz vermieden.

Um die Unannehmlichkeiten für den Kranken zu verringern, wandten wir verschiedene Medikamente an: Tutocain intravenös, Adrenalin subcutan vor der Bromsalzinjektion usw. ohne jeden Erfolg. Wir versuchten auch zu sehen, ob intravenöse Bromgaben in zunehmender Konzentration und aneinander folgenden Tagen gegeben die Erscheinungen der größeren Dosen mildern würden. Diese blieben jedoch gleich.

Sodann versuchten wir Lithiumbromid und erkannten, daß mit der 70%igen Dosis im allgemeinen keine so starke Reaktion eintritt wie bei Strotiumbromid in gleicher Dosis; aber die Kranken klagen auch hier über einen, wenn auch vorübergehenden Schmerz im Verlaufe der zur Einspritzung benutzten Vene.

Während dieser Phase unserer Versuchsreihe benutzten wir nicht das Natriumbromid, weil dieses geringeren Schatten gibt als Strotiumbromid. Kaliumbromid wurde nicht angewandt, da uns intravenöse Einspritzungen von Kaliumsalzen gefährlich dünkten (MANQUAT).

Aus all diesen Versuchen schlossen wir, daß Strontium- und Lithiumbromid in hohen Konzentrationen und bei intravenöser Einverleibung ohne Schaden für die Kranken angewandt werden können. Es wurde eine 70%ige Lösung benutzt, da die Schattendichte der Lösung in dieser Konzentration uns für den Zweck, den wir im Auge hatten, genügte.

Injektionen in die Carotis. Die ersten für therapeutische Zwecke durchgeführten intraarteriellen Einspritzungen wurden von MANXEL, OPPEL, GOYANEZ, VON KNAUER, BENEDIK und THURZO, KIRSCH, MEERSON und HALLORAN ausgeführt.

Die ersten arteriographischen Versuche verdanken wir SICARD und FORESTIER, in Frankreich (1923) mit Lipiodol; BERBERICH und HIRSCH in Deutschland (1923) mit Strontiumbromid, vervollständigt durch die physiologischen Versuche von ALWENS; BARNEY BROOKS in Amerika, mit Natriumjodid bei arterieller Obliteration. Es folgten mit derselben Zielsetzung in Frankreich FORGUE (1925), BRILLIAT und MERIEL (1926), DESPLATS (1926), HARVIER und LEMAIRE (April 1927), die Lipiodol verwendeten, und in Amerika MELENEY und MILLER (1925) und DE PERLA (1925); letztere beschäftigten sich besonders mit der BÜRGERschen Krankheit.

Damals waren uns nur die Versuche von SICARD und FORESTIER bekannt. Andere Arbeiten waren uns unbekannt und wir mußten daher einen weiten Weg zurücklegen, der uns glücklicherweise viele Elemente zur Feststellung von wichtigen Tatsachen für die Lösung des uns gestellten Problems lieferte.

Arteriographische Versuche am Gehirn sind bis zum Beginn unserer Forschungen, welche im November 1936 ihren Anfang nahmen, nicht gemacht worden.

ALMEIDA LIMA, mein steter und fleißiger Mitarbeiter, und ich begannen mit Tierversuchen. Zuerst suchten wir festzustellen, ob Einstiche in die Carotis unschädlich sind, darauf studierten wir die Giftigkeit der röntgenschattengebenden Substanzen, deren Eigenschaften im übrigen schon vorher untersucht worden waren. Wir hätten vorgezogen, an Affen zu arbeiten, aber in Anbetracht der Schwierigkeit, diese Tiere in größerer Anzahl zu bekommen, begnügten wir uns damit, unsere Versuche an Hunden durchzuführen. Diese Tiere haben eine sehr dünne A. carotis interna und ihr Schädel zeigt auf der Röntgenaufnahme dicke Striche, welche den knöchernen Rauhigkeiten der Insertionen der Kopf-

muskeln entsprechen. Anfangs machten uns diese Röntgenbilder, welche wir
an Tieren gewonnen hatten, Schwierigkeiten in der Deutung. Nach Anästhe-
sierung der Hunde stachen wir die freigelegte A. carotis communis mit Nadeln
von 0,5—0,8 mm Durchmesser an. Die Reaktion war nicht immer dieselbe.
Manchmal vertrug die Arterie die Einführung der Injektionsnadel gut, und
nach Herausnahme entstand keine Blutung, da die Öffnung sich sofort schloß.
In anderen Fällen folgte dem Einstich ein Blutaustritt, der jedoch auch ohne
Kompression rasch versiegte. An anderen Tieren bildete sich nach Entfernung
der Nadel ein Hämatom zwischen den Arterienscheiden. Die Gefäße röteten
sich und nahmen um das 4—5fache an Größe zu; aber diese Blutinfiltrate
zeitigten keine schlimmen Folgen. Einige Tage später hatten die Arterien sich
fast auf die ursprüngliche Größe zurückgebildet. Solche Unterschiede hingen
sicherlich größtenteils mit dem Alter des Tieres zusammen; mit Genauigkeit
konnten wir das indes nicht feststellen. Dennoch kamen wir zu der Schlußfolgerung, daß die Carotiden des Hundes ohne Schaden Einstiche vertrugen,
ohne daß der Durchmesser der Nadeln — in gewissen Grenzen — großen Einfluß auf die beobachteten Folgen gehabt hätte.

Die Carotis interna des Hundes mit ihrem geringen Durchmesser kann man
nicht anstechen. Sie entspringt etwas oralwärts aus der Carotis communis
und bildet eine Art Divertikel, kreuzt die Innenseite der Arteria occipitalis und
verläuft am äußeren Rand der Musculi recti capitis anteriores zur Pars basilaris
des Occipitale, wo sie in das Foramen carotideum eindringt. Da die Carotis
interna des Hundes nicht injiziert werden konnte, banden wir die Carotis ext.
an der Abgangsstelle der A. occipitalis gleich oberhalb des Ursprungs der Carotis
interna ab. Als wir dann in die Carotis communis injizierten, gelang es uns,
den Durchtritt der Flüssigkeit durch die Carotis interna zu erzwingen.

Es erwies sich, daß Hunde eine große Resistenz gegen hohe Dosen der in die
Carotis eingeführten Substanzen besitzen, wie wir an Tieren beobachten konnten,
die nach Einführung von verschiedenen schattengebenden Substanzen in die
Carotis lange Zeit hindurch am Leben erhalten wurden.

Zufolge einer Vorstellung, welche sich später als irrig herausstellte, fürchteten
wir, daß schattengebende Substanzen, in die Carotis des Tieres eingespritzt,
im arteriellen Blute verdünnt würden; dies veranlaßte uns zur Unterbindung
der Carotis communis in ihrem unteren Abschnitt vor Beginn des Eingriffes.
Die in das abgegrenzte Segment injizierte schattengebende Lösung wurde
demnach gezwungen, allein, ohne Vermischung mit dem Blute und daher in
guter schattengebender Konzentration in die Carotis interna einzudringen.
Später stellten wir fest, daß in Arterien mit kreisendem Blute keine Verdünnung
eintritt, während andererseits in einer stillstehenden Blutmenge sich sehr schnell
Verdünnung einstellt, wie das im rechten Vorhof des Herzens der Fall ist, in
den wir später Mengen Jodnatrium in starker Konzentration, zwecks Erlangung
der Angiopneumographie, einführten.

Die ersten Röntgenaufnahmen der Gehirnarterien des Hundes fielen negativ
aus. Aber sowohl das Halsarteriennetz des Hundes als auch der aus dem Gehirn
zurückkehrende venöse Kreislauf waren zu sehen. Zum ersten Male gelang es
damit, einen arteriellen und einen venösen Kreislauf darzustellen; aber unser
Ziel war ein anderes.

Die ersten Röntgenaufnahmen wurden mit POTTER-BUCKEY und einer ziemlich langen Belichtung ausgeführt. Wir glaubten, daß es nötig sei, Momentaufnahmen heranzuziehen und gingen zur kürzeren Exposition — von $1/_4$ Sekunde
— über; die rascheste Momentaufnahme, welche uns mit dem im Krankenhause
befindlichen Apparate gelang. Nach beharrlicher Arbeit gelang es uns, endlich
Gehirnarteriogramme des Hundes, über die es keine Zweifel geben konnte,
zu erhalten. Wir injizierten beim Tier Strontiumbromid und Lithiumbromid
in die Carotis. Nachdem wir Sichtbarkeit der Arterien an 3 Hunden erreicht
hatten, fanden wir den Mut, unsere Versuche am Menschen fortzusetzen.

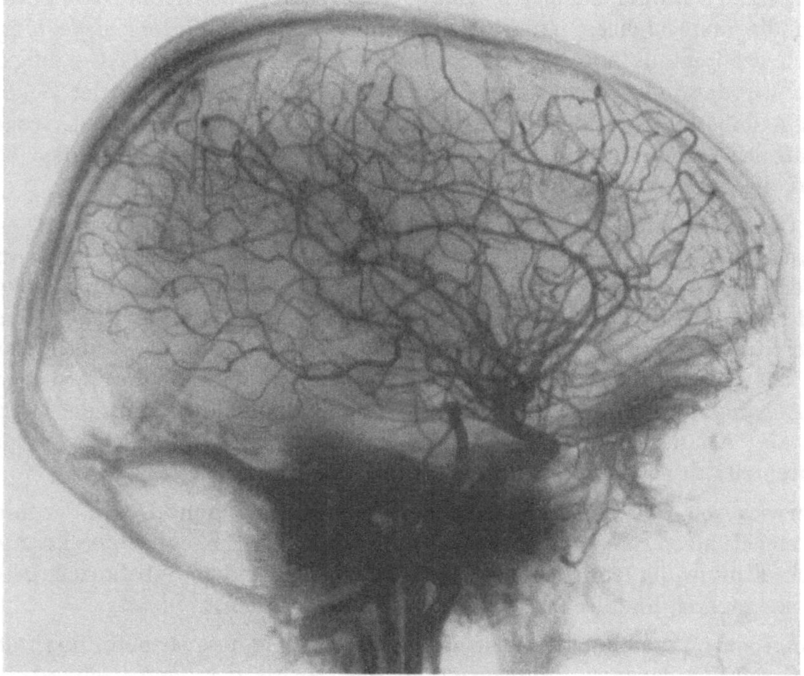

Abb. 1. Beiderseitiges Arteriennetz der Carotis interna bei der Leiche. Die A. basilaris ist auch sichtbar.

Den letzten Versuchen an Hunden parallel liefen Versuche an der Leiche
zwecks Sichtbarmachung des Arterienbaumes des menschlichen Gehirns. Die
erste Einspritzung zeigte uns das Gefäßnetz der Carotis interna beider Seiten,
da die schattengebende Flüssigkeit durch die A. communicans anterior in die
gegenüberliegende Hemisphäre eingedrungen war (Abb. 1). Die A. basilaris war
ebenfalls sichtbar. Dann injizierten wir gleichzeitig in die Carotis und in eine
der Aa. vertebrales und erhielten dadurch das vollständige Netz der Arterien
des Gehirns (Abb. 2). Dasselbe wurde bei Einspritzung in eine Carotis allein
erreicht, da das Blut auch durch die A. communicantes posteriores fließt, besonders bei Unterbindung der Carotis der entgegengesetzten Seite. Die Arteriogramme wurden sofort nach Beendigung der Einspritzungen aufgenommen,
zumal sie nach kurzer Zeitspanne weniger klar herauskamen, was hauptsächlich
durch die Passage der Flüssigkeit durch die Carotis der entgegengesetzten Seite
und auch durch die Aa. vertebrales bedingt war. Selbst bei Unterbindung

dieser Arterien fielen die Arteriogramme stets besser bei sofort nach der Einspritzung ausgeführter Aufnahme aus.

Um die Gehirnarterien an arteriographischen Bildern zu erkennen, machten wir stereoskopische Röntgenaufnahmen; auf diesen gelang es uns, die wichtigsten Gefäße des Gehirns zu identifizieren. Dieses Mittel genügte jedoch nicht zum vollständigen Studium der arteriographischen Karte an der Leiche. Infolgedessen beschritten wir einen anderen Weg. Nach Unterbindung der Aa. vertebrales wurde gleichzeitig und mit annähernd gleicher Geschwindigkeit in eine Carotis int. die schattengebende Flüssigkeit, in die andere Wasser injiziert, damit

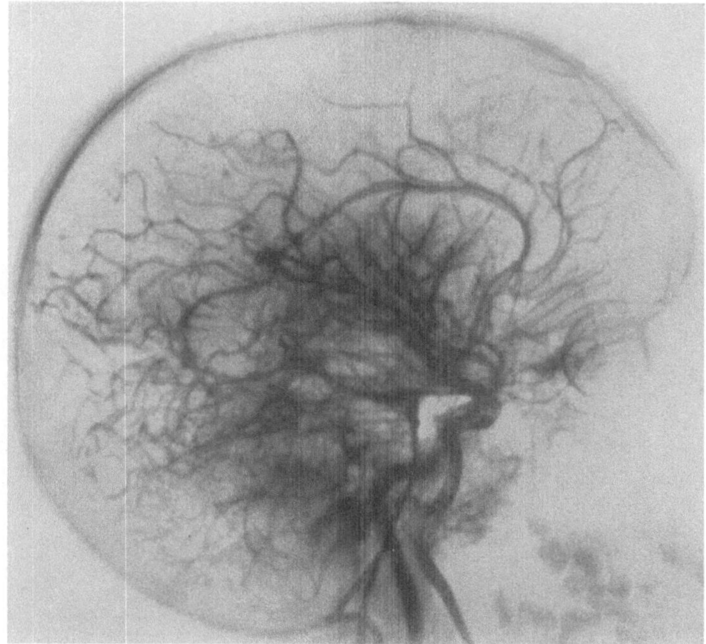

Abb. 2. Vollständiges Arteriennetz des Gehirns (Leiche). Carotis und Vertebralisgebiet.

im arteriellen Gefäßnetz des Gehirns ein hydraulisches Gleichgewicht entstünde, das dem des normalen Kreislaufes des Gehirns ähnelt. Auf diese Weise gelang es uns, das Arteriennetz einer Gehirnhälfte allein darzustellen, was die Identifizierung der Gehirnarterien erleichtert (Abb. 3).

Mit ALMEIDA DIAS und ALMEIDA LIMA brachte ich eine eingehende Arbeit über die Identifizierung der wichtigsten Gehirnarterien heraus, die wir später benutzten, um die Arteriogramme am Lebenden zu deuten.

Nachdem wir beim Menschen die ersten Erfolge in der Arteriographie hatten, setzten wir die anatomischen Forschungen an Leichenarterien fort; wir verwandten dabei als schattengebende Flüssigkeiten bald Strontium- und Lithiumbromid, bald Jodsalze in hoher Konzentration, um gute Bilder zu bekommen. Es wurden auch Salzlösungen anderer Konzentration in verschiedene Arterien gleichzeitig injiziert, mit oder ohne Unterbindung eines Teiles der 4 Arterien, welche das arterielle Blut zum Gehirn führen: die Aa. carotides internae und die Aa. vertebrales. Es lohnt nicht, die zahlreichen Versuche aufzuzählen,

welche durchgeführt wurden, um eine klare Sichtbarkeit des Gehirnarteriennetzes zu gewinnen.

Die Technik, welche uns die besten Bilder der Arterien nur einer Seite
gab, war folgende: Kleine Kanülen wurden ans Ende der Aa. carotis int. und
einer A. vertebralis (die andere wurde unterbunden) eingeführt. In eine Carotis
int. wurde die schattengebende Flüssigkeit eingebracht, in die andere und in
diejenige A. vertebralis, in welcher die Nadel war, mit derselben Geschwindigkeit
Wasser — worin zwei Assistenten und ich uns geübt hatten — darauf wurde
eine Aufnahme am Ende der Einspritzungen gemacht. Der Durchtritt durch

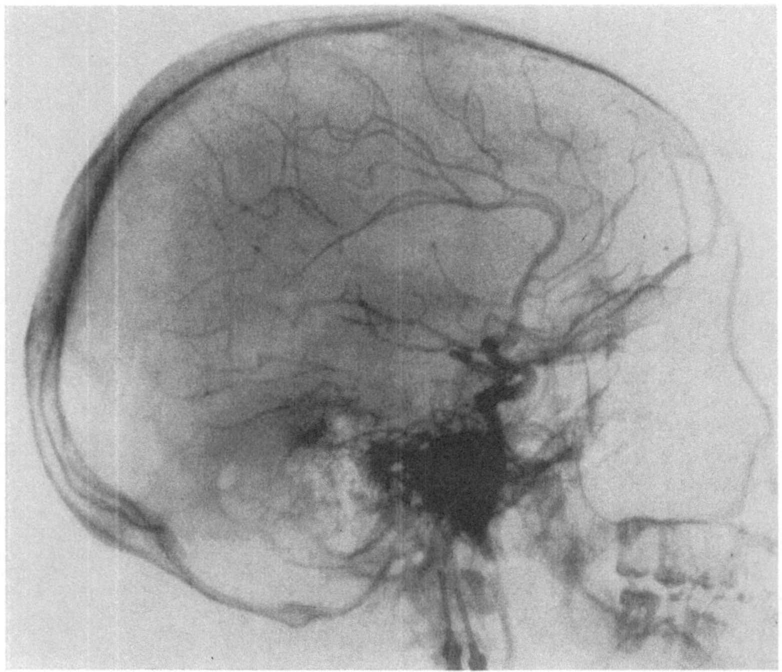

Abb. 3. Arteriennetz der Carotis einer Hirnhemisphäre (Leiche).

die A. communicans post. zur A. basilaris ist stets schwieriger als der durch die
A. communicans ant. und selbst bei Eindringen der schattengebenden Flüssigkeit
in das Arteriennetz der Fossa post. wäre der Schaden für die Deutung, welche
wir im Auge hatten, nicht groß. Abb. 4 zeigt das aus der Carotis int. abgehende
Arteriennetz, die Aa. cerebrales post. und vertebrales (abfließende Flüssigkeit)
mit großer Klarheit.

Antero-posteriore Aufnahmen lieferten uns einige Elemente — indes von
geringerem Interesse — zur Kenntnis der Gefäßtopographie.

Zu dieser Zeit und als Fortsetzung der anatomischen Arbeiten plante ich
zusammen mit ALMEIDA DIAS und ALMEIDA LIMA die ersten Versuche zur
Arterien-Gehirn-Schädel-Topographie zu machen.

Um die genauen Beziehungen zwischen Gehirn und Schädel zu ermitteln,
müssen wir uns mit einer der bisher angewandten Methoden behelfen. KRAUSE
zieht die Methoden KRÖNLEINs und KOCHERs vor.

Schon vor Einführung der cerebralen Arteriographie interessierten einige Schädel-Hirnbeziehungen der Hirnwindungen. In PIERRE MARIE, FOIX und BERTRANDs Schema, das auf durchsichtigem Papier gezeichnet ist, damit es auf die Röntgenaufnahmen gelegt werden kann, werden nur die Schädellokalisationen mit der Außenoberfläche der Hirnhemisphären verglichen.

1927 hatten wir den Eindruck, daß die Methoden der Hirn-Schädel-Topographie durch normale Arteriogramme verbessert werden könnten. Es würde genügen, eine Reihe von Aufnahmen verschiedener Schädeltypen, verschiedener Formen und Altersklassen zur Verfügung zu haben, um durch die Gegenüber-

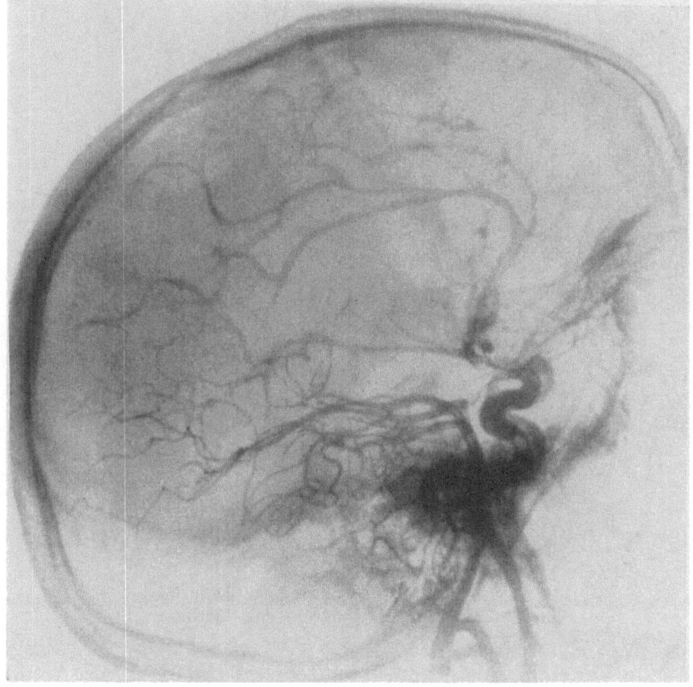

Abb. 4. Arteriogramm einer Hemisphare und der hinteren Schadelgrube. Die Vertebrales sind sichtbar (Leiche).

stellung die gewünschten Gebilde lokalisieren zu können. Besser noch war die Herstellung von Arteriogrammen der Kranken selbst, was sich später als ohne Nachteil für Schädel- und Gehirnverletzte durchführbar herausstellte. Die leitende Vorstellung dieser ersten Forschung war jedoch, daß die Arteriographie durch die Arteriennetzzeichnung die Morphologie der Oberfläche und einiger tiefen Bezirke des Gehirns (Corpus callosum, innere Hemisphärenwindungen usw.) darstellen könnte. Alle diese lokalisatorischen Vorstellungen wurden, wie man später sehen wird, durch die Phlebogramme der ersten und zweiten Phase vervollständigt. Während dieser ersten Versuchsreihe an der Leiche gelang es mir und ALMEIDA LIMA auch Jodnatrium in den Confluens sinum durae matris zu injizieren, um die venösen Sinus sichtbar zu machen. Abb. 5 zeigt in skizzenhafter Zeichnung den Sinus rectus und die Ampulla Galeni, den Sinus lateralis und noch einen Teil des Sinus longitudinalis superior.

Am Lebenden habe ich nie eine Darstellung der Sinus der Dura durch direkte Einspritzung erstrebt, da diese mir nicht frei von Nachteilen zu sein schien. Von SICARD, HAGUENAU und WALLICH wurden solche Versuche mit einigem Erfolg angestellt (Gesellschaft für Neurologie in Paris 1. Dezember 1927). Damals dachte ich schon daran, das Sichtbarwerden des venösen Kreislaufes des Hirns und der Sinus der Dura mater am rückläufigen Kreislauf, d. h. beim Übergang der schattengebenden Flüssigkeit aus den Gehirnarterien in die Gehirnvenen zu erfassen. Die Sichtbarmachung der Sinus der Dura mater durch direkte Einspritzung dürfte stets unvollkommen sein und *diejenigen* französischen Autoren,

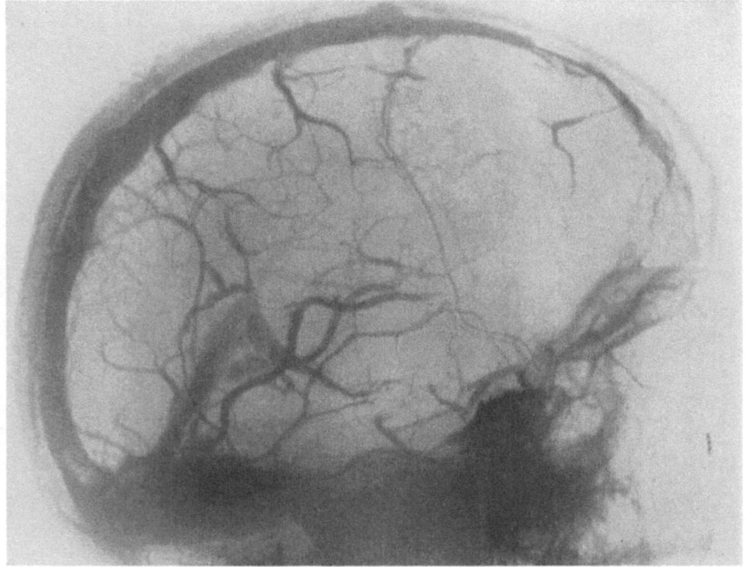

Abb. 5. Bild des Sinus rectus und eines Teiles des Sinus longitudinalis inferior, der Ampulla Galeni und des Sinus longitudinalis superior (Leiche).

die entsprechende Versuche anstellten, nachdem wir die cerebrale Arteriographie erfolgreich durchgeführt hatten, geben zu, daß jene Methode mehr zur Diagnose der Sinusthrombose als zu der der Gehirntumoren, möglicherweise mit Ausnahme der Hirnbasistumoren, beitragen würde (SICARD).

Nachdem uns die Darstellung des Hirnarteriennetzes an der Leiche gelungen war, das wir leicht in ein Schema bringen konnten, da die Verteilung der Gefäße in ihren allgemeinen Linien beständig ist, und nachdem wir festgestellt hatten, daß Lösungen von Strontiumbromid, dem bevorzugten Salz, in einer Konzentration bis zu 100% bei Einführung in die Carotis des Hundes unschädlich sind und den Tod des Tieres nicht verursachen, blieben wir bei der Verabreichung einer 70% Lösung jenes Salzes, das an der Leiche vorzügliche Bilder gab und, intravenös beim Menschen eingespritzt, ohne Schaden vertragen wurde.

Mit dieser röntgenstrahlenundurchlässigen Lösung gingen wir daran, die Arteriographie beim Menschen durchzuführen. Zuerst versuchten wir den Einstich in die nicht freigelegte Carotis interna. Wir führten den Versuch an 4 Fällen, erst mit sehr dünnen, dann mit dickeren Nadeln aus. Am Rande des sterno-cleidomastoideus, in dem Dreieck, das von diesem, dem vorderen Bauch des Digastricus und dem Omo-hyoideus gebildet wird, versuchten wir an die Carotis heranzukommen.

Beim *ersten* Patienten, einem Paralytiker, hatten wir den Eindruck, die A. carotis auf diesem Wege erreicht zu haben. Es wurden 7 ccm einer 70%igen Strontiumbromidlösung ohne Nebenerscheinungen für den Kranken injiziert. Die Röntgenaufnahme war negativ. Bei einem *zweiten* Patienten erfolgte die Einspritzung in die verdeckte Carotis int. mit Kompression der Carotis comm., um den Bluteintritt während der Injektion der schattengebenden Substanz (70% Strontiumbromid) herabzusetzen. Es trat eine schmerzhafte Reaktion nach Einführung von 5—6 ccm der Lösung auf. Der Kranke erhob sich plötzlich und konnte nicht geröntgt werden. Beim *dritten* Falle Schmerzgefühl im Beginne der Einspritzung, die daher unterbrochen wurde. Darauf trat bei dem Kranken das CLAUDE-BERNARD-HORNERsche Syndrom auf, von dem er sich schnell erholte. Aus dem Gefäß trat Flüssigkeit aus. Bei einem *vierten* Falle ebenfalls schmerzhafte Reaktion, wenn auch weniger heftig als im vorhergehenden. Die Einspritzung von 10 ccm der Bromlösung wurde zu Ende geführt, da wir überzeugt waren, daß die Nadel in der A. carotis int. stecke. Die Flüssigkeit trat zum größten Teil aus. Einige Tage lang Temperaturerhöhung auf 38°, langsame Resorption ohne Abszeßbildung. Claude-Bernard-Horner, der sich langsam zurückbildete. Keine anderen Nebenerscheinungen.

Nach diesem Versuch beschlossen wir, den Eingriff am freigelegten Gefäß zu machen. Der Chirurg ANTONIO MARTINS [1] übernahm die Einspritzung in die freigelegte Carotis.

Fünfter Fall. Blinder Patient mit altem, nicht lokalisierten Hirntumor. Nach Freilegung der rechten A. carotis int. wurde diese zweimal punktiert und 4—5 ccm einer 70%igen Strontiumbromidlösung eingespritzt. Zu Beginn klagte der Patient und fiel dann in einen kurzen Betäubungszustand von etwa 1 Minute Dauer. Die Röntgenaufnahme fiel negativ aus. Am nächsten Tage stieg die Temperatur des Patienten auf 39°, es trat eine vorübergehende Dysphagie auf. Am 3. Tage nach der Injektion war er fieberfrei und wohlauf.

Von der Unschädlichkeit der Injektion in die Carotis überzeugt, beschlossen wir nunmehr, weiterzugehen.

Sechster Fall. Wir wählten einen Patienten mit sehr schwerem postencephalitischen Parkinsonismus (Tremor, Retropulsion, große Sprechschwierigkeit, ausgesprochene Muskelrigidität), bei dem Scopolamin und andere Behandlungen unbefriedigend gewesen waren. Unser Ziel ging dahin, den Erfolg einer großen Strontiumbromiddosis bei direkter Einverleibung zu beobachten und gleichzeitig die cerebrale Arteriographie auszuführen. Nach Freilegung der Carotis int. wurden 14 ccm einer 60%igen Strontiumbromidlösung injiziert. Unterhalb der Injektionsstelle wurde die provisorische Unterbindung der Arterie ausgeführt. Der Patient klagte über heftigen Schmerz. Wir begingen den Fehler, die Unterbindung 2 Minuten lang liegen zu lassen, in der Absicht, 3 aufeinanderfolgende Röntgenaufnahmen zu machen, wobei die Filme unter dem Kopfe des Patienten gewechselt wurden, was längere Zeit beanspruchte. Auf dem ersten Bild, das verwackelt war, erriet man die Durchströmung des Hirnarterienbaumes mit der schattengebenden Flüssigkeit. Das zweite Bild zeigte den Schatten der A. carotis int., das dritte, im Augenblick der Abnahme der provisorischen Gefäßunterbindung, ergab die Sichtbarkeit einiger SYLVIschen Gefäße und der A. cerebralis post. Der erste Schritt in der Durchführung der cerebralen Arteriographie war getan. Aber infolge eines technischen Fehlers, der Überdosierung der benutzten Lösung und dazu noch der allzu langen Dauer der provisorischen Carotisunterbindung, welche, wie sehr viel später festgestellt wurde, vollständig unnötig ist, trat bei dem Patienten kurz darauf eine Thrombose der Carotis auf, und der Tod erfolgte am folgenden Tage. Dieser Unglücksfall, der einzige vom Beginn unserer Arbeiten bis zur Erreichung unseres Endzieles, brachte uns eine grausame Enttäuschung. Wir überlegten lange; an Hand der gewonnenen Bilder hörten wir die Ansicht einiger maßgebenden Kollegen darüber, ob wir die begonnenen Versuche, wenn auch mit größerer Vorsicht, fortsetzen dürfen und erhielten ihre wertvolle Unterstützung.

---

[1] Dieser bedeutende Chirurg war unser treuer Mitarbeiter. Sein früher Tod erfüllt uns mit Wehmut.

Nach einmonatiger Unentschiedenheit beschlossen wir, das Studium der Schattengebung von *Jodiden* in kleinen Dosen zu beginnen und versuchten, genau die minimalen Konzentrationen der Lösungen, welche noch brauchbare intrakranielle Schatten geben, festzustellen. Somit wurden die Bromlösungen verlassen, auf die wir, nach Versuchen am Tier und sogar am Menschen, zu sehr gebaut hatten.

Jodsalze in verschiedener Konzentration wurden beim Tier an intracarotidianen, beim Menschen an intravenösen Einspritzungen studiert, genau wie vorher die Bromsalze.

Andererseits stellten wir die Stabilität der verschiedenen sterilisierten und tyndallisierten Jodsalze fest, um die Anwesenheit von freiem Jod, das stets die Gewebe und demgemäß die Arterienintime stark reizt, zu verhindern. Lithium- und Strontiumjodid sind unstabile Salze, in denen das Jod leicht frei wird; dennoch studierten wir auch deren Schattengebung gleichzeitig mit der des Ammonium-, Natrium-, Kalium- und Rubidiumjodids.

Nach Beendigung anderer Versuche kamen wir zu der Schlußfolgerung, daß die Sichtbarkeit in folgender Reihenfolge abnimmt: Rubidiumjodid, Lithiumjodid, Natriumjodid, Kaliumjodid, Ammoniumjodid. Strontium- und Lithiumjodid wurden unberücksichtigt gelassen, da es wenig feste Verbindungen sind. Jodkalium sowie Bromkalium wurden ebenfalls ungeeignet befunden und ausgeschlossen. Es blieben nur Natrium- und Rubidiumjodid.

Am Menschen wurde eine große Anzahl intravenöser Einspritzungen von über 10%igem Jodnatrium vorgenommen. Bis zur 20%igen Lösung klagten die Patienten nie über Schmerzen. Bei der 30%igen klagten einige Kranke nicht, andere gaben einen Schmerz im Bereich der Vene bis zur Achselhöhle an. Wir fügten den Lösungen Glucose hinzu, ohne sichtliche Unterschiede zu bemerken. Intravenöse Einspritzungen 40—50%iger Lösungen verursachen stets, zum Teil sehr intensive, wenn auch vorübergehende Schmerzen.

Nach wiederholten Versuchen stellten wir fest, daß eine 25%ige Jodnatriumlösung stets gut vertragen wird und keinen Schmerz bei intravenösen Injektionen verursacht; solche wurden einige Dutzende von Malen wirderholt. Das Rubidiumjodid, welches wir ebenfalls versuchten, ist nicht giftig; über 20%ig verursacht es jedoch einen heftigen Schmerz im Verlaufe der injizierten Vene. Wir zogen daher das Natriumjodid als Kontrastsalz zur Sichtbarmachung der Gehirnarterien vor und wählten die Höchstkonzentration von 25%. Unter den Rubidium- und Natriumsalzen gaben wir letzteren den Vorzug, da das Natrium ein Element ist, das normalerweise im Organismus vorkommt, was für das Rubidium nicht zutrifft. Außerdem wird das Jodsalz des Natriums, obwohl es etwas weniger dicht als das des Rubidiums ist, in den kleinen Gummiröhren, die wir bei diesen Versuchen anwandten, bis zur Konzentration von 7,5% sichtbar.

Wir schlossen noch ein ausgedehntes Studium der Schattengebung der Jodsalz- und Bromsalzmischlösungen an; die Versuche zeigten uns jedoch die Nachteile solcher Verbindungen. Die Schatten sind nicht genügend intensiver und das Gemisch verändert sich leicht. Allein die Mischung von Natriumjodid mit Natriumbromid bleibt einige Tage lang unveränderlich, selbst bei 30%iger Konzentration. Nichtsdestoweniger rufen intravenöse Einspritzungen dieser Mischung im Vergleich z. B. zu denjenigen von 20% Natriumjodid und 20% Natriumbromid Hitzegefühl hervor. Aus all diesen Gründen und weil wir uns auch für die Anwendung derjenigen Substanz, welche wir am geeignetsten fanden, entscheiden mußten — am Menschen konnten verschiedene Lösungen nicht versuchsweise in die Carotis injiziert werden — beschlossen wir, 25%iges Jodnatrium zu verwenden.

Eine Schwierigkeit galt es noch zu überwinden. Jodnatrium in dieser Konzentration ist wenig haltbar. Wir beschlossen daher, frische, sterilisierte, am Tage der Anwendung hergestellte Lösungen zu benutzen. Sobald die Lösungen sich, wenn auch nur sehr gering, verfärbten, stellten wir sie beiseite.

Nunmehr trat das Problem der einzuspritzenden Menge der Lösung auf. Über diesen Gegenstand haben wir viel nachgedacht. Es war nicht sicher vorauszusehen, welche Menge Blutes durch die Aa. communicantes ant. und post. strömen würde, da sie beide sehr wechselnden Durchmesser haben, und dies die Konzentration der schattengebenden Substanz im Arteriennetz des Gehirns beeinflussen könnte. Auf Grund der Erfahrungen bei provisorischer Unterbindung der Carotis int. mußte dieser Blutzufluß stattfinden. Irrtümlicherweise glaubten wir damals, daß die Berührung des Blutes mit den schattengebenden Flüssigkeiten in den Gehirngefäßen eine sofortige Herabsetzung der Lösungskonzentration mit sich bringen würde, und die Kontrastwirkung auf diese Weise bedeutend vermindert werden würde. Nach verschiedenen Versuchen, die darzustellen hier nicht lohnt, nahmen wir an, daß beim Menschen die nach jeder Herzsystole die Carotis durchströmende Blutmenge mehr oder weniger der Blutmenge entsprechen müßte, welche in einer Sekunde injiziert wird, d. h. etwa 1—1,5 ccm. Auf Grund dieser Berechnung, die in Wirklichkeit keine genaue Grundlage hatte, und mit Hilfe der provisorischen Unterbindung der A. carotis, kamen wir zu dem Resultat, daß die Schattengebung noch hinreichen würde, um wenigstens einige größere Gefäße des Gehirnes sichtbar zu machen, auch wenn die Unterbindung nicht vollkommen wäre und Blut aus den Aa. communicantes sich beimischen würde. Dazu war es nötig, die Kontrastflüssigkeit bei ihrer intraarteriellen, raschen Strömung abzufassen. Der Röntgenapparat, über den wir verfügten, machte keine Momentaufnahmen in weniger als $^1/_4$ Sek., und damit begannen wir die zweite Versuchsreihe am Menschen, welche uns schließlich zur cerebralen Arteriographie führte.

Erster Fall. Mann mit Hirngeschwulst, vermutlich rechts fronto-parietal lokalisiert; Sehvermögen rechts erloschen, links sehr vermindert. In die vorher vorübergehend unterbundene Carotis int. wurden 3 ccm einer 22%igen Natriumjodidlösung eingespritzt. Die Röntgenaufnahme dieses ersten Falles fiel völlig negativ aus. Im Augenblicke der Einspritzung ging der Puls von 90 auf 56 herunter. Der Patient klagte uber Schmerzen im rechten Ohr. Am Tage nach der Operation stieg die Temperatur auf 38⁰ und es traten Schluckbeschwerden auf. Am 3. Tage konnte er aufstehen und kehrte zum Ausgangsstadium zurück.

Zweiter Fall. Blinder Patient mit alter Hirngeschwulst ohne erkennbare Lokalsymptome Nur allgemeine epileptische Anfalle, links ausgesprochener; der erste Versuch wurde deswegen rechts durchgeführt. Der Kranke nahm in letzter Zeit, ohne besondere Symptome aufzuweisen, stark an Gewicht zu. Nach Lokalanästhesie und Freilegung der Carotis int. wurde die Nadel eingeführt und die Spritze angepaßt. Blut strömte mit großer Intensität in letztere ein. Zu den in der Spritze enthaltenen 5 ccm einer 25%igen Jodnatriumlösung kamen etwa 3 ccm Blut hinzu, wodurch die Konzentration des Jodnatriums auf 15% herabgesetzt wurde. Auf der Röntgenplatte wurde die Carotis int. bis zur oberen Krummung recht gut sichtbar, nicht so die von ihr entspringenden Arterien. Der Patient klagte während der Einspritzung nur über vorübergehende, nicht heftige Schmerzen in der rechten frontolateralen Region, im Auge und im Ohr derselben Seite. Pulsabnahme von 95 auf 60. Am Tage nach dem chirurgischen Eingriff leichte Schluckbeschwerden. Am 3. Tag stand er ohne Beschwerden auf und nahm Speise zu sich.

Damals führten wir den Mangel an Sichtbarkeit der Hirnarterien auf das aus den Aa. communicantes hinzugekommene Blut zurück, das die bereits niedrige Konzentration der injizierten Lösung vermindert hatte; außerdem konnte die Blutkontrastmittelmischung die Gehirnarterien in dem Augenblick der Momentaufnahme verlassen haben, was aber vermutlich nicht zutraf. In dieser Darstellung halten wir uns peinlich genau an die Protokolle und an die von uns veröffentlichten Arbeiten, um den gemachten Fortschritt zu kennzeichnen. Aus dieser Entwicklung können einige Lehren und Vorstellungen, welche zum Fort-

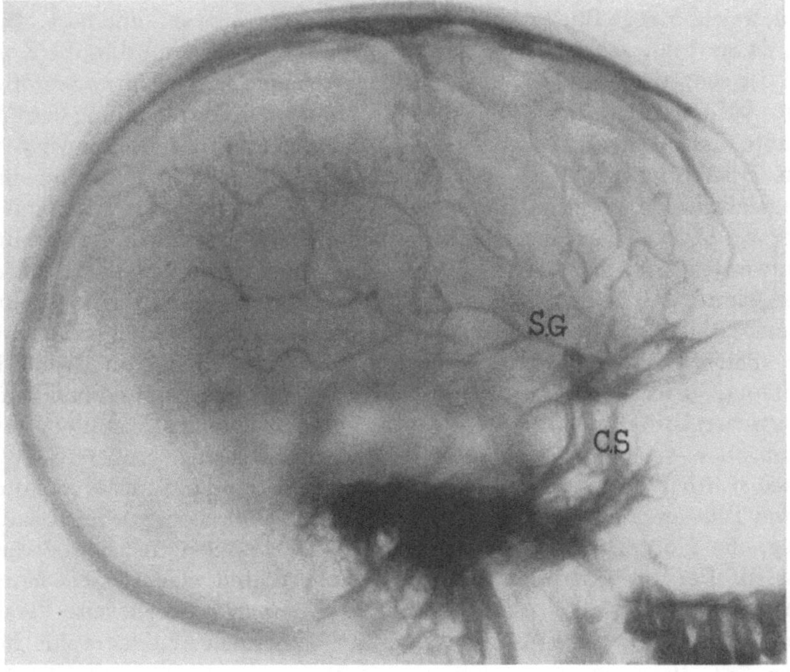

Abb. 6. Erstes Arteriogramm beim lebenden Menschen. *C.S.* Carotissyphon; *S.G.* SYLVISche Gruppe.

schritt der cerebralen Angiographie beitragen und so diesen historischen Entwurf nützlicher gestalten, abgeleitet werden.

Dritter Patient der Jodserie, 20jähriger Mann mit großem Hypophysentumor. Typischer Fall von BABINSKI-FROEHLICHschem Symptomenkomplex. Erblindet; hatte in letzter Zeit heftige Anfälle von Kopfschmerzen und Erbrechen. Bei diesem Kranken wurde zum ersten Male eine gute Technik angewandt. Die freigelegte Carotis int. wurde vor der provisorischen Unterbindung angestochen, da die Einführung der Nadel in das Gefäß, sobald dieses unterbunden ist, sich dadurch schwieriger gestaltet, daß dieses sich abplattet, seine Wände sich aneinanderlegen und daher leicht beide durchstochen werden. Blut durfte nicht in die Spritze eindringen, dem Einstich in die A. carotis folgte die provisorische Unterbindung, dann wurden rasch 5 ccm einer 25%igen Jodnatriumlösung injiziert. Nach verabfolgter Einspritzung wurde sofort die Unterbindung gelöst. Der Patient hatte nicht über Schmerzen zu klagen. Eine Pulsverlangsamung, wie bei den anderen Patienten, trat nicht ein. Am folgenden Tage etwas Schluckbeschwerden. Nach 3 Tagen fühlte sich der Patient wie vor dem Eingriff.

Das Arteriogramm (Abb. 6) zeigte die A. carotis interna in ihrem intrakraniellen Verlaufe frontal abgewichen ohne die obere Krümmung (Carotissyphon).

Die A. Sylvii und die aus ihr entspringenden Arterien verließen die Carotis an einer Stelle, welche viel weiter nach vorn gelegen ist als normalerweise, und lagen etwas höher (besonders in ihrem vorderen Teil), was mit den Störungen, die der große Hypophysentumor des Kranken am vorderen Teil des Hirnkreislaufes verursachen mußte, im Einklang stand.

Endlich war unser Wunsch in Erfüllung gegangen: Die cerebrale Arteriographie war Tatsache geworden. Dieser erste Fall zeigte, mit den Arterienzeichnungen verglichen, die vorher an der Leiche erzielt waren, daß die Verdrängung und die Änderung des Hirnarteriennetzes uns diagnostische Anhaltspunkte zur Lokalisation bestimmter Hirntumoren geben kann, das Hauptziel, das wir zu erreichen strebten.

Die Technik der Injektion von röntgenschattengebenden Flüssigkeiten in die A. carotis war mehr oder weniger erreicht worden. Die Vervollkommnung derselben und insbesondere die der Röntgentechnik fehlte noch. Ich glaubte raschere Momentaufnahmen zu benötigen und schon damals (1927) interessierten mich stereoskopische Arteriogramme, welche ich einige Monate später am Lebenden machte. Ich plante sogar eine Reihe von aufeinanderfolgenden Aufnahmen zu machen, um zu sehen, wie sich bei Gehirngeschwülsten der Kreislauf des Gehirns verhält. Erst später, 1933, gelang mir dies zusammen mit ALMEIDA LIMA und unter wertvoller Mitarbeit des Röntgenologen PEREIRA CALDAS; damals aber von anderen Gesichtspunkten ausgehend, nämlich physiologischer Natur: dem Studium der Blutgeschwindigkeit im Gehirn und in den angrenzenden Teilen des Kopfes.

Ich plante auch, die Äste der Carotis externa mit Einspritzung in die Carotis comm. zu studieren; zu jener Zeit glaubte ich allerdings, daß obwohl dieselben in ihrer Projektion auf das Gehirnarteriennetz leicht zu erkennen sind, wie wir teilweise an der Leiche festgestellt hatten, zur vollkommenen Klarstellung eine stereoskopische Röntgenaufnahme unerläßlich sei. Die Trennung der Meningeal- und der Hirnarterien lag mir besonders am Herzen. Später erkannte ich, daß die Identifizierung der Gefäße der zwei verschiedenen Kreisläufe, auf denselben Film projiziert, stets leicht ist. Was mich jedoch 1927 besonders interessierte, war das Studium des Gehirnarteriennetzes und die Vervollkommnung der arteriographischen Probe, welche nach so vielen Bemühungen zustande gekommen war.

Physiologische Bilder der Einspritzung in die Carotis.

Die Methode der Einspritzung in die A. carotis int. blieb monatelang die bevorzugte. Die Freilegung dieses Gefäßes ist nicht schwer, aber es liegt tief, was zuweilen der Einführung der Nadel hinderlich ist, besonders bei hoher Teilung der A. carotis communis.

Bei Einführung der Nadel in die Carotis int. (später stellten wir fest, daß dasselbe, wenn auch seltener, beim Einstich in die Carotis comm. geschieht) bleibt die Spitze nicht immer im Arterienlumen. Im Beginn der Einspritzung verletzt sie zuweilen die gegenüberliegende Wand und gerät in die Media oder zwischen diese und die Adventitia, ohne daß es der Chirurg gewahr wird. Eine solcherweise gegebene Einspritzung stößt nicht auf Widerstand, das Ziel der Arteriographie wird jedoch nicht erreicht und es bildet sich, wie WOHLWILL später feststellen konnte, eine Art von Aneurysma dissecans, in welchem schattengebende Flüssigkeit und Blut zwischen zwei Schichten der Arterienwand oder innerhalb der Media ein Polster bilden.

Die Kranken, bei denen solches bei Anwendung von 25%igem Jodnatrium geschah, erlitten im Augenblick der Einspritzung keinen großen Schmerz, vielleicht weil die Menge der benutzten Flüssigkeit — 5 ccm — klein war. Es muß betont werden, daß die Resorption der Lösung rasch vonstatten ging, wie wir an späteren Aufnahmen feststellten. In diesen Fällen wiederholten wir die Einspritzung, aber der Einstich in die verdickte Carotis int. gestaltete sich manchmal schwer. Bei einer unserer Patientinnen ergab eine weitere richtig gegebene Einspritzung ein ganz gutes cerebrales Arteriogramm.

Um dem Übelstand abzuhelfen, schlugen wir unserem damaligen Mitarbeiter, dem Chirurgen ANTONIO MARTINS vor, in die A. carotis comm. zu spritzen. Mit 5 ccm Jodnatrium erhielten wir in zwei Fällen, vielleicht weil die Einspritzung nicht mit der notwendigen Geschwindigkeit vorgenommen wurde, keine Zeichnung des Gehirnarteriennetzes. Daher steigerten wir die Menge der 25%igen Jodnatriumlösung, erreichten die Dosis von 10 ccm, doch auch so kamen die Aufnahmen nicht genügend gut heraus. Diese Versuche konnten nicht an demselben Kranken fortgesetzt wiederholt werden, da wir schon nach Injektion in die Carotis int. Arteriogramme erzielt hatten. Daher wurden die Schlüsse, welche wir bei dieser Gelegenheit zogen, nicht immer genügend belegt.

Während dieser Versuche gewannen wir den Eindruck, als wenn die schattengebende Flüssigkeit leichter durch die A. carotis ext. als durch die interna fließe. Wir erdachten daher ein anderes Verfahren, nämlich die Carotis ext. provisorisch zu unterbinden und in die Carotis comm. zu injizieren, indem wir beim Menschen dieselbe Technik verwandten wie beim Hunde Die schattengebende Flüssigkeit war somit gezwungen, durch die Carotis int. zu fließen. Auf diese Weise stellten wir gute arteriographische Aufnahmen her und fuhren fort, im Augenblick der Einspritzung die Carotis comm. unterhalb der Einführungsstelle der Nadel vorübergehend zu unterbinden. Erst später stellten wir fest, daß diese Unterbindung unnötig ist, so daß wir sie aufgaben, aber erst nach zweijähriger Beibehaltung; theoretischen Gedankengängen nachgehend, welche tatsächlich keine Berechtigung hatten.

Indem ich für einen Augenblick die eigentlichen arteriographischen Studien verlasse, will ich über einige physiologische Tatsachen berichten, welche ich im Verlaufe unserer Forschungen feststellte und welche verdienen, erwähnt zu werden.

Als wir beschlossen, das obenerwähnte Verfahren der Einspritzung in die Carotis comm. aufzunehmen, glaubten wir, daß Schwierigkeiten durch die Reflexe des Carotis sinus entstehen könnten. Mit meinen Mitarbeitern ANTONIO MARTINS und EDUARDO COELHO kamen wir über diesen Punkt zu einigen Schlüssen. Im Verlaufe unserer arteriographischen Forschungen zur Vervollkommnung der arteriellen Encephalographietechnik beobachteten wir, daß die von HERING und DANIELOPOLU beschriebene reflexogene Arterienzone, sowohl durch eine äußere mechanische Einwirkung als auch durch eine in die Arterie eingeführte chemische Substanz beim Menschen erregbar ist.

Ich muß zugeben, daß ich keine wirklichen physiologischen Versuche mit der Sorgfalt machte, die ihnen gebührte, da ich glaubte, nicht das Recht zu haben, über die Beobachtung von Tatsachen, welche im Verlaufe unserer Arbeiten auftauchten, hinauszugehen. Wir haben verwertet, was uns interessieren konnte, buchten die Erscheinungen, wie sie sich uns boten; weiter nichts.

Im Verlaufe der intraarteriellen Einspritzungen zeigten sich verschiedene Eigentümlichkeiten, welche in bezug auf das Studium der zirkulatorischen und respiratorischen Carotisreflexe interessant waren.

Wurden in die Carotis int. 5—7 ccm einer 25%igen Jodnatriumlösung eingespritzt, so wurden bisweilen vorübergehende Bradykardien beobachtet. Bei der damals angewandten Technik wurde die provisorische Unterbindung mit der MARTINSschen Pinzette, die sehr biegsame Branchen hat, ausgeführt. Sie kann an dem Gefäß angebracht werden, ohne daß dieses unterbunden wird, was nur im Augenblicke der Einspritzung geschah, mit sofort darauffolgender Wiederöffnung. Im Augenblick der Einspritzung der schattengebenden Substanz in die A. carotis wurde die provisorische Unterbindung der Carotis interna sehr nahe am Carotissinus vorgenommen, oft in Höhe der Teilung der Carotis comm. Wir stellten fest, daß bei jeder Kompression der Carotis in Höhe des Carotis sinus eine ausgesprochene Bradykardie mit Dyspnoe und Erhöhung des Arteriendruckes hervorgerufen wird. Auf diese Kompression führten wir die während der Ausführung der Arteriographie beobachteten Pulsverlangsamung zurück, um so mehr, als diese Veränderungen des Herzrhythmus nicht in allen Fällen konstant waren, was wir durch die Stelle der Arterie, an der die Kompression des Gefäßes erfolgte, erklärten. War die Teilung der Carotis comm. höher gelegen, so wurde der Sinus getroffen, andernfalls war dieser weiter von der Stelle der provisorischen Unterbindung des Gefäßes entfernt.

Wurde die Einspritzung in die Carotis comm. mit oder ohne Unterbindung der Carotis ext. und mit Unterbindung der Carotis comm. unterhalb der Injektionsstelle gemacht, so beobachteten wir starke Kreislauf- und Atmungsreflexe. Halten wir zunächst einmal fest, daß nach Unterbindung des Gefäßes die Jodlösung, fast ohne sich zu vermischen, mit der Intima in Berührung bleibt und dabei sicherlich eine geringe Reaktion derselben verursacht. Die Reizung der Intima geht gewiß auf den Carotissinus über.

Die beobachteten Erscheinungen wechselten mit der Menge der injizierten Flüssigkeit. Bei Kindern reichten Injektionen von 2—3 ccm für die arteriographische Aufnahme aus, ohne solch ausgesprochene Bradykardien, wie beim Erwachsenen hervorzurufen. 5 ccm in die Carotis comm. in der bereits erwähnten Weise injiziert, verursachen bei letzteren viel stärkere kardio-vasculäre und respiratorische Störungen (Dyspnoe). Nach Einspritzung von 10 ccm bekam einer unserer Patienten eine Apnoe ohne weitere Folgen; in einem anderen Falle trat nach einer etwas geringeren Dosis einige Sekunden lang Apnoe ein, worauf Dyspnoe folgte. Beim ersten Patienten wurde der Sinus angestochen, was sicherlich Einfluß auf die Entstehung der beobachteten Erscheinungen hatte.

Wurde die Unterbindung der Carotis comm. einige Zeit lang nach der Einspritzung beibehalten, so waren diese kardio-vasculären Reflexe ausgesprochener. Die Unterbindung der Carotis comm. allein, ohne Einführung der Jodlösung, rief keinerlei Störung hervor. Diese Reflexerscheinungen wurden durch die Unterbindung der Carotis ext. nicht beeinflußt. In allen Fällen, in welchen die beschriebenen Reaktionen gesehen wurden, nahm der Blutdruck nach der Injektion zu.

Zusammengefaßt ruft die mechanische Erregung des Carotissinus durch äußere Kompression beim Menschen stets Kreislaufstörungen (Bradykardie) und Atmungsstörungen (Dyspnoe) hervor. Die chemische Reizung der Intima der Carotis comm. durch den Druchtritt einer 25%igen Jodnatriumlösung ruft wahrscheinlich reflektorisch dieselben Erscheinungen hervor; diese sind jedoch intensiver als die mechanisch am Carotis sinus verursachten. Ihre Intensität ist proportional der injizierten Flüssigkeitsmenge und der Zeit, während derer sie mit der Intima der Arteria in Kontakt bleibt. Bei einigen Patienten ging der Puls auf 40 herab. Blutdruckerhöhung trat meist und zwar gleichzeitig auf. Mit hohen Dosen wurde sogar Atmungsstillstand hervorgerufen, welcher in den von uns beobachteten Fällen stets vorübergehend war.

Die von DANIELOPULU beim Hunde beschriebene reflexogene Zone der A. carotis ext. scheint beim Menschen nicht dieselbe Rolle wie bei diesem Tiere zu spielen. Einige durch EDUARDO COELHO während der Versuche aufgenommene Pulskurven stimmen mit den Schlußfolgerungen, welche wir eben dargelegt haben, überein. Die beobachteten Erscheinungen verloren sehr an Intensität, als wir später die Arteriographie ohne provisorische Unterbindung des Gefäßes ausführten.

Einen neuen durch den Durchtritt der Jodnatriumlösung durch die Carotis ext. hervorgerufenen Reflex beschrieben ich und meine Mitarbeiter ANTONIO MARTINS und ALMEIDA LIMA. Drei Patienten, denen wir 8—10 ccm der Jodlösung einspritzten, welche sofort in die Carotis ext. und in ihre unteren Äste gelangten, fühlten gleich einen gebieterischen Zwang, *auszuspucken*, dem nachzugeben sie nicht unterlassen konnten, auch wenn sie hierauf vorbereitet waren. Im Augenblick der Einspritzung selbst klagten die Patienten nicht über schlechten Geschmack im Munde, wohl aber gleich darauf. Einer dieser Kranken meinte, den Eindruck gehabt zu haben, als wenn die ganze Einspritzung in den Mund gelangt wäre. Sie gaben nicht genau einen Geschmack nach Jod an, er erschien eher bitter als salzig, aber stets unerträglich. Der Speichelfluß nahm rasch zu.

Seit Beginn hatten wir die Beobachtung gemacht, daß die in die Carotis comm. injizierte Flüssigkeit mit Leichtigkeit in die Carotis ext., in ihre Kollateralen und manchmal in die Endäste gelangt. Auf den Aufnahmen sieht man häufig die Aa. lingualis, facialis, occipitalis ext. und maxillaris interna, wohingegen man nur ausnahmsweise die Aa. meningae und temporales superficiales, die schon entfernter liegen, als Schatten sieht. Es ist verständlich, daß das durch das Foramen carotico-clinoideum des Keilbeins und durch die Krümmung des Carotissyphons bedingte, der Passage der eingeführten Flüssigkeit entgegenstehende Hindernis, den Durchtritt durch die Carotis ext. und die stärkeren, der Teilung dieser Arterie näher gelegenen Kollateralen erleichtert. Die unwillkürliche Spuckbewegung, welche sich im Augenblicke der Einspritzung einstellte, wurde durch den raschen Zutritt des in der A. lingualis kreisenden ersten Teiles der Jodflüssigkeit zum vorderen Teil der Zunge bedingt. Diese Spuckbewegung tritt als Abwehrreflex auf, wenn die ersten Kubikzentimeter der 25%igen Natriumjodidlösung eingespritzt werden. Es handelt sich um eine rasche, nicht zu unterdrückende Reaktion mit den Merkmalen eines echten Reflexes. Bei Fortsetzung der Einspritzung spuckten die Kranken nicht mehr, um sich des Überschusses an Speichel und des schlechten Geschmackes, der bald auftritt, zu entledigen. Wurde die A. carotis ext. und demzufolge die A. lingualis komprimiert, so geschah dies nicht. Der Spuckreflex wurde auch nicht bei einem Patienten beobachtet, bei dem sich die A. facialis, auf dem Film deutlich sichtbar, abnorm mit schattengebender Flüssigkeit füllte. Die A. lingualis nahm nicht, wie gewöhnlich, an dem plötzlichen und reichlichen Zufluß der Jodlösung teil. Als wir später dazu übergingen, die Einspritzung in die Carotis comm. mit vorausgehender Unterbindung zu machen, d. h. wenn durch die Gefäße anstatt einer reinen Jodlösung die mit Blut vermischte Lösung strömte, verschwand der Spuckreflex oder erschien nur gelegentlich andeutungsweise.

Eine interessante Tatsache, welche wir ebenfalls feststellten, ist, daß der Spuckreflex häufiger zu sein schien (denn in einigen Fällen trat er nicht auf) bei Injektion in die Carotis comm. als in die Carotis ext. Aber über diesen Punkt müßten mehr Versuche gemacht werden, denn die von uns durchgeführten waren gering an Zahl. Möglicherweise reißt die Geschwindigkeit der Injektion die Flüssigkeit nach den End- und den höher gelegenen lateralen Zweigen der Carotis ext. mit fort.

Abschließend kann gesagt werden, daß es einen Spuckreflex gibt, den der Kranke nicht unterdrücken kann, wenn die Jodlösung ohne Blutvermischung durch die A. lingualis strömt, nachdem die Carotis comm. provisorisch unterbunden ist.

Wir bemerkten noch eine andere Tatsache neurologischer Natur im Verlaufe unserer ersten gehirnarteriographischen Arbeiten, als wir Jodnatrium bei Unterbindung der Carotis int. oder comm. und später, als wir in diese Gefäße ohne die unnötige provisorische Unterbindung einspritzten. Die beobachtete Erscheinung wurde in einer mit ALMEIDA LIMA herausgegebenen Arbeit bekanntgegeben. Die Jodnatriumlösung, welche einen großen Teil des Arterienblutes der Hirnhemisphären verdrängt, verursacht oft keinerlei beträchtliche Reaktion. Die Patienten klagten nur über leichten Kopfschmerz, Ohren- und Augenschmerzen, welche stets vorübergehend sind. In bestimmten Fällen jedoch rief die Einspritzung von Jodlösung einen richtigen epileptischen Anfall mit besonders starkem, aber flüchtigem Bewußtseinsverlust hervor. An einem großen Teil dieser Patienten stellten wir fest, daß die klonischen Bewegungen, im Gegensatz zu dem was wir erwarteten, auf der Seite der Einspritzung auftraten, oder wenigstens auf dieser Seite überwogen. Es handelte sich um einen gleichseitigen epileptischen Anfall.

O. VOGT rief mittels elektrischer Rindenreizungen mehrmals am Affen Bewegungen derselben Seite hervor, wenn er die sekundären motorischen Zentren erregte. In solchen Fällen haben die Bewegungen die Neigung, sich auf die Extremitäten derselben Seite fortzupflanzen. Häufig geschieht es, sagt O. VOGT, daß die ersten Reaktionen auf der gleichseitigen Körperhälfte auftreten. Diese Erscheinung wurde auch von uns wahrgenommen, und zwar nicht in Form einfacher bestimmter Rindenerregungen entsprechender Bewegungen, sondern als JACKSONsche Anfälle auf der Seite der Einspritzung. Die allgemeine Erregung einer Hirnhemisphäre wird nicht so beantwortet, wie die des primären motorischen Gebietes, die auf die gekreuzte Körperseite übergeht. Es herrscht die Erregung der sekundären motorischen Gebiete des Gehirns vor, falls wir die Erscheinung mit den von O. VOGT erzielten experimentellen Ergebnissen in Einklang bringen wollen. Die sekundären motorischen Areae des Gehirns müssen eine größere Ausdehnung als die primären haben und eine vollständige Reizung der ganzen Hirnhälfte muß ihnen eine Art Übergewicht über die primären motorischen Gebiete geben. So versuchen wir, die eigentümliche und unerwartete Erscheinung der Gleichseitigkeit der Jacksonanfälle zu erklären.

Die schattengebende Flüssigkeit floß von der Seite der Einspritzung nicht in die gegenüberliegende Hemisphäre und, da die Carotis int. unterbunden war, war es wahrscheinlicher, daß das reine Blut durch die Aa. communicantes von der nicht injizierten zur injizierten Seite strömte, wo der Flüssigkeitsdruck niedriger sein mußte. Daher war die Hirnhälfte der Seite der Injektion die einzige, welche vom Blutdruck ausgeschlossen, durch die einige Sekunden dauernde Anwesenheit einer fremden, leicht reizenden Flüssigkeit erregt wurde.

Der epileptische Anfall war stärker, wenn die vorübergehende Unterbindung der Carotis nicht sofort entfernt wurde, was beweist, daß die Wirkung der Jodlösung die Reizung des Gehirns hervorruft, und desto kräftiger ist, je länger sie währt.

Andererseits ruft die einfache Blutleere der Gehirns, die durch die vorübergehende Unterbindung der A. carotis entsteht, allein keine epileptischen Anfälle hervor. Solche treten erst nach der Einspritzung der 25%igen Jodnatriumlösung auf. Obschon häufig, bestand diese Gleichseitigkeit nicht in allen Fällen. In einigen waren die Anfälle von Beginn an deutlich generalisiert, seltener überwog, wie es uns schien, die Heterolateralisation. Die individuellen Verschiedenheiten der arteriellen Versorgung der Primärzone, welche meist der SYLVIschen Gruppe entstammt, an der aber auch die A. cerebralis ant. teilnimmt, erklären unserer Ansicht nach die Verschiedenheit des beobachteten Reaktionen. Wir maßen uns nicht an, diese Vermutung als sicher hinzustellen. Andere wurden mir vorgeschlagen, aber diese scheint mir am besten belegt.

Am Vortage oder am Tage des Eingriffes verabreicht, schwächt Luminal die epileptischen Anfälle sehr ab.

Lokalisation von Hirngeschwülsten an der Leiche.

Noch im Jahre 1927 gelang mir mit ALMEIDA LIMA die erste Lokaldiagnose einer Hirngeschwulst an der Leiche. Eine weitere erzielten wir 1928. Beide Patienten starben auf unserer Abteilung vor jedem chirurgischen Eingriff. Ich bin der Meinung, daß diese Fälle hier als historische Urkunden aufgehoben zu werden verdienen.

Der erste ist der einer Frau, welche mit einer doppelseitigen Stauungspapille, die rechts ausgesprochener war, mit Kopfschmerz, Erbrechen und rechtsseitigen Pyramidensymptomen in einem Verwirrungszustand auf die Station eingewiesen wurde. Der ganze Symptomenkomplex der Hypertension entstand in dem kurzen Zeitraum von 2 Monaten. Vor irgendeinem operativen Eingriff geriet die Kranke plötzlich in ein Koma, dem der Tod folgte. In die Carotis int. der Leiche wurden 8 ccm einer 100%igen Jodnatriumlösung injiziert. Das seitliche Arteriogramm des Kopfes (Abb. 7) zeigte eine deutliche Verlagerung der SYLVIschen Gruppe nach oben. Außerdem bemerkte man in Höhe des Carotissyphons, welcher etwas nach vorn abgewichen war, obwohl er seine Form beibehielt, eine gewisse Anzahl von kleinen Gefäßen, welche der Versorgung der Geschwulst dienten. Demnach müßte letztere im vorderen und unteren Teile des Schläfenlappens sitzen, was die Sektion bestätigte. Die hühnereigroße Geschwulst (Abb. 8) war von der Gehirnmasse getrennt. Sie hing am unteren Teil mit der Dura mater und dem Keilbein zusammen. Es handelte sich um ein Meningiom.

Der zweite Fall betrifft ein Gliom im hinteren Teil des Temporallappens. Sein Sitz konnte ebenfalls durch die Arteriographie an der Leiche diagnostiziert werden.

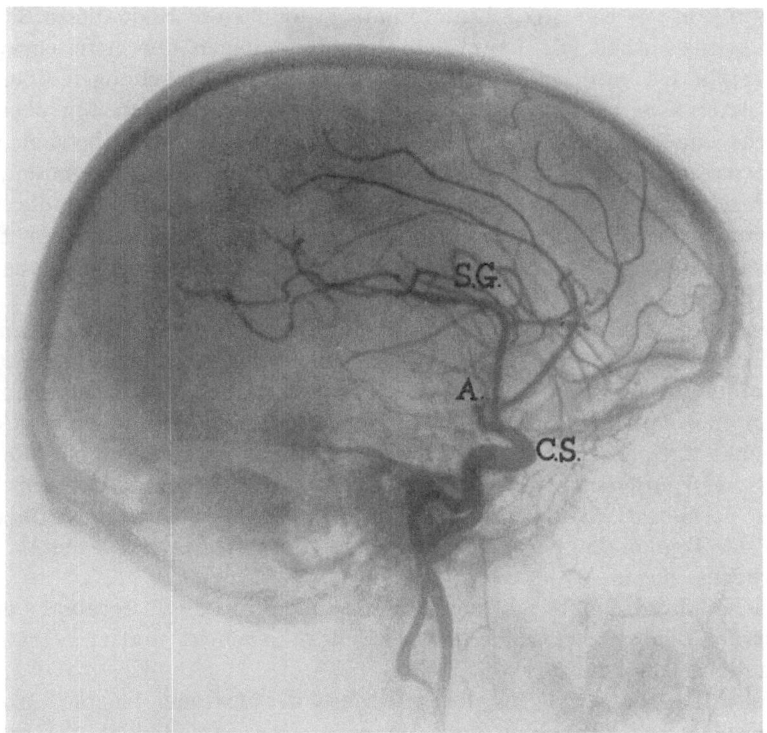

Abb. 7. Tumor des linken Schlafenlappens. *C.S.* Carotissyphon; *S.G.* SYLVIsche Gruppe nach oben verlagert; *A.* In den Tumor eindringende Arterien (Leiche).

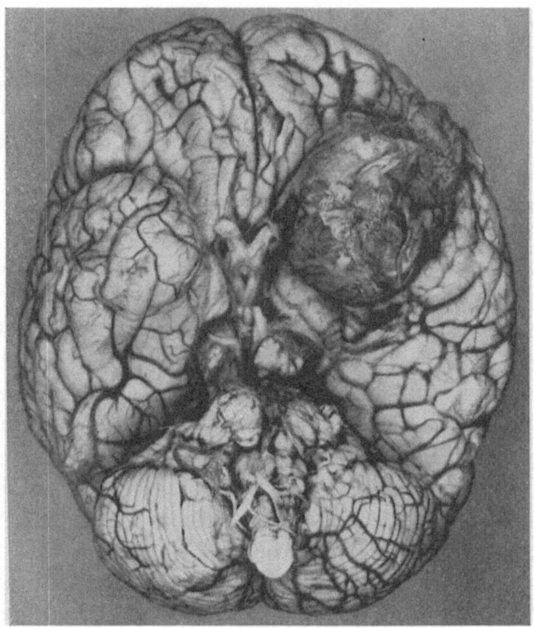

Abb. 8. Derselbe Fall wie auf Abb. 7. Geschwulst des vorderen Teils des linken Schläfenlappens.

Die 1927 von uns herausgegebene Literatur, welche am Ende dieses Bandes angeführt wird, enthält die hauptsächlichen Grundlagen der Arteriographie.

1928 setzte ich mit Hilfe von ALMEIDA LIMA die Forschungen über die cerebrale Arteriographie fort. Aus dieser Zeit stammen die Arbeiten über die anatomische Lage der Arterien sowohl an der Leiche, wie am Lebenden, über die ersten durch die Arteriographie am Lebenden gemachten Diagnosen, die radiographische Stereoskopie der Gehirnarterien am Lebenden und die Vervollkommnung der Technik der cerebralen Arteriographie. Alle diese Fortschritte waren uns bei späteren Forschungen sehr nützlich und sind aus der Literatur dieses Jahres ersichtlich.

In demselben Jahre, 1928, schuf ich die Nomenklatur bestimmter anatomischer Besonderheiten der Gehirnarterien, welche im allgemeinen anerkannt wurden, wie: Carotissyphon, SYLVISche Gruppe, von drei langen Arterien gebildet: die A. temporalis post., die A. gyri angularis und die A. parietalis post., welche ein Ganzes bilden, das in der arteriographischen Sprache die Bezeichnung *Gehirnarterienachse* verdient. Diese Arteriengruppe hat ein verschiedenes Verhalten, je nachdem die Gehirnneubildungen unterhalb (Geschwülste des Temporallappens) oder oberhalb (Geschwülste des Frontal- und Parietallappens) liegen.

Im gleichen Jahre lenkte ich die Aufmerksamkeit auf die A. cerebralis post., welche oft auf den arteriographischen Bildern zu sehen ist und zu Verwechslungen Anlaß geben konnte.

Ebenfalls 1928 beschrieb ich das Aussehen der Arterien bei der Arteriosklerose des Gehirns. Zunahme des Volumens, Unregelmäßigkeit des Durchmessers mit Erweiterungen und Verengerungen, die manchmal einen charakteristischen gebuckelten Verlauf bedingen, Veränderung ihrer Krümmungen, die sich einer geradlinigen Form nähern. Dieses Aussehen wurde 8 Jahre später durch LÖHR bestätigt. In einem Aufsatz in der „Neuen Deutschen Klinik" schreibt er auf S. 674: „Diese Formen von Arteriosklerose .... sind weiter dadurch charakterisiert, daß die der *A. carotis nachgeordneten Gefäße außerordentlich starr und plump* im Arteriogramm sichtbar sind, daß ihrem Verlauf jeder geschmeidige, wellenförmige Verlauf fehlt, daß die Umbiegungen hart und eckig erscheinen und daß diese ‚groben' Gefäße ohne Gefäßverzweigungen oder feine Verästelungen unvermittelt aufhören."

Im Jahre 1928 war es auch, daß ich zum ersten Male die therapeutische Wirkung intracarotidieller Einspritzungen von Jodnatrium in einem Fall von intrakranieller Hypertension beobachtete.

FEDOR KRAUSE gab 1923 im „Nervenarzt", I. Jahrgang, Heft 4, eine Arbeit über „Bemerkungen zu den mechanisch-diagnostischen Methoden in der Chirurgie des Zentralnervensystems" heraus, in welcher er einen eingehenden, mit vielen Abbildungen versehenen Bericht über unsere damals gemachten Arbeiten gibt. Aus demselben Jahre stammt die Arbeit von G. WORMS und BRETTON über „L'artériographie cranio-cérébrale" — „Annales d'Anatomie Pathologique, V — Nr. 5 — Mai 1928"—, in welcher die Autoren sich auf unsere arteriographischen Forschungen beziehen.

1929 erweiterte ich meine Kenntnisse auf dem Gebiete der arteriographischen Diagnose der Hirntumoren dank der Arterienverlagerung bedeutend. Im selben Jahre beschrieb ich zum ersten Male den dem Meningiom eigenen, auf den

Arteriogrammen sichtbaren Kreislauf. Die Differentialdiagnose zwischen Meningiomen und anderen Tumoren wurde auf diese Weise provisorisch festgelegt. Wir gaben auch die Möglichkeit der Diagnose multipler Hirngeschwülste durch Arterienverlagerungen an und veröffentlichten einen Fall mit Bestätigung durch die Sektion. Damals wurde meine erste deutsche Arbeit über die cerebrale Arteriographie, welche ich derzeit noch als „arterielle Encephalographie" bezeichnete, in der klinischen Wochenschrift vom 11. Juni desselben Jahres veröffentlicht. 1929 gab G. Sai, Triest, einen Artikel in der „Rivista Oto-Neuro-Oftalmologica" über „Tentativi di encefalografia arteriosa" mit eigenen Arteriogrammen heraus.

Im Januar 1929 gelang den portugiesischen Ärzten Reynaldo dos Santos, Augusto Lamas und J. Pereira Caldas die Arteriographie der Extremitäten. Die erste Arbeit wurde in der „*Medicina Contemporanea*", Lissabon, am 6. Januar 1929 veröffentlicht. Diese Autoren beabsichtigten, die Arterien der Extremitäten beim Menschen als Hilfsmittel für die klinische Semiologie sichtbar zu machen. Sie benutzten die Technik, welche ich bei der cerebralen Arteriographie anwandte, und gaben der von mir empfohlenen 25%igen Jodnatriumlösung den Vorzug. In der ersten Veröffentlichung dieser Autoren auf diesem Gebiete in der *Medicina Contemporanea*, Nr. 1, vom 6. Januar 1929 (XVII. Jahr — III. Serie), schreiben sie wie folgt: „Jene Technik übernahmen wir gleich in den ersten Arteriographien; daß der erste Versuch sofort ein Erfolg war, verdanken wir — was anzuerkennen uns Freude bereitet — der schon von Prof. Egas Moniz festgelegten Technik, die wir bis jetzt im wesentlichen benutzten. Die von uns angewandte Technik war im wesentlichen die von Egas Moniz. Als schattengebende Flüssigkeit nahmen wir Jodnatrium, das in der Arteriographie der Extremitäten einen Schatten wie bei der Encephalographie gibt." Mit dieser Aufeinanderfolge der Tatsachen stehen Löhrs Angaben über die Geschichte der Arteriographie im Beginn des erwähnten Aufsatzes in Widerspruch. Charbonnel und Massé (Bordeaux) kamen, ohne die Arbeiten von Santos, Lamas und Caldas zu kennen, gleichzeitig zu ähnlichen Ergebnissen und veröffentlichten ihre Arbeiten am 20. Januar 1929 in der *Gazette hebdomadaire des Sciences Médicales*, Bordeaux, einige Tage, nachdem die arteriographischen Ergebnisse der portugiesischen Ärzte veröffentlicht worden waren. Die französischen Forscher schrieben in jenem Aufsatz: «Ayant lu, écouté Egas Moniz, l'ayant aidé pour une opération de démonstration sur le cadavre, nous nous sommes demandés si la solution qu'il a préconisée et à laquelle il s'est arrêté, après des recherches très regulièrement conduites, ne pourrait être utilisée aux membres. La solution tyndalisée d'iodure de sodium chimiquement pure à 25% qui donne au crâne de si beaux clichés, sans danger ni douleur, devait pouvoir être, *a fortiori*, employée aux membres; c'est ce que nous avons tenté.»

März 1929 *gelang* Reynaldo dos Santos, Augusto Lamas und Pereira Caldas die Aortographie nach Punktion der Aorta abdominalis, deren Ergebnisse nach und nach in verschiedenen Arbeiten und in einem Buch, das später in Paris erschien, veröffentlicht wurden.

1930 wurde unsere Arbeit methodisch weitergeführt. Wir lernten das arteriographische Bild des Eigengefäßnetzes einer Geschwulst der Zirbeldrüsen- und Vierhügelregion kennen; wir sahen die verschiedenen Arten des Gefäßnetzes der Meningiome und der Astrocytome und erkannten im voraus den Wert, den diese Methode für die Diagnose der verschiedenen Arten der Hirntumoren haben könnte; wir gaben die „Diagonalform" der Sylvischen Gruppe bei Ventrikelerweiterungen an, so daß somit indirekt durch die Arteriographie die Diagnose der Geschwülste der hinteren Schädelgrube gestellt werden konnte.

Die therapeutische Wirkung von Einspritzungen in die Carotis auf Hirndrucksteigerung wurde in hervorragender Weise bei folgendem Fall beobachtet:

Ein 17 jähriges Mädchen suchte unsere Sprechstunde am 11. März 1929 mit heftigem Kopfschmerz, Erbrechen, Doppeltsehen und Sehverlust auf. Die Untersuchung des Augenhintergrundes (16. März) zeigte Stauungspapille mit linksseitigen starken Blutungen. Die Sehschärfe war rechts auf die Hälfte, links auf $^2/_5$ herabgesetzt. 2 Tage nach der Arteriographie mittels Einspritzung von 25% igem Jodnatrium besserten sich Kopfschmerzen und Erbrechen. Die Besserung wurde ausgepragter und am 18. Mai teilte uns derselbe Augenarzt, der die Patientin im März beobachtete, mit, daß sie eine fast normale Sehschärfe auf beiden Seiten habe. Die Stauungspapille befand sich in Rückbildung, rechts mit noch geringer, links ohne Schwellung. Das Doppeltsehen war ebenfalls verschwunden. Die Patientin nahm ihre Arbeit auf und fühlte sich bis Ende November 1929 wohl, als ein heftiger, plötzlicher und vorübergehender Kopfschmerz auftrat. Sie ging weiter bis zum 20. Mai des folgenden Jahres ihrer Arbeit nach, bis erneut ein Anfall von Kopfschmerz und nachmittags ein epileptiformer Anfall von Cyanose gefolgt, auftrat; einige Minuten danach starb sie. Die Sektion ergab ein Gliom (wahrscheinlich Oligodendrogliom) des *Septum pellucidum* und des vorderen Teiles des dritten Ventrikels, das sich ebenfalls in den rechten Seitenventrikel fortsetzte. Die Geschwulst muß einen starken Druck auf das Corpus callosum, dessen Volumen verringert war und nach unten auf das Infundibulum und das Chiasma ausgeübt haben.

Wir konnten nicht umhin, diesen Fall anzuführen. Neben den arteriographischen Hinweisen auf die Lokalisation der Geschwulst rechts von der Regiosupra-chiasmatica dieser Seite, ist er von grundlegender Bedeutung für die Beurteilung des therapeutischen Problems jodhaltiger Lösungen in einigen Fällen von Hirndruckerhöhung, selbst falls diese durch Schädelneubildungen verursacht wird. Diese Vorkommnisse wurden von mir auch bei anderen Patienten beobachtet. Die betreffenden Krankengeschichten sind in dem ersten, 1931 in Paris erschienenen Band, den ich bereits erwähnte, veröffentlicht. Ein anderer Fall, der mehrere Jahre lang beobachtet wurde, läßt sich in wenigen Worten zusammenfassen.

Eine 35 jährige Patientin kommt September 1928 mit Kopfschmerzen, Erbrechen, Doppeltsehen und Herabsetzung der Sehschärfe in die Sprechstunde. Die ophthalmologische Untersuchung deckt eine doppelseitige Stauungspapille von 1 mm auf. Die Sehschärfe war beiderseits auf $^3/_4$ herabgesetzt. Links bestand eine Parese des M. obliquus sup. Die erneute ophthalmologische Untersuchung (27. Oktober) ergab eine Herabsetzung der Sehschärfe auf $^1/_2$. Das Allgemeinbefinden der Kranken verschlimmerte sich unter Zeichen von Geistesstörung. Es fiel ihr schwer, einfache Fragen zu beantworten, sie war räumlich und zeitlich desorientiert. Am 8. Dezember wurde die arteriographische Untersuchung links, am 15. desselben Monats rechts mit einer 25% igen Jodnatriumlösung vorgenommen. Sofort im Anschluß an die erste Einspritzung bemerkte die Patientin eine Besserung ihrer Hirndrucksymptome, dann besserte sie sich zusehends nach der zweiten. Es verschwanden Kopfschmerzen und Erbrechen und die Sehschärfe nahm zu. Die Augenhintergrunduntersuchungen vom 5. und 16. März 1929 zeigten Rückgang der Stauungspapille und schärfere Begrenzung der Papillen beiderseits. Da die Patientin sich wohl fühlte, bat sie um Entlassung und verließ Lissabon im April. Die letzte ophthalmologische Untersuchung zeigte Neuritis optica in Rückbildung auf beiden Seiten und keine Stauungspapille mehr. Die Sehschärfe war, laut Bericht des Augenarztes, $^3/_4$ der normalen, rechts vielleicht etwas besser als links; aber die Patientin glaubte, volle Sehschärfe zu besitzen und benahm sich auch so. Die Gesichtsfelder waren anscheinend normal. Wir sahen diese Patientin Jahre hindurch immer wieder. Die Besserung bis zu vollkommener Sehschärfe hielt an.

Die Carotiseinspritzungen von Jodnatrium brachten zuweilen therapeutische Erfolge, welche wir bis zu dem Zeitpunkt, in welchem wir es durch die heute benutzte Thoriumdioxydlösung ersetzten, aufzeichneten. Wir müssen jedoch zugeben, daß auch mit Thorotrast, wenn auch selten, Besserungen in einigen Fällen von Hirndrucksteigerung beobachtet wurden.

Neben der Jodwirkung, welche uns bei einigen Fällen intrakranieller Drucksteigerung, wie in dem oben genannten, sicher erschien und die von der später mit dem Thorotrast erzielten günstige Beeinflussung (3 Fälle) verschieden ist, glaubten wir annehmen zu müssen, daß die Kreislaufwirkung einer mit dem Blute durch den Carotisbaum mitgeführten, fremden Flüssigkeit in einigen seltenen Fällen mittels eines uns unbekannten Mechanismus, in den aber nicht nur die direkte medikamentöse Wirkung eingreift, eine Besserung herbeiführen kann.

Somit schließe ich diese Bemerkungen über die therapeutischen Erfolge der Carotiseinspritzungen, insbesondere der mit Jodnatrium, bei Schädelinnendrucksteigerungen, mit denen ich mich weiterhin nicht mehr beschäftigen werde, um nunmehr zu einem eingehenden chronologischen Bericht über die auf dem Gebiete der cerebralen Angiographie nacheinander gemachten Forschungen mich zuzuwenden.

Im Jahre 1930 würdigten wir unter allen bis dahin arteriographierten Fällen die Arterienabweichungen bei Tumoren des Stirnlappens. In demselben Jahre veröffentlichte ich auch eine Arbeit über intrakranielle Drucksteigerung, bei welcher ich mich auf die bei der cerebralen Arteriographie beobachteten Tatsachen stützte.

Im Jahre 1931, als ich schon ein Material von 180 cerebralen Arteriogrammen beider Seiten besaß — von Anfang hatte ich auf diese Technik Nachdruck gelegt, da ich den Vergleich beider Filme als unerläßlich betrachtete — veröffentlichte ich in Paris die erste zusammenfassende Arbeit in einem Buch von 512 Seiten mit 230 Abbildungen. Dieses Buch wurde von meinem Lehrer J. Babinski, der von Beginn an meine arteriographischen Arbeiten mit Enthusiasmus verfolgte und dessen ich mit Verehrung gedenke, mit einem Vorwort versehen.

Die Anwendung der chemisch reinen Jodnatriumlösung hatte eine Mortalität von etwa 2%, bedeutend niedriger als die anfängliche Sterblichkeit der Ventrikulographie. In der Beschreibung, welche ich damals wie auch in den vorher und nachher veröffentlichten Monographien gab, verheimlichte ich nichts; denn klinische Forscher sollten stets trachten, neben ihren Erfolgen all ihre Mißerfolge einzugestehen. Nur so können sie der Wissenschaft nützliche Dienste erweisen und erfüllen außerdem eine Berufspflicht, welche für alle verbindlich ist.

Vielleicht war es die Mortalitätsgefahr (2%), über welche ich berichtete, und die Neuheit des Vorganges, die im Beginn, als bereits überall die Ventrikulographie durchgeführt wurde, Neurologen und Neurochirurgen von der neuen Methode fernhielten. Einige wandten jedoch schon damals die Arteriographie an, ohne den pessimistischen Eindruck zu gewinnen, von dem Löhr berichtet. Unter ihnen führe ich Saito (Nagoya, Japan), Sai (Triest), Rodrigues Arias (Barcelona) und andere an. In meinem Beisein wurde die Arteriographie in Frankreich in der Sicardschen Klinik durch den Chirurgen Robineau, in Brüssel in der Klinik Larruelle, in Rio de Janeiro durch den Chirurgen Brandão

FILHO, in S. Paulo durch den Chirurgen AYRES NETTO u. a. ausgeführt. Die neue Methode schien in jener Zeit außerordentlich gewagt; sie setzte sich aber trotzdem, wenn auch langsam durch. Schon 1929 bezieht sich M. KROLL in seiner Abhandlung über „die neuropathologischen Syndrome" auf die Methode und veröffentlicht einige Arteriogramme meiner Sammlung (S. 392—395). 1932 hielt DUCUING einen Vortrag über die „arterielle Encephalographie", welcher in der „Toulouse Médicale" jenes Jahres veröffentlicht wurde.

Ich meinerseits führte von 1927 bis Oktober 1931 302 Arteriographien mit 25%iger Jodnatriumlösung in meiner Abteilung durch, dabei wurden viele Geschwülste lokalisiert und befriedigende chirurgische Erfolge erzielt. Wenn LÖHR in dem angeführten Artikel schreibt, daß lediglich *wir* die Arteriographie unter Beibehaltung der Jodnatriumlösung angewandt hätten, so vermindert das nicht Wert und Wichtigkeit der neuen wissenschaftlichen Errungenschaft. Es ist die Tatsache an sich, die als originale Leistung wertvoll ist; Anwendung und Verbreitung verdienen erwogen zu werden, stehen jedoch erst an zweiter Stelle, wo es sich um die Errungenschaft einer neuen klinischen Forschungsmethode handelt. In seiner historischen Beschreibung läßt LÖHR die ganze Folge unserer Arbeiten von Ende 1926 bis 1931 unerwähnt. Gerade in diesen Jahren haben wir viele neue Tatsachen festgestellt, welche heute allen geläufig, damals aber vollkommen unbekannt waren. Die Arbeit jenes Zeitraumes schätzten wir am höchsten in dem der cerebralen Angiographie gewidmeten Werk.

Als ich die ersten Ergebnisse meiner Forschungen über die cerebrale Angiographie der Societé de Neurologie in Paris am 7. Juli 1927 und der Académie de Médecine in Paris am 12. desselben Monats bekanntgab, war die Beurteilung sehr günstig.

Etwas Wichtiges ereignete sich 1931: zum ersten Male verwandte ich *Thorotrast* als schattengebende Substanz für die Gehirngefäße. Obzwar die cerebrale Arteriographie schon durchgeführt worden war, brachte diese neue Flüssigkeit unfraglich, da sie nicht reizt, ausgezeichnet schattengebend und weniger gefährlich ist und selbst in Fällen fortgeschrittener Arteriosklerose angewandt werden kann, große Vorteile mit sich.

Das *Thorotrast* wurde zur Sichtbarmachung von Extremitätenarterien zum ersten Male von den portugiesischen Ärzten REYNALDO DOS SANTOS, AUGUSTO LAMAS und PEREIRA CALDAS benutzt. Erst nachdem mir ihre Ergebnisse bei der peripheren Arteriographie bekannt geworden waren und ich wußte, daß die Einspritzung schmerzlos und unschädlich ist, entschloß ich mich, es bei der cerebralen Arteriographie zuerst in winzigen Dosen zu verwenden, bis mir am 14. Oktober 1931 das erste gute Arteriogramm gelang. Über die ersten Ergebnisse berichtete ich am 29. Oktober der *Akademie der Wissenschaften* in *Lissabon*, am 5. November desselben Jahres der Societé de Neurologie de Paris.

Meine Priorität in der Anwendung von Thorotrast wird durch diese Mitteilungen und eine Anzahl von Arbeiten, welche ich unter Mitarbeit von AMANDIO PINTO und ALMEIDA LIMA herausgab und durch andere, deren alleiniger Autor ich war und die aus dem Literaturverzeichnis am Schluß hervorgehen, bewiesen.

Am 22. Oktober 1931, als mir die ersten cerebralen Arteriogramme mit Thorotrast gelungen waren, sandte ich an das Heyden-Werk, Dresden einen Brief, in dem ich mitteilte, daß wir „eine Reihe von Versuchen mit Thorotrast bei der arteriellen Encephalographie durchgeführt hätten". Zugleich schickte ich die zwei ersten von uns aufgenommenen Filme; der eine betraf einen Fall von leichter Ventrikelerweiterung, der andere einen Tumor des Frontallappens. Dabei haben wir schon darauf hingewiesen, daß das Thorotrast dem Jodnatrium vorzuziehen sei.

W. Jacobi, der durch die Heyden-Werke von diesen Erfolgen Nachricht erhielt, sprach mir im November 1931 seinen Wunsch aus, über Einzelheiten der Technik der Hirnarteriographie unterrichtet zu werden und eine Reihe von Originalbildern direkt studieren zu können. Sein Wunsch wurde von mir umgehend erfüllt, so daß Jacobi uns im Dezember mitteilen konnte, daß er unsere Arteriogramme herrlich finde.

Damals arbeitete Jacobi gemeinsam mit Löhr und beiden gelang es, die cerebrale Arteriographie mit Thorotrast auszuführen. Die ersten Veröffentlichungen dieser Autoren stammen aus den Jahren 1932 und 1933[1].

Die Informationen, welche wir Herrn Prof. Jacobi auf seine Bitte hin gaben, dürften sehr wesentlich bei der Durchführung der Versuche mitgewirkt haben, die in den Händen von Jacobi und Löhr zu so gutem Erfolge geführt haben und von diesen Autoren veröffentlicht wurden.

Als wir 1931 das Thorotrast zum erstenmal anwandten, wußte man dank unseren früheren Arbeiten bereits, daß es möglich ist, die Gehirnarterien sichtbar zu machen; man kannte das röntgenologische Hirnarterienschema; man wußte, daß Hirngeschwülste sich durch die Verlagerung von Hirnarterien diagnostizieren lassen, der Eigenkreislauf gewisser Tumoren war festgestellt, so daß in einigen Fällen diagnostische Angaben über ihre Natur usw. gemacht werden konnten. Die Verwendung von Thorotrast brachte jedoch, wie ich später beweisen werde, neue Möglichkeiten für den Fortschritt der Angiographie mit sich.

Noch im Jahre 1931 vervollkommneten wir die Technik und gestalteten sie zu einem kleinen chirurgischen Eingriff aus; andernfalls wäre sie unpraktisch gewesen. Wir hatten anfangs die Injektion in die A. Carotis interna mit vorübergehender Unterbindung des Gefäßes unterhalb der Injektionsstelle gemacht; dann gingen wir dazu über, in dieselbe Carotis ohne Unterbindung einzuspritzen, später spritzten wir in die Carotis communis mit provisorischer Unterbindung der Carotis externa, was den Eingriff noch vereinfachte, wobei man injizieren kann, ohne das Gefäß hervorzuziehen, wie wir das anfangs zu tun pflegten. Bald darauf führten wir die angiographische Untersuchung beider Seiten in derselben Sitzung ohne Schaden für den Patienten durch.

Im Jahre 1931 gelangen uns auch die ersten antero-posterioren Arteriogramme. Im Gegensatz zu den von mir bereits erwähnten Behauptungen Löhrs in seinem Artikel „die Arteriographie der Hirngefäße", sind wir die ersten gewesen, die antero-posteriore Arteriogramme erzielten. Schon in meiner ersten Mitteilung vom 5. November 1931 an die „*Societé de Neurologie*" de Paris über das Thorotrast ist eines dieser antero-posterioren Arteriogramme wiedergegeben, 1932 einige andere, darunter Fälle von Hydrocephalus und von Hirnangiom. In der *Röntgenpraxis, Heft 2*, 1932, in meinem Artikel: *Die Vorzüge des Thorotrast bei arterieller Encephalographie* wurden zwei antero-posteriore Arteriogramme veröffentlicht.

<hr>

[1] W. Löhr u. W. Jacobi: Die kombinierte Encephalarteriographie. Arch. klin. Chir. **173** (1932). — Die kombinierte Encephalarteriographie. Leipzig 1933. — Die kombinierte Encephalarteriographie, ihre Technik und ihre Gefahren. Chirurg **1** (1933).

In diesem Jahr 1931 gelang mir in gemeinsamer Arbeit mit Lopo de Carvalho und Almeida Lima die Angiopneumographie. Im Verlaufe der Versuche, welche zu dieser führten, wurden verschiedene Fragen betreffs des venösen Kreislaufes des Halses in Beziehung zu dem des Gehirns angeschnitten, wie: der Venenkreislauf des Halses und der venöse Abfluß aus dem Gehirn; die Empfindlichkeit der Halsvenen und des rechten Vorhofes; der Blutdruck in den großen venösen Stämmen usw.

1932 wurden einige weitere Fortschritte auf dem Gebiete der cerebralen Angiographie erzielt. Wir heben hervor: 1. die ersten Untersuchungen von Angiomen im Carotis-interna-Gebiet; 2. das besondere Arterienbild in Fällen von Hydrocephalus; 3. das Studium des Venennetzes im Gehirn; die Identifizierung der peripheren Venen im Gehirn; die Sichtbarmachung der venösen Blutleiter der Dura mater, sowie der tiefen Hirnvenen, der Ampulla Galeni, der Venae Galeni und Venae basilares. Das Studium der Phlebogramme betrieben wir in weitem Rahmen. Wir identifizierten nicht nur die oberflächlichen Hirnvenen, sondern erforschten auch die Sinus der Dura und die tiefen Hirnvenen und kamen zu neuen anatomischen Erkenntnissen. In der Tat haben wir in den Phlebogrammen der *ersten* Phase, wie wir die Aufnahmen nennen, welche zwei Sekunden nach dem Arteriogramm gewonnen werden, die aufsteigenden und die absteigenden Venen, die anastomosierenden Venen von Trolard und Labbé usw. festgestellt. Nach zahlreichen Versuchen gelang es uns, in den Phlebogrammen der *zweiten* Phase, die 4 Sekunden nach dem Arteriogramm gewonnen werden, Durasinus und tiefe Hirnvenen darzustellen. Insbesondere trachtete ich, den Sinus rectus, den Sinus longitudinalis inferior, die Ampulla Galeni, die Vena Galeni und die Vena basilaris sichtbar zu machen, da ich stets annahm, daß die Verlagerung dieser Gefäße Anhaltspunkte für die Diagnose abgeben könnte, was ich im Verlaufe unserer Forschungen bestätigt fand, wie ich später ausführen werde.

Neben anderen anatomischen Korrekturen, welche an den landläufigen Vorstellungen vorzunehmen waren, fand ich, daß sich der Sinus rectus beim Lebenden in einer zur Schädelbasis senkrechten Lage befindet und sich in regelmäßiger Biegung in den Sinus longitudinalis inferior fortsetzt, so daß beide einen einzigen Sinus bilden, dessen Kaliber nach Vereinigung mit der Ampulla Galeni — seinem hauptsächlichsten venösen Zufluß — bedeutend größer wird. Ich habe den typischen, regelmäßigen und scharf ausgeprägt gebogenen Verlauf der Ampulla Galeni beim Lebenden beschrieben, desgleichen den der Venae Galeni und der Venae basilares. Über diese Venengruppe machte ich eingehende Untersuchungen, die ich später anführen werde. Ich stellte fest, daß das Bild dieser Gefäße, das nur in lateralen Phlebogrammen deutlich sichtbar ist, bei normalen Menschen konstant ist. Der Unterschied der Lage der Venen in der Leiche und am Lebenden rechtfertigt deren Beschreibung: erstere, entsprechend den Angaben in Anatomielehrbüchern, ausgehend von Beobachtungen am Gehirn nach Eintritt des Todes, letztere entsprechend den Beobachtungen, die die Phlebographie am Lebenden zu machen gestattet. Nachdem somit Phlebogramme gelungen waren, machte ich am 29. Januar 1932 die erste Mitteilung über dieses Gebiet an die *Portugiesische Abteilung Lissabon der Société de Biologie*, darauf veröffentlichte ich im März 1932 in der *Lisboa Medica* gemeinsam mit Almeida Lima einen Artikel: *„A Visi-*

bilidade das veias do cérebro pela prova encefalográfica" und im Juni, in derselben Zeitschrift unter Mitarbeit von ABEL ALVES und FERNANDO DE ALMEIDA eine weitere Arbeit: *„Os seios venosos da dura-mater, sua visibilidade aos raios X"*, *Lisboa Medica*, Juni 1932. In der Julinummer der *Lisboa Medica* erschien unter Mitarbeit derselben Ärzte eine weitere Arbeit: *„Visibilidade aos raios X das veias profundas do cérebro"*, in der die oben beschriebenen anatomischen Erkenntnisse niedergelegt wurden. Mit denselben Mitarbeitern veröffentlichte ich in der *Presse Médicale*, Paris, vom 5. Oktober 1932 (Nr. 80) eine Arbeit: *„La visibilité des sinus de la dure-mère par l'épreuve encéphalographique"*, in welcher der Gegenstand erläutert wurde. Mit meinem Mitarbeiter FERNANDO DE ALMEIDA veröffentlichte ich in der *Folia Anatomica Universitatis Conimbrigensis* einen Aufsatz: *Seio recto e seio longitudinal inferior*, der laut Auskunft dieser Zeitschrift am 13. Juni 1932 dort einging und in Nr. 9 des Jahrganges veröffentlicht wurde. Über Phlebographie gab ich noch andere Arbeiten heraus, und zwar mit Anwendung auf das Studium des physiologischen Problems der Blutumlaufsgeschwindigkeit im Gehirn.

Ich habe diese Aufzählung so ausführlich gestaltet, um zu beweisen, daß die Behauptung LÖHRs in seinem erwähnten Artikel auf S. 659: „Wir haben in unserer ersten Monographie im März 1933 auf Grund der damals vorliegenden Literatur die ersten Darstellungen von Venenbildern des Gehirns gezeigt", unrichtig ist. LÖHR fügt hinzu: „MONIZ, der mit seiner Methode nur seitliche Bilder zuwege brachte, hat die Venen nicht darstellen können." Wie ich bereits anführte, stimmt auch dies nicht, denn 1931 und 1932 wurden öfters von uns antero-posteriore Bilder gezeigt. Ich werde später zeigen und habe schon 1932 in den Veröffentlichungen über dieses Thema bemerkt, daß es besonders die seitlichen Phlebogramme sind, an denen die Verteilung der oberflächlichen und der tiefen Venen des Gehirns und der Durasinus studiert werden kann. Sinus rectus, Ampulla Galeni und Sinus longitudinalis inferior werden in antero-posterioren Angiogrammen auf die Mittellinie projiziert, ohne daß ihre Grenzen oder morphologischen Besonderheiten bestimmt werden können. In dem Buche von LÖHR und JACOBI aus dem Jahre 1933 wird das Studium der Phlebographie des Gehirns nur angedeutet. Unser Mitarbeiter BARAHONA FERNANDES bemerkte sogar einige Fehler in der Deutung eines von diesen Autoren veröffentlichten Phlebogramms [1].

Ich muß noch hinzufügen, daß zwar die Arteriographie in ausgedehnter und vortrefflicher Weise an vielen neuro-chirurgischen Stätten — besonders bei LÖHR und TÖNNIS — ausgeführt wird, daß dies jedoch nicht für die Phlebographie zutrifft, die viel weniger verbreitet ist und weniger bearbeitet wird. Außer den unsrigen sind mir keine ins einzelne gehende Arbeiten über die Phlebographie der zweiten Phase, über Sinus und tiefe Hirnvenen bekannt. Ich betone, daß die phlebographischen Aufnahmen 2 und 4 Sekunden nach dem Arteriogramm gewonnen werden, und daß ihr Gelingen nur von einer neuen Anordnung der Röntgentechnik ohne erneute Einspritzung abhängt, so daß sie nicht die geringste Unbequemlichkeit für den Patienten mit sich bringen.

---

[1] BARAHONA FERNANDES: Ergebnisse angiographischer Untersuchungen bei Oligophrenen. Nervenarzt 8, 514 (1935).

Ebenfalls 1932 veröffentlichte ich die ersten Mitteilungen über das Studium der Blutströmungsgeschwindigkeit im Gehirn. Ducuing schrieb damals einen Artikel über „L'encéphalographie artérielle" in der „Toulouse Médicale", Nr. 11 — 1. Juni 1932. Aus demselben Jahre stammen die ersten Arbeiten von H. Jessen und Fine Licht über dasselbe Gebiet.

Im Jahre 1933 wurde dieses Studium vertieft und neue Errungenschaften bereicherten das weite Gebiet der Hirnangiographie.

Die gemeinsam mit Almeida Lima und dem Röntgenologen Pereira Caldas bearbeitete Technik der Filmaufnahmen des Hirnkreislaufs ließ die Unterschiede zwischen Strömungsgeschwindigkeit im Gehirn und in den anderen Weichteilen des Schädels erkennen, obwohl es sich um Gebiete handelt, welche gleich weit vom Herzen entfernt liegen. Durch eine besondere Einstellung des von ihm erfundenen Radiokarussells gelang es Pereira Caldas, jeweils in Abständen von 1 Sekunde nach erfolgter Injektion 6 Angiogramme nacheinander aufzunehmen. Die Ablesung der aufeinanderfolgenden Angiogramme zeigte die Verschattung des ganzen Bildes zwischen der 5. und 6. Sekunde durch den Capillarkreislauf des Gesichtes, der Schädelweichteile und der Meningen, wenn die Passage der Kontrastflüssigkeit durch das Hirngefäßnetz bereits beendet ist. Auf diese physiologische Feststellung lege ich größtes Gewicht. Ich habe ihr daher mehrere Arbeiten gewidmet.

Die ersten Studien über diese äußerst wichtigen Probleme auf dem Gebiete der Physiologie wurden ohne irgendeinen Schaden für den Kranken von uns durchgeführt, auch in den Fällen, bei welchen wir wiederum Jodnatriumlösung anwandten. Gleich auf Grund der ersten phlebographischen Versuche vermutete ich bedeutende Unterschiede zwischen der Blutströmungsgeschwindigkeit im Gehirn und den Weichteilen des Kopfes, wie aus den Arbeiten, welche ich 1932 über dieses Gebiet herausgab, hervorgeht. Schließlich entschloß ich mich zur röntgenologischen Darstellung des Hirnblutkreislaufes von Sekunde zu Sekunde unter Anwendung des von Pereira Caldas erdachten Röntgenkarussells. Mit Thorotrast wie mit Jodnatriumlösung fertigten wir auf diese Weise 30 angiographische Reihenuntersuchungen (Arteriogramme und Phlebogramme) an.

Genaue Forschungen über die Strömung der schattengebenden Flüssigkeit in den Gefäßen nach Thorotrasteinspritzungen in die Aa. carotis interna, externa und communis wurden durchgeführt, müßten aber besonders mit Apparaten, welche anstatt der 6 Aufnahmen z. B. 20 aufeinanderfolgende Aufnahmen anzufertigen gestatten, weitergeführt werden. Arteriographische Bilder vollständiger Verfilmung des Kreislaufes der A. carotis externa, die in bezug auf ihre Schlußphase von uns nur andeutungsweise gegeben wurden, müßten das Problem der großen Unterschiede des Kreislaufes beider Carotisgebiete näher aufklären.

1933 bestätigte sich uns der Vorteil der cerebralen Angiographie bei der Diagnose der intrakraniellen Aneurysmen. In einem ersten zusammenfassenden Aufsatz machte ich in jenem Jahr auf die Bedeutung dieser Methode in Fällen von Hirnaneurysmen und -angiomen aufmerksam. Zu diesem allerwichtigsten Kapitel der cerebralen Angiographie trugen Normann Dott, Jefferson, H. Cairns, Olivecrona, Tönnis, Löhr u. a. eine ausgedehnte und interessante Kasuistik bei, welche unsere Kenntnisse auf diesem Gebiet erweiterte. Normann

DOTT veröffentlichte 1933 in Edinburgh einen interessanten Aufsatz über intrakranielle Aneurysmen und über die cerebrale Arteriographie.

LÖHR und JACOBI veröffentlichten in demselben Jahre in ihrer Monographie „Die kombinierte Encephal-Arteriographie" einen Fall von Hämangiom. Besonders bemerkenswert ist das spätere Werk von BERGSTRAND, OLIVECRONA und TÖNNIS über „Gefäßmißbildungen und Gefäßgeschwülste des Gehirns", 1936, in welchem TÖNNIS eine wertvolle Sammlung von Angiomen nicht nur des Gehirns, sondern auch der Dura mater bringt. Das Vorkommen dieser Angiome, die, soweit mir bekannt, zuerst von TÖNNIS angiographisch dargestellt wurden, zeigt den Vorteil der Wahl der A. carotis communis für die angiographische Untersuchung. In demselben Werk berichtet OLIVECRONA über das angiographische Studium der STURGE-WEBERschen Krankheit

Eine weitere, in der Entwicklung der Methode wichtige Etappe stellt die 1933 von uns durchgeführte Arteriographie der Fossa posterior mit Sichtbarmachung der Aa. vertebrales, basilaris, cerebri posterior, cerebellares dar, durch die die angiographische Karte des Gehirns am Leben vervollständigt wurde. Ich ging ferner dazu über, nach der Injektion in die Carotis systematisch drei aufeinanderfolgende Aufnahmen mittels einer besonderen Wechselkassette, die ich anfertigen ließ, zu machen. Damals gelang es mir auch, in einer einzigen Sitzung, ohne Schaden für den Kranken, die Arteriographie der hinteren Schädelgrube, ausgehend von der bereits beschriebenen Subclaviatechnik, und beider Carotisnetze durchzuführen. Auch gelang die Phlebographie der hinteren Schädelgrube, in welcher der Röntgenschatten des Sinus rectus, der Ampulla Galeni und eines Teiles der Vena Galeni und der Vena basilaris, dargestellt wird. Wir stellten weiter fest, daß die Angiographie in Fällen von Hirnabscessen Dienste leisten kann und veröffentlichten eine Arbeit darüber.

LÖHR wandte die cerebrale Angiographie bei der Untersuchung Schädelverletzter an und zog auf diesem Gebiet und bei einer beträchtlichen Anzahl von Fällen interessante und nützliche Schlüsse. Auf S. 667 seines Artikels in der „Neuen Deutschen Klinik" sagt dieser Autor: „Die ersten nervösen Ausfallserscheinungen des Gehirns infolge einer Compressio cerebri treten zwar oft erst Stunden nach der Blutung auf … Wir haben dann allein auf den arteriographischen Befund hin operiert, riesige Hämatome ausgeräumt und den Kranken heilen können."

1934 gab ich in Paris einen zweiten Band heraus, der die seit Veröffentlichung des ersten Bandes aus dem Jahre 1931 gewonnenen angiographischen Errungenschaften enthielt und den ich „L'angiographie cérébrale. Ses applications et résultats en anatomie, physiologie et clinique" benannte.

Unsere Forschungen wurden in diesem Jahre nicht unterbrochen. Besondere Aufmerksamkeit schenkten wir dem Studium des Capillarsystems im Gehirn und in anderen Geweben. Einige intrakranielle Hirngeschwülste setzen der Blut-Thorotrastmischung einen mehr oder weniger schwer überwindbaren Widerstand entgegen. Bei Meningiomen tritt der Capillarfleck gewöhnlich verzögert auf, dadurch vermag die Phlebographie die Umrisse der Geschwülste zu bestimmen. Einige Meningiome befinden sich, 4 Sekunden nach der Injektion, noch in der Phase des Capillarkreislaufes, zu einer Zeit, wo die Blut-Thorotrastmischung im Begriff ist, aus dem venösen Kreislaufe des Gehirns zu verschwinden. Zu diesem Zeitpunkt sind nur noch die großen venösen Sammelkanäle, insbesondere die Blutleiter der Dura mater, sichtbar. In seinem 1934 erschienenen Werk: „Die parasagittalen Meningiome", veröffentlichte OLIVECRONA eine für den Eigenkreislauf eines parasagittalen Angioms sehr aufschlußreiches Arteriogramm. In diesem Jahre beschäftigten wir uns mit den subarachnoidalen Hämatomen und mit den Hirnaneurysmen, wie sie uns im Lichte der von der cerebralen Arteriographie gelieferten Tatsachen erscheinen. Auf dem Gebiete des Hämatoms führen wir die Arbeiten LÖHRs und TÖNNIS', welche diesem Gegenstand besondere Aufmerksamkeit schenkten, an. In demselben Jahre beschrieb TÖNNIS ein traumatisches Aneurysma der A. carotis interna mit Embolie der A. cerebri anterior. ÖKROS bearbeitete die Anomalien des Circulus art. Willisi, welche die Arteriographie sichtbar macht. TERRY untersuchte einen Fall von Aneurysma arteriovenosum der Carotis und der Jugularis mit pulsierendem Exophthalmus. Ebenfalls 1934 bemerkten wir zum ersten Male einige der Abweichungen und Verlagerungen der Ampulla und der Venae Galeni bei gewissen Hirngeschwülsten. Außerdem wiesen wir auf phlebographische Veränderungen in Fällen von tiefliegender Blutung hin.

1935 fuhren wir fort, einige neue Tatsachen festzustellen. Beim Studium von angiographischen Bildern von Hirnangiomen hoben wir die Verschiedenheit im Verhalten der venösen Zirkulation bei diesen Gefäßneubildungen einerseits und bei Meningiomen andererseits hervor. Bei den Angiomen verschwindet sie sofort, bei den Meningiomen bleibt sie in der capillären oder capillovenösen Form bestehen. Wir zeigten ebenfalls, daß bei den Meningiomen je nach der Lage derselben im Gehirn das arteriographische und das venöse Bild verschieden sind. Diese neue Seite des Problems scheint mit dem des Hirnblutkreislaufes in Zusammenhang zu stehen, je nachdem die Geschwulst nahe oder entfernter vom Carotissyphon gelegen ist. Wir widmeten dem Studium der Aneurysmen und Angiome weiter unsere Aufmerksamkeit und veröffentlichten verschiedene Arbeiten darüber. Auf diesem Gebiete übertrifft aber die deutsche, schwedische und englische Kasuistik weitaus die von uns veröffentlichte. Die mittels der Arteriographie diagnostizierten Ventrikelerweiterungen und ihre Bedeutung für die Lokalisation der Geschwülste der hinteren Schädelgrube, auf die ich seit Beginn unserer Forschungen vor 1931 nachdrücklich hingewiesen hatte, konnte sich nunmehr auf eine größere Anzahl von Fällen stützen. Meine eigenen Forschungen und die meiner Mitarbeiter auf dem Gebiete des Kreislaufes in der Diploe des Schädeldaches bei der PAGETschen Krankheit und über die verkalkten Pseudoangiome des Gehirns vervollständigten das Gesamtgebiet unserer arteriographischen Forschungen im Jahre 1935.

1936 veröffentlichte TÖNNIS einen Fall von Aneurysma der A. communicans ant., welches zum ersten Male durch die Arteriographie lokalisiert werden konnte. Aus unseren Arbeiten aus den Jahren 1936 und 1937 hebe ich einige nicht bekannte Beobachtungen heraus. So gelang es uns, die V. jugularis int. am Lebenden zu sehen; ich konnte eine gewisse Anzahl von Fällen zusammenstellen, in welchen dieses Hauptsammelgefäß des Gehirnblutes bei lateraler Projektion über der Halswirbelsäule gut sichtbar wird. Eine Beschreibung ihrer Lage beim Lebenden in ihrem Verhalten zur Wirbelsäule weist nur geringe Unterschiede gegenüber den Angaben in den klassischen Anatomiewerken auf. Durch die Angiographie wurde eine seltene arterielle Lokalisation auf dem Gebiete der Hemiplegie erkannt. Tatsächlich kann letztere durch eine Thrombose des cervicalen Abschnittes der A. carotis interna bedingt sein, was nicht so selten sein dürfte, wie man annehmen könnte. Unter 537 arteriographierten Individuen konnte ich 4 Fälle sammeln. Diese Thrombose der A. carotis interna, auf die wir, scheint mir, zuerst klinisch hingewiesen haben, hat eine besondere Symptomatologie, die ich später anführen werde (s. Kapitel VII). Neu und interessant ist noch folgendes: Durch Zufall wurde die A. vertebralis bei einem Kranken injiziert, bei dem dieses Gefäß, obwohl etwas tiefer gelegen, die Stelle der A. carotis interna einnahm. Unerwartet wurde auf diese Weise ein Arteriogramm der hinteren Schädelgruppe erzielt. Erstaunlich dabei ist, daß die strahlenundurchlässige Flüssigkeit nicht durch die Aa. communicantes posteriores, wo sich dem Blutstrom ein wirksamer Widerstand aus der Carotis entgegensetzt, hindurchging, wohl aber durch den Truncus basilaris strömte und mit Leichtigkeit den Widerstand der Strömung in der A. vertebralis der entgegengesetzten Seite überwand. Diese erschien im Arteriogramm ebenso dunkel wie die injizierte A. vertebralis. Dieser Befund weist mit großer Wahrscheinlichkeit darauf hin, daß beide Hirnkreisläufe — derjenige der Carotis int. und derjenige der Vertebrales — verschieden funktionieren. Wir stellten die bereits untersuchten Tatsachen zusammen und fügten neue hinzu, die uns die Phlebographie der zweiten Phase und insbesondere die des Sinus rectus, der Ampulla und Vena Galeni, der Vena basilaris als Hilfsmittel in der Hirngeschwulstlokalisation zu liefern vermögen. Darauf komme ich in einem anderen Kapitel dieses Buches zurück.

1938 konnten wir schließlich die Veränderungen des Kalibers der A. communicans ant. bei Gehirngefäßläsionen erforschen und zeigten die aus beiden Hirnhälften stammende doppelte Blutzufuhr eines Hirnangioms der linken Frontalgegend. Diese Tatsache beweist, daß Abweichungen im Blutdruck der Hemisphären die Erweiterung der A. communicans anterior hervorrufen können.

In dieser Einleitung und geschichtlichen Darstellung wurden größenteils diejenigen Probleme aufgeführt, welche Gegenstand dieser Monographie über die cerebrale Angiographie sein werden.

Was die Priorität der verschiedenen wissenschaftlichen Errungenschaften auf diesem Gebiete betrifft, möchte ich diese Einführung mit folgenden Worten ALTENBURGERs (Breslau) auf dem Münchener neuro-chirurgischen Kongreß im September 1937 schließen: „Es ist auch auf diesem Kongreß wieder — nicht von Herrn RIECHERT — von ‚den Erfindern‘ der Arteriographie gesprochen worden. Die Wahrheit gebietet es, festzustellen, daß das Verdienst der Entdeckung der Arteriographie einzig und allein E. MONIZ in Lissabon zukommt. Alle übrigen haben lediglich die von ihm angegebene Methode übernommen und in mehr oder minder ausgedehntem Umfange angewandt. Eine andersartige Darstellung der Tatsachen ist lediglich geeignet, dem Ansehen der deutschen Wissenschaft im Auslande Abbruch zu tun.“

Zweites Kapitel.

Die Technik der arteriographischen Untersuchung.

Im vorhergehenden Kapitel habe ich auf die allmählichen Fortschritte in der angiographischen Untersuchung hingewiesen, bis sie in den letzten Jahren ihre endgültige Form erreichte. Nunmehr wollen wir uns mit der Technik der cerebralen Angiographie beschäftigen.

Heute wird von einigen Neurochirurgen die Einspritzung der röntgenschattengebenden Flüssigkeit noch in die Carotis interna gemacht, in der Überzeugung, daß es von Vorteil sei, die Gehirngefäße von jedem anderen Gefäßnetz zu trennen, das die gute Sichtbarkeit stören könnte. Wir ziehen die Einspritzung in die Carotis communis vor, weil die Äste der Carotis externa, die sich auf den Schädel projizieren: die A. temporalis superficialis, die Aa. meningeae und die A. occipitalis externa, stets von den aus der Carotis interna entspringenden Arterien leicht zu unterscheiden sind. An Arteriogrammen, auf denen beide Gefäßnetze sichtbar sind, können die Äste der Carotis interna und die der Carotis externa von ihren Ursprüngen an verfolgt werden. Die Endäste dieser Arterien, die Temporalis superficialis und die Maxillaris interna mit ihren jeweiligen meningealen Ästen unterscheiden sich hinreichend in Form, Abgangswinkel und Kaliber von den Gehirnarterien.

Die A. temporalis superficialis entspringt in Höhe des Condylus mandibulae, verläuft von dort aufwärts, gibt kollaterale Äste von geringer angiographischer Bedeutung ab und endet mit zwei stark geschlängelten Ästen: dem Ramus anterior oder frontalis und dem Ramus posterior oder parietalis. Die Lage der Teilungsstelle ist sehr wechselnd, wie wir an vielen Arteriogrammen festzustellen Gelegenheit hatten. Gewöhnlich wird sie in Höhe des mittleren Teiles des Felsenbeines projiziert. Diese Tatsache genügt, wie man aus Abb. 9 ersehen kann, um beide Arteriennetze auseinanderzuhalten. Zudem besitzen ihre Äste einen divergierenden Verlauf und eine charakteristische Zickzackform, besonders in ihrem Endteil. Diese Arterie ist die einzige, die dem mit der Deutung arteriographischer Bilder nicht Vertrautem Schwierigkeiten verursachen könnte; sucht man jedoch ihren Ursprung auf und achtet man auf die Form ihrer Äste, so können keine Zweifel bei ihrer Identifizierung entstehen.

Die Meningealarterien sind auf arteriographischen Bildern sehr dünne Gefäße, es sei denn, daß sie sich an der Blutversorgung von Geschwülsten beteiligen. Auch in solchen Fällen ist es leicht, sie zu identifizieren. Die A. meningea media, welche durch das Foramen spinosum in den Schädel eintritt, sieht man auf Arteriogrammen vor der Sella turcica und sie kann oft von der A. maxillaris interna aus verfolgt werden. Sie teilt sich in dünne Äste auf, von denen die nach oben und nach hinten ziehenden besser sichtbar sind. Ich halte Verwechslung derselben mit Hirngefäßen nicht für möglich. Ich komme später auf die Verzweigungen der Carotis externa zurück. Augenblicklich genügt es, festzustellen, daß das arteriographische Aussehen dieser Arterien mehr noch als das der Temporales von dem der Hirnarterien sehr verschieden ist. Die A. occipitalis externa, der hintere Ast der Carotis ext., wird auf den unteren und den hinteren Teil des Schädels projiziert. Sie kann daher zu keiner Verwechslung Anlaß geben.

Es ist demnach nicht statthaft, den Weg über die Carotis communis fallen zu lassen unter Berufung darauf, daß beide Carotiden bei ihrer Projektion auf den Schädel verwechselt werden könnten, zudem — und diese Tatsache gilt es hervorzuheben — finden sich auf cerebralen Arteriogrammen die Endäste der Carotis ext. nur selten dargestellt. Die schattengebende Flüssigkeit pflegt sie nicht sichtbar zu machen, wenigstens nicht auf dem sofort nach der Einspritzung gewonnenen Röntgenbild. Andernfalls besteht eine Kreislaufstörung im Carotis interna-Gebiet. In diesem Falle wird die Kontrastflüssigkeit gezwungen, den Weg über die Arterie zu nehmen, zu der sie leichteren Zutritt hat, d. h. in diesem Falle die Carotis externa.

Derartige arteriographische Bilder, die man nur bei Injektion in die Carotis communis zu sehen bekommt, sind von diagnostischer Bedeutung. Das im Arteriogramm sichtbare, aus der Carotis ext. stammende, pathologische Gefäßnetz, wie es z. B. bei Meningiomen zur Beobachtung kommt, kann uns klinische und neurochirurgische Indikationen von größter Bedeutung geben, wie wir später sehen werden. In Fällen von Thrombose der Carotis interna und bei

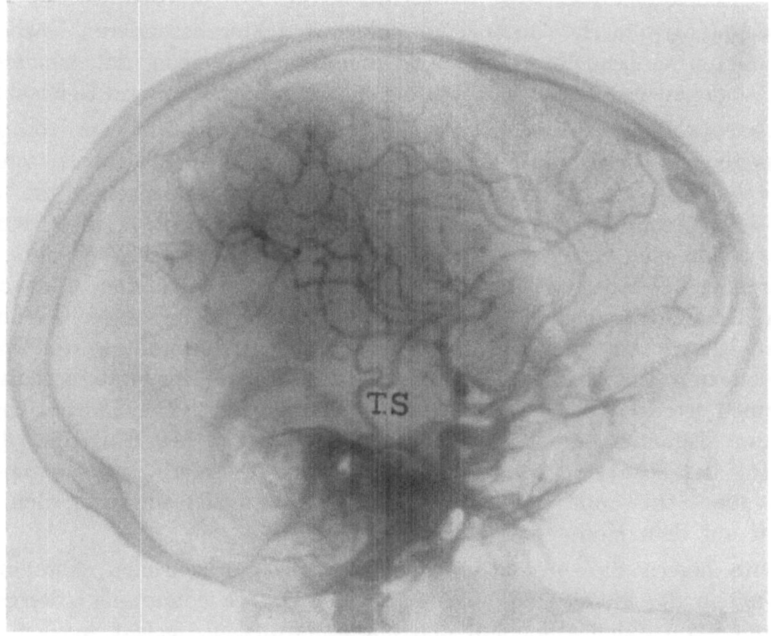

Abb. 9. Arteriogramm der Carotis int. Auch die A. temporalis superficialis (*T.S.*) und ihre Zweiteilung sind deutlich zu sehen.

Kranken mit Geschwülsten, die einen starken Druck auf den Carotissyphon ausüben, sind die Gehirngefäße entweder gar nicht oder nur unvollkommen im Gebiet des Syphons sichtbar. Die Aa. meningeae und temporales superficiales sind dann gewöhnlich auf den Arteriogrammen gut erkennbar.

Aus allen genannten Gründen ist die Technik der Injektion der röntgenschattengebenden Flüssigkeit in die A. carotis comm. der anfangs geübten in die Carotis int. vorzuziehen. Hiezu kommt der Umstand, daß der Eingriff an der Carotis comm. viel einfacher ist als der an der Carotis int. und vor allem weit weniger unangenehm für den Patienten, was von grundlegender Bedeutung ist.

Seit Beginn unserer Arbeiten waren wir stets bestrebt, die Angiographie zu einem möglichst einfachen operativen Eingriff zu gestalten. Als klinische Untersuchungsmethode mußte sie so leicht wie möglich sein; daher haben wir anfangs ohne Freilegung gearbeitet, sind davon indes wieder abgekommen. In der Tat kann die Untersuchung nur in sehr seltenen Fällen ohne Freilegung

sowohl an der Carotis comm. als auch an der Carotis int. mit Erfolg durchgeführt
werden; es ist nicht nur schwer, die Arterie zu treffen, da meist die Vena jugularis int. angestochen wird, sondern es ist auch fast unmöglich, die Nadel an
Ort und Stelle zu halten, da die Arterie bei einer bestimmten Haltung des Kopfes,
der sodann auf die Kassette gelagert wird, gesucht werden muß, um das seitliche oder antero-posteriore Arteriogramm aufzunehmen. Aus diesem Grunde
ist es unumgänglich notwendig, das Gefäß, das injiziert werden soll, freizulegen.
Wählen wir die Carotis communis, so ist der Eingriff ein kleiner.

Vorbereitung und Lagerung des Kranken.

Die angiographische Untersuchung bedarf keiner besonderen Vorbereitung
des Kranken, er braucht nicht einmal nüchtern zu bleiben, mit Ausnahme der
Fälle, bei denen eine Narkose notwendig ist, wie bei Kindern und Geisteskranken.

Es ist unerläßlich, den chirurgischen Teil des Eingriffs auf dem Röntgentisch
vorzunehmen. Dieser muß zur neurologischen oder neuro-chirurgischen Abteilung gehören, die Hilfskräfte sollen mit den Besonderheiten der arteriographischen Technik vertraut sein. Die Überführung des Patienten vom Ope-
rationssaal in eine entfernt gelegene Röntgenabteilung nach Freilegung des zu
injizierenden Gefäßes ist aus den verschiedensten Gründen unangebracht.
Neben der Schwierigkeit der Fortschaffung des Kranken unter solchen Umständen ist, wie wir beim Beginn unserer Arbeiten feststellten, die Operation
dann erst zum Teil beendet. Der zweite Teil, der, wie der erste, aseptisch vorgenommen werden muß, bleibt für den Röntgentisch. Der Chirurg muß den
Patienten begleiten, um dort den schwierigeren Teil des Eingriffs, die Einspritzung der schattengebenden Flüssigkeit in die Arterie, vorzunehmen und
sodann die Hautwunde zu schließen. Daher ist es viel einfacher, den ganzen
Eingriff auf dem Röntgentisch vorzunehmen.

Heute lagern die Assistenten meiner neuro-chirurgischen Abteilung den
Patienten in der klassischen Stellung für die Carotis-communis-Unterbindung,
der Kopf kann dabei schon auf den Kassettenwechsler gelegt werden. Dieser
ist ein kleiner Apparat, dessen ich mich bediene, um drei aufeinanderfolgende
Aufnahmen zu machen und den ich später beschreibe. Manchmal erweist es
sich als notwendig, ein kleines Kissen unter den Rücken des Kranken zu legen,
was den Eingriff erleichtert. Der Kopf wird in Seitenlage nach links oder rechts
gedreht, je nachdem die Freilegung der Carotis communis rechts oder links
vorgenommen wird. Ist das Gefäß freigelegt und der Patient zur Injektion
fertig, so muß der Kopf mit einer Binde auf dem Kassettenwechsler befestigt
werden, damit eine Bewegung im Augenblicke der Einführung der schattengebenden Flüssigkeit vermieden werde.

Eingriff.

Nach Desinfektion der Haut wird die Lokalanästhesie mit Novocain an-
geschlossen. Gewöhnlich genügt eine Einspritzung von 5—10 ccm auf jeder
Seite, um die notwendige Anästhesie zu erlangen. Dann wird parallel zum
Schlüsselbein, 3 cm oberhalb desselben, eine Incision von nicht mehr als 4 cm
Länge gemacht, die ein genügend großes Operationsfeld ergibt, wobei der mittlere
Teil dem Zwischenraum entspricht, der das claviculäre vom sternalen Bündel

des M. sterno-cleido-mastoideus trennt, was leicht durch Betastung festzustellen ist. Die Incision muß die Haut, das subcutane Fettgewebe und das Platysma umfassen. Meist wird eine quere Hautfalte benutzt, um die Narbe so wenig sichtbar als möglich zu gestalten. In den meisten Fällen ist dieselbe nach Monaten nicht mehr zu sehen. Nach Durchtrennung der Haut und der oberflächlichen Gewebe werden die zwei Bündel des Sterno-cleido-mastoideus mit einer stumpfen, geschlossenen Schere voneinander getrennt. Die Schere wird so oft geöffnet, wie zur vollständigen Trennung der Bündel nötig ist, ohne einen falschen Weg zu bahnen. Beide Bündel werden mit Haken auseinandergezogen, in der Tiefe wird dann das Gefäßnervenbündel sichtbar. Lange Zeit hindurch eröffneten wir darauf die Gefäßscheide, zogen die V. jugularis beiseite, hoben die Carotis communis heraus, entweder mit der MARTINSschen Pinzette oder mit Hilfe eines kleinen Bandes, das, um den Einstich der Nadel zu erleichtern, an der hinteren Wand der Arterie eingeführt wird. Seit 1935 hat sich der neuro-chirurgische Assistent RUI DE LACERDA in der Einspritzung in die Carotis *in loco* geübt, wozu nur die Jugularis, die durch die Scheide des Gefäßbündels hindurch sichtbar ist, beiseite geschoben zu werden braucht. Die Carotis wird auf diese Weise gut sicht- und tastbar. Die Arterie wird mit einer besonderen Nadel mit doppeltem Knie angestochen, deren Endteil aus Platin, deren anderer dickerer Teil aus widerstandsfähigem Metall ist (Abb. 10). Es ist anzuraten, die Nadel mit der linken Hand, wie es auf meiner Abteilung geschieht, einzuführen, um die geringste Verschiebung der Nadel innerhalb des Gefäßes zu verhüten. Manchmal wird die gegenüberliegende Wand durchstochen

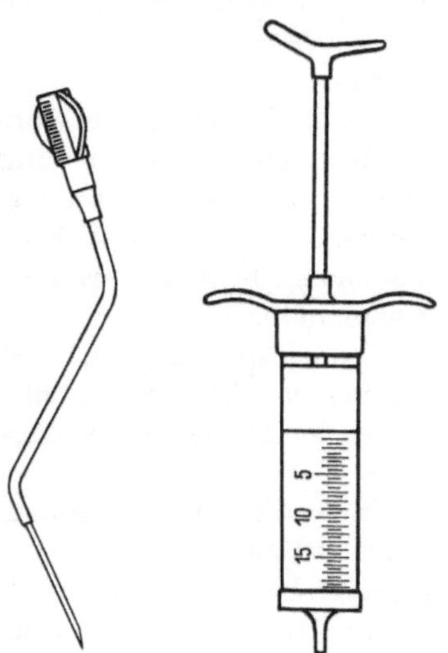

Abb. 10. Nadel (natürliche Größe) und Spritze (¹/₂ der natürlichen Größe) zur Angiographie.

und erst nach leichtem Anziehen der Nadel quillt das Blut stoßweise hervor. Die Nadel muß gut in die Arterie, deren Wand die Tendenz hat, sie auszustoßen, eingeführt werden, damit man die Gewißheit hat, daß die Einspritzung unter besten Bedingungen stattfindet. In dieser Operationsphase darf nichts überstürzt werden. Der Erfolg der cerebralen Angiographie hängt von der richtigen Einführung der Nadel in die Carotis ab; ihre hintere Wand darf nicht verletzt werden; andernfalls erfolgt die Einspritzung in die Tunica media oder zwischen Media und Adventitia, so daß sie nach vergeblicher Mühe wiederholt werden muß, und es bildet sich in der Gefäßwand ein Aneurysma dissecans aus Blut und trüber Flüssigkeit. Selbst bei Anwendung von Thorotrast und obwohl dieses dort sehr lange liegenbleibt, bringt das keine größeren Unannehmlichkeiten mit sich. Einige Patienten, bei denen dies geschah, klagten einige Zeit hindurch über lokale Schmerzen und bei einigen wurde eine Verhärtung des Gefäßes beobachtet. In seltenen Fällen durchsticht die Nadel die Vorder- und Rückwand vollkommen und die Einspritzung gelangt in die Gefäßscheide. Aus all diesen Gründen muß dieser Operationsphase große Aufmerksamkeit zugewandt werden; es schadet nichts, wenn das Blut einige Sekunden lang aus der Nadel quillt. Alsdann — dies ist sehr wichtig — muß die linke Hand gut fixiert werden, während die Spritze mit der schattengebenden Flüssigkeit angesetzt wird. Heutzutage werden nur 9—10 ccm Thorotrast injiziert, eine für eine gute Serie angiographischer Aufnahmen ausreichende Menge.

Die auf unserer Abteilung angewandte Spritze ist eine genau graduierte Glasspritze von 15—20 ccm Inhalt, welche in ihrem oberen Teil zwei Flügel besitzt, auf die sich Zeige- und Mittelfinger stützen, während der Kolben mit dem Daumen gedrückt wird. Die Einspritzung wird relativ schnell gemacht; bei 8 ccm gibt einer der Assistenten das Zeichen für die Röntgenaufnahme.

Von Anfang an habe ich Wert darauf gelegt, daß das Zeichen für die Aufnahme von einem Assistenten gegeben wird, damit die Aufmerksamkeit des Chirurgen nicht abgelenkt werde; dieser muß einzig und allein die Einspritzung unter besten Bedingungen im Auge haben. Diese Vorsichtsmaßregel ist unerläßlich.

Zehnder, Zürich, beschrieb letzthin einen Apparat, der mittels eines elektrischen, an der Spritze angebrachten Kontakts im gewünschten Augenblick und bei einer bestimmten Menge Thorotrast die Einschaltung der Röntgenröhre verursacht. Auf diese Weise, meint der Verfasser, wird die anzuwendende Thorotrastmenge herabgesetzt und eine größere Präzision erreicht als bei mündlichem Kommando.

Die Einspritzung darf nicht bis zu Ende gegeben werden. Der letzte Kubikzentimeter Thorotrast muß in der Spritze zurückbleiben, damit der Eintritt selbst der kleinsten Luftblase, die eine Embolie hervorrufen kann, vermieden wird.

In der Periode der Jodnatriumanwendung trat bei einer unserer Patientinnen, einem 18jährigen Mädchen, diese Komplikation ein; sie hatte eine vorübergehende Hemiplegie ohne weiteren Schaden. Bei Menschen fortgeschritteneren Alters kann dies jedoch schlimmere Folgen haben.

Röntgenologische Technik.

Mit einer einzigen Thorotrasteinspritzung in die Carotis communis kann folgendes erreicht werden: 1. das *Arteriogramm* als Momentaufnahme am Ende der Injektion. 2. Das *Phlebogramm der ersten Phase* auf einem zweiten Film, 2 Sekunden nach ersterer aufgenommen und 3. das *Phlebogramm der zweiten Phase* auf einem dritten Film, 2 Sekunden nach der zweiten aufgenommen (4 Sekunden nach dem Arteriogramm).

Bei normalen Individuen zeigt der erste Film die Gehirnarterien, der zweite die oberflächlichen Hirnvenen, der dritte die tiefen Venen und die Sinus der Dura mater.

Um 3 Angiogramme herzustellen, benutzen wir seit langem einen sehr einfachen, mit der Hand zu betätigenden Kassettenwechsler, der uns sehr gute Dienste geleistet hat. Er besteht aus 3 untereinander verbundenen Kästen, zwei davon mit Blei- (Abb. 11 I und II), der dritte mit Aluminiumdeckel (III). Auf letzteren wird der Kopf gelegt. Wie man auf Abb. 11a sehen kann, können alle drei Deckel geöffnet werden. Am Boden von Kasten III befinden sich 3 Federn, auf welchen die 3 Kassetten angebracht werden. Zuerst kommt die Kassette für das dritte Angiogramm, d. h. das Phlebogramm der zweiten Phase. Auf diese Kassette kommt eine Bleiplatte mit Kassette B für das Phlebogramm der ersten Phase, und zuletzt kommt auf B eine Bleiplatte mit Kassette A für das Arteriogramm. Platte A und Platte B sind mit Band F und F′ verbunden, welche durch eine Öffnung am äußeren Ende von Kasten I und II hindurchgehen. Nach Ladung des Apparates mit den 3 Kassetten und nachdem die

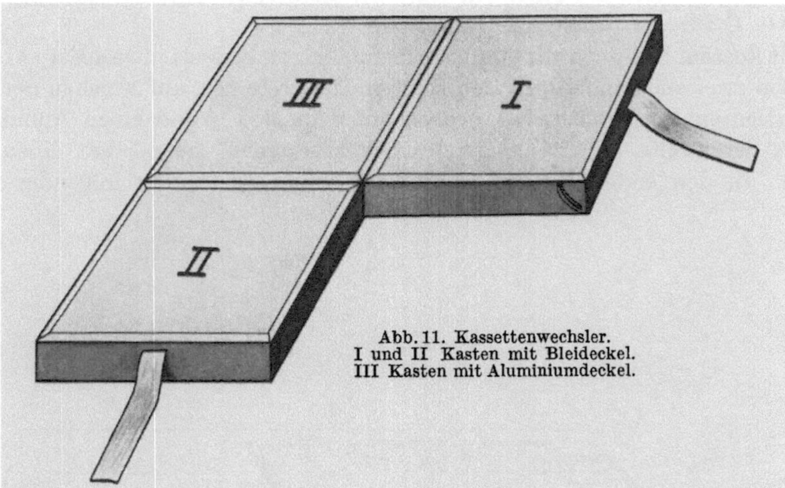

Abb. 11. Kassettenwechsler.
I und II Kasten mit Bleideckel.
III Kasten mit Aluminiumdeckel.

Deckel der Kästen geschlossen worden sind, wird der Kopf des Patienten auf die Aluminiumplatte (III) gelegt; dabei muß er mittels eines breiten Bandes am

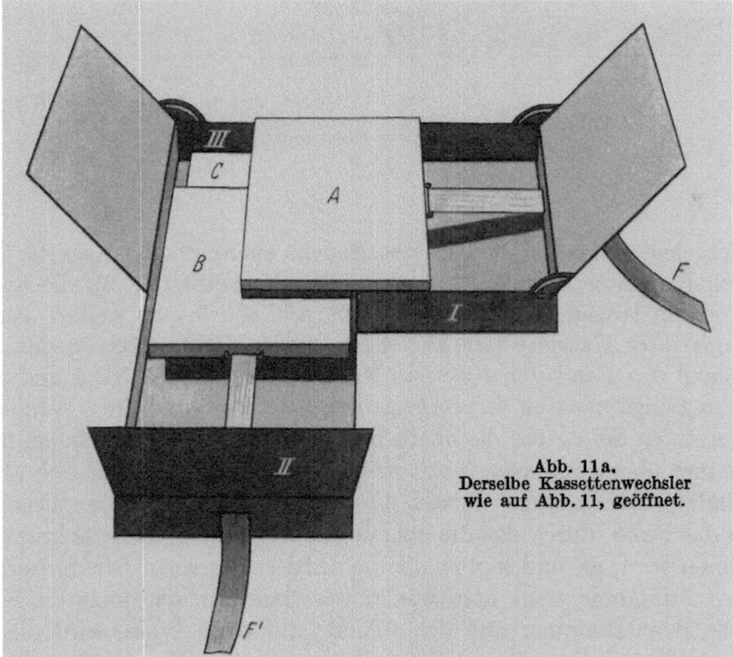

Abb. 11a.
Derselbe Kassettenwechsler
wie auf Abb. 11, geöffnet.

Röntgentisch fixiert werden. Am Ende der Einspritzung, nachdem das Zeichen zur Einschaltung der Röhre gegeben wurde, erhält man das Arteriogramm bei A. Ein Assistent zieht sofort an Band F. Dieses nimmt Platte A mit sich, die auf diese Weise in Kasten I zu liegen kommt, oben durch den Bleideckel geschützt.

2 Sekunden später erfolgt die nächste Einschaltung der Röhre und ein anderer Assistent zieht sofort an Band F′, wodurch die entsprechende Platte mit Kassette B in Kasten II überführt wird, ebenfalls oben durch eine Bleiplatte geschützt. Die Federn des mittleren Kastens, die bereits erwähnt wurden, richten Kassette C für die dritte Aufnahme.

Seit kurzem benutzen wir einen noch einfacheren Kassettenwechsler (Abb. 12) mit bloß zwei aneinanderliegenden Kästen: der erste (A), auf welchen der Kopf des Patienten gelegt wird, hat Federn auf dem Boden und einen Aluminiumdeckel; der zweite (B), welchen ich „Schutzkammer“ nenne, hat einen Bleideckel. In den ersten Kasten werden die Filmkassetten in folgender Weise

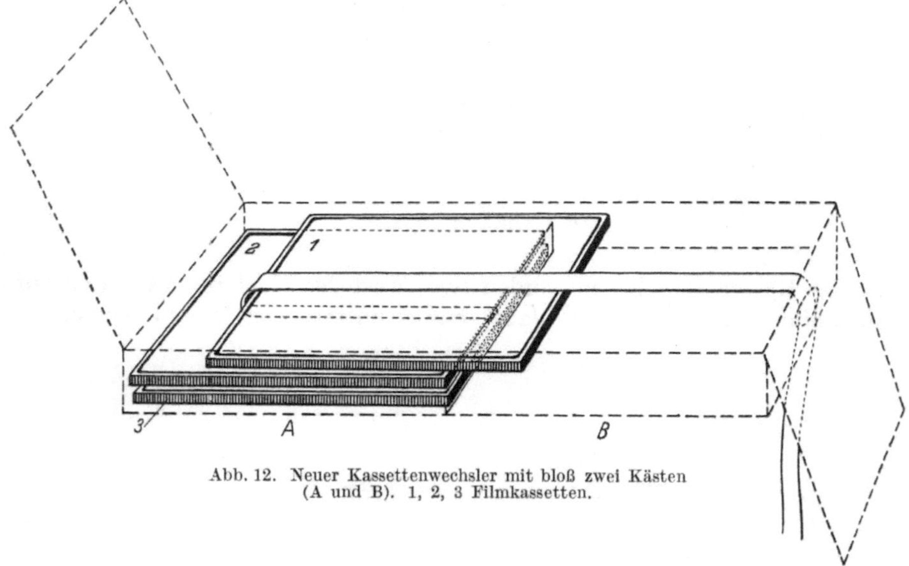

Abb. 12. Neuer Kassettenwechsler mit bloß zwei Kästen
(A und B). 1, 2, 3 Filmkassetten.

aufeinandergelegt: auf den Federn des Bodens eine einfache Kassette (Nr. 3); darauf eine Bleiplatte mit der ihr gehörenden Kassette (Nr. 2), die an einem Ende mit einem langen Bande versehen ist; schließlich eine weitere Bleiplatte ebenfalls mit ihrer Kassette (Nr. 1). Wenn man die Kassetten in den Kasten legt, läßt man das Band von Kassette Nr. 2 unter Kassette Nr. 1 und alsdann ihrer ganzen Länge nach an ihr vorbeigehen, leitet es unter einer Wendung zur entgegengesetzten Seite über die obere Fläche derselben und, nachdem man die Schutzkammer überkreuzt hat, führt man es durch das Loch, das sich an ihrem Ende befindet, nach außen. Sobald die erste Röntgenaufnahme beendet ist, zieht man das Band, durch das die oberste Kassette (Nr. 1) in die Schutzkammer mitgenommen wird, an und legt somit die mittlere Kassette (Nr. 2) frei. Nach der zweiten Aufnahme zieht man wieder das Band an, das jetzt die Kassette Nr. 2 in die Schutzkammer mit sich nimmt; auf diese Weise wird die untere Kassette (Nr. 3) für die dritte Aufnahme bereit. Alle Handgriffe mit diesem neuen Apparat sind innerhalb der Zeit, die je zwei Aufnahmen voneinander trennen muß, leicht ausführbar. Mit einer ähnlichen Anordnung unter Verwendung eines langen Bandes und weiterer Touren könnte man eine größere Anzahl von Aufnahmen erhalten.

Sai (Triest) hat einen Kassettenwechsler, der am unteren Ende des Röntgentisches angebracht wird, gebaut. Croce (Racconigi) stellte einen Holzkassettenwechsler mit einem Schubfachsystem ebenfalls mit gutem Erfolg her.

Ich weise nochmals darauf hin, daß mit meinem Kassettenwechsler oder mit anderen verfeinerten und sogar mit einer größeren Anzahl von Filmen wichtige angiographische Aufschlüsse über die verschiedenen Phasen des Hirnkreislaufes gewonnen werden können. Der Patient wird nicht mehr belästigt als bei einer einzigen Aufnahme. Daher lege ich Gewicht darauf, daß mindestens 3 Aufnahmen gemacht werden, um so mehr als in besonderen Fällen, wenn die Zirkulation erschwert ist, die Aufnahme nicht auf dem ersten, wohl aber auf dem zweiten Film gelingt.

Mit dem Kassettenwechsler können sowohl 3 seitliche Angiogramme als auch 3 antero-posteriore in fronto-nasaler Stellung gemacht werden. Im allgemeinen sind die lateralen Arteriogramme aufschlußreicher als die anteroposterioren; aber auch diese können bestimmte Aufschlüsse geben, z. B. bei großen Angiomen, wie wir 1932 zeigten und Tönnis und andere Autoren hervorhoben, ebenso wenn es sich um subdurale Hämatome handelt (Löhr, Tönnis).

Es ist möglich, mit derselben Einspritzung seitliche und antero-posteriore Angiogramme herzustellen, unter Benutzung von zwei Röntgenröhren und zwei Kassettengruppen, eine parallel dem Röntgentisch für antero-posteriore Angiogramme, die andere senkrecht zum Tisch für seitliche Angiogramme. Der Kopf des Patienten, dessen Hinterhaupt der horizontalen Kassette aufliegt, wird an die senkrechte Kassette angelehnt. Otto Dyes [1] hat dieses Problem gelöst. Dyes vermag mit gekreuzten Röntgenstrahlen mehrere Röntgenaufnahmen gleichzeitig zu machen, wodurch es ihm möglich wird, zu gleicher Zeit und in zwei aufeinander senkrechten Ebenen den Hirnkreislauf in seinen verschiedenen Erscheinungsformen zu erfassen. Die Arteriogramme, welche den Aufsatz von Dyes begleiten, sind sehr aufschlußreich.

Ein anderes, in einigen Fällen wichtiges röntgenologisches Ziel ist das der stereoskopischen Angiogramme, welche wir gleich zu Beginn unserer Forschungen mit Erfolg aufnahmen. Sie sind schwer durchzuführen, falls man den Kreislauf verfolgen und die Phlebogramme der zweiten und dritten Aufnahme erhalten will.

Ich versuchte auch die Arteriographie auf der Seite der Einspritzung zu machen; sonst werden die Arteriogramme stets von der anderen Seite des Kopfes, welcher auf dem Chassis liegt, aufgenommen, um die Arterien mit möglichst geringer Veränderung ihres Kalibers sichtbar zu machen. Um dieses zu erreichen, dachte ich daran, die Röhre unter dem Röntgentisch, auf welchem der Kopf des Kranken und auf dem wiederum die Kassette liegt, anzubringen. Da die Thorotrasteinspritzung stets auf der oben liegenden Seite des Halses gemacht wird, würde das Arteriennetz näher am Film gelegen sein. Unter diesen Voraussetzungen ist es möglich, die Einspritzung unter der über dem Kopf fixierten Kassette zu geben; der Chirurg wird es aber nicht immer bequem haben. Aus diesem Grunde ersann ich eine seitliche Anordnung, die dem Chirurgen ein verhältnismäßig großes Feld frei läßt. Der Kopf des Kranken wird auf die horizontale Fläche eines aus zwei rechtwinkelig verbundenen Platten bestehenden

---

[1] Otto Dyes: Röntgenpraxis 1938, H. 4.

Eisenapparates (Abb. 13) gelagert. Er liegt einem Holzblock auf und wird an die senkrechte Fläche des Apparates, auf den die Kassette gebracht wird, angelehnt. Zur Fixation des Kopfes verwendet man eine sterile Binde unterhalb des Unterkiefers, die den Kopf an die senkrechte Fläche des Apparates fixiert, und eine weitere senkrechte Binde, die an zwei festen Klammern der horizontalen Fläche befestigt ist. Die Röntgenröhre wird horizontal auf der der senkrechten Fläche des Apparates gegenüberliegenden Seite angebracht. Auf diese Weise ist es leicht, die Einspritzung auf der Seite der Kassette zu machen und infolgedessen erhält man das Arteriogramm der Seite, auf der die Arterien näher zum Film liegen.

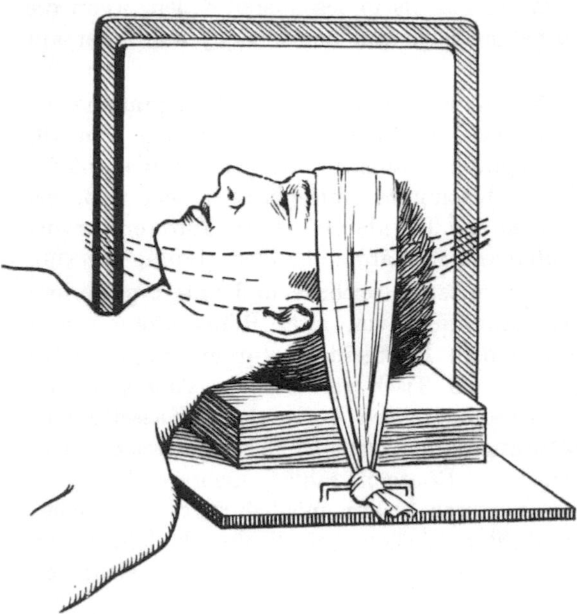

So habe ich einige Arteriogramme aufgenommen, welche vielleicht klarer sind und dünnere Gefäße aufweisen mit einem Durchmesser, der der Wirklichkeit mehr entsprechen dürfte. Die auf der Seite der Injektion vorgenommene Arteriographie hat noch den Vorzug, große Projektionsverschiebungen der Gefäße zu vermeiden, falls die Kopfebene gut parallel zur Kassette eingestellt ist. In derselben Lage könnten mit einem solchen Apparat mit zwei Röhren, einer seitlichen und einer oberen, und mit einer einzigen Injektion beide Arteriographien, eine

Abb. 13. Kopffixationsapparat zur Erzielung seitlicher Arteriogramme unter Anlehnung des Films an den Kopf auf der Seite der Injektion.

laterale und eine antero-posteriore, vorgenommen werden. Ich überzeugte mich indes davon, daß die auf der Seite der Einspritzung ausgeführte Arteriographie, obwohl sie den Vorteil der Klarheit hat, keine besonderen neuen Einzelheiten zur Deutung der Aufnahmen beisteuert. Aus diesem Grunde hob ich die Anwendung des beschriebenen Apparates für besondere Fälle auf.

Die Technik der röntgenologischen Momentaufnahmen hat sich mit der zunehmenden Erfahrung geändert. Zuerst glaubten wir, daß sie rasch erfolgen müßten. Es wurden Expositionszeiten von $^1/_{10}$ und $^2/_{10}$ Sekunden angewandt, wobei wir glaubten, daß die Angiographie um so besser ausfallen würde, je schneller die Momentaufnahmen wären. Später stellten wir fest, daß im Gegenteil die Angiogramme verbessert werden können, wenn sie in $^1/_2$ Sekunde aufgenommen werden, weil mehr Gefäße zur Darstellung kommen. Nur bei physiologischen Forschungen über die Blutströmungsgeschwindigkeit im Gehirn, in den Hirnhäuten und den außerhalb des Schädels gelegenen Geweben, benutze ich $^2/_{100}$ Sekundenaufnahmen, was unumgänglich nötig ist, wenn man die Verfilmung des Kreislaufes der schattengebenden Flüssigkeit in den Gefäßen der A. carotis int. und ext. erreichen will. Gewöhnlich wende ich an meinem Apparat einen Fokalabstand von 90 cm, eine Spannung von 90—95 Kilovolt und eine Intensität von 250 Milliampère an.

Dosierung des Thorotrast.

Seitdem ich das Thorotrast der Jodnatriumlösung als schattengebende Flüssigkeit vorziehe, habe ich verschiedene Mengen angewandt; in letzter Zeit nahm ich 8—10 ccm dieser Substanz. Früher wandte ich größere Dosen, bis zu 16 ccm an, hauptsächlich um die Sinus der Dura mater gut sichtbar zu machen und sie zu identifizieren. Die Dosis von 9 ccm genügt jedoch zur Erzielung guter Angiogramme. In der klinischen Praxis ist es nicht nötig, über diese Menge hinauszugehen.

Die Nachteile des Thorotrast.

Man hat in letzter Zeit auf die Schäden hingewiesen, welche die Anwendung des Thorotrast, einer schwer auszuscheidenden Substanz, für den Kranken mit sich bringen kann. Ich möchte gleich zur Aufklärung sagen: Seit 1931, d. h. seit 8 Jahren, habe ich das Thorotrast angewandt, von den seltenen Fällen abgesehen, in denen ich für physiologische Forschungen Jodnatriumlösung benutzt habe. Während dieser langen, 8jährigen Periode hatte ich die besten Erfolge mit Thorotrast, mit Ausnahme der Zeit von Mitte 1936 bis Anfang 1937, in der das Thorotrast, das stets von der Firma *Heyden* geliefert wurde, eine Reizung hervorrief, welche mit der der anfangs benutzten Jodlösung vergleichbar ist oder dieselbe sogar übertrifft. Ich erhob bei der erzeugenden Firma Einspruch, und in kurzer Zeit hatte das Thorotrast wieder die alten Eigenschaften und ich hatte keine weiteren Unannehmlichkeiten.

Ein Teil der mit Thorotrast durchgeführten Versuche, bei denen die Autoren zur Ablehnung der Methode gelangten, stammt aus der Zeit, in der die kolloidale Suspension des Thoriumdioxyds schlecht war. Wir müssen jedoch die Forschungen über Gehirnarteriographie von denen trennen, in welchen das Problem nach Verwendung von Thorotrast in größerer Menge zwecks Sichtbarmachung der Leber und der Milz und in der Ventrikulographie studiert wird.

Was die Mortalität unserer Fälle von Gehirnangiographie betrifft, so möchte ich einer Arbeit von ALMEIDA LIMA die Statistik des Zeitraumes 1927 bis 1937 entnehmen:

Chronologische Aufzeichnungen über die Gehirnangiographie.
    Erste Gehirnarteriographie: 12. Mai 1927.
    Erste Arteriographie mit Thorotrast: 14. Oktober 1931.
    Erste Phlebographie: 19. Dezember 1931.
    Jetzt angewandte Technik (drei Aufnahmen): Seit 28. Juni 1935.

Zusammenfassung der hauptsächlichen statistischen Ergebnisse.
    Bis Februar 1937 ausgeführte Angiographien 1100
    Mit Strontiumbromid gemachte Angiographien 2
        Zahl der Kranken 2
    Angiographien mit Jodnatrium 262
        Zahl der Kranken 150
    Angiographien mit Thorotrast 836
        Zahl der Kranken 448
      Gesamtmortalität 1,7%
      Mortalität der Jodnatriumreihe 2,6%
      Mortalität der Thorotrastreihe 1,3%

Alter: 0—9   10—19   20—29   30—39   40—49   50—59   60—69
Prozentsatz: 4%   23%   28%   18%   14%   10%   3%

Der jüngste Patient war 2, der älteste 69 Jahre alt.

Fügt man die nachher bis Juli 1939 gemachten Angiographien, 330 an 165 Patienten, hinzu, sämtlich mit Thorotrast, bei welchen wir keinen Unglücksfall hatten, so verringert sich die Mortalitätsziffer noch. Dieselbe ist in unserer Statistik minimal; sieht man von den Fällen ab, in denen das vorübergehend schlechte Produkt zur Anwendung kam, so fällt sie fast auf 0 herab.

NORTHFIELD und DOROTHY RUSSELL veröffentlichten im *Lancet* vom 13. Februar 1937, S. 377, einen Aufsatz über die Folgen des Thoriumdioxyds (Thorotrast) bei der Gehirnangiographie und kommen zu folgender Schlußfolgerung: Bei 3 arteriographierten Kranken wurde Retention des Thorotrast im Lumen und an den Wänden der Gehirngefäße sowie Auftreten von perivasculären Makrophagen histologisch festgestellt. Solche Retentionen erscheinen in der Nachbarschaft von Veränderungen, welche auf die Gewebe einen Druck ausüben, wie Meningiomen, ausgedehnten Blutungen und chronischen Abscessen. Diese Autoren stellten in zwei Fällen Verschlimmerung der klinischen Symptome und in einem Fall Verzögerung der Besserung nach der Operation fest. Sie glauben, diese Komplikationen dem Gefäßverschluß durch Thorotrast zuschreiben zu dürfen. Sie schließen die Arbeit mit folgenden Worten: „Es ist unvorsichtig, Thorotrast zu benutzen, es sei denn, daß eine Diagnose ohne Verwendung desselben nicht gemacht werden kann." Wahrscheinlich war das damals angewandte Thorotrast dasselbe, welches bei uns schlechte Ergebnisse zeitigte, die sich später nicht wiederholten.

Vor kurzem untersuchten ECKSTRÖM und LINDGREN die Gehirnsammlung in OLIVECRONAs Abteilung histo-pathologisch; sie beobachteten in 60% der Fälle, daß in den Ästen der kleinen Gehirngefäße Kügelchen oder Stäbchen aus Thorotrast enthalten waren. In 6 Fällen fanden sie mehr oder weniger schwere Parenchymveränderungen, welche auf die Verstopfung dieser Gefäße mit Thorotrast zurückzuführen waren. Einige Kranke starben nach der angiographischen Untersuchung. In der ganzen Sammlung fanden sie nur das Gehirn eines Epileptikers, in dem keine Spur von Thorotrast nachweisbar war. Die durch das Thorotrast hervorgerufenen Gefäßstörungen stehen in Beziehung zur Menge der injizierten Flüssigkeit. Die Schädigungen werden in den verschiedensten Teilen des Gehirns angetroffen, selbst in den arteriellen Ästen, welche in keiner direkten Beziehung zur Einspritzung stehen. So wurde bei einem der Fälle der größte Teil des Thorotrastrestes in der Gehirnhälfte, die nicht arteriographiert wurde, vorgefunden, ebenso im Kleinhirn, das sein arterielles Blut direkt aus der A. vertebralis erhält; was wir tatsächlich nicht zu erklären wissen. Keiner der genannten Schäden rief erkennbare Symptome hervor. Die Autoren sind der Ansicht, daß unsere Untersuchungsmethode durch eine andere, weniger gefährliche ersetzt werden sollte. Sie fügen hinzu: Um die Gefahr einer Parenchymschädigung, welche nach einer Gehirnarteriographie auftreten kann, aufs äußerste herabzusetzen, ist es ratsam, die kleinst mögliche Menge von Thorotrast einzuspritzen.

Andere Arbeiten wurden gemacht, um die Folgeerscheinungen der Anwendung des Thoriumdioxyds zu erforschen. Eine besondere Erwähnung verdient eine Mitteilung von WOHLWILL an die Akademie der Wissenschaften in

Lissabon im Jahre 1937 über die „Gewebsreaktionen auf das Thorotrast", in der das Problem von einem etwas anderen Gesichtswinkel aus betrachtet wird. WOHLWILL sagt: In verschiedenen Mitteilungen werden die Schäden, welche in den Organen, in denen diese radioaktive Substanz abgelagert wird, hervorgerufen werden, hervorgehoben. Er bezieht sich besonders auf die wohlfundierte Arbeit der Argentinier EDUARDO LANARI, EDUARDO JÖRG und ALBERTO AGUIRRE, die ihre Schlußfolgerungen aus lang dauernden Versuchen an Tieren zogen und aus histologischen Beobachtungen von Organen, die von Menschen stammten, welche Eingriffen mit Thorotrast in großen Mengen unterworfen worden waren, wie man sie bei der Hepatosplenographie verwendet. Diese Autoren stellten das Vorhandensein von Thorium nicht nur in den reticuloendothelialen Zellen fest, sondern auch in den Parenchymzellen; insbesondere in der Leber und Milz beobachteten sie degenerative Vorgänge bis zur Bildung von Nekroseherden, Gerinnungs- und Verflüssigungsnekrobiose, Thorium enthaltende Riesenzellen, schließlich Zerstörung und Proliferation von Reticulumfasern, so daß eine echte Sklerose der Leber und der Milz die Folge ist.

In Übereinstimmung mit den argentinischen Autoren weist WOHLWILL darauf hin, daß die Hepatosplenographie mit den für sie erforderlichen hohen Dosen in erster Linie bei Fällen zur Anwendung komme, die schon vor der intravenösen Thorotrasteinspritzung mehr oder weniger intensive pathologische Veränderungen aufwiesen, so daß die Anwesenheit von Thorotrast nur die schlechten Bedingungen, in denen diese Organe sich befinden, erhöht. Aus diesem Grunde, fügt WOHLWILL hinzu, sollten nicht alle Veränderungen an histologischen Präparaten der Wirkung des Thorotrast bei der — übrigens von den meisten schon verlassenen — Hepatosplenographie zugeschrieben werden.

In einem der Fälle, den WOHLWILL histologisch zu untersuchen Gelegenheit hatte, handelte es sich um eine Leber, welche voller Carcinommetastasen war und eine starke Gallenstauung aufwies. Er fand viele Nekroseherde im Leberparenchym. Aber Gallenstauung kann an sich solche hervorrufen, so daß man nicht mit Sicherheit ergründen kann, welcher der beiden Faktoren ursächlich maßgebend war. Er hält es für wenig wahrscheinlich, daß in diesem Fall das Thorotrast beschuldigt werden kann, denn es wurden nur 30 ccm injiziert und die Sektion hatte 5 Tage nach der Einspritzung stattgefunden.

Bei der cerebralen Angiographie mit Thorotrast liegen die Dinge naturgemäß anders, da sie im allgemeinen bei Individuen vorgenommen wird, deren reticuloendotheliales System normal ist. WOHLWILL fand das Thoriumdioxyd schon 24 Stunden nach der Arteriographie in die Zellen dieses Systems aufgenommen. Aber während er in der Milz nur wenige mit der Substanz erfüllte Zellen antraf, zeigte sie sich in der Leber fast gleichmäßig über alle KUPFFER-Zellen verteilt. Auch nach 2—3 Monaten noch bietet die Leber ungefähr dasselbe Bild: Die Sternzellen sind nicht oder nur wenig geschwollen, haben ihre typische Sternform bewahrt und sind im Verband geblieben. Nach 8 Monaten indes hat sich das Bild geändert: Nunmehr ist die Mehrzahl der KUPFFER-Zellen ganz frei von Thorotrastteilchen. Dagegen finden sich nach WOHLWILL jetzt ziemlich reichlich isolierte, abgerundete und aus ihrem Gewebsverband gelöste, mit Thoriumdioxyd vollgestopfte Zellen, sogar bisweilen innerhalb der Capillarlumina. Nicht selten verschmelzen diese Elemente zu großen, ein- bis mehrkernigen Ballen, die richtige Synplasmen bilden können. Offenbar verlieren die Sternzellen unter dem Einfluß der Thorotrastablagerung ihren Gewebszusammenhang, geraten in den Blutstrom, geben in den Lungen oder anderwärts ihren Inhalt an das Blut ab, und dieser wird dann aufs neue in den Elementen des reticuloendothelialen Apparates gespeichert. Inzwischen ist es in der Leber zu Regeneration der Sternzellen gekommen.

Die soeben geschilderten Veränderungen fand WOHLWILL sowohl in einem Falle 8 Monate nach Arteriographie wie in einem $8^{1}/_{2}$ Monate nach Hepatosplenographie, aber bei ersterem zufolge der Ergebnisse einer Auszählung in ausgesprochen geringerem Maße. In der Leber

des Falles von Hepatosplenographie fand Wohlwill eine leichte Rarefizierung der Gitter-
fasern, die in dem Falle von Arteriographie fehlte. Obwohl er natürlich aus dem Vergleich
der Untersuchungsergebnisse je eines Falles keine Schlüsse zu ziehen vermag, glaubt Wohlwill doch, daß die Thorotrast*dosis*, die ja bei der Hepatosplenographie viel größer ist als
bei der cerebralen Angiographie für die Unterschiede in Ausmaß und Charakter der morphologischen Veränderungen ursächlich von Bedeutung ist, zumal dies ja den Erfahrungen
mit Vitalfärbung im Tierexperiment entspricht.

Nekrosen und sklerosierende Prozesse, Entzündungen und sog. Granulome, wie Lanari,
Jörg und Aguirre nicht ganz zutreffend die von ihnen bei Tieren gefundenen herzförmigen
Läsionen nennen, waren in Wohlwills beiden Fällen weder in der Milz noch in der Leber
vorhanden. Ebensowenig konnte er den Befund der argentinischen Autoren von Thorotrast
in Leberzellen in seinen Fällen beim Menschen bestätigen. Obwohl diese Lebern vom
morphologischen Standpunkt aus nicht als normal bezeichnet werden können, glaubt
Wohlwill bezüglich etwaiger Funktionsstörungen keine Schlüsse aus seinen Befunden
ziehen zu dürfen. In dem Falle von Arteriographie, der ein Prostatacarcinom mit ungewöhnlich ausgedehnter Skeletmetastasierung, schwerer sekundärer Anämie und Hämosiderose
in Milz und Leber betraf, beteiligten sich auch die thorotrastgefüllten Kupffer-Zellen
einschließlich der großen Symplasmen an der Hämosiderinablagerung. Ihre Speicher-
funktion war also nicht geschädigt, wie ja auch im Tierexperiment eine Blockade des reticuloendothelialen Systems nur äußerst schwer und nur bei exzessiven Dosen der ersteinge-
spritzten Substanz zu erreichen ist.

Alles in allem glaubt Wohlwill, daß angesichts der großen Rolle, die die
angewandte Kontrastmittelmenge wahrscheinlich spielt, es nicht statthaft ist,
aus Erfahrungen, die im Tierexperiment und beim Menschen an Fällen von
Hepatosplenographie gewonnen sind, Schlüsse auf Zulässigkeit oder Unzulässig-
keit der bedeutend geringere Dosen erfordernden cerebralen Arteriographie
zu ziehen, wie das die argentinischen Autoren tun, ohne über eigene anatomisch-
pathologische Befunde an Fällen der letzteren Art zu verfügen. Nur ausgedehnte
klinisch-physiologische und morphologische Untersuchungen in möglichst
langem Zeitabstand nach der Arteriographie werden nach Wohlwills Ansicht
diese Fragen zu entscheiden vermögen.

Wohlwill hat ferner ein neues Problem herausgehoben, nämlich das der
örtlichen Gewebsreaktion an der Stelle der Einspritzung. Lanari, Jörg und
Aguirre hatten bereits die lokale Wirkung des Thoriumdioxyds an der Wand
einer mit Thorotrast injizierten Fistel studiert, deren Verlauf sichtbar gemacht
werden sollte. Sie fanden eines ihrer „Granulome", das aus mit Thorotrast
gefüllten retikulären Histiocyten bestand, in der Wand der Fistel.

Almeida Dias studierte die Wirkung des Thorotrast auf die Wand der
Hirnventrikel in einem Fall, in dem die Ventrikulographie mit dieser Substanz
ausgeführt worden war. Dieser Versuch, eine bessere Sichtbarkeit der Ventrikel
durch Einführung einer schattengebenden Substanz in dieselben zu gewinnen,
wurde während der schlechten Thorotrastperiode gemacht. A. Dias fand Aus-
fällung des Thorotrast in der Ventrikelhöhle, teilweise Zerstörung der Ependym-
auskleidung, starke perivasculäre Lymphocyteninfiltration in der Nähe des
Ventrikels und subependymale Gliaproliferation. In Mesoderm- und Gliazellen
fand er ebenfalls Thorium. Lanari, Jörg und Aguirre sahen im Hundeversuch
nur letztere Lokalisation.

Freeman erforschte die durch Thorotrast an den Ventrikeln und dem Plexus
chorioideus entstandenen Veränderungen beim Menschen nach intraventrikulärer
Einspritzung dieser Substanz als Kontrastmittel bei der Ventrikulographie.
Vor diesem Autor hatten Alexander, Jung und Lyman an Tieren andere
Versuche angestellt. Freeman kam zu der Schlußfolgerung, daß das Thorotrast

eine entzündliche Reaktion am Plexus chorioideus, am Ependym und an den Meningen verursacht. Bei Ventrikelverlegung kann ein intensiver Entzündungszustand mit eitriger Ependymitis, Ependymabstoßung und Bildung von Thoriumanhäufungen in Phagocyten an der nackten Ventrikeloberfläche folgen.

Die Hirnhautreaktion der Lumbalflüssigkeit ist durch Leukocytose gekennzeichnet, es mischen sich aber alsbald einige Lymphocyten und Makrophagen bei. LANGE stellte die Anwesenheit von Eosinophilen in der Lumbalflüssigkeit 3 Tage nach subarachnoidealer Einspritzung fest; 2 Monate später fand er noch Teilchen nicht phagocytierten Thoriums.

STUCK und REEVES schließen in einem vor kurzem veröffentlichten Artikel über die Wirkung des Thorotrasts bei intraventrikulären und subarachnoidalen Injektionen bei Tieren, daß die klinische Verwendung desselben bei der Encephalographie und der Ventrikulographie gefährlich sei. Ihre Behauptung stützt sich auf das Verweilen des Thorotrasts in den Subarachnoidealräumen und in den Ventrikeln, auf die zerstörende radioaktive Wirkung des Thorotrasts, auf die Entwicklung von Narben, auf die Einwirkung auf die Hirnnerven und auf die Bildung eines Hydrocephalus.

RADOVICI und MELLER, die das Thorotrast bei der von ihnen als Liquorencephalo-Myelographie bezeichneten Methode verwandten, schreiben, daß nach subarachnoidalen Thorotrasteinspritzungen die kolloidalen Thorotrastkörnchen die Tendenz haben, sich im reticuloendothelialen System der Meningen zu fixieren, so daß eine 5—10 Tage nach der Einspritzung vorgenommene Röntgenaufnahme noch deutlichere Bilder ergibt als die sofortige Aufnahme, woraus sie schließen, daß fraktionierte und aufeinanderfolgende Mengen großen Mengen vorzuziehen sind.

Zu der Zeit, als ich das Thorotrast bei der cerebralen Angiographie anzuwenden begann (1931), führte ich es auch zum Zweck der Myelographie in kleiner Dosis intralumbal ein; es traten aber starke Fieberreaktionen auf, ohne sichtliche röntgenologische Resultate. Alsdann wollte ich es als fiebererzeugendes Mittel therapeutisch anwenden. Die Ergebnisse waren nicht konstant und ich verließ daher diese Versuche, die mir gefährlich erschienen.

JUNET und KADRNKA unterscheiden in histologischen und röntgenologischen Arbeiten über das Thorotrast die Funktion des Parenchyms von der des Stromas, wobei sie auf die ASKANAZYschen Blutfilter Milz, Leber und Knochenmark Bezug nehmen. Jene Autoren kommen zu folgenden Schlüssen: Nach Einführung des Thorotrasts in den Kreislauf sieht man drei Phasen: *Phase I:* Die in den Kreislauf eingeführte Substanz wird im Protoplasma der Capillarendothelien beobachtet (Dauer maximal 3—4 Stunden). *Phase II:* Durchtritt des Thorotrasts vom Endothel zur Reticulumzelle (Dauer: Wochen, Monate und sogar Jahre). *Phase III:* Mit dem Lymphstrom gelangt das Thorotrast durch die Lymphspalten und Lymphgefäße in die zugehörigen Lymphdrüsen, in welchen es für unbestimmte Zeit verbleibt. Im Bereich der Leber gehen Phase I und II in den KUPFFER-Zellen ineinander über. Die Reticulumzellen haben die Neigung, eine runde Gestalt anzunehmen, sobald sie sich mit schwarzen und grauen, stark lichtbrechenden Thorotrastkörnchen beladen. Bei etwas größeren Mengen beobachtet man die Entwicklung von zahlreichen, mehrkernigen Riesenzellen, die JUNET und KADRNKA als „Zellen mit Fremdkörpern" bezeichnen. Sie finden dieselben in den Filterorganen in Phase II und III und in den Lymphdrüsen in Phase III. Vorher wurde das Vorhandensein von Thorotrast von diesen Autoren in Lymphdrüsen nie bemerkt. Darin sehen sie einen Beweis für die auf die Ergebnisse von Kollargolinjektionen an Tieren und Menschen gegründete Ansicht ASKANAZYs, wonach die Lymphdrüsen keine primären Blutfilter sind. Diese Betrachtungsweise entfernt die Autoren von der klassischen Auffassung ASCHOFFs über das reticuloendotheliale System, nach der die Lymphdrüsen in dieser Beziehung in einer Reihe mit der Milz, der Leber und dem Knochenmarke stehen. JUNET und KADRNKA geben an, daß sie noch keine genauen Angaben über die Ausscheidung des kolloidalen Thoriumdioxyds aus dem Organismus nach seiner Fixierung in den Lymphdrüsen machen können; sie stellen die Hypothese einer eventuellen Auflösung durch Riesenzellen, deren stark lytisches Vermögen bekannt ist, auf.

Die Schlußfolgerungen JUNETs und KADRNKAs stehen im Einklang mit den Ergebnissen unserer Beobachtungen, was das aus der A. carotis externa stammende Capillarnetz und das der Extremitäten anbelangt. In der Tat scheint es, daß die Endothelzellen dieser Capillaren einen Teil des Thorotrasts eine Zeitlang zurückhalten, während der größere Teil dem Blutstrome folgt. Vergleicht man die Capillarschatten des Carotis-externa-Systems nach Jodnatrium und nach Thorotrast, so sieht man einige Sekunden lang keine wesentlichen Unterschiede; während dann aber der Jodnatriumschatten verschwindet, ohne Spuren zu hinterlassen, bleibt der des Thorotrasts durchschnittlich 30 Minuten lang bestehen und nimmt erst dann nach und nach ab.

Die Angiographie ist jedoch eine ungenügende Methode für diese Forschungen. Geringe Thoriummengen können tatsächlich in den Capillarzellen verbleiben, ohne merkliche Röntgenschatten zu geben.

RAMIREZ CORREA und STUHL benutzten Thorotrast für ihre Versuche über die Vitalfärbung der Mikroglia; es nimmt nach ihrer Erfahrung denselben Weg wie die Farbstoffe. Sie beobachteten, daß die ganze mobilisierte Mikroglia im Endstadium das Thorium aufnimmt.

Seit langem habe ich wiederholte angiographische Untersuchungen über die Fixation des Thoriums nach Ablauf einiger Zeit angestellt. Auf Röntgenaufnahmen des Kopfes, welche einige Tage, Wochen und Monate nach der Thorotrasteinspritzung in die Carotis gewonnen wurden, habe ich keinen Schatten gesehen, welcher der Fixation des Thoriums im Gehirn, in intrakraniellen Geschwülsten, in den Hirnhäuten oder äußeren Schädel- und Gesichtsweichteilen entsprechen könnte.

Andererseits — und das ist ein weiterer Unterschied zwischen dem Kreislauf der Carotis interna und externa — sind die Capillaren des Gehirns für Thorotrast vollständig durchgängig. Die schattengebende Flüssigkeit geht augenblicklich durch sie hindurch, ohne daß das Thorium an den Endothelzellen haftet, wenigstens nicht in Mengen, welche irgendwelche Sichtbarkeit im Röntgenbild bedingen. Das ist selbst dann der Fall, wenn wir die Thorotrasteinspritzung in die Carotis 2—3mal im Zwischenraum von einigen Minuten wiederholen. Daraus kann geschlossen werden, daß das Thorotrast in bezug auf die Capillarendothelien des Gehirns sich anders verhält als in den anderen Kopfgebieten. Die größere Strömungsgeschwindigkeit des Blutes im Gehirn dürfte eine der Ursachen dieser Verschiedenheit sein. Das Thorium strömt rasch durch die Hirncapillaren hindurch, während es eine gewisse Zeit in den Capillaren der anderen Schädelteile verbleibt. Diese Tatsache führte mich zu der Vermutung, daß das Verhalten von Zellen und Blutplasma in beiden Systemen ebenfalls sehr verschieden sein muß. Die mit dem Blut der Hirnsubstanz zugeführten Nährstoffe werden ihm schnell zugestellt, was bei den durch die A. carotis ext. versorgten Geweben nicht zutrifft. Diese Schlußfolgerungen können, falls sie richtig sind, einen, wenn auch sehr elementaren, Beitrag zur Lösung der verwickelten Probleme der Ernährungschemie der Gewebe leisten.

Meine eigenen Studien über die Wirkung des in die Ventrikel oder in die Subarachnoidalräume eingeführten Thorotrasts unterscheiden sich von WOHLWILLs Arbeiten, welche zum Ziel haben, das Verhalten der Wand des Gefäßes, in welches die Einspritzung gemacht wurde, zu studieren. Zu meiner Überraschung stellte dieser Autor bei allen von ihm sezierten Fällen fest, daß, sei es in der Gefäßwand, sei es außerhalb derselben, stets Thorotrast vorhanden ist. Dies hängt von der Injektionstechnik ab. Die Nadel kann bei ihrer Einführung leicht die Intima oder die Intima und die Media der gegenüberliegenden Seite verletzen. In Fällen, welche kurze Zeit zurückliegen, beobachtete WOHLWILL eine oder mehrere kleine punktförmige Verletzungen, welche diesen Stichen entsprechen. Es ist verständlich, daß in diesen Öffnungen kleine Thorotrastmengen zurückbleiben. In seltenen Fällen entsteht infolge schlechter Injektionstechnik, wie ich schon erwähnte, ein kleines Aneurysma dissecans zwischen der Tunica media und der Adventitia oder anscheinend häufiger in der Media selbst. Ferner bleibt beim Herausziehen oder vielleicht auch beim Einführen der Nadel in der Einspritzöffnung eine kleine Menge von Thoriumdioxyd zurück. Diese Verletzungen bringen dem Kranken nicht den geringsten Schaden, sind aber wert, aufgezeichnet zu werden. In einem frischen Fall bemerkte WOHLWILL das Vorhandensein von extracellulären, starkbrechenden, amorphen, teils homogenen, teils leicht körnigen Massen in der Adventitia auf der einen Seite, in den äußeren Schichten der Media auf der anderen. Vom 3. Tage ab ist das ganze Thorotrast in Zellen aufgenommen. In der häufig verdickten Adventitia fand dieser Autor runde, losgelöste Histiocyten, deren Protoplasma mit Thorotrast erfüllt war. Außerdem enthalten einige Zellen, die die typische verzweigte Form der Clasmatocyten zeigen, Thoriumdioxyd in den Protoplasmaausläufern und endlich sind gewöhnliche Fibroblasten vorhanden, die an beiden Polen des länglichen Kerns jene Substanz aufweisen. Wenn die Blut-Thorotrastmischung in die Media eindringt, wird Thorium und Hämosiderin in fixe Gewebszellen, die nicht dem reticuloendothelialen System angehören, zu beiden Seiten des Kerns abgelagert. Dabei ist oft schwer zu sagen, ob es sich um Fibrocytenkerne oder solche glatter Muskelfasern handelt; da es jedoch Stellen gibt, in welchen *alle* Zellen der Media die oben erwähnten Substanzen enthalten, so muß man zugeben, daß auch Muskelelemente phagocytäre Eigenschaften haben (WOHLWILL).

Die Struktur der Gefäßwand erleidet nach demselben Autor durch die Anwesenheit dieser Fremdkörper keine wesentlichen Veränderungen. Höchstens entsteht durch die Blutungen eine leichte Dissoziation der elastischen Fasern und eine gewisse Veränderung in der Richtung der Kerne, die nicht alle parallel zur Oberfläche ausgerichtet sind. An der Intima der Carotis beobachtete WOHLWILL nie Veränderungen.

Auch in einiger Entfernung von der Carotis fand WOHLWILL Thorotrast speichernde Zellen, so im Musc. sternocleido-mastoideus, im Perineurium des Vagus und in der Bindegewebskapsel der Schilddrüse, endlich auch im Fettgewebe über dem Herzbeutel. Dies letztere Vorkommnis entspricht meinen später zu besprechenden Beobachtungen über Senkung des Thorotrasts im Gebiet der Gefäßscheiden. In allen eben erwähnten Organen kommt, ebenso wie in der Gefäßwand selbst, entsprechend dem Austritt einer Thorotrast-Blutmischung außer dem Thoriumdioxyd auch Hämosiderin zur Ablagerung, und zwar entweder beide Stoffe in getrennten Zellen oder beide in ein und derselben.

Ich kann meinerseits mitteilen, daß das direkt in die Hirnsubstanz injizierte Thorotrast *in loco* verbleibt und sich zu einem deutlich umschriebenen Klumpen ballt. In einem unserer Fälle von präfrontaler Leukotomie[1] führte ich nach Anlegung der Schnitte in die weiße Substanz eine kleine Thorotrastmenge in drei der antero-lateralen Schnittflächen der einen Seite und in drei antero-mediale der anderen Seite ein. Unmittelbar nach dem Eingriff zeigt sich das Thorotrast im Röntgenogramm über die Schnittfläche der Leukotomiewunde verbreitet; 12 Monate später hat es sich im Zentrum des Schnittes angesammelt, wo sich ein Nekrobioseprozeß herausbildet.

Nach dem Eindringen des Thorotrasts in den Kreislauf wird eine kleine Menge durch die Galle ausgeschieden. Eine weitere kleine Menge wandert in die Bauchlymphknoten, besonders in die portalen, ab; außerdem fand aber WOHLWILL Thorotrast auch in den cervicalen, d. h. also in den zur Einspritzungsstelle regionalen Lymphknoten, und zwar bereits 4 Tage nach dem Eingriff. Der größte Teil bleibt jedoch im reticuloendothelialen System der Leber, der Milz und des Knochenmarks liegen, wobei eine besonders große Affinität zu den KUPFFERschen Sternzellen zu bestehen scheint. Bei der Neurographie, auf die ich später zu sprechen komme, verbleibt es lange Zeit zwischen Neurilemm und Nervenstrang. Das Thorotrast erreicht offenbar nicht die nervösen Elemente, da der Nerv nicht unter der Einspritzung leidet.

Bei unmittelbarer Einspritzung in den Muskel verbleibt das Thorotrast *in loco*. Ich habe es in das Unterhautzellgewebe und in die Muskulatur der Hand einer Syringomyeliekranken eingespritzt. Die sofortige und eine 4 Jahre danach aufgenommene Röntgenaufnahme zeigten, daß geringe Veränderungen ausgenommen, das Thorotrast die ursprüngliche Lage behält.

Ich will nicht länger bei diesem Thema verweilen, über welches noch viel gesagt werden könnte, um nicht vom Charakter und Zweck dieses Buches abzukommen. Meine Ausführungen genügen, um zu zeigen, daß das Schicksal des Thorotrasts verschieden ist, je nachdem, unter welchen Bedingungen es in den Körper eintritt.

Betreffs der Anwendung desselben in der cerebralen Angiographie möchte ich im Einklang mit den sorgfältigen histo-pathologischen Beobachtungen WOHLWILLs sagen, daß die Menge des in den Körper eingeführten Thoriumdioxyds von größter Bedeutung für die pathologischen Folgen in den Organen

---

[1] MONIZ, EGAS: Tentatives opératoires dans le traitement de certaines psychoses. Paris: Masson & Cie. 1936. — La leucotomie préfrontale; traitement chirurgial de certaines psychoses. In Schizofrenie. Febr. 1938.

ist, in denen es sich am meisten ansammelt. Diese Menge ist bei der cerebralen Angiographie verhältnismäßig klein.

In den 8 Jahren, in welchen ich das Thorotrast bei der Angiographie benutzt habe, fand ich in meiner klinischen Praxis nie Veränderungen, welche dieser Substanz zugeschrieben werden könnten. Viele Patienten kamen nicht wieder; aber viele wurden auch von Zeit zu Zeit beobachtet; keiner hat mich bisher wegen einer Erkrankung aufgesucht, welche dem Thoriumdioxyd zugeschrieben werden könnte. OLIVECRONA hat unter 180 Arteriographien keinen der Nachteile, welche dem Thorotrast zugeschrieben werden, festgestellt. Dieser Autor sagt: „Man kann die Radioaktivität des Thoriums beanstanden, aber die Radioaktivität des Thorotrasts ist verhältnismäßig gering." Er beobachtete keinerlei Reaktion nach Thorotrast, auch nicht nach Ablauf einer gewissen Zeit. WOHLWILL schließt seine hervorragende Arbeit mit folgenden Worten, welche das Ergebnis meiner klinischen Forschungen bestätigen: „Diese Beobachtungen haben nur theoretisches Interesse. Sie bedeuten keine Einschränkung in der Anwendung der Arteriographie, einer Methode, die so erfolgreich ist in der exakten Lokaldiagnose von Gehirnveränderungen. Jedoch muß aus den morphologischen Tatsachen gefolgert werden, daß die bisher angewandten Mengen nicht erhöht, wenn möglich sogar vermindert werden sollten."

In der Tat verringerten wir die Menge des Thorotrasts auf 9 ccm, eine Menge, die ausreicht, um die erforderlichen diagnostischen Aufschlüsse zu gewähren.

Ich klammere mich nicht an das Thoriumdioxyd an als eine ideale Substanz zur Sichtbarmachung der Hirngefäße. Viele Autoren versuchen das Problem mit einer geeigneteren unschädlichen und leicht ausscheidbaren Flüssigkeit zu lösen; bis zu dem Zeitpunkte meiner Niederschrift ist eine vorteilhaftere schattengebende Flüssigkeit nicht gefunden worden. Demnach werde ich fortfahren, das Thorotrast anzuwenden, das, in kleinen Mengen verabreicht, mir harmlos erscheint und die besten angiographischen Ergebnisse liefert.

Komplikationen bei der angiographischen Untersuchung.

Solange ich Jodnatrium anwandte, vermied ich, die Arteriographie bei fortgeschrittenen Arteriosklerotikern auszuführen, weil die Jodlösung oft mehr oder weniger unangenehme Zwischenfälle durch die an der Intima hervorgerufene Reaktion auslöst. Seitdem ich das Thorotrast benutze, hatte ich derartige Unannehmlichkeiten nicht zu verzeichnen, ausgenommen während des Zeitraumes von Mitte 1936 bis Anfang 1937, als das Thorotrast eine stark reizende Wirkung auf die Intima ausübte. Die Ursache der beobachteten Zwischenfälle scheint die reizende Wirkung der eingespritzten Flüssigkeit gewesen zu sein. Sobald die kolloidale Suspension von Thoriumdioxyd vollständig frei von reizenden Substanzen ist, was man teilweise an dem Fehlen irgendwelcher schmerzhafter Reaktionen bei subcutaner Injektion erkennen kann, kann die cerebrale Angiographie ohne den geringsten Nachteil gemacht werden.

Andere mehr nebensächliche Komplikationen können jedoch vorkommen, unter ihnen vor allem diejenige der Einführung der Flüssigkeit zwischen die Arterienwandschichten oder der Austritt der Flüssigkeit aus der Arterie. Das Thorotrast wird im benachbarten Gewebe festgehalten und bewirkt in seltenen Fällen nach Verabreichung in großer Dosis eine Verhärtung der Arterienwände oder der Scheide des Gefäßnervenbündels, welche manchmal eine Zeitlang bestehen bleibt und leichte Schmerzen bei Betasten verursacht, ohne jedoch andere Folgen für die Kranken mit sich zu bringen. Bei den kleinen, jetzt üblichen Mengen wird diese Unannehmlichkeit nicht beobachtet. Tritt dieser Zwischenfall ein, so empfehle ich die Entfernung des eingeführten Thorotrasts aus der Scheide des Gefäßnervenbündels durch Auswaschen mit physiologischer Kochsalzlösung vorzunehmen, um die Menge der dort angesammelten Flüssigkeit auf ein Minimum zu reduzieren.

Das ausgetretene Thorotrast tritt in die Scheide ein, welche die Carotis com., die V. jugularis und den N. vagus einhüllt. Diese Scheide ist innen mit den Sagittalsepten durch mehr oder weniger kompakte Zellstränge verbunden, welche einige Anatomen von der Gefäßnervenscheide ableiten (TESTUT). Diese Verbindungen, welche mit der mittleren Halsaponeurose zusammenhängen, erleichtern die Eröffnung der venösen Gefäße bei tiefen inspiratorischen Bewegungen. Die Aponeurose zieht, indem sie sich anspannt, mittels der mit ihr verbundenen sagittalen Septen die Gefäßbündel an. Anatomisch betrachtet beschränkt sich die Scheide nicht auf den Hals; sie setzt sich, nach TESTUT, auf die Venae anonymae rechts und auf die Aortenscheide links fort. Diese Ausläufer sind jedoch nicht das Ende der Scheide. Der Raum, den sie einnimmt und in dem sich die Halsgefäße, der N. vagus und das umgebende Bindegewebe befinden, setzt sich nach unten in Richtung der großen Gefäße fort, begleitet die Aorta links und die V. cava superior rechts. Die Gefäßnervenscheide des Halses ist stets bei der angiographischen Methode mitbetroffen. Wie erwähnt, wird sie bei der von mir befolgten Technik freigelegt, die Jugularis interna, die meist die Carotis int. bedeckt, wird ohne Eröffnung der Scheide beiseitegeschoben und dann wird in die Carotis communis injiziert.

Bei einem meiner Versuche dieses Jahres (1938) wurde das Thorotrast nicht in die Arterie eingespritzt, die Nadel stach durch beide Wände der Arterie hindurch und die schattengebende Flüssigkeit wurde nach oben in die Gefäßnervenscheide des Halses injiziert. Zur Ergänzung der klinischen Untersuchung und um festzustellen, ob irgendeine geringfugige Lungenerkrankung vorhanden sei, wurde eine Róntgenaufnahme des Brustkorbes gemacht. Zu meinem Erstaunen sah man, daß das Thorotrast bis zu den großen Brustgefäßen hinabgelangt war und teilweise das Perikard umgab. Die Flüssigkeit war auch aufwärts zur Schädelbasis angestiegen, da die Einspritzung mit Gewalt, nach oben gerichtet, gegeben worden war, wie wenn die Nadel in der Carotis comm. gesteckt hatte und ein Teil des Thorotrasts blieb in diesem Gebiete liegen und wurde so sichtbar. Der größere Teil des Thorotrasts jedoch floß in den Thorax hinein. Dieser eben besprochene röntgenologische Befund führte mich dazu, den Verlauf und die Permeabilitat der Gefäßnervenscheide des Halses an mit harmlosen Flüssigkeiten angefertigten Róntgenaufnahmen zu studieren. Ich benutzte das Lipiodol und Neoiodipin in 20%- und 40%-Lösung, sowohl nach Freilegung als auch ohne dieselbe, zur Injektion in die Gefäßnervenscheiden des Halses. Ich habe über den Gegenstand eine Arbeit [1] veröffentlicht, in der ich die Zeichnung des Perikards und der großen Gefäße zeigen konnte, ein Gebiet, das in dieser Monographie nicht behandelt werden kann. Für den Zweck, den ich im Auge habe, genügt es, festzustellen, daß sowohl die linke als auch die rechte Gefaßscheide die schattengebende Flussigkeit zu den großen Gefäßen führt, weshalb der Austritt von Thorotrast, sowohl auf der einen als auch auf der anderen Seite vermieden werden muß.

Verwendet man meine frühere Technik: Eröffnung der Scheide, Isolierung, Hervorziehen der A. carotis communis mit der MARTINSschen Pinzette, so kann

---

[1] MONIZ, EGAS, LUIZ PACHECO y JOAQUIM IMAGINARIO: Visibilité par contraste des gaines vasculo-nerveuses du cou et de leurs prolongements. Lissabon: Imprensa Médica 1938.

man das Herabsinken des Thorotrasts in die Gefäßscheide verhüten, da die Injektion so leichter auszuführen ist. Diese Technik ist ein wenig langwieriger und etwas schmerzhaft für den Kranken; dennoch wurden auf diese Weise, ohne den geringsten Nachteil, eine große Anzahl von Gehirnangiographien ausgeführt.

Bei Befolgung dieser Methode bleibt als bedeutendste Komplikation das Aneurysma dissecans der Arterie bei Eindringen der Nadelspitze in die Gefäßwand. Mein Eindruck geht trotzdem dahin, daß dieser Zwischenfall seltener ist, wenn man vor der Einspritzung die Arterie nach außen zieht. Chirurgen, welche die angiographische Untersuchung häufig anstellen, erwerben eine besondere Übung, haben daher selten solche Zwischenfälle.

Noch ein anderer Zwischenfall kann, wenn auch selten, vorkommen: Die Entstehung kleiner Hämatome, welche sich durch Blutung an der Operationsstelle bilden. Entweder sind es kleine Gefäße, welche an der Wundstelle weiterbluten, oder ausnahmsweise Blutaustritt aus der Einstichstelle in die Carotis. Sobald das Hämatom eine gewisse Größe erreicht, ist es notwendig, das etwaige blutende Gefäß nach Freilegung zu unterbinden. Blutet die A. carotis selbst, so genügt es, das Gefäß zu komprimieren und eine Adrenalinlösung zu applizieren, um die Fortdauer der Blutung zu verhüten.

Bei Verwendung von gutem Thorotrast, wie es das uns in den letzten zwei Jahren gelieferte war, hatten wir keine weiteren Unfälle. Die eben erwähnten sind keineswegs ernste Gegenindikationen gegen die Ausführung der Angiographie, besonders wenn man die großen Vorteile berücksichtigt, welche diese Methode für das Studium von Gehirnstörungen bietet; die durch sie gewonnenen Aufklärungen können zur Diagnose führen und das Leben des Patienten kann gerettet werden.

Unvollständige Arteriogramme.

Ein anderer Punkt muß noch betrachtet werden: Die unvollständigen Angiogramme. Nur gute Gehirnangiogramme können zu genauen Diagnosen intrakranieller Störungen verhelfen. Unvollständige Arteriogramme, auf welchen nur ein Teil des Hirnkreislaufes sichtbar ist, können zu Irrtümern in der Deutung führen.

Solche, auf denen man nur die Arterien, die dem Carotissyphon benachbart sind, sieht, sind als ungenügend für die Diagnosenstellung auszuschalten. In solchen Fällen fehlen alle Arterien der Hirnoberfläche, der SYLVIschen Grube und alle Arterien, die aus der A. cerebri ant. stammen, die gewöhnlich auf solchen Arteriogrammen nicht zu sehen oder nur ungenügend angedeutet sind. Solche arteriographische Aufnahmen sind die Folge von Unvollkommenheiten der Operations- oder der Röntgentechnik.

Ich habe schon auf die Kreislaufstörungen bei gewissen Hirntumoren hingewiesen, welche auf den Carotissyphon einen Druck ausüben. In diesen Fällen sind auf dem gleich nach der Thorotrasteinspritzung in die Carotis communis erzielten Arteriogramm die Hirnarterien nicht sichtbar. Man sieht fast immer die aus der Carotis externa stammenden Arterien, besonders die Temporalis superficialis gut abgebildet. Ein gutes Arteriogramm entsteht erst bei der zweiten Aufnahme, welche 2 Sekunden nach der ersten gemacht wird, also derjenigen, die in normalen Fällen das Phlebogramm der ersten Phase zeigt.

Der Kreislauf ist verlangsamt bei Patienten mit Tumoren der Hypophyse oder solchen der Nachbarbezirke und in seltenen Fällen sogar bei Geschwülsten, welche in einer gewissen Entfernung vom Carotissyphon liegen, die aber doch einen Druck auf diesen ausüben. Daher kann man erst später das Gehirnarteriennetz darstellen und demzufolge setze ich mich seit langer Zeit für die Notwendigkeit ein, drei Röntgenaufnahmen zu machen, wie ich bereits ausführte.

Nur selten ist der Kreislauf im Gehirn beschleunigt. Normalerweise ist er bei jungen Menschen etwas rascher als bei Erwachsenen; trifft dies zu, so sieht man auf dem Arteriogramm (erste Aufnahme) schon oberflächliche Venen, auf dem Phlebogramm der ersten Phase (zweite Aufnahme) tiefe Gehirnvenen

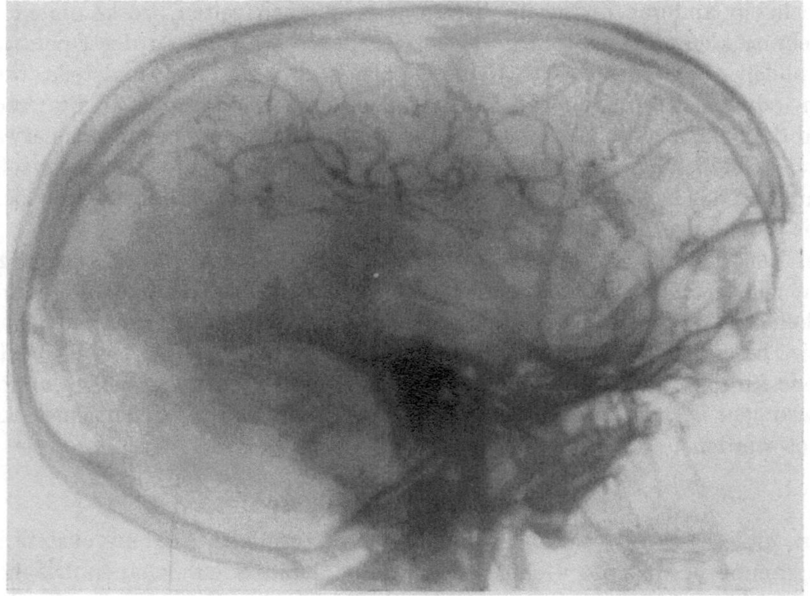

Abb. 14. Fehlerhaftes Arteriogramm infolge unvollstandiger Einspritzung.

(Ampulla und V. Galeni) und Sinus durae matris und diese verschwinden fast vollkommen auf der dritten Aufnahme.

Was man häufiger beobachtet, ist eine zirkulatorische Verspätung, bedingt durch Erschwerungen, welche das Blut überwinden muß, wenn es den Carotissyphon durchströmt. In diesen Fällen liegt keine mangelhafte chirurgische Technik vor. Die Einspritzung wird richtig in die Carotis comm. gegeben, aber die Blut-Thorotrastmischung fließt im Arterien-, Capillar- und Venennetz nicht in der gewöhnlichen Zeit und in gewöhnlicher Menge. Wird eine einzige Momentröntgenaufnahme nach der Einspritzung gemacht, so sieht man nur einen Teil der Hirnarterien: die dem Carotissyphon näher gelegenen. Eine gute röntgenologische Technik ist daher unerläßlich, damit alle Einzelheiten, welche eine Angiographie heutzutage liefern soll, auch wiedergegeben werden.

Der Neurochirurg PATERSON (New Castle) nimmt nach der Thorotrasteinspritzung in die Carotis Schädelfernaufnahmen vor, wobei er 2—3 Sekunden exponiert; dabei werden auf *demselben Film* Arterien und Venen sichtbar. Ich ziehe selbstverständlich meine Technik vor, mit der ich arteriographische und phlebographische Aufnahmen getrennt erhalte. PATERSONs Technik ist jedoch der vorzuziehen, bei der eine einzige Momentaufnahme nach Einspritzung von schattengebender Substanz in die Carotis ausgeführt wird. Die Deutung der arteriophlebographischen Aufnahmen PATERSONs dürfte manchmal schwer sein; man wird durch sie die verschiedenen Phasen des Hirnkreislaufes, die in einzelnen Fällen von größtem Interesse sind, nicht beurteilen können; aber stets wird man die Arterienzeichnung erhalten, welche eine einzige Momentröntgenaufnahme möglicherweise nicht zeigt.

Noch eine andere Art schlechter Arteriogramme kann zu falschen Deutungen Anlaß geben. Es sind diejenigen, auf welchen im Gegensatz zu den eben

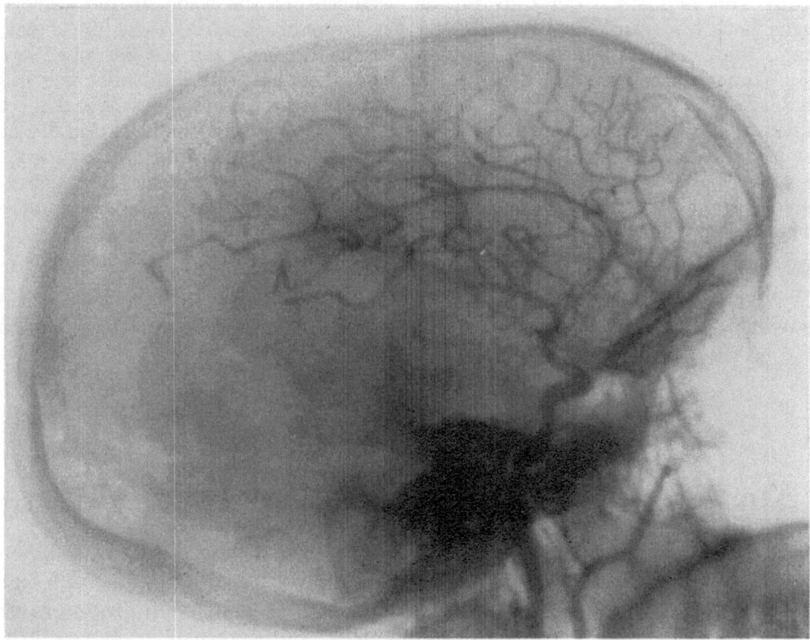

Abb. 15. Arteriogramm derselben Seite und bei demselben Patienten wie in Abb. 14 bei richtiger Technik.

beschriebenen, nur der periphere Teil des Arteriennetzes sichtbar wird. Der Carotissyphon, der Ursprung der SYLVIschen Gruppe und der A. cerebri ant. sind nicht zu sehen. Abb. 14 zeigt ein solches Bild. Auf demselben Arteriogramm sieht man auch die A. temporalis superficialis, was zu der falschen Auffassung führen könnte, daß es sich um erschwerte Zirkulation in der Carotis int. handelt. Man könnte angesichts eines solchen arteriographischen Bildes an eine Schläfenlappengeschwulst denken, die durch Druck auf die Basisgefäße ihre Sichtbarkeit herabgesetzt und eine Verdrängung der SYLVIschen Gruppe nach oben bedingt hätte. Dennoch handelt es sich nur um eine schlechte Röntgenaufnahme, also um eine falsche Deutung. Abb. 15 zeigt das richtige arteriographische Bild nach Wiederholung der Thorotrasteinspritzung.

Ich möchte kurz die Ursachen besprechen, welche zu dem schlechten Arteriogramm auf Abb. 14 geführt haben. Als die Nadel das Carotislumen erreichte und das Blut in ununterbrochenem Strahl zu fließen begann, hatte man die Gewißheit, daß die Nadel in der Arterie steckte und die Spritze wurde angeschlossen. Die Nadel wurde mit der linken

Hand, die unbeweglich bleiben muß, festgehalten. Man sah, wie das Blut in der Spritze anstieg und man konnte glauben, mit Sicherheit injizieren zu können. Es kommt jedoch vor, daß die linke Hand während des Einspritzens nachgibt, der Patient eine kleine Halsbewegung macht, die Nadelspitze die hintere Gefäßwand berührt und dann die Intima und häufig die Media durchbohrt. Alsdann gelangt ein Teil der Einspritzung in diese letztere oder unter die Adventitia oder gar, wenn auch seltener, in das perivasculäre Gewebe. Das bedeutet, daß ein Teil des Thorotrasts im Gewebe liegenbleibt, anstatt in den Blutstrom zu gelangen. Das Kommando zur Einschaltung der Röntgenröhre war also am Ende der Einspritzung gegeben worden, wie wenn diese normal vonstatten gegangen wäre. In den Kreislauf wurden bloß 2—3 ccm Thorotrast eingeführt und die Aufnahme ist zu einem Zeitpunkt gemacht worden, wo diese Menge durch die großen Gefäße (Carotissyphon, Abgangsstelle der SYLVISchen Gruppe) schon hindurchgegangen war und sich in den feineren peripheren Gehirnarterien befand. In derartigen Fällen hat das Arteriogramm das Aussehen, das Abb. 14 bietet. Der Chirurg, der versehentlich die Nadel in die Carotiswand eindringen ließ, bemerkt keine Veränderung des Gegendruckes im Augenblicke der Einspritzung. Dieser ist nämlich nur gering, und da die Einspritzung gut begonnen hat und in 2—3 Sekunden gegeben wird, und man die Gewißheit hat, daß die Nadel sich in guter Lage in der Carotis befindet, werden die kleinen Druckunterschiede selbst von in der Technik der Angiographie Geübten nicht bemerkt. Entfernt man am Ende der Injektion die Spritze von der Nadel, so stellt man fest, daß das Blut nicht mehr pulsierend herausspritzt. Das ist die erste Warnung für den Operateur, daß die Einspritzung nicht einwandfrei war. Andererseits klagt der Patient über leichten Schmerz im Halse, was nicht vorkommt, wenn die Einspritzung richtig ausgeführt wird.

Nur mit guten Angiogrammen können vollendete Diagnosen gestellt werden.

Sowohl in meinen Veröffentlichungen als auch in diesem Buch wurden rechte wie auch linke cerebrale Angiogramme nach rechts gerichtet gedruckt, damit der Vergleich derselben leichter ist.

Drittes Kapitel.

Angiographische Anatomie der Hirngefäße.

Um Arteriogramme und Phlebogramme pathologischer Fälle richtig deuten zu können, ist die Kenntnis des normalen Arterien- und Venenbildes des Gehirns unerläßlich. Sein Studium ist besonders wertvoll in seitlichen Angiogrammen, wobei die verschiedenen Gefäße unter besseren Bedingungen projiziert werden. Es ist aber auch notwendig, das antero-posteriore Bild zu kennen, das in besonderen Fällen bei der Bewertung von Angiogrammen pathologischer Fälle zum Vergleich herangezogen werden muß.

Einige auf Arteriogrammen und Phlebogrammen des Hirns angetroffene Besonderheiten weisen auf bedeutende Unterschiede zwischen Beobachtungen am Lebenden und Leichenbefunden hin. Die Anatomie am Lebenden ist höher zu werten als die an der Leiche, welche an aus dem Zusammenhang gelösten Präparaten oder aber an Gefrierschnitten gewonnen wird. Letztere entsprechen nur mit einer gewissen Einschränkung der Wirklichkeit, da sie Abweichungen in der Lage der verschiedenen Gebilde aufweisen, weil diese den durch die Cerebrospinalflüssigkeit der verschiedenen Hirnzisternen gewährten Halt verloren haben.

Die Carotis interna am Halse.

Man darf nicht vergessen, daß anatomisch-röntgenologischen Beobachtungen im allgemeinen und arterio- und phlebographischen im besonderen Grenzen gesetzt sind, jenseits derer nur in bestimmten Fällen sichere Schlußfolgerungen gezogen werden können. Die Röntgenanatomie ist jedoch eine äußerst wertvolle Ergänzung der Leichenanatomie und wird bereits mit Erfolg an verschiedenen anatomischen Schulen angewandt. Wie ALMEIDA LIMA und LIDIA MANSO in einer Arbeit über einige anatomische Feinheiten der Carotis interna verlangen, sollte die Röntgenanatomie sich nicht von der klassischen Anatomie absondern oder sich ihr gar entgegenstellen, sondern als ein wichtiges Hilfsmittel, oder besser als anatomische Forschungsmethode betrachtet werden, die in bestimmten Fällen zur Aufdeckung von Besonderheiten und Aufschlüssen führt, welche die Leichenuntersuchung nicht liefern kann. Die röntgenologisch-anatomische Forschung gestattet vor allem Beobachtungen am Lebenden, die auf andere Weise nicht möglich wären.

Diese Autoren heben außerdem die Leichtigkeit und Schnelligkeit der Beobachtung hervor, welche die Erforschung einer großen Anzahl von Fällen zuläßt; ein weiterer großer Vorteil der röntgenologisch-anatomischen Methode. Die anatomischen Verhältnisse der Carotis interna in ihrem Verlauf außerhalb des Schädels studierten ALMEIDA LIMA und LIDIA MANSO an 300 Röntgenaufnahmen, auf denen diese Arterie von ihrem Ursprung bis zum Eintritt in den Schädel gut sichtbar war. Da die Darstellung der Halsgefäße den Neurologen nur in besonderen Fällen interessiert, konnten diese Autoren für ihre Arbeit aus 1200 an unserer Abteilung vorhandenen Arteriogrammen nur 300 auswählen. Nachdem wir die erste Thrombose der Carotis interna beobachtet hatten, wurde systematisch die Arteriographie des Halses gleichzeitig mit der des Hirns vorgenommen; unter bestimmten Bedingungen, wie z. B. bei sehr langem Hals, kommt dieser jedoch nicht vollständig auf den Film, welchen wir in unserem Kassettenwechsler verwenden.

Auf den 300 von ALMEIDA LIMA und LIDIA MANSO benutzten seitlichen Arteriogrammen wurde der Verlauf der Carotis interna meist auf beiden Seiten, in einigen Fällen jedoch nur auf einer, beobachtet. Die Autoren widmeten besondere Aufmerksamkeit der Arterienform und vor allem den Krümmungen, auf die verschiedene Autoren hingewiesen haben. In Portugal veröffentlichten HERNANI MONTEIRO und ALVARO RODRIGUES 1929 eine Arbeit über die Variationen der Krümmungen. Vorher wurde das Gebiet von CADARSO und anderen berührt.

ALMEIDA LIMA und LIDIA MANSO kamen betreffs der Schattenbreite der Carotis zu der Schlußfolgerung, daß bei gleichaltrigen Individuen Variationen vorkommen, die ziemlich groß sind, aber niemals 10% des mittleren Wertes übertreffen. Da keine Gewißheit besteht, daß die Arterie in allen Fällen gleich weit vom Film entfernt ist, zumal diese Entfernung mit der Schädelform und der Halsbeschaffenheit zusammenhängt, unterliegen diese Beobachtungen einem gewissen Irrtum. Nimmt man nur die mittleren Werte, so verringert sich dieser Fehler. So kamen die genannten Autoren zu folgendem Resultat: Die mittlere Breite des Carotisschattens beträgt bei 50 Fällen — 25 Männer und 25 Frauen im 2., 3. und 4. Jahrzehnt — 5,1 mm. Berechnet man die mittlere Breite gesondert an der rechten und linken Carotis, so kommt man auf genau dieselbe Zahl von 5,1 mm, woraus man mit gewisser Sicherheit schließen kann, daß die mittlere Breite der linken Carotis nicht größer ist. Errechnet man denselben mittleren Wert gesondert beim männlichen und weiblichen Geschlecht, so findet man auffallende Unterschiede: 4,8 mm bei der Frau, gegen 5,4 mm beim Mann. Bei der Frau hat die Carotis interna also einen um 10% geringeren Durchschnitt als beim Manne. Die größte auf Arteriogrammen angetroffene Breite war 7,5 mm; sie betraf einen Fall von Thrombose der Carotis interna der kontralateralen Seite, den ich später nochmals anführe. In Fällen von stark vascularisierten Hirntumoren maß die Carotis interna 6 mm. Keine Messung zeigte weniger als 4 mm an.

Mit Vorbehalt kann daraus geschlossen werden, daß die Carotis interna, wie auch andere Gefäße unter gleichen Bedingungen, an Durchmesser und demnach an Strömungsvolumen zunimmt, sobald sie eine größere Blutmenge liefern muß. Der Carotiskanal bietet einen knöchernen Widerstand im Verlaufe der Arterie. Man versteht, daß der Eingang zu diesem Kanal nach und nach durch den ständigen Blutzufluß abgenutzt werden kann, vorher aber bietet er dem Carotiskreislauf ein starkes Hindernis und muß zur Entstehung der Krümmungen dieser Arterie außerhalb des Schädels beitragen. Ihre stärkste Entwicklung sahen wir in dem erwähnten Fall von Carotisthrombose, und zwar auf der kontralateralen Seite.

Die verschiedenen Längen der Carotis interna am Halse konnten an den Röntgenbildern nicht mit Genauigkeit errechnet werden, aber die Autoren der angeführten Arbeit glauben an Hand der Halsaufnahmen und auf Grund ihrer Erfahrungen bei Eingriffen an diesem Gefäß, daß große Variationen bestehen. Die auf Aufnahmen stets gut sichtbaren Beziehungen der Carotis interna zur externa entsprechen den Angaben in den klassischen Darstellungen; in 3 Fällen fanden jedoch ALMEIDA LIMA und LIDIA MANSO die auf Abb. 16 angegebene Anomalie: Bevor sie sich von der Carotis interna entfernt, rollt sich die Carotis externa spiralig um das untere Drittel dieses Gefäßes.

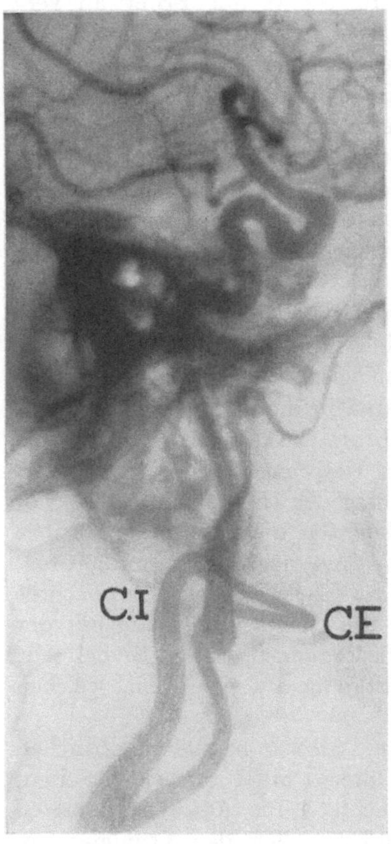

Abb. 16. Gewundene Carotis interna. Um ihr unteres Drittel windet sich spiralförmig die Carotis externa herum. *C.I.* Carotis interna; *C.E.* Carotis externa.

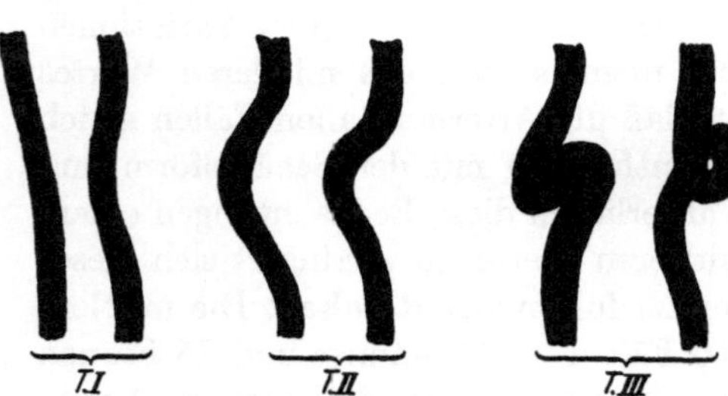

Abb. 17. Schematische Bilder des cervicalen Abschnitts der Carotis interna.

Die wichtigste von den Autoren behandelte Frage ist die der Krümmungen der Carotis interna. Diese wurden früher nicht so gründlich wie heutzutage erforscht. TESTUT und LATARJET betonen nur, daß die Carotis interna meist geradlinig verläuft, zuweilen jedoch an Zahl und Richtung wechselnde Krümmungen beschreiben kann. Moderne englische Anatomen (CAIRNEY, EDDINGTON usw.) führen Krümmungen im Halsteil der Carotis interna als Anomalie oder Variation an, während ältere Autoren derselben Nationalität diese

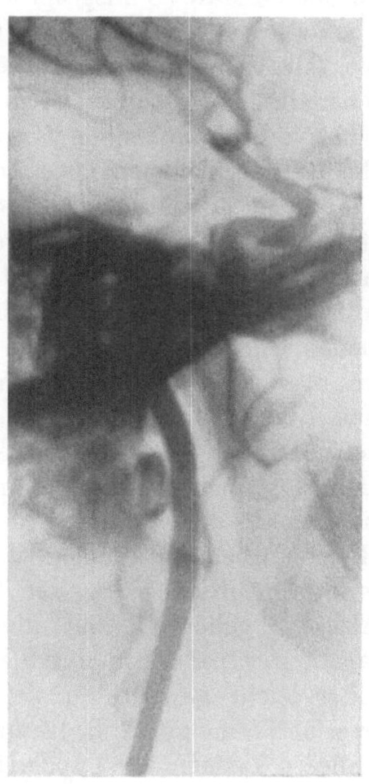

Abb. 18. Cervicaler Abschnitt der Carotis interna. Typus I.

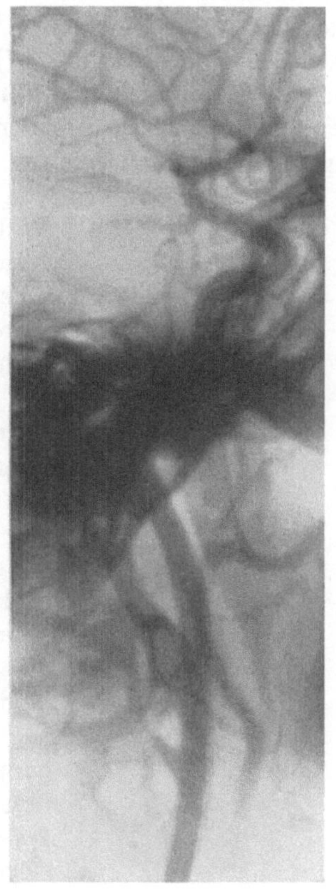

Abb. 19. Cervicaler Abschnitt der Carotis interna. Typus I.

als normal zu betrachten scheinen. An Leichen beobachtete CAIRNEY 72 Carotides internae von 69—84 jährigen Individuen; er fand dabei 12 mal Krümmungen. An 2 Leichen war die Anordnung bilateral; bei 6 waren die Krümmungen rechts-, bei 2 linksseitig.

Einige Autoren sind der Ansicht, daß die Windungen der Carotis interna durch Arteriosklerose entstehen. Andere betrachten sie als kongenital, da sie bei Feten und bei verschiedenen Arten von Säugetieren vorkommen. In einigen Fällen kommt noch ein anderer Faktor hinzu, nämlich fehlendes Gleichgewicht im Druck beider Hemisphären. Dies kann Erweiterung der Carotis bedingen, wie es in

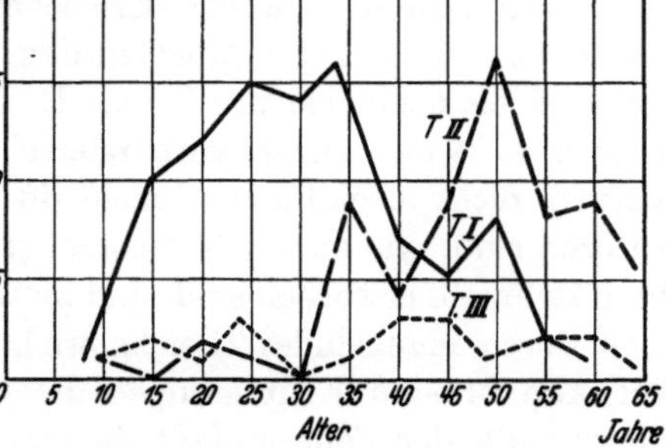

Abb. 20. Verteilung der drei Haupttypen des cervicalen Abschnitts der Carotis interna nach dem Alter.

einigen pathologischen Fällen, welche ich später mit Einzelheiten anführe, der Fall war. Mögen nun diese oder andere Ursachen für die Abweichungen im cervicalen Verlauf der Carotis interna vorliegen, so können wir jedenfalls nicht umhin, dieser anatomischen Studie Wert beizumessen.

ALMEIDA LIMA und LIDIA MANSO fassen ihre arteriographischen Beobachtungen an 300 Carotides internae bei 190 Patienten in 3 Typen, die in je 2 Abarten (s. das Schema auf Abb. 17) getrennt werden, zusammen. So kommt es schließlich zu 6 verschiedenen Formen, von den vollkommen geradlinigen oder leicht gewellten bis zu den Arterien, welche in ihrem Verlaufe so ausgesprochene Windungen besitzen, daß sie einen Ring bilden, so daß das Gefäß sich im Winkel von 360° um sich selbst dreht, bevor es seinen Verlauf in die Schädelhöhle fortsetzt. Form und Ausdehnung der Kurven, die auf einer Ebene zu sehen sind, welche der Sagittalebene des Kopfes parallel verläuft, können auf seitlichen Röntgenbildern gut beurteilt werden. Diejenigen, welche auf der antero-posterioren Ebene, senkrecht zur Sagittalebene projiziert werden, können nicht in ihrer ganzen Ausdehnung verfolgt werden. Da die Carotiskrümmungen aber nicht vollkommen auf einer einzelnen Ebene vorhanden sind, sind diejenigen, welche wir auf der Sagittalebene sehen, praktisch auf dem lateralen Arteriogramm zu sehen, obwohl sie nicht in ihrer wahren Ausdehnung erscheinen. Diese Vorbehalte vorausgeschickt, fanden die genannten Autoren 68% der Fälle zum Typus I (Abb. 17) gehörend, was die Behauptung, die Carotis interna sei in ihrem Halsteile geradlinig oder leicht gewellt, aufzustellen gestattet. Die Arteriogramme auf Abb. 18 und 19 zeigen Carotiden dieses Typus. Zu Typus II gehören 23% der Fälle, einschließlich der Arterien mit ausgesprochenen Windungen, von denen einige kongenital, die meisten aber erworben sind. ALMEIDA LIMA und LIDIA MANSO geben eine graphische Darstellung der Typen der Carotis interna-Krümmungen unter Berücksichtigung der Altersstufen (Abb. 20). Man ersieht daraus, daß das Alter, in dem der Typus II am häufigsten vorkommt, höher ist als dasjenige von Typus I. Die Krümmungen von Typus III werden, da sie in so kleiner Anzahl vorhanden sind, daß sie praktisch die Form der anderen Kurven nicht beeinflussen, nicht in Betracht gezogen. Die portugiesischen Autoren sind, wie auch ich, überzeugt, daß die Krümmungen von Typus II in ihrer Mehrzahl erworben sind, und zwar nicht nur durch Arteriosklerose, sondern auch durch mangelndes Gleichgewicht im Blutdruck beider Hirnhemisphären. Auf Abb. 21 sind Krümmungen dieses zweiten Typus zu sehen. Gruppe III mit nur 9% der Fälle umfaßt die starken Krümmungen von charakteristischer Form; die durch die Arterie gebildete Kurve hat einen Ast von absteigendem Verlaufe und bildet in einigen Fällen einen richtigen Kreis, wie die Abb. 22 und 23 zeigen. Der größte Teil dieser Windungen weist eine Form auf, welche derjenigen der anderen beschriebenen Fälle sehr ähnelt (CADARSO, HERNANI

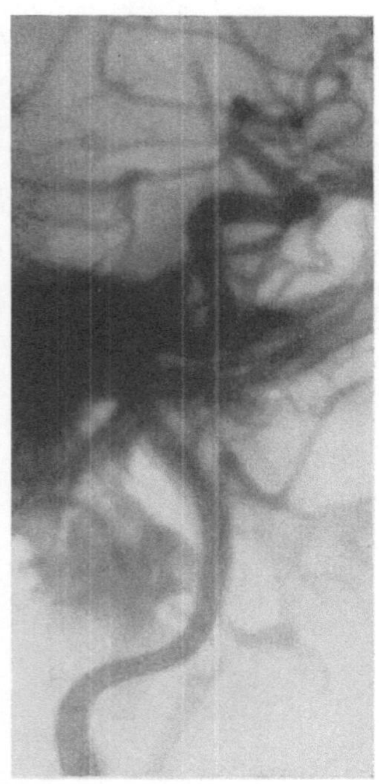

Abb. 21. Cervicaler Abschnitt der Carotis interna. Typus II. Gewundene Form.

MONTEIRO). Diese Krümmung befindet sich fast stets in der oberen Hälfte des Halsteiles der Carotis interna und gleicht in ihrer Gestalt häufig der normalen intrakraniellen Krümmung (Carotissyphon). Zwischen- oder Übergangsformen werden nicht beobachtet, wodurch diese Krümmungen sich von denen des Typus II unterscheiden. Man findet sie bei jungen Menschen oder bei solchen,

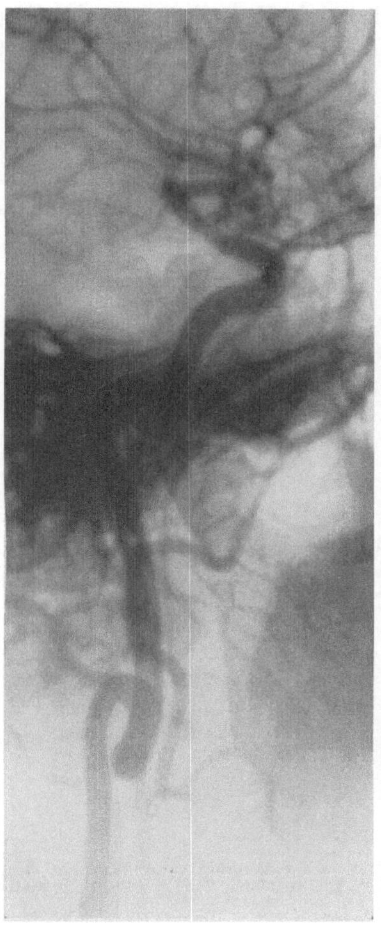

Abb. 22. Cervicaler Abschnitt der Carotis interna. Typus III. Gewundene Form.

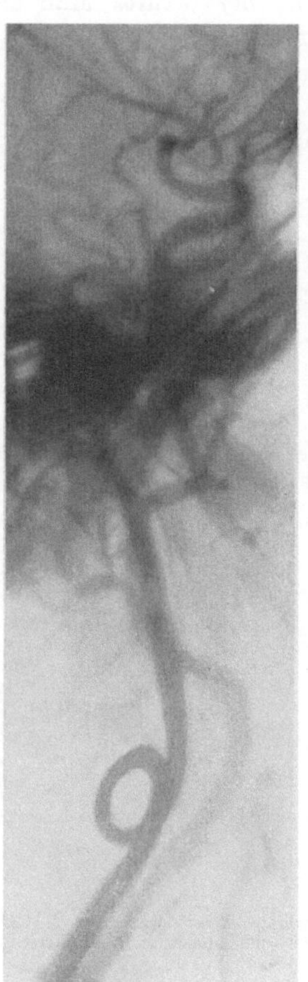

Abb. 23. Cervicaler Abschnitt der Carotis interna. Typus III.

bei welchen kein Grund zur Annahme einer Kreislaufüberlastung der Carotis interna vorhanden ist. Bei dieser Art von Krümmung ist die Verlagerung der Arterie nach vorne so ausgesprochen, daß diese in einigen Fällen sehr nahe an die Rachenmandel herankommt, was bei Tonsillektomien unangenehme chirurgische Komplikationen veranlassen kann. Alles weist darauf hin, daß die Krümmungen vom Typus III kongenital sind und es sich nicht um erworbene Veränderungen handelt, wie es die meisten vom Typus II aus den bereits dargestellten Gründen zu sein scheinen. Bei Typus III sind die Formveränderungen viel ausgedehnter und treten bei jungen Menschen oder bei solchen Erkrankungen, welche nicht mit Gefäßveränderungen einhergehen, auf. Die Arterie selbst hat

weder an Volumen zugenommen, noch weist ihr Durchmesser, wie bei Arteriosklerose, Unregelmäßigkeiten auf, die ihr ein buchtiges Aussehen verleihen.
Jeder durch vermehrten Blutzufluß verursachte deformierende Prozeß der
Carotis interna würde Veränderungen des Gefäßdurchmessers und weniger
regelmäßige Kurven bedingen als diejenigen unter diesen Fällen, bei denen der
Hilfskreislauf der kontralateralen Seite bedeutende Veränderungen der Carotis
jener Seite hervorruft. Man kann dies in Fällen von Thrombose der Carotis
interna feststellen.

Die Carotis interna im Schädel.

Carotissyphon. Die Carotis interna dringt in den knöchernen Carotiskanal
ein und weist, wenn auch mit Varianten, eine Reihe von normalen und kon-

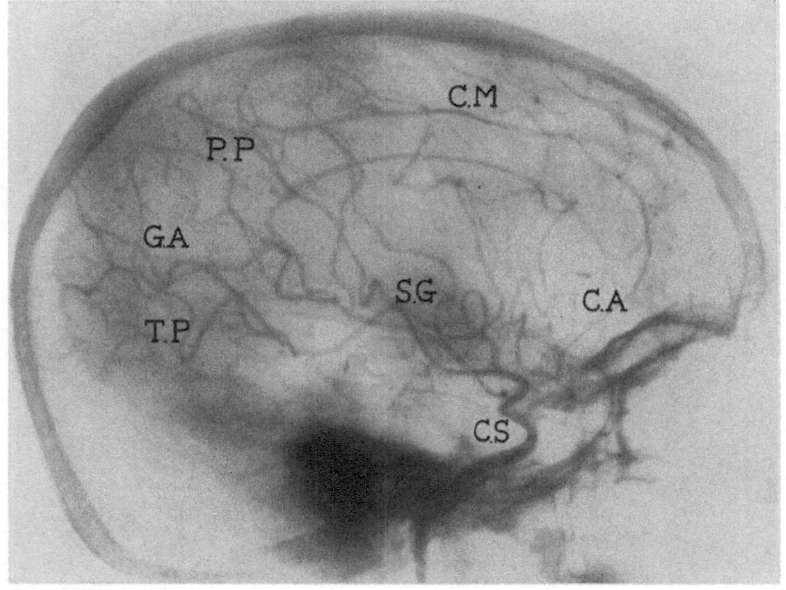

Abb. 24. Normales Arteriogramm. *C.S.* Carotissyphon; *C.A.* A. cerebri anterior; *S.G.* SYLVIsche Gruppe;
C.M. A. calloso-marginalis; *P.P.* A. parietalis posterior; *G.A.* A. gyri angularis; *T.P.* A. temporalis posterior.

stanten Krümmungen auf. Klassischen Darstellungen gemäß beschreibt sie
bei ihrem Eintritt in den Schädel eine Kurve nach vorne im Sinus cavernosus,
verläuft ein kleines Stück horizontal, um dann eine weitere, ellbogenförmige
Krümmung einzugehen, so daß das Gefäß vertikal zu liegen kommt. Diese
Anordnung besteht jedoch in Wirklichkeit nicht. Der Fall unserer Sammlung,
der dieser Beschreibung am nächsten kommt, ist auf Abb. 24 wiedergegeben,
bei der der obere Abschnitt der Arterie nach vorn abbiegt und an dieser Stelle
die aus ihr entspringenden Arterien abgibt. Dieser Befund ist sehr selten. Nach
ihrem Austritt aus dem Sinus cavernosus beschreibt die Carotis interna eine
weitere Kurve nach vorne und eine nach hinten. Diese ganze Bildung bezeichne
ich als *Carotissyphon*, eine Benennung, welche von Neurochirurgen und Anatomen angenommen wurde. Abb. 25 zeigt jene Art, welche ich als *einfachen
Syphon* bezeichne. Es gibt noch einen komplizierteren, welchen ich den *Doppel-*

syphon nenne, bei welchem die Carotis interna nach den beschriebenen Kurven noch eine zweite vordere und hintere Kurve beschreibt, somit das Aussehen eines Doppelsyphons hat, wie man aus Abb. 26 ersehen kann.

Es gibt noch Zwischenformen mit Abgang von Arterien vom Doppelsyphon dort, wo er die letzte Kurve beschreibt, wie aus Abb. 27 ersichtlich ist. Wie eine Gegenüberstellung dieser Abbildung und der Abb. 26 ergibt, ist das Aussehen in beiden Fällen sehr ähnlich.

Unsere Statistik ergibt 39% reiner Doppelsyphone vom Typus der Abb. 26 und 30% Übergangsformen vom Typus der Abb. 27, d. h. 69% Doppelsyphone

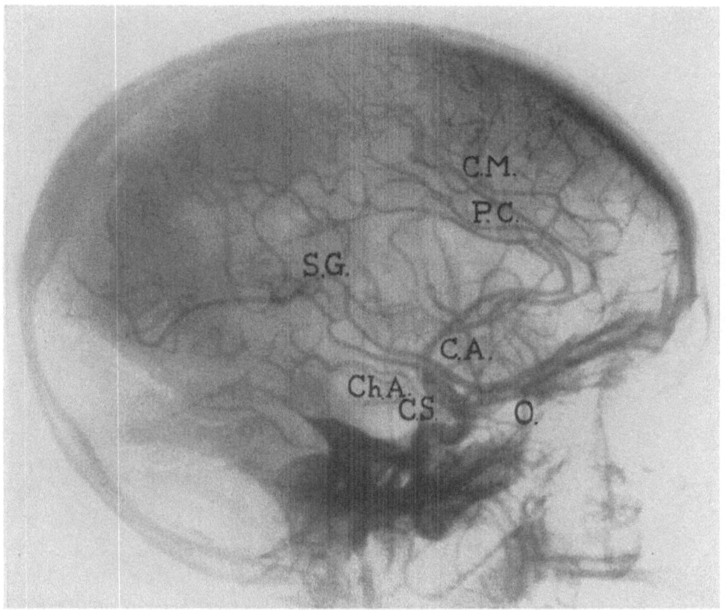

Abb. 25. Normales Arteriogramm. *C.S.* Carotissyphon; *C.A.* A. cerebri anterior; *P C.* A. pericallosa; *C.M.* A. calloso-marginalis; *S.G.* SYLVIsche Gruppe; *O.* A. ophtalmica; *Ch.A.* A. chorioidea anterior.

(vollständige und unvollständige), während man nur in 31% der Fälle den einfachen Syphon entsprechend dem auf Abb. 25 dargestellten Typus findet. Der Carotissyphon scheint den Blutstromshock abzuschwächen, bevor das Blut in die Unterarterien dringt, welche vom oberen Teil entspringen.

Ich habe die Form des Carotissyphons bei höheren Säugetieren nicht erforscht. Bei ihnen weiß ich nicht, wie der Anfangsteil des intrakraniellen Carotis interna-Abschnitts aussieht. Beim Hund wenigstens ist es sehr schwer, diese Einzelheiten zu sehen. Ferner müssen wir auch noch in einer Reihe von Fällen den Syphon beim Neugeborenen und auch beim Kleinkind untersuchen, da Arteriographien an Individuen im Alter unter 9 Jahren nicht mehr als 4% der von uns ausgeführten Arteriographien ausmachen. Der jüngste Patient, bei welchem die Arteriographie gemacht wurde, war 2 Jahre alt. Ausreichende Elemente, um irgendwelche Schlußfolgerungen auf phylogenetischer und ontogenetischer Grundlage zu ziehen, fehlen daher. Es bleibt nur der Eindruck, daß wenigstens in einigen Fällen die Krümmungen mit fortschreitendem Alter sich verstärkt haben, ohne daß indes das Alter bestimmt oder andere Schlußfolgerungen gezogen werden können. Diesbezüglich kann eine wohlbegründete Ansicht nur an Hand von langen Serien gewonnen werden.

Der Carotissyphon gibt, in seinem Verlaufe auf der vorderen Seite die A. ophtalmica, die auf Abb. 25 und 27 gut sichtbar ist, und die A. chorioidea anterior ab, welche meist aus seinem hinteren Abschnitt entspringt und auf Abb. 25 gut zu sehen ist. Die A. communicans posterior entspringt auch meist aus dem mittleren und hinteren Teil des Syphons. Auf seinem oberen Scheitelpunkt entspringen die A. cerebri media oder Fossae Sylvii und die A. cerebri anterior. FERNANDO DE ALMEIDA, der an Hand von Sektionen und Arteriogrammen eine

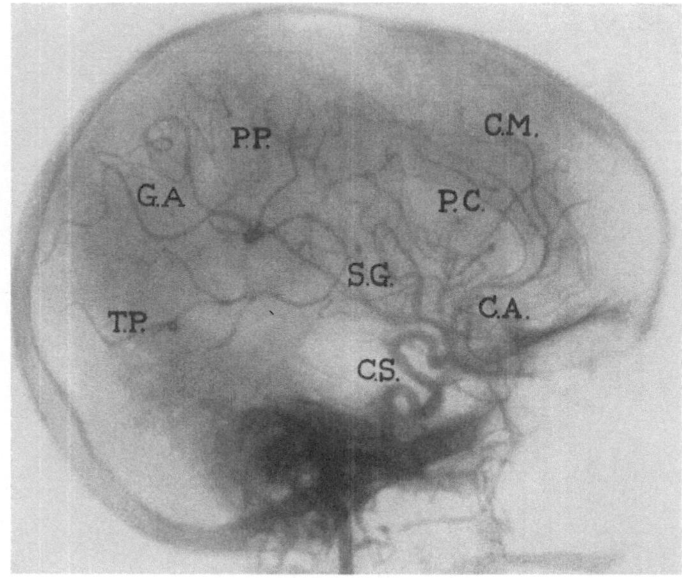

Abb. 26. Normales Arteriogramm. *C.S.* Carotissyphon; *C.A.* A. cerebri anterior; *S.G.* SYLVIsche Gruppe, *P.C.* A. pericallosa; *C.M.* A. calloso-marginalis; *P.P.* A. parietalis posterior; *G.A.* A. gyri angularis; *T.P.* A. temporalis posterior.

kombinierte anatomische Studie machte, gibt an, daß die A. Fossae Sylvii mehr als irgend ein anderer Ast die Richtung der A. carotis fortsetzt, obwohl sie einen bedeutenden Winkel mit letzterer bildet. In einigen Fällen, in denen die A. cerebri anterior sehr reduziert ist, kann die A. Fossae Sylvii als Verlängerung der Carotis angesehen werden. Die A. cerebri media ist unter den Ästen auch diejenige von größtem Durchmesser, nur ab und zu kommt ihr die A. cerebri anterior gleich. Wie derselbe Autor angibt, verläuft die A. Fossae Sylvii nach außen und etwas nach vorne und kreuzt die Substantia perforata anterior, an die sie eine große Zahl von Kollateralen abgibt. Sobald die Arterie die Fissura Sylvii erreicht hat, gibt sie an die benachbarten Windungen bis zum Inselpol Äste ab und teilt sich meist in drei Gefäße auf, welche den größten Teil der Außenfläche der Hirnrinde versorgen. Nicht immer ist dem so. Manchmal entspringen diese Endäste der A. Fossae Sylvii früher, bisweilen sogar in Höhe der Subst. perforata ant. Bei einer Beobachtung von FERNANDO DE ALMEIDA war die A. Fossae Sylvii nicht länger als 2 mm und teilte sich dann in 2 Äste auf: Die A. temporalis und die A. gyri angularis. In der Mehrzahl der Fälle, sagt der Autor, gibt die A. Fossae Sylvii erst nach einem Verlauf von 20 mm corticale Äste ab.

Einige Autoren sprechen von einer Verdoppelung der A. cerebri media, was FERNANDO DE ALMEIDA bei seinen Beobachtungen an der Leiche nie bestätigen konnte, während andere dies Verhalten feststellen konnten, unter ihnen HASEBE, der es bei 5 von 166 japanischen Hirnhemisphären fand. Ich glaube jedoch, wie ich später ausführen werde, nicht, daß es sich um eine Rasseneigentümlichkeit handelt. Der Durchmesser der A. cerebri media ist etwa 3 mm, er ist dabei rechts und links ungefähr gleich. Einige Anatomen machen darauf aufmerksam, daß auf der linken Seite der Durchmesser um ein Geringes größer sei als auf

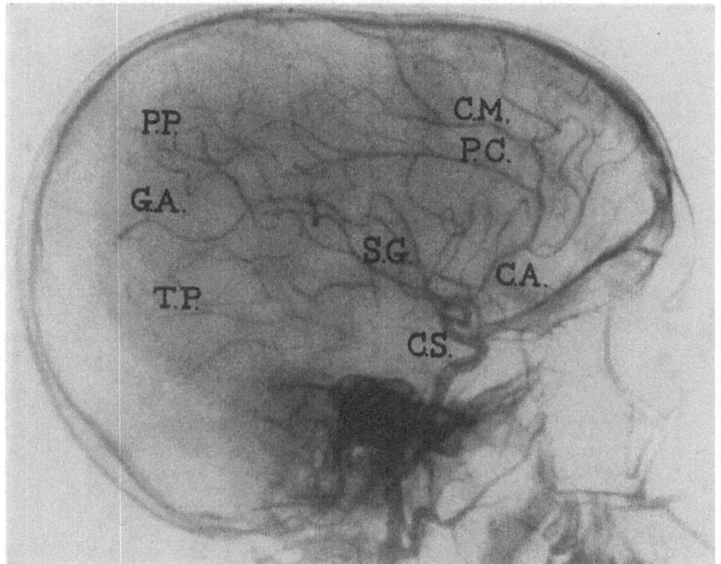

Abb. 27. Normales Arteriogramm. *C.S.* Carotissyphon; *C.A.* A. cerebri anterior; *S.G.* SYLVIsche Gruppe, *P.C.* A. pericallosa; *C.M.* A. calloso-marginalis; *P.P.* A. parietalis posterior; *G.A.* A. gyri angularis; *T.P.* A. temporalis posterior.

der rechten. HASEBE beobachtete bei seinen Forschungen über den Hirnkreislauf bei Japanern das Gegenteil. Mir scheint, als wenn diesen Feststellungen kein Wert beigemessen werden sollte. Der Unterschied ist sehr gering und ist nur in wenigen Fällen vorhanden.

Die A. chorioidea anterior, welche gewöhnlich am vorderen Teil des Syphons entspringt, geht nur ausnahmsweise aus der A. cerebri media, besser aus dem Endteil des Carotissyphons hervor. Anatomen wie GEGENBAUER, TESTUT, JACOB und unter anderen auch CAVATORTI, zählen sie unter den Ästen der A. Fossae Sylvii auf oder lassen sie aus einem der A. cerebri media und anterior gemeinsamen Stamm entstehen, der meiner Ansicht nach der obere Teil des Syphons ist (BERTA DE VRIESE e STADERINI), was FERNANDO DE ALMEIDA, HASEBE, BLACKAUN, CUNNINGHAM, POIRIER und andere bestreiten. Die Chorioidea anterior ist eine dünne, 150 mm lange Arterie, welche in Ausnahmefällen diagnostischen Wert haben kann.

Die Hauptursache dieser Meinungsverschiedenheiten liegt in der Ungenauigkeit der Begrenzung des intrakraniellen Abschnittes der Carotis interna, oder besser des Carotissyphons. Auf Arteriogrammen entspringt die A. chorioidea nur ausnahmsweise aus der A. Fossae Sylvii. Da diese Arterie manchmal die Fortsetzung der Carotis interna ist (FERNANDO DE ALMEIDA), ist es schwer, genau zu präzisieren, wo die eine aufhört und die andere beginnt, es sei denn bei ihrem Eintritt in die SYLVIsche Grube. Ist diese Topographie bei anatomischen Beobachtungen sehr klar, so ist sie es schon nicht an Arteriogrammen, wo die A. Fossae Sylvii gewöhnlich kürzer zu sein scheint, als sie die Anatomen beschreiben.

Die SYLVIsche Gruppe.

Unter den Hauptästen der A. Fossae Sylvii sind es drei, welche besonders interessieren: die A. temporalis posterior, die A. gyri angularis und die A. parie-

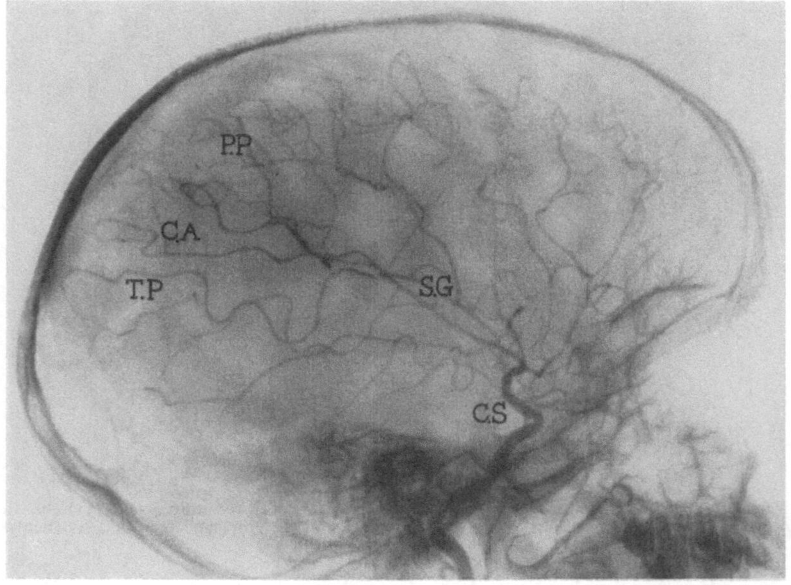

Abb. 28. Normales Arteriogramm. *C.S.* Carotissyphon; *S.G.* SYLVIsche Gruppe; *P.P.* A. parietalis posterior; *C.A.* A. cerebri anterior; *T.P.* A. temporalis posterior.

talis posterior. Ich bezeichne diese Arterien als SYLVIsche Gruppe. Sie sind die längsten Hirnarterien und bilden eine Art arterieller Achse zur Versorgung der Außenfläche des Hirns. Für die arteriographische Diagnose sind sie sehr wichtig, da sie durch Schläfenlappengeschwülste nach oben, durch frontale, parietale und sogar parieto-occipitale Tumoren nach unten verlagert werden. Die A. Fossae Sylvii gibt diese drei Arterien gleich in ihrem Anfangsteil ab und hat tatsächlich auf Arteriogrammen nur in Ausnahmefällen einen sichtbaren Verlauf von schätzbarer Länge. Die drei Arterien: die A. temporalis posterior, die A. gyri angularis und die A. parietalis posterior, die auf Abb. 26 und 27 gut sichtbar sind, entspringen meist am Eingang zur Insel, in Form von 2—3 Stämmen aus der SYLVIschen Arterie; in 31% der Fälle entspringen die drei Arterien unweit voneinander; in 51% der Arteriogramme bilden sie zwei Stämme, von denen der eine sich später in zwei weitere aufteilt. Nur in 18% der Fälle bildet die

A. Fossae Sylvii einen längeren Stamm, bevor sie ihre Äste abgibt, wie das auf Abb. 28 zu sehen ist.

Versucht man, an der Leiche Befunde festzustellen, die den im Arteriogramm erhobenen entsprechen, so findet man, daß die Äste der A. Fossae Sylvii gleich nach ihrem Ursprung auseinandergehen und Seitenäste abgeben, welche in drei Richtungen verlaufen: nach oben, nach unten und nach hinten und dann nach kurzer Zeit parallel werden. Sie verlaufen nicht gerade, sondern beschreiben

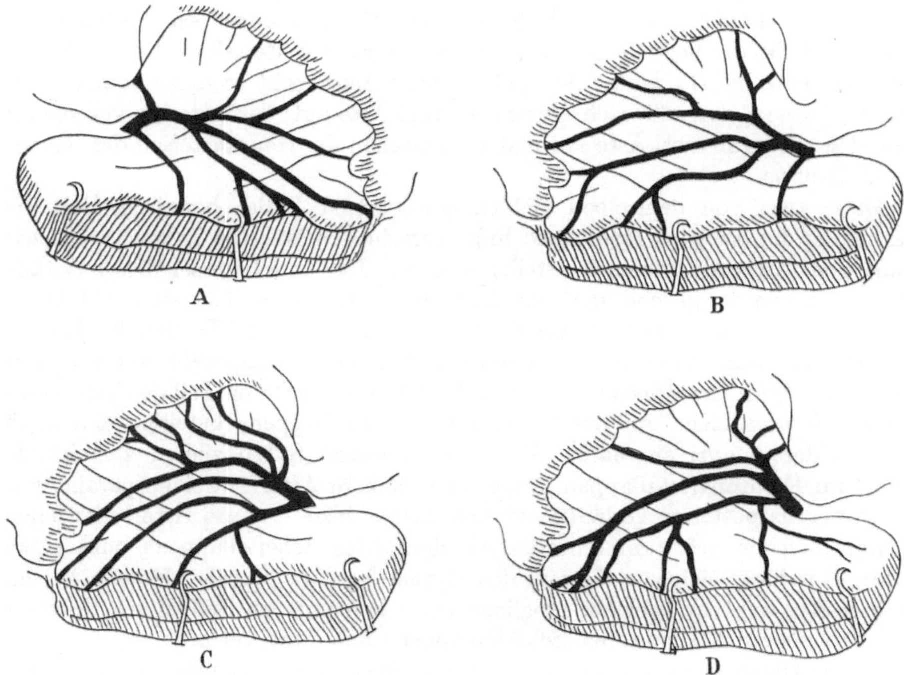

Abb. 29. Verteilung der A. Fossae Sylvii an der Insel. Schematische Bilder anatomischer Präparate.

kapriziöse Kurven an der Oberfläche der Insel, Kurven, welche nach Beobachtungen von Fernando de Almeida eine vollständige Spirale zu bilden vermögen. Während einer kurzen Strecke verlaufen die drei Gefäße, welche sich über die Insel ausbreiten, in derselben Richtung. Es sind dies die drei Arterien, welche ich bereits nannte und welche auf Arteriogrammen vom vorderen zum hinteren Teil des Hirns verlaufen. Ich entnehme der Arbeit von Fernando de Almeida die vier ersten Zeichnungen, die die typischesten sind, auf welchen gleicherweise der erwähnte Parallelismus mehr oder weniger ausgesprochen deutlich ist und auf welchen die Ursprungsstellen dieser drei Gefäße sich so verhalten, wie ich bereits angab: entweder entspringen alle drei selbständig aus der A. Fossae Sylvii (Abb. 29-A) oder in zwei Stämmen mit sofortiger Aufteilung in drei Arterien (*B* und *C*) oder endlich mit einer etwas späteren Aufteilung der drei Gefäße (*D*). Die drei Gefäße treten auseinander, laufen mehr oder weniger direkt vom Carotissyphon nach hinten und etwas nach oben und bilden im ganzen eine kleine, nach unten konkave Kurve. Die Richtung der Gruppe ist auf Arteriogrammen leichter festzustellen als bei der Sektion, da bei letzterer der Temporalpol und mit ihm der ganze Lappen nach unten gedrängt und der obere Rand der Fissura Sylvii durchtrennt werden muß.

Die SYLVISche Gruppe auf Abb. 29-A weist zwei Seitenäste der A. cerebri media auf, bevor diese den Inselpol erreicht, eine aufsteigende, die A. frontalis, und eine absteigende, die A. temporalis anterior, welche auch auf anderen anatomischen Präparaten anzutreffen und desgleichen auf einigen Arteriogrammen zu sehen sind, während sie auf anderen im Durcheinander der seitlich projizierten Gefäße verlorengehen. Die A. Fossae Sylvii teilt sich (Abb. 29-A) gleich in die drei langen Gefäße auf, die ich bereits nannte. Bei derselben Beobachtung (Abb. 29-B) ist die Verteilung auf der kontralateralen Seite schon anders, obwohl der Typ derselbe ist. Unter den präinsulären Ästen gibt es einen temporalen. Die A. Fossae Sylvii teilt sich alsdann in zwei Äste auf; der unterste von diesen teilt sich wieder in zwei Äste auf und so entstehen die Hauptarterien der SYLVIschen Gruppe.

Diese zwei von demselben Gehirn gewonnenen Bilder beweisen, daß die Verteilung der Arterien rechts und links verschieden ist, eine Tatsache, die wir ständig an Arteriogrammen feststellen können. Der Durchmesser dieser Gefäße ist nicht immer der gleiche; manchmal ist eines unter ihnen viel weiter, es können sogar alle drei von verschiedener Größe sein. Auf Abb. 29-D gibt die A. temporalis, ein präinsulärer Ast, Kollateralen ab: die A. temporalis anterior und media, um dann als dünnes Gefäß ihren Verlauf zum hinteren Teil des Temporallappens fortzusetzen. An der Versorgung dieses Lappens beteiligt sich auch ein Ast der A. gyri angularis. Von der A. Fossae Sylvii ziehen ansteigende Äste zum Frontoparietallappen, ferner eine dickere Arterie, welche parallel zur A. temporalis posterior verläuft und sich weiter vorne in zwei Äste teilt: einen oberen, welcher sich zum hinteren Abschnitt des Scheitellappens, und einen unteren, welcher sich zur Gegend des Gyrus angularis begibt. Ebenso ist ein unterer Ast sichtbar, welcher möglicherweise den unteren Teil dieses Gebietes und den oberen des hinteren Schläfenlappens mit Blut versorgt.

Es existieren noch andere, seltenere und atypische Beobachtungen, welche, wie nicht anders möglich ist, in Einklang mit den Befunden an Arteriogrammen stehen; aber gewöhnlich zeigen die drei Arterien: die A. temporalis posterior, die A. gyri angularis und die A. parietalis posterior sowohl an anatomischen Beobachtungen als auch an Arteriogrammen die von uns beschriebene Längsrichtung.

Die Kollateralen der SYLVISchen Gruppe: die Aa. ascendentes und descendentes, welche in der Beschreibung folgen, sind bei Arteriogrammen weniger wichtig; es sei denn, daß diese Arterien sich zu sehr vascularisierten Geschwülsten begeben, da sie dann einen viel größeren Durchmesser annehmen. Es ist jedoch stets leicht, sie nach ihrem Ursprung zu klassifizieren.

Aufsteigende Äste der SYLVISchen Gruppe. Drei Arten solcher Äste sind zu beachten: 1. Eine A. orbitalis externa, welche die äußere Hälfte der Orbitalwindungen versorgt. Zwei frontale Arterien: eine untere, welche etwas nach vorne und oben verläuft und sich zur dritten und einem Teil der zweiten Stirnwindung begibt, und eine aufsteigende frontale, welche im Sulcus praecentralis verläuft, weshalb sie auch Arterie der präzentralen Furche genannt wird und welche die vordere Zentralwindung bis auf ihren oberen Abschnitt, die hintere Hälfte der zweiten und manchmal den Fuß der dritten Stirnwindung und außerdem einen Teil der hinteren Zentralwindung mit Blut versorgt. Diese arteriographisch recht gut sichtbaren Arterien teilen sich bisweilen in zwei auf und haben das Aussehen von „Kandelabern" (Foix), welche auf Arteriogrammen manchmal gut hervortreten. 2. Zwei Aa. parietales, welche gleichfalls aufsteigend aus der A. parietalis posterior, der A. gyri angularis oder der frontalen Gruppe hervorgehende Äste sind und als vordere und mittlere (von anderen Autoren als aufsteigende und hintere) bezeichnet werden können. Die A. parietalis anterior verteilt sich unter die benachbarten Abschnitte der vorderen und hinteren Zentralwindungen. Ab und zu verläuft sie in der Tiefe der Insel und endet zuweilen an der Innenfläche der Hemisphäre (Fernando de Almeida). Die A. parietalis media verläuft im Sulcus interparietalis und verteilt sich an die benachbarten Windungen mit größeren oder kleineren Abweichungen. 3. Die A. parietalis posterior, eine von den drei Arterien, welche die Sylvische Gruppe bilden, setzt sich zum hinteren Abschnitt des Parietallappens fort und gelangt in die Nachbarschaft des Gebietes des Gyrus angularis, welchen sie oft teilweise versorgt.

Fernando de Almeida bemerkt über den Ursprung dieser aufsteigenden Hirngefäße, daß er bei 100 Gehirnen 18 verschiedene Möglichkeiten gefunden habe. In seltenen Fällen hat je eine dieser Arterien ihren eigenen Ursprung. Gewöhnlich besteht ein gemeinsamer Stamm, der sich dann in zwei, drei oder mehr solcher Gefäße aufteilt. Diese Gefäße können auch aus zwei langen Arterien herrühren: der A. parietalis posterior oder der A. gyri angularis. Ich will indes auf diese Tatsache kein Gewicht legen, da sie von geringem arteriographischen Interesse ist; es genügt zu wissen, daß all diese Abweichungen auf Arteriogrammen gefunden werden können.

Absteigende Äste der Sylvischen Gruppe. Diese Äste, die auf einigen Arteriogrammen sehr gut sichtbar sind, verteilen sich besonders an den Schläfenlappen und können A. temporalis anterior, media und posterior genannt werden. Bei anatomischen Untersuchungen fand man auch folgende Verteilung: Die A. temporalis anterior versorgt das vordere Drittel des Gyrus temporalis superior sowie das vordere und einen Teil des hinteren Drittels des Gyrus temporalis medius; die A. temporalis posterior, der unterste der drei die Sylvische Gruppe bildenden Äste, endet im hinteren Drittel des Gyrus temporalis superior und medius und in einem mehr oder weniger ausgedehnten Teil der lateralen Fläche der Gyri occipitales. Diese Verteilung ist nichtsdestoweniger sehr wechselnd. Auf Arteriogrammen sieht man nicht immer alle drei Aa. temporales deutlich, da eine den Kreislauf der anderen ergänzen kann. Manchmal erweitert sich das Versorgungsgebiet dieser Gefäße; auf diese Weise gelangen sie häufig bis zur oberen Hälfte des Gyrus temporalis inferior und zu einem beträchtlichen Teil des Hinterhauptlappens (Fernando de Almeida).

Alle Aa. temporales nehmen, wenn sie um den Rand der Fissura Sylvii biegen, einen schräg nach hinten und unten gerichteten Verlauf bis zum Sulcus temporalis superior. Der Sulcus inferior führt ebenfalls häufig einen Ast der A. temporalis media.

Außer diesen absteigenden Ästen kann noch ein anderer von kleinem Kaliber bestehen, der sich zum inneren und vordersten Teil des Schläfenpoles begibt. Es ist die erste Arterie, welche aus der Sylvischen Gruppe austritt. Fernando de Almeida fand sie in 12 seiner 100 Beobachtungen und bezeichnete sie als Arterie des Schläfenpols (A. praetemporalis der anderen Autoren).

Alle diese absteigenden Äste können unter mannigfaltigen Anordnungen abzweigen. Wenn wir die seltene Arterie des Schläfenpoles ausnehmen, so gibt es vier verschiedene Typen des Ursprunges dieser Gefäße. Am häufigsten entspringen die drei Arterien unabhängig voneinander aus der A. Fossae Sylvii oder aus dem oberen Teile des Carotissyphons (Typus I). Danach am häufigsten ist die A. temporalis anterior selbständig und die anderen beiden (A. temporalis media und posterior) entspringen aus demselben Stamm (Typus II). Nicht selten gibt ein gemeinsamer Stamm alle drei Aa. temporales ab (Typus III). Seltener stammen die Aa. temporales anterior und media aus einem einzigen Stamm und die A. temporalis posterior entsteht unabhängig (Typus IV). Alle diese, an anatomischen Studien festgestellten Typen können auf Arteriogrammen nachgewiesen werden.

Arteria cerebri posterior.

Dieses Gefäß wird als eine Arterie betrachtet, welche dem Truncus basilaris, demnach dem Kreislauf der hinteren Schädelgrube entstammt. Die A. cerebri

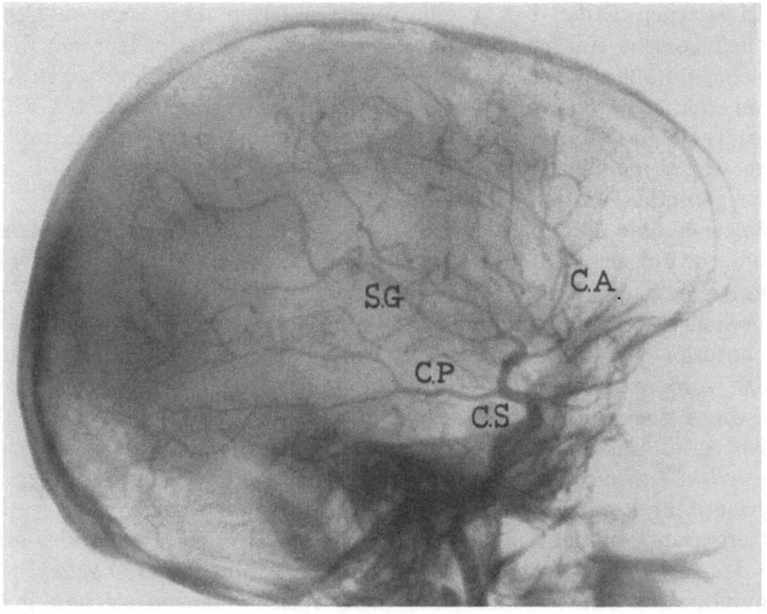

Abb. 30. Normales Arteriogramm *C.S.* Carotissyphon; *S G.* Sylvische Gruppe; *C.A.* A. cerebri anterior; *C.P.* A. cerebri posterior.

posterior entspringt manchmal aus der Carotis interna, wie auf dem Arteriogramm auf Abb. 30 festgestellt werden kann, auf dem dieses Gefäß mit regelmäßigem Durchmesser aus der zweiten hinteren Kurve des Carotissyphons abgeht. Es handelt sich da um eine relativ häufige Anomalie, der man größte Aufmerksamkeit schenken sollte, damit man das Gefäß mit der A. chorioidea anterior, welche ein kleines Kaliber hat und eine ganz andere aufsteigende Richtung nimmt, nicht verwechselt. Der erste Teil der Arterie wird von der Erweiterung der A. communicans posterior gebildet. Wie Abb. 31 zeigt, ist der der A. communicans posterior entsprechende Teil manchmal dünner; weiter wird die Arterie von einer bestimmten Stelle an, wo die Vereinigung der aus dem Truncus basilaris kommenden Arterie mit der A. communicans posterior stattfindet. Durch diese Arterie mit zwei verschiedenen Durchmessern strömt genügend Thorotrast hindurch, um sie sichtbar zu machen. Das Blut, das sicherlich aus dem Truncus basilaris zum hinteren Teil der Arterie unter geringerem Druck gelangt, stört durch Verdünnung der Kontrastsubstanz ihre Sichtbarkeit nicht. Die A. cerebri posterior weist in diesen Fällen von Anomalie eine konstante Form auf, welche sie unverkennbar macht: sie teilt sich

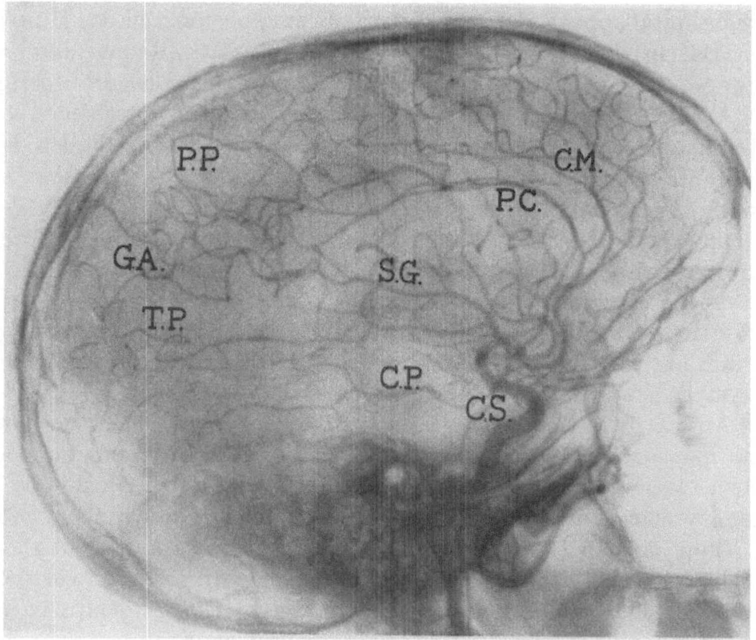

Abb. 31. Normales Arteriogramm. *C.S.* Carotissyphon; *S.G.* SYLVISche Gruppe; *P.C.* A. pericallosa; *C.M.* A. calloso-marginalis; *P.P.* A. parietalis posterior; *G.A.* A. gyri angularis; *T.P.* A. temporalis posterior; *C.P.* A. cerebri posterior.

in Höhe des Felsenbeins in zwei Äste, welche zur temporo-occipitalen Region verlaufen. In den Fällen, in denen diese Anomalie der A. cerebri posterior vorhanden ist, sind nach Einspritzung von Kontrastflüssigkeit in die Carotis die Endverzweigungen nicht so gut sichtbar, wie wenn dieselbe Arterie durch Injektion in die Vertebralis dargestellt wird. Außer dieser Besonderheit, welche noch einigen Ausnahmen unterworfen ist, ist das Gefäß in einem wie im anderen Falle deutlich.

Es ist bekannt, daß die A. cerebri posterior bei vielen höheren Tiergattungen ein Carotisast ist. Auch beim Menschen ist dieser Ursprung ziemlich häufig. Unseren Statistiken nach kommt das in mehr als 20% der Fälle vor, selbst wenn wir diejenigen, bei welchen die Anomalie, wie auf Abb. 27 nur angedeutet ist, nicht mit einbeziehen. Gewöhnlich ist sie einseitig, aber auch beiderseitig wurde sie von uns in 3% der Fälle angetroffen.

Die Anomalie steht in Zusammenhang mit der Zunahme des Durchmessers der A. communicans posterior. Hat diese Arterie größeres Kaliber, so durchströmt die Kontrastflüssigkeit sie rasch und die A. cerebri posterior wird sichtbar, so daß die zugrunde liegende Hauptanomalie in der Anwesenheit einer dickeren Communicans posterior besteht. Wir besitzen keine ausreichenden ontogenetischen Unterlagen, um sagen zu können, ob es sich um eine kongenitale oder um eine erworbene Mißbildung handelt. Was uns hauptsächlich interessiert, ist die Häufigkeit dieser Anomalie. Die Arterie teilt sich in zwei Äste auf, und nicht in drei, wie einige Anatomen sagen; dies geschieht so häufig und so regelmäßig, daß sie dadurch identifiziert werden kann. Jeder dieser Äste teilt sich später noch auf. Der obere Ast versorgt den hinteren und den mittleren Teil des Temporo-occipitallappens, der untere verläuft zum oberen Teil des Hinterhauptlappens. Der in den klassischen Beschreibungen mit „Ramus anterior" bezeichnete Ast ist auf Arteriogrammen nicht sichtbar. Das arteriographische Bild der A. cerebri posterior ist bei dieser Anomalie etwas verschieden von dem der Arteriogramme der hinteren Schädelgrube; da aber in diesem letzteren die Aa. cerebri posteriores beider Seiten und die Aa. cerebelli sichtbar sind, ist es schwierig, genau ihren Verlauf zu verfolgen.

Die ontogenetische Entwicklung beweist, daß die A. cerebri posterior in früheren Stadien die Fortsetzung der A. communicans posterior bildet, so daß sie von einigen Anatomen als ein Ast der Carotis interna betrachtet wurde (B. DE VRIESE und LATARJET). D. J. WILLIAMS stützt diese Auffassung durch die von ihm am Fetus festgestellte Tatsache, daß die A. cerebri posterior vom Plexus sympathicus der Carotis interna innerviert wird.

Diese Arterie ist durch die von ihr mit Blut versorgten Gebiete sehr wichtig. FOIX und MASSON stellten das Syndrom der A. cerebri posterior auf, das ausgesprochener ist, wenn die Läsion linkshirnig auftritt, wobei Alexie und andere Störungen, welche sie begleiten, die Aufmerksamkeit des Klinikers besonders erregen. Ohne mich bei der Würdigung dieses Syndroms aufhalten zu wollen, möchte ich nicht unerwähnt lassen, daß die A. cerebri posterior vor den oben genannten Endästen zahlreiche Kollateralen abgibt: Die Aa. pontinae internae et externae und die Arterien der Corpora quadrigemina.

Die A. cerebri posterior gibt noch in Höhe der Substantia perforata posterior die Aa. thalamicae internae und externae ab, welche zur unteren hinteren Hälfte des Thalamus und zur Regio infrathalamica ziehen. Aus ihr entspringen auch die Aa. chorioideae posteriores, welche zu dem entsprechenden Plexus chorioideus, dem dritten Ventrikel und dem oberen Teil des Seitenventrikels ziehen. Zuletzt gibt sie noch eine kleine Arterie, welche sich am Ammonshorn aufteilt, ab. Kurz, von diesem Gefäß hängt ein großes oberflächliches cortico-subcorticales und ein nicht weniger wichtiges tiefes Gebiet ab. Das oberflächliche umfaßt an der Unterfläche des Hirns den ganzen Schläfen- und Hinterhauptslappen, ausgenommen seinen vorderen Teil, einen Teil des Gyrus hippocampi und vor allem den gesamten Cuneus. Das eben erwähnte tiefe Gebiet schließt mehr als die Hälfte des hinteren und unteren Teiles des Thalamus opticus ein; dabei darf der Ramus peduncularis nicht vergessen werden, der ein besonderes Gebiet, durch welches die Pyramidenbahn sowie die sensiblen Bahnen ziehen, mit Blut versorgt.

Die Erkenntnis der soeben von mir besprochenen häufigen Anomalie, nämlich des Abgangs der A. cerebri posterior aus dem Carotissyphon hat nicht bloß anatomisches Interesse; sie dient vielmehr auch dazu, falsche Deutungen der Arteriogramme zu vermeiden. Außerdem hat diese Tatsache auch praktische Konsequenzen. KEMDRAT führt einen Fall von Exitus infolge einer Carotis-unterbindung an. Die Sektion ergab Erweichung einer Gehirnhälfte. Die Carotis interna gab die drei Aa. cerebri ab: die anterior, media und posterior. Der Truncus basilaris endete auf dieser Seite mit den Aa. cerebelli, und die Verbindung, welche er mit der A. cerebri posterior hatte, war fadenförmig.

In den Fällen, bei welchen man durch die Arteriographie erkennt, daß die A. cerebri posterior vom Carotissyphon abgeht, darf also die Carotis der ent-sprechenden Seite nicht unterbunden werden, da das zum Tode führen kann.

Arteria cerebri anterior.

Das arteriographische Studium dieser Arterie und der Communicans anterior ist von größter Wichtigkeit, nicht nur für die Geschwulstdiagnostik der ent-sprechenden Region, sondern auch für das Verständnis des Zusammenhangs zwischen den Arteriennetzen beider Hemisphäreninnenflächen untereinander. Beide sind miteinander verbunden und verhalten sich wie Flüssigkeiten in kommunizierenden Röhren. Es handelt sich jedoch um in Bewegung befindliche Flüssigkeiten, welche Druckdifferenzen aufweisen können, wobei die A. com-municans anterior häufig nicht das notwendige hydraulische Gleichgewicht zwischen beiden Kreislaufen wieder herstellen kann. Kommt der Blutzufluß einer Hirnhälfte plötzlich zum Stehen, so ist ein Zufluß des Blutes aus der anderen Hirnhälfte durch die A. communicans anterior notwendig; dazu muß diese Arterie stark genug sein und das zu dem Carotissyphon der kontralateralen Seite zufließende Blut ausreichen, um beide Hirnhälften versorgen zu können.

Ich möchte nur kurz erwähnen, daß das nur in besonderen Fällen möglich ist, wie ich später bei der Beschreibung einiger Fälle von Thrombose der Carotis interna zeigen werde. Das Blut, das der einen Hemisphäre infolge Verlegung der zugehörigen Carotis interna fehlt, wird jedoch nie vollständig durch das-jenige ersetzt, das ihr aus der anderen Seite durch die Communicans anterior zuströmt. Wenigstens war das so in den Fällen, welche mir zur Verfügung stehen.

Es scheint, als ob ein Teil des Blutes, das bei Aussetzen des Carotiskreis-laufes zu Hilfe kommt, auch durch die Aa. communicantes posteriores zufließt. Dies genügt jedoch nie zu einer wirksamen Unterstützung der Blutversorgung in solchen Fällen. Teilweise muß dies dem geringen Kaliber der Communicans posterior zugeschrieben werden. Selbst falls dieses größer ist, wie das der Fall ist, wenn die A. cerebri posterior von der Carotis interna abgeht, kann der Truncus basilaris der Blutversorgung der betroffenen Hirnhälfte nicht zustatten kommen, weil der Anfangsteil der A. cerebri posterior, der aus dem Truncus basilaris stammt, atrophisch und manchmal zu einem fadenförmigen Gefäß reduziert ist. Ein so langes und dünnes Gefäß kann sich nicht leicht an eine gute Blutversorgung der Hemisphäre anpassen.

Einige Tatsachen führten mich zu der Annahme, daß Druckunterschiede zwischen Carotis- und Vertebraliskreislauf vorhanden sind: letzterer besitzt einen viel geringeren Druck. Aus diesem Grunde kann ein Blutzufluß vom Vertebralissystem zur Hirnhemisphäre nur schwer zustande kommen.

Die A. cerebri anterior, Endast der A. carotis interna, geht aus dem oberen Teil des Carotissyphons hervor, wobei sie entweder eine nach hinten und oben konvexe Krümmung (Abb. 27) oder eine nach unten und vorn konvexe Krümmung (Abb. 30) bildet und geht dann in aufsteigender Richtung bis zur A. pericallosa. Dies ist die verbreitetste Anordnung, aber in einigen Fällen teilt sich die A. cerebri anterior der einen Seite in der Höhe, in welcher gewöhnlich die Communicans anterior entspringt. Einer der Äste verläuft an der Innenseite der Hemisphäre, der andere verteilt sich an die Innenseite der Hemisphäre der kontralateralen Seite. Das heißt: in manchen Fällen gibt der Carotissyphon der einen Seite die A. Fossae Sylvii ab, aber nicht die A. cerebri anterior, während der der anderen Seite außer der A. Fossae Sylvii beide Aa. cerebri anteriores abgibt. Normalerweise zweigt die Arterie vom Syphon ab, verläuft nach innen und vorne, kreuzt den oberen Teil der Sehnerven (zuweilen das Chiasma selbst), entfernt sich von der SYLVISCHEN Gruppe und nähert sich der A. cerebri anterior der kontralateralen Seite, mit der sie mittels der *A. communicans anterior* anastomosiert. Sie dringt dann in die Sagittalspalte ein und wendet sich scharf nach oben, bis sie zum vorderen Teil des Corpus callosum gelangt. Die Arterie gabelt sich häufig, bevor sie dieses Organ erreicht, aber das Corpus callosum wird stets von einer Arterie begleitet, der A. pericallosa, die ich als Fortsetzung der A. cerebri anterior betrachte, obschon bei der Bifurkation einige vordere Äste weiter sind als die eigentliche A. pericallosa. Vielleicht ist diese Bezeichnung willkürlich, aber wegen der Wichtigkeit der A. pericallosa muß für die arteriographische Deutung eine Regel aufgestellt werden und die angegebene entspricht am besten der Wirklichkeit. Außerdem ist die A. pericallosa der beständigste und im allgemeinen der längste der aus der A. cerebri anterior abgehenden Äste. FERNANDO DE ALMEIDA macht darauf aufmerksam, daß in 24% der von ihm untersuchten Fälle sich die A. cerebri anterior aufgabelt, bevor sie das Genu corporis callosi umgibt. Die Veränderlichkeit der A. cerebri anterior, ihres Volumens, ihres Ursprungs, ihrer Äste — den Verlauf der A. pericallosa ausgenommen — ist so groß, daß es sowohl bei der Sektion als auch bei Arteriogrammen schwer ist, bestimmte Typen aufzustellen.

Versucht man, immer im Sinne der arteriographischen Deutung, methodisch das anzuwenden, was man von anatomischen Beobachtungen her weiß, so wird man als A. cerebri anterior den Teil betrachten, der aus der Carotis interna stammt, sich zur Sagittalspalte wendet und in Höhe des Corpus callosum endet, wo er gewöhnlich einer gewissen Anzahl von Ästen Ursprung gibt; einige von diesen entspringen schon vorher. Ein Unterschied im Verlauf der rechten und linken A. cerebri anterior besteht nicht, wenn auch die Aufgabelungen in verschiedener Höhe erscheinen und ihre Verteilung auf der Hemisphärenoberfläche verschieden sein kann. Die A. pericallosa ist die einzige, die auf beiden Seiten denselben Verlauf hat oder nur kleine Variationen zeigt. Wenn beide Aa. cerebri anteriores, die rechte und die linke oder sogar beide Aa. pericallosae auf demselben Arteriogramm dargestellt sind, können sie sich in einem Teil ihres Verlaufs überlagern; aber gewöhnlich kann man sie, selbst ohne zur stereoskopischen Arteriographie zu greifen, gut verfolgen.

Die äußeren Durchmesser der A. cerebri anterior wurden von FERNANDO DE ALMEIDA an zwei verschiedenen Höhen gemessen: 0,5 cm oberhalb des Ursprungs, nämlich in Höhe der A. communicans und neben dem Genu corporis callosi. In 41% der Fälle verzeichnete der Autor einen Durchmesser von 3 mm, in 29% von 2,5 mm und in 29% von 2 mm; dabei fand er einen kleinen Unter-

schied zwischen rechts und links, indem rechts die dickeren Durchmesser überwiegen. In Höhe der A. communicans anterior waren die Werte etwas geringer
als am Ursprung des Gefäßes, wobei das Verhältnis dasselbe blieb. In Höhe
des Genu corporis callosi betragen die ungefähr gleichen Durchmesser beiderseits
2 mm in 63% der Fälle, 1,5 mm in 30% und 1 mm in 7%. Die Messung der
A. pericallosa in der Mitte zwischen dem Knie und der oberen Fläche des Corpus
callosum ergibt 2 mm in 6% der Fälle, 1,5 mm in 11%, 1 mm in 77% und Fadenform in 6% der Fälle. Das heißt: in 95% der Fälle hat die A. pericallosa einen
Durchmesser von 1 mm oder darüber, wobei eine gewisse Tendenz zur Konstanz
festzustellen ist; nur ausnahmsweise ist sie fadenförmig. Während ihres Verlaufes umgibt sie das Corpus callosum. Einige Anatomen betrachten als Endast
der A. pericallosa einen dicken Ast, der an der Grenze zwischen den vorderen
zwei Dritteln und dem hinteren Drittel des Corpus callosum tatsächlich die
Fortsetzung der Arterie zu sein scheint und sich zum Praecuneus begibt. Er
stellt die Arteria fronto-parietalis dar, die starkes Kaliber besitzt, besonders
im Vergleich mit dem dünnen Ast, welcher das Corpus callosum umgibt und
welcher von diesem Abschnitt an als Arterie des Splenium corporis callosi oder
als A. pericallosa posterior bezeichnet worden ist (LATARJET). Ich betone noch
einmal, daß ich mit FOIX als A. pericallosa das ganze Gefäß betrachte, das,
wie sein Name sagt, das Corpus callosum umgibt, und für mich stets der *Endast
der A. cerebri anterior* bleibt. Die anatomischen und arteriographischen Grundlagen dieser meiner Schlußfolgerung nannte ich schon. Ich füge noch hinzu,
daß der Durchmesser dieses Gefäßes in Höhe des Splenium in einigen Fällen
von FERNANDO DE ALMEIDA gemessen werden konnte; er fand eine Breite von
1 mm in 10%, von 0,5 mm in 25%, weniger als 0,5 mm in 10% und Fadenform
in 55% der Fälle. Das heißt, wenn in etwas mehr als der Hälfte der Fälle sein
Endteil fadenförmig war, so konnte er in den übrigen Fällen noch gemessen
werden; vorhanden war er stets. Wichtiger als diese Messungen ist die grundlegende Tatsache, daß das Gefäß konstant ist und auf Arteriogrammen den
oberen Umriß des Corpus callosum wiedergibt, wobei es in Höhe des Knies
einen Durchmesser von 2 mm, bei Überschreiten der Mitte der oberen Fläche
von 1 mm hat und nur in seinem Endteil, wenn es das Splenium umgibt, in
etwas mehr als der Hälfte der Fälle fadenförmig wird.

Die Kollateralen der A. cerebri anterior.

Diese Arterie gibt auf ihrem ganzen Verlauf Kollateralen ab, von den Ästchen
angefangen, welche durch die Substantia perforata anterior hindurch zu den
Gebilden der Gehirnbasis verlaufen, bis zu den Kollateralen, welche für die
Windungen der Innenseite der Hirnhemisphäre und teilweise für diejenigen der
Außen- und der Unterfläche bestimmt sind. Die Zahl der letzteren ist sehr
veränderlich, beträgt drei bis acht, gewöhnlich vier, manchmal fünf. Aus den
Beobachtungen von FERNANDO DE ALMEIDA ist zu entnehmen, daß in 42% der
Fälle vier, in 29% fünf Kollateralen vorhanden sind. Es gibt keine einheitliche
Nomenklatur für diese Ästchen. TESTUT beschreibt neben den Orbitalästchen
drei Kollateralen: eine vordere, eine mittlere und eine hintere. Die vordere,
DURETs *A. frontalis interna anterior* — diese Bezeichnung wird von mir bevorzugt —, welche FOIX praefrontalis nannte, entspringt gewöhnlich ein wenig
oberhalb des unteren Randes der Hirnhemisphäre und begibt sich zum vorderen

Teil des Gyrus frontalis superior, welchen sie versorgt. Die mittlere, *die A. frontalis interna media*, entspringt dem Balkenknie gegenüber, verläuft nach oben
und etwas nach hinten im Sulcus corporis callosi, um den hinteren Teil der
inneren Fläche des Gyrus frontalis superior zu kreuzen und an der Außenfläche
der Hemisphäre zu enden. Auf diesem langen Wege verteilt sie weitere Ästchen
an den mittleren Teil des Gyrus fornicatus, den hinteren Teil der inneren Fläche
des Gyrus frontalis superior, die hintere Hälfte der äußeren Fläche derselben
Windung und den oberen Abschnitt des Gyrus centralis anterior.

Die letzte Kollaterale, die *A. fronto-parietalis interna*, trennt sich von der
A. pericallosa in ihrem zweiten Drittel, biegt darauf scharf nach oben und

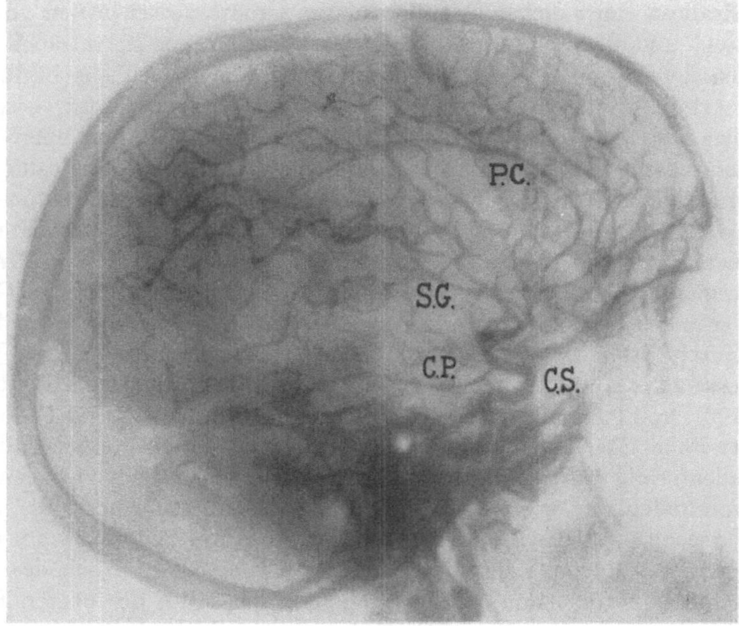

Abb. 32. Normales Arteriogramm. *C.S.* Carotissyphon; *S G.* SYLVIsche Gruppe; *P.C.* A. pericallosa;
C.P. A. cerebri posterior.

hinten ab, begibt sich zum Praecuneus und gibt bisweilen einen Ast zum Lobulus
paracentralis ab. Sie ist gewöhnlich auf Arteriogrammen sehr gut zu sehen
(Abb. 32). Die A. frontalis interna media nimmt auf eine bestimmte Strecke
im Sulcus corporis callosi einen geraden Verlauf, bildet den vorderen Teil der
Arterien, denen man nach dem Vorschlag von FOIX die Bezeichnung A. calloso-
marginalis gegeben hat. Bisweilen ist ihr Verlauf länger, wie auf Abb. 32 und
vor allem auf Abb. 24 zu sehen ist.

Die Kenntnis dieser Arterien, insbesondere der A. pericallosa, welche den
Balken von oben begrenzt, und der A. calloso-marginalis, welche den Gyrus
fornicatus umgibt und das ungefähre Bild der Innenfläche der Hemisphäre
wiedergibt, ist von grundlegender Bedeutung für die Arteriographie. Ich sage
ungefähr, da zuweilen sowohl die A. pericallosa als auch die mittlere und hintere
Kollaterale der A. cerebri anterior nicht in den entsprechenden Furchen ver-

laufen. Bisweilen treten sie aus denselben heraus, überqueren die benachbarten Windungen und kehren alsdann zur entsprechenden Furche zurück.

Bevor ich weitergehe, möchte ich eine kleine Kollaterale der A. cerebri anterior erwähnen, welche in Höhe des Balkenknies abgeht und sich zum benachbarten Teil der Falx cerebri begibt. Sie ist eine echte Meningealarterie; einige Autoren behaupten, daß sie bei Kindern eine Verbindung mit der A. meningea media besäße, was jedoch FERNANDO DE ALMEIDA weder bei Kindern noch bei Erwachsenen jemals gefunden hat.

Wie angegeben, sind die Aa. cerebri anteriores ebenso wie ihre Kollateralen Arterien von ziemlich inkonstantem Umfang. Zuweilen ist eine dieser Arterien sehr dünn und verzweigt sich nur am vorderen Teil des von ihr normalerweise eingenommenen Gebietes. In solchen Fällen wird der hintere Teil auf zweierlei Weise versorgt: entweder liefert die viel weitere Arterie der kontralateralen Seite außer den oben beschriebenen Kollateralen noch solche, die die Mittellinie überqueren und sich auf der Innenfläche der anderen Hemisphäre verteilen, oder es existiert ein Gefäß, welches im mittleren Teil des Balkens von vorn nach hinten verläuft und Äste nach beiden Seiten abgibt, Äste, welche an der Innenfläche der Hemisphären die allgemeine Anordnung der A. cerebri anterior haben. Dieses Gefäß ist die A. mediana corporis callosi oder A. cerebri anterior mediana, wie aus Abb. 33 hervorgeht, welche aus FERNANDO DE

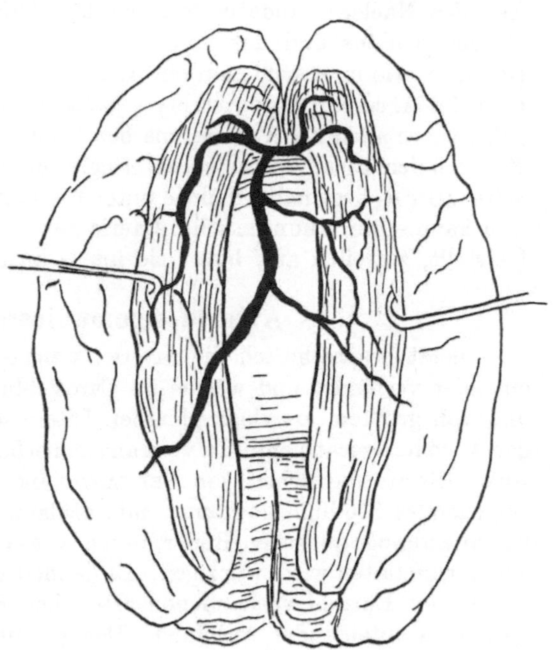

Abb. 33. Verteilung der A. cerebri anterior. (Nach DE ALMEIDA.)

ALMEIDAs Arbeit entnommen wurde. Dieser Autor fand zwei verschiedene Ursprünge derselben: entweder geht sie aus der Communicans anterior hervor, was am häufigsten ist, oder direkt aus einer der Aa. cerebri anteriores. Sie verteilt ihre Kollateralen entweder nur an eine Seite, wenn nur die entsprechende A. cerebri anterior abnorm ist und kein ausreichendes Kaliber besitzt, oder an beide Innenflächen der Hirnhemisphären in den seltenen Fällen, in denen beide Aa. cerebri anteriores ungenügend sind — wie dieser Autor das in einer seiner Beobachtungen feststellte, wobei die Aa. cerebri anteriores bloß den vorderen Teil der entsprechenden Windungen mit Blut versorgten. — Er sah, daß auf halber Strecke der Communicans anterior ein Gefäß abging, welches um das Balkenknie verlief und sich kurz darauf nach beiden Seiten aufgabelte, wobei jeder Ast jenes Gebiet mit Blut versorgte, welches von den entsprechenden Aa. cerebri anteriores freigelassen worden war. FERNANDO DE ALMEIDA fand diese A. mediana corporis callosi in 10% seiner Beobachtungen mit einem Durchmesser von 1—2 mm; in 6% dieser Fälle entstammte sie aus der A. communicans anterior, in den übrigen 4% ging sie aus der A. cerebri anterior hervor. BERTA DE VRIESE betrachtet dieselbe als identisch mit der unpaaren A. cerebri anterior der Säugetiere.

Die auf einigen Arteriogrammen sichtbare HEUBNERsche Arterie entspringt bald aus der A. cerebri anterior, bald direkt aus dem Carotissyphon, manchmal aus einem gemeinsamen Stamm mit der A. chorioidea anterior. Nachdem sie eine nach vorne und außen konkave Krümmung beschrieben hat, tritt sie in den äußeren Winkel der Substantia perforata ant., verläuft von dort aus nach CRITCHLEYs Beschreibung nach oben und außen und versorgt den vorderen Teil des Nucleus caudatus, das vordere Drittel des Putamen, einen Teil des Globus pallidus und das vordere Segment der Capsula interna. Es handelt sich also, wie man sieht, um ein wichtiges Gefäß. Da es einen Verlauf hat, der dem der A. cerebri posterior etwa parallel, aber in entgegengesetzter Richtung geht, ist es auch als A. recurrens bezeichnet worden. Bisher besitze ich keinen Fall, bei dem diese Arterie bei arteriographischen Diagnosen in Frage gekommen wäre, aber es liegt nahe, daß sie unter bestimmten Verhältnissen von Bedeutung sein kann. Die HEUBNERsche Arterie gabelt sich, wie FERNANDO DE ALMEIDA feststellt, zuweilen auf, bevor sie ins Gehirn eindringt.

Arteria communicans anterior.

Zuletzt bespreche ich die Arterie, welche beide Aa. cerebri anteriores miteinander verbindet und welche im Carotisblutkreislauf von größter Bedeutung und von größtem arteriographischen Interesse ist. Zuerst werde ich mich mit der A. communicans anterior vom anatomischen Gesichtspunkt aus beschäftigen, wobei ich auf die Arbeit von FERNANDO DE ALMEIDA zurückgreife, der ihr ein eingehendes Studium gewidmet hat; alsdann werde ich die verschiedenen normalen arteriographischen Bilder, deren Auslegung sich nach dieser Besprechung leichter gestalten wird, würdigen. Es handelt sich um einen kurzen und gewöhnlich in der Einzahl vorhandenen arteriellen Stamm, welcher beide Aa. cerebri anteriores miteinander verbindet. Der genannte Autor fand ihn in 86% seiner Fälle. In den übrigen 14%, in denen die Arterie abwesend ist, fehlt trotzdem *nicht* eine Verbindung zwischen den beiden von den Aa. cerebri anteriores versorgten Gebieten: Wenn eine der Aa. cerebri anteriores sich in ihrem ersten Teil zu einem Ästchen reduziert, gabelt sich diejenige der kontralateralen Seite sobald sie an die Stelle gelangt, wo sich gewöhnlich die A. communicans anterior befindet. Einer der Äste überquert die Mittellinie und verteilt sich an die Innenseite der gegenüberliegenden Hemisphäre, wie wenn es der zweite Abschnitt der A. cerebri anterior jener Seite wäre; hier gesellt sich zu ihr das oben erwähnte Ästchen, welches die Verbindung zwischen beiden Systemen herstellt. CHIARURGI, CRITCHLEY und andere Autoren, die an einigen Leichen die A. communicans anterior nicht angetroffen zu haben angeben, unterrichten uns nicht über die Besonderheiten der Anordnung der Aa. cerebri anteriores in diesen Fällen, deren Kenntnis für das Verständnis des Kreislaufes beider Innenflächen unentbehrlich ist. FERNANDO DE ALMEIDA hebt folgende grundlegende Tatsache hervor. Er fand bei keiner Beobachtung absolute Unabhängigkeit beider Systeme untereinander. Sollte so etwas vorkommen, so müßte es eine seltene Ausnahme sein.

CRITCHLEY sagt in einer seiner Arbeiten über die A. cerebri anterior und ihre Syndrome, daß Blutversorgung beider Seiten durch eine einzige A. cerebri anterior nicht nur kongenital, sondern auch infolge pathologischer Prozesse vorkommen kann; einen seiner Fälle, in dem das zutraf, werde ich später noch anführen.

Derselbe Autor sagt, daß die A. communicans anterior undurchgängig sein kann, wobei es sich ebenfalls um eine Ausnahme handeln muß, zumal weder FERNANDO DE ALMEIDA noch andere Anatomen diese Anomalie gefunden haben. Die Variabilität in bezug auf Form, Richtung, Kaliber und Länge ist bei der A. communicans anterior sehr groß. Es ist nicht leicht, im Körper eine andere derart kurze Arterie mit so vielen Verschiedenheiten in der Anlage zu finden. Es genügt, Anatomielehrbücher nachzulesen, um die Abweichungen in der Beschreibung festzustellen. Was die Länge anbelangt — um ein Beispiel anzuführen — sagt SAPPEY, daß sie nicht über 2 mm hinausgeht. POIRIER gibt 2—3 mm an, CRUVEILHIER 3—5 mm, EHRMANN bis 8 mm, usw. Nur große Statistiken und vielleicht sogar die Bestimmung bei verschiedenen Rassen können mehr oder weniger genaue mittlere Werte liefern.

Die A. communicans anterior ist meist ein querverlaufendes Gefäß, das an den Mittelstrich eines H erinnert, dessen vertikale Striche die beiden Aa. cerebri anteriores sind. Dieses Bild ist jedoch nicht konstant. Die A. communicans anterior kann die beiden Gefäße in schräger Richtung miteinander verbinden, wobei ihr Ursprung bald links, bald rechts höher liegt. Zuweilen bildet das Gefäß in der Horizontalebene ein S, seine Mündungen in die entsprechenden Aa. cerebri können hintereinander liegen. Auf ihrem kurzen Wege kommt die Arterie manchmal vor das Chiasma opticum zu liegen, manchmal etwas dahinter, in einigen Fällen liegt sie dem vordersten Teil der oberen Fläche des Chiasmas unmittelbar an. Die Messungen des portugiesischen Autors ergaben in der Mehrzahl der Fälle (74%) eine Länge von 1,5—3,5 mm. In 15% der Fälle schwankt sie zwischen 0,5 und 1 mm und in 11% zwischen 4 und 5 mm.

Ihr Durchmesser ist, wie sich aus dem eben Gesagten ergibt, sehr wechselnd; in einigen Fällen ist es sehr schwer, eine auch nur annähernd genaue Messung vorzunehmen. Dieses Verhalten kann auch die Ursache der vorhin erwähnten Uneinigkeit der Anatomen sein. FERNANDO DE ALMEIDAs Beobachtungen ergaben folgende Zahlen: dünner als 1 mm war das Gefäß in 6%, 1—2,5 mm in 84% und 3 mm in 10% der Fälle, woraus geschlossen werden kann, daß die A. communicans anterior in der Mehrzahl der Fälle ein genügend großes Kaliber besitzt, um eine starke Verbindung zwischen beiden Aa. cerebri anteriores zu gewährleisten. Fadenförmige Communicantes sind selten.

Obwohl ihr Verlauf ein kurzer ist, gibt die A. communicans anterior in 40% der Fälle Kollateralen ab. Unter diesen gehen in 26% 2 oder 3 zueinander parallel verlaufende Ästchen senkrecht ab, nach einer gewissen Strecke erreichen sie eines der benachbarten Gebilde, wo sie verschwinden. In anderen Fällen (4%) strahlen die Kollateralen wie ein Pinsel von einer Stelle der A. communicans aus. In 10% der Fälle existiert eine verhältnismäßig weite Kollaterale, welche sich nach vorne begibt und dabei das Genu corporis callosi umgibt. Es handelt sich um die A. mediana corporis callosi, welche ich bereits erwähnte. Ist die A. communicans doppelt oder dreifach, so gehen die Kollateralen von irgendeinem der Äste ab. Diese kann man nach ihrer topographischen Beziehung zur Arterie, aus der sie entstammen, als anteriores, superiores und posteriores bezeichnen. Zu den Collaterales anteriores gehört die A. mediana corporis callosi, welche, wie gesagt, nach Umfassen des Knies Kollateralen an eine oder

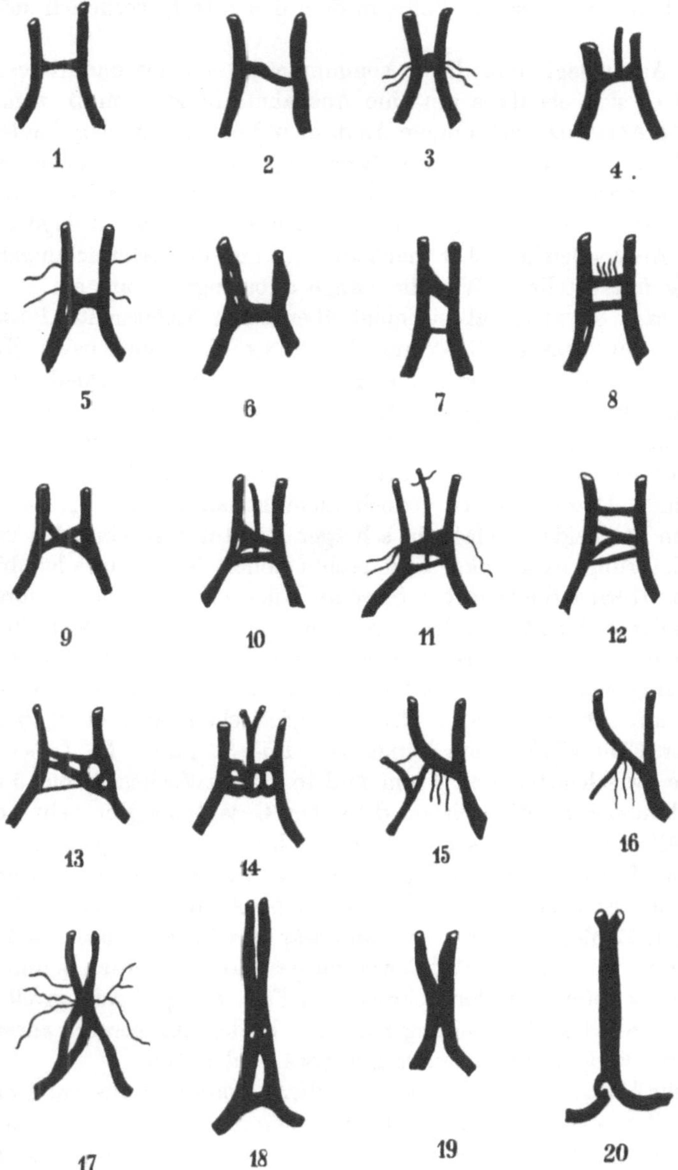

Abb. 34. Varianten der A. communicans anterior. (Nach DE ALMEIDA.)

beide Hemisphäreninnenflächen abgibt. Die Collaterales superiores verlaufen zu den Hirnbasisgebilden, welche unmittelbar über der A. communicans anterior liegen, d. h. dem vorderen Teil des Caput nuclei caudati, der Commissura anterior, dem Genu corporis callosi, dem Septum pellucidum usw. Die stets fadenförmigen Collaterales posteriores verlaufen fächerförmig nach hinten und unten und enden am vorderen und oberen Ende des Chiasma opticum. Die untere Fläche der A. communicans anterior gibt im allgemeinen keine Kollateralen ab.

Die Variationen der A. communicans anterior sind, wie gesagt, sehr zahlreich. Anstatt mich bei ihrer Beschreibung aufzuhalten, ziehe ich die Wiedergabe der interessanteren und aufschlußreicheren Schemata aus FERNANDO DE ALMEIDAS Arbeit vor. Auf den ersten vier (Abb. 34) sieht man die klassische Form der Communicans anterior: quer und geradlinig (1), S-förmig (2), zu einer Art Hohlkugel reduziert (3) und geradlinig, wobei die A. callosa mediana aus ihr entspringt (4). Die folgenden vier Schemata sind schon etwas komplizierter: In Nr. 5 und 6 ist die A. communicans anterior noch einfach, aber die A. cerebri anterior der einen Seite teilt sich, um sich kurz darauf wieder zu vereinigen, so daß das Bild eines Knopfloches entsteht. Nr. 7 und 8 zeigen doppelte Aa. communicantes, letztere mit einem Knopfloch der A. cerebri anterior, wobei die Aa. communicantes geradlinig verlaufen. Bei 9 und 10 sind die Verhältnisse noch verwickelter, da bei 10 die A. collateralis mediana aus einer der Communicantes hervorgeht. Das Schema Nr. 11 zeigt eine große Anzahl von Kollateralen mit zwei Communicantes anteriores; Nr. 12, 13 und 14 weisen noch komplizertere Bilder mit mehreren Communicantes von mehr oder weniger gewundener Form auf.

Die Schemata Nr. 15 und 16 zeigen Abwesenheit der A. communicans anterior; aber, wie FERNANDO DE ALMEIDA sagt, man sieht, wie der Zusammenhang zwischen den Gefäßnetzen beider Hemisphären durch eine auf beiden Schemata sehr klare Verbindungsarterie aufrechterhalten wird.

Die Schemata Nr. 17, 18, 19 und 20 endlich stellen abnorme Formen dar, bei denen die beiden Aa. cerebri anteriores verschmelzen: bei Nr. 17 auf regellosem Wege, wobei eine der Aa. cerebri anteriores eine Schlinge oder ein Knopfloch bildet; bei Nr. 18 mit der Eigentümlichkeit, daß außer einer A. communicans anterior von klassischem Typus (Querstrich des H) eine etwas höher gelegene Verschmelzung beider Aa. cerebri anteriores, welche sich kurz darauf wieder trennen, besteht; bei Nr. 19 und 20 in einer einfachen Verbindung mit ausgesprochenerer Verschmelzung beider Aa. cerebri anteriores, welche die A. communicans ersetzt. Die beiden letzten Schemata entstammen nicht Beobachtungen F. DE ALMEIDAS; Nr. 19 ist von BAPTISTA, Nr. 20 von HASCHE.

Diese Darlegung der anatomischen Verhältnisse war zum Verständnis der Mannigfaltigkeit, mit der sich die Aa. cerebri anteriores auf Arteriogrammen vorfinden, notwendig. Ich habe 800 Arteriogramme von 400 Patienten methodisch untersucht. Für diese Statistik verwandte ich 796 mit Thorotrast und 4 mit Jodnatrium gewonnene Arteriogramme. Mit der letztgenannten Kontrastflüssigkeit konnte ich die A. cerebri anterior zwar bisweilen darstellen, wie auf der aus dem Jahre 1928 stammenden Abb. 35 ersichtlich ist. Oft jedoch waren diese Arterien nicht sichtbar, sei es, weil zu wenig Kontrastflüssigkeit — 5 ccm — injiziert war, sei es, weil die Jodlösung leichte Spasmen hervorgerufen hatte, welche bei dünnen Arterien das Einströmen der Kontrastflüssigkeit erschweren können. Vor allem kommt es verhältnismäßig selten vor, daß man die A. cerebri anterior auf den Arteriogrammen beider Seiten sehen kann. Es ist möglich, daß in einigen Fällen, bei welchen die A. cerebri anterior auf einer Seite nicht zu sehen ist, diese tatsächlich nicht existiert. Da eine Verbindung zwischen

den beiden Arterien besteht, kommt es jedoch vor, daß die Kontrastflüssigkeit
von einer Seite auf die andere gelangt. Außerdem sieht man auf vielen Arteriogrammpaaren nur die A. cerebri anterior einer Seite, und zwar auf Grund einer
technischen Unzulänglichkeit bei der Herstellung des Filmes der anderen Seite.
Ich würde einen großen Fehler begehen, wenn ich diese Fälle in der Statistik
als solche von Fehlen einer A. cerebri anterior führen würde. Ich zählte aber
die Arteriogrammpaare dort, wo, wenn auch die A. cerebri anterior einer Seite
nicht zu sehen war, zwei Aa. cerebri anteriores auf der gegenüberliegenden
Seite vorhanden waren und sich auf beide Hemisphären verteilten. Auf diese
Weise wird die oben genannte Fehlerquelle abgeschwächt und fast beseitigt.

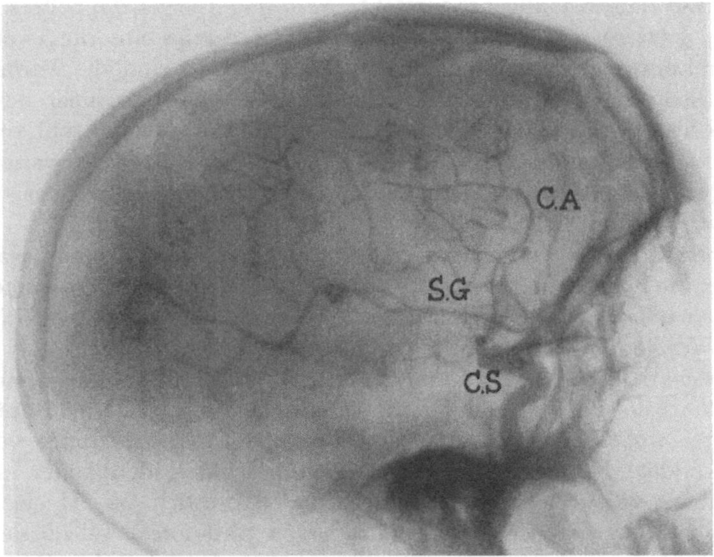

Abb. 35. Gute Sichtbarkeit der A. cerebri anterior bei einem mit Jodnatrium ausgeführten Arteriogramm.
C.S. Carotissyphon; *S.G.* Sylvische Gruppe; *C.A.* A. cerebri anterior.

Seitdem wir das Thorotrast verwenden, ist es leichter, die A. cerebri anterior
beider Seiten zu sehen; daher wurden in meiner Statistik fast alle mit diesem
Mittel erzielten Arteriogramme verwertet. Fälle von Geschwülsten und Hirnaneurysmen wurden nicht ausgenommen, falls sie die Anordnung der Gefäßverteilung der medialen Flächen beider Hemisphären nicht verändern.
Wir stellten auf 800 Arteriogrammen beider Seiten (400 Patienten) folgende
Verteilung[1] der Aa. cerebri anteriores, besonders der Aa. pericallosae, fest:
1. Je eine A. cerebri anterior auf beiden Seiten bei 220 Arteriogrammpaaren
= 55% (s. Abb. 36 und 37). 2. Zwei Aa. cerebri anteriores auf einer Seite und
eine auf der gegenüberliegenden Seite bei 102 Arteriogrammpaaren = 25,5%
(s. Abb. 38 und 39). 3. Je zwei Aa. cerebri anteriores auf beiden Seiten bei
38 Arteriogrammpaaren = 9,5% (s. Abb. 40 und 41). 4. Zwei Aa. cerebri anteriores auf einer Seite und keine auf der gegenüberliegenden Seite bei 29 Arteriogrammpaaren = 7,25% (s. Abb. 42 und 43). 5. Eine einzige auf beiden Seiten
sichtbare A. cerebri anterior bei 6 Arteriogrammpaaren = 1,5% (s. Abb. 44

---

[1] Über rechts und links habe ich keine Feststellungen gemacht.

und 45). 6. Eine einzige nur auf einer Seite sichtbare A. cerebri anterior bei 5 Arteriogrammpaaren = 1,25% (s. Abb. 46 und 47).

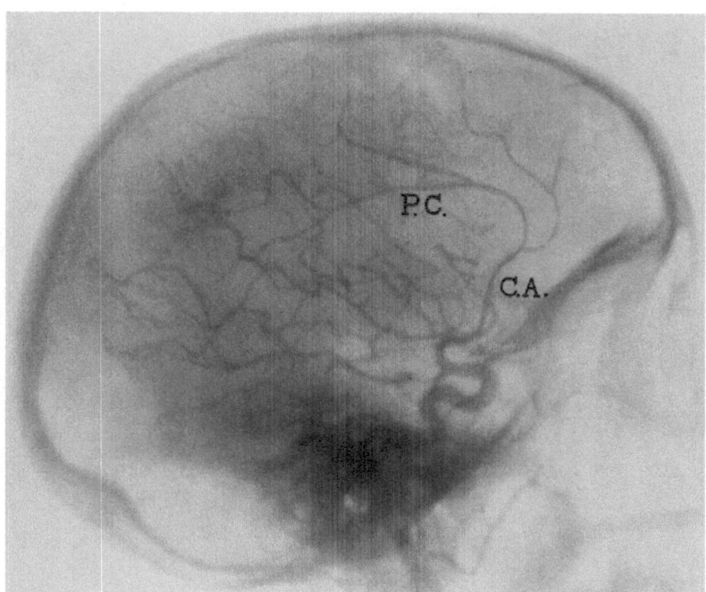

Abb. 36. Normales Arteriogramm. *C.A.* A. cerebri anterior; *P.C.* A. pericallosa. Die A. cerebri post. ist sichtbar.

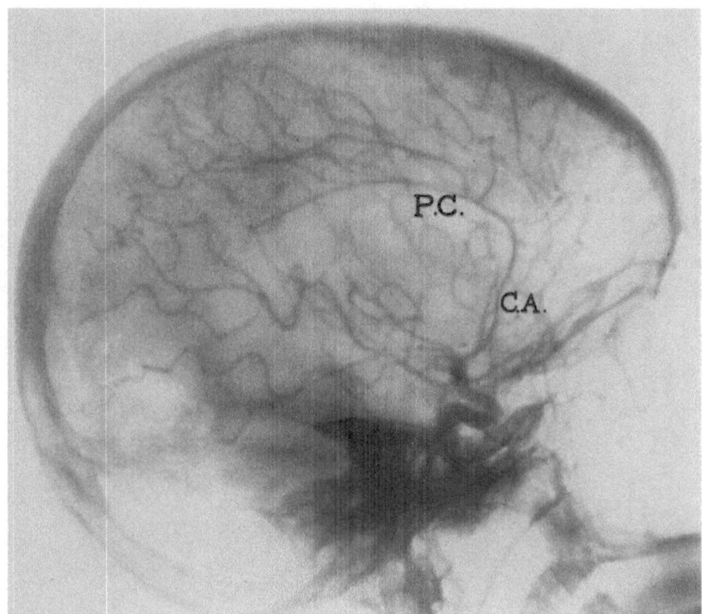

Abb 37. Normales Arteriogramm. *C.A.* A. cerebri anterior; *P.C.* A. pericallosa.

Bei 4. besteht die Anordnung von Nr. 15 und 16 der Abb. 34, wo sich einer der Arterienäste aufteilt und zwei Aa. cerebri anteriores sowie die A. pericallosa für beide

6*

Hemisphäreninnenflächen abgibt, während der gegenüberliegende Ast ein kleines Gefäß ist, welches mit dem für die Fläche der Hemisphäre seiner Seite bestimmten Ast der

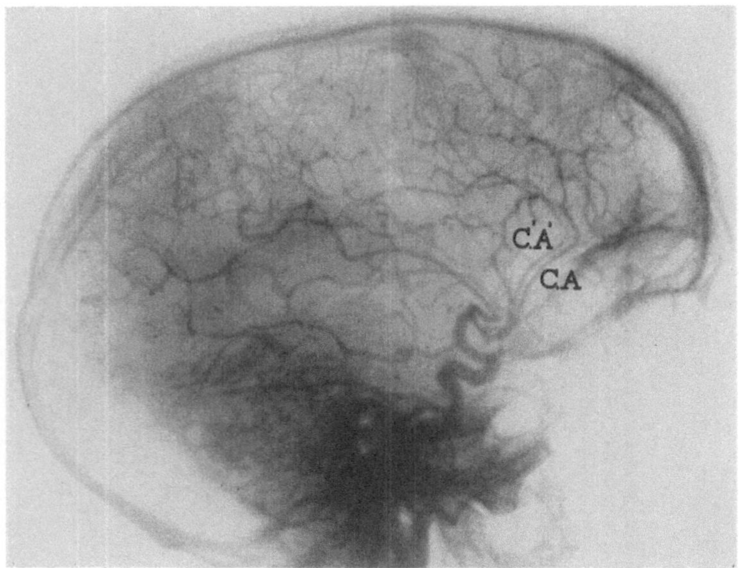

Abb. 38. Rechtsseitiges normales Arteriogramm mit zwei Aa. cerebri anteriores (*C A.* und *C'.A'.*).

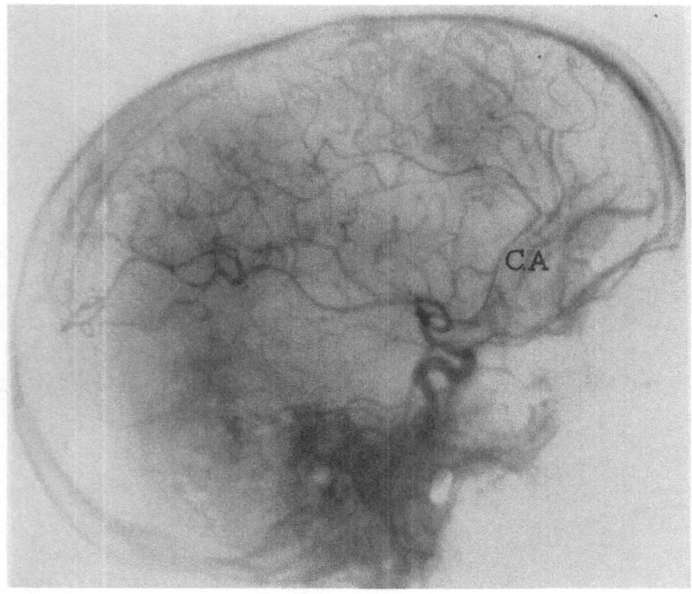

Abb. 39. Derselbe Fall wie auf Abb. 38 Linksseitiges Arteriogramm mit nur einer A. cerebri anterior (*C.A.*).

A. cerebri anterior verbunden ist, durch welchen aber die Kontrastflüssigkeit wohl
in genügender Menge fließen kann, um das entsprechende Gefäß für Strahlen undurchlässig zu machen.

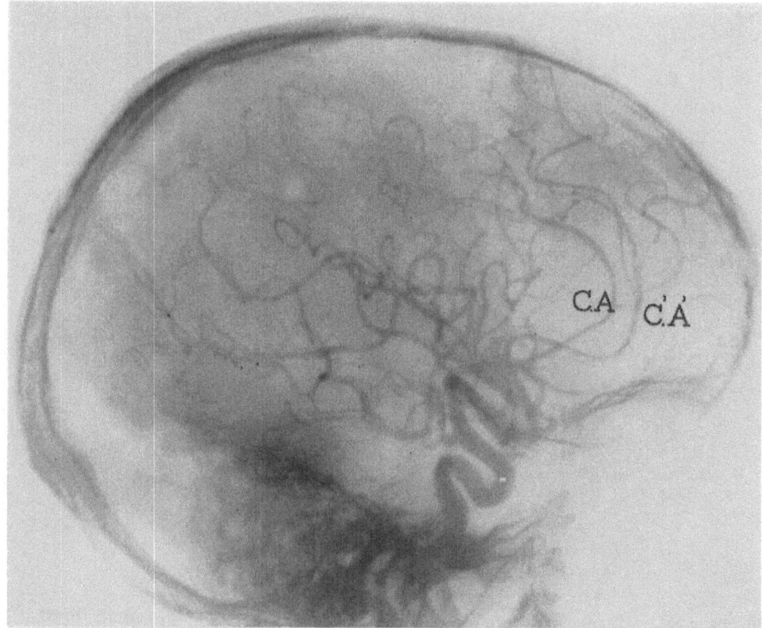

Abb. 40. Rechtsseitiges Arteriogramm mit zwei Aa. cerebri anteriores (*C.A.* und *C'.A'.*).

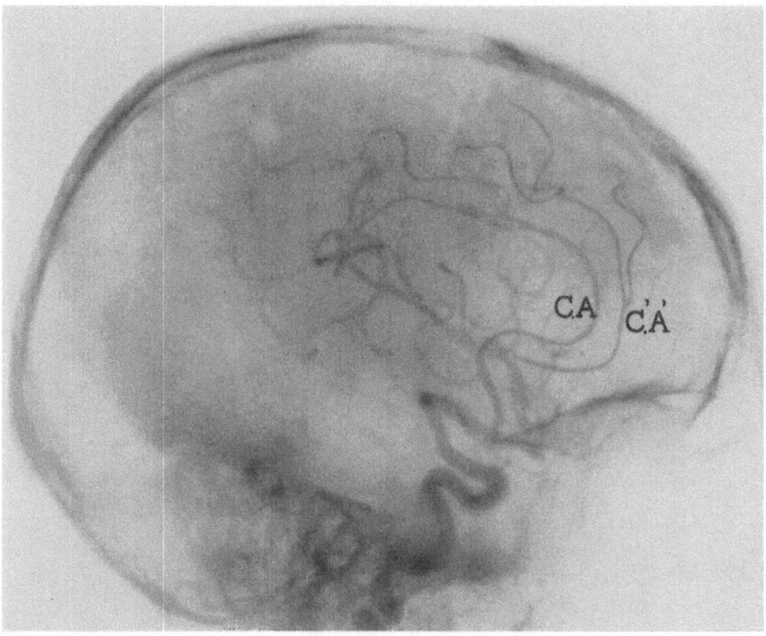

Abb. 41. Derselbe Fall wie auf Abb. 40. Linksseitiges Arteriogramm, ebenfalls mit zwei Aa. cerebri anteriores; (*C.A.* und *C'.A'.*).

Bei 5 und 6 ist es sehr wahrscheinlich, daß es sich um Fälle von einer auf beiden Seiten oder nur auf einer Seite für die Carotiseinspritzung durchlässigen A. mediana corporis callosi handelt, deren Kapazität das Kaliber der Aa. cerebri anteriores, welche sich zu

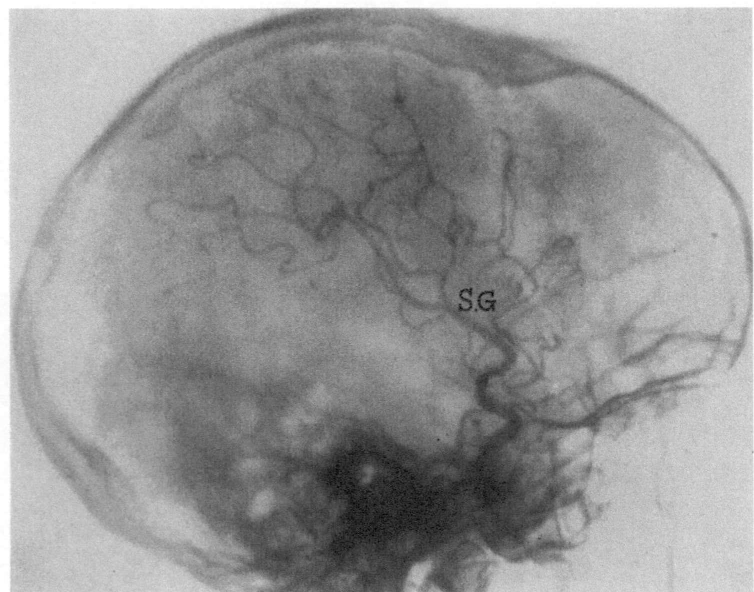

Abb. 42. Rechtsseitiges Arteriogramm ohne A. cerebri anterior. *S.G.* SYLVIsche Gruppe.

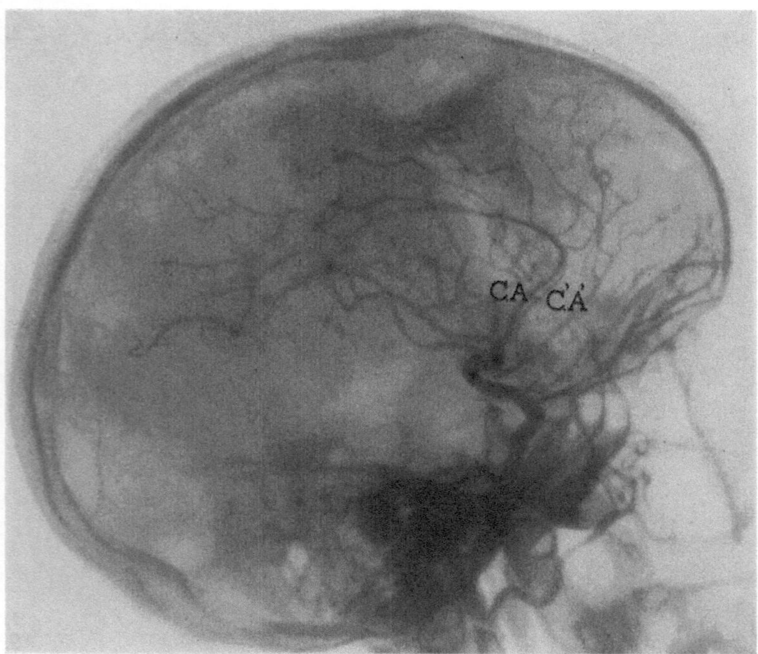

Abb. 43. Derselbe Fall wie auf Abb. 42. Linksseitiges Arteriogramm mit zwei Aa. cerebri anteriores (*C.A.* und *C'.A'.*).

ihrem normalen Endgebiet begeben, übertrifft. Einige unter diesen Arteriogrammen (Abb. 44 und 45 und Abb. 46 und 47) können durch die Technik der Einspritzung modifiziert worden sein (Menge, Kraftaufwand, mit dem sie gegeben wurde, usw.), denn — das muß ich noch

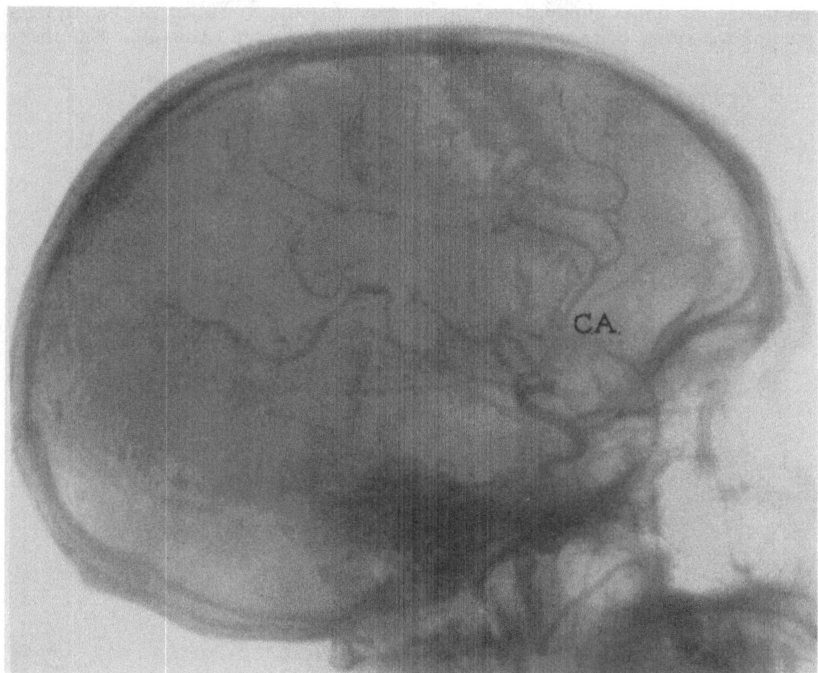

Abb. 44. Rechtsseitiges Arteriogramm mit der A. cerebri anterior (*C.A*).

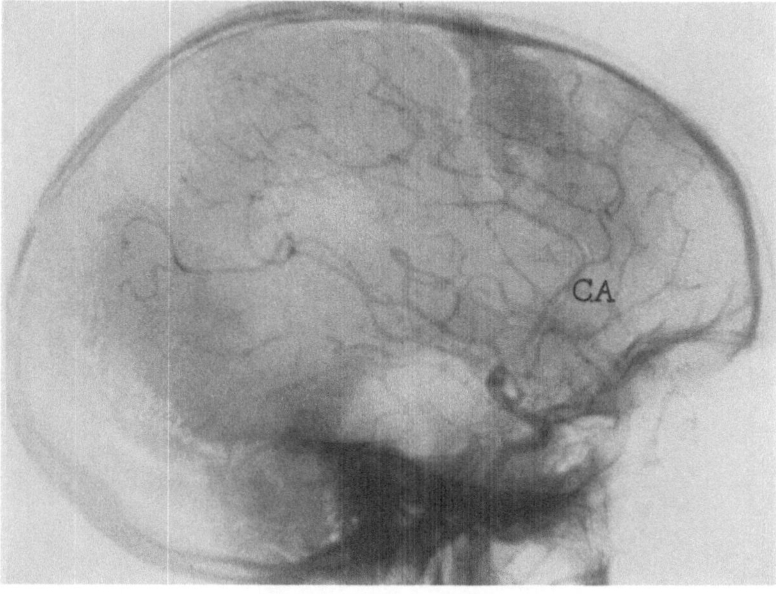

Abb. 45. Derselbe Fall wie auf Abb. 44. Linksseitiges Arteriogramm. A. cerebri anterior
(*C.A.*) von genau demselben Aussehen wie auf Abb. 44.

einmal betonen — man kann sich nicht absolut darauf verlassen, diese Arterien stets mit
der intracarotidianen Injektion schattendicht zu machen. In der Deutung dieser letzten

Gruppe mache ich daher einige Einschränkungen. In einigen Fällen sieht man 2 Aa. pericallosae auf der einen Seite und 3 auf der gegenüberliegenden (Abb. 48). Ein anderes Mal

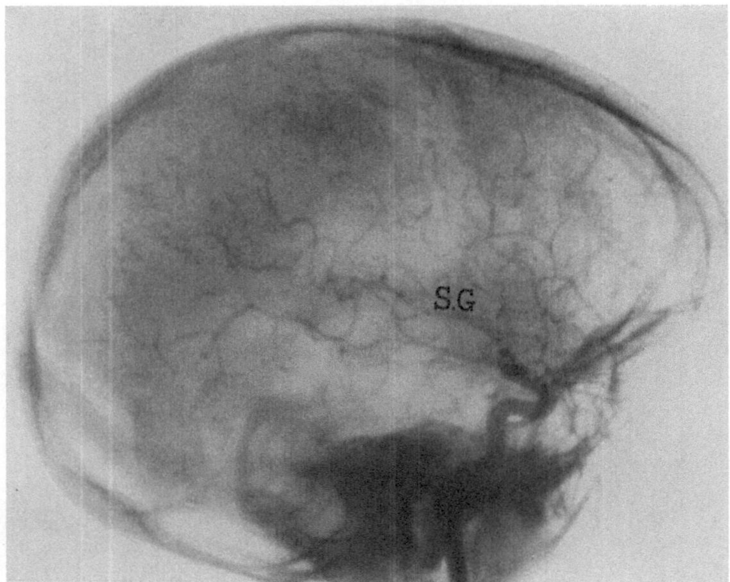

Abb. 46. Rechtsseitiges Arteriogramm ohne A. cerebri anterior. *S.G.* SYLVIsche Gruppe.

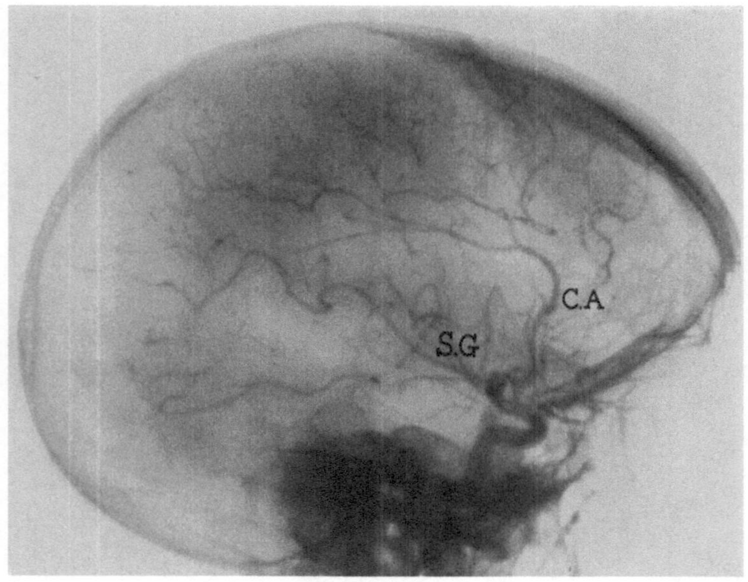

Abb. 47. Derselbe Fall wie auf Abb. 46. Linksseitiges Arteriogramm mit einer gut dargestellten A. cerebri anterior (*C.A.*). *S.G.* SYLVIsche Gruppe.

wiederum erscheint auf der einen Seite an Stelle der A. pericallosa eine Gruppe von dünnen, parallellaufenden Gefäßen (Abb. 49).

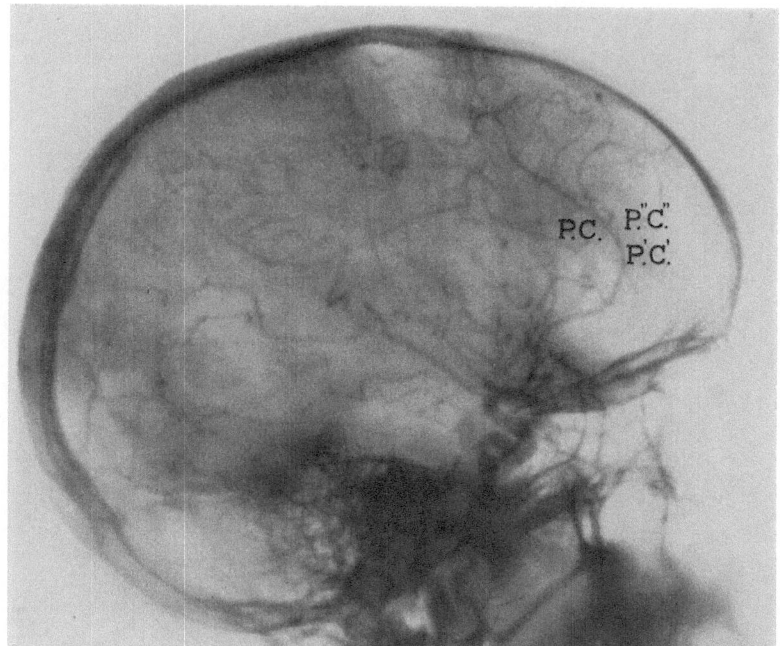

Abb. 48. Arteriogramm mit drei Aa. pericallosae (*P.C.*, *P'.C'.*, *P".C".*).

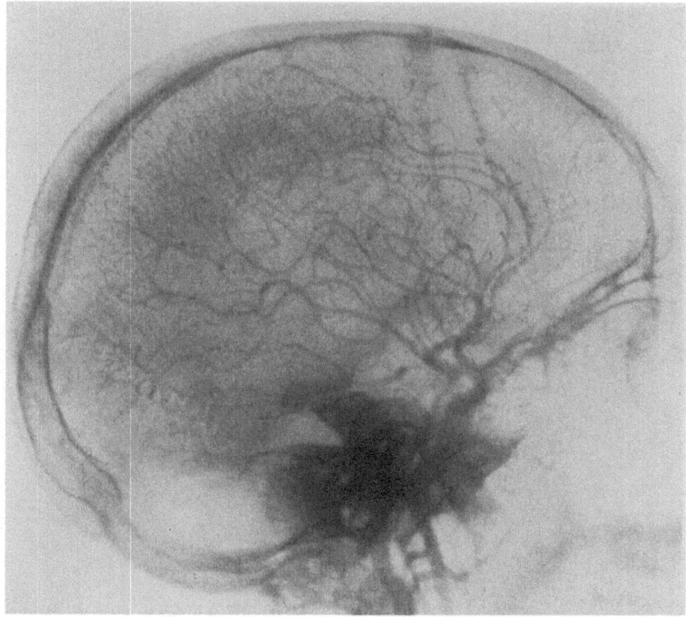

Abb. 49. Arteriogramm mit einer A. cerebri anterior, die sich in eine Gruppe
von dünnen parallelen Gefäßen aufteilt.

Sieht man zwei Aa. cerebri anteriores auf einer Seite und eine auf der gegenüberliegenden,
so gibt es zwei Möglichkeiten: Entweder sind sie in ihrer Verlaufsform verschieden und die

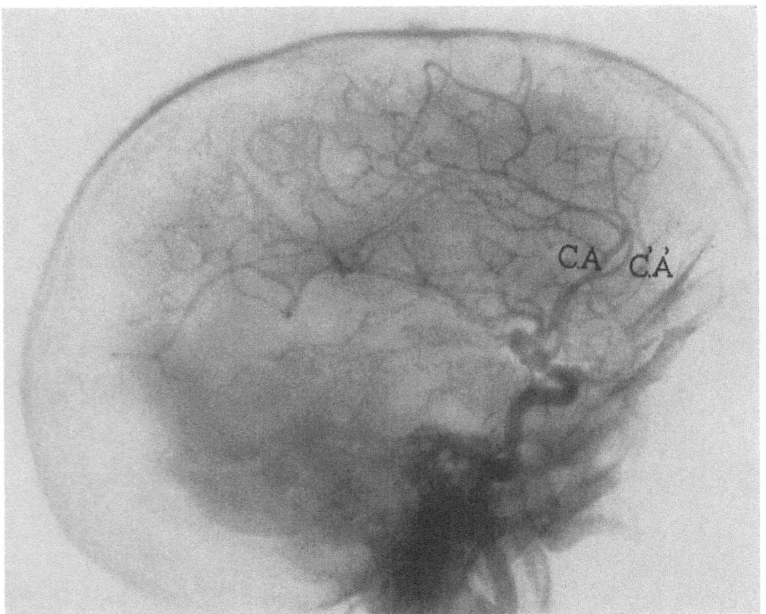

Abb. 50. Linksseitiges Arteriogramm mit zwei Aa. cerebri anteriores (*C.A.* und *C'.A'.*).

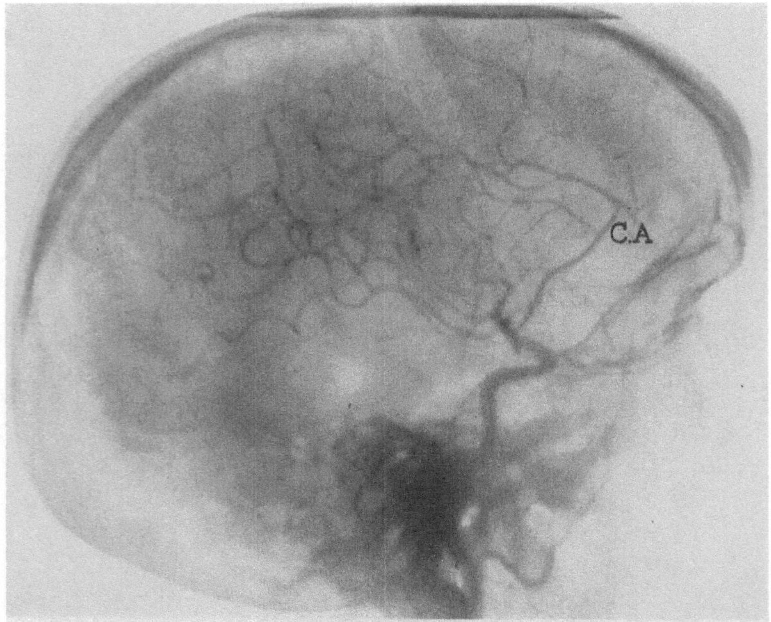

Abb. 51. Derselbe Fall wie auf Abb. 50. Rechtsseitiges Arteriogramm mit nur einer A. cerebri anterior (*C.A.*), deren Bild demjenigen der einen A. cerebri anterior der Abb. 50 gleicht.

Aufgabelung der A. cerebri anterior der einen Seite hat stattgefunden (Abb. 38 und 39) oder die einzige Arterie der einen Seite gleicht einer der gegenüberliegenden Seite (Abb. 50 und 51). In diesem Falle war die A. communicans anterior von der einen Seite aus für Thorotrast durchlässig, so daß eine der Einspritzungen beide Aa. cerebri anteriores darstellte, während die auf der gegenüberliegenden Seite nur die A. cerebri anterior derselben Seite erreichte. Dies kann verursacht werden durch abnorme Form der Communicans oder durch Änderung im Verhältnis des Blutdruckes der beiden Hirnhemisphären, wobei der Widerstand durch die A. communicans anterior, wenn die Einspritzung auf der einen Seite gegeben wird, leichter zu überwinden ist, als wenn sie auf der anderen Seite gegeben wird.

Werden auf beiden Seiten je zwei Aa. cerebri anteriores angetroffen, so bemerkt man zuweilen auch Unterschiede, was mit der Aufgabelung der A. cerebri anterior der einen

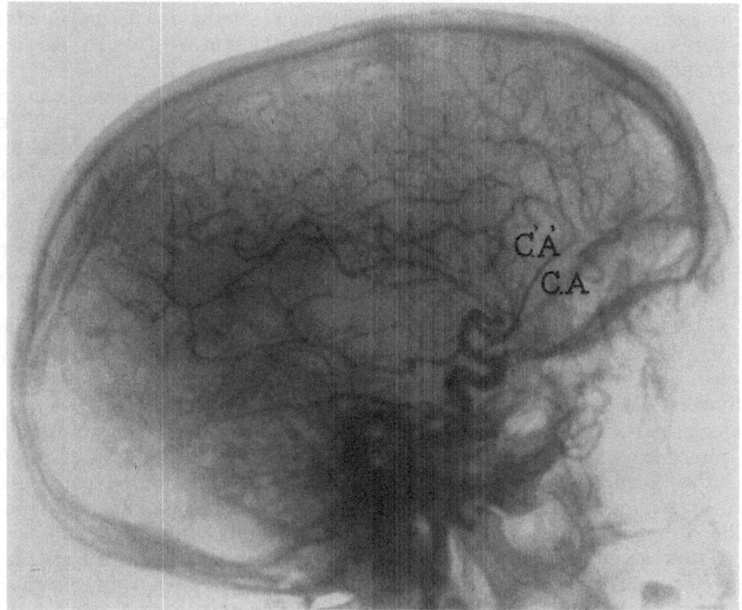

Abb. 52. Arteriogramm mit zwei Aa. cerebri anteriores (*C.A.*, *C'.A'.*), deren eine viel starker erscheint.

Seite, welche einen Ast an die Hemisphäreninnenfläche der gegenüberliegenden Seite abgibt, in Zusammenhang steht.

Sind zwei Aa. cerebri anteriores rechts und links sichtbar, so besteht manchmal ein ausgesprochener Unterschied in der Intensität ihrer Zeichnung (Abb. 52), was darauf hindeutet, daß diese Gefäße verschiedenen Ebenen angehören.

Die Vasomotilität des Gehirns.

Vor Abschluß dieser Ausführungen über die Deutung und Identifizierung der Arterien auf arteriographischen Filmen möchte ich einige Worte über eine mögliche Ursache von Störung des Arterienbildes sagen, nämlich über den Vasomotoreneinfluß im Gehirn, der lange Jahre hindurch angezweifelt wurde, aber heutzutage von allen Neurologen anerkannt wird. Wegen des Wechsels der psychischen Tätigkeit, welche zum Teil durch eine sehr empfindliche Vasomotorentätigkeit bedingt sein muß, seit langem vermutet, fand die Tatsache der Vasomotorenwirkung im Gehirn auch in vielen klinischen Tatsachen ihre Begründung.

Die Beobachtungen an Gehirnen Trepanierter, die Versuche von Mosso und andere direkt festgestellte Tatsachen standen im Gegensatz zu den früheren Behauptungen der Histologen, daß Hirngefäße keine vasomotorischen Fasern enthielten und somit eine Aus-

nahme gegenüber den anderen Körpergefäßen bildeten. Andererseits betonen manche
Physiologen, daß Hirngefäße nicht durch Adrenalin oder andere pharmakodynamische
Mittel gereizt werden könnten.

Die neurologische Klinik widersprach diesen Lehren. Man kannte intermittierende
Lähmungen, vorübergehende Aphasien und Hemianopsien, welche nur durch Arterien-
spasmen erklärt werden konnten. Es war allgemein bekannt, wie oft vorübergehende
Anfalle von Hemiplegie oder Aphasie einem thrombotischen Hirnarterienverschluß voran-
gehen. Es sind Prodromalsymptome, die nur in Angiospasmen, als Vorboten schwererer
Störungen ihre Erklärung finden. Die Epilepsie, die Migrane, die so häufig mit Lähmungen
während der heftigeren Schmerzanfälle einhergeht und, wie TINEL sagt, als reflektorische
Phänomene bezeichnet werden können, usw., lieferten eine Reihe von Gründen zugunsten
der Theorie der Vasomotorenwirkung im Gehirn. Es gibt Autoren, welche sogar einige
hysterische Symptome mit solchen funktionellen Gefäßstörungen in Zusammenhang bringen
wollen. TINEL vertritt die Bedeutung von Angiospasmen bei paroxystischen Erscheinungen
der Encephalitis lethargica und besonders bei okulogyren Anfállen. In der Tat können sie
mit Gefäßspasmen hervorrufenden Mitteln ausgelöst werden und wieder zum Verschwinden
gebracht werden, wenn man durch Amylnitrit, künstlich herbeigeführten Schlaf, durch den
okulokardialen Reflex oder durch anhaltende Kompression der Venae jugulares eine Gefäß-
erweiterung hervorruft (TINEL). Einen noch wichtigeren Hinweis auf Vasomotorenwirkungen
im Gehirn bilden die ophthalmoskopisch festgestellten angiospastischen Verengerungen
der A. centralis retinae bei anfallsweiser Erblindung. Wir wissen ja, daß die Arterien des
Gehirns und der Retina sich ähnlich verhalten.

All dies würde als wissenschaftlicher Beweis noch nicht genügen. Die Gewißheit des
Bestehens einer Vasomotorenwirkung im Gehirn brachten physiologische Beobachtungen
an Trepanierten, die Untersuchung der Piagefäße sowie die Wirkung von direkt oder durch
Inhalation (Sauerstoff) in den Kreislauf eingeführten Substanzen.

Der histologische Nachweis von Nervenfasern in den Wänden der Hirnarterien bestätigte
vollauf alle physiologischen Forschungen und die oben angeführten klinischen Schlußfolgerungen. Das Vorhandensein solcher Fasern wurde lange hindurch geleugnet. Die
interessanten Forschungen von PH. STÓHR und spáter die von CLARK und PENFIELD
bestätigten die vorangegangenen Arbeiten von KÖLLIKER, GULLAD und HUBER über diesen
Gegenstand. TINEL konnte sogar bei feinen und feinsten Hirnarterien ihre Existenz nachweisen. Diese Nervenfasern begleiten die Gefäße bis zu ihren feinsten Verzweigungen. Sie
werden im ganzen Verlauf der Arterien der SYLVIschen Gruppe, der A. cerebri anterior,
der A. communicans anterior und der Arterien der hinteren Schädelgrube angetroffen. Man
beobachtet sie an den Arteriolen, welche in der Pia mater das verwickelte Gefäßknäuel
bilden, dessen Äste senkrecht in die Rindensubstanz eindringen (PENFIELD).

Diese kurze Abschweifung führt uns zu der Frage, ob Gefäßspasmen, welche
die in die Carotis eingespritzte Kontrastflüssigkeit hervorrufen könnte, die
Deutlichkeit des Arteriogramms wesentlich verändern können. Ich glaube
nicht, daß dies bei Thorotrast der Fall ist; nichts spricht dafür. Bei Anwendung
von Jodnatrium blieben einige Zweifel, besonders bei älteren Menschen, in
bezug auf die Aa. cerebri anteriores, die A. communicans anterior und die
Aa. pericallosae. Aber wir haben keine konkreten und einwandfreien Anhaltspunkte, um die Existenz solcher Einwirkungen mit Sicherheit behaupten zu
können. In dieser Arbeit durfte ich jedoch nicht unterlassen, einen Einwand
anzuführen, der erhoben werden könnte und über den, besonders in bezug auf
die kleinen Hirngefäße, eine endgültige Ansicht meiner Meinung nach vorläufig
nicht ausgesprochen werden kann.

Die Carotis externa.

Um das Arteriennetz der Carotis externa zu erforschen, injizierte ich diese
Arterie sowohl an der Leiche als auch beim Lebenden. Es war notwendig, sich
eine gute Vorstellung der entsprechenden arteriographischen Bilder zu ver-

schaffen, um bei einem Zusammentreffen mit denen der Verzweigungen der
Carotis interna auf derselben Schädelprojektion Verwirrungen zu vermeiden,
welche nicht entstehen können, falls man große Erfahrung in der Deutung
von Arteriogrammen besitzt. Die Injektion in die Carotis communis gestattet
manchmal die Darstellung der Arteriennetze beider Carotiden. Die Arterien
des Gehirns erscheinen fast immer früher als die Endäste der Carotis externa.
Ist das nicht der Fall, so besteht — falls die Einspritzung richtig gemacht
wurde — Verdacht auf ein Hindernis im Carotis-interna-Kreislauf. Normalerweise erscheinen die aus der Carotis externa stammenden Gefäße nach Einspritzung von 10—12 ccm Thorotrast in die Carotis communis nicht vor Ablauf

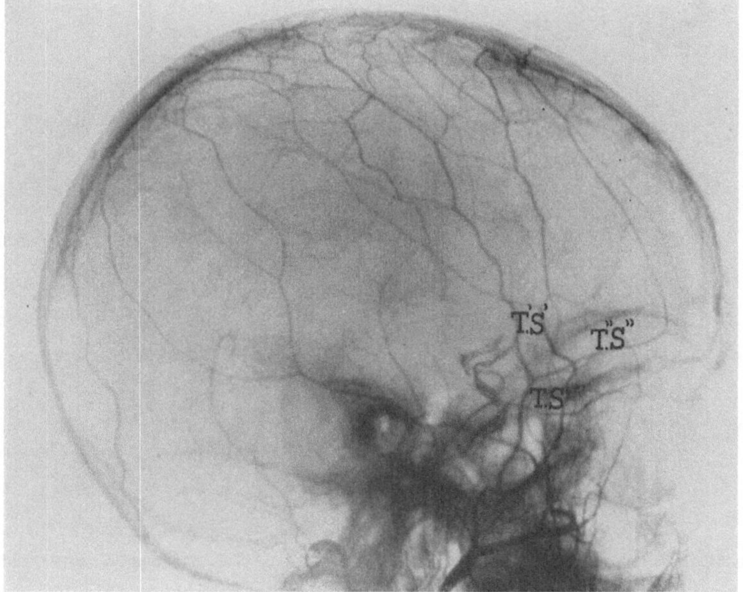

Abb. 53. Arteriogramm der Carotis externa bei der Leiche. *T.S.* A. temporalis superficialis.
T'.S'. Vorderer Ast. *T''.S''.* Hinterer Ast.

einer Sekunde nach der Injektion, manchmal noch später, d. h. nach Aufnahme
des ersten Filmes, der uns das Hirnarteriogramm lieferte. Oft sind die Endäste
der Carotis externa, d. h. die Aa. meningeae und die Temporalis superficialis
nicht sichtbar. Letztere ist jedoch leichter darstellbar als die Aa. meningeae.
Die Kontrastsubstanz erreicht sicherlich diese Arterien, aber manchmal in ungenügender Menge, um sie schattendicht zu machen.

Werden Filme in Abständen von einer Sekunde aufgenommen, so können
diese Arterien nicht immer, wenigstens nicht immer klar gesehen werden; man
sieht jedoch stets 5 oder 6 Sekunden nach der Injektion, wie das Thorotrast
durch die Capillaren der Schädelweichteile, der Hirnhäute und des Gesichtes
hindurchströmt. Diesen Gegenstand werde ich später besprechen, wenn ich
mich mit der Strömungsgeschwindigkeit im Kopfe an Hand von angiographischen
Serien befassen werde (s. Kap. XII).

Die aus der Carotis externa hervorgehenden Arterien, welche uns besonders
interessieren, können auf dem angiographischen Film des Schädels projiziert

werden, insbesondere die A. temporalis superficialis, Endast der Carotis externa, und die Meningeae, welche aus einem anderen Endaste derselben Arterie, der Maxillaris interna, entspringen.

Die A. temporalis superficialis hat stets dasselbe Aussehen, sowohl an der Leiche (Abb. 53) wie am Lebenden (Abb. 54). Sie teilt sich in zwei Äste auf: einen vorderen, welcher die äußeren Weichteile des Schädels, besonders in der Frontalregion mit Blut versorgt, und einen hinteren, welcher bis zum mittleren Abschnitt der Parietalregion ansteigt. Wird die Einspritzung der Kontrastflüssigkeit kräftig gemacht, so sieht man zuweilen die Kollateralen der A. temporalis superficialis, insbesondere bei direkter Einspritzung in die Carotis externa.

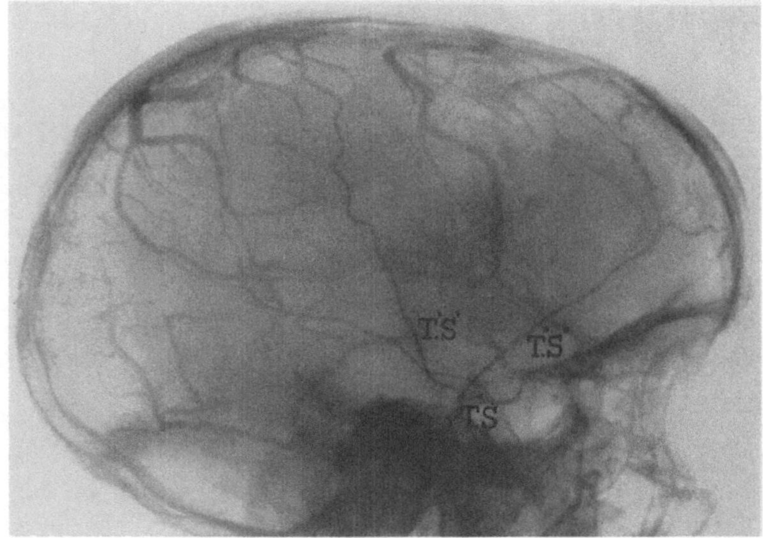

Abb. 54. Arteriogramm der Carotis externa beim Lebenden. *T.S.* A. temporalis superficialis. *T′ S′*. Vorderer Ast. *T″.S″*. Hinterer Ast.

Die Aufteilung dieser Arterie erfolgt, wie schon angeführt wurde, in sehr verschiedenen Höhen. Entweder findet sie oberhalb der Schädelbasis statt (Abb. 54) oder wesentlich tiefer (Abb. 55), so daß ihre beiden Äste getrennt, wenn auch in derselben Richtung, auf dem Film projiziert werden. Diese Arterienäste haben eine typische Zickzackform, besonders in ihrem peripheren Abschnitt. Diese Eigenschaft ist neben der Richtung ihrer Äste ein wichtiges Unterscheidungsmerkmal. Die A. occipitalis posterior externa hat ebenfalls eine Zickzackform, kann aber zu Zweifeln bei der Identifizierung keinerlei Anlaß geben (Abb. 56).

Unter den Aa. meningeae ist die *Meningea media* — die A. sphenospinosa einiger Autoren — die wichtigste. Man kann sie entweder durch Injektion direkt in die Carotis externa oder in die Carotis communis darstellen. Die Verteilung der A. meningea media ist sehr veränderlich; doch bietet ihre Unterscheidung von Hirnarterien, falls diese auf demselben Film sichtbar sein sollten, keine Schwierigkeiten. Ihr Kaliber ist viel geringer und bleibt außerdem mit kleinen Schwankungen auf eine verhältnismäßig lange Strecke das gleiche. Andererseits ist ihre Anordnung von vorn nach hinten in sogenannten meninge-

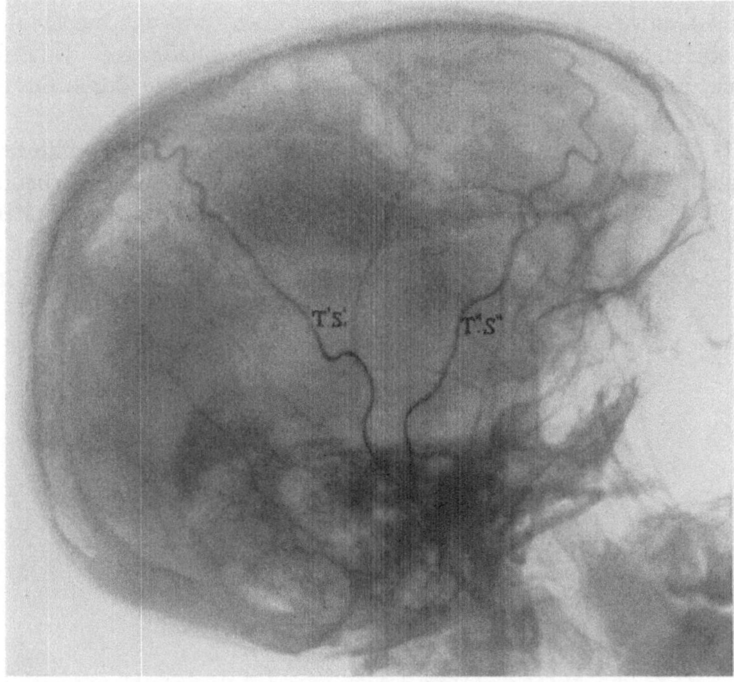

Abb. 55. Arteriogramm der Carotis externa. Tiefe Teilung der A. temporalis superficialis (*T'.S'.* u. *T".S".*).

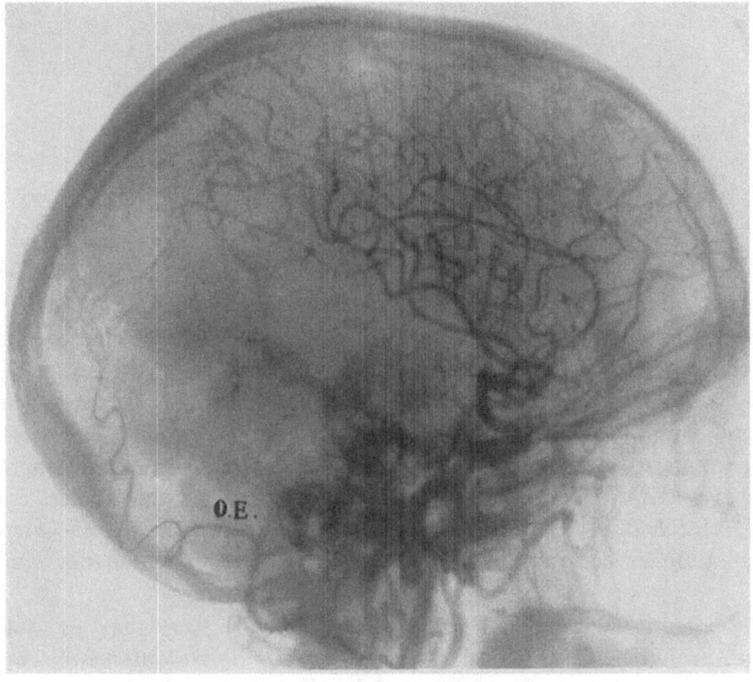

Abb. 56. Arteriogramm mit der A. occipitalis externa (*O.E.*).

alen Knochenfurchen allen bekannt. Dick sind die Aa. meningeae nur dann,
wenn sie Geschwülste der Nachbarschaft versorgen, wie das bei Meningiomen
der Fall ist; aber selbst dann ist es leicht, sie zu identifizieren. Zuweilen versorgt auch die A. temporalis superficialis diese Geschwülste durch die Schädelknochen hindurch. Darauf gehe ich später ein.

Zwecks Erforschung der Lage der Meningea media habe ich zahlreiche Einspritzungen in die Carotis externa an der Leiche sowie einige am Lebenden ausgeführt. Ich wollte mit Sicherheit jegliche Verwechslung zwischen Hirn- und

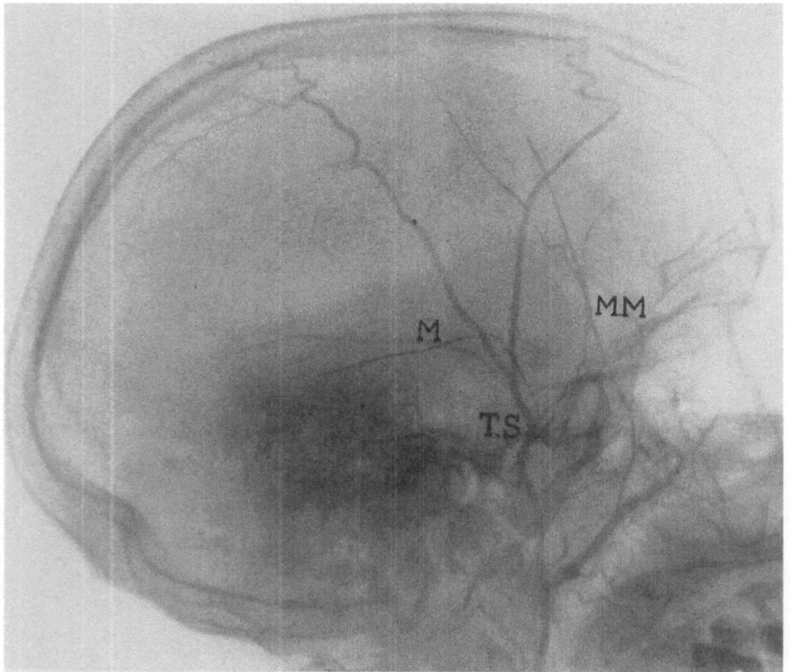

Abb. 57. Arteriogramm der Carotis externa mit der A. temporalis superficialis (*T.S.*)
und den Aa. Arteriae meningeae (*M.M.*).

Meningealarterien, welche ich anfangs für möglich hielt, vermeiden. Abb. 57
zeigt deutlich die Lage dieser Gefäße am Lebenden.

Ich werde mich nur mit der A. meningea media beschäftigen, weil es die
einzige Arterie ist, welche arteriographisches Interesse bietet. Die Aa. meningeae
posteriores, Endäste der A. occipitalis, welche durch das Foramen jugulare
dringen und zur Dura mater der Fossa occipitalis gehen, sind nur selten auf
Arteriogrammen zu treffen. Auf normalen Gehirnarteriogrammen sah ich die
Aa. meningeae anteriores, die Rami ethmoidales der A. ophthalmica, niemals
so sicher, daß ich dieselben hätte identifizieren können. Ich sah sie nur dann,
wenn sie pathologisch vergrößert waren, z. B. bei Meningiomen des Keilbeinflügels.

Die Aa. meningeae mediae können von ihrem Abgang aus der stets gut
sichtbaren A. maxillaris interna an verfolgt werden. Sie verlaufen zum Foramen
spinosum des Keilbeins, wo sie sich um sich selbst drehen, horizontal verlaufen

und sich bald in zwei Äste, einen vorderen und einen hinteren, aufteilen. Der vordere, gewöhnlich umfangreichere Ast, findet am vorderen und unteren Rand des Scheitelbeins die Knochenfurche, in welche seine Abzweigungen sich einsenken. An dieser Stelle ist die Arterie auf Arteriogrammen am besten zu sehen. Sie wird vor dem Türkensattel am Schädel projiziert, verläuft dann nach oben und hinten und teilt sich in Höhe der Pars squamosa des Schläfenbeins und dann noch einmal unterhalb des hinteren und unteren Teiles des Scheitelbeines. Die Topographie des Foramen spinosum des Keilbeins ist auf seitlichen Schädelradiogrammen oft schwer genau anzugeben; die Stelle des Auseinandergehens beider Arterienäste ist fast immer unsichtbar und verliert sich im Schädelbasisschatten. Wir müssen noch bemerken, daß ein Teil des Ramus posterior der Meningea media, welcher zuweilen in Höhe des Felsenbeins verläuft, durch den Schatten dieses Knochens unsichtbar wird.

Auf einfachen Schädelröntgenaufnahmen kann man den Verlauf der Aa. meningeae ebenfalls verfolgen. Die Knochenfurchen, in welchen die Aa. und Vv. meningeae verlaufen, sind meist gut zu sehen, besonders bei Individuen höheren Alters, bei solchen mit intrakranieller Druckerhöhung und in den Fällen, wo das Kaliber der Aa. meningeae stark zugenommen hat, um ein Angiom oder ein Meningeom mit Blut zu versorgen. Die Zeichnung der Furchen entspricht offenbar dem arteriographischen Bild der Aa. meningeae. Ein Vergleich der Schädelaufnahme mit Darstellung der Knochenfurchen mit dem Arteriogramm löst jeden Zweifel bei der Identifizierung dieser Gefäße.

Es lohnt nicht, von der Unterscheidung der Aa. meningeae und der Temporales superficiales zu sprechen: sie ist stets leicht und hat kein Interesse für unseren Zweck.

Capillarkreislauf des Gehirns.

Nach Thorotrastinjektion in die Carotis communis sieht man in einer ersten Phase die Hirnarterien, in einer zweiten die Venen. In einer Zwischenphase beobachtet man in dem entsprechenden Filme eine intrakranielle Verschattung, die der Passage der Blut-Thorotrastmischung durch die Arteriolen, Capillaren und Venulen entspricht, deren Kaliber nicht genügend ist, daß sie individuell gesehen werden können. Diese Zirkulationsphase nenne ich *capillare Phase des Kreislaufes.* Spritzt man 10 ccm Thorotrast ein, so sieht man auf drei aufeinanderfolgenden Filmen, welche in Sekundenabständen aufgenommen wurden, folgendes: Auf dem ersten die Gehirnarterien (Arteriogramm), auf dem zweiten den diffusen Schatten der Capillarphase, wobei kein Gefäß einzeln zu sehen ist, und auf dem dritten die Gehirnvenen (Phlebogramm). Die im Abstand von 1 Sekunde aufgenommenen Abb. 58, 59 und 60 zeigen dies Verhalten (s. auch Kap. XII).

Damit die auf diesen Angiogrammen beobachteten Erscheinungen zutage treten, darf man nicht über eine Menge von 10 ccm Thorotrast hinausgehen. Spritzt man mehr ein, so überschreitet man die Kapazität der Capillaren, der kleinsten Arterien und Venen, der *minute vessels,* wie die Engländer sie nennen. Von Fall zu Fall ist die Kapazität dieser kleinen Gefäße verschieden und um diese interessante angiographische Gesamtwirkung zu erhalten, mittels welcher man den Hirnkreislauf im Verlauf von drei verschiedenen Phasen verfolgen kann, ist es notwendig, daß die Menge des eingeführten Thorotrasts in einem bestimmten Augenblick — meist eine Sekunde nach der Aufnahme des Arteriogramms — dem Fassungs-

vermögen der „*minute vessels*" entspricht. Ich stellte verschiedene Versuche an, indem ich
bei Erwachsenen allmählich die Menge der Kontrastflüssigkeit über 10 ccm hinaus steigerte;

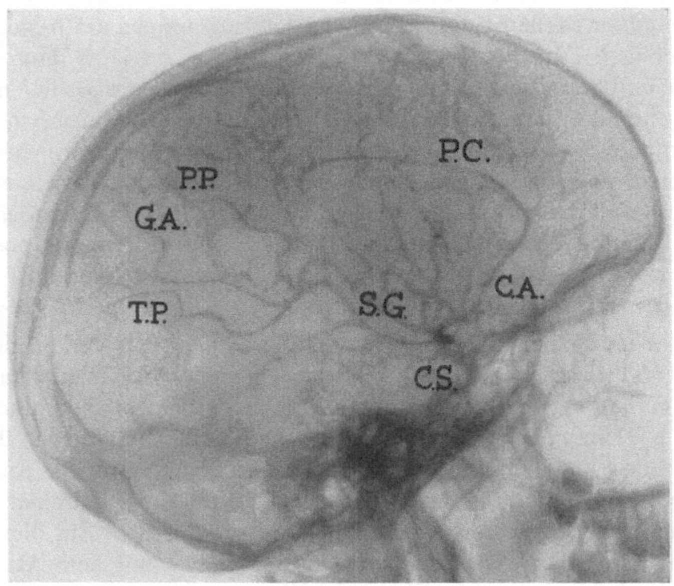

Abb. 58. Normales Arteriogramm gleich nach Einspritzung von 10 ccm Thorotrast aufgenommen.
Siehe Abb. 59 und 60. *C.S.* Carotissyphon; *S.G.* Sylvische Gruppe; *C.A.* A. cerebri ant.; *P.C.* Pericallosa,
P P. Parietalis post.; *G.A.* A. gyri angularis; *T.P.* Temporalis post.

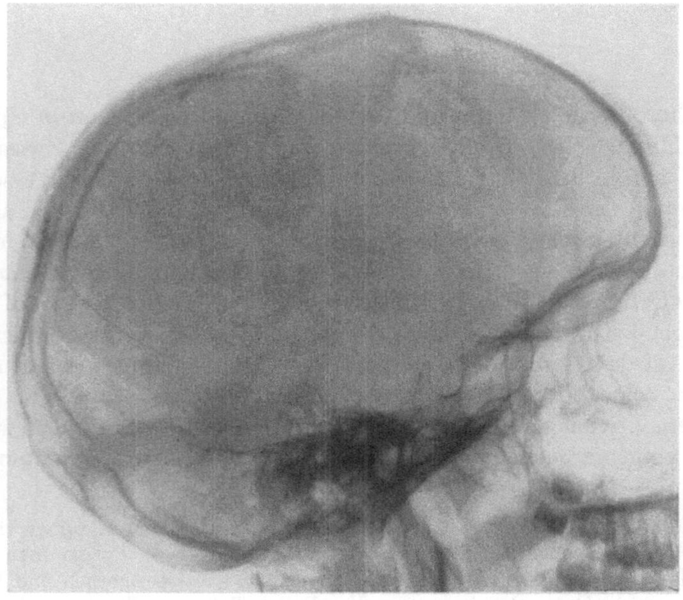

Abb. 59. Derselbe Fall wie auf Abb. 58. Röntgenogramm 1 Sekunde später aufgenommen.
Die Gefäße sind nicht dargestellt (Capillarphase). Siehe Abb. 58 und 60.

stets sah ich dabei einige Arterien und Venen auf dem zweiten Film, der 1 oder $1^{1}/_{2}$ Sekunden
nach dem Arteriogramm aufgenommen war. Diese Zeiten beziehen sich auf den Hirn-

kreislauf bei normalen Individuen. Bei Myokardinsuffizienz z. B. erscheint der Capillarschatten später; 2 Sekunden oder mehr nach dem Arteriogramm.

Aus dem Gesagten kann man schließen, daß in einem bestimmten Zeitpunkt die Hirncapillaren die 10 ccm Thorotrast, welche mit Blut gemischt durch die Hirngefäße fließen, ganz fassen können. Ich kann nicht mit Sicherheit sagen, welche Blutmenge das Thorotrast in dem Augenblick begleitet, in dem dieses in den Hirncapillaren enthalten ist. Berechnet man die Blutmenge, die bei jedem Herzschlag durch die Carotis interna zum Gehirn gelangt, mit 1,5 ccm, so schätze ich diejenige, welche die Kontrastflüssigkeit während der 2 bis $2^1/_2$ Sekunden dauernden Injektion in die Carotis begleitet, auf etwa 4 ccm.

Geht man von diesen Zahlen aus, so kann man sagen, daß die Blut-Thorotrastmischung in dem Augenblick, in dem sie die Capillaren und kleinsten Gefäße

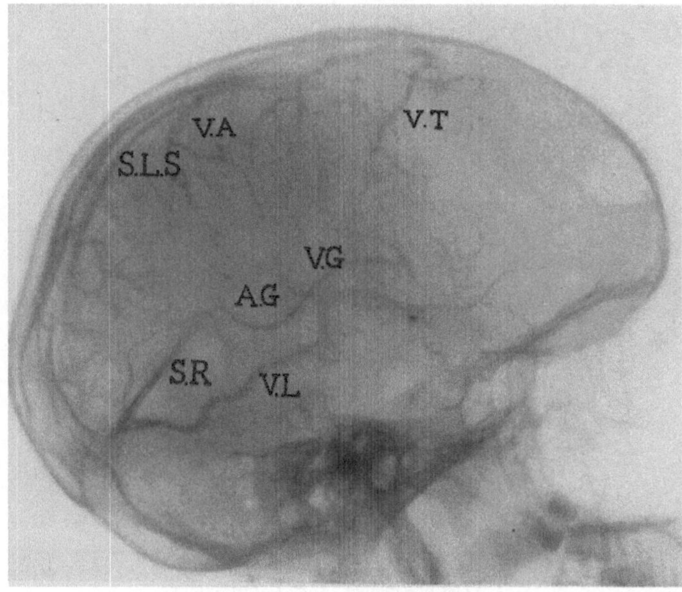

Abb 60. Derselbe Fall wie auf Abb. 58 und 59 Rontgenogramm 2 Sekunden nach dem ersten aufgenommen. Die Hirnvenen sind schon sichtbar. *V.T.* Vena anastomotica von TROLLARD; *V.A.* Aufsteigende Vene; *S.L S.* Sinus longitudinalis sup.; *V G.* Vena Galeni; *A.G.* Ampulla Galeni; *V.L.* Vena anastomotica von LABBÉ; *S R.* Sinus rectus.

durchfließt, mindestens 14 ccm beträgt, da 10 ccm Thorotrast gespritzt wurden. Eher unterschätzt man die Menge des strömenden Blutes, als daß man sie überschätzt. Ich schließe hieraus, daß die Aufnahmefähigkeit der Hirncapillaren beträchtlich ist, obwohl man nicht unterscheiden kann, welcher Anteil auf die kleinen Arterien und Venen entfällt. Auf beiden Seiten müssen dieselben ein Fassungsvermögen von 28—30 ccm haben, eine Zahl, welche auf keinen Fall den Anspruch erhebt, exakt zu sein; sie soll nur eine Grundlage bilden, welche als Ausgangspunkt für genauere Bestimmungen dienen kann. Später, am Ende dieses Kapitels, werde ich von einem anderen Gesichtspunkte aus das Problem der Capillardurchgängigkeit noch einmal behandeln.

Cerebrale Phlebographie.

Das an normalen Individuen 2 Sekunden nach dem Arteriogramm gewonnene Angiogramm liefert das von mir als *Phlebogramm der ersten Phase* bezeichnete Röntgenbild, auf welchem das venöse Netz des Gehirns zu sehen ist. Auf diesen Filmen bildet sich manchmal noch angedeutet das Carotissyphon ab (Abb. 61), aber gewöhnlich sieht man nur die peripherischen Hirnvenen (Abb. 62). Die aufsteigenden und absteigenden Venen und die anastomosierenden Venen von TROLARD und LABBÉ sind leicht zu erkennen. Letztere anastomosierende Vene

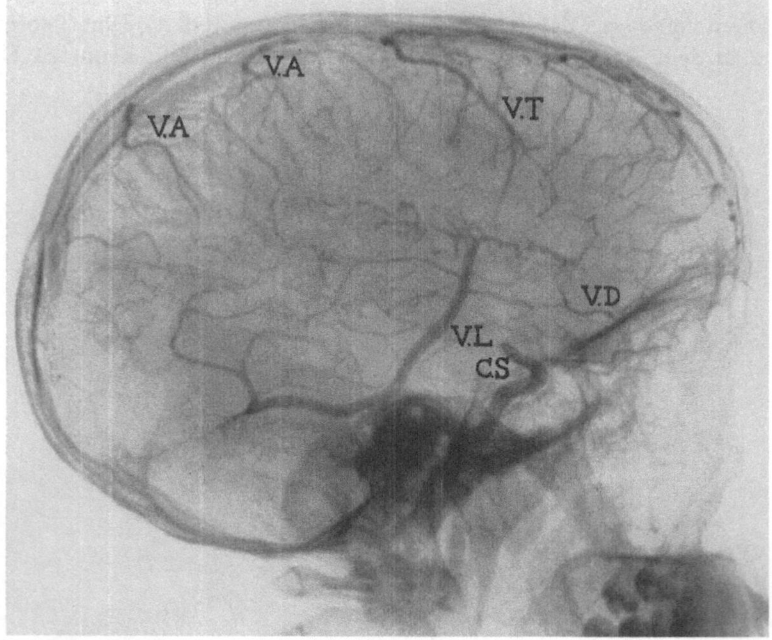

Abb. 61. Phlebogramm der ersten Phase. Bei diesem Fall ist der Carotissyphon noch zu sehen.
V.L. Vena anastomotica LABBÉ; *V.T.* Vena anastomotica von TROLLARD; *V.A.* Venae cerebri ascendentes; *V.D.* Vena descendens; *C.S.* Carotissyphon.

ist gewöhnlich weiter als die TROLARDsche. Nach den klassischen Beschreibungen wird TROLARDs V. anastomotica anterior von zwei Ästen gebildet: einem oberen, welcher sich mit dem Sinus longitudinalis superior verbindet, und einem unteren, welcher zum Sinus cavernosus oder zum Sinus petrosus superior verläuft. Die V. anastomotica posterior von LABBÉ besteht aus einem Teil, welcher zum Sinus longitudinalis superior, und einem viel bedeutenderen, welcher zum Sinus transversus zieht. Die Verbindung der LABBÉschen Vene mit dem Sinus longitudinalis superior wird meist durch den ansteigenden Abschnitt der TROLARDschen und durch andere aszendierende Venen hergestellt. Beide Vv. anastomoticae des Hirns haben ihren Berührungspunkt in Höhe des Inselpoles, welchen ich „venösen Kreuzungspunkt" des Gehirns nenne. Daher fasse ich als V. anastomotica von TROLARD den dicken Stamm auf, welcher von dem venösen Kreuzungspunkt zum Sinus longitudinalis superior verläuft, eine Auffassung, die die Darstellung vereinfacht und besser den Beobachtungen an

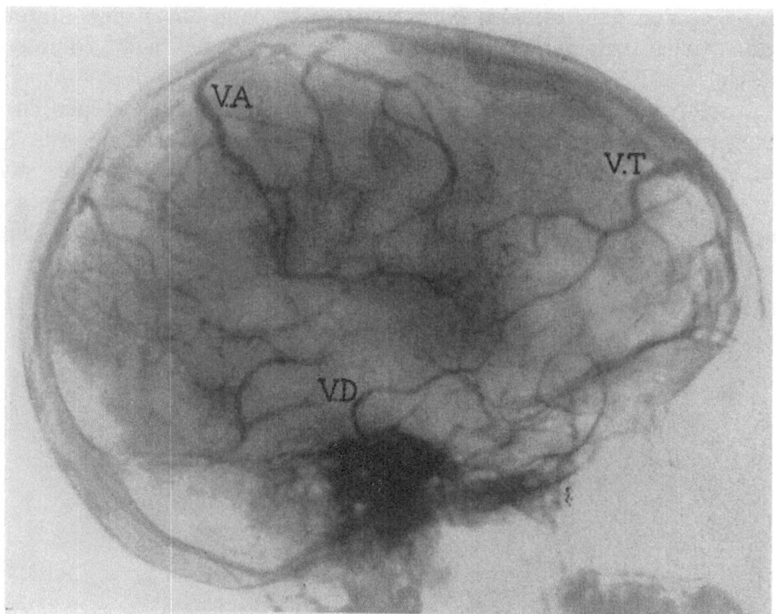

Abb. 62. Phlebogramm der ersten Phase. *V.T.* Vena anastomotica von TROLLARD; *V.A.* Venae cerebri ascendentes; *V.D.* Venae cerebri descendentes.

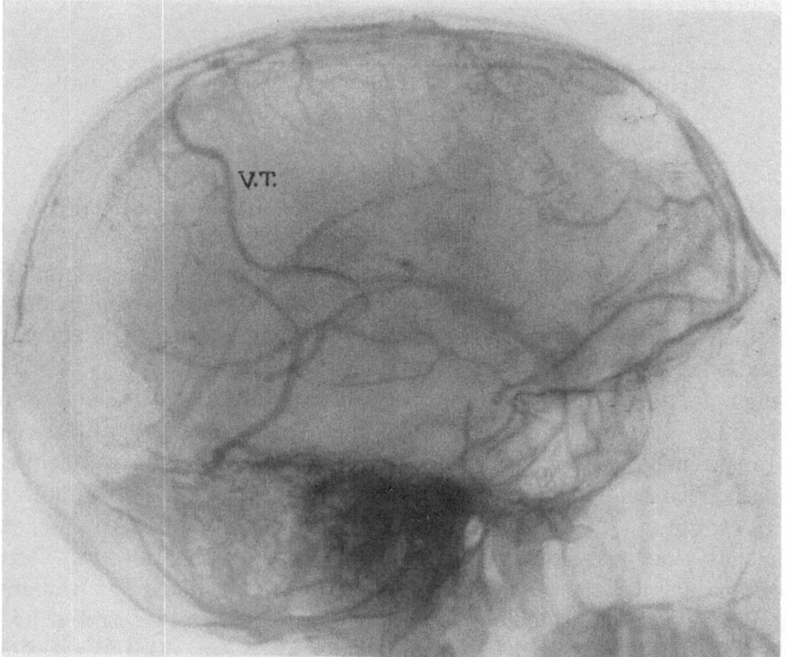

Abb. 63. Phlebogramm der ersten Phase mit sehr weiter Vena anastomotica von TROLLARD (*V.T*).

Gehirnphlebogrammen entspricht. Es ist das größte Gefäß in der Gruppe der aszendierenden Venen. Die V. anastomotica von LABBÉ ist ein umfangreiches

Gefäß, welches von dem venösen Kreuzungspunkt nach unten und hinten zum Sinus transversus absteigt. Sein Verlauf ist sehr variabel, sein Volumen sehr veränderlich.

Alle Anteile des oberflächlichen Venennetzes des Gehirns stehen in mehr oder weniger enger anastomosierender Verbindung miteinander; alle Venen tragen in gegenseitiger Zusammenarbeit zur raschen Entlastung des venösen Hirnkreislaufes bei. Sowohl die TROLARDsche Vene (Abb. 63) als auch besonders die LABBÉsche Vene (Abb. 64) nehmen manchmal einen beträchtlichen Umfang

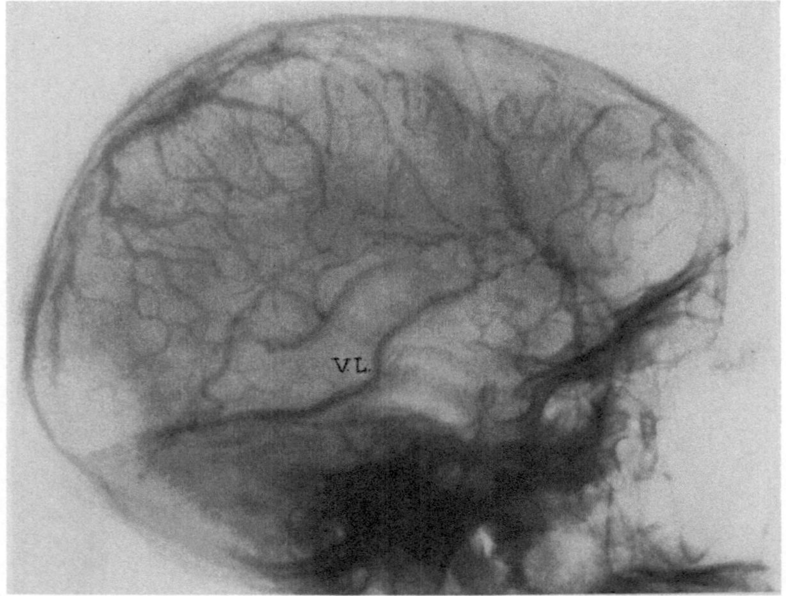

Abb. 64. Phlebogramm der ersten Phase mit sehr weiter Vena anastomotica von LABBÉ (*V.L.*)

an. Im venösen Kreislauf bilden diese beiden Gefäße zwei große Sammelbecken für venöses Blut. Außer diesen sind noch andere an- und absteigende Venen in demselben Sinne wirksam, wobei erstere zahlreicher und auf Phlebogrammen besser zu sehen sind.

Zieht man eine Senkrechte zur Schädelbasis in der Mitte derselben, so macht man folgende eigenartige Beobachtung: Die Vv. ascendentes anteriores verlaufen auf ihrem Weg zum Sinus longitudinalis superior von vorn nach hinten; die Vv. ascendentes posteriores gehen den umgekehrten Weg, verlaufen von hinten nach vorne, bis sie in demselben Sinus einmünden (Abb. 61). Diese Tatsache hat eine ontogenetische Erklärung, welche von O'CONNEL herrührt. Ich fasse seine Schlußfolgerungen zusammen: Die Ausstrahlung der Rindenvenen von der Inselregion aus ist beim Fetus sehr deutlich; dieselben treten in einem rechten Winkel in den Sinus longitudinalis superior ein. Das Wachstum der Hirnhemisphären ändert die ursprüngliche Richtung der Hirnvenen. Die Massenzunahme des Stirnlappens in oraler Richtung führt einen Verlauf der vorderen Venen von vorn nach hinten herbei; somit verlieren letztere ihre senkrechte Richtung. Die Entwicklung des hinteren Teils des Parietal- und Occipitallappens bedingt die Richtung der betreffenden Venen in entgegengesetztem Sinn; sie verlaufen schräg von hinten nach vorn, wenn sie sich dem Sinus longitudinalis superior nähern.

Zur genaueren Kenntnis der Architektonik der oberflächlichen Gehirnvenen führe ich weiter an, daß man auf einigen Phlebogrammen die venösen Seen, welche im Laufe des Sinus longitudinalis besonders an der Eintrittsstelle der Vv. ascendentes vorhanden sind, leicht erkennen kann. Man sieht sie auf Abb. 61, auf anderen Filmen sind sie noch schärfer gezeichnet. Diese Seen sind nur seitliche Ausbuchtungen des Sinus longitudinalis superior, welcher breiter wird und dann wieder auf seinem absteigenden Weg zum Confluens Sinuum durae matris gleichmäßige Gestalt annimmt. Diese venösen Seen gibt es beim Fetus und Kleinkind noch nicht (O'CONNEL); sie nehmen nach und nach zu und dürften mit der Entwicklung des venösen Hirnnetzes in Zusammenhang stehen.

Das oberflächliche venöse Hirnnetz ist von Fall zu Fall sehr verschieden, aber es behält stets die allgemeine Anordnung bei. Es verändert sich in Fällen von Hirnrindenstörungen und von stark durchbluteten Hirngeschwülsten.

Die Sinus der Dura mater.

Sobald uns die Darstellung der oberflächlichen Hirnvenen (1931) gelungen war, gingen wir daran, die Sinus der Dura mater und die tiefen Hirngefäße sichtbar zu machen; dies Problem habe ich gemeinsam mit ABEL ALVES und später mit ihm und FERNANDO DE ALMEIDA gelöst. Auf Phlebogrammen, welche 4 Sekunden nach dem Arteriogramm gewonnen werden und die ich Phlebogramme der zweiten Phase nenne, gelang es uns, neben dem Sinus longitudinalis superior und transversus, den Sinus rectus und den Sinus longitudinalis inferior (1932) zur Darstellung zu bringen. Diese letzteren wurden nicht sofort identifiziert. Die uns zur Verfügung stehenden Anatomiewerke gaben die Lage dieser venösen Blutleiter, so wie sie auf Abb. 65, 66 und 67 wiedergegeben wird, an. Der Sinus rectus bildet meist einen Winkel von 40—50° mit der Ebene der Sinus transversi. Im allgemeinen hat man den Eindruck, daß derselbe sich in der Richtung der Ampulla Galeni fortsetzt. Der Sinus longitudinalis inferior wird wiedergegeben, als wenn er aus dem Sinus rectus an der Stelle käme, wo sich dieser mit der Ampulla Galeni vereinigt, mit welcher er einen Winkel von 70—80° bildet. Das SAPPEYsche Schema (das erste auf Abb. 66) entfernt sich etwas von dem Bild der anderen Schemata und kommt der wirklichen Lage des Sinus rectus und longitudinalis inferior schon näher.

Auf den Hirnphlebogrammen der zweiten Phase stellten wir fest, daß in seitlicher Projektion die Zeichnung der letztgenannten Sinus von den erwähnten anatomischen Schemata ziemlich verschieden ist. Nicht nur ist die Lage des Sinus rectus in seiner Beziehung zur Ebene der Sinus transversi eine andere, sondern vor allem findet die Verbindung des Sinus rectus mit dem Sinus longitudinalis inferior in ganz anderer Weise statt. Um gute Belege zu haben, kehrte ich zur Beobachtung an der Leiche zurück. Die Sinus der Dura mater kann man nur schwer mit denselben Mischungen injizieren, welche man beim anatomischen Studium der Gefäße benutzt. Es gelang uns nie, diese Substanzen in den Sinus longitudinalis inferior der Leiche zu spritzen. Ich wandte eine aus Wachs, Mennige usw. zusammengesetzte Mischung an, welche uns nicht nur zum direkten anatomischen Studium, sondern auch zur Röntgendarstellung dieser venösen Blutleiter diente. 80 ccm der genannten Mischung wurden unter starkem Druck in die Jugularis interna einer Seite bei gleichzeitiger Unterbindung der gleichnamigen Vene der kontralateralen Seite eingespritzt.

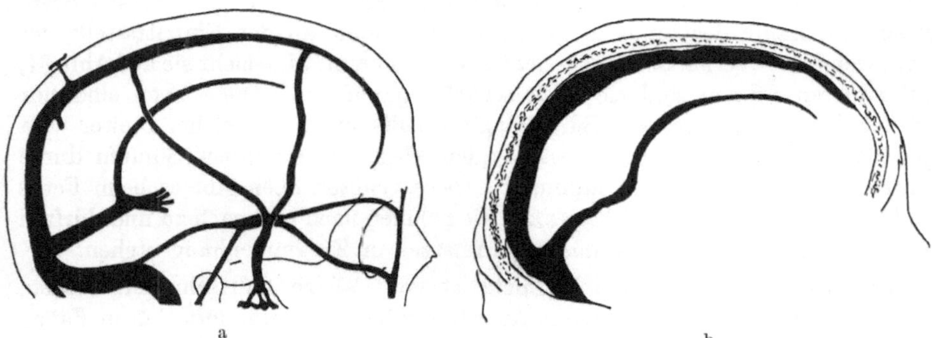

Abb. 65. Sinus durae matris. a Schema nach TESTUT und LATARJET(1929). b Schema nach ROUVIÈRE (1927).

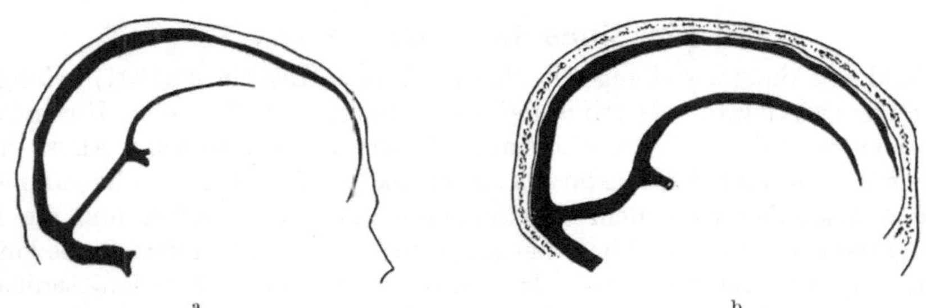

Abb. 66. Sinus durae matris. a Schema nach SAPPEY; b Schema nach BUCHANAN.

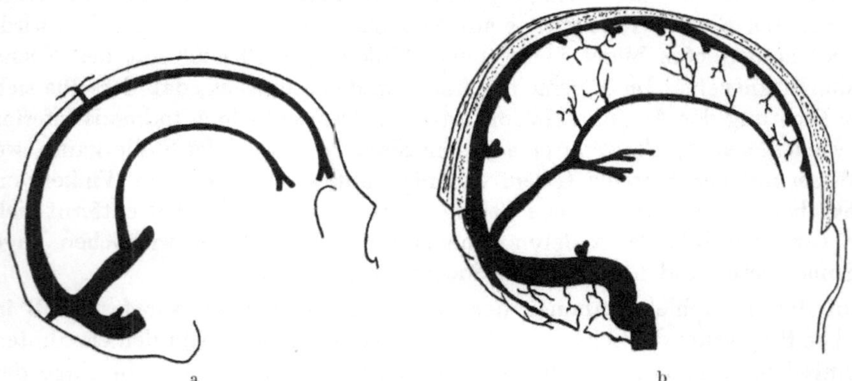

Abb. 67. Sinus durae matris. a Schema nach HERMANN. b Schema nach RAUBER-KOPSCH.

Mit Lipiodol, welches wir schon früher angewandt hatten, gelang der Versuch nicht besser als mit der Mennigemischung; ich stellte nur fest, daß die WILLsschen Zügel dem Durchtritt des Lipiodols großen Widerstand entgegensetzen, so daß Aufhellungen zu sehen sind, welche den phlebographischen Fleck des Sinus rectus unterbrechen. Schließlich versuchte ich an verschiedenen Leichen die Injektion einer 100%igen Jodnatriumlösung durch die Vv. jugulares nach vorangehender Unterbindung der Vv. vertebrales. Nur bei einer der Leichen (Abb. 68) gelang es mir, den Anfang des Sinus longitudinalis inferior in der Lage zu sehen, welche bei Phlebogrammen am Lebenden konstant ist.

Der Sinus rectus bildet bei röntgenologischer Untersuchung an der Leiche einen nach vorne offenen Winkel von 60—70⁰ zum Sinus transversus. Hin und wieder kommen Ausnahmen vor, aber in der Mehrzahl der Fälle nähert sich seine Richtung mehr der Senkrechten als den Angaben auf den meisten anatomischen Schemata entspricht. Dieser Unterschied, den ich in Kürze erläutern

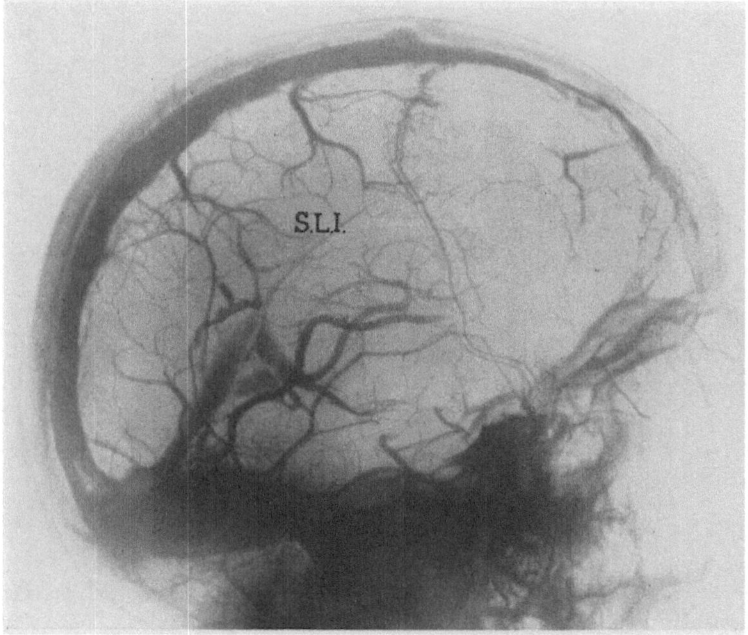

Abb. 68. Röntgendarstellung der Sinus durae matris, einschließlich des Sinus longitudinalis inferior (*S.L.I.*) bei der Leiche durch gleichzeitige Einspritzung einer 100%igen Jodnatriumlosung in die Venae jugulares beider Seiten nach Unterbindung der Venae vertebrales.

werde, ist noch ausgesprochener, wenn man das Bild des Sinus rectus auf Phlebogrammen vom Lebenden jenen Schemata gegenüberstellt. Bei all diesen Filmen bemerkt man eine große Konstanz in der Richtung des Sinus rectus.

Auf einigen Phlebogrammen sieht man den Sinus rectus früher als auf anderen. Die Ursache ist leicht verstándlich. Die Kontrastflüssigkeit muß einen langen Weg zurücklegen; sie durchláuft die Arterien, welche aus der Carotis interna stammen, die kleinen Arteriolen, die Capillaren, die kleinen Venen, das oberflachliche Venennetz des Hirns und zuletzt die großen venösen Stämme und die Sinus der Dura mater, welche den größten Teil des venösen Blutes aus dem Hirn aufnehmen, um es der Jugularis interna und anderen abführenden Venenstämmen zuzuführen. All dies geht in 4—5 Sekunden vor sich, wobei man noch mit individuellen Unterschieden, mit der Menge des angewandten Thorotrasts und der Schnélligkeit, mit welcher die Injektion ausgeführt wird, rechnen muß.

Die großen venösen Blutleiter der Dura mater bleiben eine gewisse Zeitlang sichtbar, manchmal sind sie schon 2 Sekunden nach dem Arteriogramm (Phlebogramm der ersten Phase) angedeutet; ihr Schatten bleibt dann wenigstens noch 2 Sekunden lang bestehen. Das ist der Augenblick, in dem man das Phlebogramm der zweiten Phase (dritter Film) erhält. Letzteres hat den Vorteil, die Sinus und die tiefen Venen des Gehirns fast immer

isoliert zu zeigen, da zu dieser Zeit die peripherischen Gefäße schon ganz oder zum größten
Teil verschwunden sind.

Der *Sinus rectus* bildet beim Lebenden (Abb. 69) beim Austritt aus dem
Confluens sinuum eine leichte, nach hinten konkave Krümmung, steigt sodann
an und bildet einen nach vorn offenen Winkel von etwa 75—80°. In einer
gewissen Höhe nimmt sein Kaliber stark ab, dann geht er als Sinus longitudinalis
inferior weiter. Vergleicht man Röntgenbilder. des Sinus rectus, die an der
Leiche gewonnen wurden, mit der Darstellung dieses Sinus im Phlebogramm

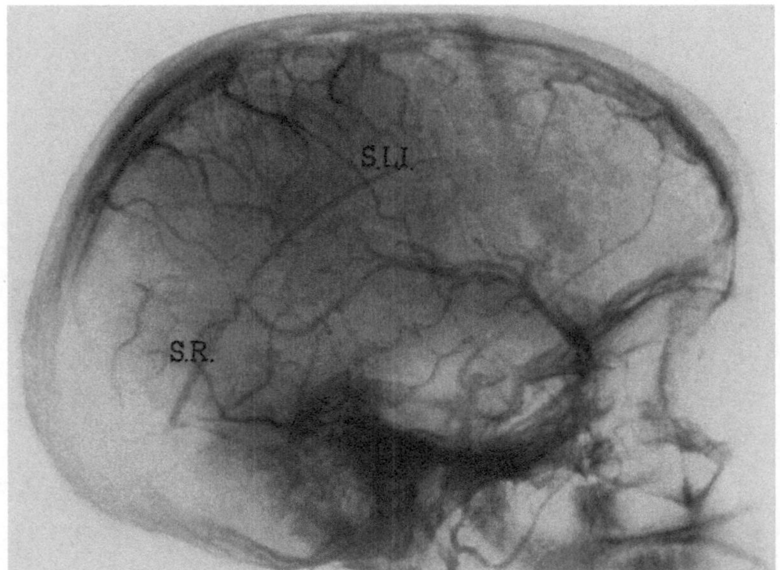

Abb. 69. Normales Phlebogramm der zweiten Phase   *S L.I.* Sinus longitudinalis inferior; *S. R.* Sinus rectus.

vom Lebenden, so bemerkt man gewöhnlich einen Kaliberunterschied. Beträgt
die eingespritzte Thorotrastmenge wenigstens 10 ccm, wird sie am Lebenden
mit genügender Kraft verabfolgt und wird die Phlebographie im richtigen Augenblick gemacht, so weist der Sinus rectus zuweilen mit beachtenswerter Deutlichkeit sein ganzes Volumen auf. Andernfalls sieht man nur einen Schatten, der
deutlich die Lage des Sinus rectus, nicht aber sein Volumen wiedergibt.

An der Leiche, an der in die Jugularis injiziert wird, geht die Kontrastflüssigkeit von dieser zu den Sinus transversi, den Sinus petrosi, dem Sinus
cavernosus, dem Confluens sinuum, dem Sinus longitudinalis superior und dem
Sinus rectus, von denen aus die Einspritzung schwer in die Venae Galeni, die
Vv. basilares und den Sinus longitudinalis inferior gelangt.

Am Lebenden geht alles anders vor sich. Die Blut-Thorotrastmischung
fließt vom Arterien- zum Capillar- und Venennetz und von diesem zu den Sinus
der Dura mater. Der Sinus longitudinalis inferior, sowie der Hauptteil des
Sinus longitudinalis superior erhalten die Kontrastmischung, welche von den
Arterien in die Venen übergeht, aus einer der Hemisphären. Aus der gegenüberliegenden Hemisphäre, in die das Thorotrast nicht injiziert wurde, gelangt eine
gleiche Blutmenge ohne Thorotrast in diese Sinus, wodurch die Konzentration

der Kontrastflüssigkeit herabgesetzt wird. Trotz dieser Verdünnung der Kontrastflüssigkeit bleibt der Sinus longitudinalis superior und inferior röntgenologisch darstellbar.

Der *Sinus longitudinalis superior* ist am Lebenden teilweise leidlich gut sichtbar dank seines Volumens und weil an bestimmten Punkten seines Verlaufes durch die aszendierenden Venen der injizierten Seite große Mengen von Kontrastflüssigkeit einströmen. Das thorotrastfreie Blut der gegenüberliegenden Hemisphäre gelangt auch in den Sinus longitudinalis superior, aber gewöhnlich an anderen Stellen, weil die Mündungen der Vv. ascendentes beider Hemisphären nicht symmetrisch gelegen sind. Sobald das Blut eines jener Gefäße der injizierten Seite etwas vor oder hinter der Einmündungsstelle des gleichen Gefäßes der kontralateralen Seite in den Sinus gelangt, erscheint der Schatten des Sinus longitudinalis superior an jener Stelle dunkler. Die vom Sinus longitudinalis gebildeten Blutseen, die ich bereits erwähnte, dürften ebenfalls zu dem etwas buckligen und unregelmäßigen Aussehen dieses Blutleiters beitragen.

Nachdem diese Tatsachen festgelegt sind, möchte ich mich eingehender mit dem Sinus rectus befassen, welcher mich während meiner angiographischen Forschungen besonders interessierte, weil es sich um einen in der Mittellinie gelegenen Sinus handelt, der keine Verbindung mit dem Knochen hat und somit durch in der Nachbarschaft gelegene Geschwülste Lageveränderungen erleiden kann. Seine Schattendichte rührt von dem Thorotrast her, das ihm seine Zuflüsse in verschiedenen Konzentrationsgraden zuführen. Zuerst erhält der Sinus rectus die ganze Blut-Thorotrastmischung, die den Sinus longitudinalis inferior passiert. Da aber diesem nicht nur das Blut der injizierten Seite, sondern auch dasjenige der anderen Hemisphäre zuströmt, wird die Konzentration der Mischung auf die Hälfte herabgesetzt. Dann nimmt der Sinus rectus Blut aus der Ampulla Galeni auf, welche wiederum die Thorotrast führende V. Galeni und V. basilaris der injizierten Seite und die thorotrastfreien homonymen Venen der kontralateralen Seite zu Zuflüssen hat. Die Vena Galeni erhält schattengebende Flüssigkeit aus den Zentralganglien, den Ventrikelwänden, dem Ammonshorn, der V. corporis callosi und einem Teil des Centrum ovale. Die Venen der Vierhügel, die Vv. chorioideae posteriores, die Vv. occipitales mediae, die V. cerebelli superior media — ebenfalls Zuflüsse der V. Galeni — führen keinerlei Thorotrast, da sie aus den vom Truncus basilaris versorgten Gebieten stammen. Die V. basilaris der Seite, auf der die Carotis injiziert wurde, führt die Blut-Thorotrastmischung, welche aus den Inselvenen, den Vv. striatae inferiores, der V. cerebri anterior, den Venen des Chiasmas sowie des unteren Teiles des Temporallappens, der V. chorioidea anterior usw. kommt. Mehr Blut strömt frei von Thorotrast durch die Venen der Pedunculi cerebri, der Substantia interpeduncularis, des Flocculus usw., deren arterieller Kreislauf vom Truncus basilaris abhängt.

Trotz der verringerten Thorotrastkonzentration sieht man auf Phlebogrammen die Vv. Galeni und basilares. Der Thorotrastgehalt im Sinus rectus ist niedrig, so daß er nicht in seinem ganzen Volumen erscheint.

Beim Sinus rectus, welcher einen raschen Abtransport des Blutes zum Confluens sinuum besorgt, müssen größere und geringere Füllungszustände miteinander abwechseln. Aber selbst bei weniger geglückten Phlebogrammen der zweiten Phase reicht das im Sinus vorhandene Thorotrast aus, um, wenn nicht dessen Volumen, so doch dessen Richtung mit bemerkenswerter Deutlichkeit wiederzugeben. Die einzige Schwierigkeit, welche bei Identifizierung des Sinus rectus auftreten kann, ist die Überlagerung durch den Endabschnitt der LABBÉschen Vene, die manchmal eine ähnliche senkrechte Lage hat und deren Schatten auf Phlebogrammen der zweiten Phase bestehen bleibt. Sobald man jedoch daran denkt, können Verwechslungen nicht leicht vorkommen.

Der *Sinus longitudinalis inferior*, welcher an der Leiche nur schwer röntgenologisch darzustellen ist, kann am Lebenden sehr leicht sichtbar gemacht werden. Manchmal kann man ihn sehen, ohne daß der Sinusrectus - Schatten vorhanden wäre, was meist mit dem Zeitpunkt zusammenhängt, in dem die Röntgenröhre eingeschaltet wurde. Der Sinus longitudinalis inferior nimmt in allen normalen Filmen dieselbe Lage ein. Die Konstanz, mit der beim Lebenden Sinus rectus und Sinus longitudinalis inferior kontinuierlich ineinander übergehen, ist besonders bemerkenswert. Sie bilden eine einigermaßen regelmäßige Kurve, welche vom Confluens Sinuum zum vorderen Teil der Falx cerebri führt. Diese Kurve weist zwar kleine individuelle Variationen auf, man kann aber unschwer ein durchschnittliches Schema ihrer äußeren Gestaltung anfertigen. Abb. 70 gibt das Aussehen der venösen Hirngefäße und zeigt die Lage des Sinus rectus und des Sinus longitudinalis inferior *gestrichelt*. Ich muß zugeben, daß ich in zwei Anatomiebüchern Bilder fand, welche diesen glichen: in einem der Schemata von POIRIER und CHARPY und in der Abhandlung von GRAY.

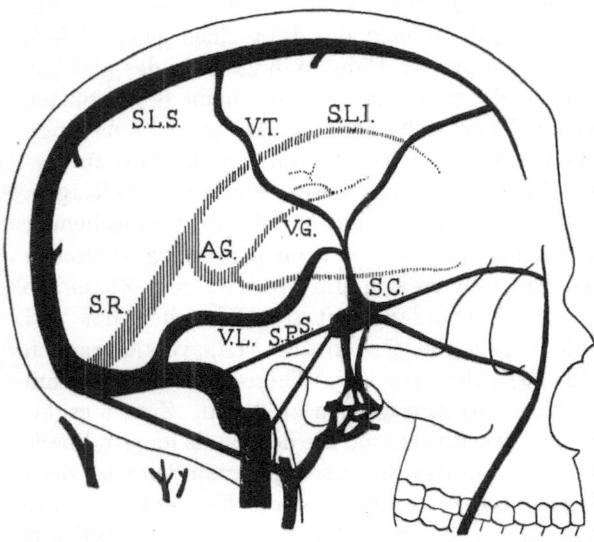

Abb. 70. Schema auf Grund unserer Phlebogramme.
Voll gezeichnet: *S.L.I.* Sinus longitudinalis inferior; *A.G.* Ampulla Galeni; *V.G.* Vena Galeni; *S.R.* Sinus rectus. Schraffiert: *S.L.S.* Sinus longitudinalis superior; *V.T.* Vena anastomotica von TROLLARD; *V.L.* Vena anastomotica von LABBÉ; *S.C.* Sinus cavernosus; *S.P.S.* Sinus petrosus superior.

In der Zeit, als ich noch nicht sicher war, daß die auf Phlebogrammen gefundenen Striche diesen zwei Blutleitern und insbesondere dem Sinus rectus entsprechen, gab mir die Verbindung der Schatten beider Gefäße zuerst die Überzeugung, daß mir ihre Darstellung gelungen sei. Da ich jedoch den auf den Abb. 67 und 68 abgebideten Schemata bekannter Autoren Glauben schenkte, hatte ich weiterhin gewisse Zweifel, so verschieden waren die Bilder am Lebenden von dem, was berühmte Anatomen an der Leiche festgestellt hatten. Diese Zweifel vergingen erst, als ich sah, daß bei phlebographischer Untersuchung auf beiden Seiten am selben Menschen sich genau die gleiche Zeichnung der beiden Blutleiter ergab. Somit zog ich mit aller Bestimmtheit den Schluß, daß Sinus rectus und longitudinalis inferior in nach vorn konkaver Kurve ineinander übergehen und daß das klassische Schema der von uns zu Rate gezogenen Anatomiebücher für den Lebenden nicht anzuerkennen ist. Ich zog weiter den Schluß, daß Sinus rectus und Sinus longitudinalis inferior einen einzigen Blutleiter bilden, welcher in einer gewissen Höhe durch den starken Zufluß aus der Ampulla Galeni verstärkt, mehr oder weniger parallel zum Sinus longitudinalis superior verläuft. Die Ampulla Galeni teilt den Sinus rectus-longitudinalis inferior, wie er besser genannt wird, in einen oberen, engeren (den Sinus longitudinalis inferior) und einen unteren weiteren Abschnitt (den Sinus rectus).

Ampulla und Venae Galeni.

Die Ampulla Galeni ist ein weites Gefäß, welches durch den Zusammenfluß beider Vv. Galeni, beider Vv. basilares und anderer Zuflüsse von geringerer Bedeutung gebildet wird.

Die Vv. Galeni verlaufen zwischen beiden Blättern der Tela chorioidea, dem oberen und unteren, welche das Dach des dritten Ventrikels bilden und daher durch ihre Lage diejenige des Ventrikeldaches bestimmen können. Die V. Galeni entspringt am vorderen Rand der Tela chorioidea; sie wird durch den Zusammenfluß von folgenden Gefäßen gebildet: 1. der *V. septi pellucidi*; 2. der *V. corporis striati*, welche in der Furche verläuft, die den Thalamus opticus vom Nucleus caudatus trennt und in die kleine Venen des Thalamus, des Nucleus caudatus und lenticularis, der Capsula interna und einige des Centrum ovale gelangen; und 3. Venen des Plexus chorioideus, welcher den Wänden des Seitenventrikels entlang verläuft, um dann eine der V. corporis striati ähnliche Richtung einzunehmen. Alle diese Äste kann man zuweilen auf guten Phlebogrammen der zweiten Phase deutlich genug unterscheiden, wobei der Größenunterschied von Fall zu Fall bedeutend ist; das gilt hauptsächlich für die *V. septi pellucidi*, die in einigen Fällen recht lang ist. Die Venae Galeni besorgen den Abtransport dieser von der Carotis interna abhängigen Gebiete. Seltener können sie auch, obwohl stets in kleinen Mengen, etwas Blut führen, das aus dem Hinterhauptslappen, dem Metencephalon und dem Mesencephalon, d. h. aus den vom Truncus basilaris versorgten Gebieten, zu ihnen gelangt. Und dieses Blut enthält im Falle der Carotisarteriographie kein Thorotrast.

Die *V. basilaris*, der andere Zufluß der Ampulla Galeni erhält, obwohl weniger konstant, da er zuweilen direkt zum Sinus rectus verläuft, einen Teil des Blutes aus dem Abschnitt der Hirnhemisphäre, welche von der Carotis interna versorgt wird, und einen anderen Teil, der aus den Gebieten kommt, welche vom arteriellen Truncus basilaris versorgt werden. Stets genügt die Thorotrastmenge, welche die V. basilaris aus dem Carotiskreislauf erhält, um sie röntgenologisch sichtbar zu machen, eine Tatsache, die, wie im übrigen auch die Darstellung der Vv. und der Ampulla Galeni, von diagnostischer Bedeutung ist. Die V. basilaris entspringt aus der V. cerebri anterior, einem unbedeutenden Gefäß, welches an der Innenfläche der Hemisphäre verläuft, das Genu corporis callosi umgibt, die Substantia perforata anterior kreuzt und den Tractus opticus bis zur BICHATschen Fissur begleitet. In dieser Höhe wendet sie sich schräg um den Pedunculus cerebri herum, und erreicht so die Ampulla Galeni. Kleine Venen des Chiasmas, des Tuber cinereum, der Tubercula mamillaria und der Pedunculi cerebri sind ihre medialen Zuflüsse. Unter den lateralen erwähne ich die Venen, welche aus dem hinteren Teil des Orbitallappens stammen, die V. insularis, deren Zuflüsse die Vv. striatae superiores sind, und andere kleinere Venen aus dem Plexus chorioidei, dem Seitenventrikel, dem Gyrus hippocampi, den Corpora geniculata und sogar einige Kleinhirnvenen. Beide Vv. basilaris werden durch eine Communicans verbunden.

Aus dieser Darstellung geht hervor, daß die Vv. basilares viel Blut aus dem Bereich der Carotis interna erhalten; sie nehmen aber auch viel Blut aus den Bezirken auf, welche zum Arteriengebiet des Truncus basilaris gehören, so daß man auf den Phlebogrammen der hinteren Schädelgrube ihre hinteren Abschnitte gut sieht. Dieser Tatsache wegen befürchtete ich anfangs, daß es nicht leicht sein würde, die Vv. basilares auf phlebographischen Filmen darzustellen. Ihre Identifizierung war im Beginn auch tatsächlich schwierig, weil auf dieselbe Fläche seitlich andere Hirnvenen projiziert wurden. Man kann sie jedoch durch ihre Richtung und einige andere Besonderheiten von jedem anderen Gefäß leicht unterscheiden.

Kurz zusammengefaßt kann man auf phlebographischen Filmen der zweiten Phase folgendes sehen: *den Sinus longitudinalis superior, den Sinus longitudinalis inferior, den Sinus rectus, den Sinus transversus, den Confluens sinuum, zuweilen den Sinus petrosus superior, die tiefen Venen des Gehirns, die Ampulla und Vv. Galeni und die Vv. basilares.*

Es ist klar, daß die Ampulla Galeni, der Sinus longitudinalis inferior und der Sinus rectus in der gleichen Weise erscheinen, mag die Injektion rechts oder links in die Carotis gemacht worden sein.

Was wir eben über die Lage und Beziehungen von Sinus rectus und Sinus longitudinalis inferior zueinander, sowie auch über das Verhalten der Vv. Galeni und der Ampulla Galeni gesagt haben, macht uns mit der Lage dieser Gefäße am Lebenden bekannt.

Das Bild in Angiogrammen stimmt mit den Angaben der meisten Anatomen nicht überein. Einige Autoren veröffentlichten mehrere, voneinander verschiedene Schemata, so POIRIER und CHARPY, die in ihrem Lehrbuch der Anatomie (3. Auflage, Band III, Heft 2) ein eigenes Schema und im Band II, Heft 3 (1903) das SAPPEYsche Schema wiedergeben. Auch TESTUT und LATARJET bilden in ihrem Lehrbuch der Anatomie einen Schnitt durch den Schadel mit der Falx cerebri in ihrer normalen Lage ab. Auf dieser Abbildung entspricht die Lage des Sinus rectus und des Sinus longitudinalis inferior mehr der am Lebenden festgestellten, während sie auf dem Schema der Abb. 998, Band II, S. 1241, 8. Auflage, eine ganz andere ist (diejenige unserer Abb. 65). Auf einer guten Zeichnung seines letzten Bandes der „*Anatomie Chirurgicale du crâne et de l'Encéphale*" tragt LATARJET bereits die von mir angegebene Lage des Sinus rectus und longitudinalis inferior ein. Das GRAYsche Schema zeigt eine annähernde Kontinuität des Sinus rectus und longitudinalis inferior.

Ich könnte die Aufzählung dieser Unterschiede noch weiter führen, aber das Dargelegte genügt, um folgende Tatsachen hervorzuheben: 1. das als klassisch angesehene Schema — das fast ohne Meinungsverschiedenheiten von der Mehrzahl der Anatomen anerkannt wird — entspricht der wirklichen Lage des Sinus rectus und longitudinalis inferior am Lebenden nicht. 2. Einige Anatomen, welche Bilder des Gehirns innerhalb des Schädels zeigen, geben ungefähr das richtige Bild, wie es jetzt am Lebenden durch die Angiographie festgestellt wurde, wieder. Vor Erscheinen meiner Arbeiten haben sie jedoch ein Schema anerkannt, bei dem der Sinus longitudinalis inferior winkelig vom Sinus rectus abgeht. Dieser scheinbare Widerspruch zwischen dem Ergebnis der Beobachtung am Lebenden und derjenigen an dem aus dem Schädel herausgehobenen Gehirn hat folgende Erklärung: Wird das Organ aus seiner Lage gebracht, werden seine Stützen entfernt und das Verhältnis zwischen den verschiedenen Teilen, aus denen es besteht, verandert. so erscheint der Sinus rectus und der Sinus longitudinalis inferior in einer anderen Lage als *in loco*. Beim Lebenden werden dagegen die venösen Blutleiter im Zusammenhang mit der Hirnsichel und dem

Tentorium cerebelli in ihrer natürlichen Lage gesehen. Untersucht man an der Leiche diese zwei Blutleiter im Röntgenbild, so findet man keinen wesentlichen Unterschied gegenüber ihrer Lage am Lebenden. An zwei Leichen, an denen ich den Sinus rectus dargestellt habe, sieht man ihn in einem viel ausgesprocheneren nach vorne spitzen Winkel. Die Veranderungen im Verhalten der Hirnhydraulik beim lebenden und toten Gehirn müssen die Hauptursache dieser Unterschiede in der Lage des Sinus rectus sein. Bei der Wahl zwischen der *statischen Anatomie* an der Leiche und der *dynamischen* am Lebenden sollten wir letztere höher bewerten.

Antero-posteriore Phlebographie.

Es ist mir auch gelungen, antero-posteriore Phlebogramme der ersten und zweiten Phase zu gewinnen. Letztere — die einzigen, welche zu besprechen Wert hat — brachten mir bisher keine nützlichen diagnostischen Elemente, nicht einmal für das anatomische Studium der Gefäße, was uns indes nicht abhalten soll, sie zu studieren. Auf gut zentrierten Phlebogrammen überdecken sich die Blutleiter des mittleren Teils des Hirns so, daß man sie nicht voneinander trennen kann. Werden sie aber nicht gut zentriert, so weisen sie ein eigentümliches Bild, wie bei Abb. 71, auf, in der der Sinus longitudinalis in seinem ganzen Verlaufe verfolgt werden kann. Alle schon angegebenen Besonderheiten betreffs der Ampulla Galeni, der Vv. Galeni und der V. basilaris können selbst auf schrägen Filmen nicht beobachtet werden.

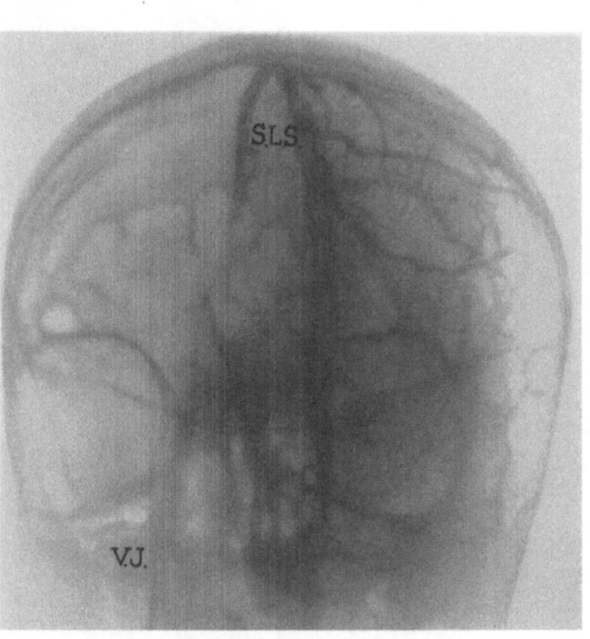

Abb. 71. Antero-posteriores Phlebogramm.
S L.S. Sinus longitudinalis superior; *V.J.* Vena jugularis.

Niemals habe ich eine seitliche Verlagerung des Sinus rectus in Fällen von Geschwülsten des Brückenwinkels oder seiner Nachbarschaft beobachtet. Die Zahl der untersuchten Fälle ist allerdings nicht genügend, um darüber eine sichere Meinung aussprechen zu können. Es wird jedoch stets schwierig sein, die Verlagerung dieses Sinus sicherzustellen, da er in der antero-posterioren Lage über den Sinus longitudinalis superior projiziert wird.

Die Arteria cerebri posterior auf Phlebogrammen.

Vor Abschluß dieses Kapitels und weil ich nicht mehr auf diese Frage zurückkommen kann, möchte ich auf das Verhalten der A. cerebri posterior auf Phlebogrammen eingehen. Wie angegeben, geht die A. cerebri posterior in mehr als 20% der Fälle aus dem Carotissyphon hervor.

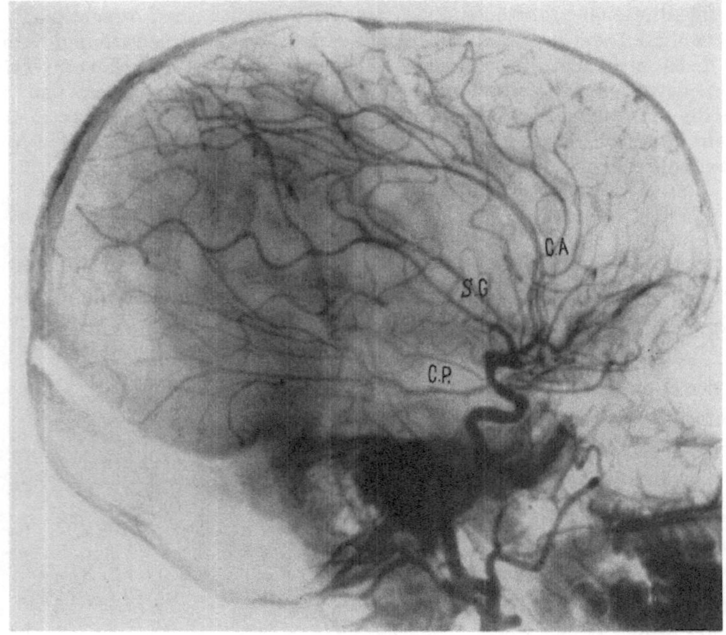

Abb. 72. Normales Arteriogramm mit gut sichtbarer A. cerebri posterior (*C.P.*).
S.G. Sylvische Gruppe; *C.A.* A. cerebri ant.

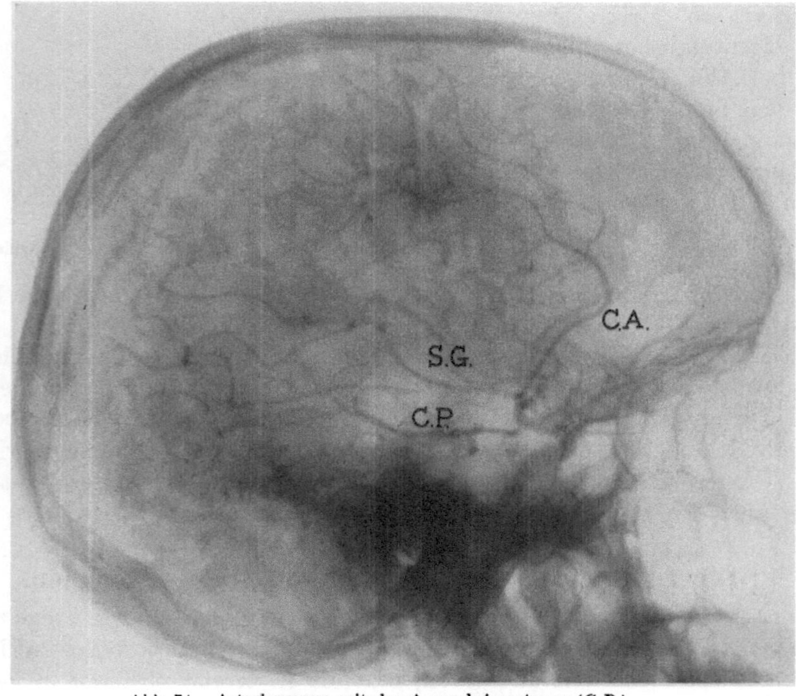

Abb. 74. Arteriogramm mit der A. cerebri posterior (*C.P.*).
S.G. Sylvische Gruppe; *C.A.* A. cerebri ant.

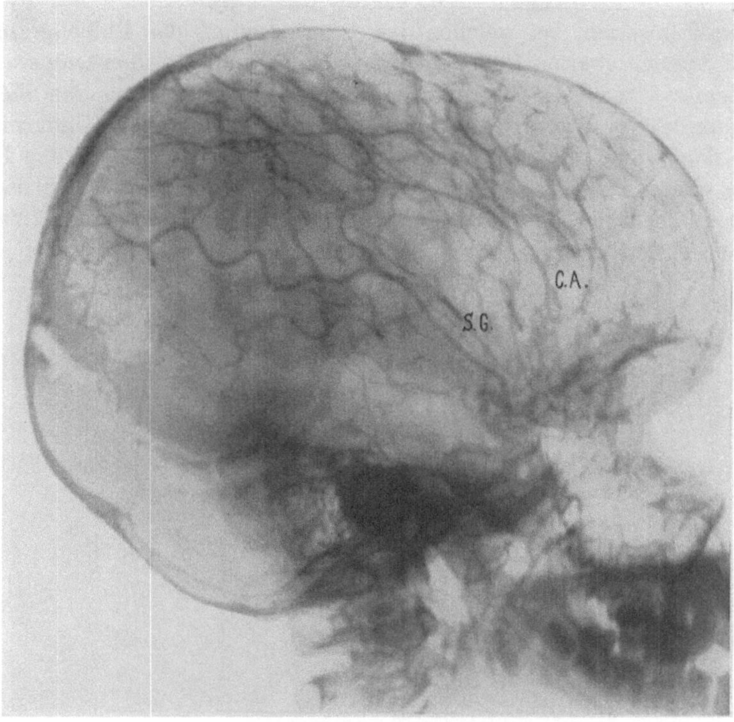

Abb. 73. Dem auf Abb. 72 dargestellten Arteriogramm entsprechendes Phlebogramm der ersten Phase. Die A. cerebri posterior ist verschwunden, die Arterien der SYLVIschen Gruppe sind noch zu sehen. *S.G.* SYLVIsche Gruppe; *C.A.* A. cerebri ant.

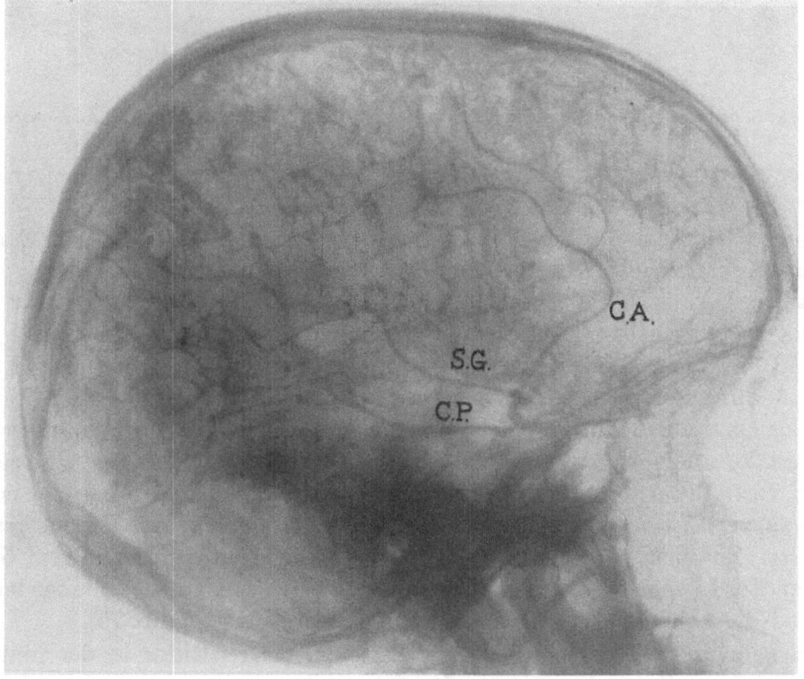

Abb. 75. Derselbe Fall wie auf Abb. 74. 2 Sekunden nach dem Arteriogramm. Infolge Erschwerung des Blutkreislaufs sind die Arterien noch sichtbar. *C.P.* A. cerebri post.; *S.G.* SYLVIsche Gruppe; *C.A.* A. cerebri ant.

Auf den Filmserien, bei welchen das Arteriogramm, das Phlebogramm der ersten und das der zweiten Phase im richtigen Zeitpunkt aufgenommen wurde, sind auf dem zweiten Film alle Arterien verschwunden und nur das oberflächliche Venennetz des Gehirns ist sichtbar. Es kommen aber Hindernisse im Carotiskreislauf vor. Dann erscheint auf dem zweiten Film nicht das Phlebogramm der ersten Phase, sondern es bleiben die Arterien weiter sichtbar, bald zahlreicher und schärfer als auf dem ersten Film, bald in der gleichen Zeichnung wie auf dem Arteriogramm, bald weniger deutlich, aber immer noch arterio

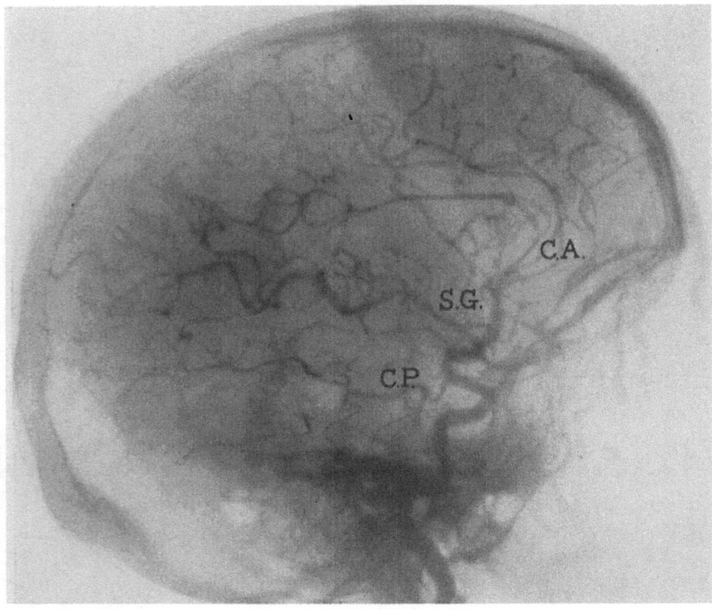

Abb. 76. Arteriogramm mit der A. cerebri posterior (*C.P.*). *S.G.* Sylvische Gruppe; *C.A.* A. cerebri ant·

graphisch gut gezeichnet. Es gibt sogar Fälle, bei welchen das Arteriogramm erst auf diesem zweiten Film erscheint.

Unter allen meinen Filmen konnte ich 17 solcher mit einer'aus dem Carotissyphon hervorgehenden A. cerebri posterior sammeln (Kompression des Syphons oder aus unbekannter Ursache). In Abb. 72 ist die A. cerebri posterior auf dem Arteriogramm sichtbar. Auf dem 2 Sekunden später aufgenommenen Film (Abb. 73), auf dem alle Arterien des Carotisnetzes noch deutlich zu sehen sind, ist die A. cerebri posterior verschwunden. In 6 weiteren Fällen war die A. cerebri posterior auch auf dem zweiten Film sichtbar (Abb. 74 und 75). Dann gleicht ihr Verhalten demjenigen der anderen Hirnarterien. 5mal lag ein Übergangsbefund vor: Die A. cerebri posterior beginnt auf dem Phlebogramm der ersten Phase zu verschwinden, wenn noch das ganze Arteriennetz der Carotis gut zu sehen ist. Zuweilen wird sie in ihren Endverzweigungen deutlicher, und bleibt in ihrer Zeichnung erhalten; manchmal sieht man sie auch nur angedeutet, während die anderen Arterien noch gut gezeichnet sind (Abb. 76).

Ich kann diese Unterschiede im Verhalten des Kreislaufes in der hinteren Schädelgrube, selbst wenn er aus der Carotis herkommt, noch nicht deuten.

Wir stellen die Tatsachen fest und warten, daß weitere Beobachtungen ihre Erklärung enthüllen.

Darstellung der Vena jugularis interna.

Schon lange habe ich die V. jugularis interna durch die arteriographische Untersuchung des Gehirns darzustellen versucht. Der Abtransport der Blut-

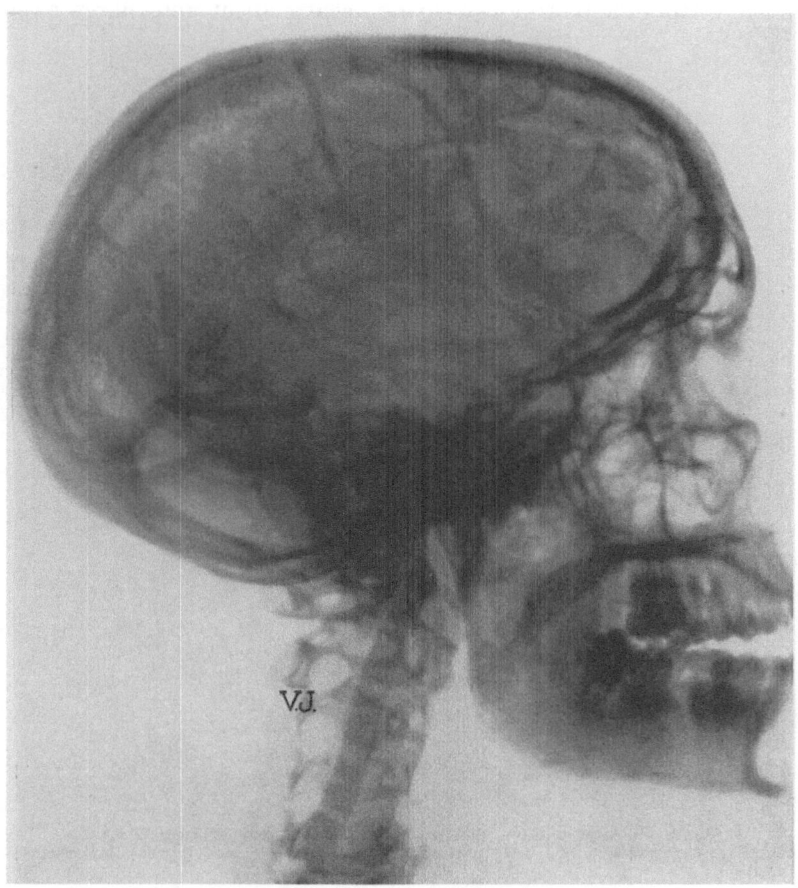

Abb. 77. Phlebogramm der zweiten Phase mit der V. jugularis (*V.J.*).

Thorotrastmischung durch dieses Gefäß mußte es zur Ansicht bringen, aber einige Jahre habe ich mich vergeblich darum bemüht. Vor kurzem (1937) ist uns die deutliche Darstellung dieser weitesten Halsvene gelungen, als wir die Röntgenaufnahme des Halses zwecks Diagnosenstellung einer Carotis-interna-Thrombose gleich nach der Thorotrastinjektion in die Carotis zu machen begannen. Eine sorgfältige nachträgliche Durchsicht aller in der letzten Zeit aufgenommenen Phlebogramme der zweiten Phase ließ uns dann in einer ansehnlichen Zahl von Fällen — mindestens 22 — die Jugularis erkennen. Die Schwierigkeit in der Darstellung dieses Gefäßes liegt darin, daß es nicht nur das Blut aus Gebieten des Carotiskreislaufes, sondern auch aus solchen sammelt, die arteriell von Ästen der Aa. cerebrales und des Truncus basilaris versorgt

8*

werden. Dieses Blut, welches kein Thorotrast führt, verringert die Schattendichte der in der V. jugularis interna kreisenden Flüssigkeit. Außerdem kommt im mittleren und unteren Verlauf der Jugularis interna das venöse Blut des Gesichtes und der vorderen Teile des Halses hinzu, welche von der Carotis externa versorgt werden. Allerdings gelangt Thorotrast auch in die Carotis externa, wenn es in die Carotis communis injiziert wird; aber da die Strömungsgeschwindigkeit im Gebiet jener Arterie viel geringer ist, werden die Venen der von ihr versorgten Bezirke erst später schattendicht und führen dann nur

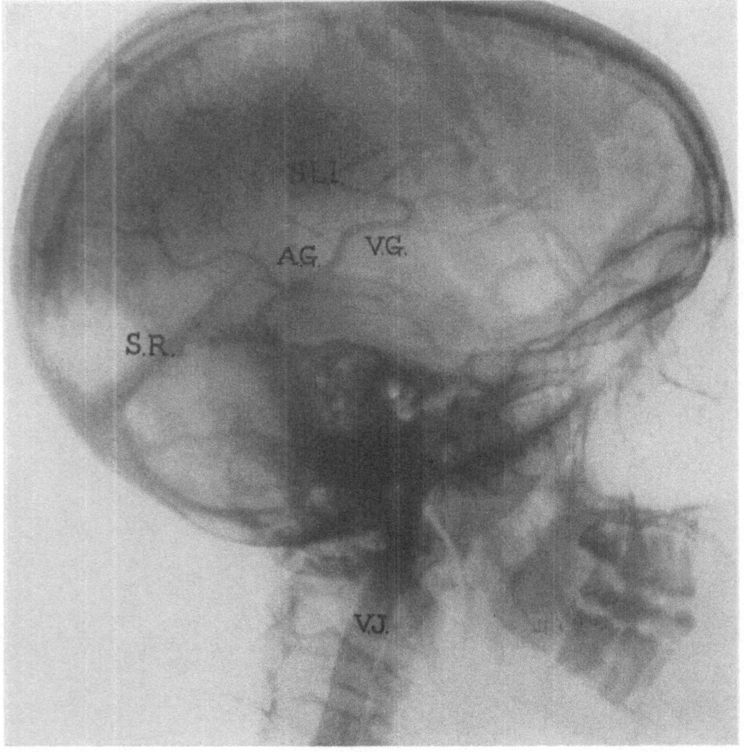

Abb. 78. Phlebogramm der zweiten Phase mit der Vena jugularis (*V.J.*).
S.L.I. Sinus longitudinalis inf.; *V.G.* Vena Galeni; *A.G.* Ampulla Galeni; *S.R.* Sinus rectus.

sehr wenig Thorotrast. Das trägt nicht zur Darstellung der Jugularis interna in dem Augenblick, in dem man die Phlebographie der zweiten Phase ausführt (4 Sekunden nach dem ersten Film).

Der Bulbus superior der Jugularis interna ist nicht sichtbar. Er liegt in einer tiefen Furche am oberen Felsenbeinrand verborgen, höchstens kann sein unterer Abschnitt auf einigen Filmen sichtbar werden.

Der Bulbus inferior der V. jugularis ist individuell sehr verschieden, selbst zwischen der einen und der anderen Seite können große Unterschiede bestehen. Den Anfangsteil des Bulbus sieht man auf einigen unserer Filme. In seiner ganzen Ausdehnung sah ich ihn niemals, weil unser Kassettenwechsler nicht groß genug ist, um Filme aufzunehmen, welche den unteren Abschnitt des Halses umfassen.

Eine besondere Technik ist zur Darstellung der V. jugularis nicht erforderlich; nur ist es ratsam, bei der Thorotrastinjektion 3 oder 4 ccm mehr zu nehmen
als gewöhnlich. Man sieht die Vene auf den Phlebogrammen der zweiten Phase.

Die V. jugularis interna, das große Sammelgefäß des Hirnblutes, verläuft
vom Foramen lacerum posterior abwärts zur V. subclavia. Wie die klassischen
Beschreibungen angeben, begibt sich die Jugularis interna schräg nach unten,
vorn und außen. Bei seitlicher Stellung des Kopfes projiziert sie sich auf die
Halswirbelsäule. Obwohl sie keine großen Verschiedenheiten aufweist, hat sie

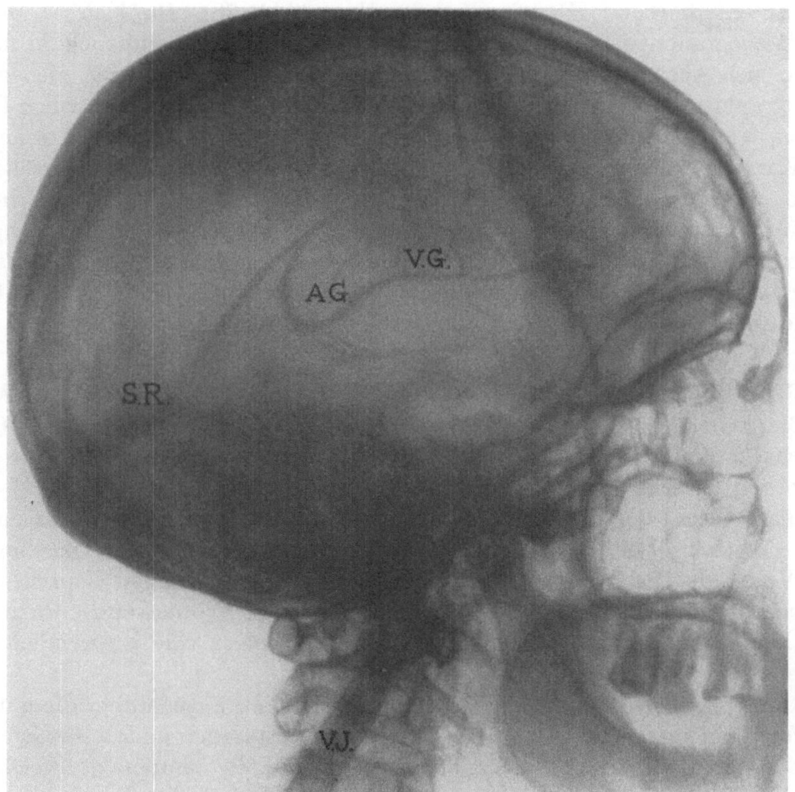

Abb. 79. Phlebogramm der zweiten Phase mit der Vena jugularis (*V.J.*).
V.G. Vena Galeni; *A.G.* Ampulla Galeni; *S.R.* Sinus rectus.

nicht immer dieselbe Richtung. Manchmal beschreibt sie im oberen Abschnitt
eine nach hinten konkave Kurve, wendet sich dann abwärts und projiziert sich
schließlich über dem vorderen Teil der Halswirbelkörper, die sie, ein wenig
nach hinten verlaufend, kreuzt. In anderen Fällen ist die obere Kurve nach
vorne konkav, aber weit weniger ausgesprochen, und die Vene verläuft dann
senkrecht nach unten (Abb. 77). Auf derselben Abbildung sieht man den hinteren
Teil des Bulbus superior der Jugularis. In noch anderen Fällen verläuft die
Jugularis gerade nach unten und kreuzt die Halswirbelsäule von vorne nach
hinten (Abb. 78) oder sie macht einen kleinen, nach hinten konkaven Bogen
in Höhe des 4. Halswirbels. Mindestens bis zum 6. Halswirbel, der tiefsten auf
unseren Phlebogrammen sichtbaren Stelle, verläuft sie nach unten und hinten.

Im unteren Teil der Vene auf Abb. 78 sieht man den Anfang des Bulbus inferior. In selteneren Fällen projiziert sich die Jugularis interna schräg bis zu den Dornfortsätzen des 3. und 4. Halswirbels (Abb. 79).

Da die Stellung des Kopfes auf seitlichen Angiogrammen stets dieselbe ist, kann man Richtungsverschiedenheiten der Jugularis interna in ihrer Beziehung zur Wirbelsäule mit einer gewissen Exaktheit studieren.

Die Form des in den Filmen enthaltenen Teils der Jugularis interna, der vom Bulbus superior bis zum 6. Halswirbel reicht, ist regelmäßig zylindrisch. Nur am unteren Rand des Films sieht man in einigen Fällen eine dem Bulbus inferior entsprechende Erweiterung der Vene (Abb. 78). Ihr Kaliber mißt auf 22 Phlebogrammen, auf welchen sie deutlich ist, durchschnittlich 11 mm; es lassen sich aber aus diesen Messungen keine Schlußfolgerungen ziehen. Die angiographischen Bilder entsprechen nämlich nicht genau den wirklichen Dimensionen, weil die Jugularis interna, welche wir auf unseren Filmen sehen, der der Kassette anliegenden Gegenseite angehört. Sie dürfte ein wenig größer aussehen, als sie in Wirklichkeit ist; der Unterschied ist jedoch nicht erheblich.

Auf antero-posterioren Angiogrammen konnte ich ebenfalls die Jugularis interna finden, aber nicht deutlich genug, um sichere Schlüsse betreffs ihrer Lage zu ziehen. Die Überlagerung der Gesichtsknochen (Abb. 71) macht diese Filme für diese Art von Forschung weniger interessant.

Aus dem Gebiete der Carotis externa herstammende Venen.

Die Darstellung der Venen, die aus dem Versorgungsgebiet der Carotis externa kommen, nämlich der Vv. temporales und meningeae, haben für unsere klinischen Zwecke geringes Interesse.

Diese Venen der Schädelweichteile stellen ein weitmaschiges Netz dar, das in der Mittellinie mit den Venen der gegenüberliegenden Seite anastomosiert. Die Venen der Parietalregion sammeln sich zu einem einzigen Stamm, der V. temporalis superficialis. Diese Vene läuft schräg nach vorne vor die Ohrmuschel und kommt hinter die gleichnamige Arterie zu liegen. Sie ist ziemlich selten zu sehen.

Auf Abb. 80 sieht man das parietale Venennetz angedeutet; diese Gefäße konvergieren und bilden zwei umfangreichere Stämme und außerdem noch einen engeren, vorderen. Es handelt sich um die Vv. temporales, welche eine ähnliche Richtung, aber einen anderen Verlauf haben als die gleichnamigen Arterien. Auf der Abbildung sieht man auch eine Andeutung der V. occipitalis externa.

Aus welchem Grunde trifft man die Vv. temporales so selten auf angiographischen Filmen? Nur eine besondere Disposition der peripheren Gefäße und des Capillarnetzes kann als Erklärung dafür dienen, daß in anderen Fallen mit genau entsprechender Einspritzung in die Carotis ein identisches Resultat nicht erreicht wird. Spritzt man sehr kräftig in die Carotis externa, so verändert man die Zirkulationsbedingungen in ihren Verzweigungen. Tut man dasselbe bei der Carotis interna, so verändert sich zwar auch die Strömung; da aber diese Arterie durch einen nicht dehnbaren knöchernen Kanal hindurchgeht, so stößt der Druck der injizierten Flüssigkeit in diesem auf Widerstand. Dem ist nicht so im Carotis-externa-Gebiet, weil dort kein Hindernis dem Vordringen des Thorotrasts im Wege steht, es sei denn, daß die Aufnahmefähigkeit des Netzes ungenügend ist oder eine spastische Reaktion eintritt, was jedoch von geringer Bedeutung sein dürfte. Im Falle der Abb. 80 überwand ein Teil der Kontrastflüssigkeit den Capillarenwiderstand und ging in die Venen über. Diese Passage kommt gewöhnlich im Kreislaufnetze der Carotis externa vor, wenn das Thorotrast unter starkem Druck in die Capillaren gelangt, wie ich später im Kapitel XII bei Besprechung der Blutströmungsgeschwindigkeit im Kopfe an Hand von Filmen, welche in Sekundenabständen nach Thorotrastinjektion gemacht wurden, erläutern werde. Ich bemerke vorgreifend, daß man auf all diesen Serien, mag die Injektion in die Carotis externa oder in die Carotis communis gemacht worden sein, gewöhnlich auf dem zweiten Film einen gewissen Schatten sieht, welcher den ganzen Kopf einnimmt. Dieser Schatten nimmt schon auf dem dritten Film ab (Abb. 80), um später, wenn der echte Capillarkreislauf erscheint, d. h. derjenige, an dem der größte Teil dieser kleinen Gefäße mitwirkt, wieder zu erscheinen. Erst 5—6 Sekunden nach der Einspritzung tritt der Schatten im Gebiet der Carotis externa auf. Der ganze Kopf, Gesicht und Hals eingeschlossen. erscheint dann schattendicht. Ob man Thorotrast oder Jodnatriumlösung

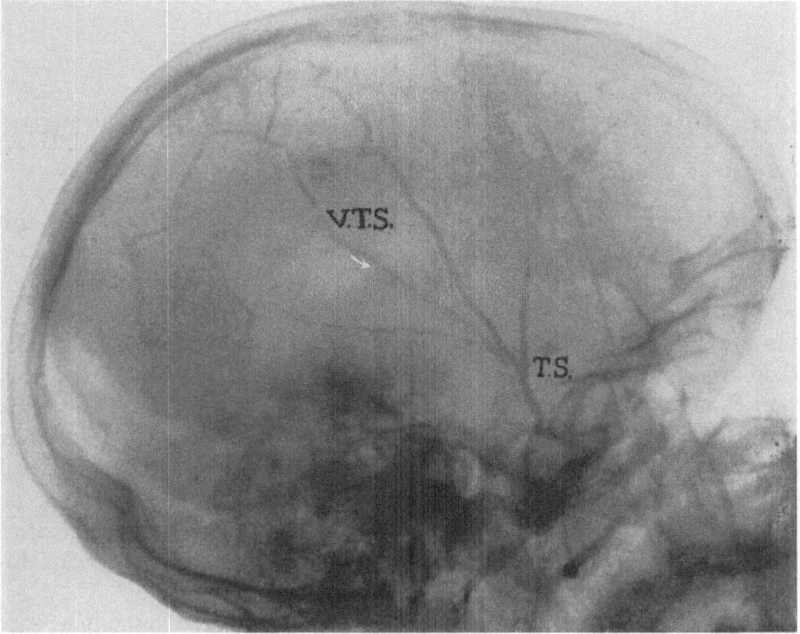

Abb. 80. Normales Angiogramm mit den Venae temporales superficiales (*V.T.S*). *T.S.* A. temporalis superf.

spritzt, die Erscheinung bleibt die gleiche; die Jodlösung gibt vielleicht einen ausgeprägteren Schatten.

Auf Abb. 80 sind infolge stärkeren Stromes durch die Capillaren ausnahmsweise die Vv. temporales zu sehen, vielleicht weil in diesem Fall weitere Capillaren vorhanden sind, welche für die Blut-Thorotrastmischung gut durchgängig sind. Letztere strömt alsdann in die Venen und macht sie röntgenschattendicht. D. h. ein kleiner Teil der Kontrastflüssigkeit geht sofort nach der Injektion von der Carctis externa in die weiten Capillaren; der Hauptteil folgt einen Weg, der größere Hindernisse bietet und fullt das Capillarnetz erst 4—5 Sekunden später.

Um die Besprechung der Phlebographie des von der Carotis externa versorgten Gebietes abzuschließen, muß ich noch die Venen anführen, welche aus dem Gebiete der Maxillaris interna abgehen, insbesondere die Vv. meningeae mediae. Das Studium des Meningeaekreislaufes wird später bei der Bearbeitung der angiographischen Serien erfolgen; aber ich mache jetzt schon darauf aufmerksam, daß die bei den Vv. temporales beschriebenen Erscheinungen in einigen seltenen Fällen auch bei den Vv. meningeae mediae gefunden werden. In der

Tat existieren Angiogramme, auf denen das Bild der A. meningea media auf dem zweiten und dritten Film viel umfangreicher erscheint als dort, wo die Arterie sichtbar ist, was nur daher rühren kann, daß sich der Arterienschatten dem der begleitenden Vene zugesellt. Das heißt, in seltenen Fällen geht ein Teil der Blut-Thorotrastmischung im Augenblicke der Injektion durch die weiten und gut durchgängigen Capillaren der Meningen hindurch, so daß auf diese Weise einige Venen sichtbar werden; aber der größte Teil der Kontrastmischung passiert erst später das Capillarnetz der Aa. meningeae. Erst 5 oder 6 Sekunden nach der Einspritzung tritt der meningeale Capillarkreislauf der zur allgemeinen Verschattung des Kopfes beiträgt, in Erscheinung.

Viertes Kapitel.

Die Angiographie der hinteren Schädelgrube und ihre Technik.

Ich habe lange Zeit hindurch gezögert, die Angiographie der hinteren Schädelgrube durchzuführen. Um eine solche zu erhalten, war es nötig, ein Kontrastmittel in eine der Aa. vertebrales einzuführen, von welchen die ganze Blutversorgung der Medulla oblongata direkt oder durch Vermittlung der A. basilaris abhängt. Auf diese Weise würde aber unfehlbar die Medulla oblongata in Mitleidenschaft gezogen werden. Zwar wird die Konzentration der schattengebenden Flüssigkeit in der A. basilaris geringer sein als in der A. vertebralis, weil unvermischtes Blut aus der nicht injizierten Vertebralis einströmt; es gelangt jedoch immer noch eine recht große Menge mit Kontrastflüssigkeit gemischten Blutes beiderseits zum oberen Teil des verlängerten Marks. Außerdem wird das Gefäßnetz der Medulla oblongata auf der Seite der injizierten A. vertebralis vollkommen von der unverdünnten Kontrastlösung erreicht, was die Oblongata noch mehr in Anspruch nimmt.

Der physiologischen Bedeutung dieses Organes wegen habe ich jeglichen Eingriff gescheut, der, auch nur Augenblicke hindurch, das normale Blut durch die Mischung von Blut und Kontrastflüssigkeit, sei es Jodnatrium, sei es Thorotrast, ersetzen könnte. Trotz meines großen Interesses an der Ergänzung der arteriographischen und phlebographischen Karte des Gehirns durch eine röntgenologische Darstellung der Gefäße der hinteren Schädelgrube habe ich den Versuch nicht gewagt. Experimente an Tieren konnten zwar wertvoll sein, uns aber möglicherweise dazu veranlassen, dem Kranken, den wir zum ersten Male einer Einspritzung von schattengebender Substanz in eine der Aa. vertebrales aussetzen würden, einen schweren und nicht wieder gutzumachenden Schaden zuzufügen. Ein glücklicher Zufall kam mir bei der Lösung dieses wichtigen Problems zu Hilfe. Als ich 1933 die anatomische Anordnung der Gehirnarterien studierte, wozu ich rund 600 Arteriogramme aus unserem Archiv durchsah, bemerkte ich, daß auf fünf dieser Aufnahmen deutlich der Truncus basilaris, die A. cerebri posterior, welche aus ihm entspringt, und in einigen Fällen Kleinhirnarterien zu sehen waren. Die Gegenüberstellung dieser Arteriogramme mit denjenigen, welche wir am Anfang unserer Untersuchungen an der Leiche gemacht hatten, ließ nicht den geringsten Zweifel übrig.

Die Patienten, deren Arteriogramme den Schatten des Truncus basilaris wiedergaben, hatten keinen Schaden erlitten. Die Feststellung dieser Unschädlichkeit brachte uns dazu, die Arteriographie der hinteren Schädelgrube zu versuchen.

Ich gebe nunmehr eine Zusammenfassung der erwähnten Fälle, die als Grundlage für unsere arteriographischen Versuche gedient haben.

Der erste Film, auf dem das Vorhandensein des Schattens des Truncus basilaris festgestellt wurde, stammte von einem Patienten, bei dem die Gehirnarteriographie mit einer in die A. carotis int. injizierten 25%igen Jodnatriumlösung gemacht war. Außer dem zur

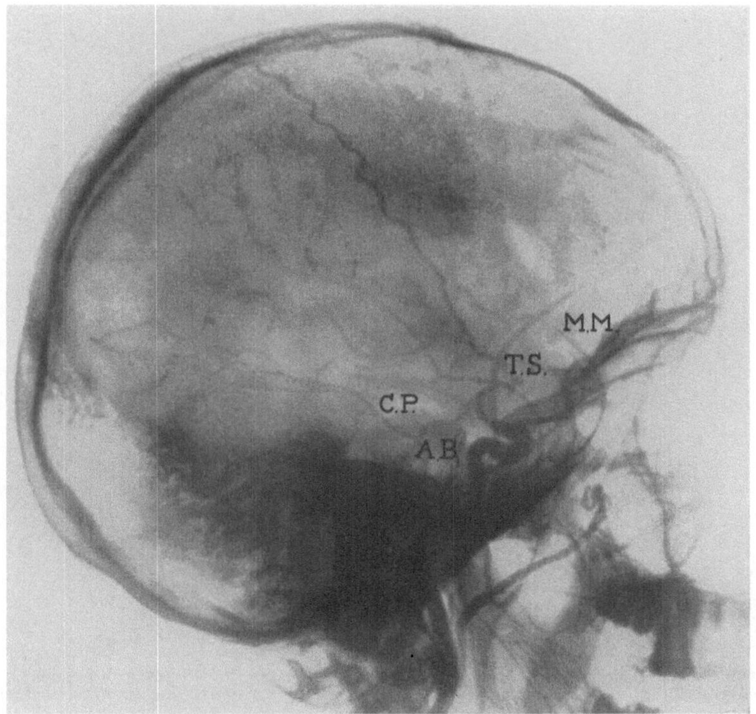

Abb. 81. Arteriogramm mit der A. basilaris (*A B.*) und ihren Ästen.
C.P. A. cerebri posterior; *T.S.* Temporalis superf.; *M.M.* Meningea media.

Carotis int. gehörenden Arteriennetz sah man auf dem Arteriogramm die A. cerebri post. mit einer schlecht gezeichneten A. communicans post. Auch der Truncus basilaris war, wenn auch nur eben angedeutet, zu sehen. Die Kleinhirnarterien waren nicht sichtbar. Bei einem zweiten Fall (Abb. 81), bei welchem die Jodlösung in die A. carotis comm. injiziert worden war, sieht man bei Untersuchung des Arteriogramms das Vorhandensein irgendeines Widerstandes, das sich der Fortbewegung der Blut-Jodnatriumlösung im Carotis-int.-Kreislauf entgegenstellt, da nur der Carotissyphon vorhanden ist. Die Temporalis und Meningea media sind sichtbar. Man sieht ebenfalls den Truncus basilaris und die Aa. cerebri posteriores, die langer sind, als es gewöhnlich bei diesen Arterien der Fall ist, wenn sie abnormerweise aus dem Carotissyphon stammen, eine Anomalie, mit der ich mich im Kapitel III beschäftigt habe. Die Kleinhirnarterien sieht man jedoch auf diesem Arteriogramm nicht deutlich. Ein anderes Arteriogramm, durch Thorotrasteinspritzung in die A. carotis comm. gewonnen (Abb. 82) zeigt, das Vorhandensein einer ziemlich kräftigen A. communicans post., den oberen Teil·des Truncus basilaris, die Aa. cerebelli superior und media und sogar die A. cerebelli inf., welche aus der A. vertebralis stammt. Auf einem

Film eines anderen dieser 5 Falle sah man ebenfalls den Truncus basilaris, die Aa. cerebri posteriores und die Aa. cerebelli superiores.

Das Sichtbarwerden der Arterien der hinteren Schädelgrube ist offenbar dem Herabsinken der eingeführten Kontrastflüssigkeit bei einem der Fälle in die Carotis int., bei den anderen in die Carotis comm. zuzuschreiben. Die angewandte Flüssigkeit — sowohl die Jodlösung als auch das Thorotrast — gelangte rückläufig zunächst aus der Carotis interna in die Carotis communis, und in allen Fällen aus dieser in die Subclavia und von da durch die A. vertebralis zum Truncus basilaris und zu den Arterien, welche aus diesem ihren Ursprung nehmen.

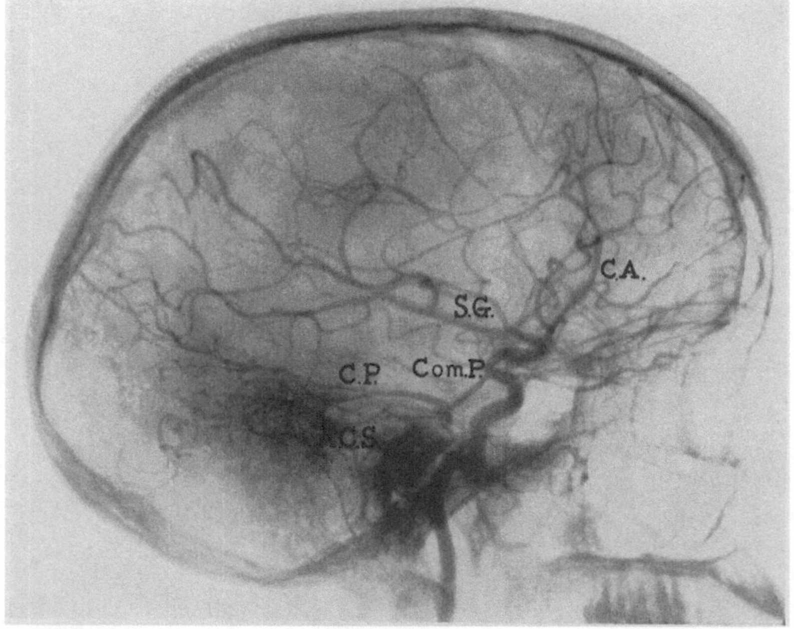

Abb. 82. Arteriogramm mit der A. basilaris und ihren Ästen. *S.G.* SYLVIsche Gruppe; *C.A.* A. cerebri ant.; *Com.P.* Communicans post.; *C.P.* A. cerebri post.; *A.C.S.* A. cerebelli sup.

Wie kam dieser Rückfluß zustande? Zwei Faktoren trugen dazu bei; der Hauptfaktor war die Erschwerung der intracerebralen Blutzirkulation, der zweite, die große Geschwindigkeit, mit der die Einspritzung der schattengebenden Flüssigkeit in die Carotis interna oder communis gemacht wurde. Diese Arterie konnte die Flüssigkeit, die zu dem Blut des normalen Kreislaufes hinzukam, nicht fassen, so daß letztere zurückfloß und in die A. subclavia gelangte. Dabei muß gesagt werden, daß die 5 Filme, auf denen die Sichtbarkeit des Truncus basilaris festgestellt wurde, sämtlich solche der rechten Seite waren, d. h. der Seite, auf der die A. anonyma vorhanden ist.

Ich hebe noch hervor, daß im Arteriogramm auf Abb. 82, dem bemerkenswertesten unter den fünf, das Thorotrast in größeren Mengen aus der Carotis communis in die Subclavia hinabfloß und von dieser aus aufwärts in die A. vertebralis, den Truncus basilaris, die A. cerebri posterior und die Aa. cerebelli gelangte, so daß eine ziemlich vollkommene Zeichnung des Arteriennetzes der hinteren Schädelgrube zustande kam, ohne daß der Kranke im geringsten belästigt worden wäre. Auf diesem Arteriogramm sieht man eine beträchtliche Verlagerung des hinteren Abschnittes der A. pericallosa sowie eine geringe der Sylvischen Gruppe nach unten, hervorgerufen durch ein großes Cholesteatom der Hemisphäre in Höhe der Hemisphärenspalte. Diese Geschwulst erschwerte durch Druck auf das Gehirn die betreffende Zirkulation, und verwehrte den normalen Thorotrasteintritt, so daß letzteres nach rascher Einspritzung in die Carotis communis nicht dem normalen Blutstrom folgte, sondern gegen den Strom nach unten zurückfloß, um sodann durch die A. vertebralis aufzusteigen.

Aus diesen Fällen ersahen wir, daß man Einspritzungen in diese Arterie ohne Gefahr für den Kranken vornehmen kann, was von grundlegender Bedeutung für die Fortsetzung unserer angiographischen Studien der hinteren Schädelgrube war; somit konnte die angiographische Karte des Gehirns vervollständigt werden.

Eine neue Schwierigkeit trat auf: Das Auffinden der A. vertebralis, einer tiefen und zuweilen schwer zu identifizierenden Arterie. Ein klinischer Versuch muß einfach sein, sonst verliert er viel an Wert. Die heute von einigen Autoren bevorzugte direkte Injektion in die A. vertebralis hat diesen Nachteil. Daher beschlossen wir, der Schwierigkeit dadurch Herr zu werden, daß wir gegen den Blutstrom in die Subclavia einspritzten, nachdem wir mit der Martinsschen Pinzette den distalen Abschnitt dieser Arterie provisorisch unterbunden hatten. Auf diese Weise muß das Blut die Kontrastflüssigkeit in die Vertebralis mit sich reißen. Ich hatte erwartet, daß rechts mit derselben Einspritzung, falls man mehr Thorotrast geben würde, sowohl die A. basilaris infolge Aufsteigens der Kontrastflüssigkeit durch die A. vertebralis als auch die Carotis communis sichtbar werden müßte. Das Vorhandensein der A. anonyma auf dieser Seite, aus welcher beide Gefäße entspringen, rechtfertigte diese Annahme.

Demgemäß gelang es uns in der Tat, die Arterien der hinteren Schädelgrube sichtbar zu machen. In seltenen Fällen erreicht man mit ein und derselben Thorotrasteinspritzung die Darstellung des Arteriennetzes sowohl im Carotis- wie im Vertebralisgebiet (Abb. 87).

Es schien logisch, daß eine in die linke Subclavia gegebene Einspritzung arteriographische Aufnahmen geben müßte, die reicher an darstellbaren Arterien der hinteren Schädelgrube wären. Da es keine Anonyma auf dieser Seite gibt, sollte man erwarten, daß die Konzentration des Thorotrasts im Blute der Vertebralis hier stärker wäre. Dies ist aber nicht der Fall. Meine besten Arteriogramme der hinteren Schädelgrube wurden stets auf der rechten Seite gewonnen. Eine annehmbare Erklärung kann ich hierfür nicht finden.

Technik der Angiographie der hinteren Schädelgrube.

Rechts oberhalb der Clavicula wird wie für die cerebrale Angiographie die Haut incidiert. Der Schnitt wird dann nach der Mittellinie zu verlängert, so daß die Subclavia nach der klassischen Methode aufgesucht werden kann. Nach Freilegung dieser Arterie wird, wie ich schon erwähnte, der distale Teil dieser Arterie provisorisch unterbunden, und in den unterbundenen Teil der Arterie werden gegen den Blutstrom kräftig 14 ccm Thorotrast injiziert in der Absicht, mit einer einzigen Einspritzung die aus der Carotis stammenden Hirnarterien und die Gefäße der hinteren Schädelgrube sichtbar zu machen. Da die

A. basilaris ein unpaares Gefäß ist, genügt eine Thorotrasteinspritzung in die Subclavia, um auf beiden Seiten das Arteriennetz der hinteren Schädelgrube darzustellen. Die A. cerebelli inferior, welche direkt aus der A. vertebralis entspringt, erscheint nur auf der Seite, wo die Kontrastflüssigkeit eingespritzt wurde. Die Tatsache, daß nicht beide Aa. cerebri inferiores auf demselben Arteriogramm sichtbar sind, ist ziemlich bedeutungslos, weil diese Arterien von geringem diagnostischen Wert sind.

Auf der arteriographischen Aufnahme stellt man fest, ob neben dem Arteriennetz der hinteren Schädelgrube auch die aus der Carotis interna stammenden

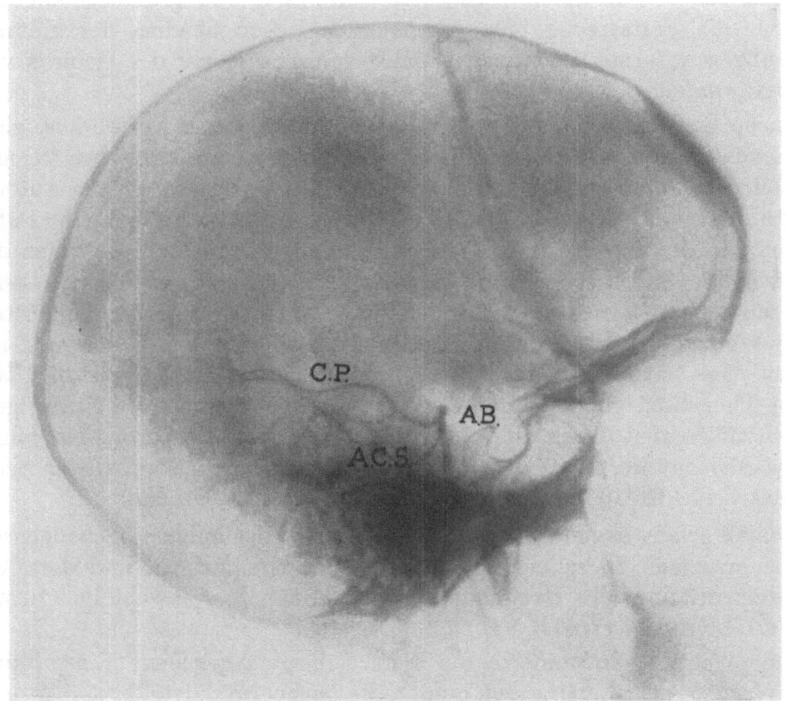

Abb. 83. Arteriogramm der hinteren Schädelgrube.
A.B. A. basilaris; *C.P.* A. cerebri post.; *A.C.S.* A. cerebelli sur.

Hirnarterien sichtbar sind. Sieht man diese Gefäße nicht oder nur unscharf, so beendet man den Versuch an der Subclavia und injiziert darauf in die Carotis communis derselben rechten Seite. Auf diese Weise werden auf einem oder zwei Filmen beide Arteriennetze dargestellt: dasjenige der hinteren Schädelgrube und dasjenige der rechten Hemisphäre. In derselben Sitzung führt man alsdann die Angiographie an der linken Carotis communis aus. Für die Kranken ist das von keinerlei Nachteil. Dieses Vorgehen, alle Aufnahmen in einer einzigen Sitzung zu machen, ist für sie bequemer. Außerdem bleiben so alle angiographisch-diagnostischen Schlüsse in der Hand des Neurologen oder Neurochirurgen, was in Fällen von Geschwülsten, Angiomen und Gehirnaneurysmen einen wesentlichen Zeitgewinn bedeutet und in positiven Fällen nicht gleichgültig ist. Abb. 83 zeigt ein Arteriogramm der hinteren Schädelgrube nach Einspritzung in die Subclavia gegen den Blutstrom.

Die A. vertebralis ist auch direkt aufgesucht und zur Injektion benutzt worden. SJÖQVIST, dem mit meiner eben beschriebenen Methode (Injektion in die Subclavia gegen den Blutstrom) zufriedenstellende Arteriogramme mit kleinen Mengen Thorotrast nicht gelangen, machte den Versuch, direkt in die Vertebralis an ihrer Abgangsstelle aus der Subclavia einzuspritzen. Mit dieser Technik erreichte er nicht das gewünschte Ziel, wegen der Schwierigkeit, die Arterie auf diese Weise freizulegen. Dies gelingt nur für eine sehr kurze Strecke und das benachbarte Gewebe ist so schlaff, daß nach der ersten Punktion der Arterie das ganze Gebiet mit Blut angefüllt ist. Die Injektion kann, nach Aussage des Autors, nur schwer wiederholt werden; mit der Möglichkeit, daß die Aufnahme wiederholt werden muß, muß man aber immer rechnen, wenn sie an kleinen Arterien vorgenommen wird. In der Tat ist es oft nicht möglich, beim ersten Versuch in das Lumen einer kleinen Arterie einzudringen.

Ab März 1936 machte deswegen SJÖQVIST einige arteriographische Versuche an der Vertebralis, indem er die Arterie gemäß der KOCHERschen Technik, kurz bevor sie in das Foramen transversarium des 6. Halswirbels eintritt, freilegte. Nach Angabe dieses Autors ist die Technik einfach: „Lokale Betäubung, 6 bis 7 cm langer Schnitt am vorderen Rand des Kopfnickers in der Höhe der Schilddrüse. Nach Durchtrennung des Platysma und des Musc. omohyoideus dringt man stumpf zwischen der Scheide der großen Halsgefäße und der Schilddrüse in die Tiefe bis zur A. thyreoidea inf. Diese wird mit einem stumpfen Haken nach unten gezogen und das Tuberculum caroticum abgetastet. Etwa 1 cm unterhalb desselben und etwas medial werden die prävertebralen Muskeln mit einem stumpfen Dissektor der Länge nach getrennt. Oft kann man die Pulsation der A. vertebralis durch die Muskulatur tasten und dementsprechend die Trennungsstelle wählen. Unmittelbar vor der Arterie liegt die Vena vertebralis, die vorsichtig medialwärts abgeschoben werden muß. Unter Umständen kann man sie diathermisch verkochen und durchschneiden oder mit Silberklammern versorgen. Nachdem die Arterie freigelegt worden ist, wird um sie ein dicker Zwirnsfaden gelegt. Durch Ziehen an dem Faden und stumpfe Dissektion kann die Arterie in zentraler Richtung bedeutend gelockert werden, so daß sie auf mindestens 2—2,5 cm freiliegt und in die Wunde angehoben werden kann. Die Einspritzung wird mit einer an der Spitze umgebogenen Nadel (Kaliber 1 mm), die mit einem Gummischlauch mit der Spritze in Verbindung steht, vorgenommen. Die Arterie wird punktiert und 8—10 ccm Thorotrast eingespritzt. Die Aufnahme darf, wenn die A. basilaris und A. cerebri post. mit ihren Ästen hervortreten sollen, nicht früher gemacht werden als etwa $^{1}/_{2}$—1 Sekunde nach Einspritzung alles Kontrastmittels."

In seiner Arbeit, der ich diese Technik entnehme, sagt SJÖQVIST, daß die Blutdurchströmungsgeschwindigkeit in der Vertebralis langsamer als in der Carotis ist.

„Die Freilegung dieser Arterie", fährt dieser Autor fort, „wird am besten rechtsseitig gemacht, um mit der rechten Hand in der Richtung nach oben punktieren zu können. Da die Arterie auf einer genügend langen Strecke freigelegt ist, kann die Punktion 2—4 mal wiederholt werden, so daß man in demselben Fall sowohl eine frontale als auch eine Seitenaufnahme machen kann. Lagerung des Kopfes bei Seitenaufnahmen: reine Seitenlage wie bei Schädelübersicht, Zentralstrahl gegen Corp. pineale oder etwas niedriger. Bei Frontalaufnahme: der Kopf etwas nach hinten gebeugt, Zentralstrahl parallel mit der Frankfurter Horizontale und der Mittellinie." SJÖQVIST bearbeitete 8 Falle mit dieser Technik; unter diesen zeigten drei das normale Aussehen des Arteriogramms der hinteren

Schädelgrube, obschon einer unter ihnen ein Fall von parasagittalem Meningiom war, das keinerlei Verlagerung der A. cerebralis posterior verursacht hatte.

BERCZELLER und KUGLER schlagen vor, die Einspritzung in die Vertebralis im Sulcus atlantidis vorzunehmen. Diese Injektion scheint bisher nur an der Leiche ausgeführt worden zu sein. SJÖQVIST zieht die von ihm beschriebene Technik vor. Mangels Erfahrung können wir hierzu eine eigene Meinung nicht äußern.

Unter recht außergewöhnlichen Umständen injizierten wir einmal in die A. vertebralis. Diese Arterie nahm die Stelle der Carotis communis ein und,

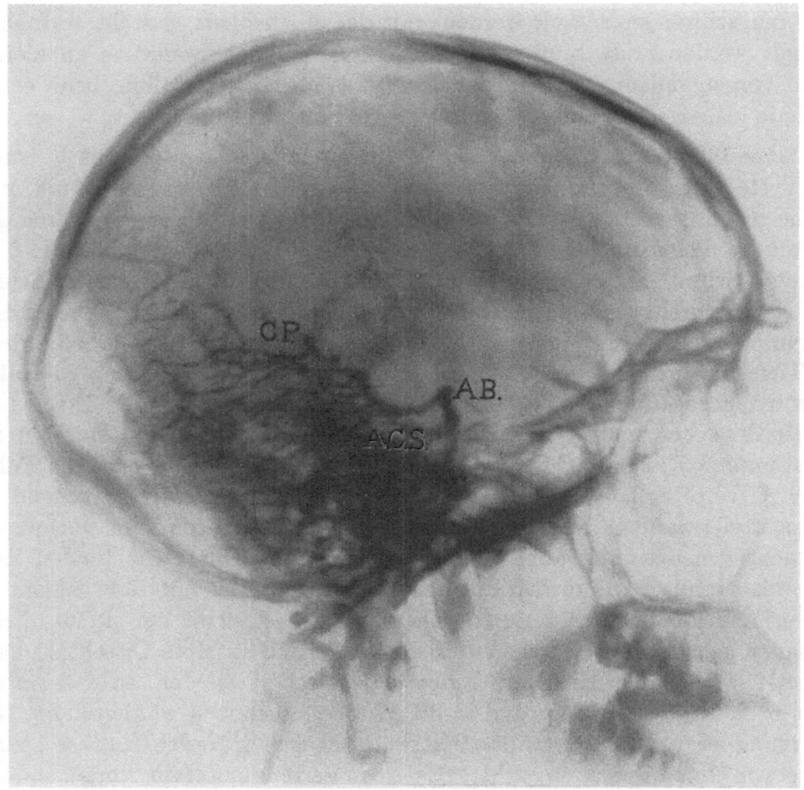

Abb. 84. Arteriogramm der hinteren Schadelgrube.
A.B. A. basilaris; *C.P.* A. cerebri post.; *A.C.S.* A. cerebelli sup.

obwohl sie von geringerem Kaliber zu sein schien, wurde sie von dem Operateur ihrer Lage wegen für diese gehalten. Die Carotis communis wurde zwischen den zwei Köpfen des M. sternocleidomastoideus gesucht. Nach Identifizierung der Jugularis und des N. vagus fand man an der Stelle der Carotis communis Bindegewebe, und unter demselben eine aufsteigende Arterie, die irrtümlicherweise ihres ungewöhnlichen Kalibers wegen als eine etwas abnorme Carotis communis angesehen wurde. Es wurden 15 ccm Thorotrast eingespritzt, eine Menge, welche wir damals zu verwenden pflegten, ohne Störungen bei den Patienten zu verursachen. Das Arteriogramm zeigte, daß in die A. vertebralis injiziert worden war und so kam auf dieser Seite ein vorzügliches Arteriogramm der hinteren Schädelgrube zustande. Auf dieser Aufnahme ist bemerkenswert, daß, wie aus Abb. 84 zu ersehen, das Thorotrast von der A. basilaris in die Vertebralis der kontralateralen Seite gelangt ist, dagegen nicht in die Communicantes posteriores. Letztere sind im allgemeinen sehr dünn, außerdem leistet möglicherweise der Carotiskreislauf dem Durchtritt der injizierten Kontrastflüssigkeit größeren Widerstand als der Vertebraliskreislauf. Eine andere merkwürdige Tatsache ist, daß die Communicantes posteriores nicht jene Durchströmungsmöglichkeit liefern, wie sie sich WILLIS vorstellte, als er seinen Circulus arteriosus beschrieb. Das Verhalten der A. communicans anterior im Gleich-

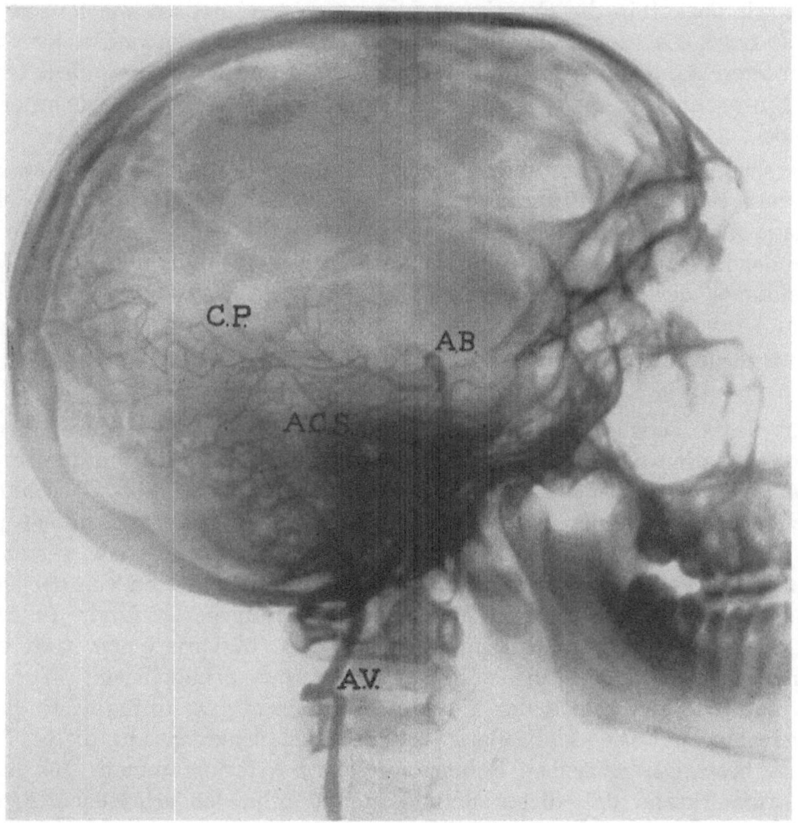

Abb. 85. Arteriogramm der hinteren Schädelgrube, in dem die ganze Lange der A. vertebralis dargestellt ist. *C.P.* A. cerebri post.; *A.C.S.* A. cerebelli sup.; *A.V.* A. vertebralis; *A.B.* A. basilaris.

gewicht des Arteriendrucks beider Hemisphären ist, wie wir sahen, hiervon vollkommen verschieden. Carotis- und Vertebraliskreislauf sind voneinander unabhängig, und es scheint, als ob eine Kreislaufunterstützung sich mehr in der Richtung vom Carotiskreislauf zur hinteren Schädelgrube geltend macht als umgekehrt. Jedenfalls ist dieses Gleichgewicht im Carotis- und Vertebralisdruck nicht zu vergleichen mit dem Blutaustausch zwischen beiden Carotiskreisläufen, welche dazu neigen, sich stets zu ergänzen, wenn eine Veränderung im normalen Verhalten des Blutes einer der Hemisphären eintritt.

In dem eben besprochenen Fall sah man, daß die vollständige Überschwemmung des Medulla oblongata-Kreislaufes mit der Blut-Thorotrastmischung dem

Kranken keinerlei Nachteile brachte. Der plötzliche Eintritt von Kontrastflüssigkeit in die Oblongata schädigte dank dem beigemischten Blute die normale Funktion der lebenswichtigen Medullazentren nicht.

Eine andere, kleinere am darauffolgenden Tage in dieselbe Arterie ausgeführte Thorotrastinjektion mit Röntgenaufnahme des Halses machte den ganzen Verlauf der Vertebralis sichtbar (Abb. 85). Hier drang das Thorotrast nicht in die A. vertebralis der kontralateralen Seite, weil eine geringere Thorotrastmenge benutzt wurde und weil die Einspritzung langsamer gemacht wurde.

Als wir daraufhin die Carotis communis suchten, stellten wir fest, daß sie von der Lage, die sie gewöhnlich einnimmt, abgewichen war und sich in Höhe des vorderen Randes der Portio sternalis der M. sternocleido-mastoideus befand. Nach Einspritzung in diese Arterie kam ein gutes normales Gehirnarteriogramm zustande.

Aus dem Gesagten kann man schließen, daß in seltenen Fällen sich an Stelle der Carotis communis ein wenig tiefer gelegen die A. vertebralis befindet. Diese Anomalie fanden wir nur ein einziges Mal; ich glaube, daß man, um die Aufnahme der hinteren Schädelgrube zu machen, die Vertebralis unter dem Gefäß-Nervenbündel des Halses suchen muß.

Anatomische Betrachtungen über das arteriographische Bild der hinteren Schädelgrube.

Um dieses Thema abzuschließen, sind hier einige Kommentare über die Lage der Arterien der hinteren Schädelgrube erforderlich. Als ich zum erstenmal am Arteriogramm der Leiche die Lage der A. basilaris (Abb. 86) senkrecht zur Schädelbasis nahe den Processus clinoidei posteriores sah, zögerte ich nicht, sie zu identifizieren, da man deutlich die Vereinigung beider Aa. vertebrales erkennt. Ihre Verlaufsrichtung unter der Brücke weicht jedoch von derjenigen ab, die ich in den zugezogenen Anatomiewerken angegeben fand. In diesen bilden die Brücke und die mit ihr verbundene A. basilaris einen nach vorne offenen Winkel von 65—70° zur Horizontalen der Schädelbasis. Was man jedoch auf Arteriogrammen der hinteren Schädelgrube wahrnimmt, ist davon sehr verschieden: Die A. basilaris befindet sich senkrecht zu dieser Linie. Sjöqvist bestätigte denselben Befund auf seinen Arteriogrammen. Ich mache darauf aufmerksam, daß dieser Befund in am Lebenden erhaltenen Arteriogrammen derselbe ist (Abb. 83, 84, 85).

Der Unterschied zwischen dem anatomischen und arteriographischen Befund ist darauf zurückzuführen, daß das anatomische Studium dieser Organe nach Herausnahme des Hirns aus dem Schädel, oder mindestens auf Gefrierschnitten, nachdem die Cisterna pontis entleert worden ist, durchgeführt wird. Diese Zisterne, auch Canalis arachnoideus genannt, trägt, wenn sie mit Cerebrospinalflüssigkeit angefüllt ist, dazu bei, die Brücke und mit ihr die darunter liegende A. basilaris anzuheben und ihr eine mehr oder weniger vertikale Richtung zu geben. Zuweilen erscheint auf Arteriogrammen der hinteren Schädelgrube die A. basilaris sogar leicht nach hinten geneigt (Abb. 85). Nach der Beschreibung von Bize wird die Cisterna pontis durch den vorderen Rand der Brücke begrenzt und erstreckt sich seitlich in Form eines Dreiecks mit der Basis in der Medianlinie, der Spitze am Kleinhirnbrückenwinkel. In dieser Höhe enthält sie in einer

Art von Verlängerung die Hirnnerven VII, VIII, IX und X. Betrachtet man
die von BIZE, DURET, BAILEY usw. veröffentlichten Abbildungen der Lage der
Brücke, so bemerkt man, daß diese Autoren schon deren untere Fläche sehr viel
höher verzeichnen. Die Arteriogramme geben die Lage dieses Organes und der
A. basilaris noch mehr vertikal zur Schädelbasis wieder. Letzthin sah ich bereits
in einigen anatomischen Arbeiten dieses Organ in seiner richtigen Lage angegeben. So oft es uns gelang, die A. basilaris am Lebenden sichtbar zu machen,
war ihre Lage stets dieselbe. Im allgemeinen senkrecht und gerade, weist sie

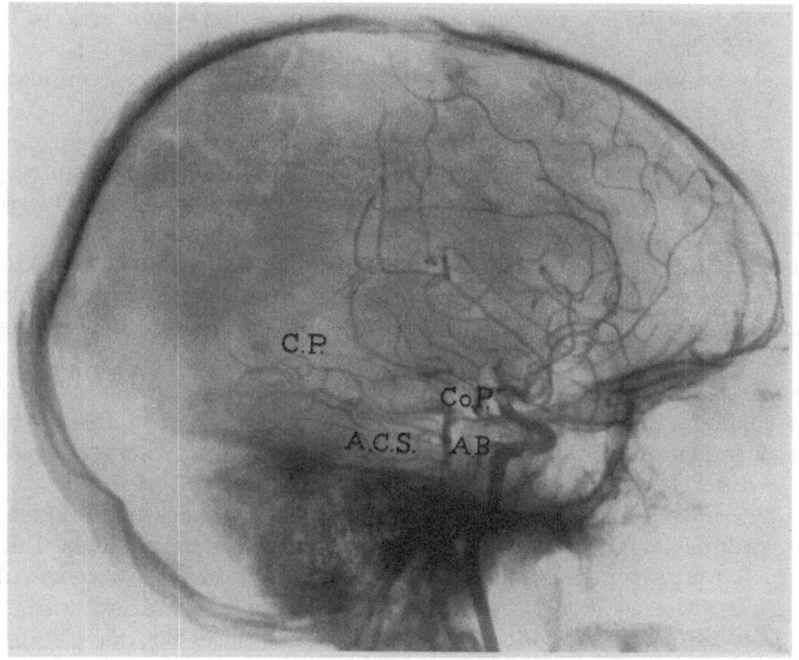

Abb. 86. Arteriogramm mit der A. basilaris und ihren Ästen an der Leiche.
A.B. A. basilaris; *C.P.* A. cerebri post.; *A.C.S.* A. cerebelli sup.; *Co.P.* Communicans post.

manchmal eine geringe Biegung des oberen Teils nach hinten oder nach vorne
auf. Die Feststellung ihrer zur Schädelbasis senkrechten Lage interessiert nicht
nur den Anatomen, sondern auch den Kliniker. Ihre Abweichung auf lateralen
und antero-posterioren Arteriogrammen kann sichere diagnostische Anhaltspunkte bei Geschwülsten der Nachbarschaft, besonders bei solchen des Kleinhirnbrückenwinkels, liefern.

Von der A. basilaris gehen gewöhnlich die Aa. cerebri posteriores ab, und
zwar, wie man auf den Arteriogrammen sieht, aus ihrem oberen Teil und nach
hinten. An der Leiche sieht die A. communicans posterior meist sehr dünn aus.
Sie kann jedoch ein ganz erhebliches Kaliber besitzen, am Lebenden bildet sie
manchmal den vorderen Teil der A. cerebri posterior, wenn sie aus dem Carotidensyphon hervorgeht. In anderen Fällen ist sie zwar auch weiter als normal, hat
aber nicht das Aussehen des Anfangsteiles der A. cerebri posterior, obschon sie
Blut aus dem Carotidensyphon erhält. In Höhe der A. basilaris nimmt diese
Arterie an Volumen zu. Wenn die A. cerebri posterior direkt vom Carotissyphon

abgeht, ist der erste aus der A. basilaris stammende Teil der Arterie von geringem Kaliber, und dieser Teil der Arterie stellt eine Art Ersatz für die Communicans posterior dar.

Untersucht man die Arteriogramme der hinteren Schädelgrube nach direkter Injektion in die Vertebralis oder nach der oben beschriebenen Einspritzung in die A. subclavia, so sieht man mit großer Deutlichkeit die Endäste der A. cerebri posterior im hinteren Abschnitt des Occipitallappens. Auf einigen Arteriogrammen der hinteren Schädelgrube können ab und zu die Arterien, welche den Thalamus versorgen und andere, schwerer klassifizierbare, unterschieden werden. Die normale Lage der Aa. cerebri posteriores ist horizontal oder schräg, in ihrem hinteren Teil etwas nach oben abweichend. Ihre Endverzweigungen sind sehr gut ausgebildet und können deutlich sichtbar werden, besonders wenn man das Röntgenbild eine Sekunde nach der Thorotrasteinspritzung in die Subclavia aufnimmt (Abb. 83). Unterhalb der A. cerebri posteriores sieht man die Aa. cerebelli superiores, die mehr oder weniger parallel zu ersteren verlaufen. Sie sind geschlängelt und geben verschiedene Äste ab. Sie versorgen den Oberwurm und den oberen Teil der Kleinhirnhemisphäre.

Nebenbei sei gesagt, daß am Lebenden das Kleinhirn dieselbe senkrechte Lage einnimmt wie die Brücke, so daß seine sog. obere Fläche eher eine hintere ist. Um Verwechslungen zu vermeiden, werde ich bei Bezeichnungen der Arterien die in der klassischen Anatomie gebräuchlichen anwenden.

Die Aa. cerebelli mediae, die aus dem mittleren Teil der A. basilaris abgehen, können in ihrem Endteil auf Arteriogrammen verfolgt werden. Ihren Abgang kann man infolge des Felsenbeinschattens nicht auffinden. Sie versorgen den oberen Teil der Kleinhirnbasis.

Die Aa. cerebelli inferiores entspringen aus den Vertebrales und winden sich in etwa senkrechter Richtung nach oben zum unteren und vorderen Teil des Kleinhirns. Auf Arteriogrammen der hinteren Schädelgrube sieht man diese Arterien nur auf einer Seite, weil nur in eine Vertebralis injiziert wird. Alle anderen Kleinhirnarterien sowie die Aa. cerebri posteriores sind, da sie alle aus der injizierten A. basilaris stammen, auf beiden Seiten zu sehen.

Keine der Abzweigungen der Kleinhirnarterien geht über das Tentorium cerebelli hinaus; letzteres erkennt man, wenn man den Sinus rectus verfolgt; dieser hat, wie wir gesehen haben, eine andere Lage als auf Abbildungen und Zeichnungen in Anatomiebüchern angegeben.

Die Identifizierung der Kleinhirnarterien ist nicht schwer. Man kann sie nicht vollständig verfolgen, noch alle ihre Verzweigungen erkennen, weil der Felsenbein- und der Warzenfortsatzschatten an Dichte denjenigen der mit Thorotrast injizierten Arterien übertrifft. Die Kleinhirnarterien gehen oft von einer Seite des Kleinhirns auf die andere über, anastomosieren und stehen mit dem Arteriennetz der A. cerebri posterior, des vierten Ventrikels und der Medulla oblongata in Verbindung.

Über den diagnostischen Wert der Arteriographie der hinteren Schädelgrube kann ich vorläufig noch keine sichere Meinung abgeben; mir scheint aber, daß ihr Nutzen mit demjenigen der Arteriographie der Carotis nicht zu vergleichen ist, ausgenommen die Möglichkeiten der Lokalisation von Kleinhirnbrückenwinkelgeschwülsten durch seitliche Verlagerung der A. basilaris bei anteroposteriorer Aufnahme und von Angiomen und Aneurysmen dieser

Region. Kleinhirntumoren rufen eine starke Erweiterung der Ventrikel hervor, welche auf Arteriogrammen durch „*diagonale*" Verlagerung der Sylvischen Gruppe nach oben zu erkennen sind. Nur in ganz besonderen Fällen könnte die Arteriographie der hinteren Schädelgrube das Eigengefäßnetz von Tumoren dieser Region klar zeigen.

Bei einem auf Grund neurologischer Symptome diagnostizierten Hirntumor stellte ich auf dem Arteriogramm der hinteren Schädelgrube eine Verlagerung der Aa. cerebri posteriores und der A. cerebelli posteriores nach oben fest

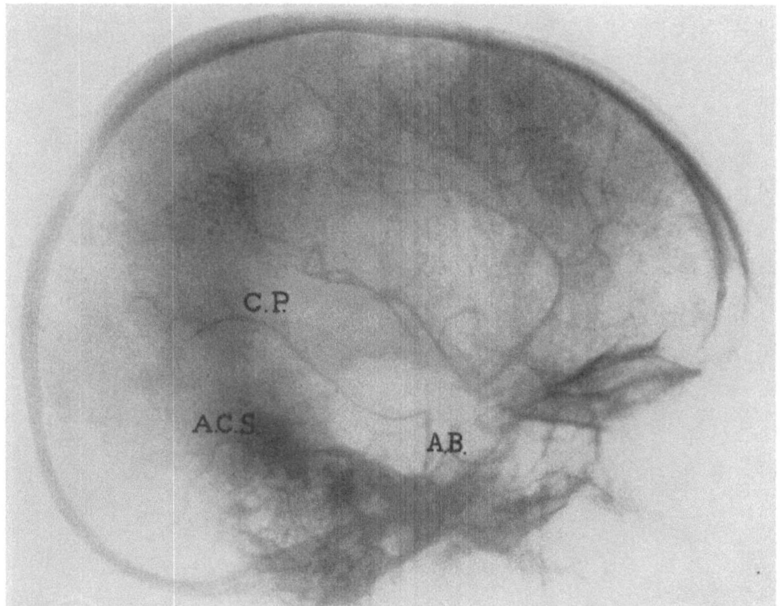

Abb. 87. Arteriogramm bei einem Fall von Kleinhirntumor. Verlagerung der A. cerebri posterior und der Aa. cerebelli superiores nach oben. *A.B.* A. basilaris; *C.P.* A. cerebri post.; *A.C.S.* A. cerebelli sup.

(Abb. 87). Bei dieser Kranken wurde mit einer einzigen Einspritzung in die A. subclavia das Arteriogramm des Carotisgebietes und der hinteren Schädelgrube zur Darstellung gebracht. Das Arteriogramm läßt eine starke Ventrikeldilatation erkennen, durch die diagonale Verlagerung nicht nur der Sylvischen Gefäßgruppe, sondern auch der zu dieser annähernd parallel verlaufenden A. pericallosa, nach oben. Später starb die Patientin an einer Kleinhirnblutung, noch bevor sie operiert wurde. Bei der Sektion fand man einen fast die ganze Kleinhirnhemisphäre einnehmenden Tumor. Bei Durchsicht unserer Arteriogramme der hinteren Schädelgrube, besonders der an der Leiche hergestellten, beobachtet man zuweilen ein Ansteigen des Endabschnittes der Aa. cerebri posteriores. Dieses Ansteigen erfolgt in gerader Linie, während auf Abb. 87 der aufsteigende Endabschnitt der Arterie einen nach unten konkaven Bogen bildet. Eine ausgedehnte Kasuistik, welche diese Tatsache erklären könnte, fehlt uns noch.

Ich darf dieses Kapitel nicht abschließen, ohne ein Wort über das Aussehen der Venen der hinteren Schädelgrube zu sagen.

Phlebographie der hinteren Schädelgrube.

Sie wird auf dieselbe Weise ausgeführt wie die Phlebographie des Carotisgebietes in ihrer ersten und zweiten Phase, mit den drei schon erwähnten Aufnahmen. Besonders wichtig sind die Phlebogramme der zweiten Phase. 4 Sekunden nach den Arteriogrammen aufgenommen (Abb. 88). Das Phlebogramm dieser Abbildung wurde nach Injektion in die Subclavia erzielt.

Auf der Abb. 88 erkennt man die Vv. cerebelli laterales inferiores, die zum Sinus transversus ziehen, und die Vv. cerebelli laterales superiores, die in

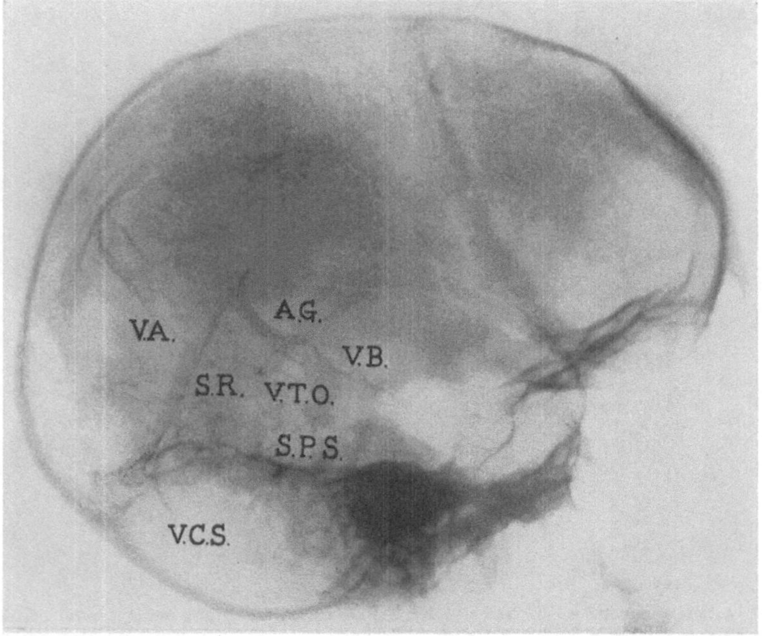

Abb. 88. Phlebogramm der hinteren Schadelgrube. *A.G.* Ampulla Galeni; *V.A.* Aufsteigende Vene; *V.B.* Vena basilaris; *S.R.* Sinus rectus; *V.T O.* Vena temporo-occipitalis; *S.P.S.* Sinus petrosus sup ; *V.C.S.* V. cerebelli sup.

den Sinus petrosus superior und in die Übergangsstelle desselben in den Sinus transversus münden. Ein Teil der Vv. pedunculares und des protuberantiales zieht zur Vena basilaris in ihrem der Ampulla Galeni nächst gelegenen Abschnitt. Die Venen des Thalamus opticus und des Trigonum, welche im Endabschnitt der Vena Galeni und der Ampulla Galeni münden, können ebenfalls identifiziert werden.

Die Venen des hinteren Hirnabschnittes, welcher von der A. cerebri posterior versorgt ist, werden in zwei Gruppen eingeteilt: die Vv. calcarinae und temporo-occipitales. Erstere, auf Abb. 88 gut sichtbar, haben ansteigende Richtung und ziehen zum Sinus longitudinalis superior; letztere sind absteigend und ziehen zum Sinus rectus. Die Vv. temporo-occipitales sind Zuflüsse der V. occipitalis, der Ampulla Galeni und zum Teil des Sinus petrosus superior und des Sinus transversus. Sie vereinigen sich mit den Venen des Hirnschenkels und der Brücke, so daß es sehr schwierig ist, sie auseinanderzuhalten.

Von den Sinus der Dura mater sind auf den Phlebogrammen der zweiten Phase der Sinus petrosus superior, der Sinus transversus und zuweilen der untere Abschnitt des Sinus longitudinalis superior und des Sinus rectus sichtbar. Der Sinus petrosus superior verdankt seine Schattengebung dem Blute, das ihm die beiden Vv. cerebelli laterales und temporo-occipitales liefern. Ihre größere oder geringere Sichtbarkeit hängt von dem stärkeren oder schwächeren Zufluß der Blut-Thorotrastmischung durch diese Gefäße ab, welche in ihren Kaliber und Verlauf sehr veränderlich sind.

Der Sinus transversus ist dank der Vv. cerebelli laterales superiores und inferiores und einiger temporo-occipitaler Venen, welche eine bemerkenswerte Menge schattengebender Flüssigkeit enthalten, darstellbar. Infolge von Veränderungen dieser Venen, sowie entsprechend der Menge des Thorotrasts sind diese Sinus mehr oder weniger gut sichtbar. Wie bekannt, handelt es sich um einen weiten Sinus, der viel Blut führt, das anderer Provenienz ist und infolgedessen die Konzentration der schattengebenden Flüssigkeit herabsetzt.

Der untere Teil des Sinus longitudinalis superior wird im unteren Abschnitt seines Verlaufes sichtbar, an der Stelle, wo die aufsteigenden Venen des hinteren Abschnittes des Occipitallappens in ihm einmünden.

Der Sinus rectus ist gewöhnlich gut sichtbar. Er erhält Blut aus den Venen des Wurms, das jedoch für seine Sichtbarmachung nicht ausreichen würde; aber er nimmt vor allem auch Blut auf, das die Ampulla Galeni und die Vena basilaris unmittelbar oder durch Vermittlung der Ampulla Galeni ihm zuführt. Dieser Umstand macht ihn röntgenundurchlässig und gibt uns sogar einen Eindruck von seinem Kaliber. Der Sinus longitudinalis inferior, in den er sich fortsetzt, wird selbstverständlich nicht sichtbar, da er aus dem Gebiet, in das Thorotrast eindringt, keinerlei Blut empfängt.

Die V. basilaris wird in ihrem hinteren Abschnitt gut sichtbar, denn sie empfängt Blut aus den Vv. protuberantiales und pedunculares, aus einigen temporo-occipitalen und sehr häufig aus einer oder zwei Vv. cerebelli (TESTUT und LATARJET). Die V. basilaris ist sehr deutlich auf der Abb. 88 wiedergegeben, was beweist, daß sie in ihrem hinteren Abschnitt eine große Menge Blut-Thorotrastmischung erhielt. Wie zu erwarten war, kann man den vorderen Abschnitt dieser Vene nicht sehen, da sie keinerlei schattengebende Flüssigkeit aus den injizierten Organen der hinteren Schädelgrube erhält.

Die Vv. Galeni werden erst in ihrem hinteren Abschnitt in Höhe des Eintritts der schattengebenden Flüssigkeit, welche aus den Thalamusvenen, aus einigen Venen des Corpus striatum und anderen weniger wichtigen Venen stammt, darstellbar. Die Ampulla Galeni erhält außer der Blut-Thorotrastmischung, welche ihr aus ihren Zuflüssen, den Vv. Galeni zuströmt, noch schattengebende Flüssigkeit aus einigen Venen des Hirnschenkels, der Brücke, des Thalamus, der Corpora quadrigemina, den Vv. cerebelli superiores, usw. Ihre Schattendichte ist erheblich, was beweist, daß sich eine große Thorotrastmenge in ihr befindet. Die Ampulla Galeni ist schließlich der wichtige Zufluß, der dazu beiträgt, den Sinus rectus sichtbar zu machen.

Abb. 88 zeigt eindeutig, wie der Blutkreislauf dieses wichtigen Teiles des Hirns nicht nur durch die Arterien gesichert ist, sondern auch durch die Leichtigkeit, mit welcher das Blut durch zahlreiche Venen und Sinus der Dura mater weiter entleert wird.

Fünftes Kapitel.

Diagnose der Hirntumoren durch Verlagerung der Blutgefäße.

Es gibt Geschwülste, welche eine eigene, angiographisch darstellbare Blutversorgung haben; andere, wie Cysten und Cholesteatome können vermutet werden, wenn Gefäße in einem mehr oder weniger begrenzten Gebiet des Gehirns vollkommen fehlen. Schließlich gibt es Geschwülste, deren Gefäße sich von denen der Hirnsubstanz nicht unterscheiden und die deshalb nur durch die Verlagerung der Arterien, der Venen oder der Sinus diagnostiziert werden können. Aber selbst bei Geschwülsten mit eigener, durch die angiographische Untersuchung sichtbar gemachter Blutversorgung, bietet die Veränderung der normalen Architektur der Hirngefäße wichtige Aufschlüsse über ihr Volumen, ihre Wechselbeziehungen usw. Kurz, die Verlagerung der Hirngefäße, insbesondere der Arterien, liefert im Angiogramm die konstantesten und grundlegendsten Elemente zur Diagnose der Hirntumoren.

I. Veränderungen des Kreislaufes durch Tumordruck auf die Carotis und ihre Äste.

Bevor ich auf das eigentliche Studium der Lokalisationsdiagnose eingehe, möchte ich mich mit der Darstellung gewisser Veränderungen allgemeiner Art beschäftigen, welche die Anwesenheit von Geschwülsten für den Hirnkreislauf mit sich bringen kann und die sich somit im angiographischen Bilde widerspiegeln.

Die Geschwindigkeit der Blutströmung durchs Gehirn kann durch verschiedene Ursachen beeinflußt werden. Bei Angiogrammen verändert sich das Gefäßbild binnen kurzer Zeit und die Sichtbarkeit der Kontrastsubstanz, die von den Arterien bis zu den Venen durchfließt, hat ihre bestimmte Zeitdauer, welche bei normalen Individuen stets dieselbe ist. Ist die Blutströmung verzögert, so kann es vorkommen, daß das Arteriogramm nicht gleich nach der Einspritzung erscheint, sondern erst in dem Augenblick scharf wird, in dem das Phlebogramm der ersten Phase (zweiter Film) auftreten sollte, oder es kann auch dann noch unvollkommen und unscharf sein. Arterien-, Capillar-, Venenbild treten zwar in natürlicher Reihenfolge auf, aber zu anderen als den üblichen Zeiten.

Druck eines Tumors auf die Carotis interna beim Eintritt derselben in den Schädel oder auch aus der Entfernung auf den Carotissyphon wirkender Druck, ferner starke Ventrikelerweiterung kann dem normalen Blutstrom im Hirnarteriennetz Widerstand entgegensetzen. Am wichtigsten sind die Hindernisse, welche von einem direkten Druck in der Nachbarschaft des Syphons gelegener Geschwülste herrühren.

Es ist mir aufgefallen, daß zuweilen das sofort nach Einspritzung von Kontrastflüssigkeit in die Carotis erhaltene Arteriogramm nur den Carotissyphon zur Darstellung bringt. Abb. 89 zeigt ein solches Bild. Die Äste der Carotis externa, deren Durchströmung auf kein Hindernis stieß, sind in ihrem Endteil deutlich wiedergegeben. Das Arteriogramm auf Abb. 89 stammt von einer 28jährigen Patientin mit Akromegalie, bei der die angiographische Untersuchung auf beiden Seiten gemacht wurde. Links wurde das Arteriogramm in der normalen Phase angetroffen. Dabei war die Projektion des Carotissyphons nach vorne bemerkenswert; er bildete eine nach hinten offene Kurve mit einer gewissen Tendenz, in eine gebrochene Linie überzugehen. Die A. temporalis superficialis war sichtbar, was auf Kreislaufhindernisse auf dieser Seite hinwies.

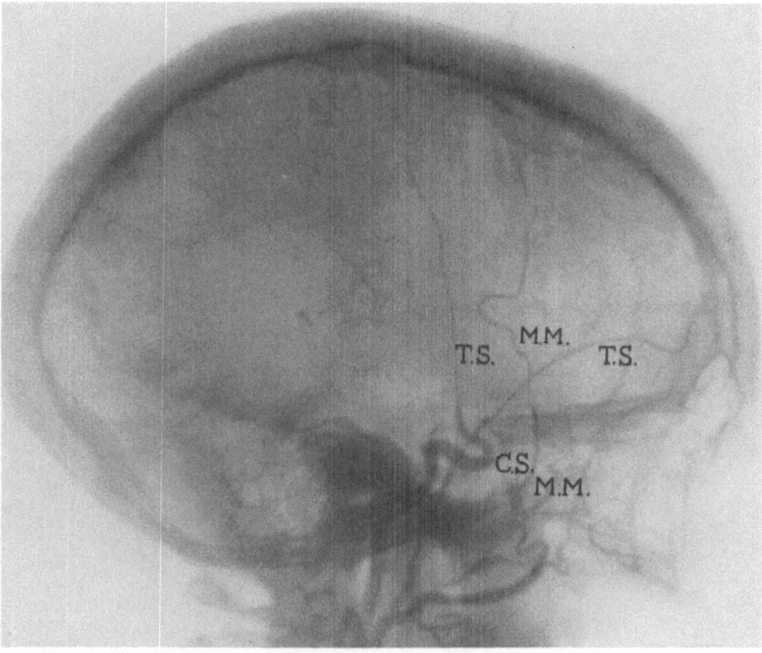

Abb. 89. Akromegaliefall. Rechtsseitiges Arteriogramm. Erschwerter Kreislauf im Bereich der Carotis interna durch Tumordruck auf den Carotissyphon. Von der Carotis int. ist nur der Syphon zu sehen. Die Temporales superf. (*T.S.*) und die Meningea media (*M.M.*) sind sichtbar. *C.S.* Carotissyphon.

Das aus der Carotis interna stammende Arteriennetz war gut injiziert. Auf der rechten Seite (Abb. 89) gestalten sich die Dinge anders: Den Carotissyphon sieht man in einer ebenfalls sehr deutlichen Kurve nach vorne projiziert. Aber obwohl dieses Arteriogramm unter denselben Injektions- und Zeitbedingungen aufgenommen wurde, wie links, wird der Carotissyphon in seinem oberen Teil nicht durch die abgehenden Arterien fortgesetzt. Der Druck von seiten des Hypophysentumors ist auf beiden Seiten groß, aber rechts stärker. Auf diesem Arteriogramm sind die Endäste der Carotis externa, die A. temporalis superficialis und die A. maxillaris interna mit ihren Meningealästen deutlich zu sehen. Als diese Arteriographien ausgeführt wurden (1931), nahm ich noch nicht die drei aufeinanderfolgenden Filme auf, welche heutzutage die angiographische Untersuchung darstellen. Ich wiederholte daher die Thorotrasteinspritzung mit mehr Kraft. Der Syphon wurde deutlicher (Abb. 89), aber es gelang mir nicht, den Hirnkreislauf darzustellen.

Ebenfalls sehr lehrreich ist ein anderer Fall mit Druckwirkung aus der Ferne. Er wurde in Sekundenabständen in sechs aufeinander folgenden Phasen des Kreislaufes mit dem schon in Kapitel I besprochenen Röntgenkarussell von CALDAS (siehe Kapitel XII über die Geschwindigkeit der Blutströmung) festgestellt.

Es handelt sich um einen 46jährigen Mann mit allgemeinen epileptischen Anfällen, welche mit einer Gehörsaura und rechtsseitigen, am Ohr ihren Anfang nehmenden Kopfschmerzen begannen. Er hatte Gesichtshalluzinationen, bei denen Lichter von rechts auftraten und von einer männlichen Figur gefolgt wurden. Diese Halluzinationen waren

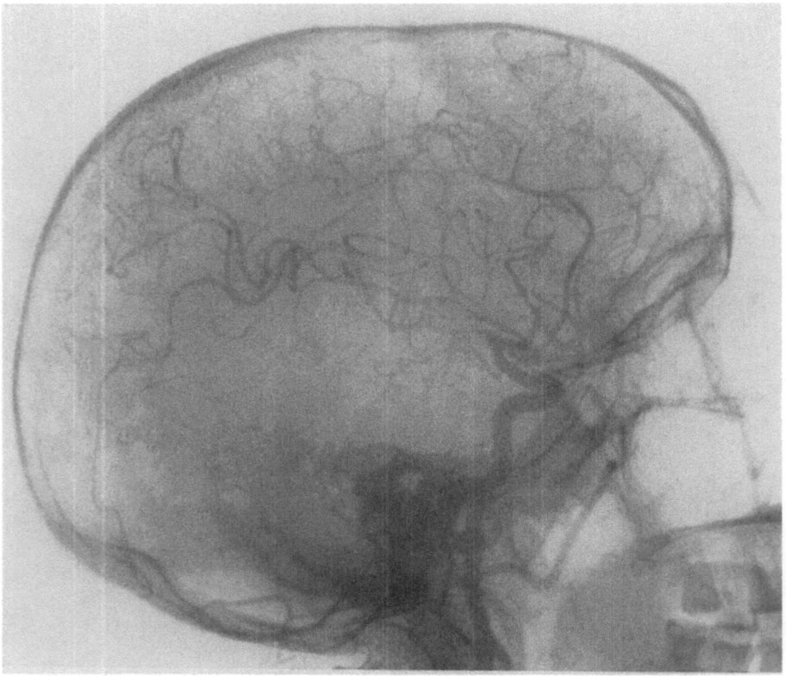

Abb. 90. Fall von sklerogummoser Neubildung. Kompression des Carotissyphons.
Linksseitiges normales Arteriogramm.

so deutlich, daß der Patient seine Arbeitskollegen gefragt hatte, ob sie dasselbe gesehen hätten. Zur Zeit der klinischen Untersuchung bestand eine beiderseitige Stauungspapille von 2 mm und eine homonyme linksseitige Hemianopsie, welche am Tage darauf verschwand. Syphilis mit positiver Wa.R. Damit übereinstimmender *Liquorbefund:* Lymphocytose, positive Eiweiß- und Mastixreaktion. Die antisyphilitische Behandlung hatte keinen Erfolg, weshalb die chirurgische Behandlung indiziert war. Bei der Operation wurde ein sehr ausgedehnter Tumor der Dura mater mit großen Einzelknoten angetroffen. Die Duraverdickung erstreckte sich bis zur Hirnbasis. Es handelte sich um sklero-gummöse Neubildungen. Der Patient besserte sich sehr und nahm seine Arbeit als Eisenbahner wieder auf.

Die angiographische Untersuchung war in diesem Falle links normal (Abb. 90), rechts zeigt der erste Film nur den Carotissyphon (Abb. 91), der in seinem oberen Abschnitt weniger schattendicht ist. Auf dem darauffolgenden Film (Abb. 92), welcher eine Sekunde nach dem ersten aufgenommen wurde, sieht man den Hirnkreislauf fast auf die SYLVIsche Gruppe beschränkt, welche stark nach oben verdrängt ist, ein Hinweis auf die Anwesenheit eines Tumors im hinteren Abschnitt des Schläfenlappens und vielleicht in einem Teil des Hinter-

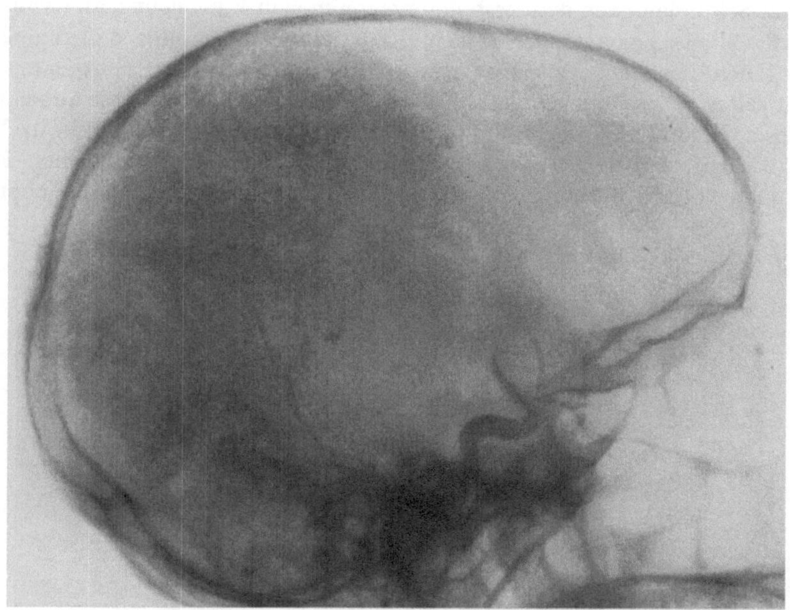

Abb. 91. Derselbe Fall wie auf Abb. 90. Rechtsseitiges Angiogramm.
Erster Film. Man sieht nur den Carotissyphon.

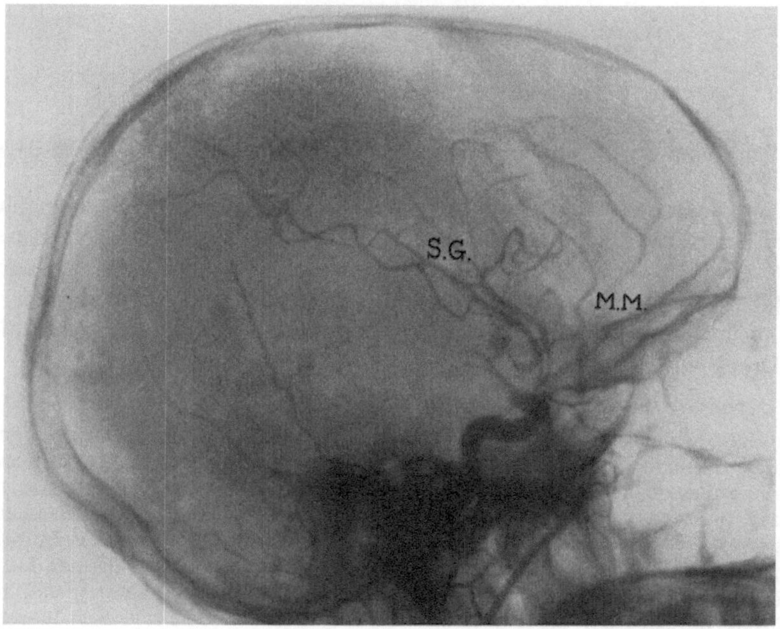

Abb. 92. Derselbe Fall wie auf Abb. 90 und 91. Rechtsseitiges Arteriogramm.
Zweiter Film. Von den Hirnarterien sieht man fast nur die SYLVIsche Gruppe (*S.G.*),
deren hinterer Abschnitt nach oben verlagert ist. Sichtbarkeit eines Astes der Meningea media (*M.M*).

hauptlappens. Auf diesem Film sieht man einen Ast der A. meningea media. Auf dem 2 Sekunden nach dem ersten aufgenommenen Film sieht man (Abb. 93) das oberflächliche Venennetz in seinem Endstadium, aber ohne daß die Sinus und die tiefen Hirnvenen sichtbar würden. Auf diesem Film sieht man, wie sonst nur selten, den meningealen Kreislauf. Was dessen hintere Äste anbelangt, kann dieser Befund mit der bei der Operation gefundenen Neoplasie in Verbindung stehen. Auf dem 4 Sekunden nach dem ersten aufgenommenen Film erkennt man noch den meningealen Kreislauf, aber schon kommt der charak-

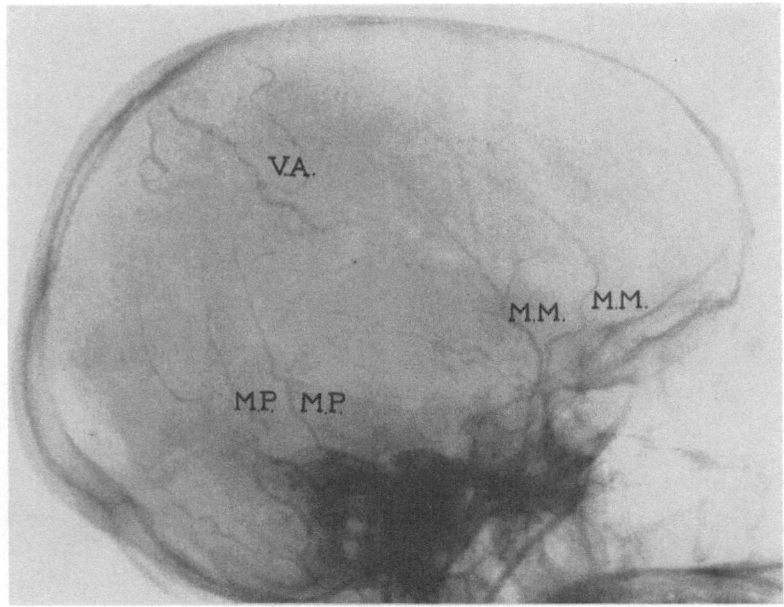

Abb. 93. Derselbe Fall wie auf Abb. 90—92. Rechtsseitiges Angiogramm.
Dritter Film.   *M.M.* Meningea media; *M.P.* Meningea post.; *V.A.* Aufsteigende Gehirnvenen.

teristische Capillarkreislauf der Carotis externa, mit welchem ich mich im Kapitel XII befassen werde, und welcher der Abb. 89 das charakteristische Aussehen verleiht, zum Vorschein. Auf diesem Angiogramm ist keine Spur mehr von Hirngefäßen vorhanden, obwohl der Sinus rectus, die Ampulla und die Vena Galeni noch sichtbar sein müßten. Dies beruht auf mangelhafter Hirnzirkulation durch Druck auf den Carotissyphon.

Ein weiterer Fall:

22 jähriges Mädchen, welches seit 6 Monaten akromegalische Erscheinungen aufwies. Bitemporale Hemianopsie. Auf dem Röntgenogramm: verbreiterte Sella turcica. Die serienweise aufgenommenen Hirnangiome dieser Patientin nach Einspritzung von 10 ccm Thorotrast — es wurden in Sekundenabständen 6 Filme belichtet — weisen einige bemerkenswerte Besonderheiten auf. Wir beziehen uns nur auf die ersten vier Aufnahmen. Auf dem ersten gleich nach der Einspritzung aufgenommenen Film sah man ein gutes Hirnarteriogramm mit der A. temporalis superficialis, was darauf hinweist, daß irgendeine Störung im Kreislauf der Carotis interna bestand. Auf dem zweiten Angiogramm (Abb. 94), welches 1 Sekunde nach dem ersten aufgenommen wurde, sieht man die Arterien fast im Verschwinden; nur die Carotis interna und der Carotissyphon bilden einen Schatten. In der hinteren Parietalregion bemerkt man einige aufsteigende Venen. Unter den Ästen

der Carotis externa sieht man immer noch die A. temporalis superficialis, sowie die A. meningea media, welche nunmehr deutlich gezeichnet ist. Auf dem dritten, 1 Sekunde nach dem vorhergehenden aufgenommenen Angiogramm verschwindet das Bild der Carotis interna. und es sind nur noch die Umrisse des Syphons zu sehen. Das Thorotrast, das dort angestaut gewesen war, ist nunmehr vollständig in den Kreislauf übergegangen, so daß ein Arteriogramm entstanden ist, welches mehr oder weniger der ersten Aufnahme ähnlich ist. Der vierte Film ist ein Phlebogramm. Die Kontrastflüssigkeit hatte die Hirnarterien von neuem gefüllt und war dann in die Capillaren und Venen übergegangen.

Ich glaube, daß dieses anscheinend paradoxe zweimalige In-Erscheinung-Treten des Arteriennetzes, ein Vorkommnis, das sich auf keinem anderen Angio-

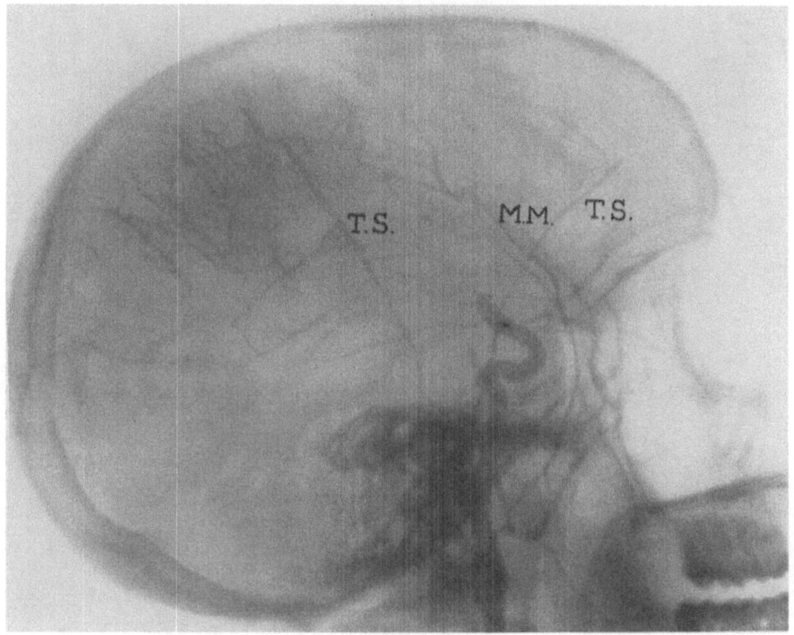

Abb. 94.   Zweimaliges Erscheinen des Hirnarteriennetzes.   Linksseitiges Angiogramm.
Zweiter Film.   Die Carotis-interna-Äste sind fast verschwunden; die Carotis-externa-Äste sind deutlicher als auf dem ersten Film.   *T.S.* Temporalis superficialis; *M.M.* Meningea media.

gramm meiner Sammlung wiederholt hat, eine Folge von Kompression der Carotis interna beim Eintritt in den Schädel ist. Die Bedeutung eines etwaigen Gefäßspasmus kann ich nicht beurteilen; aber der Druck des Hypophysentumors wirkte sich besonders auf den oberen Teil des Carotissyphons aus, was durch die Operation bestätigt wurde.

Bestehen Störungen des Hirnkreislaufes durch Druck auf den Carotissyphon, so ist die Geschwindigkeit des eingespritzten Thorotrasts größer als die des in der Carotis interna kreisenden Blutes. Es gibt dann zweierlei Möglichkeiten: 1. Die Einspritzung überwindet das Hindernis nicht, wie auf Abb. 90. Auf diesem Arteriogramm sieht man den unteren Teil des Carotissyphons unterhalb des kleinen Keilbeinflügels. Oberhalb des letzteren nimmt die Schattendichte bedeutend ab, weil der Druck von hinten nach vorn wirkt und sich besonders in Höhe dieses Teiles des Syphons geltend macht, da es sich um eine Geschwulst der Schläfengegend handelt. Die Blut-Thorotrastmischung. unterstützt durch

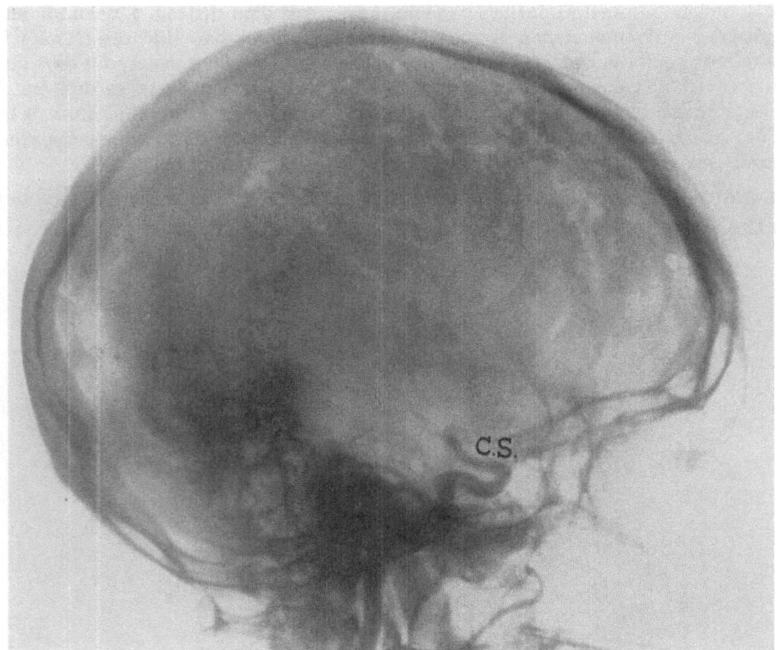

Abb. 95. Gleich nach der Thorotrasteinspritzung aufgenommenes Angiogramm.
Man sieht nur den Carotissyphon (*C.S.*).

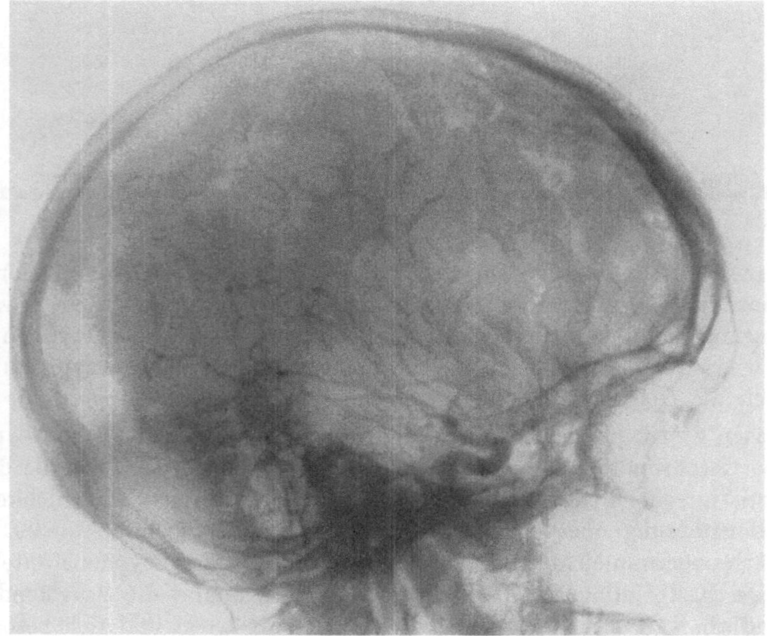

Abb. 96. Derselbe Fall und dieselbe Seite wie auf Abb. 95. $^1/_2$ Sekunde nach der Thorotrasteinspritzung.
Gut dargestellte Hirnarterien.

die Kraft, mit der die Einspritzung gemacht wurde, überwindet endlich das Hindernis und folgt der Hirnblutströmung. 2. In dem erwähnten Falle eines 22jährigen Mädchens war der durch den Hypophysentumor ausgeübte Druck nicht so intensiv wie im vorhergehenden Falle und die Geschwindigkeit des Thorotraststromes brachte nach vorübergehendem Stillstand einen Teil der Kontrastflüssigkeit in das Netz der A. carotis. Nach Ablauf der Wirkung dieses Impulses verursachte der Tumordruck eine neue Kreislauferschwerung und das Thorotrast blieb im Syphon und in der Carotis interna sichtbar, ohne in den Hirnkreislauf überzugehen. Durch die Systole des Herzens wurde dasselbe jedoch von neuem in den Arterienstrom des Gehirns weiterbefördert. Ich glaube, daß diese mechanische Deutung mehr Wahrscheinlichkeit für sich hat als die Annahme eines Arterienspasmus, welcher zwischen der ersten und zweiten Phase das beobachtete Phänomen verursacht haben könnte. Ganz stelle ich jedoch die zweite Möglichkeit nicht in Abrede.

Praktisch läßt sich aus dem eben Gesagten folgern: Zeigt die erste Röntgenaufnahme nach Einspritzung in die Carotis communis oder interna nur den Carotissyphon und werden nicht, wie von mir empfohlen, drei Filme aufgenommen, so ist es nötig, die Einspritzung zu wiederholen und einen weiteren Film 1 oder 2 Sekunden nach beendigter Einspritzung zu belichten. Diese Aufnahme gibt dann gewöhnlich das Arteriennetz des Gehirns wieder. So gingen wir im Falle von Abb. 95 und 96 vor, als wir noch keine angiographischen Serien machten. Auf Abb. 95 sieht man nur die obere Hälfte des Syphons und diese nur schwach; auf Abb. 96, die $1^1/_2$ Sekunden nach der Einspritzung gewonnen wurde, sieht man das Arteriennetz des Hirns gut. Der Carotissyphon und der Anfangsteil der SYLVIschen Gruppe liegen hier tiefer als sonst, infolge eines durch einen großen Tumor der vorderen Stirngegend ausgeübten Druckes.

II. Lokalisation von Hirntumoren auf Grund von Verlagerung der Arterien des Carotissystems.

Im folgenden beschreibe ich nun die Veränderungen in der Arterienanordnung, welche durch Geschwülste und andere Erkrankungen in den verschiedenen Hirnregionen bedingt sind.

Geschwülste des Frontallappens.

Die neurologische Symptomatologie der Frontallappentumoren ist nicht so prägnant, wie einige Autoren angeben. Geistesstörungen, Facialisparese von zentralem Typus, Anosmie, nasale Hydrorrhöe, Aphasie, Gleichgewichtsstörungen (frontale Ataxie nach BRUNS) usw. sind zweifellos bedeutsame Symptome. Einige, wie die Aphasie, haben unbestreitbaren Wert, besonders wenn sie mit anderen Herdsymptomen und Hirndrucksteigerung einhergehen. Ist die motorische Region betroffen, so überwiegen die Herdsymptome vollkommen und führen zu einer sicheren Diagnose. Hat aber der Tumor seinen Sitz im vorderen Teil des Stirnlappens, so können neurologische Symptome fehlen oder für die Lokalisierung unzureichend sein. In diesem Falle *muß* man zur angiographischen Untersuchung des Gehirns greifen; wir empfehlen dieselbe aber in *jedem* Falle, da sie neben der Lokaldiagnose zuweilen präzise Anhaltspunkte über die Art des Tumors und die Anordnung und Herkunft seiner Gefäße gibt, was für den Neurochirurgen von Nutzen sein kann.

Arteriographisch teile ich die Stirnhirntumoren in zwei große Gruppen ein: Die Geschwülste eines Stirnlappens und die der Olfactoriusrinne oder der Stirnhirnbasis, welche beide Stirnlappen betreffen. Zwischen beiden bestehen große Unterschiede in der Arterienverdrängung. Bei der ersten Gruppe sind die SYLVISche Gruppe, die Aa. pericallosae und die A. cerebri anterior in ihrem Aussehen verändert; bei der zweiten weisen nur die Aa. cerebri anteriores und pericallosa ausgesprochenere Abweichungen auf.

a) Geschwülste eines Frontallappens.

Bei den Geschwülsten des vordersten Abschnittes des Frontallappens ist der Carotissyphon stark nach unten verlagert, wie auf Abb. 96 ersichtlich, oder er nimmt die Form eines auf das Felsenbein projizierten Halbkreises an.

Einer unserer Fälle, welcher den Wert der Verlagerung des Carotissyphons und der SYLVISchen Gruppe für die Diagnose der Geschwülste des Frontallappens besonders beweist, verdient aufgeführt zu werden.

Fall I. *Geschwulst des linken Frontallappens.*

Ein 11 jähriges Mädchen sucht uns zum ersten Male im Oktober 1927 auf. Mit 6 Jahren Erbrechen und überwiegend linksseitige Kopfschmerzen, welche nach 2 Jahren wieder vergehen. Mit 9 Jahren Abnahme des Sehvermögens. Motilität intakt. Sehnen- und Plantarreflexe normal. Sensibilität normal. Alle Hirnnerven mit Ausnahme des zweiten funktionieren gut. Das Sehvermögen ist links vollkommen erloschen, rechts stark herabgesetzt. Ophthalmologisch: Stauungspapille und sekundäre Atrophie des N. opticus. Insbesondere N. olfactorius beiderseits ohne Störung. Normale, dem Alter entsprechende Psyche. Die einfache Röntgenaufnahme ergibt eine schattengebende Neubildung in Höhe des linken Stirnlappens (Abb. 97).

Die Arteriographie wurde auf beiden Seiten ausgeführt, rechts am 21. Februar, links am 8. März 1928 mit einer 25% Jodnatriumlösung, von der 5 ccm auf jeder Seite in die Carotis communis eingespritzt wurden. Das rechtsseitige Arteriogramm (Abb. 98) zeigt ein mehr oder weniger normales Bild, mit etwas „*diagonal*" verlaufender SYLVIScher Gruppe, was, wie wir später sehen werden, auf eine (in diesem Falle leichte) Ventrikelerweiterung hindeutet. Die A. cerebri anterior ist schwer zu identifizieren. Die A. pericallosa ist nicht zu sehen. Auf dem Arteriogramm der linken Seite (Abb. 99), d. h. auf der Seite der Geschwulst, ist der Syphon auf das Felsenbein projiziert und bildet einen nach hinten konkaven Kreisbogen. Die SYLVISche Gruppe begleitet den Carotissyphon, ist nach hinten verlagert und hat das Aussehen eines Fächers, welcher sich in Höhe des Felsenbeins entfaltet, angenommen. Der vordere Abschnitt des Gehirns hat einen verkleinerten Kreislauf, besonders wenn man ihn mit demjenigen des rechtsseitigen Arteriogramms vergleicht (Abb. 98). Dies war der erste Fall, bei welchem ich eine Gefäßverdrängung durch Geschwülste des Stirnhirns beobachtet habe.

Während meiner langjährigen angiographischen Tätigkeit habe ich eine beträchtliche Zahl von Geschwülsten des vorderen Stirnlappenabschnitts gesammelt, welche durch das soeben beschriebene Verhalten im Arteriogramm entdeckt wurden: *Verlagerung des Carotissyphons nach unten und hinten, zuweilen in Form eines liegenden, nach hinten offenen* U, *zuweilen in Halbkreisform mit*

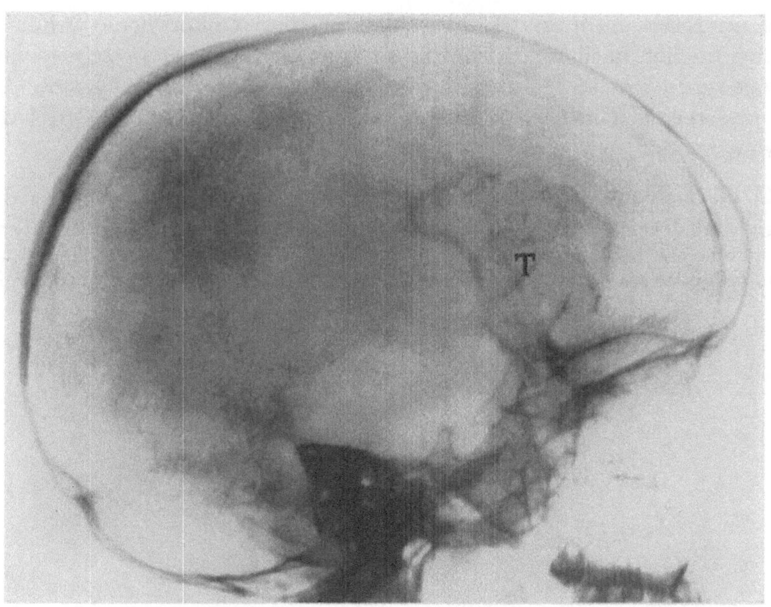

Abb. 97. Fall I. Rontgenologisch darstellbare Geschwulst (*T.*) des linken Frontallappens.

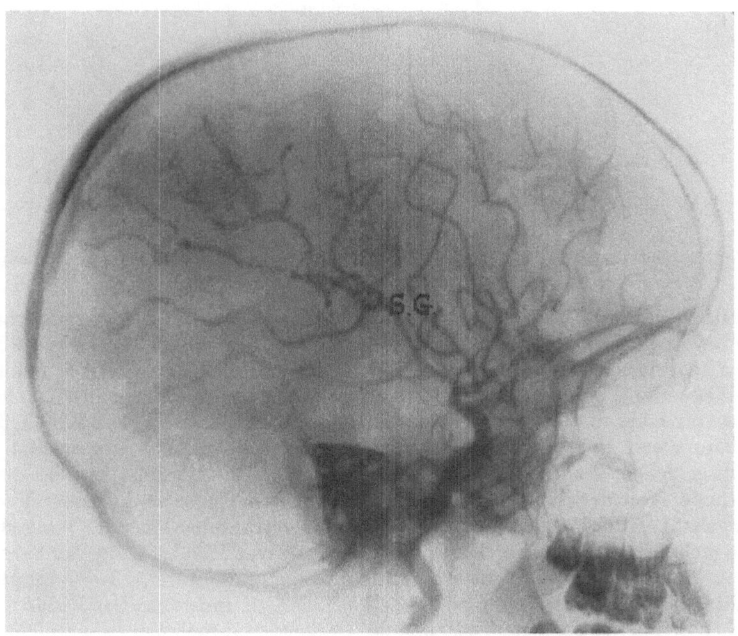

Abb. 98. Derselbe Fall wie auf Abb. 97. Rechtsseitiges Arteriogramm.
Leichte Verlagerung der SYLVIschen Gruppe (*S.G.*) nach oben.

entsprechendem Tiefertreten des Ursprungteiles des Carotissyphons. Liegt die
Geschwulst des Stirnlappens etwas weiter nach hinten, *so geht mit der Verschiebung des Syphons eine solche der SYLVIschen Gruppe einher, welche eine nach*

oben konkave Kurve aufweist. Liegt schließlich der Tumor noch weiter nach hinten, aber immer noch im Stirnhirn, so *kann der Syphon in seinen unteren Krümmungen verschont sein,* während die SYLVIsche *Gruppe ihre typische Kurve mehr im vorderen Teil aufweist.* Einige Beispiele geben ein klares Bild dieser Verdrängungen.

Fall II. *Gliom des linken Frontallappens.*

23 jähriges Mädchen. Epileptischer Anfall mit darauf folgender, einige Stunden anhaltender Somnolenz und Benommenheit. Danach Kopfschmerzen und Schwindel. Im April 1927 Aufnahme ins Krankenhaus in ängstlichem Zustand und Klagen über Kopfweh.

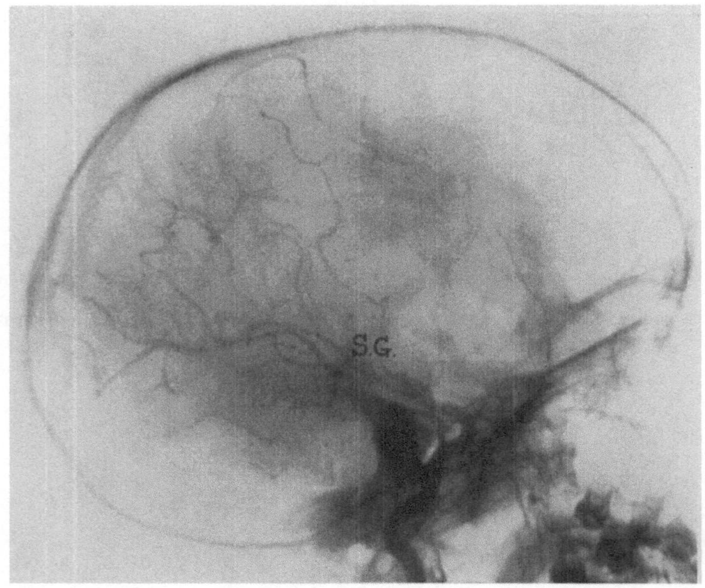

Abb. 99. Derselbe Fall wie auf Abb. 97 und 98. Linksseitiges Arteriogramm.
Starke Verlagerung der SYLVIschen Gruppe (*S.G.*) nach unten. Keine Gefäße im Frontallappen.

Gebessert entlassen. Die Angehörigen betrachten sie als abnorm. In einem pädagogischen Institut für Anormale lernte sie mit Schwierigkeit lesen. Als sie mit 17 Jahren in die Familie zurückkehrte, wurde sie zänkisch und gebrauchte kränkende Ausdrücke. Unmotivierte Lach- und Weinanfälle. Veränderlicher Charakter. Nach der Aufnahme ins Krankenhaus wurde sie verträglicher und nahm eine Anstellung in einem Nähatelier an, wo sie 3 Jahre blieb, mit den anderen gute Kameradschaft hielt und von der Inhaberin geschätzt wurde. Sie heiratete, gebar ein gesundes, gut aussehendes Kind. Im Juli 1931 kam sie erneut in die Sprechstunde. Seit der Entlassung aus dem Krankenhaus hatte sie keinen epileptischen Anfall mehr gehabt; Kopfschmerzen traten selten, und dann anfallsweise auf. Vor 3 Monaten bemerkte sie rechts im Gesicht eine Sensibilitätsstörung sowie Herabsetzung der Sehschärfe. Es bestanden Kopfgeräusche, welche im rechten Ohr stärker waren. Normale Motilität und Sensibilität. Reflexe normal, auf beiden Seiten gleich. Hirnnerven: Das Riechvermögen ist auf beiden Seiten herabgesetzt; sie konnte Gerüche wahrnehmen, aber nicht unterscheiden. Sekundäre Opticusatrophie mit beiderseitiger Stauungspapille. Rechts kann sie in 2,5 m Entfernung Finger zahlen; links nur ganz nahe am Auge. Geringgradige Anisokorie: links ⟩ rechts. IV. und VI. normal. V. Cornealreflex rechts erloschen. Rechts Anästhesie im Gebiete des N. maxillaris superior und inferior und Hyperästhesie des Ophthalmicus derselben Seite. Motorischer Trigeminus normal. VII. normal. VIII. Geringgradige linksseitige Herabsetzung des Gehörs. Die anderen Hirnnerven sind normal. Psyche: Gute räumliche und zeitliche Orientierung. Keine Störungen des Gedächtnisses oder der

Aufmerksamkeit. Normale Affektlage bei geringen Stimmungs- und Charakterverände-
rungen. Liquorbefund: Erhöhter Druck, leicht gelbliche Farbe, Eiweiß stark erhöht,
Pandy $++++$. 3,4 Zellen pro cmm. Normomastixreaktion: Meningitische Kurve. Die
Röntgenaufnahme ergibt normalen
Befund.

Mitte August traten allgemeine
Krampfanfälle auf, welche mit Luminal bekämpft wurden. Danach
starke Kopfschmerzen. Die Sehnenreflexe blieben normal, aber der
BABINSKISCHE Reflex wurde positiv.
Gordon und Oppenheim links positiv. Die bilaterale Anosmie ist voll-
standig geworden. Vollkommener
Verlust des Augenlichtes, erst
rechts, wo die Patientin besser sah,
als sie im Juli beobachtet wurde,
danach auch links. Leichte linksseitige Facialisparese (Tumorseite).
$1^1/_2$ Monate vor dem Ableben klagte
die Patientin uber starke Schmerzen im Gesicht, besonders links,

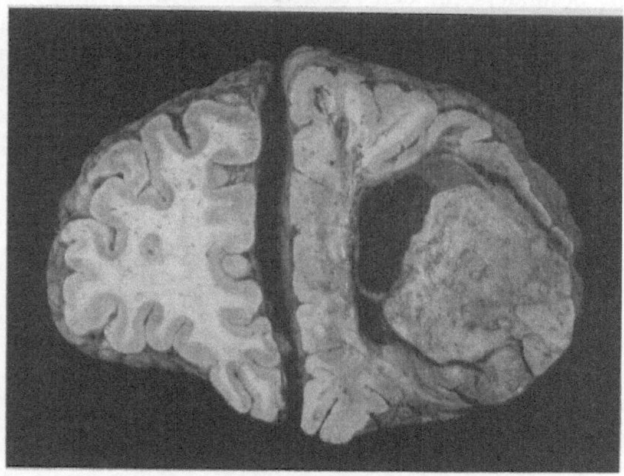

Abb. 100. Fall II. Geschwulst des linken Frontallappens.

sowie über fehlende Sensibilitat der linken Hand, in der dann eine Parese auftrat. Die
rechtsseitige Gesichtsanasthesie blieb bestehen, zuletzt kam noch eine rechtsseitige Hypästhesie dazu. Die geistigen Fähigkeiten der Patientin blieben bis zum Tode unverändert.

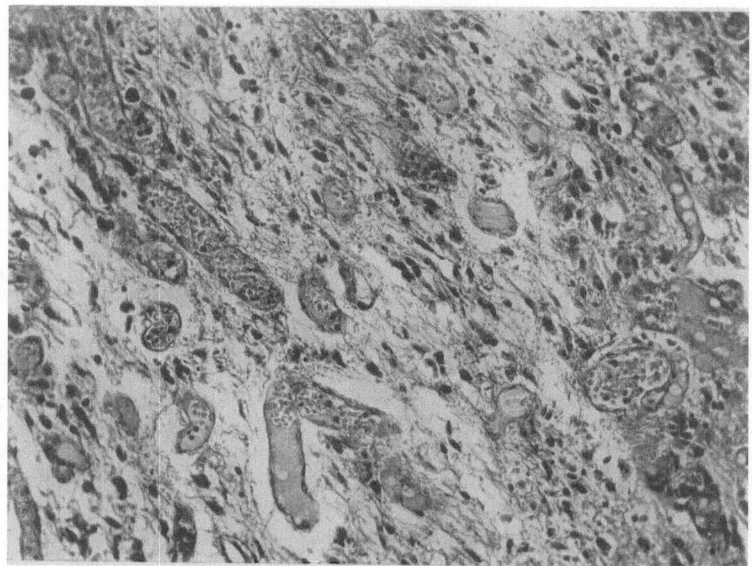

Abb. 101. Derselbe Fall wie auf Abb. 100. Histologisches Praparat.

Zuweilen war sie etwas erregt, aber ihre räumliche und zeitliche Orientierung blieb gut,
die Affektlage normal.

Der während der Krankheitsdauer beobachtete Symptomenkomplex hat keine Auf-
klarung der Diagnose gebracht. Im Gegenteil, die linksseitige Facialisparese — auf der
Tumorseite —, die distale Parese des linken Armes, die Sensibilitatsstörungen im Gesicht,
welche dann auf die linke Seite übergingen, würden unseren diagnostischen Zweifel vergrößert haben, wenn die Arteriographie nicht die Lokalisation des Tumors ermöglicht hätte.
Diese paradoxe Symptomatologie — Störungen im Gebiet des V. Hirnnerven rechts, Parese

des VII. Hirnnerven links usw. — muß infolge des starken intrakraniellen Druckes und des Druckes auf diese Nerven entstanden sein.

Bei der Sektion erweist sich die linke Hemisphäre umfangreicher als die rechte, dies gilt besonders für den stark ödematösen Stirnlappen. In Höhe der dritten Stirnwindung findet sich eine weißliche, höckerige Tumormasse, welche sich bis zum Stirnpol erstreckt. Die Zeichnung der Windungen ist an dieser Stelle verwaschen, um diesen Bezirk herum sind die Windungen, auch an der Innenseite des Stirnlappens bis zur Insel, deren vorderer Teil ebenfalls in den Tumor einbezogen ist, etwas deformiert. Der Gyrus rectus ist intakt. Die Hirnwindungen des rechten Stirnlappens sind stärker geschlängelt als die der übrigen Rinde. Abb. 100 zeigt die Lage und die Größe des Tumors. Er ist 4 cm breit und dringt

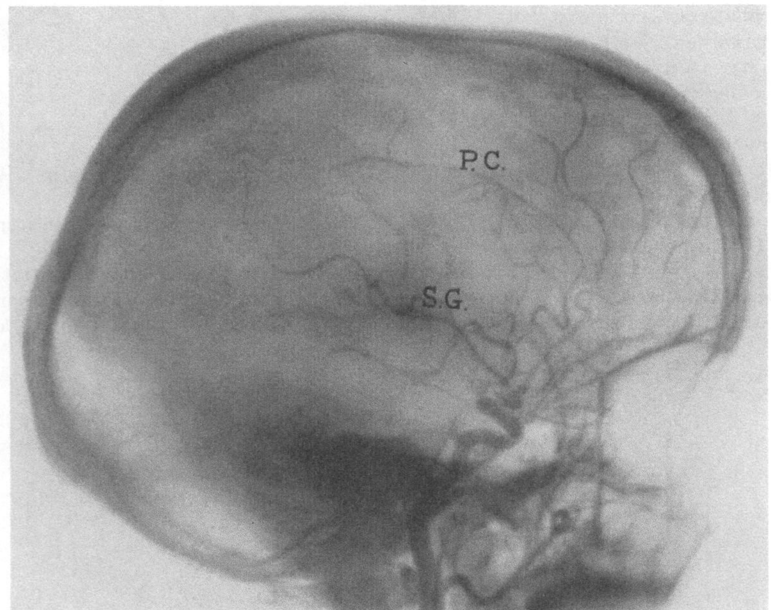

Abb. 102. Derselbe Fall wie auf Abb. 100 und 101. Geschwulst des linken Frontallappens. Rechtsseitiges Arteriogramm. Ventrikelerweiterung. Verlagerung der Pericallosa (*P.C.*) nach oben. *S.G.* Sylvische Gruppe.

in die gesamte Substanz der zweiten und dritten Stirnwindung ein. Auf einem 2 cm hinter dem ersten gelegenen Schnitt ist der Tumor noch größer. Er enthält eine ovale, an der breitesten Stelle 3 cm messende Höhle. Die weiße Substanz hat teilweise ein schwammiges Aussehen. Die Struktur des Nucleus caudatus ist verwaschen, besonders in seinem superolateralen und juxtaventrikulären Teil. Die Capsula interna sieht weinrot aus, ebenso das Corpus callosum, besonders dessen linke Seite. Das Trigonum ist nach links verlagert und die Seitenventrikel sind asymmetrisch, wobei der rechte größer ist.

Der Tumor, welcher die Grenzen des Stirnlappens nicht überschreitet, aber ziemlich weit in die Tiefe reicht, ist hart, enthält kleine cystische Gebilde und ist von großen, mit gelatinöser Masse erfullten Höhlen, die eine eigene Membran haben, umgeben. Histologischer Befund: Gliom von polymorpher Struktur (Abb. 101). Teilweise hat es das Aussehen eines faserreichen Astrocytoms mit mikrocystischer Degeneration und pseudopapillarer, perivascularer Anordnung.

Arteriographische Untersuchung (Juli 1931): Rechts läßt das Arteriogramm (Abb. 102) auf das Bestehen einer sehr deutlichen Ventrikelerweiterung schließen, vor allem auf Grund der Verlagerung der A. pericallosa nach oben, welche der Sylvischen Gruppe mehr oder weniger parallel verläuft. Links (Abb. 103) sieht man das Tiefertreten des oberen Abschnittes des Carotissyphons und des vorderen Teiles der Sylvischen Gruppe. Die A. cerebri anterior ist nach hinten verlagert. Die A. pericallosa dieser Seite ist nicht zu sehen. Das linksseitige Arteriogramm (Abb. 103) ist typisch für einen Tumor des vorderen Teiles der Stirngegend; man findet nur eine Beeinträchtigung des Kreislaufes im vorderen Teile, welche durch die cystischen Gebilde des Tumors bedingt sein dürfte.

Fall III. *Cystisches Astrocytom des rechten Frontallappens.*

Ein anderer Fall mit recht eigentümlichem arteriographischen Befund rührt von einem 24jährigen Patienten her, welcher unsere Sprechstunde im Mai 1933 wegen Kopfschmerzen

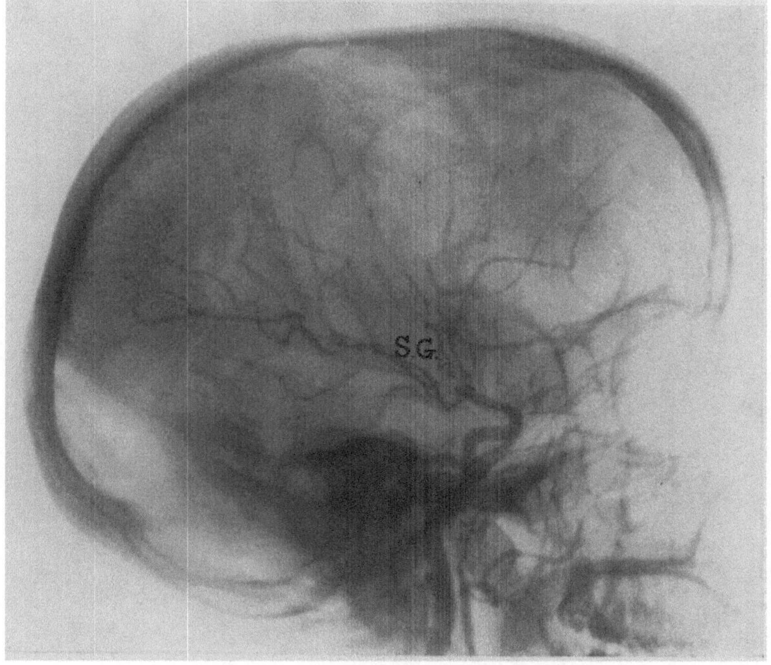

Abb. 103. Derselbe Fall wie auf Abb. 102. Geschwulst des linken Frontallappens. Linksseitiges Arteriogramm. Verlagerung des oberen Abschnitts des Carotissyphons und des vorderen Abschnitts der Sylvischen Gruppe (*S.G*) nach unten.

aufsuchte, die seit einem Jahr an jedem Morgen auftraten. Vor 2 Monaten Erbrechen und Doppeltsehen, die nicht bestehen blieben. Dann epileptische Anfalle mit klonischen Zuckungen der oberen Gliedmaßen. Motilität, Sensibilität und Reflexe normal. Ophthalmoskopisch: Wenig ausgepragt, aber deutlich Stauungspapille, normales Sehvermögen, normales Gesichtsfeld. Parese des rechten Abducens und leichte Parese des linken Facialis. Hughs Cairns, der die Operation in London vornahm, fand einen tiefgelegenen cystischen Tumor der präfrontalen Region, aus dem 60 ccm einer gelben Flüssigkeit entnommen wurden. Die histopathologische Untersuchung von Fragmenten der Cystenwand ergab ein Astrocytom. Der Patient ist weiter in gutem Zustand.

Arteriographische Untersuchung: Links normales Arteriogramm. Rechts (Abb. 104) sieht man eine Senkung des Carotissyphons. Der vordere Teil der Sylvischen Gruppe ist stark nach unten verlagert, während die A. cerebri anterior nach vorn verzogen ist. Eine eigene Blutversorgung des Tumors war nicht vorhanden. Die Diagnose eines Stirnhirntumors war sicher.

Sind die Tumoren des Frontallappens weiter hinten gelegen, so ist das Aussehen des Arteriogramms sehr verschieden von dem beschriebenen. Ich will kurz 3 Fälle von Geschwülsten des hinteren Abschnitts des linken Frontallappens, welche unter sich wieder etwas verschieden sind, anführen.

Fall IV. *Cystische Geschwulst des linken Frontallappens.*

22jähriges Mädchen, kommt am 20. März 1930 zum erstenmal zur Beobachtung. Leidet seit etwa 2 Jahren an epileptischen Anfällen, welche rechts beginnen, dann auf den ganzen Körper übergehen und mit Bewußtlosigkeit einhergehen. Zuweilen sensible Aura: Ameisenlaufen im rechten Bein und rechten Arm. In den letzten 4 Monaten verschwanden die

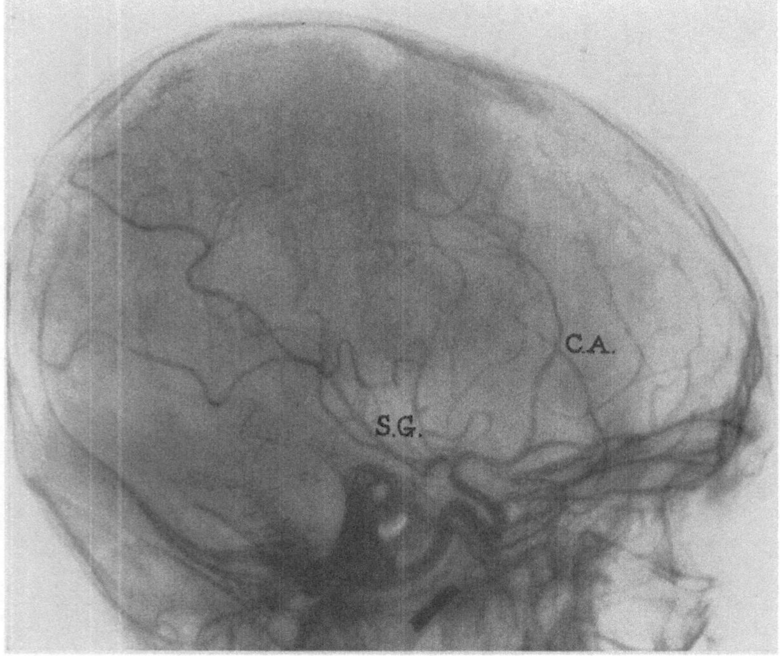

Abb. 104. Fall III. Geschwulst des rechten Frontallappens. Rechtsseitiges Arteriogramm. Verlagerung der SYLVIschen Gruppe (*S.G.*) nach unten und der A. cerebri ant. (*C.A.*) nach vorne

Anfälle und es traten Kopfschmerzen, Erbrechen und Schwindel mit Herabsetzung des Sehvermögens auf. Normale Motilität. Reflexe links lebhafter. Oppenheim links positiv. Andere Pyramidensymptome nicht vorhanden. Sensibilität: Herabgesetzte Schmerzempfindung im rechten Fuß und rechten Bein. Hirnnerven: Relative Anosmie links. Ophthalmoskopisch: Beiderseitige Neuritis, blasse Papillen. Links Amaurose, rechts Sehschärfe: 6/20. Hörvermögen links herabgesetzt. Psychische Funktionen und Sprache normal.

Am 5. April 1930 wurde rechts, am 15. April links die arteriographische Untersuchung mit Jodnatrium gemacht. Darauf besserte sich die Sehschärfe, eine Tatsache, die ich bereits erwähnte und in zahlreichen Fällen festgestellt habe. Eine neue Augenuntersuchung ergab am 2. Mai folgendes: Links hat sich die Sehschärfe etwas gebessert; sie beträgt 6/15 anstatt 6/20. Die Gesichtsfeldeinschränkung ist geringer. Die klinische Symptomatologie war weniger klar. Die rechtsseitige Amaurose, die lebhafteren Reflexe auf der linken Seite, das Fehlen von aphasischen Störungen (Patientin war rechtshändig) ließen eher an eine Lokalisation rechts denken. Die anfangs nur rechts auftretenden epileptischen Anfälle, ein Symptom, welches in der Tat sehr wichtig ist, die linksseitige relative Anosmie, die leichten Sensibilitätsstörungen in den rechten unteren Gliedmaßen, wiesen auf eine Lokalisation links hin. Die Arteriographie beseitigte alle Zweifel. Bei der Operation wurde eine große Cyste in der hinteren Stirngegend, links 1 cm von der Hirnoberfläche entfernt, gefunden, aus der 90 ccm einer gelben Flüssigkeit entnommen wurden. Ein Wandtumor bestand nicht. Es muß sich um ein altes Astrocytom gehandelt haben; eine histopathologische Untersuchung der Kapsel wurde aber nicht vorgenommen. Die Patientin verließ das Krankenhaus mit gebessertem Sehvermögen.

Arteriographische Untersuchung: Das linksseitige Arteriogramm (Abb. 105) zeigt deutlich das Tiefertreten des vorderen Drittels der SYLVISchen Gruppe. Der Carotissyphon ist fast normal, vielleicht ein wenig niedrig und sieht ganz anders aus als auf den Abbildungen der vorher erwähnten Fälle. Der Mangel

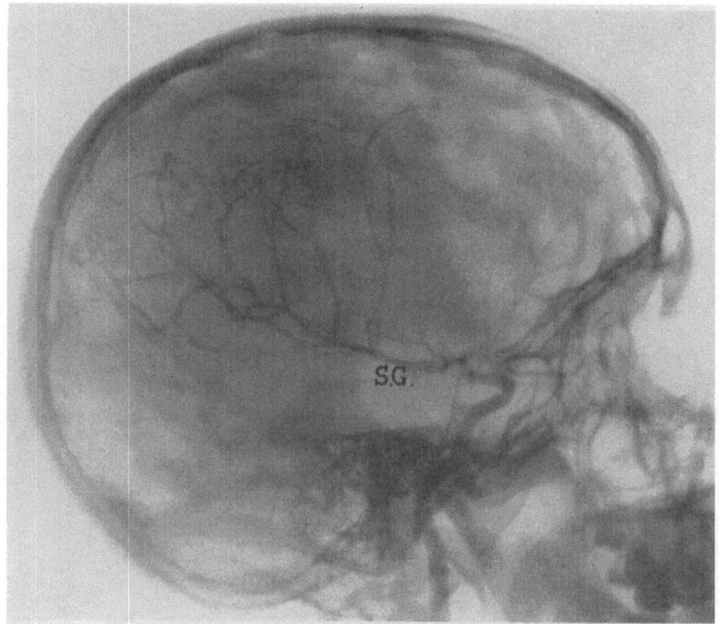

Abb. 105. Fall IV. Geschwulst des hinteren Abschnitts des linken Frontallappens. Linksseitiges Arteriogramm. Verlagerung des vorderen Drittels der SYLVISchen Gruppe (*S.G*) nach unten.

an Gefäßen in Höhe des Gebietes, wo der Tumor sein mußte, ließ uns an eine Cyste denken, was die Operation bestätigte.

Ein weiteres, ähnliches Arteriogramm aus meiner Sammlung, bei dem der Carotissyphon unverändert ist, weist ebenfalls das Tiefertreten, hier mehr des mittleren als des vorderen Drittels der SYLVISchen Gruppe auf. Vielleicht hat sich die Geschwulst des Frontallappens auf den vorderen Teil des Parietallappens verbreitet.

Fall V. *Geschwulst des linken Frontallappens.*

27jähriger Mann mit Anfällen von JACKSON-Epilepsie, die seit 3 Jahren bis zur Untersuchung 1938 bestehen. Halbseitenparese rechts mit Babinski beiderseits, links deutlicher. Rechts Herabsetzung der Schmerzempfindung, deutlicher am Arm. Die Sprache ist nicht normal. Der Kranke kann sich ausdrücken, zeigte aber erschwerte Wortfindung und gebrauchte zuweilen falsche Worte. Von den Hirnnerven ist nur der Opticus erkrankt; ophthalmoskopisch: Beiderseitige Stauungspapille bei verhältnismäßig gut erhaltener Sehschärfe des linken Auges.

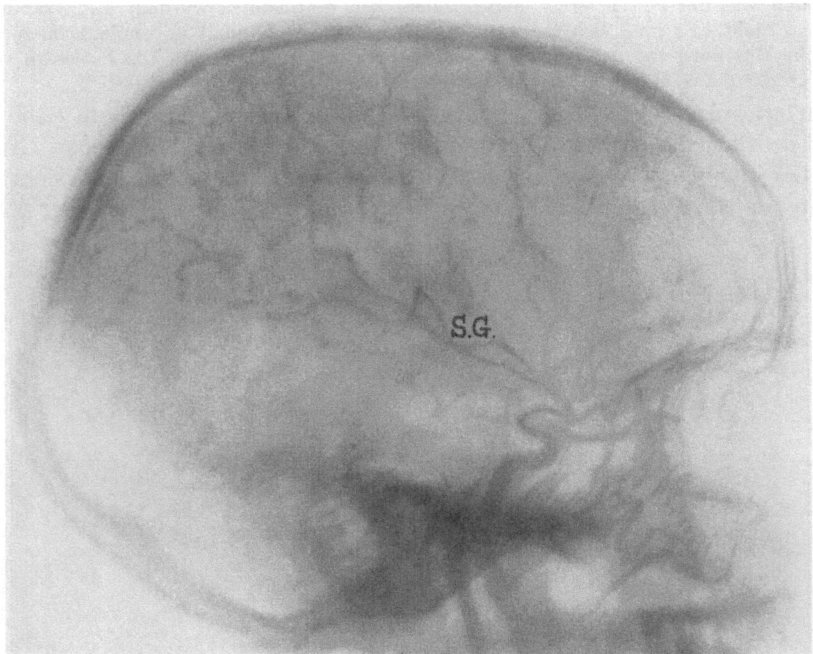

Abb. 106. Fall V. Geschwulst des linken Frontallappens. Rechtsseitiges Arteriogramm.
„Diagonale" Verlagerung der SYLVIschen Gruppe (*S.G.*). Ventrikelerweiterung.

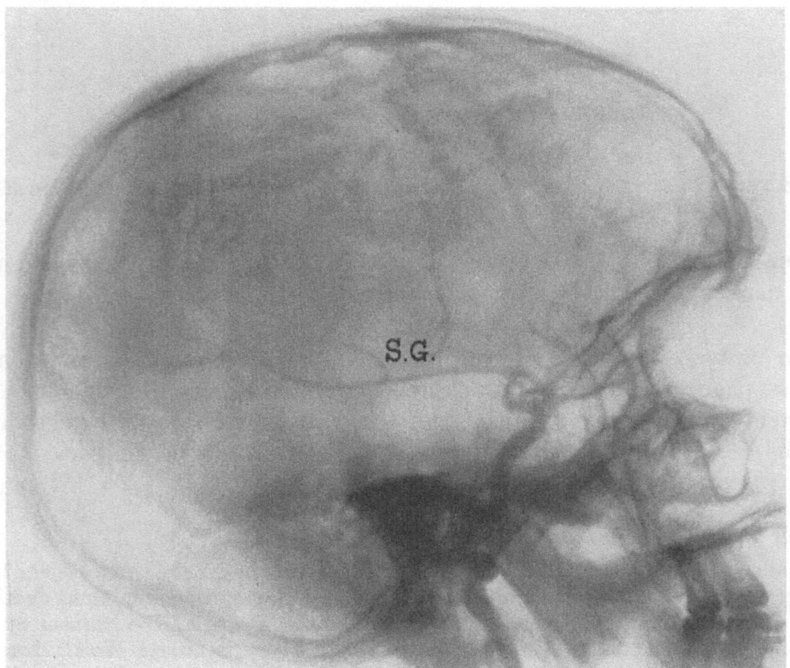

Abb. 107. Derselbe Fall wie auf Abb. 106. Geschwulst des linken Frontallappens. Linksseitiges Arteriogramm.
Verlagerung des oberen Abschnitts des Carotissyphons nach hinten und des mittleren Abschnitts
der SYLVIschen Gruppe (*S.G.*) nach unten.

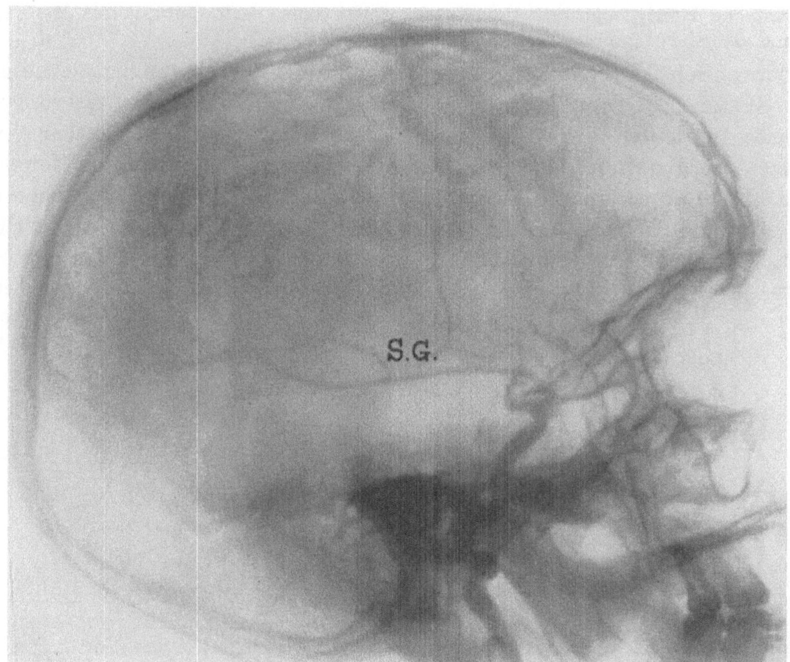

Abb. 108. Fall VI. Geschwulst des linken Frontoparietallappens. Rechtsseitiges normales Arteriogramm.
S.G. SYLVISche Gruppe; *C.A.* A. cerebri ant.; *P.C.* A. pericallosa.

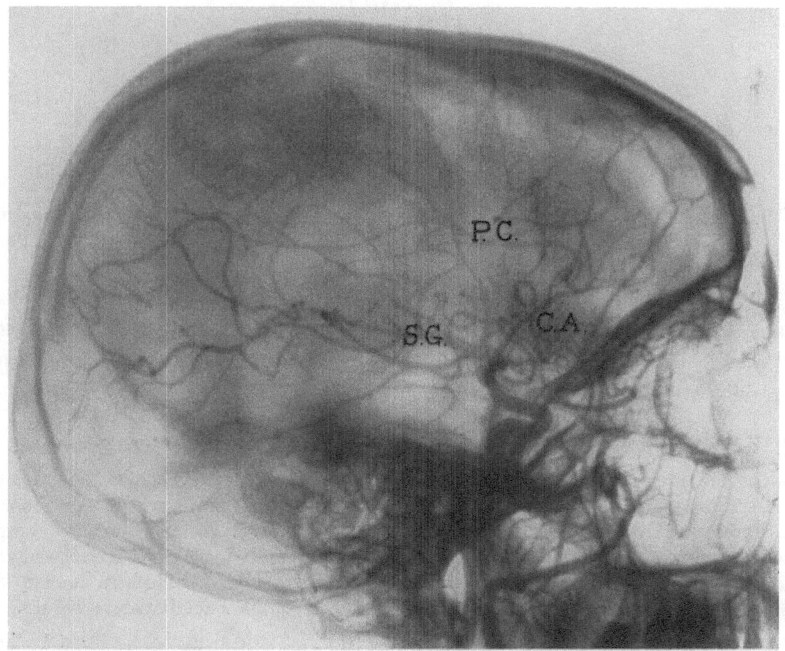

Abb. 109. Derselbe Fall wie auf Abb. 108. Geschwulst des linken Frontoparietallappens.
Linksseitiges Arteriogramm. Verlagerung der zwei vorderen Drittel der SYLVIschen Gruppe nach unten.
S.G. SYLVISche Gruppe; *C.A.* A. cerebri ant.; *P.C.* A. pericallosa.

Das einfache Röntgenogramm des Kopfes zeigte eine Verbreiterung der Meningeal-furchen und deutliche Impressiones digitatae.

Angiographische Untersuchung: Das Arteriogramm der rechten Seite (Abb. 106) zeigt die SYLVISche Gruppe „*diagonal*", was auf eine Ventrikelerweiterung auf dieser Seite hindeutet. Die A. pericallosa ist nicht deutlich sichtbar. Das linksseitige Arteriogramm (Abb. 107) zeigt einen Ausfall an Arterien im Vergleich zu rechts. Der Carotissyphon ist vollständig; nur der obere Teil ist leicht nach hinten verdrängt. Der mittlere Abschnitt der SYLVISchen Gruppe ist niedriger, wobei er einen nach oben konkaven Bogen bildet, entsprechend dem hinteren Abschnitt des Frontal- und dem vorderen des Parietallappens. Die arterio-

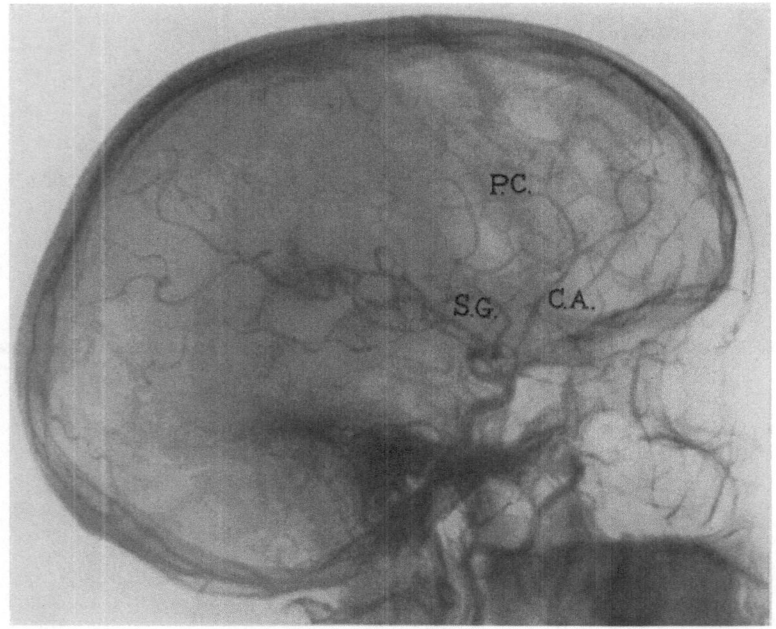

Abb. 110. Fall VII Geschwulst der rechten motorischen Region. Linksseitiges normales Arteriogramm.
S.G. SYLVISche Gruppe; *C.A.* A. cerebri ant.; *P.C.* A. pericallosa.

graphische Diagnose stimmte in diesem Falle mit der neurologischen Sympto-matologie überein. Die Operation brachte eine Bestätigung der Diagnose. Es handelte sich um ein großes Spindelzellensarkom des linken Frontallappens, welches in zwei Sitzungen beseitigt wurde.

Fall VI. *Cystisches Astrocytom des linken Frontoparietallappens.*

21 jähriges Madchen, suchte uns im Mai 1932 wegen seit einem Jahr bestehender rechts-seitiger Anfälle vom JACKSONschen Typ auf. Die heftigeren Anfalle waren von einer links-seitigen Parese der Gliedmaßen, besonders des Armes, gefolgt. Keine Hirndrucksymptome. Normale Sehschärfe. Rechts war die Kraft der Hand und des Armes herabgesetzt. Die Sehnenreflexe waren schwach, ohne wesentlichen Unterschied zwischen beiden Seiten. Keine Pyramidensymptome. Normale Sensibilität. Geringe Facialisparese rechts.

Arteriographische Untersuchung: Rechts ist das Arteriogramm normal (Abb. 108). Links (Abb. 109) besteht eine Verlagerung der zwei vorderen Drittel der SYLVISchen Gruppe nach unten bei unverändertem Carotissyphon. Es

handelte sich um ein cystisches Astrocytom der Stirnhirngegend, welches auch
auf den Parietallappen übergriff.

Die Geschwülste, welche im oberen Teil der Hemisphäre neben der Hemisphärenspalte lokalisiert sind, brauchen kein deutliches Tiefertreten der SYLVI-
schen Gruppe zu verursachen. Dagegen können sie wiederum eine ausgesprochene
Verschiebung der A. pericallosa bedingen. Hierher gehört folgender Fall:

Fall VII. *Cholesteatom der rechten motorischen Region.*

28jährige Patientin, welche 1932 auf meine Abteilung aufgenommen wurde. Seit
4 Jahren litt sie an Zuckungen des Armes und der linken Gesichtshälfte, die durch Par-

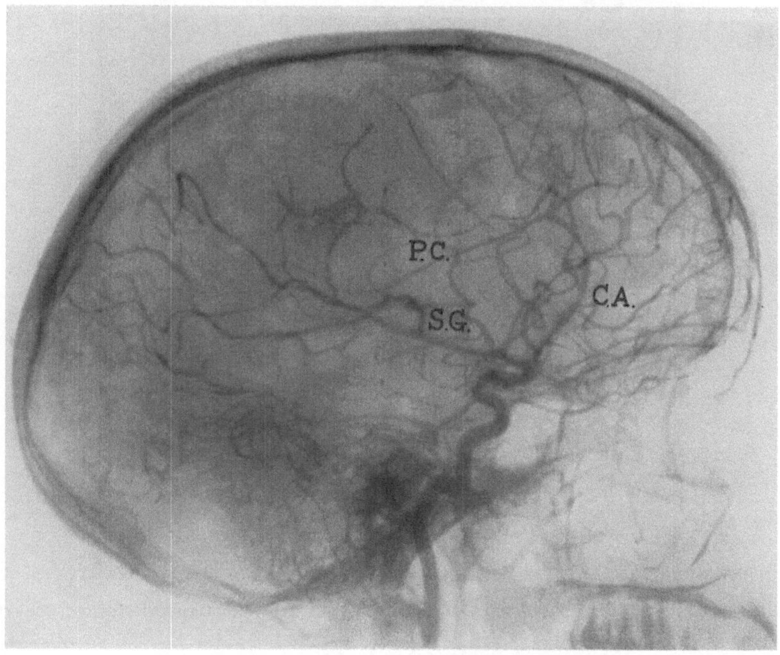

Abb. 111. Derselbe Fall wie auf Abb. 110. Geschwulst der rechten motorischen Region. Rechtsseitiges Arteriogramm. Leichte Verlagerung des mittleren Abschnitts der SYLVIschen Gruppe nach unten. Bedeutende
Verlagerung des hinteren Abschnitts der Pericallosa (*P.C*). *S.G.* SYLVIsche Gruppe; *C.A.* A. cerebri ant.

ästhesien des gleichseitigen Armes eingeleitet wurden. Die Zuckungen gingen nicht auf
die unteren Gliedmaßen über; aber nach dem Anfall blieb eine linksseitige Hemiparese
zurück, die zuerst vorübergehend war und dann bestehen blieb. Reflexe links lebhafter.
Babinski links +. Oberflächensensibilität an der linken Oberextremität herabgesetzt.
Kopfschmerzen. Stauungspapille mit Netzhautblutungen und weißen Flecken. Rechts
Sehschärfe $^6/_{10}$; links $^6/_{15}$. Leichte Abducensparese links und gleichseitige Facialisparesen
von zentralem Typus.

Arteriographische Untersuchung: Das linksseitige Arteriogramm ist normal
(Abb. 110). Rechts (Abb. 111) sieht man den normalen Carotissyphon, die
SYLVIsche Gruppe, deren mittlerer Teil leicht gesenkt ist, und zwar in so geringem Grade, daß man daraufhin keine Lokaldiagnose stellen könnte; der
hintere Abschnitt der A. pericallosa ist viel tiefer gelegen, was deutlicher wird,
wenn man das Arteriogramm beider Seiten miteinander vergleicht. Offenbar
handelt es sich um einen großen Tumor der rechtsseitigen Zentralregion, welcher

einen Druck auf die Innenfläche der Hemisphäre von oben nach unten ausübt. Die Patientin starb plötzlich. Die Sektion ergab ein großes Cholesteatom an der angegebenen Stelle (Abb. 112). Dieser Tumor hätte an Hand der neurologischen Symptome lokalisiert werden können; ich glaubte jedoch, daß er im mittleren Teil der Außenseite des Gehirns gelegen sei, da die Patientin an Paresen litt, welche am linken Arm ausgesprochener waren als am Bein und weil die Oberflächensensibilität des Beines herabgesetzt und die des Armes normal war.

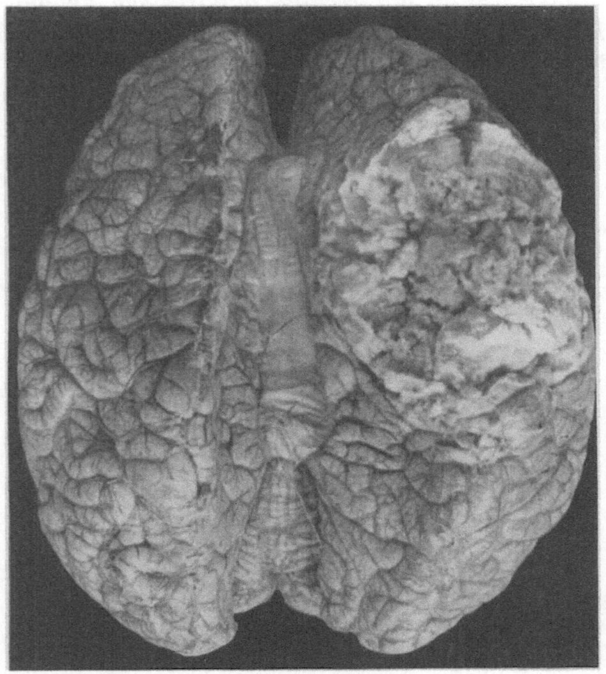

Abb. 112. Derselbe Fall wie auf Abb. 110 und 111. Geschwulst der rechten motorischen Region. Cholesteatom.

Es handelte sich um einen Tumor, der ins Hirnparenchym eingebettet war, aber nicht von diesem ausging. Es ist möglich, daß die langsame Entwicklung eine Kompression des oberen Teiles der Zentralwindungen verursachte, ohne die Zellelemente in ihrer Mehrzahl stark zu verändern. Das nachträgliche, vielleicht raschere Wachstum des unteren und äußeren Teiles der Geschwulst muß die oben beschriebenen Paresen und Sensibilitätsstörungen, die im Arm ausgeprägter waren, hervorgerufen haben.

b) Geschwülste der Olfactoriusrinne.

Ein von dem eben beschriebenen sehr verschiedenes Aussehen im Arteriogramm zeigen die einseitigen und doppelseitigen Geschwülste der Olfactoriusrinne sowie im allgemeinen die im oralsten Teil der Hemisphärenspalte gelegenen, bei welchen das Arteriennetz der vorderen Abschnitte beider Hemisphären mehr oder weniger stark verändert erscheint.

Ein typischer Fall dieser Art, welcher die Veränderung des Arterienbildes anschaulich zeigt, ist folgender:

Fall VIII. *Meningiom der Olfactoriusrinne.*

23jährige Patientin sucht uns wegen zunehmender Abnahme des Sehvermögens und eines gewissen Grades von Exophthalmus auf. Vor 2 Jahren litt sie an heftigen Schmerzen im Hinterhaupt, die in der Nacht starker waren und etwa 3 Monate bestanden. Selten Erbrechen. Dann zunehmende Protrusio bulbi, die links ausgesprochener war und mit verminderter Sehschärfe einherging. Einige Wochen lang Doppeltsehen, das später verschwand. Motilität und Sensibilität normal. Hirnnerven: Vollkommen normales Riechvermögen. Vermehrter intraokulärer Druck. Neuritis optica beiderseits. Reste von Stauungspapille rechts. Links leicht verwaschene Papillengrenzen. Gesichtsfeld in der

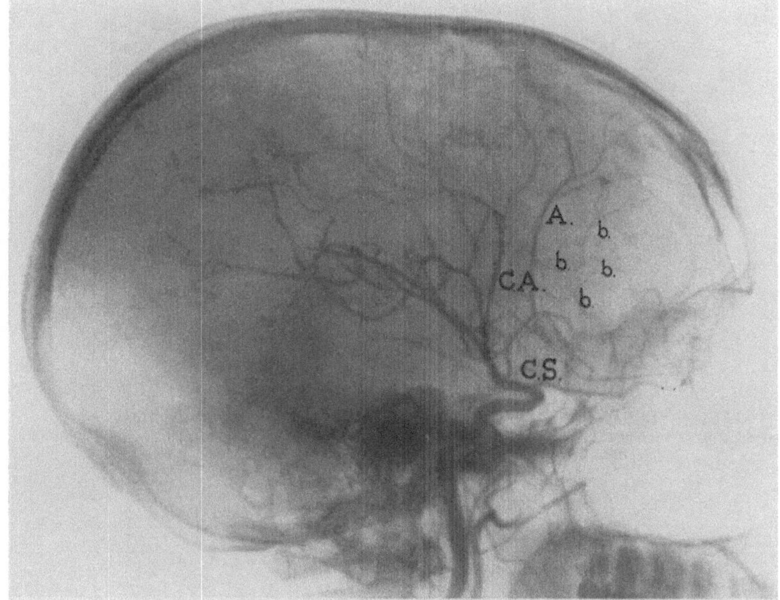

Abb. 113. Fall VIII. Geschwulst der Olfactoriusrinne. Linksseitiges Arteriogramm. Verlagerung des Carotissyphons (*C.S.*) nach hinten und unten. Verlagerung nach hinten und Verlust der normalen Krümmungen an der A cerebri ant. (*C.A.*). *A.* die Geschwulst umgebende Arterie; *b.b.* neugebildete, die Geschwulst versorgende Arterien.

Peripherie, besonders rechts eingeengt. Sehschärfe rechts $^6/_{60}$; links $^6/_{18}$. Träge Pupillenreaktion. Sehr deutliche Hypasthesie beiderseits im Gebiet des N. maxillaris superior. Alle anderen Hirnnerven sind normal. Die einfache Röntgenaufnahme zeigt eine erweiterte Sella turcica und Zerstörung der hinteren Proc. clinoidei.

Bei dieser Patientin wurde rechts und auch links die Gehirnarteriographie in seitlicher und antero-posteriorer Stellung ausgeführt. Abb. 113 zeigt eine Verlagerung des Carotissyphons und des Anfangsteiles der SYLVIschen Gruppe nach hinten und unten; letztere steigt dann „*diagonal*" an. Beiderseits sieht man, daß die A. cerebri anterior ausgesprochen nach hinten verlagert ist und ihre normalen Krümmungen vollständig verloren hat. Am vorderen Abschnitt der Regio supraorbitalis bestehen deutlich abnorme Gefäße. Auf beiden Seiten ist eine Arterie sichtbar, die den dort vorhandenen Tumor zu umgehen scheint. Das antero-posteriore Arteriogramm (Abb. 114 und 115), das nach einer nochmaligen Einspritzung von 10 ccm Thorotrast in derselben Sitzung mit dem Hinterhaupt auf dem Chassis liegend ausgeführt wurde, zeigt rechts (Abb. 114) ein recht ausgedehntes, abnormes Gefäßnetz, das aus den Gefäßen der Hemi-

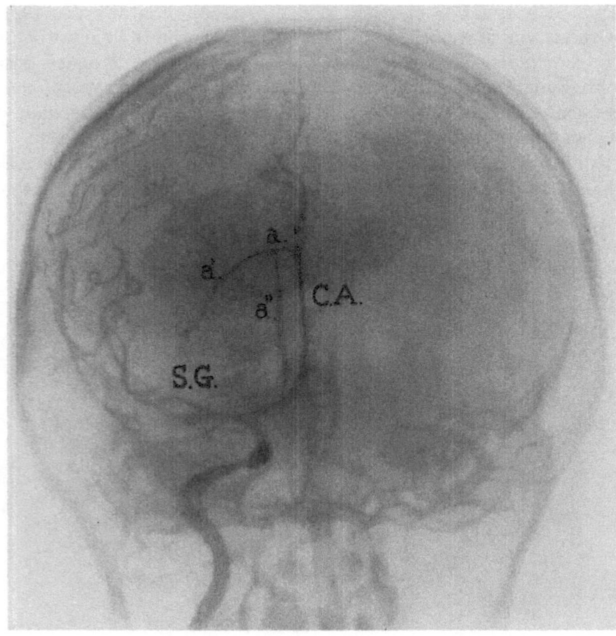

Abb. 114. Derselbe Fall wie auf Abb. 113. Geschwulst der Olfactoriusrinne.
Antero-posteriores rechtsseitiges Arteriogramm. *S G*. SYLVIsche Gruppe; *C.A.* A. cerebri ant.;
a.a. neugebildete, die Geschwulst versorgende Arterien.

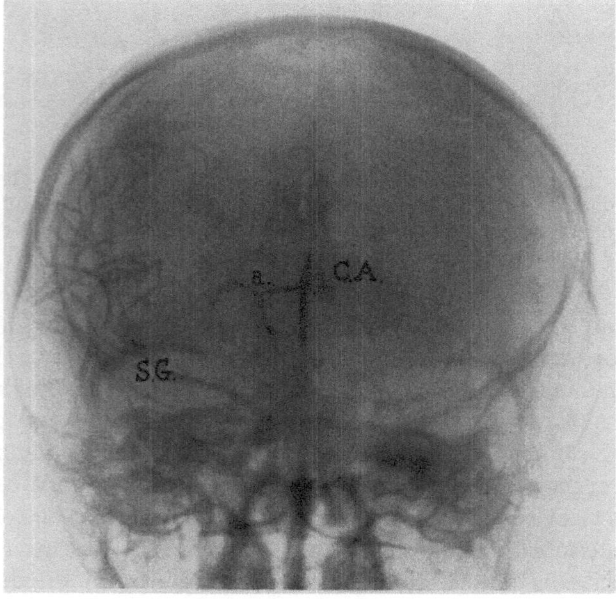

Abb. 115. Derselbe Fall wie auf Abb. 113 und 114. Geschwulst der Olfactoriusrinne.
Antero-posteriores linksseitiges Arteriogramm. *S.G.* SYLVIsche Gruppe; *C.A.* A. cerebri ant.;
a. neugebildete, im Originalfilm sehr deutliche, die Geschwulst versorgende Arterie.

sphäreninnenfläche stammt. Aus der A. cerebri media sieht man eine neugebildete Arterie entspringen, die den Tumor versorgt. Gleich nach ihrem Abgang gibt dieses Gefäß einen absteigenden Ast ab, welcher fast parallel zur A. cerebri anterior verläuft und sich gleichfalls der rechten Seite des Tumors zuwendet. Das linksseitige antero-posteriore Arteriogramm (Abb. 115) zeigt ebenfalls eine absteigende, neu gebildete Arterie, welche sich zum linken Teil des Tumors begibt und die bei der Operation angetroffen wurde. Beide anteroposteriore Arteriogramme zeigen, daß die A. cerebri anterior, A. pericallosa und A. callosa marginalis ihre normale Lage in der Mittellinie beibehalten. Infolgedessen mußte der Tumor weit vorne liegen und beide Seiten betreffen und so wurde ein Tumor der Olfactoriusrinne, welcher der Regio supraorbitalis und supraethmoidalis aufliegt, diagnostiziert.

Die Patientin starb nach der Operation. Die Sektion ergab einen großen Tumor, welcher so gelagert war, wie man auf Abb. 116 sieht. Es handelte sich um ein mit eigenem Kreislauf ausgestattetes Meningiom. In diesem Falle führte die Zerstörung der Sella turcica und der Exophthalmus zu der Annahme eines Tumors der Chiasmagegend. Andererseits hatte die Patientin keine Störungen des Riechvermögens, was eigentümlich ist, da es sich um eine Geschwulst des Gebietes der Olfactoriusrinne handelte und, wie bei der Sektion festgestellt wurde, die Lamina cribrosa des Siebbeins zerstört und eine starke Kompression der Bulbi olfactorii vorhanden war. Nach der Arteriographie wiederholten wir die Untersuchung des Riechvermögens, das normal war. Die mehrmals festgestellte Anästhesie der Regio maxillaris superior mußte von der Druckwirkung des Tumors auf das sehr dünne und biegsame Orbitaldach herrühren, welche zu Exophthalmus und Druck des Augapfels auf den N. maxillaris superior im Sulcus orbitalis führte. Auf dem seitlichen Arteriogramm (Abb. 113) sieht man eine Erweiterung der Aa. ophthalmicae auf beiden Seiten als Folge der Kompression des Augapfels, die dem Blutstrom ein schwer zu überwindendes Hindernis entgegenstellte.

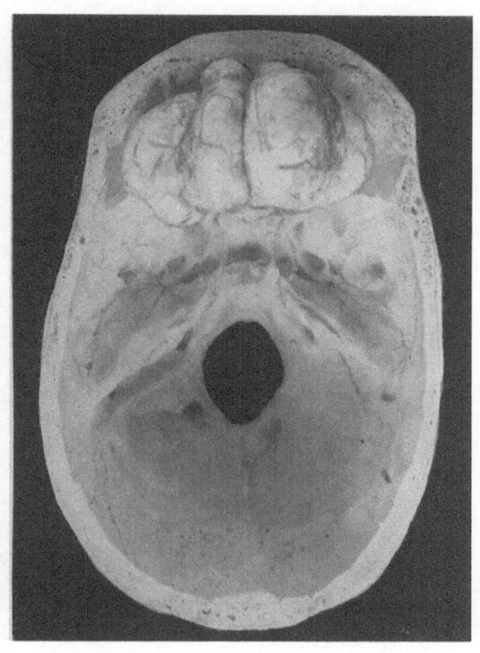

Abb. 116. Derselbe Fall wie auf Abb. 113—115 Die Geschwulst in ihrer Lage in der vorderen Schadelgrube.

Sehr ähnlich ist das Bild in einem Fall von Tumor der Olfactoriusrinne von OLIVECRONA, dessen Arteriogramm mir freundlicherweise überlassen wurde (Abb. 117): auch hier ist die A. cerebri anterior nach hinten verlagert und bildet einen nach vorn konkaven Bogen.

SAI veröffentlicht in seinem Buch über Gehirnangiographie einen interessanten Fall eines großen Meningioms des vorderen Teiles des linken Frontallappens, welches nur auf dieser Seite dasselbe typische Bild hervorrief.

Fall IX. *Meningiom der Olfactoriusrinne.*

Eine meiner Patientinnen mit einem großen Tumor der Olfactoriusrinne, welche durch die Operation nicht gerettet wurde, obwohl, um einen besseren Zugang zu schaffen, ein Stirnlappen amputiert wurde, bot das typische Arterio-

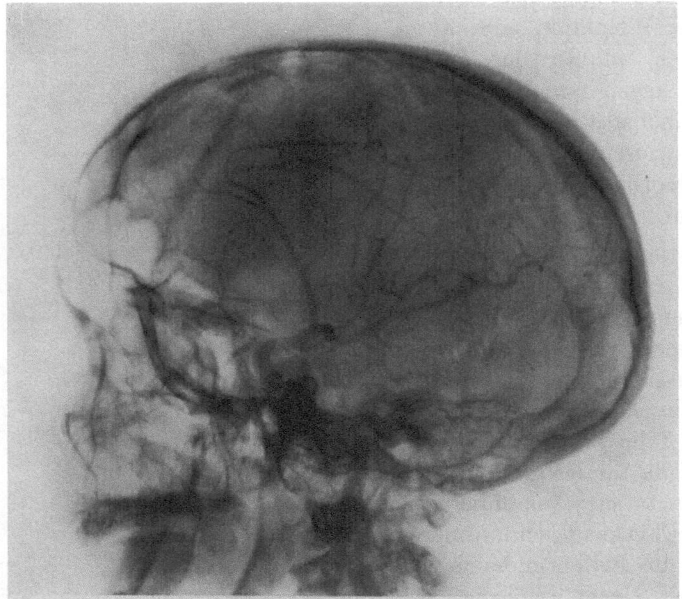

Abb. 117. Fall von OLIVECRONA. Geschwulst des Frontallappens. Arteriogramm.

gramm dieser Lokalisation (Abb. 118 und 119). Beide zeigen die linke A. temporalis superficialis als Zeichen einer Zirkulationsstörung sehr deutlich (Abb. 119). Auf Abb. 120 sieht man die Lage des Tumors.

Ich führe weiter einen unserer Fälle von doppelseitigem Tumor des unteren Teiles des Stirnlappens an, welcher sich bis zur Hirnbasis erstreckte.

Fall X. *Großes cystisches Astrocytom beider Frontallappen.*

19jähriger Mann. Mit $4^1/_2$ Jahren Sturz, wobei er mit dem Kopf aufschlug, danach Appetitverlust und Abmagerung. Es folgen Einschränkung der Bewegung des linken Beines und Armes, Kopfschmerzen und Erbrechen, weshalb er die Sprechstunde aufsuchte. Nach wiederholten Lumbalpunktionen besserte sich der Zustand. Es gelang ihm sogar, die Schule bis zum 14. Lebensjahr zu besuchen. Damals traten die Kopfschmerzen und das Erbrechen wieder auf. Herabsetzung des Sehvermögens und Gangstörungen. Zuletzt ging er mit gebeugten Knien. Zwei große epileptische Anfalle. Wiederholte Lumbalpunktionen brachten wesentliche Besserung. Vom 17. Jahr an vermehrte Fettablagerung am Gesicht, den Armen und am Stamme. Fehlende Behaarung am Gesicht und in den Achselhöhlen. Gesäß und untere Gliedmaßen normal bis auf deutliche Hypertrichose. Normale Schambehaarung, normale Hoden. Libido vorhanden. Zwischen der oberen, an den BABINSKI-FRÖHLICHschen Typus erinnernden und der unteren normalen, für das Alter stark behaarten Körperhälfte

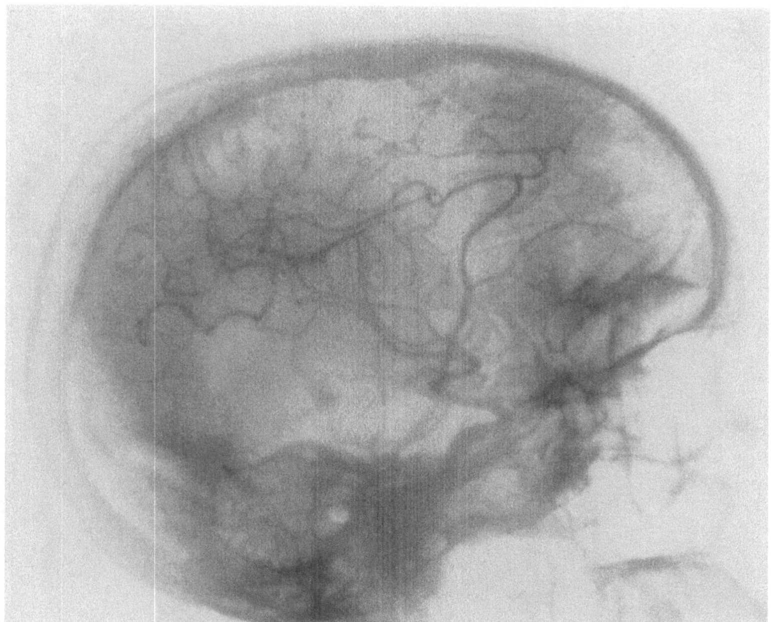

Abb. 118. Fall IX. Geschwulst der Olfactoriusrinne. Rechtsseitiges Arteriogramm.
Typische Arterienverlagerung.

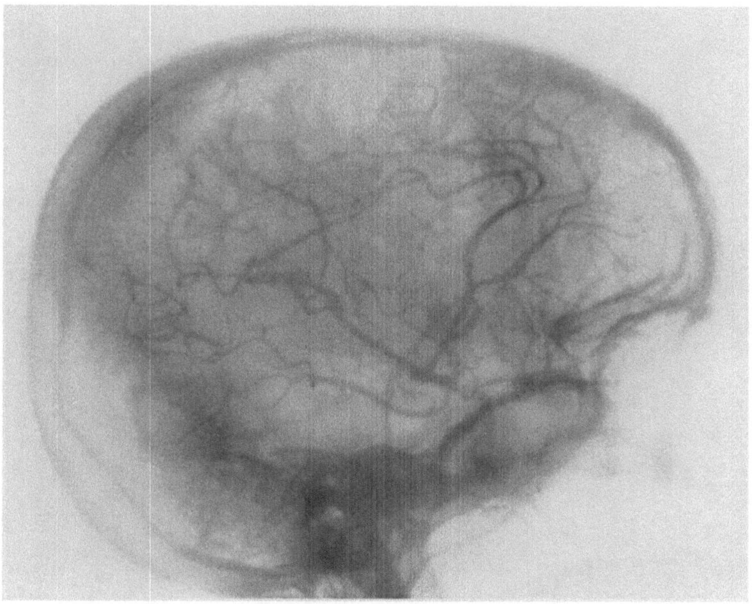

Abb. 119. Derselbe Fall wie auf Abb. 118. Geschwulst der Olfactoriusrinne. Linksseitiges Arteriogramm
Typische Arterienverlagerung.

bestand ein deutlicher Gegensatz. Gehen war unmöglich infolge der *unreduzierbaren* Beugestellung der Beine. Die Bewegungen der oberen Gliedmaßen waren normal. Keine Zeichen
von seiten der Pyramidenbahn. Normale Sensibilität. Hirnnerven: Links vollständige,

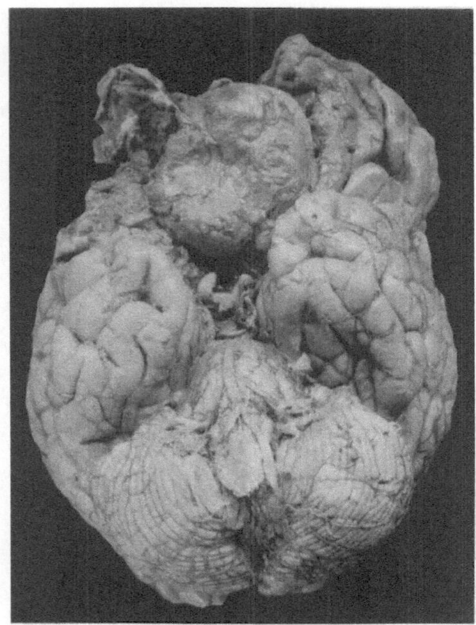

Abb. 120. Derselbe Fall wie auf Abb. 118 und 119. Lage und Große der Geschwulst

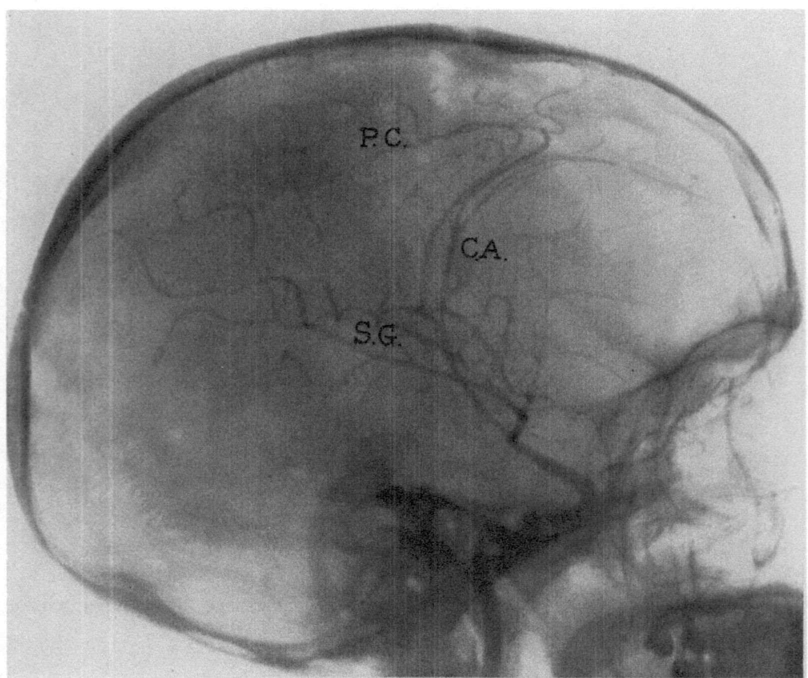

Abb. 121. Fall X. Großes Astrocytom beider Frontallappen. Rechtsseitiges Arteriogramm.
Verlagerung des Carotissyphons nach hinten. Die A. cerebri ant. (*C.A.*) ist verlangert und gekrummt,
so daß sich die Pericallosa (*P.C.*) auf den oberen Teil des Schädels projiziert. *S.G.* Sylvische Gruppe.

rechts fast vollkommene Anosmie. Links Amaurose, rechts nur Lichtschein. Stauungspapille, später sekundäre Opticusatrophie. Leichte linksseitige Facialisparese von zentralem Typus. Links fast vollkommene, rechts unvollkommene Ertaubung. Nystagmus vorhanden, besonders beim Blick nach links. Psyche: Euphorisch, etwas infantil, ohne Krankheitsgefühl. Liquor: Zuweilen xanthochrom. Eiweißgehalt erhöht, Lymphocyten 3,9. Röntgenaufnahme: Sella turcica erweitert, Proc. clinoidei zerstört.

Arteriographische Untersuchung: Das rechtsseitige Arteriogramm (Abb. 121) zeigt eine Verlagerung des Syphons sowie des Beginnes der SYLVIschen Gruppe nach hinten. Die A. cerebri anterior bildet einen Bogen, wodurch sie sich derart verlängert, daß die A. paricallosa — deren es zwei auf dieser Seite zu geben scheint — auf den oberen Teil des Schädels projiziert wird. Eine dünne Arterie, welche aus der A. cerebri anterior hervorgeht, wendet sich nach vorne, anscheinend den schlecht mit Blut versorgten Tumor umgebend. Das linksseitige Arteriogramm zeigt den Syphon noch tiefer gelegen. Die Verlagerung der Gefäße (A. cerebri anterior) nach hinten ist noch ausgesprochener als rechts. Auf dieser Seite fehlt die Blutversorgung im Gebiet des Tumors fast vollständig, weshalb ich eine große Cyste diagnostizierte. Trotz des schlechten Allgemeinzustandes, in dem sich der Kranke befand und der Erblindung bestand er auf einem chirurgischen Eingriff. Aus einer linksseitigen Cyste wurde eine gelatinöse Masse mit gelber Flüssigkeit entfernt. Die Operation konnte nicht beendet werden, der Kranke starb 6 Stunden nach dem Eingriff. Abb. 122 zeigt die Ausdehnung des Tumors, welcher sich nach hinten erstreckt und in der Mittellinie bis zur Brücke reicht. Es war ein Astrocytom.

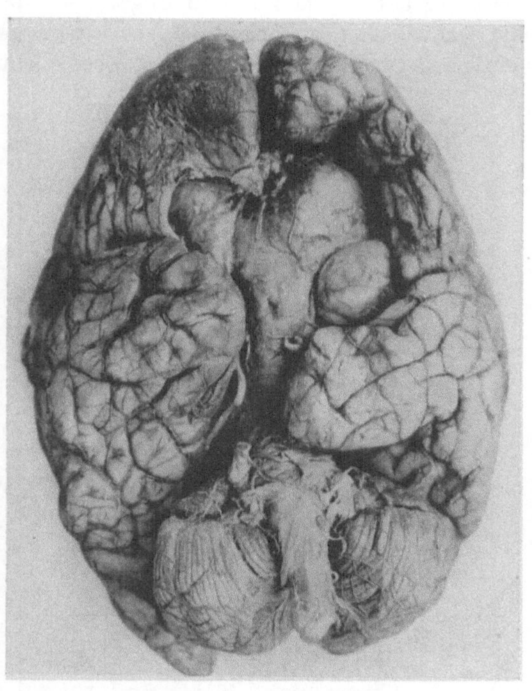

Abb. 122. Derselbe Fall wie auf Abb. 121. Großes Astrocytom beider Frontallappen. Die Geschwulst reicht bis an die Hirnbasis.

Geschwülste des Parietallappens.

Diese Geschwülste rufen gewöhnlich eine Verlagerung des mittleren und unteren Teiles der SYLVIschen Gruppe nach *unten* hervor, die derjenigen sehr ähnelt, welche ich bei Stirnhirntumoren beschrieben habe. Das Arteriogramm weist jedoch bestimmte Besonderheiten auf, die hervorgehoben werden müssen. Sind die Tumoren im oberen Teil des Parietallappens gelegen, so kann man eine Auseinanderdrängung der Aa. parietales anteriores und posteriores mit geringem Tiefertreten des hinteren Teiles der SYLVIschen Gruppe finden. Eines unserer

Arteriogramme zeigt dieses Bild bei einem durch seine eigene capillare Blutversorgung sichtbaren Tumor.

Ein anderer arteriographischer Befund bei Parietallappengeschwülsten ist durch Druck auf die Sylvische Gruppe bedingt. Die Tumoren des Stirnlappens rufen das Tiefertreten der drei Arterien, welche die Sylvische Gruppe bilden, gleichzeitig hervor, da sie beim Abgang aus dem Syphon zusammen verlaufen. Die Geschwülste des Parietallappens verdrängen sie zwar auch nach unten in einem nach oben konkaven Bogen, aber nicht in gleichmäßiger Weise. Eine

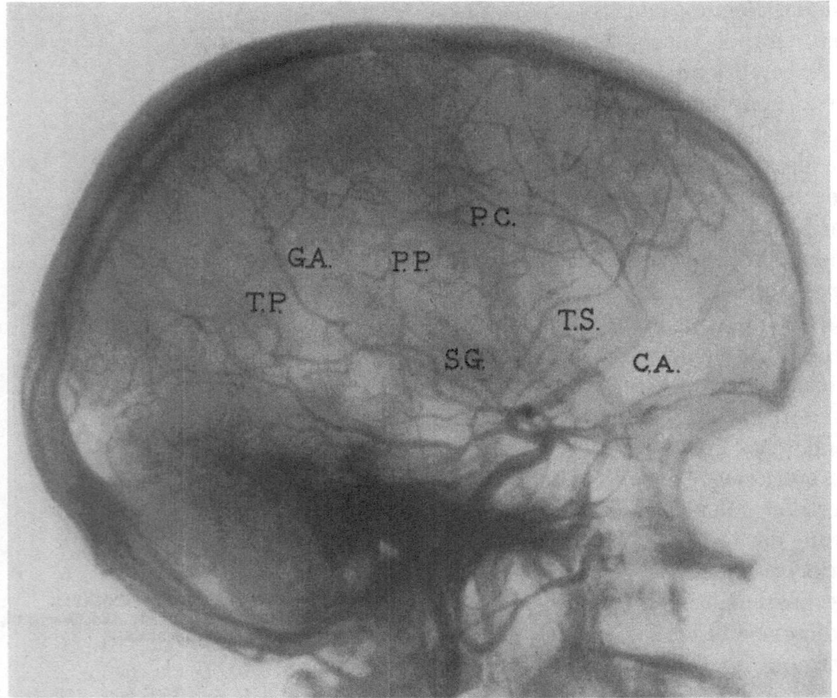

Abb. 123. Fall XI. Geschwulst des rechten Parietallappens. Rechtsseitiges Arteriogramm. Leichte Verlagerung der Aa. parietalis post. (*P.P.*) und gyri angularis (*G.A.*) nach unten. Starke Verlagerung der Temporalis post. (*T.P.*) nach unten. *S.G.* Sylvische Gruppe; *C.A.* A. cerebri ant.; *T.S.* Temporalis superf.; *P.C.* Pericallosa.

der Arterien trennt sich gewöhnlich, um abwärts zur Schädelbasis zu gelangen, während die andern beiden weiter oben bleiben. Diese dissoziierte Verdrängung der Arterien der Sylvischen Gruppe bei Geschwülsten des Parietallappens ist darauf zurückzuführen, daß sie, am Anfang zusammen verlaufend, sich in verschiedenen Sagittalebenen trennen, so daß je nachdem der Tumor oberflächlicher oder tiefer ist, sich das arteriographische Bild verändert. Zwei Beispiele dafür:

Fall XI. *Gliom des linken Parietallappens.*

41jähriger Mann, der im Juni 1933 auf die Abteilung aufgenommen wurde. Allgemeine epileptische Anfälle traten vor 9 Jahren auf und vergingen 3 Jahre darauf. Nachher war er 6 Jahre gesund. 3 Monate, bevor er uns aufsuchte, traten Kopfschmerzen, welche in der rechten Parietalregion stärker waren, sowie Ameisenlaufen links im Gesicht und an der Innenseite des Armes und Beines derselben Seite auf. Darauf Schwäche im linken Arm und Erschwerung feiner Fingerbewegungen. Radialisreflex rechts normal, links mit dem Phänomen der Inversion. Patellarreflex links lebhafter. Einige Pyramidenbahnsymptome auf derselben Seite: Strumpell und Barré positiv. Schmerz- und Temperaturempfindung links herabgesetzt. Hirnnerven: Sehvermögen fast normal. Papillen leicht verwaschen. Linksseitige Facialisparese von zentralem Typus. Normaler Röntgenbefund.

Angiographische Untersuchung: Links Sylvische Gruppe etwas „*diagonal*“, d. h. Ventrikeldilatation dieser Seite. Rechts: (Abb. 123) geringe Verlagerung der A. parietalis posterior und der A. gyri angularis, starke der A. temporalis

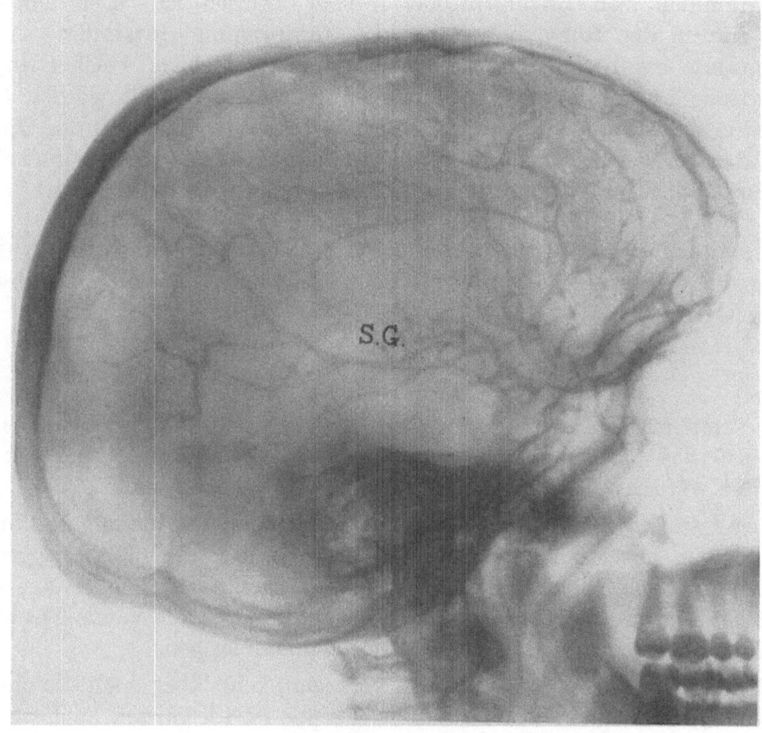

Abb. 124. Fall XII. Geschwulst des rechten Parietallappens. Rechtsseitiges Arteriogramm. Verlagerung des mittleren Abschnitts der Sylvischen Gruppe (*S G.*) nach unten.

posterior nach unten, die am weitesten lateral gelegen ist und daher mehr vom Druck betroffen wird. Dank dieser dissoziierten Verlagerung der Arterien, welche die Sylvische Gruppe bilden, kann man einen mehr lateralen (wie in diesem Falle) oder tieferen Sitz des Tumors diagnostizieren.

Bei der Operation fand sich ein Tumor des oberen Teiles der Regio parietalis, welcher mit der Dura mater verwachsen war und bis zur Falx cerebri reichte. Er war sehr brüchig und stark durchblutet; ein großer Teil wurde entfernt. Im oberen Teile der Regio parietalis sieht man einen Kreislauf, welcher dem Tumor angehört. Histologischer Befund: „Kleinzelliges Gliom, welches zum Teil von blasenförmigen Elementen gebildet wird und das Bild eines Oligodendroglioms darbietet.“

Fall XII. *Tuberkel des rechten Parietallappens.*

22jähriger Mann (1931). Seit 6 Monaten leidet er an Kopfschmerzen, die anfallsweise auftreten und links stärker sind. Erbrechen. Vorübergehend Doppeltsehen. Sehvermögen herabgesetzt, Ohrensausen, besonders links. Anämie, kein Lungenbefund. Normale Motilität und Sensibilität. Von den Hirnnerven ist nur der Opticus betroffen: Beiderseitige Stauungspapille, links ausgeprägter. Rechts sieht er Finger in 3 m Entfernung; links Visus $^1/_8$. Röntgenbefund des Schädels normal.

Arteriographische Untersuchung: Links normales Arteriogramm. Rechts typisches Bild eines Tumors des Parietallappens (Abb. 124). Ausgesprochene Verlagerung des mittleren Teiles der Sylvischen Gruppe nach unten. Ein eigener Tumorkreislauf ist nicht zu sehen. Alle drei Sylvischen Gefäße liegen mehr oder weniger zusammen nach unten verdrängt, so daß das Bild dem bei Arteriogrammen von Stirnhirntumoren sehr ähnlich ist. Der Unterschied besteht nur in der Höhe, in welcher die Verdrängung stattfindet. Aus dem Arteriogramm ergab sich der Sitz des Tumors im Gehirn, welcher durch die neurologische Symptomatologie allein nicht hätte festgestellt werden können. Im rechten Parietallappen in einer Tiefe von 5 cm fand man bei der Operation einen Tuberkel, welcher entfernt wurde. Bei dem Patienten, den wir zwei Jahre später untersucht haben, hat sich das Sehvermögen etwas gebessert.

Die Arteriogramme dieser beiden Fälle zeigen die Unterschiede in der Anordnung der Sylvischen Gruppe bei oberflächlichen und tiefen Geschwülsten des Parietallappens.

Geschwülste des Temporallappens.

Bei Temporallappentumoren können im Arteriogramm verschiedene Abweichungen des Carotissyphons und der Sylvischen Gruppe von der Norm beobachtet werden; sie treten in 4 verschiedenen Formen auf:

1. Der Carotissyphon verliert seine Krümmungen, ist mehr geradlinig und wie nach oben ausgezogen. Manchmal tritt er auf lateralen Arteriogrammen gewunden auf. Die Sylvische Gruppe ist im ganzen nach oben verlagert; aber dies betrifft nur die zwei vorderen Drittel. In diesem Falle handelt es sich um einen Tumor des vorderen Abschnitts des Schläfenlappens.

2. Der Carotissyphon ist nach oben verzogen, zeigt aber noch die charakteristischen Krümmungen. Die Sylvische Gruppe ist im ganzen nach oben verdrängt und verharrt weiterhin in dieser Lage. In einigen Fällen steigt sogar der hintere Abschnitt an. Die Geschwulst ist dann im mittleren und hinteren Teil des Schläfenlappens gelegen.

3. Die Form des Carotissyphons ist gut erhalten und die Sylvische Gruppe, besonders ihr hinterer Teil, liegt höher als normal. In diesem Falle sitzt der Tumor im hinteren Abschnitt des Schläfenlappens oder im Hinterhauptslappen.

4. Nicht immer ist die Sylvische Gruppe *im ganzen* verlagert. Zuweilen weichen die Arterien auseinander: die A. gyri angularis und die A. parietalis posterior bleiben in ihrer erhöhten Horizontallage, während die Aa. temporalis anterior, media und posterior in absteigendem Verlauf wieder in ihre normale Lage zurückkehren. Hier handelt es sich um eine Geschwulst in der Tiefe des Schläfenlappens.

Im folgenden gebe ich einige Beispiele dieser verschiedenen Möglichkeiten:

a) Geschwülste des vorderen Abschnitts des Temporallappens.

Fall XIII. *Cystisches Astrocytom des vorderen Abschnitts des linken Temporallappens.*

17 jähriger Patient. Kopfschmerzen, Erbrechen, Herabsetzung des Sehvermögens, links ausgesprochener. Zeitweilig Ohrensausen beiderseits. Normale Motilität und Sensibilität. Hirnnerven: Neuro-retinitis mit Stauungspapille und zahlreichen Blutungen. Sehschärfe rechts ½, links nur noch Lichtschein. Der Patient leidet zeitweise an Anfällen von Aphasie, welche mit Geräusch im Kopf beginnen, dann ist er einige Minuten lang unfähig, Worte zu finden. Außerhalb dieser Anfälle zögert er manchmal beim Gebrauch einiger Worte. Röntgenbild: Erweiterung der Sella turcica.

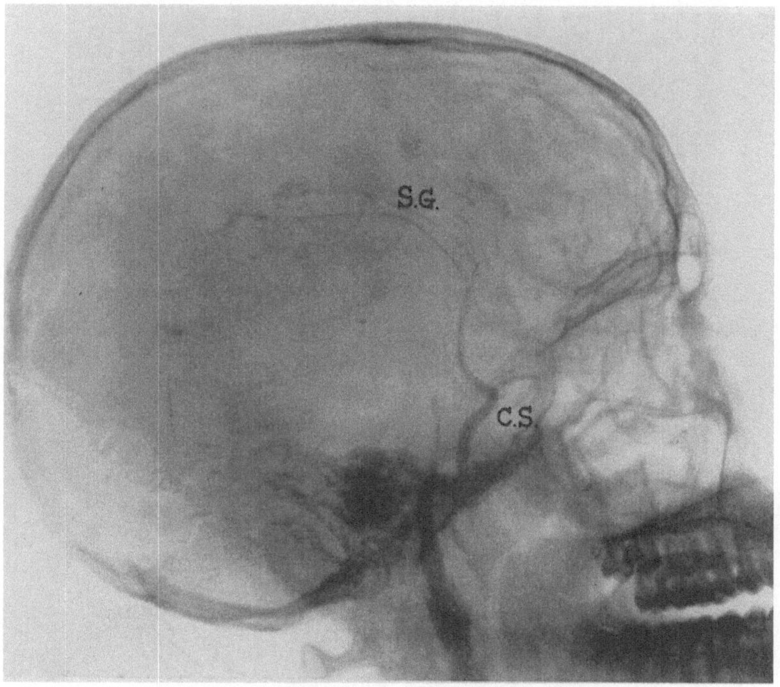

Abb. 125. Fall XIII. Geschwulst des linken Temporallappens. Linksseitiges Arteriogramm. Verlust der Krümmungen des Carotissyphons (*C.S.*). Starke Verlagerung der SYLVIschen Gruppe (*S.G.*) nach oben.

Nach dem neurologischen Befund zu urteilen, war die Lokalisation des Tumors links sicher: Aphasische Störungen, Parese des Abducens links, Verlust des Sehvermögens derselben Seite, Kopfschmerz im fronto-temporalen Gebiet links. Die aphasischen Anfälle von epileptoidem Typus und die anderen Sprachstörungen ließen vorzugsweise an eine frontale Lokalisation denken.

Arteriographische Untersuchung: Rechts normal. Links (Abb. 125) ist der Carotissyphon auf eine einzige nach hinten konkave Kurve reduziert, die SYLVIsche Gruppe ist „en bloc" nach oben verlagert und nimmt in ihrem hinteren Abschnitt einen etwas absteigenden Verlauf. Die Diagnose eines wenig vascularisierten Tumors des linken Schläfenlappens war sicher; man konnte sogar zu dem Schluß kommen, daß der Tumor den vorderen Abschnitt des Schläfenlappens einnimmt und sich nach hinten fortsetzt, also von ansehnlicher Größe ist, in Anbetracht des Verbleibens der SYLVIschen Gruppe in horizontaler Lage

und des ausschließlichen Absteigens ihres hinteren Abschnitts. Da die Tumor-
region keine Blutversorgung aufwies, war ein cystisches Gebilde wahrscheinlich.

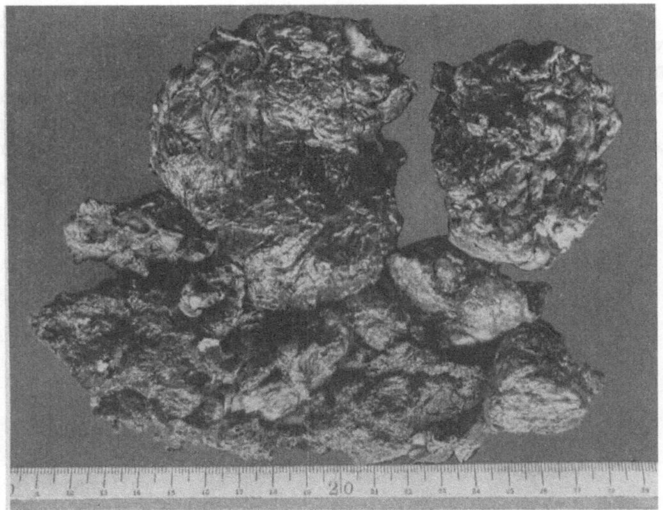

Abb. 126. Derselbe Fall wie auf Abb. 125. Bei der Operation exstirpierte Geschwulststucke.

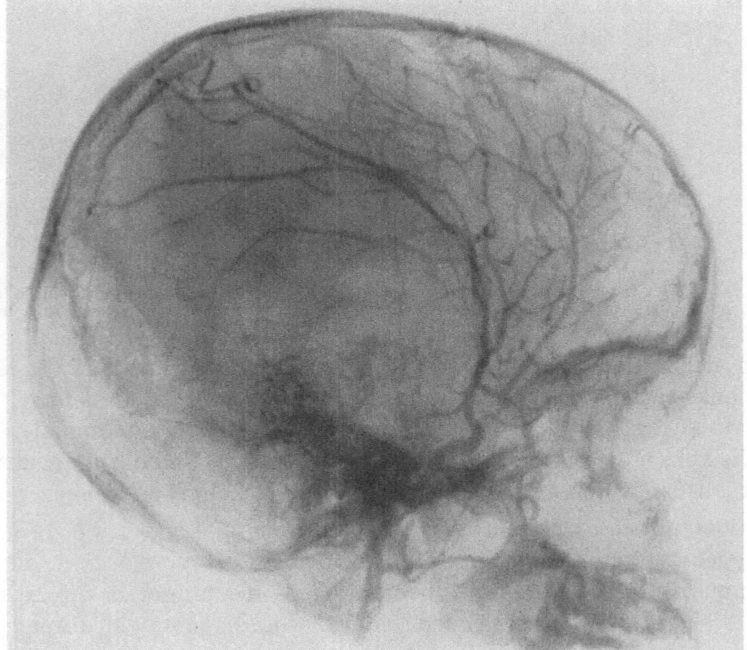

Abb. 127. Arteriogramm eines Falles von Geschwulst im vorderen Abschnitt des Temporallappens.

Die Operation bestätigte die Diagnose. Es lag eine Cyste vor, die mit einem
infiltrierenden Tumor, welcher entfernt wurde, zusammenhing (Abb. 126).

Beide nahmen die zwei vorderen Drittel des Schläfenlappens ein. Es handelte sich um ein sehr zellreiches, fast afibrilläres, polymorphzelliges Astrocytom, welches teilweise das Aussehen eines Glioblastoms hatte. Nach dem Eingriff blieb der Patient 5 Tage lang aphasisch, nach 2 Wochen sprach er deutlich und fließend. Sehschärfe gebessert, Gehör beiderseits normal, obwohl die zwei vorderen Drittel des Schläfenlappens entfernt waren.

Ich bemerke, daß die aphasischen Anfälle von epileptoidem Typus, welche mit der Empfindung eines Geräusches im Kopf beginnen, ein Symptom dar-

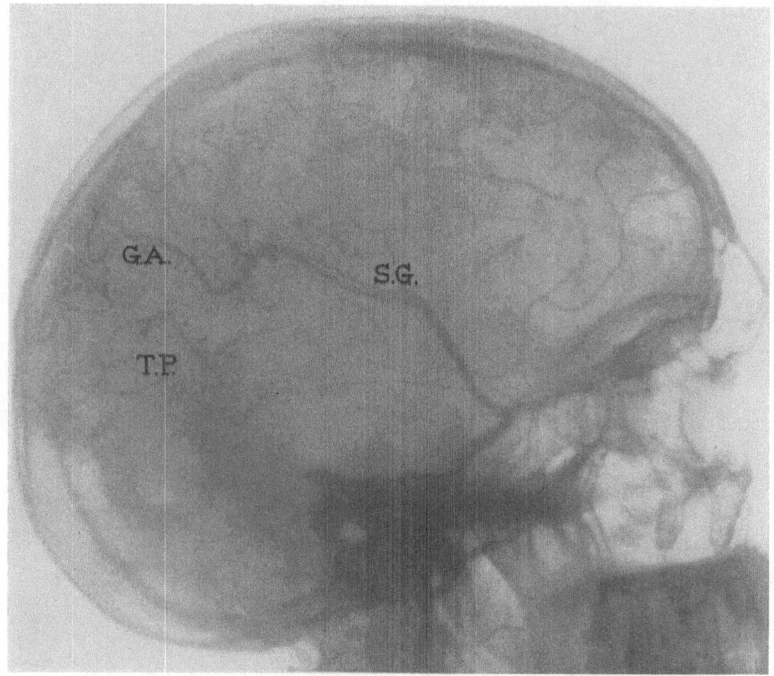

Abb. 128. Fall XIV. Geschwulst im mittleren Abschnitt des linken Temporallappens Linksseitiges Arteriogramm. Starke Verlagerung des mittleren Abschnitts der Sylvischen Gruppe (*S G.*) nach oben. Ihre Endaste (*G.A.* und *T.P.*) behalten annähernd die normale Lage.

stellen, das im klinischen Bild der Tumoren des linken Schläfenlappens alle Beachtung verdient. Das Arteriogramm auf Abb. 125 ist für diese Lokalisation typisch. Auf Abb. 127 findet man ein ähnliches Bild einer Geschwulst derselben Region.

b) Geschwülste des mittleren Abschnitts des Temporallappens.

Fall XIV. *Astrocytom des linken mittleren Abschnitts des Temporallappens.*

29jähriger Mann. Aphasische Störungen und allgemeine epileptische Anfälle ohne folgende Paresen. Er hat die englische Sprache, welche ihm geläufig war, vergessen; kann nur noch einfache Sätze sprechen, jedoch nicht schreiben. Als er das Krankenhaus aufsuchte, sprach er portugiesisch, das er jedoch nach und nach ebenfalls vergaß. Mit der ausgeprägten motorischen Aphasie ging auch eine leichte sensorische einher. Motilität: Leichte Verminderung der Kraft des rechten Armes. Reflexe normal, keine Pyramidenbahnsymptome. Sensibilität normal. Psyche: Ausgesprochene amnestische Störungen, Mangel an Aufmerksamkeit, Gedankenablenkung. Normaler Röntgenbefund.

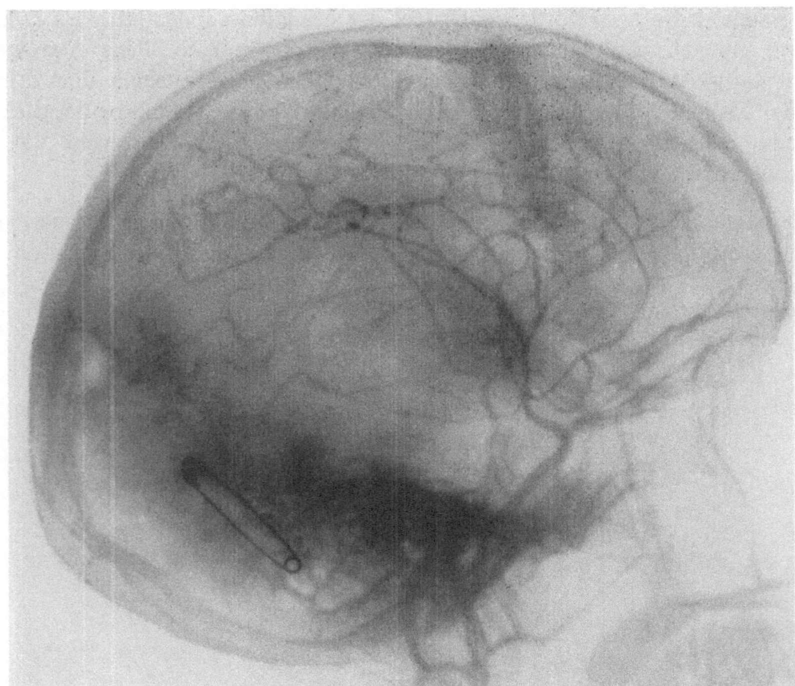

Abb. 129. Arteriogramm eines Falles von Geschwulst des mittleren Abschnitts des Temporallappens.

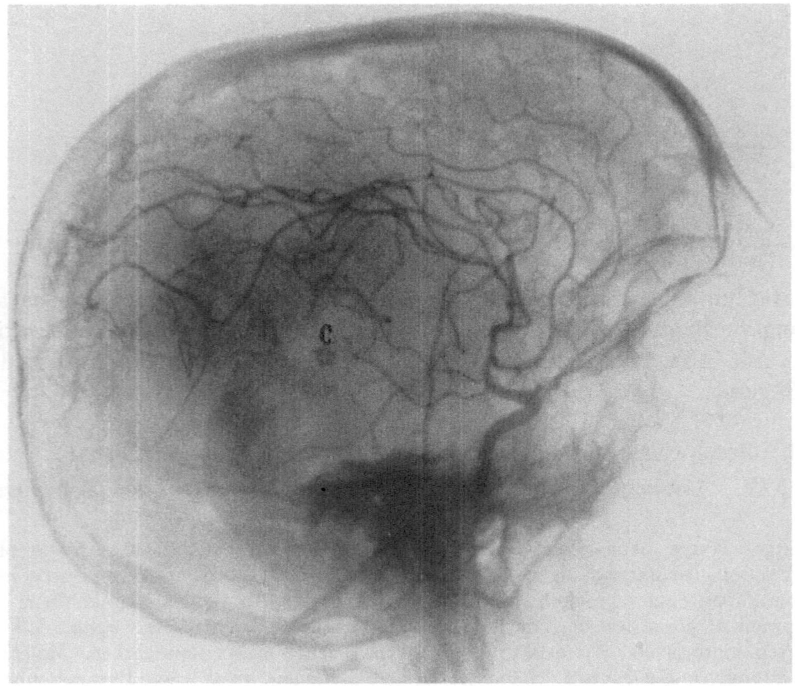

Abb. 130.　Arteriogramm eines Falles von Geschwulst des Temporallappens,
etwas mehr nach vorn aufgenommen als der Fall auf Abb. 129. *C.* Corpus pineale.

Arteriographische Untersuchung: Rechts SYLVIsche Gruppe „*diagonal*", somit Ventrikelerweiterung dieser Seite. Links (Abb. 128) behält der Carotissyphon noch einen kleinen Teil seiner Kurven bei. Die SYLVIsche Gruppe steigt im ganzen ziemlich hoch, aber etwas schräg an, im Gegensatz zur senkrechten Lage beim ersten Fall; ihr hinterer Abschnitt hat absteigenden Verlauf. Es handelt sich um eine Geschwulst, welche besonders den mittleren Teil des Schläfenlappens einnimmt. Histologisch: Rein fibrilläres Astrocytom.

Abb. 129 weist wieder ein mehr oder weniger ähnliches Bild auf. Abb. 130 gehört einem Fall an, der bezüglich seiner Lokalisation im Schläfenlappen

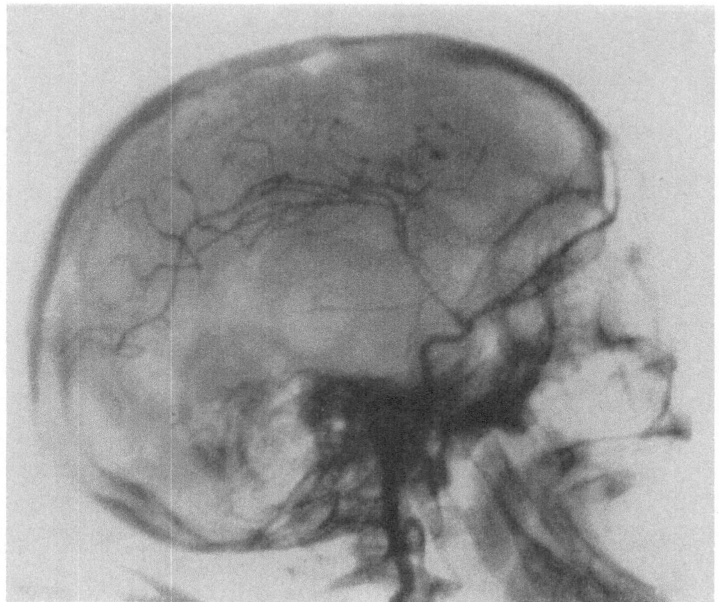

Abb. 131. Fall von OLIVECRONA. Arteriogramm einer Geschwulst des vorderen und mittleren Abschnitts des Temporallappens.

zwischen dem ersten und zweiten steht. Die A. temporalis superficialis ist sichtbar. Starke Verkalkung des Corpus pineale. Abb. 131, ein Fall von OLIVECRONA, ist auch in die Kategorie der Übergangsfälle einzureihen, bei welchen der Syphon seine normale Form beibehält und die SYLVIsche Gruppe senkrecht ansteigt. Sie entsprechen Geschwülsten des mittleren Abschnitts des Schläfenlappens, die sich aber nach dem vorderen Abschnitt hin erstrecken. Im Fall von OLIVECRONA verläuft der hintere Abschnitt der SYLVIschen Gruppe abwärts, was die hintere Begrenzung des Tumors angibt.

c) Geschwülste des hinteren Abschnitts des Temporallappens und des Occipitallappens.

Diese Fälle sind seltener. Ihr arteriographisches Bild ist ebenfalls lehrreich, wie Abb. 132 zeigt. Sie entspricht einem Tumor in Höhe des hinteren Abschnitts des Schläfenlappens und des Hinterhauptlappens. Krümmungen und Gegenkrümmungen des Carotissyphons folgen sich in normaler Weise. Der Anfangsteil der Sylvischen Gruppe ist ebenfalls normal, sie verläuft dann aufwärts in „diagonaler Richtung". Im hinteren und unteren Teil des Schädels sieht man zwei meningeale Gefäße. Das eigentliche „diagonale Bild", ein gewöhnliches arteriographisches Symptom der Ventrikelerweiterung, ist etwas anderes als dasjenige des Arteriogrammes auf Abb. 132. Bei Ventrikelerweiterungen verläuft der hintere Teil der Sylvischen Gruppe etwas nach unten,

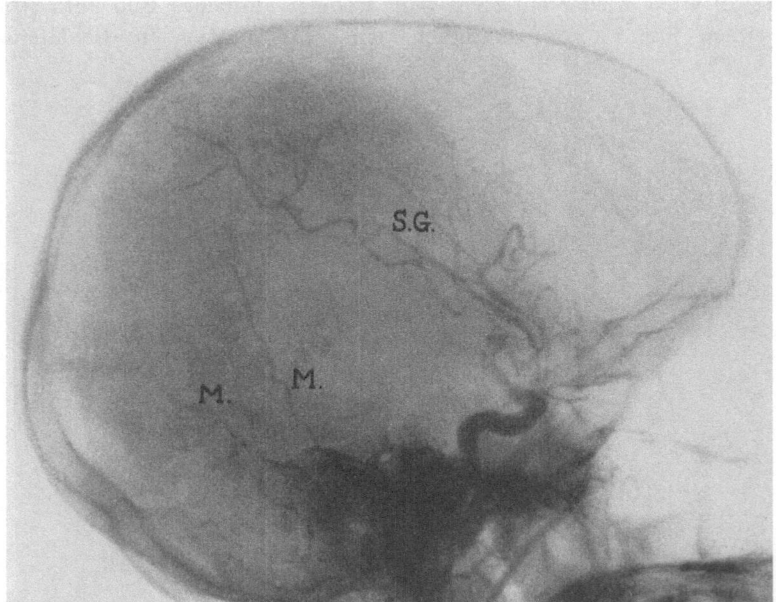

Abb. 132. Arteriogramm eines Falles von Geschwulst im hinteren Abschnitt des Temporallappens und des Occipitallappens. Verlagerung der ganzen Sylvischen Gruppe (S G), besonders ihrer Endaste nach oben. M.M. Meningea media-Äste.

während auf Arteriogrammen von Geschwülsten des hinteren Abschnitts des Schläfenlappens die „diagonale" Lage bis zu Ende erhalten bleibt.

d) Tiefliegende Geschwülste des Temporallappens.

Nicht immer steigen die drei Arterien, welche die Sylvische Gruppe bilden, gemeinsam an. Manchmal trennen sie sich, und nehmen verschiedene Richtung ein. Die tiefliegenden Tumoren bedingen im Arteriogramm ein besonderes Bild, da die A. temporalis ziemlich oberflächlich gelegen ist und aus diesem Grunde von dem Höhertreten der Sylvischen Gruppe nicht wie die A. gyri angularis und die A. parietalis posterior, welche tiefer verlaufen, betroffen wird. Einer unserer ersten arteriographisch untersuchten Fälle verdient in dieser Beziehung erwähnt zu werden, da er ein typisches Arteriogramm besitzt.

Fall XV. *Tiefliegender Tuberkel des linken Temporallappens.*

23 jähriger Landarbeiter. Starke Kopfschmerzen, Erbrechen, herabgesetztes Sehvermögen. Schlechter Allgemeinzustand, anämisch. Normale Motilität. Sehnenreflexe mit Ausnahme der Patellarreflexe erloschen. Hautreflexe normal. Sensibilität normal. Von den Hirnnerven ist nur der N. opticus betroffen: Stauungspapille mit Blutungen. Auf der Röntgenaufnahme fehlen die Proc. clinoidei posteriores.

Arteriographische Untersuchung: Das rechtsseitige Arteriogramm zeigt die SYLVISCHE Gruppe in normaler Lage oder etwas „*diagonal*". Links (Abb. 133) ist der obere Abschnitt des Carotissyphons etwas nach vorne verschoben, der Syphon hat aber seine Form behalten. Die SYLVISCHE Gruppe ist bogenförmig nach oben verdrängt, aber die A. temporalis posterior kehrt in ihre normale Lage zurück, während die A. parietalis posterior in dem erhöhten Niveau verbleibt und die A. gyri angularis eine intermediäre Stellung einnimmt. Die Diagnose einer Geschwulst des linken Schläfenlappens schien sicher, und es bestand

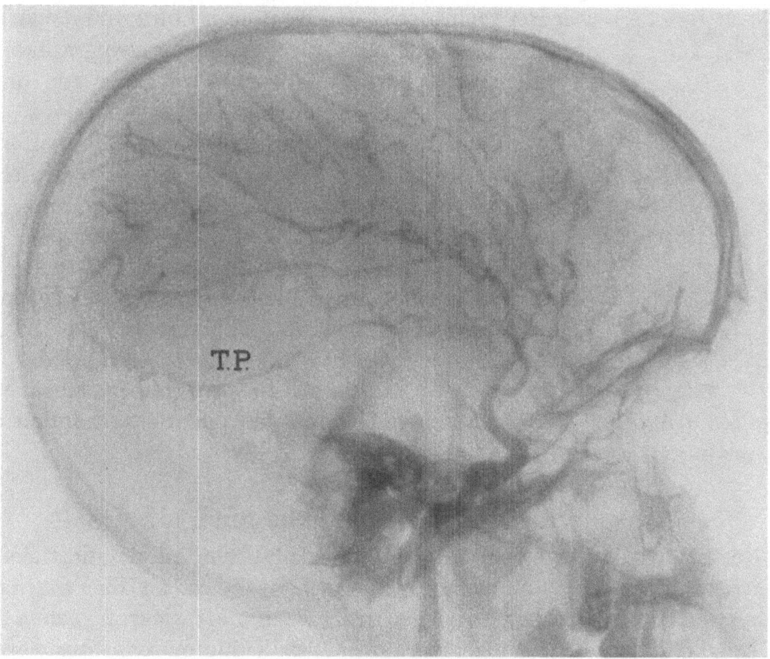

Abb. 133. Tiefliegender Tuberkel des linken Temporallappens. Linksseitiges Arteriogramm. SYLVISCHE Gruppe nach oben verlagert. Der Endabschnitt der Temporalis post. (*T.P.*) verläuft absteigend in ihre normale Lage; die anderen Äste der SYLVISCHEN Gruppe bleiben hoch bestehen.

kein Zweifel, daß sie in der Tiefe, nahe der Schädelbasis, gelegen war. Die Operation ergab einen harten, in der Nähe der Proc. clinoidei gelegenen Tumor, welcher ohne größere Blutung entfernt werden konnte. Es handelte sich um einen ziemlich großen Tuberkel (Abb. 134). Das Sehvermögen besserte sich nach der Operation; $1^1/_2$ Jahre später war es so weit fortgeschritten, daß Patient als arbeitsfähig gelten konnte.

Dieser Fall beweist, wie auch Fall XII, daß ein Solitärtuberkel im Gehirn mit gutem Erfolg entfernt werden kann. Die Großhirntuberkel haben nicht dieselbe schlechte Prognose wie diejenigen des Kleinhirns. Bei einem unserer Kleinhirntuberkel wurde die entsprechende Kleinhirnhemisphäre vollständig abgetragen. Der Patient lebte noch 7 Monate und ging dann an Meningitis tuberculosa zugrunde. Heute entfernt man Kleinhirntuberkel nicht, sondern begnügt sich mit einer entlastenden Operation. Dieser Eingriff gewährt jedoch keine bessere Prognose.

Bei Tuberkeln oder anderen Geschwülsten, die — wie in diesem Falle — in der Tiefe des Schläfenlappens gelegen sind, zeigt das Arteriogramm dissozierte Verdrängung der Arterien der Sylvischen Gruppe mit der Besonderheit, daß die A. temporalis posterior sehr bald ihre normale Lage wieder einnimmt. Entsprechend der Größe der Neubildung können geringfügige Verschiedenheiten von Fall zu Fall bestehen.

Von Beginn unserer Forschungen an schienen mir die Geschwülste des Schläfenlappens diejenigen zu sein, die die klarste und eindeutigste arteriographische Diagnose ermöglichen. Im „Zentralblatt für Neurochirurgie" (1937) führen Löhr und Riechert bei Besprechung des Wertes der Arteriographie im Vergleich zur Ventrikulographie 16 Fälle von nachgewiesenen Geschwülsten des Schläfenlappens auf, bei welchen die Arteriographie sichere Anhaltspunkte für die Lokalisation gab, nicht nur bei seitlicher, sondern auch bei antero-posteriorer Aufnahme. In normalen Fällen bildet die A. cerebri anterior im Arteriogramm einen fast rechten Winkel mit der A. cerebri media. In Fällen von Schläfenlappengeschwülsten ist infolge des Höhertretens der Sylvischen Gruppe dieser Winkel nach Angabe der genannten Autoren bis zu 45° oder noch mehr verkleinert, weil die Arterien der Sylvischen Gruppe von den Seitenwänden des Schädels abgedrängt werden.

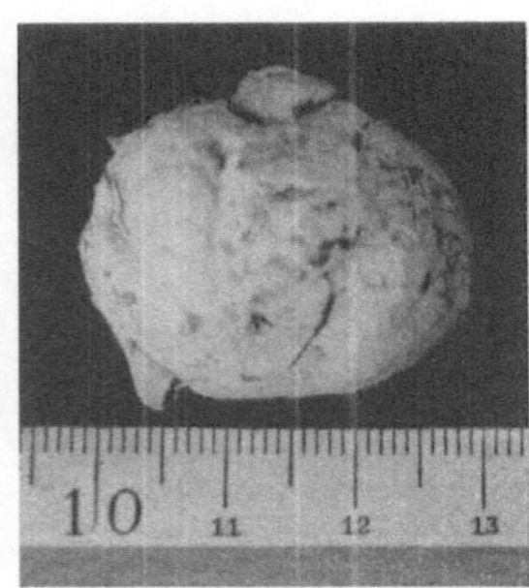

Abb. 134.
Derselbe Fall wie auf Abb. 133.
Exstirpierter Tuberkel.

Geschwülste der Chiasmagegend.

Diese Geschwülste sind gewöhnlich neurologisch leicht zu diagnostizieren. Dennoch darf ich nicht die Veränderungen übersehen, die sie im Bild des Arteriennetzes hervorbringen. In der Tat ist es ratsam, alle arteriographischen Befunde, die möglicherweise als Folge intrakranieller Tumoren erhoben werden können, aufzuführen, da sie in besonderen Fällen von Interesse sein können. Ein typischer Fall mit solchen Veränderungen ist folgender:

Fall XVI. *Geschwulst der Chiasmagegend.*

33jährige Frau. Kopfschmerzen und letzthin Erbrechen. Achsel- und Schamhaare gehen aus. Amenorrhöe. Muskelschwäche. Schlafsucht. Apathie. Normale Motilität, Sensibilität und Reflexe. Sehnervenatrophie beiderseits. Rechts Amaurose, links Sehschärfe $^1/_{10}$. Gesichtsfeld auf der nasalen Seite stark eingeschränkt. Röntgenaufnahme (Abb. 135): Vertiefter Türkensattel mit vollkommener Zerstörung der Proc. clinoidei posteriores.

Arteriographie: Rechts sowohl als auch links (Abb. 136) bildet der Syphon eine *winkelige Linie* infolge des Tumordruckes in dieser Höhe. Dieses arteriographische Symptom, das im vorliegenden Fall sehr ausgesprochen war, habe ich in geringerem Maße auch in anderen Fällen beobachtet. Mehr oder weniger ausgesprochen fand ich es bei Tumoren der Chiasmagegend. Auf Abb. 136 ist eine gut gezeichnete A. cerebri anterior zu sehen. Die A. pericallosa ist ziemlich hoch gelegen, besonders ihr vorderer Teil; die Sylvische Gruppe liegt etwas diagonal. Dieses Bild weist mit Wahrscheinlichkeit auf Ventrikelerweiterung auf dieser Seite hin. Bei Tumoren dieser Region, besonders wenn sie sich bis

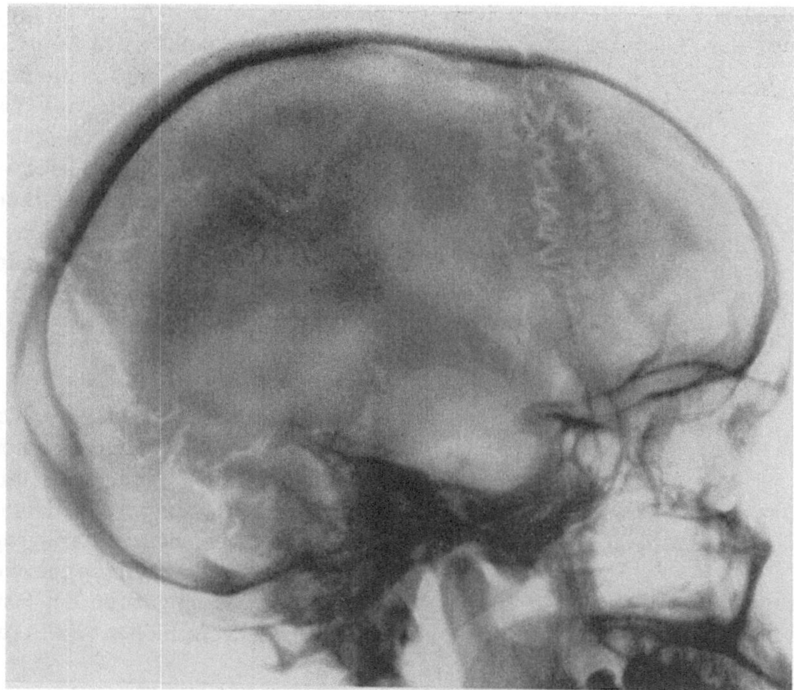

Abb. 135. Fall XVI. Geschwulst der Chiasmagegend. Vertiefter Türkensattel mit Zerstörung der Proc. clin. post.

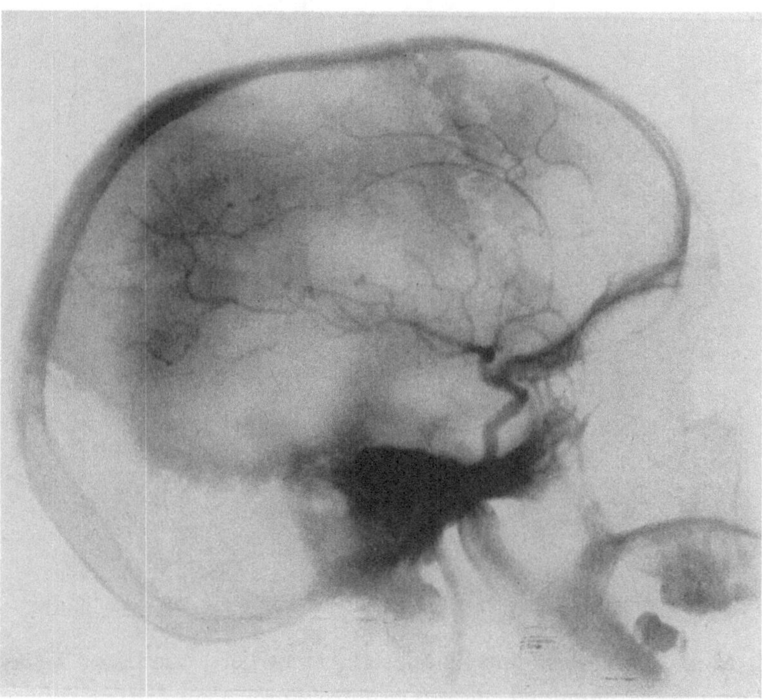

Abb. 136. Derselbe Fall wie auf Abb. 135. Linksseitiges Arteriogramm.
Carotissyphon in Form einer „winkligen Linie".

zum Boden des dritten Ventrikels erstrecken, ergibt das Arteriogramm Verlagerung der A. cerebri anterior und des vorderen Abschnitts der A. pericallosa

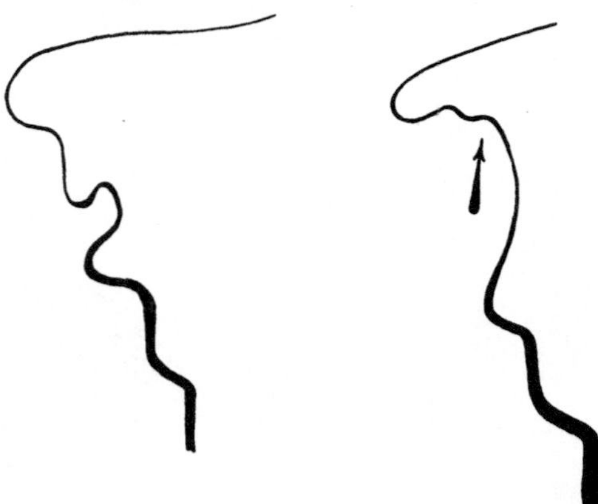

nach oben. Ich muß bemerken, daß
eine gezackte Form des Carotissyphons, welche man besonders auf
Arteriogrammen von Geschwülsten
der Chiasmagegend findet, auch bei
stark erhöhtem Hirndruck, wenn
dieser besonders in Höhe des Syphons erfolgt, angedeutet sein kann.
Das Bild ist jedoch in diesen Fällen
nicht so deutlich.

Auf dem 37. „Nagoya-Kongreß
der Japanischen Chirurgischen Gesellschaft 1938" brachte SAITO eine
Zusammenfassung der Ergebnisse
von 400 eigenen Arteriographien,
wobei er auf arteriographische Ver-

Abb. 137. Arteriographisches Schema nach SAITO.
Links normal. Rechts das Bild eines Falles
von Geschwulst der RATHKEschen Tasche.

änderungen in Fällen von Craniopharyngeomen oder Geschwülsten der RATHKE-
schen Tasche aufmerksam machte. Diese Tumoren verschieben die A. cerebri

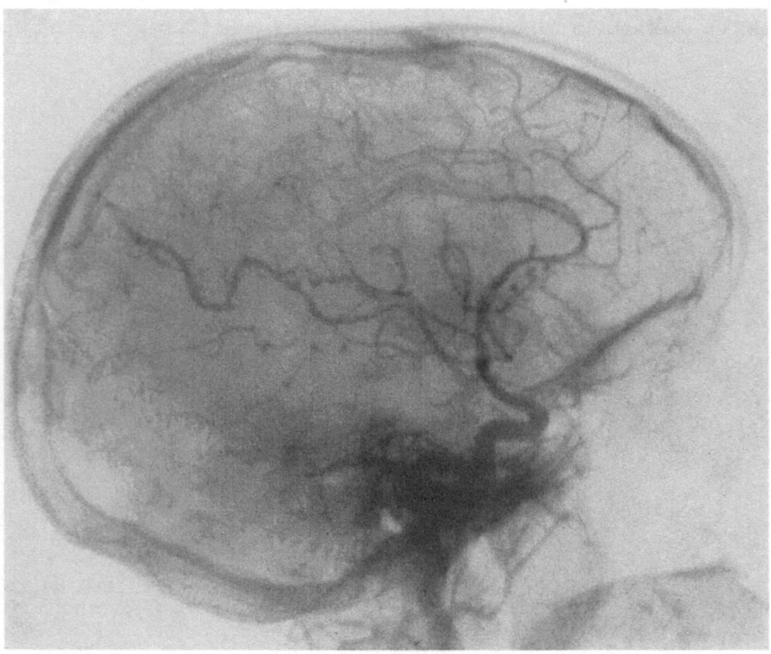

Abb. 138.   Arteriogramm eines Falles von Geschwulst der RATHKEschen Tasche.

anterior etwas nach oben und hinten. Dabei verliert, wie SAITO bemerkt, die
A. cerebri anterior während ihres Verlaufes unter dem Corpus callosum ihre
Krümmung, steigt mehr oder minder geradlinig an oder bildet eine leicht nach

vorne konkave Linie. SAITO sandte mir liebenswürdigerweise die Zeichnung der beiden Arteriogramme, welche ich abbilde (Abb. 137), eines normalen und eines von einem Tumor der RATHKEschen Tasche herrührenden.

Sehr lehrreich ist einer unserer Tumorfälle desselben Gebietes (Abb. 138).

Geschwülste des Kleinhirns und der hinteren Schädelgrube im allgemeinen.

Die Tumoren der hinteren Schädelgrube verursachen starke symmetrische Ventrikelerweiterungen. Sind solche vorhanden und auf der Ventrikulographie

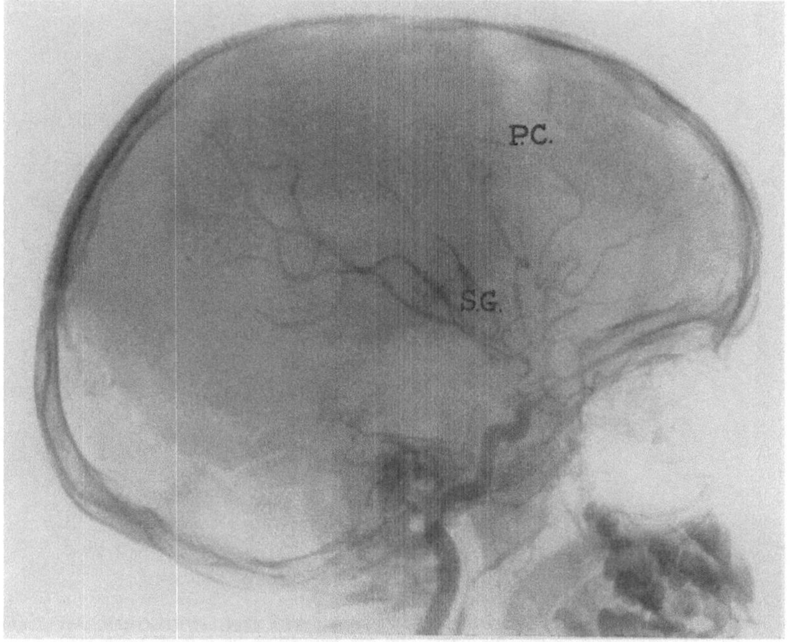

Abb. 139. Fall XVII. Tuberkel des Kleinhirns. Linksseitiges Arteriogramm.
„Diagonale" Verlagerung der SYLVIschen Gruppe (*S.G*) und der Pericallosa (*P.C.*) nach oben.

sichtbar, so ist die Diagnose zu stellen. Auf zweierlei Wegen kann man angiographisch zu dieser Diagnose gelangen: Durch die Darstellung des Kreislaufs der Vertebralis oder der Carotis. Sind die Arterien der hinteren Schädelgrube sichtbar, so gelangt man zu einer Lokalisation der Geschwulst entweder durch die Verdrängung der Gefäße oder durch den Eigenkreislauf. Der letztere Weg hat sich noch nicht eingeführt und ich glaube kaum, daß er, abgesehen von ganz speziellen Fällen, zur Anwendung kommen wird. Die Angiographie durch die Carotis genügt, um zur Diagnose einer Ventrikelerweiterung zu gelangen, welche nötigenfalls durch die Ventrikulographie bestätigt werden kann. Auf dieser Basis beruht die Diagnose eines Tumors der hinteren Schädelgrube. Bei Kleinhirngeschwülsten ist das arteriographische Bild, das eine Ventrikelerweiterung anzeigt, konstant: *Die* SYLVI*sche Gruppe wird nach oben verlagert* und geht „*diagonal*" weiter.

Fall XVII. *Tuberkel der linken Kleinhirnhemisphäre.*

Tuberkel der linken Kleinhirnhemisphäre bei einem 6jährigen Mädchen mit Kopf-schmerzen, Erbrechen, Stauungspapille beiderseits, aber ohne Lokalsymptome.

Arteriographische Untersuchung: Beiderseits ähnlicher Befund: Abb. 139 zeigt eine diagonale Verlagerung der SYLVISCHEN Gruppe nach oben. Die ab-norm hoch gelegene A. pericallosa verläuft fast parallel zur SYLVISCHEN Gruppe. Bei der Operation wurde ein großer Tuberkel, der die linke Hemisphäre und den Wurm betraf, entfernt.

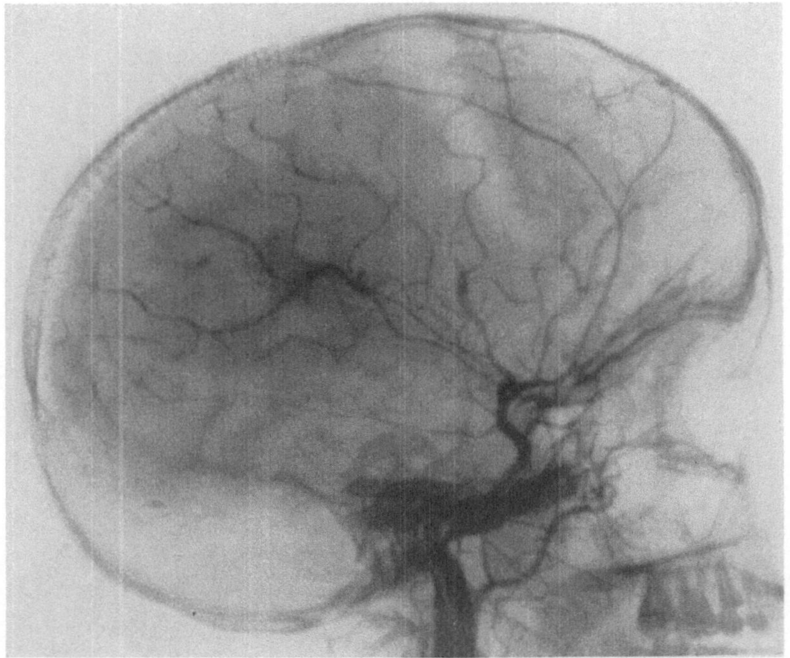

Abb. 140. Fall von Geschwulst der hinteren Schädelgrube. Starke Ventrikelerweiterung. Arteriogramm. Die SYLVISCHE Gruppe ist „diagonal“ und die Pericallosa nach oben verlagert.

Fall XVIII. *Tuberkel beider Kleinhirnhemisphären.*

Tuberkel bei einem 6jährigen Knaben, welcher seinen Sitz in beiden Kleinhirnhemi-sphären und dem vierten Ventrikel hatte. Kopfschmerzen, Erbrechen, starke Stauungs-papille und ausgeprägte Kleinhirnerscheinungen. Der Patient konnte weder gehen noch ohne Unterstützung stehen.

Arteriographische Untersuchung: Das „diagonale Bild“ ist ganz klar auf den Arteriogrammen beider Seiten. Die Diagnose wurde bei der Sektion be-stätigt.

Nicht immer ist das „diagonale Bild“ auf beiden Seiten gleich deutlich. Die Diagnose wird manchmal vervollständigt und in einigen Fällen bestätigt durch den Befund an der A. pericallosa, die nach oben verdrängt ist und mehr oder weniger deutlich parallel zur SYLVISCHEN Gruppe verläuft. Das trifft begreif-licherweise dann zu, wenn einige Arterien der SYLVISCHEN Gruppe, insbesondere die A. temporalis posterior, die äußerste der drei Arterien, durch Ventrikelerweiterung nach außen verdrängt sind. In diesem Falle kann das seitliche Arteriogramm die SYLVISche Gruppe in nahezu normaler Lage zeigen. Kein Zweifel über das Vorhandensein einer starken Ventrikelerweiterung kann bestehen, wenn das „*diagonale Bild*" auf einer Seite deutlich ist, wie z. B. auf Abb. 140 und 141. Auf letzterer sieht man den Kreislauf der hinteren Schädelgrube.

Eine Ventrikeldilatation kann auch in einigen Fällen von Gehirnhemisphärengeschwülsten auf der dem Tumor gegenüberliegenden Seite vorliegen:

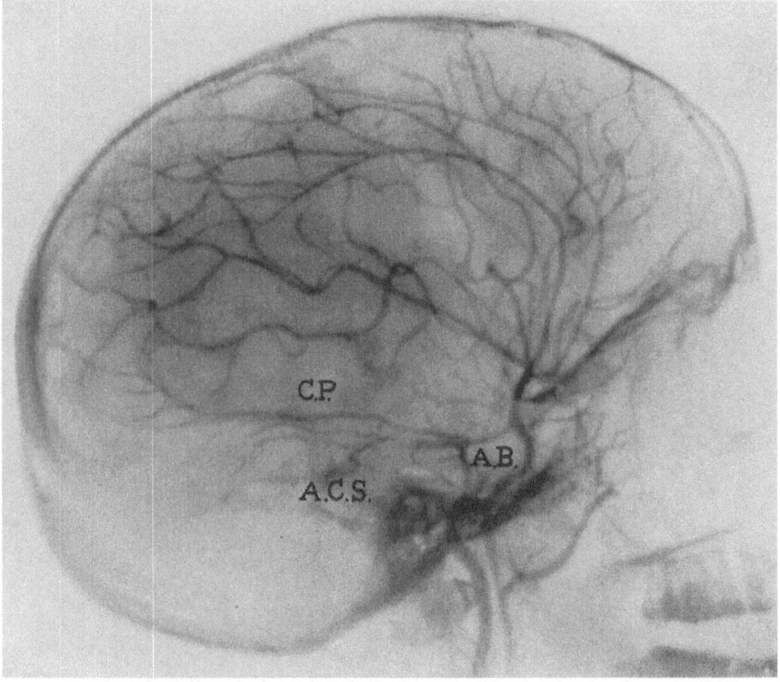

Abb. 141. Fall von Geschwulst der hinteren Schadelgrube. Starke Ventrikelerweiterung. Arteriogramm. Die SYLVISche Gruppe ist „diagonal" verlagert. Man sieht die A. basilaris (A.B.) und ihre Äste. *C.P.* A. cerebri post.; *A.C.S.* A. cerebelli sup.

dann ist sie aber weniger ausgesprochen. Ist ein Tumor vorhanden, so ist er auf dem Arteriogramm der entsprechenden Seite meist genügend deutlich. Ich wiederhole: Die eben besprochenen arteriographischen Bilder entsprechen außerordentlich starken Ventrikelerweiterungen; diese treten beiderseits auf, und zwar gewöhnlich nur bei Geschwülsten der hinteren Schädelgrube. In seltenen Fällen können Erweiterungen ohne Tumor vorkommen. Ich denke dabei an die erworbenen Ventrikeldilatationen und nicht an den kongenitalen Hydrocephalus, auf den ich später zu sprechen komme.

Fall XIX. *Erworbene Ventrikelerweiterung.*

22 jahrigen Mann ohne Tumor, mit vorzugsweise an der Stirn lokalisiertem Kopfschmerz und Brechreiz, welche im 21. Lebensjahr einsetzten. Einen Monat bevor er uns aufsuchte, setzte eine Sehstörung ein, die rasch zu Erblindung führte. Beiderseits Stauungspapille. Reflexe normal, Fußklonus rechts. Keine Kleinhirnsymptome. Wa.R. im Blute positiv, im Liquor negativ. Röntgenaufnahme: Ausgesprochene Impressiones digitatae.

Arteriographische Untersuchung: Auf den Arteriogrammen beider Seiten sah man eine äußerst starke Ventrikeldilatation, die aus dem *„diagonalen Bild"* und dem Verlauf der Aa. cerebri anterior und pericallosa zu schließen war. Bei der Sektion fand man eine starke Ventrikeldilatation ohne Neoplasie.

Geschwülste des Kleinhirnbrückenwinkels.

In diesen Fällen hat das Arteriogramm manchmal ein eigenartiges Aussehen auf der Seite der Geschwulst. Vergleicht man das rechtsseitige und das linksseitige Arteriogramm, so findet man merkliche Unterschiede. Sie bestehen in

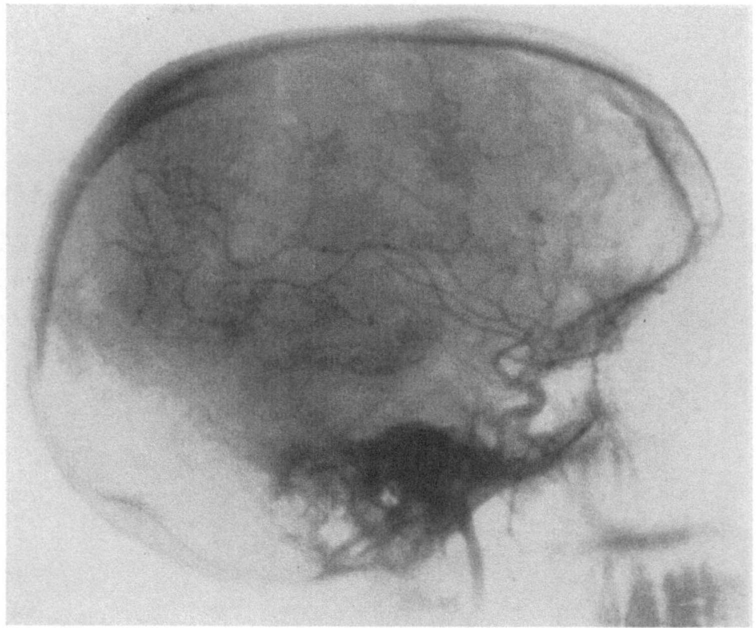

Abb. 142.   Geschwulst des Kleinhirnbrückenwinkels. Linksseitiges Arteriogramm.
„Plateauerhohung" der SYLVIschen Gruppe.

Verlagerung des vorderen Drittels der SYLVISchen Gruppe nach oben, während die beiden hinteren Drittel mehr oder weniger horizontal bleiben. Auf den Arteriogrammen eines dieser Patienten sieht man rechts das *„diagonale Bild"* mit Aufwärtsverlagerung der A. pericallosa, was auf Ventrikelerweiterung dieser Seite hinweist; links (Abb. 142) haben wir das Bild, das ich als *Plateauerhöhung* der SYLVISchen Gruppe bezeichne. Auf dieser Seite lag ein Tumor des Kleinhirnbrückenwinkels vor.

Dieses Bild ist manchmal sehr deutlich und auf diese Weise gelang uns einmal die arteriographische Diagnose ohne entsprechende neurologische Symptomatologie. Aber dieses Bild kann auch fehlen oder es können Zweifel bei dessen Deutung infolge Auseinanderweichens der Arterien der SYLVISchen Gruppe bestehen bleiben. Ich hatte daher schon daran gedacht, auf die Arteriographie der hinteren Schädelgrube in antero-posteriorer Stellung zurückzugreifen, als ich die Arbeit von SJÖQVIST (1938) las, der sie bereits mit positivem Erfolg in einem Falle ausgeführt hatte. Das Arteriogramm der hinteren Schädelgrube seines Patienten in antero-posteriorer Stellung zeigt eine bogenförmige Verlagerung der A. basilaris. Die Operation ergab ein Brückenwinkelmeningiom, welches teilweise exstirpiert wurde.

Bei einem anderen Falle hat sich gezeigt, daß diese Abweichung nicht für Brückenwinkeltumoren pathognomonisch ist; sie kann bei Geschwülsten der Brücke vorkommen, was leicht verständlich ist. Nach den Angaben von Sjöqvist kann diese Abweichung auch infolge einer anatomischen Variation entstehen. An Hand eines 3. Falles zeigte der Autor die Möglichkeit einer arteriographischen Diagnose der Tumor*art*, was bei der Lösung einiger klinischer Probleme von Bedeutung sein kann.

Die Frage ist bis jetzt gerade angeschnitten. Es fehlt größere Erfahrung und Bestätigung durch die Operation oder durch die Sektion in Fällen, die eine Abweichung des Truncus basilaris von der Mittellinie aufweisen.

Die cirkumscripte tuberkulöse Meningitis

ist eine seltene Erkrankung, deren eingehendere Beschreibung wie Foerster und Sittig verdanken; sie unterscheidet sich von der allgemeinen Meningitis durch Fokalsymptome im Beginne der Erkrankung. Eine Verallgemeinerung folgt auch in diesen Fällen, aber erst später, meist erst nach Monaten. Da die umschriebene Meningitis sich selten an der Hirnbasis, sondern mit Vorliebe an der konvexen Seite der Rinde entwickelt, ist die Lokalisierung manchmal schon an Hand von neurologischen Symptomen möglich. Hirndrucksymptome folgen den Herdsymptomen und führen schließlich zu diffuser Ausbreitung der Meningitis. Foerster führte in 9 Fällen eine Entlastungstrepanation durch; 2 davon starben sofort nach dem Eingriff, 2 bekamen später eine allgemeine Meningitis, 5 wurden gebessert oder geheilt. Riechert veröffentlicht einen geheilten Fall umschriebener tuberkulöser Meningitis, bei welchem er die cerebrale Angiographie anwandte. Darüber schreibt er: „Die Röntgenaufnahmen nach der Injektion von Thorotrast bestätigten den schon encephalographisch erhobenen Befund. Von Interesse ist die Röntgenaufnahme, die 3 Sekunden nach der für die Arteriendarstellung gemachten Injektion erfolgte. *In dem auf Tumor verdächtigen Gebiet findet sich eine deutliche Venenfüllung, während sie in den übrigen Partien nur noch ganz spärlich angedeutet ist.*

Kongenitaler Hydrocephalus.

In einigen Fällen von schwerem Hydrocephalus habe ich das Hirnkreislaufbild untersucht. Da die Rinde bei diesen Fällen auf eine sehr dünne Schicht reduziert ist, glaubte ich, daß die Hirnblutversorgung sehr herabgesetzt sein müßte, und da die Ventrikel ungewöhnliche Dimensionen annehmen, so rechnete ich mit einer Verlagerung der Hirngefäße, die sich von der uns schon bekannten ziemlich stark unterscheidet. Drei Beobachtungen sollen das arteriographische Bild des Hirns erläutern.

Fall XX. *Kongenitaler Hydrocephalus.*

9jähriges Kind sucht uns wegen Gehstörungen auf. Laut Angaben der Familie war der Kopf stets sehr groß. Zuerst im Alter von 6 Jahren Konvulsionen, danach Arm- und Beinparese links. Mit $8^1/_2$ Jahren neuer Anfall, welcher sich 2 Monate später wiederholte. Incontinentia urinae. Sialorrhóe. Makrocephalus ohne Schadel- oder Gesichtsasymmetrie.

Spastischer Gang, das linke Bein wird nachgezogen. Die Adduktion der Beine ist ziemlich stark eingeschränkt, die Abduktion ist nur unter Kraftanwendung möglich. Beiderseits Babinski und Oppenheim vorhanden. Debilitas. Röntgenaufnahme: Sehr dünne Knochen, normaler Türkensattel.

Arteriographie: Rechts und links (Abb. 143) dasselbe Bild. Der obere Teil des Carotissyphons wird nach unten projiziert, die SYLVISche Gruppe ist im unteren Teil des Schädels gelegen. Von diesem Arterienbündel gehen feine Arterien aus, die in ihrem Verlauf sich nicht wesentlich verjüngen. Dieses arteriographische Bild habe ich *spinnenbeinartig* genannt, in Anbetracht der

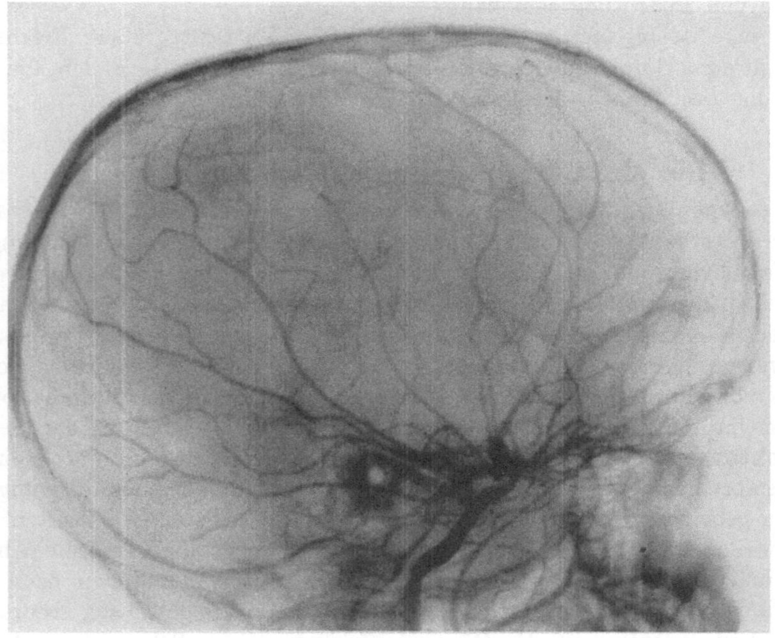

Abb. 143. Fall XX. Kongenitaler Hydrocephalus. Rechtsseitiges Arteriogramm.
Arterienverlagerung nach unten. Spinnenbeinartiges Bild der Arterien.

Art, wie diese feinen Arterien von unten nach oben ohne nennenswerte Verzweigungen oder beträchtlichen Kaliberverlust verlaufen.

Fall XXI. *Kongenitaler Hydrocephalus.*

9 jähriges Kind, ebenfalls mit Hydrocephalus. Die Knochen sind stark verdickt. Ebenso wie im vorhergehenden Fall bestand eine spastische Paraplegie; außerdem bedeutende Entwicklung der Geschlechtsteile. Mit 3 Wochen hatte das Kind 3 Tage lang unausgesetzt geweint. Darauf allmähliche Zunahme des Kopfumfangs. Kriechen und Gehen erlernte es nie. Seit dem 5. Lebensjahr leidet es an zuerst seltenen, dann haufigen Anfällen, welche in der rechten Gesichtshälfte und im rechten Arm beginnen. Lernte normal sprechen. Im Alter von 6 Jahren wies die Patientin, die bis dahin normal zu sein schien, Symptome von Debilität auf. Sie vergaß Personennamen, ihre Sprache wurde verworren. Zur Zeit der klinischen Untersuchung war das Kind 9 Jahre alt. Es war größer als seinem Alter entsprach: 130 cm. Gewicht 46 kg. Starke Schadelvergrößerung, Umfang 61 cm. Fettpolster überall stark entwickelt, sehr ausgesprochene vorzeitige Hyperplasie der Geschlechtsteile. Die Bruste sind groß und entwickelt. Starke Schambehaarung. Die Achselhaare sind spärlicher, einige darunter lang. Kurz nach Aufnahme in das Krankenhaus erschien die Menstruation. Die Zahnentwicklung ist fortgeschritten, oben und unten sind je 12 Zähne vorhanden. Die Weisheitszahne fehlen. Paraplegie der unteren Gliedmaßen

mit starker Kontraktur, besonders der Adduktoren. Ein gewisser Grad von Atrophie der unteren Gliedmaßen wird durch die starke Entwicklung des Fettpolsters verdeckt. Muskelretraktion, so daß das Strecken der Beine unmöglich ist. Pes equinus, die Zehen sind flektiert. Bewegungen der oberen Extremitäten sind möglich, aber die Kraft ist stark herabgesetzt. Die Sehnenreflexe sind gesteigert. Bauchdeckenreflexe normal. Plantarreflexe: Flexion, wobei eine Adduktion im Hüftgelenk der kontralateralen Seite hervorgerufen wird. Rossolimo positiv. Hirnnerven normal. Ausgesprochene Debilität. Stimmung und Charakter veränderlich. In bezug auf das Pflegepersonal ist sie auf die anderen Kinder sehr eifersüchtig. Stereotypien in der Satzbildung. Das Röntgenbild ergibt Verdickung der Schädelknochen.

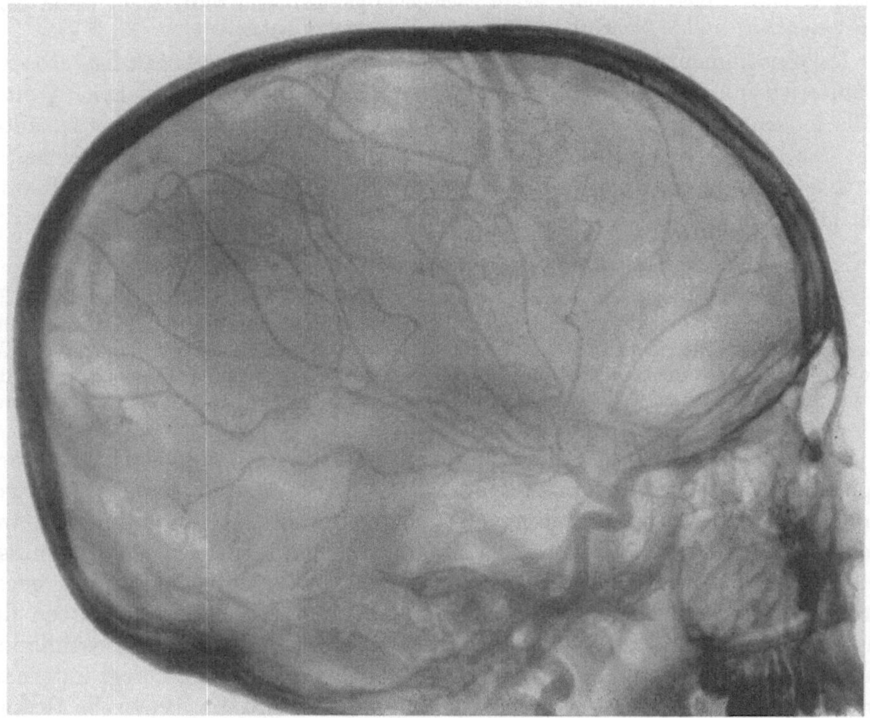

Abb. 144. Fall XXI. Kongenitaler Hydrocephalus. Linksseitiges Arteriogramm. Starke Ventrikelerweiterung. „Spinnenbeinartiges" Bild der Arterien.

Die Nähte sind geschlossen, der Türkensattel verengt. Als die Trepanationsöffnungen für die Ventrikulographie nach DANDY gemacht wurden, hatte man das Gefühl, den gut entwickelten Schädel eines Erwachsenen vor sich zu haben. Auf dem Ventrikulogramm sieht man eine sehr große kugelige Ventrikelerweiterung, wobei das typische Bild der verschiedenen Ventrikelhörner verschwunden ist.

Arteriographie: Links (Abb. 144) sieht man ein ganz ähnliches spinnenbeinartiges Bild wie auf den Arteriogrammen des vorhergehenden Falles. Rechts ist der Befund in bezug auf Kaliber und Richtung der Arterien ähnlich; doch ist der Carotissyphon nicht so tief gelegen wie auf der gegenüberliegenden Seite. Aus diesem Grunde weicht das Gesamtbild von dem des Falles XX etwas ab; es ist eher ein Übergangsfall, obschon vom arteriographischen Typus des Hydrocephalus.

Das in diesem Fall beobachtete Zusammentreffen einer Makrogenitosomie mit starker Schädelknochenverdickung verdient einige Bemerkungen. Auch bei einem Falle von THOMAS und SCHÄFFER waren die Schädelknochen verdickt. Es scheint, als ob diese

Schädelknochenverdickung bei Hydrocephalikern ausgesprochenere Störungen verursacht oder möglicherweise Veränderungen unbekannter Pathogenese im Bereiche der Sexualorgane begleite. ANDRÉ THOMAS und SCHÄFFER fanden in ihrem Fall von Überentwicklung der Genitalien einen Hydrocephalus mit Entzündungserscheinungen im Gebiete des Infundibulum und des Tuber cinereum und Verwachsungen der Meningen, ohne daß eine intrakranielle Neubildung vorlag. Unsere Patientin starb in einem Asyl. Unglücklicherweise war das Gehirn, als es auf unsere Abteilung kam, schlecht erhalten, so daß nur eine makroskopische Untersuchung vorgenommen wurde. Es war keinerlei Tumor vorhanden, die Zirbeldrüse erschien normal, ebenso die Gegend des Tuber und des Infundibulum. Der einzige makroskopische Befund war die Schädelverdickung. Da die Schädelwand dem intrakraniellen Druck gegenüber kaum nachgiebig gewesen sein wird, dürfte sie in einem gegebenen Augenblick die Hirndrucksymptome vermehrt haben.

Das Zusammentreffen von Schädelknochenverdickung und Makrogenitosomie möchte ich nur erwähnen, ohne endgültige Schlüsse daraus zu ziehen. Weitere Fälle mögen zeigen, ob es ratsam ist, zwei Arten von Hydrocephalus zu unterscheiden, solche mit verdickten und solche mit dünnen Knochen. Sicherlich dürften verschiedenartige Faktoren auf die Entwicklung dieser beiden Formen Einfluß haben.

Fall XXII. *Kongenitaler Hydrocephalus.*

6jähriges Mädchen. Paraplegisch, aphasisch, idiotisch. Gut gelaunt, vergnügt. Für ihr Alter starke Entwicklung der Brüste. Noch keine Schambehaarung. Hydrocephalus. Riesiger Schädel mit einem Umfang von 67 cm. Die Knochen sind verdickt. Nur ein Teil der Sagittalnaht ist noch nicht fest. Das Arteriogramm hat dasselbe Aussehen wie in den vorhergehenden Fällen (Abb. 145). Die Tendenz zum Typus des Falles XXI ist ausgesprochen.

Zusammengefaßt: Das Gehirnarteriogramm zeigt beim angeborenen Hydrocephalus ein besonderes, typisches Bild, das sich in ausgesprochener Weise von demjenigen bei anderen Formen von Ventrikelerweiterung unterscheidet, was leicht verständlich ist. Beim kongenitalen Hydrocephalus ist die Hirnmasse, welche die Seitenventrikel umgibt, zu einer dünnen, mehr oder weniger gegen den Schädel zusammengepreßten Schicht reduziert. Die Ventrikel haben das Aussehen einer runden Höhle, welche den größten Teil des Schädels einnimmt. Die Insel, über die die Arterien der SYLVIschen Gruppe verlaufen, liegt unterhalb der enorm erweiterten Seitenventrikel, infolgedessen wird die SYLVIsche Gruppe nach der Schädelbasis zu verdrängt.

Bei Ventrikelerweiterungen, welche durch Hirntumoren verursacht werden, insbesondere durch solche der hinteren Schädelgrube, ist die Hirnmasse ziemlich breit, so daß sie eine solche Erweiterung, wie sie beim angeborenen Hydrocephalus beobachtet wird, nicht zuläßt. Ist die Erweiterung durch einen Tumor bedingt, so behalten die Vorder-, Hinter- und Unterhörner, obwohl sie an Umfang zugenommen haben, ihre ursprüngliche Form bei. Die Insel und der Anfangsteil der SYLVIschen Gruppe bleiben oberhalb des Unterhorns, welches sie nach oben verdrängt. Da die sich anschließende Pars centralis der Ventrikel erweitert ist, wird der hintere Abschnitt der Arterien der SYLVIschen Gruppe noch mehr nach oben verdrängt. Diese Tatsache bedingt bei deutlichen Ventrikelerweiterungen das vorher erwähnte „*diagonale Bild*". Solche Ventrikelerweiterungen findet man besonders bei Geschwülsten der hinteren Schädelgrube; sie können auch, obwohl weniger ausgesprochen, bei Geschwülsten der Großhirnhemisphären, auf den Ventrikel der gegenüberliegenden Seite beschränkt, vorkommen. In letzterem Fall zeigt der Vergleich des Arteriogramms beider Seiten den entsprechenden Unterschied. Zwischen dem arteriographischen Bild des Hydrocephalus und demjenigen der Ventrikelerweiterungen durch Tumor gibt es Übergangsfälle. Wir verfügen über einige Arteriogramme mit sehr dünnen

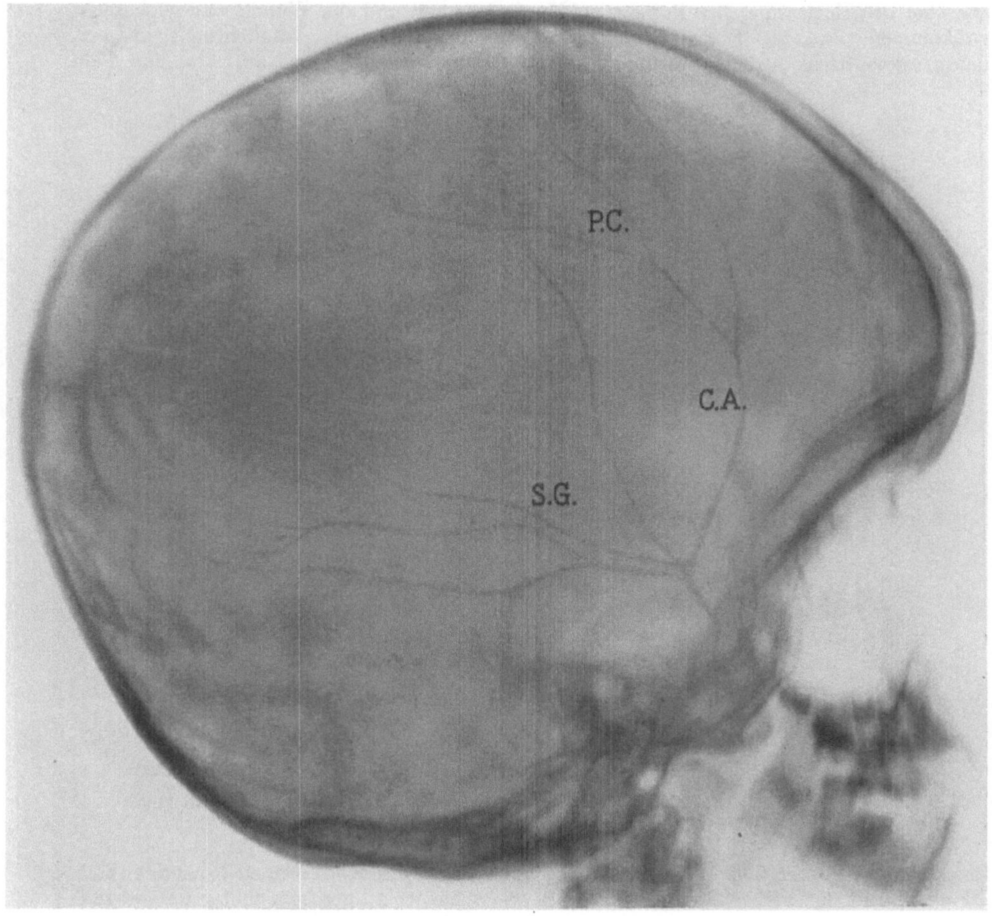

Abb. 145. Fall XXII. Starker kongenitaler Hydrocephalus. Arteriogramm. Typisches Bild einer starken Ventrikelerweiterung. *S.G.* SYLVISCHE Gruppe; *C.A.* A. cerebri ant.; *P.C.* Pericallosa.

Arterien, die aber derart angeordnet sind, daß sie das „*diagonale Aussehen*" wie auf Abb. 141 zeigen.

Die im Falle XXI erhaltenen antero-posterioren Arteriogramme haben nichts besonderes aufzuweisen, es sei denn die dünnen, langen, spinnenbeinartigen Arterien, welche die Arteriogramme beim kongenitalen Hydrocephalus charakterisieren.

Hirnabscesse.

Die Lokaldiagnose von Hirnabscessen ist zuweilen schwierig. Die Gehirnarteriographie kann eine ziemlich genaue Lokalisation ermöglichen, so daß Entfernung mitsamt der Kapsel, wie sie VINCENT vorschlägt, oder Drainage ohne breite Eröffnung ausführbar wird. Ich führe zwei interessante Fälle von

Gehirnabsceß an, um die Anhaltspunkte zu zeigen, welche die Arteriographie dem Neurochirurgen geben kann.

Fall XXIII. *Absceß im linken Frontallappen.*

26jähriger Mann wurde mit einer Sense in der Stirngegend verletzt mit folgendem Bewußtseinsverlust. In einer Unfallstation wurde trepaniert. Der Zustand besserte sich, aber bei der Entlassung litt Patient an Kopfschmerzen und die Wunde war noch nicht vollkommen vernarbt. Einige Tage darauf Somnolenz, Amnesie, intellektueller Stupor, darauf epileptische Anfälle, welche rechts im Gesicht begannen und auf Arm und Bein

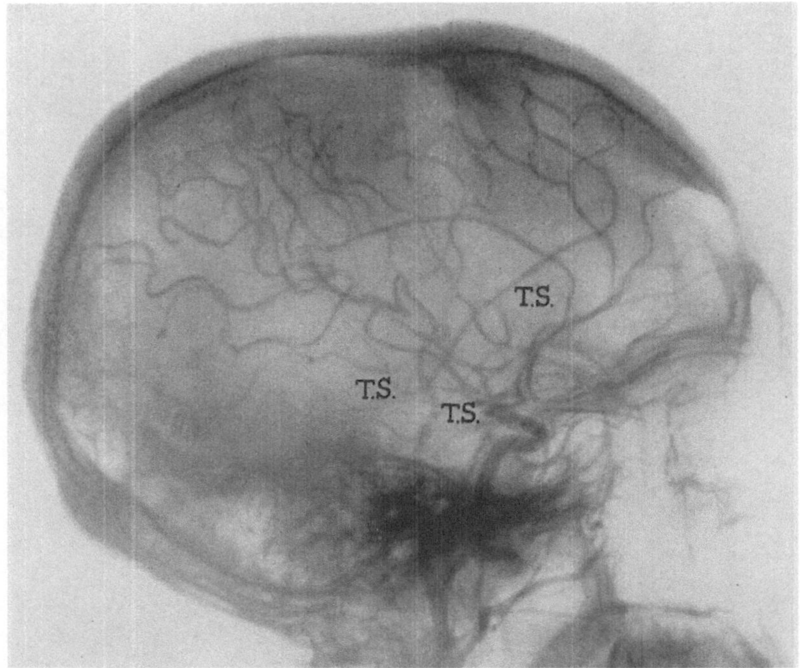

Abb. 146. Fall XXIII. Großer Absceß des linken Frontallappens. Rechtsseitiges Arteriogramm. Die Temporalis superf. (*T.S.*) ist sichtbar — Kreislaufbehinderung.

derselben Seite übergingen; Abweichen der Augen und des Kopfes nach derselben Seite. Er wurde mit 38° Fieber, 78 Puls und cerebralem Stupor aufgenommen, lag unbeweglich und mit geschlossenen Augen da, sprach nicht und führte nur nach wiederholter Aufforderung sehr einfache Befehle, wie Öffnen des Mundes, aus, um sofort wieder in Stupor zu verfallen. Unreinlichkeit. Rechtsseitige Halbseitenlähmung mit starker Beteiligung des N. facialis. Links Stauungspapille, rechts geringere Schwellung.

Arteriographische Untersuchung: Rechts (Abb. 146) schwaches *„diagonales Bild"* als Zeichen von Ventrikeldilatation. Die A. temporalis superficialis ist sichtbar = Kreislaufbehinderung. Links (Abb. 147) ist der Kreislauf ebenfalls erschwert, wie man aus der Anwesenheit der A. temporalis superficialis schließen kann. Der Syphon ist deutlich nach unten auf das Felsenbein, der erste Abschnitt der SYLVISchen Gruppe ebenfalls nach unten gedrängt. Auf diesem Arteriogramm ist die normale Lage der A. cerebri anterior zu beachten. Dieser Befund hat es für uns zur Gewißheit gemacht, daß der Absceß oder wenigstens der vordere Teil desselben von der Innenfläche der Hirnhemisphäre entfernt gelegen war.

Eine während des chirurgischen Eingriffs gemachte Punktion ergab eine mit serösem Eiter gefüllte Höhle in geringer Tiefe. Eine kleine Öffnung zeigte, daß die Höhle von vorn nach hinten und außen 10 cm tief war. Rahmiger, stinkender Eiter quoll hervor. Drainage mit Gummiröhre. Gleich nach der Operation hörte der Stupor, in welchem sich der Patient befand, auf und das Bewußtsein kehrte zurück. Am Tage darauf konnte er über den Verlauf der Erkrankung Auskunft geben, wobei er sich an alle Einzelheiten des Unfalles, seiner Überführung nach Lissabon usw. erinnerte. Es bestand eine lacunäre Amnesie vom Zeitpunkt der epileptischen Anfälle bis zur Operation. Nach weiteren 3 Wochen kehrte er zu seiner Tätigkeit zurück. Die Halbseitenlähmung bestand nicht mehr, die Stauungspapille

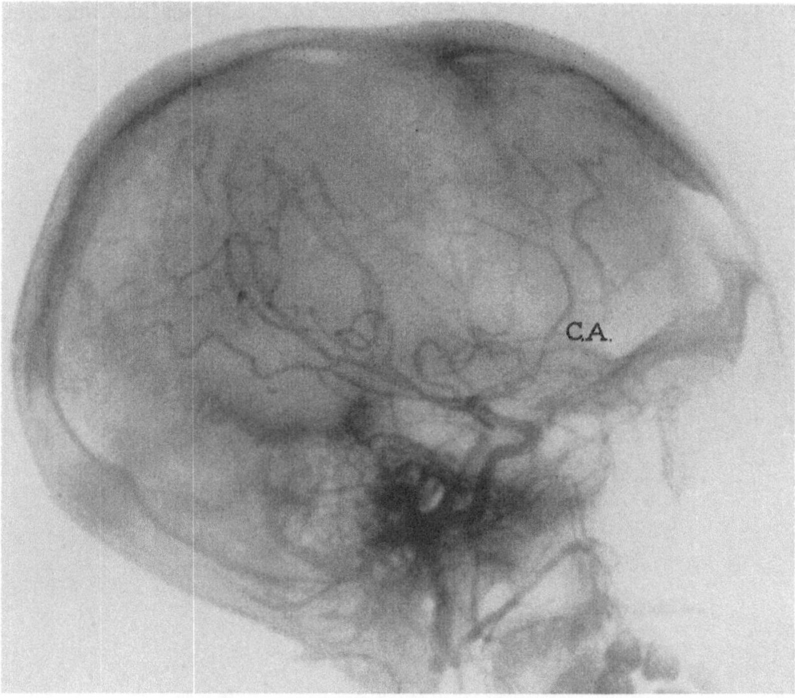

Abb. 147. Derselbe Fall wie auf Abb. 146. Linksseitiges Arteriogramm. Starke Verlagerung des Carotissyphons und des ersten Abschnitts der SYLVIschen Gruppe nach unten. Normale Lage der A. cerebri ant. (*C.A.*).

war links gebessert, rechts fast vollkommen verschwunden. Bei der Entlassung war die Sehschärfe rechts $^6/_6$, links $^6/_8$.

Hieraus sieht man erstens, daß die arteriographische Untersuchung selbst in schweren Fällen wie bei diesem Patienten, der in präkomatösem Zustand in das Krankenhaus eingeliefert wurde, unschädlich ist. Zweitens wurde durch die Arteriographie die Diagnose klargestellt; es wurde ersichtlich, daß es sich um einen großen Absceß handelte, der sich besonders in der äußeren Zone der linken Hirnhemisphäre gebildet hatte. Endlich führte die Operation mit breiter Drainage in kurzer Zeit vollkommene Heilung herbei.

Arteriographisch und besonders phlebographisch interessant ist auch ein anderer Fall von Hirnabsceß des linken Frontallappens.

Fall XXIV. *Absceß am linken Frontoparietallappen.*

10jähriger Knabe erhält mit einer Axt einen Schlag auf den Kopf, welcher das linke Scheitelbein frakturierte. Sofortige Versorgung: Knochensplitter werden entfernt und die Knochenränder egalisiert. In den folgenden Tagen stark erhöhte Temperatur. Es trat eine geringe Besserung ein, aber die Abendtemperaturen blieben bestehen. Erschwerung des Gangs. Kopfschmerzen, Erbrechen, gewisser Verwirrungszustand. Amnesie. Dann wird er bei uns aufgenommen. Ausgedehnte beiderseitige Stauungspapille. Rechtsseitige Facialisparese von zentralem Typus. Keine sensorische Aphasie. Röntgenbild: Knochendefekt am vorderen Abschnitt des linken Scheitelbeines.

Angiographische Untersuchung: Rechts normales arteriographisches und phlebographisches Bild. Auf dem Arteriogramm der linken Seite (Abb. 148) sieht man eine sehr deutliche Verlagerung des Carotissyphons und der SYLVIschen Gruppe nach unten. Die Aa. cerebri anterior und pericallosa liegen etwas

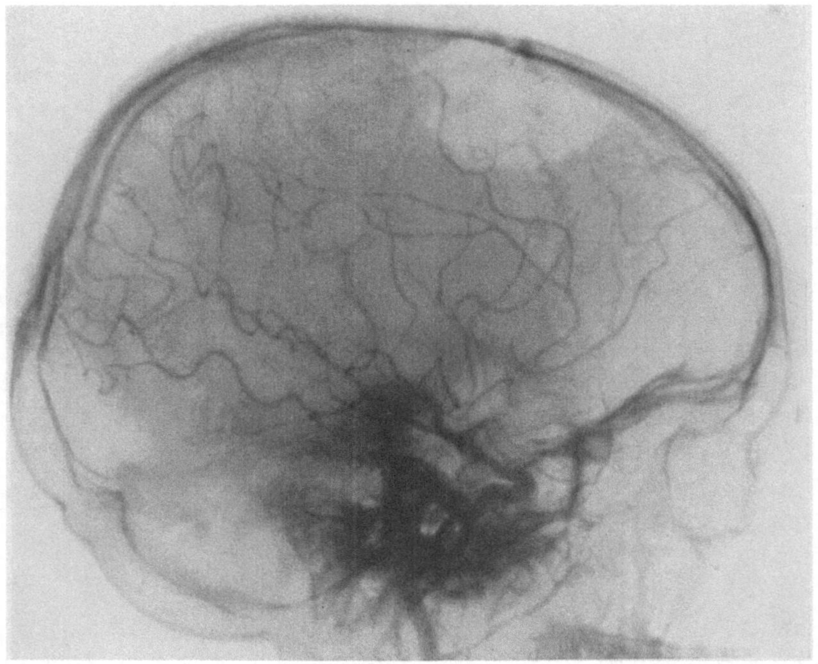

Abb. 148. Fall XXIV. Absceß des linken Frontoparietallappens. Linksseitiges Arteriogramm.
Starke Verlagerung des Carotissyphons und der SYLVIschen Gruppe nach unten;
leichte der Aa. cerebri ant. und pericallosa.

tiefer als normal. Zweifellos lag ein großer Absceß in der linken frontoparietalen Region vor. Obwohl die Anomalien der venösen Sinus bei intrakraniellen Neubildungen bisher in dieser Arbeit nicht erörtert wurden — was ich später nachholen werde — kann ich nicht umhin, eine sehr eigenartige Veränderung, welche bei dem Phlebogramm der zweiten Phase (Abb. 149) dieses Patienten angetroffen wurde, zu erwähnen. Auf der Abbildung sieht man eine sehr deutliche Verlagerung des Sinus longitudinalis inferior nach unten, ein Zeichen, daß im Gebiet des Abscesses die mit ihm in Verbindung stehende Falx cerebri nach unten verdrängt ist. Der Sinus longitudinalis inferior, der sonst, wie auf den normalen Phlebogrammen ersichtlich ist, mit dem Sinus rectus einen einzigen, leicht nach vorn konkav gebogenen Sinus bildet, hat bei diesem Patienten seine Krümmung fast vollkommen eingebüßt und nimmt einen mehr oder weniger geraden, zur Schädelbasis parallelen Verlauf.

Der Patient wurde in der linksseitigen Frontoparietalregion in der Nähe der Mittellinie an der Stelle der ersten Operation trepaniert. Bei der Punktion wurde in 2 cm Tiefe Eiter gefunden. Incision und Drainage. Der Geisteszustand des Patienten besserte sich bald. Bei der Entlassung war das Sehvermögen schon normal und blieb so.

Der Absceß muß bei diesem Patienten extradural gelegen haben und, wie das Phlebogramm zeigt, muß er bis zur Mittellinie gereicht, die Falx cerebri nach unten verdrängt und sich in die linke Seite hinein erstreckt haben, da, wie aus dem Arteriogramm ersichtlich, der Syphon und der vordere Teil der SYLVI-schen Gruppe links besonders nach unten verdrängt sind.

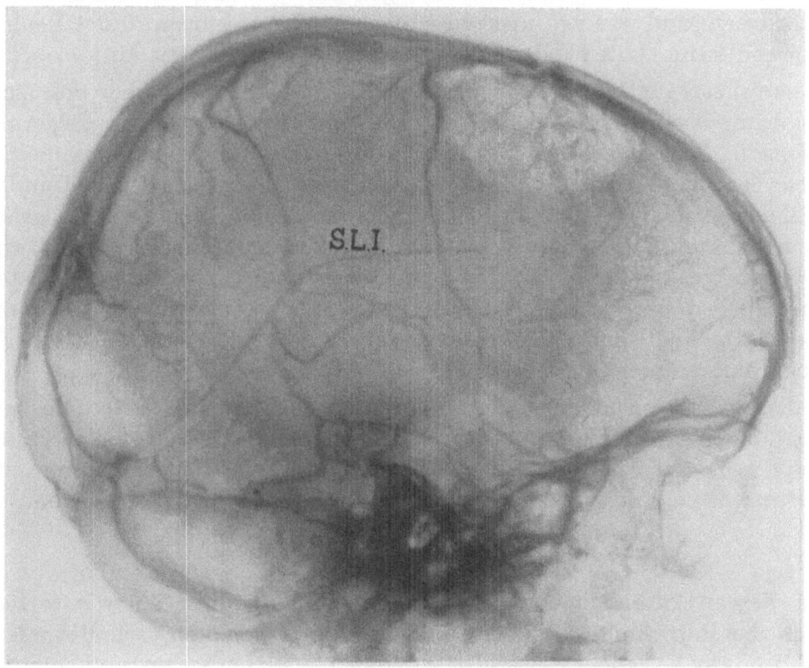

Abb. 149. Derselbe Fall wie auf Abb. 148. Linksseitiges Phlebogramm der ersten Phase. Verlagerung des Sinus longitudinalis inferior (*S.L.I.*) nach unten.

NORTHFIELD berichtet über folgenden von RIDDOCH beobachteten Fall:

10jähriges Mädchen, das vor 4 Monaten über Ohren-, Hals- und Kopfschmerzen klagte und einen Monat später epileptische Anfälle und darauf Stauungspapille mit sekundärer Atrophie des linken N. opticus aufwies. Bei der Aufnahme ins Krankenhaus war das linke Auge erblindet, rechts betrug die Sehschärfe $^2/_{18}$. Liquor: Starker Druck, 7 Zellen und 80 mg Eiweiß.

Bei einer so schweren sekundären Opticusatrophie und so stark herab-gesetztem Sehvermögen war es schwer zu ermessen, welchen Wert man auf die nasale Hemianopsie als Lokalsymptom legen sollte. Das einzige Zeichen eines wahrscheinlichen Hirnabscesses fand sich bei der Liquoruntersuchung. Die Arteriographie ergab einen Tumor oder Absceß im rechten Schläfenlappen, da die SYLVIsche Gruppe stark nach oben verdrängt war. Bei der Operation wurde ein chronischer eingekapselter Absceß angetroffen, welcher vollständig herausgeschält wurde. Die Patientin erholte sich und ihr Sehvermögen besserte sich: Geringer Lichtschein links und $^6/_{12}$ Sehschärfe rechts bei fast normalem Gesichtsfeld.

Otogene Gehirnabscesse haben zuweilen eine langsame Entwicklung. Die Gehirnangiographie kann bei ihrer Lokalisation nützlich sein.

Intrakranielle Geschosse.

Gehirnarteriographien und -phlebographien können zur Lokalisation von Geschossen innerhalb des Schädels beitragen und ihre Lagebeziehungen zu den Gehirnarterien und -venen und zu einigen Gehirnregionen feststellen, was wichtig sein kann, falls es sich als notwendig erweist, sie zu entfernen.

Unsere diesbezügliche Erfahrung ist jedoch zu klein, um über den Vorteil der angiographischen Untersuchung bei diesen Fällen zu sicheren Folgerungen zu kommen. Es gelang uns, die Lokalisation eines Geschosses innerhalb des Schädels bei einem Patienten genau anzugeben. Es war auf dem Tentorium cerebelli oder ganz in dessen Nähe in geringer Entfernung von Knochen gelegen. In einem anderen Fall konnte ich auf dem Arteriogramm sehen, daß ein Geschoß im Parietallappen zwischen der A. gyri angularis und der A. parietalis posterior steckengeblieben war. Dieser Patient, welcher psychische Veränderungen aufwies, hatte auch eine Ventrikelerweiterung, die gleichermaßen durch die Arteriographie aufgedeckt wurde.

In diesen Fällen sind unserer Ansicht nach seitliche und antero-posteriore Arteriographien notwendig, damit an Hand der beiden Bilder die Lokalisation des Geschosses und vor allem seine Beziehungen zu den Hirngefäßen und wichtigen Hirnzentren mit größerer Genauigkeit festgestellt werden können.

Multiple Hirntumoren.

Aus diesem Gebiete möchte ich den einzigen Fall, über den wir verfügen, anführen; bei ihm konnte die Lokalisation von zwei Tumoren vermutet werden. Tatsächlich war je eine Geschwulst in beiden Schläfenlappen und außerdem eine kleinere in der rechten Kleinhirnhemisphäre vorhanden.

Fall XXV. *Multiple Hirntumoren.*

37 jähriger Mann, der seit 4 Monaten an Kopfschmerzen und Erbrechen litt. Vor 1 Monat ein epileptischer Anfall, welchem weitere folgten. Ein Anfall mit unwillkürlichem Harn- und Stuhlabgang wurde im Krankenhaus beobachtet. Heftige Schmerzen in den Armen und der Wirbelsäule. Bei der Aufnahme konnte er noch gehen, ermüdete aber sehr leicht; später hörte er auf zu gehen. Die Sehnenreflexe fehlten an den unteren und oberen Gliedmaßen, mit Ausnahme des sehr schwachen Patellar- und Achillessehnenreflexes rechts. Es bestanden keine sicheren Pyramidenbahnsymptome. Sensibilität: Allgemeine Hyperästhesie. Hirnnerven: Vollkommene Anosmie. Bei der Aufnahme sehr ausgesprochene Stauungspapille beiderseits, links stärker als rechts; einen Monat später war der Patient links vollkommen, rechts fast erblindet. Leichte Facialisparese rechts. Es traten zwei Anfälle von Aphasie auf; der eine dauerte 24 Stunden, während welcher er bloß einige Worte aussprechen konnte. Außerhalb der Anfälle bestand eine gewisse Schwierigkeit, rasch zu antworten. Somnolenz, Verwirrtheit und Verlust der Urteilsfähigkeit. Röntgenogramm: normal.

Arteriographie: Rechts (Abb. 150) und links zeigten die Arteriogramme Verlagerung der SYLVISchen Gruppe nach oben unter dem Bilde der von Schläfenlappengeschwülsten hervorgerufenen Anomalien. Ich habe an das

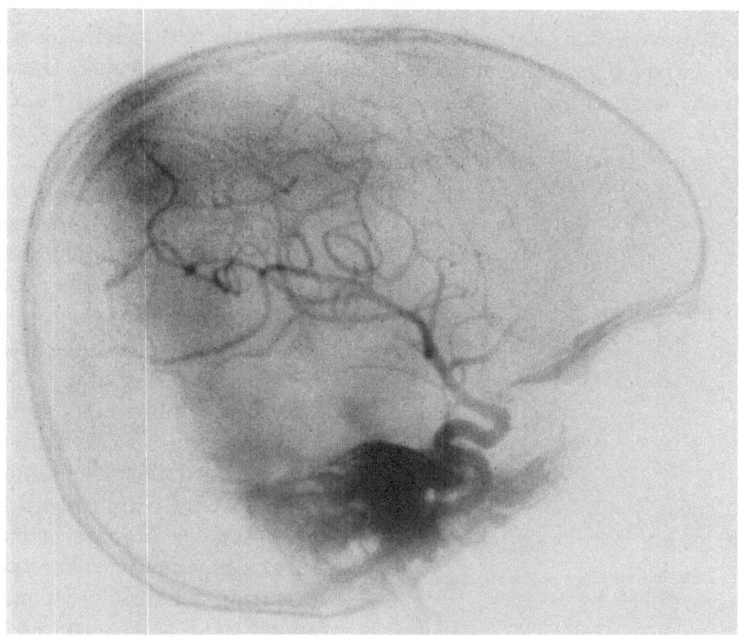

Abb. 150. Fall XXV. Multiple Hirntumoren. Rechtsseitiges Arteriogramm.
Verlagerung des mittleren Abschnitts der SYLVIschen Gruppe nach oben.

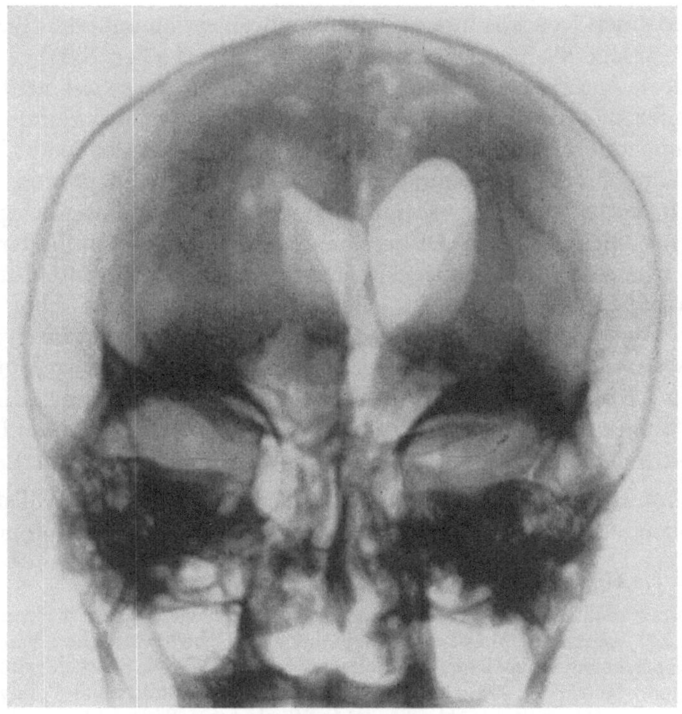

Abb. 151. Derselbe Fall wie auf Abb. 150. Multiple Hirntumoren.
Ventrikulogramm, das nur auf die rechtsseitige Geschwulst hinweist.

Vorhandensein von zwei Geschwülsten gedacht, aber da multiple Hirngeschwülste selten sind, habe ich gezögert, mich auf diese Diagnose festzulegen. Um Klarheit zu gewinnen, wurde eine Ventrikulographie gemacht (Abb. 151), welche einen Tumor im rechten Schläfenlappen aufdeckte. Das arteriographische Bild links war aber nicht zu erklären, wenn nicht auch eine Geschwulst des linken Schläfenlappens vorlag. Andererseits deuteten die neurologischen Symptome (aphasische Störungen) in dieselbe Richtung. Alle diese Momente führten uns zur Annahme von zwei Tumoren, je einen in jedem Schläfenlappen. Der Patient wurde nicht operiert, er starb 6 Monate nach seiner Aufnahme ins Krankenhaus. Die Sektion deckte zwei Tumoren in den Schläfenlappen (Abb. 152)

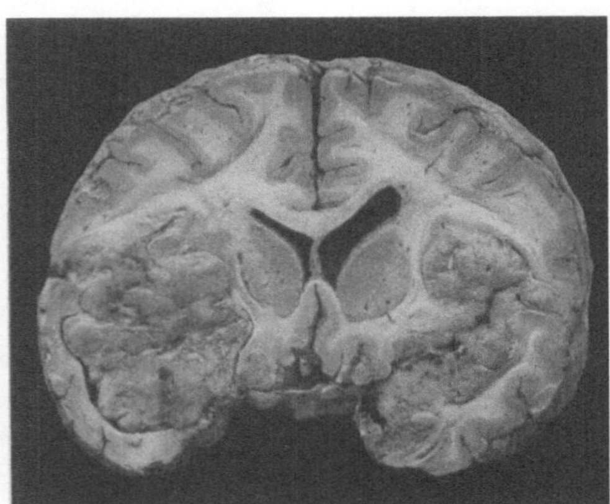

Abb. 152. Derselbe Fall wie auf Abb. 150 und 151. Multiple Hirntumoren.

und einen kleineren im Kleinhirn auf. Die histologische Untersuchung ergab Carcinommetastasen.

Hyperostosis frontalis interna.

Die Hyperostosis frontalis interna kommt zuweilen von anderen Symptomen begleitet vor, welche die Bezeichnung „STEWART-MORELschen Syndrom" rechtfertigen. Diesen Autornamen sollte man denjenigen MORGAGNIs hinzufügen, da dieser als erster die Knochenveränderung bei der Sektion festgestellt und sie mit Vermännlichung und Fettsucht in Zusammenhang gebracht hat. Die vollkommenste klinische Arbeit stammt aber von STEWART und MOREL, letzterer veröffentlichte ferner eine interessante Monographie über diesen Gegenstand. Wir wollen uns nicht mit der Diskussion dieses Syndroms aufhalten. Diese Hyperostose tritt sehr häufig ohne jede andere Symptomatologie auf und stellt dann ausschließlich einen Röntgen- oder Sektionsbefund dar, ohne klinisch auch nur vermutet worden zu sein. In anderen Fällen lassen gewisse Symptome, wie z. B. Fettansammlung an dem unteren Teil des Abdomens, an Hüften und Oberschenkeln, Kopfschmerzen, Schwindel, Polydypsie, Polyurie, Lähmungen usw. an das MORGAGNI-STEWART-MORELsche Syndrom denken und die Röntgenaufnahme des Schädels bringt dann manchmal die Krankheit zum Vorschein.

Wir sind im Besitz von Angiogrammen eines Falles mit dem vollständigen Syndrom und eines weiteren von Hyperostose ohne andere Symptome.

Fall XXVI. *Hyperostosis frontalis interna.*

37 jährige Frau, welche wir seit ihrem 25. Lebensjahr kennen, ledig, mit einem Körpergewicht von 96 kg. Beginn mit Anfallen und Lähmungen, welche hysterisch zu sein schienen. Anfallsweise Kopfschmerzen, begleitet von Schnupfen, Nasenbluten, Somnolenz und Parese der Extremitäten. Schwindel, Ohrensausen, Polyphagie und anfallsweise Polidypsie und Polyurie. War einen Monat lang erblindet, dann Wiederherstellung. Starker Fettansatz, besonders an den Hüften und Oberschenkeln, aber auch am Leib. Normale Behaarung.

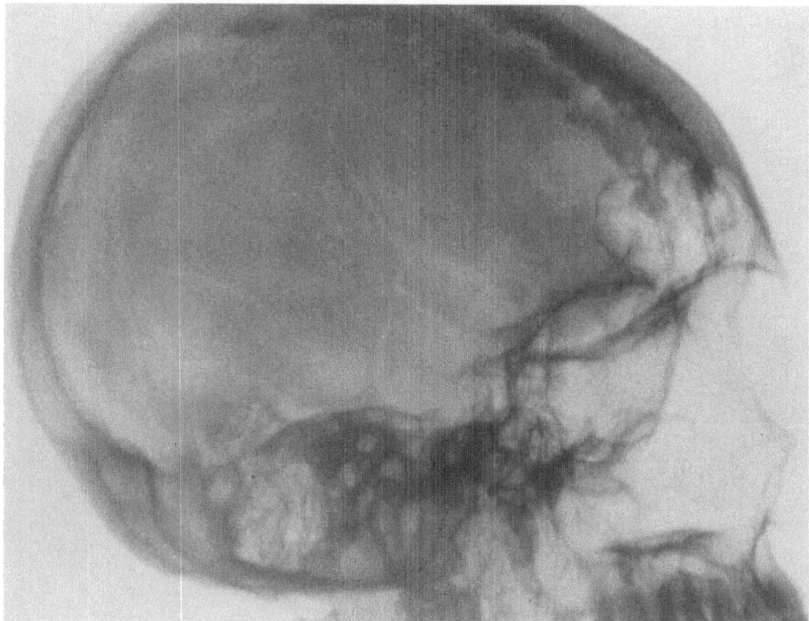

Abb. 153. Hyperostosis frontalis interna. Seitliches Röntgenogramm.

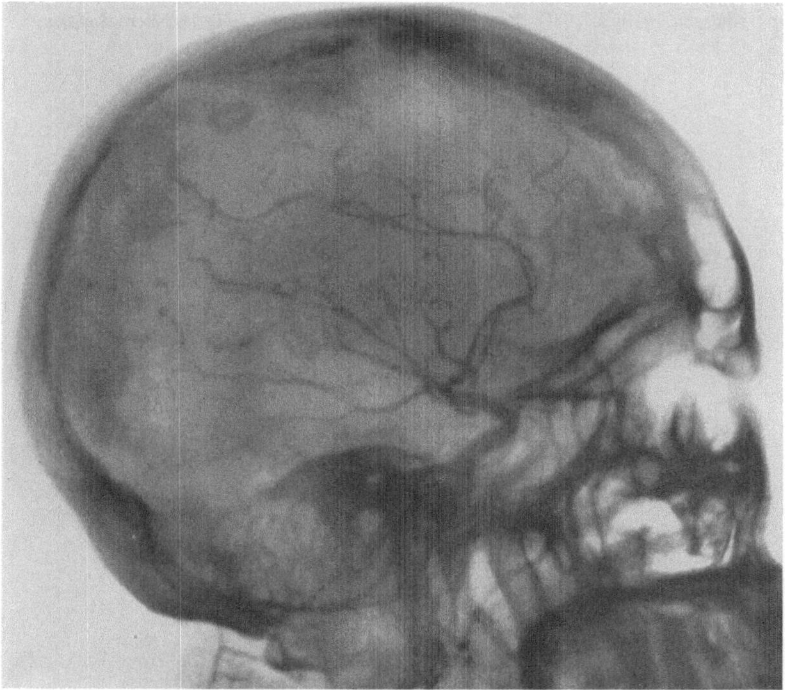

Abb. 154. Derselbe Fall wie auf Abb. 153. Rechtsseitiges Arteriogramm.
Leichte Verlagerung des Carotissyphons, der SYLVIschen Gruppe wie auch der Aa. cerebri ant.
und pericallosa nach unten.

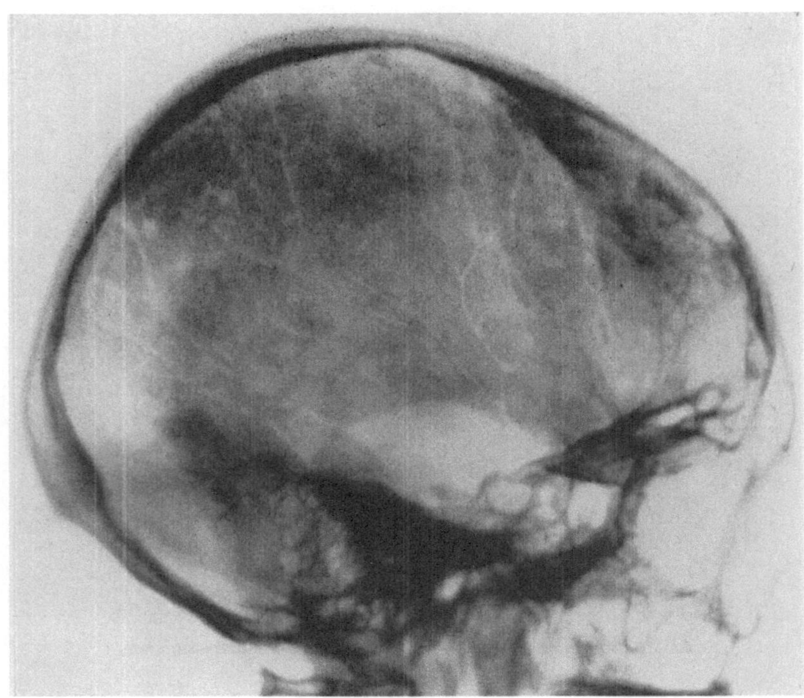

Abb. 155. Fall XXVII. Hyperostosis frontalis interna. Seitliches Rontgenogramm.

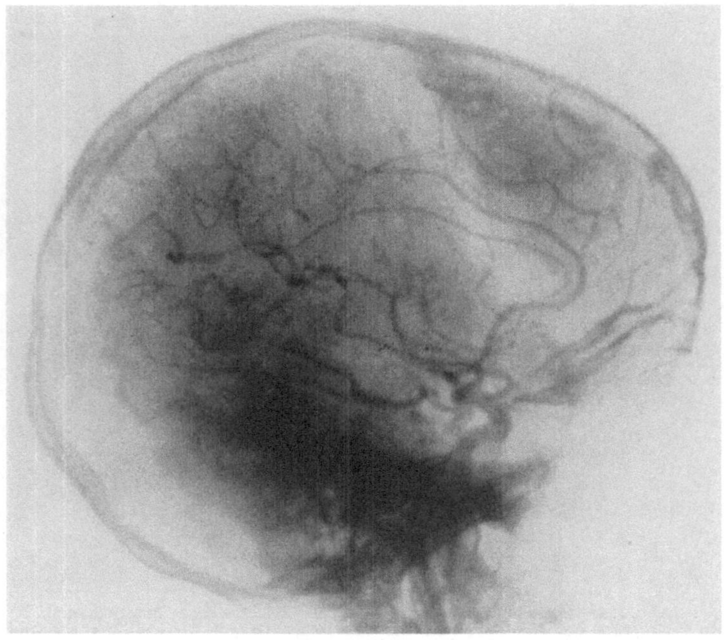

Abb. 156. Derselbe Fall wie auf Abb. 155. Arteriogramm. Normales Bild.

Gang unsicher infolge von Parese des linken Beins und Schwindels. Sehnenreflexe normal. Plantarreflexe erloschen. Subjektive Sensibilität: Patientin klagt über Schmerzen in den Gelenken und bei Druck auf ihr Fettpolster. Objektive Sensibilität: Normal, ausgenommen in einem Gebiet an der Außenfläche des rechten Oberschenkels. Hirnnerven: Vollkommene beiderseitige Anosmie. Alte Hornhautnarbe. Röntgenbild: Sehr deutliche frontale Hyperostose (Abb. 153); vergrößerte Stirn-, Oberkiefer- und Siebbeinhöhlen und auch Warzenfortsatzzellen; Pneumatose des Felsenbeins. Der Türkensattel ist ziemlich groß und weist zwei Kalkauflagerungen auf. Die frontalen Hyperostosen liegen links und rechts von der Mittellinie und reichen auf beiden Seiten bis zu den Scheitelbeinen. Die übrigen Knochen — Becken usw. — sind normal.

Das Arteriogramm hat auf beiden Seiten dasselbe Aussehen (Abb. 154). Der Carotissyphon ist nach unten verdrängt, ebenso die SYLVIsche Gruppe und die A. pericallosa, ein Befund, welcher zu beweisen scheint, daß wenigstens in bestimmten Fällen die Hyperostosis frontalis interna einen Druck auf das Gehirn ausübt.

Fall XXVII. *Hyperostosis frontalis interna.*

66jährige Frau, welche uns wegen Erscheinungen von Hirndrucksteigerung aufsuchte. Sie war stets gesund. Die Menstruation trat im 14., die Menopause im 50. Lebensjahr auf, die Patientin war verheiratet und hatte mehrere Kinder. Es ist ein gewisser Grad von Fettsucht vorhanden, aber das Fett ist gleichmäßig über Gesicht, Rumpf und Gliedmaßen verteilt. Größe: 1,60 m, Gewicht 80 kg. Ertaubung des linken Ohres. Oculomotoriusparese, welche die eigentliche Ursache ihres Kommens war.

Röntgenbild: Stark entwickelte Hyperostosis frontalis interna (Abb. 155). Keine deutliche Pneumatose des Schädels wie bei dem vorher beschriebenen Falle. Irgendwelche Symptome des STEWART-MORELschen Krankheitsbildes, wie typische Fettsucht, Polydipsie, Polyurie, Schwindel, Geistesstörungen usw. waren nicht vorhanden.

Auf dem Arteriogramm (Abb. 156) sieht man im Gegensatz zum ersten Fall kein Tiefertreten der SYLVIschen Gruppe und des Syphons.

Ohne daraus Schlußfolgerungen ziehen zu wollen, welche sich nur auf eine große Kasuistik gründen könnten, wollte ich nur auf die Verschiedenheit im arteriographischen Befund bei zwei Fällen von Hyperostosis frontalis interna — einem mit den von STEWART und MOREL beschriebenen Symptomen und einem ohne diese — aufmerksam machen.

PAGETsche Krankheit.

In einem Fall von PAGETscher Krankheit gelang mir die Angiographie, was beweist, daß selbst in diesen Fällen die Verdickung der Schädelknochen die Sichtbarmachung der Blutgefäße durch eine Thorotrasteinspritzung nicht verhindert. Auf den Filmen ist es leicht festzustellen, daß die Arterienzeichnung des Carotis-interna-Kreislaufs normal ist. Die Phlebogramme sind weniger deutlich; aber in denen der zweiten Phase ist es noch möglich, die normale Ampulla und Vena Galeni zu erkennen.

In meinem Fall fiel mir jedoch auf, daß die A. meningea media, besonders ihr hinterer Ast, auf dem Arteriogramm deutlich erscheint, auf dem Phlebogramm jedoch verschwunden ist. Das ist das umgekehrte Verhalten wie gewöhnlich: In den meisten Fällen sind die Aa. meningeae nur auf dem Phlebogramm sichtbar. Auf Arteriogrammen sind sie, wie bereits erwähnt, nur erkennbar, wenn die Durchgängigkeit der Carotis interna verringert ist. Wahrscheinlich hat in unserem Fall eine Verengerung des Foramen carotideum des Keilbeins dazu beigetragen, die A. meningea media auf dem Arteriogramm sichtbar zu machen. Bei der PAGETschen Erkrankung sind die Schädellöcher etwas verengt, was nach LERI infolge von Kompression von Gefäßen und Nerven zu bestimmten neuro-sensorischen Störungen führt. Zuweilen können bulbäre Symptome beobachtet werden, die auf eine Kompression in Höhe des Foramen magnum zurückzuführen sind. Unsere Patientin war erblindet und ertaubt, was vielleicht durch denselben Mechanismus erklärt werden kann.

Der auf den Arteriogrammen dieses Falles sichtbare hintere Ast der A. meningea media ist ungewöhnlich weit; die vorderen und mittleren Äste dieser Arterie sind jedoch nicht sichtbar. Manchmal ist auf Phlebogrammen das Kaliber der Äste der A. meningea media sehr verschieden oder aber es sind einige zu sehen, andere nicht. Ich halte für möglich, daß in diesem Falle arteriosklerotische Veränderungen bestimmter Äste die Ursache der beobachteten Verschiedenheiten sein könnten.

Bemerkenswert ist die Tatsache, daß die A. meningea media im Arteriogramm erscheint und im Phlebogramm verschwindet. Bei dieser Patientin erfolgte also der Übergang des Blutes von den Arterien in die Capillaren und Venen von der A. meningea media aus in annähernd derselben Zeit wie von den Hirnarterien aus.

Das beweist, daß die A. meningea sowohl rechts wie links — es war auf beiden Arteriogrammen eine vorhanden — eine stark veränderte Diploe mit einem ungewöhnlich leicht durchgängigen Capillarnetz versorgte. Aus diesem Grunde blieb die Kontrastflüssigkeit nicht, wie gewöhnlich, längere Zeit in der A. meningea media. Die Patientin starb später und es wurde festgestellt, daß die Dura mater fest mit der von tiefen Gefäßfurchen durchzogenen Innenfläche des Schädeldaches verwachsen war. An der Außenfläche der Dura mater traten dementsprechend die Gefäße ungewöhnlich stark hervor. Von diesen meningealen Gefäßen gingen kleine Arterien ab, welche in die Schädelknochen eindrangen, andere (Venen) kamen aus den Knochen und verliefen zum Sinus longitudinalis superior. Die Verwachsung der Dura mit der Schädelwand war die Folge dieser sehr zahlreichen Gefäßverbindungen. An der Außenseite des Schädels waren ähnliche Gefäßbildungen vorhanden, aber in geringerer Anzahl. Im Gehirn bestand leichte Sklerose der Gefäße des Circulus art. Willisi, diffuses subpiales Ödem und ausgedehnte Erweichungsherde in verschiedenen Hirngebieten.

Diese Furchen am Schädel von PAGET-Kranken sind keine Neuigkeit; man weiß auch, daß die PAGETsche Knochenerkrankung von Arteriosklerose begleitet sein kann. Nur sind die meist vorhandenen Furchen nicht ausschließlich Folge von Arteriosklerose. Die Meningealarterien sind bei dieser Erkrankung abnorm stark ausgebildet, da sie der Schädeldiploe eine ungewöhnlich große Blutmenge zuführen. Es ist daher verständlich, daß die Gefäßfurchen des Schädels bei PAGET-Kranken zahlreicher und breiter sind als sonst bei alten Individuen, selbst bei schwerster Arteriosklerose.

Bei der PAGETschen Krankheit scheint im Beginn eine Knochenhyperplasie mit stärkerer Blutversorgung zu bestehen; dieser Phase folgt eine zweite, die überwiegend regressiv ist, wobei die Arteriosklerose sicherlich eine bedeutende Rolle spielt, ohne jedoch den PAGETschen Prozeß selbst hervorzurufen.

III. Lokalisation von Hirntumoren auf Grund von Verlagerung der Venen und Durasinus.

Die Phlebographie hat für die angiographische Methode zahlreiche Hinweise geliefert, besonders bei stark vascularisierten Tumoren, ebenso für die Beurteilung des Volumens von Aneurysmen und für die Sichtbarmachung arterio-venöser Verbindungen in Angiomen, über die ich später berichten werde. In diesem Kapitel will ich nur diejenigen Momente besprechen, welche die Verlagerung der tiefen Hirnvenen sowie des Sinus rectus und longitudinalis inferior zur Lokaldiagnose der Hirngeschwülste beisteuert.

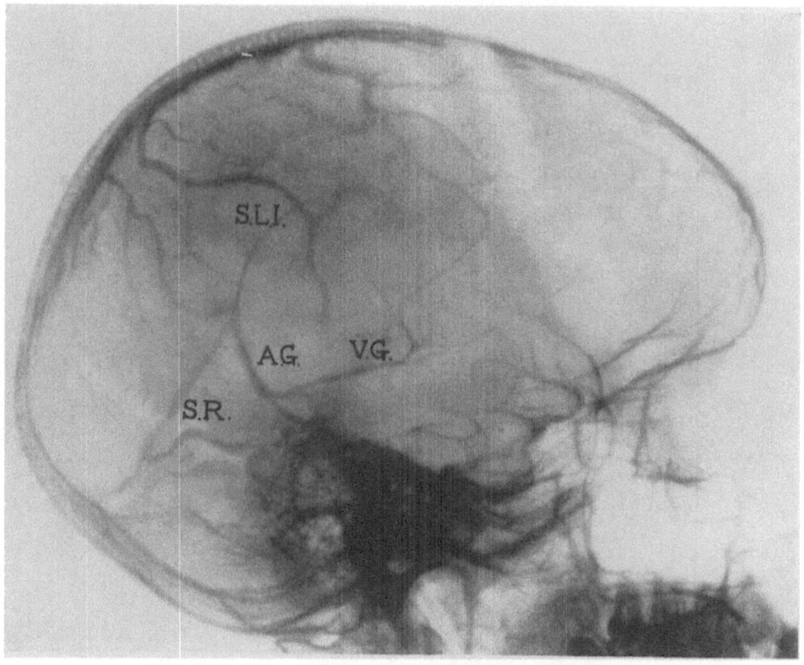

Abb. 157. Fall von Ventrikelerweiterung. Phlebogramm der zweiten Phase. Verlagerung des Sinus longitudinalis inf. (*S.L.I.*) nach oben. *S.R.* Sinus rectus; *A.G.* Ampulla Galeni; *V.G.* Vena Galeni.

Die seitlichen Phlebogramme der zweiten Phase (dritter Film), die 4 Sekunden nach dem Arteriogramm erhalten werden, sind diejenigen, welche uns die hauptsächlichsten Aufschlüsse geben. Normale Bilder (Abb. 69) beweisen, wie bereits erwähnt, daß der Sinus rectus und longitudinalis inferior einen einzigen, mäßig gekrümmten Sinus bilden, der sich in seinem unteren Teil nach dem Zufluß der Ampulla Galeni stark erweitert. Die Stelle, wo dieser Zusammenfluß erfolgt, bildet die Grenze zwischen den beiden Sinus gemäß ihrer landläufigen Bezeichnung, d. h. zwischen dem unteren Abschnitt, dem sehr weiten und durch gleichmäßiges Kaliber ausgezeichneten Sinus rectus und dem engen, sich nach vorne zu verjüngenden Sinus longitudinalis inferior.

Die phlebographischen Befunde, welche bei der Diagnose zu verwenden sind, bestehen neben der Verdrängung dieser Sinus in der Verlagerung der in der

Mittellinie des Gehirns gelegenen Ampulla und Vv. Galeni. Unter den Sinus
der Dura mater sind die genannten die einzigen, welche vom Schädel getrennt
durch ihre Verlagerung diagnostische Hinweise geben können.

Das Bild des Sinus rectus und des longitudinalis inferior kann gewisse Abweichungen aufweisen. Wir haben bereits gesehen, daß der Sinus longitudinalis
inferior nach unten verdrängt werden kann (Abb. 149), z. B. wenn die Dura
und die Falx cerebri durch einen Absceß eine Verschiebung erleidet. Andererseits erfolgt die Verlagerung bei großen Ventrikeldilatationen in entgegengesetzter Richtung (Abb. 157 — Phlebogramm der zweiten Phase). Der Sinus

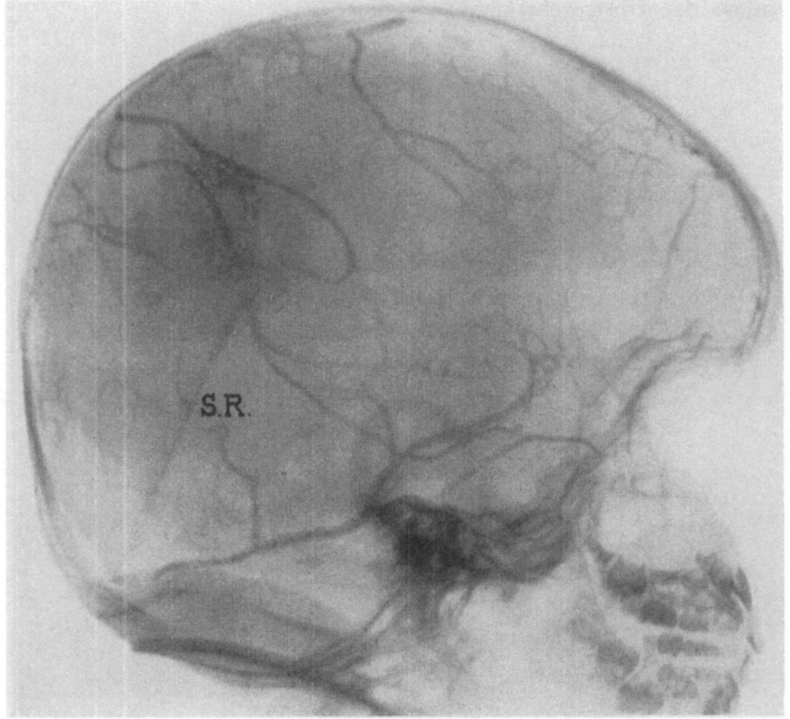

Abb. 158. Fall von starker Ventrikelerweiterung. Phlebogramm der zweiten Phase.
Lang ausgezogener Sinus rectus (*S.R.*).

rectus verläuft in einigen Fällen gleichfalls leicht gebogen, bei Tumoren des
Occipitallappens nach hinten konkav, bei starken Ventrikeldilatationen nach
vorne und oben konkav oder auch lang ausgezogen, verschmälert und verlängert
(Abb. 158). Diese Lageveränderungen, so unbedeutend sie erscheinen mögen,
sind dennoch sehr beweisend. Zuweilen habe ich in Fällen von Kleinhirntumoren
am Sinus rectus Krümmungen angetroffen, über deren Deutung ich im Zweifel
geblieben bin. Nur an Hand einer größeren Statistik werden diese geringen
Lageveränderungen des Sinus rectus verwertet werden können.

Wie gesagt, ist dieser Sinus gewöhnlich nicht in seinem ganzen Umfang
sichtbar, besonders falls nicht mehr als 9—10 ccm Thorotrast injiziert werden;
wir müssen daher sehr vorsichtig sein, damit uns nicht scheinbare Formveränderungen zu einer Fehldiagnose veranlassen.

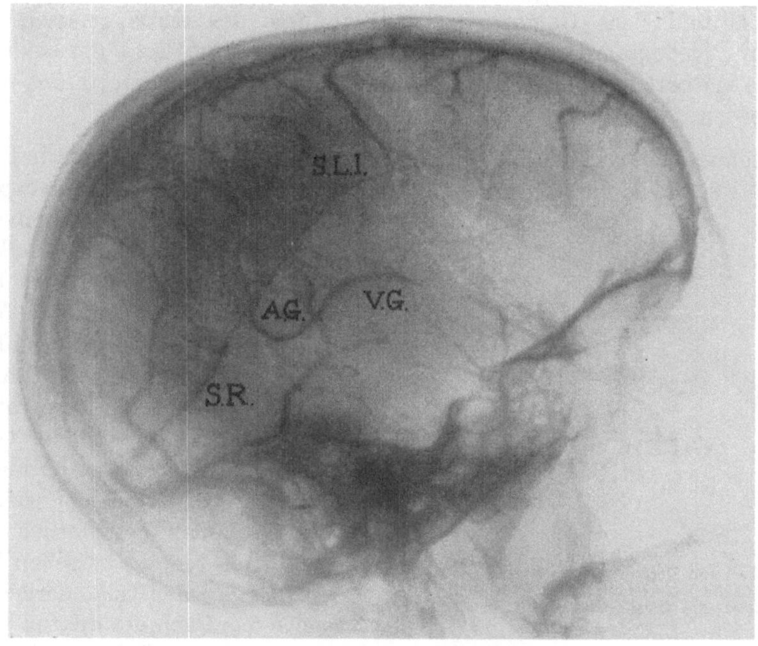

Abb. 159.　Normales Phlebogramm der zweiten Phase.　*S.R.* Sinus rectus;
S.L.I. Sinus longitudinalis inf.; *A.G.* Ampulla Galeni; *V.G.* Vena Galeni.

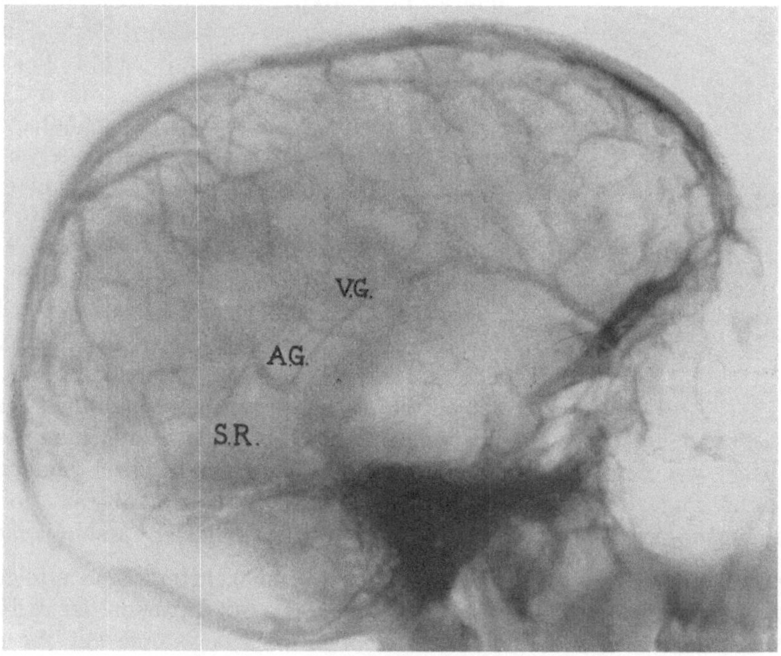

Abb. 160.　Fall von Geschwulst des linken Seitenventrikels und des dritten Ventrikels.
Phlebogramm der zweiten Phase. Starke Verlagerung der Vena Galeni (*V.G.*) nach oben.
A.G. Ampulla Galeni; *S.R.* Sinus rectus.

Weit wichtiger als diagnostisches Hilfsmittel sind Formveränderungen der Ampulla und Vena Galeni. In der Mittellinie des Hirns gelegen, sind sie stets im Phlebogramm der zweiten Phase (dritter Film) sehr gut sichtbar. Oft können sie bereits im Phlebogramm der ersten Phase (zweiter Film) identifiziert werden.

Bei gesunden Individuen bietet der Bogen der Ampulla Galeni und der Anfang der Vv. Galeni ein konstantes Bild. Sie umgeben das Splenium corporis callosi und ihre individuellen Variationen sind so gering, daß sie als nicht bestehend betrachtet werden können. Um eine Vergleichung mit pathologischen Fällen zu erleichtern, gebe ich in Abb. 159 ein gutes Phlebogramm der zweiten Phase, mit der typischen Zeichnung der normalen Ampulla und Vv. Galeni wieder. Diese verlaufen bekanntlich von vorne nach hinten, zwischen beiden Blättern der Tela chorioidea, welche das Dach des dritten Ven-

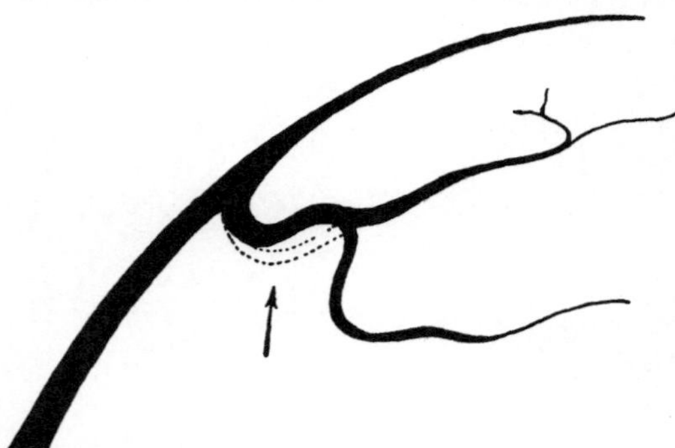

Abb. 161. Fall von Geschwulst des Corpus pineale. Schematische Darstellung der Vena Galeni. Punktiert die normale Lage derselben.

trikels bildet. Über die phlebographische Anatomie dieser Gefäße habe ich schon ausführlich berichtet, daher möchte ich jetzt nur betonen, daß die Vv. Galeni auf seitlichen Phlebogrammen unter dem Sinus rectus longitudinalis inferior und parallel zu ihm projiziert werden. Sind Ampullenkurve, paralleler Verlauf und Form der Vv. Galeni, die auf Abb. 159 sichtbar sind, deutlich verändert, so muß die Ursache in einem Prozeß in der Nachbarschaft gesucht werden. Bei starken Ventrikelerweiterungen weisen Ampulla und Vv. Galeni eine veränderte Richtung auf, wie aus den Abb. 157 und 158 ersichtlich ist. Der Bogen der Ampulla Galeni zeigt einen viel größeren Radius (Abb. 158), er ist nach unten verlagert oder verbreitert sich stark (Abb. 157). Die Vv. Galeni verlieren ihre aufsteigende, zu den in der Mittellinie gelegenen Sinus parallele Rich-

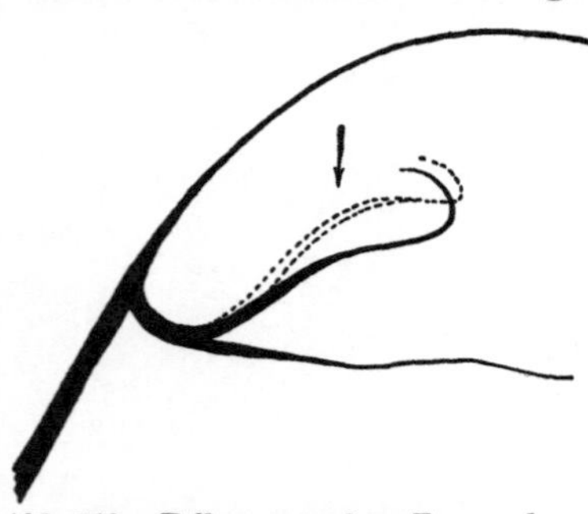

Abb. 162. Fall von großem Tumor des oberen Teiles des Temporallappens. Schematische Darstellung der deformierten Ampulla Galeni. Punktiert die normale Lage derselben.

tung und nehmen statt dessen einen absteigenden Verlauf mit Tendenz zur Horizontallage, wie man auf den angeführten Abbildungen beobachten kann. Gleiches sieht man in Fällen von großen Geschwülsten des oberen Hemisphärenabschnitts, wie z. B. bei umfangreichen parasagittalen Meningiomen.

Die Verlagerung der Vv. Galeni kann auch in umgekehrtem Sinn erfolgen. Bei einem Fall von Tumor des linken Seitenventrikels mit Invasion des dritten Ventrikels wurde die Tela chorioidea nach oben verdrängt und mit ihr die V. Galeni (Abb. 160), welche sich erweiterte und eine abnorme ansteigende Richtung annahm.

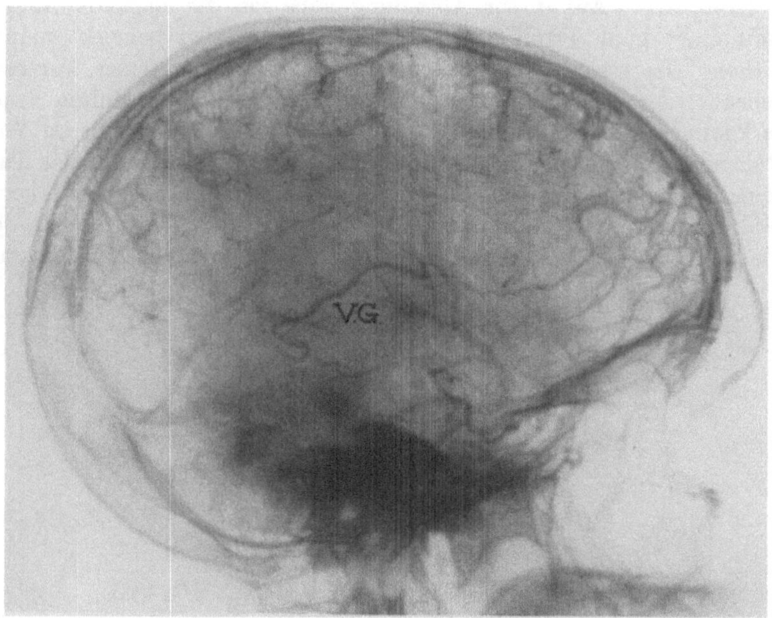

Abb. 163. Fall von tiefer Hirnblutung. Linksseitiges Phlebogramm.
Welliges Aussehen der Vena Galeni (*V.G.*), deren mittlerer Abschnitt nach unten verlagert ist.

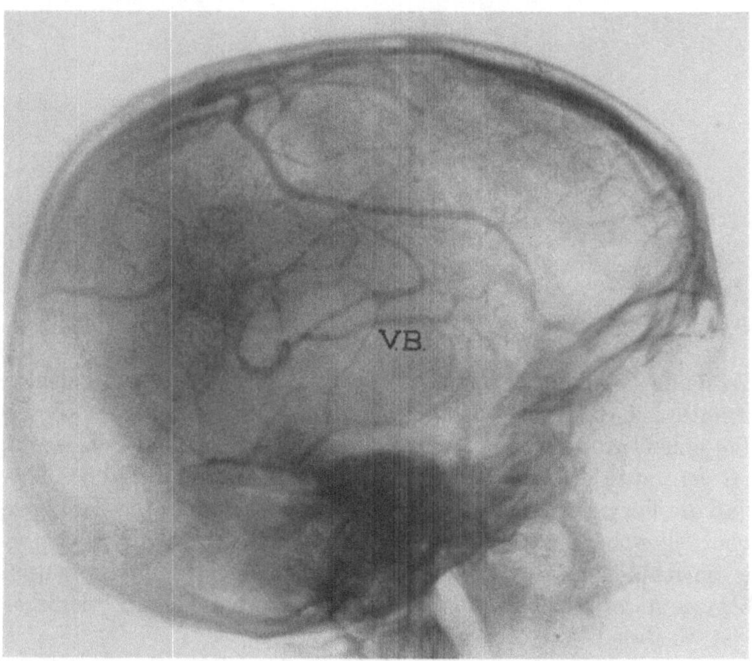

Abb. 164. Fall von tiefer Geschwulst der mittleren Schadelgrube.
Verlagerung der Vena Galeni nach oben. *V.B.* Vena basilaris.

Bei einem großen Pinealom hatte der von der Ampulla Galeni und dem
hinteren Abschnitt der Vv. Galeni gebildete Bogen sein regelmäßiges Aussehen

verloren (Abb. 161). Auf dieser Abbildung habe ich die Lage der normalen Kurve mit einer punktierten Linie eingezeichnet. Dabei bemerkt man eine sehr deutliche Depression, wie sie nur infolge des Druckes eines Tumors der Regio pinealis, der die Ampulla Galeni stark gegen das Splenium anpreßt, zustande kommen konnte. Es handelt sich um einen Kranken mit im Vordergrund stehenden Kleinhirnsymptomen. Trotz des großen Umfangs des Tumors waren keine Erscheinungen von seiten der Vierhügel vorhanden. Die mit gewisser Einschränkung gestellte phlebographische Diagnose wurde einige Zeit darauf durch die Sektion bestätigt. Ein Tumor des Splenium müßte im Gegensatze

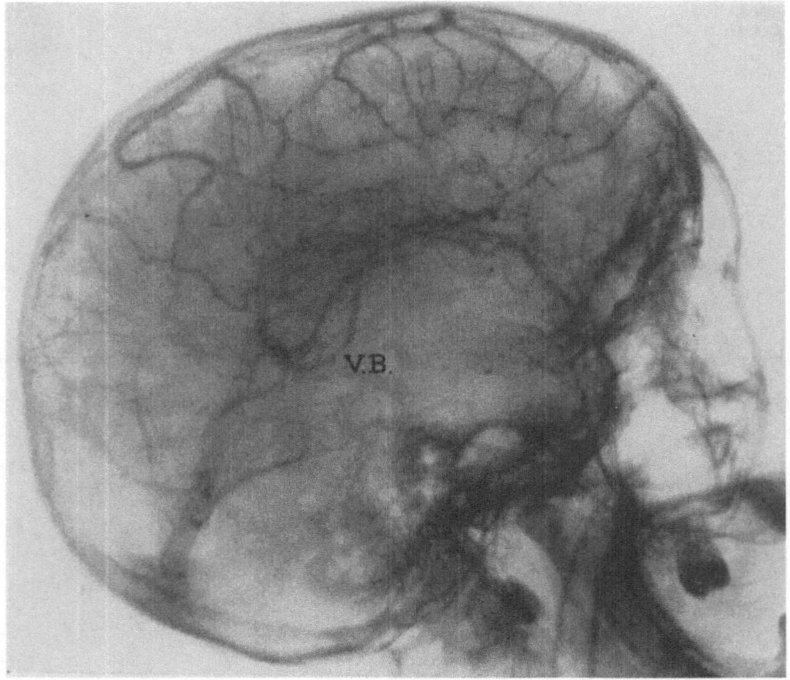

Abb. 165. Fall von H. CAIRNS. Adenom der Hypophyse. Phlebogramm der zweiten Phase.
Verlagerung der V. basilaris (*V.B.*) nach oben.

hiezu die Ampulla Galeni erweitern und ihr eine besondere Form geben. Diese unsere Vermutung haben wir jedoch noch nicht durch klinische Fälle belegen können. Bei einem großen Tumor des oberen Teils des linken Schläfenlappens lag die V. Galeni auf der Seite des Tumors tiefer. Am anatomischen Präparat sah man, daß die Verlagerung der V. Galeni nach unten durch die Schrägstellung der Tela chorioidea bedingt war. Auf Abb. 162 gebe ich ein Schema wieder, in dem die normale Lage der V. Galeni punktiert eingetragen ist, wie sie auf dem Phlebogramm der rechten Seite erscheint; die ausgezogene Linie bezeichnet die Lage der V. Galeni·auf der Seite des Tumors.

Bei einer sehr starken, aus einer A. lenticulo-striata stammenden Hirnblutung fanden wir im Arteriogramm den mittleren Abschnitt der V. Galeni tiefer gelegen, wobei diese einen nach oben konkaven Bogen beschrieb. Im weiteren Verlauf war diese Vene von welligem Aussehen (Abb. 163) im Gegensatz zu der normalen regelmäßigen Linie auf der gegenüberliegenden Seite.

Die V. basilaris, welche sich entlang der Hirnbasis zur Ampulla Galeni begibt oder direkt in den Sinus rectus mündet, kann ebenfalls Hinweise für die Lokaldiagnose liefern. Den normalen Verlauf der V. basilaris habe ich bereits beschrieben. Bei in der Tiefe gelegenen Geschwülsten der mittleren Schädelgrube erscheint die V. basilaris, wie auf Abb. 164, nach oben verlagert. In meinem Bericht auf der Internationalen Neurologenversammlung in Paris (1936) habe ich einen gleichartigen klinischen Fall von CAIRNS (Abb. 165) angeführt. Auf Phlebogrammen ist die V. basilaris zuweilen erweitert, wenn sich in ihrem Gebiet ein stark durchbluteter Tumor befindet, dessen Venen in sie münden.

Aus dem Gesagten ersieht man, daß das Phlebogramm eine wertvolle Ergänzung der Gehirnarteriographie bilden kann. Im folgenden Kapitel werde ich zeigen, daß die Phlebographie noch andere bedeutsame Hilfsmittel liefern kann.

Sechstes Kapitel.

Diagnose von Hirntumoren durch angiographische Darstellung ihrer Eigengefäße. Diagnose der Geschwulstart.

Schon in meiner ersten Mitteilung vom Juli 1927 an die Société de Neurologie in Paris habe ich es als möglich bezeichnet, mit Hilfe der Arteriographie Hirntumoren durch die Sichtbarmachung ihres Gefäßnetzes röntgenologisch darzustellen, wenn dieses stark ausgebildet wäre. Unsere nachfolgenden Arbeiten haben unsere Hoffnungen bestätigt, indem sie uns die Diagnose einiger Tumorfälle erlaubten, welche so lokalisiert werden konnten, als wenn sie selbst für Röntgenstrahlen undurchlässig wären.

Zuerst waren es die Meningiome, deren Arteriennetz sichtbar wurde. Mit der Zeit stellten wir fest, daß andere Tumoren ein eigenartiges, von jenem verschiedenes Gefäßnetz aufweisen, woraus wir schlossen, daß die Hirnangiographie zur Diagnose verschiedener Tumorarten verwendet werden kann. Schon in meinem ersten, 1931 herausgegebenen Buch gab ich dieser Ansicht Ausdruck; damals habe ich auch bereits die Vorteile vorausgesehen, welche die Kenntnis des Tumorkreislaufs für den Chirurgen haben könnte. An Hand von konkreten Fällen werde ich diese Ansicht später belegen. Anfangs standen mir nur unvollständige Ergebnisse zur Verfügung. Anschließende Untersuchungen lehrten uns dann Einzelheiten kennen. In meinem zweiten, 1934 veröffentlichten Buch über die *Angiographie cérébrale* habe ich eine Reihe von Tatsachen angegeben, die im Beginn aus Mangel an klinischen und angiographischen Beobachtungen unbemerkt geblieben waren.

Dem Studium der Blutversorgung der Hirntumoren wurden durch die Einführung des Thorotrasts als Kontrastflüssigkeit und der Phlebogramme der ersten und zweiten Phase neue Horizonte eröffnet. Die seitlichen und anteroposterioren Aufnahmen, die wir heute durch eine einzige Einspritzung erreichen (OTTO DYES), die größere Klarheit der Arterio- und Phlebogramme, die stereoskopischen Bilder, endlich die Beobachtung der verschiedenen Phasen des Hirnkreislaufs an aufeinanderfolgenden Filmen, all dies trägt zur Vervollkommnung der Artdiagnose der Tumoren bei. Die beim Studium von Arterio- und Phlebogrammen gesammelten Erfahrungen führen uns heutzutage dazu, geringfügigen Tumorgefäßbildungen Bedeutung beizumessen, denen wir im Beginn keine genügende Beachtung geschenkt hatten, die aber sehr aufmerksam betrachtet werden müssen.

Die Angiogramme sollten jedoch niemals getrennt von den klinischen Befunden gewertet werden. Man muß sie der klinischen Symptomatologie, insbesondere der Entwicklung des Tumors gegenüberstellen und dabei die Kenntnis der Tumorerscheinungen besonderer Regionen, welche wir Cushing und vor allem Bailey verdanken, berücksichtigen.

Almeida Lima bringt in seiner Habilitationsschrift (1938) eine Studie über das Gefäßnetz intrakranieller Tumoren, welches sich auf mehr als 1200 Arteriogramme unserer Klinik stützt. Seine Folgerungen verdienen weiteste Verbreitung und bilden die Grundlage meiner Darstellung.

In erster Linie befasse ich mich mit den Meningiomen, die zeitlich die ersten Tumoren waren, an denen wir ein deutliches Gefäßnetz beobachten konnten.

Meningiome.

Die Meningiome nehmen ihren Ursprung von den weichen Hirnhäuten. Das gilt auch für die seltenen Fällen, in welchen diese Tumoren in den Seitenventrikeln, in der Tiefe der Hirnhemisphären und sogar der Kleinhirnhemisphären vorkommen, obschon es zuweilen schwer ist, ihre Abhängigkeit von den Hirnhäuten zu beweisen. Die Meningiome können in Gebilde, welche von den Aa. meningeae (Dura mater) oder selbst von der A. temporalis superficialis (Schädelknochen), d. h. von Ästen der Carotis externa versorgt werden, hineinwuchern. Andererseits stehen sie mit dem Gehirn, in das sie sich einnisten und demnach mit dem Carotis-interna-Kreislauf in Verbindung. Ihre Blutversorgung kann sowohl aus dem einen wie aus dem anderen arteriellen System stammen, wie ich bereits früher ausgeführt habe. Nach Almeida Lima ist für alle supratentoriellen Meningiome charakteristisch, daß sie *immer durch Arterien, welche zum System der Carotis externa gehören, versorgt werden.*

In der Regel trifft die Behauptung Almeida Limas zu, und bei aufmerksamer Betrachtung angiographischer Filme stellen wir fest, daß die Blutversorgung der Meningiome aus der Carotis externa konstant ist. Ich muß jedoch hinzufügen, daß Hirnmeningiome stets auch noch eine von der A. carotis interna abhängigen Versorgung haben. Wie ich später zeigen werde, ist die Intensität, mit der das eine oder das andere Carotisgebiet an der Blutversorgung mitwirkt, von Fall zu Fall sehr verschieden. Die neurochirurgischen Erfahrungen haben in Verbindung mit den angiographischen Beobachtungen erheblich zur Lösung dieses wichtigen Problems beigetragen, das für die chirurgische Behandlung der Meningiome von großer Bedeutung ist.

Almeida Lima sagt: „Schon bei einfacher Betrachtung der Kopfhaut sieht man häufig eine stärkere Entwicklung der Arteria temporalis superficialis auf der Seite der Neubildung. Wird der osteoplastische Lappen angehoben, so trifft man auf eine große Anzahl von Gefäßen, Arterien und Venen, welche die Tabula interna durchsetzen und sich an der Blutversorgung des Neoplasmas beteiligen. Diese Blutzufuhr ist zuweilen sehr reichlich, so daß das Anheben des Knochenlappens ausgedehnte Blutungen hervorruft, welche unmittelbar das Leben des Kranken gefährden und zur Unterbrechung des chirurgischen Eingriffes führen können. Nach Freilegung der Dura mater wird in der Regel das Gebiet sichtbar, in welchem sich der Tumor befindet; fast immer liegen die A. meningea media oder einige ihrer Hauptäste frei, deren zahlreiche zum Orte der Geschwulst abgehende Ästchen deutlich sichtbar werden." Andererseits ist die Neubildung von Gefäßen aus dem Hirnnetz (Carotis interna), sei es aus

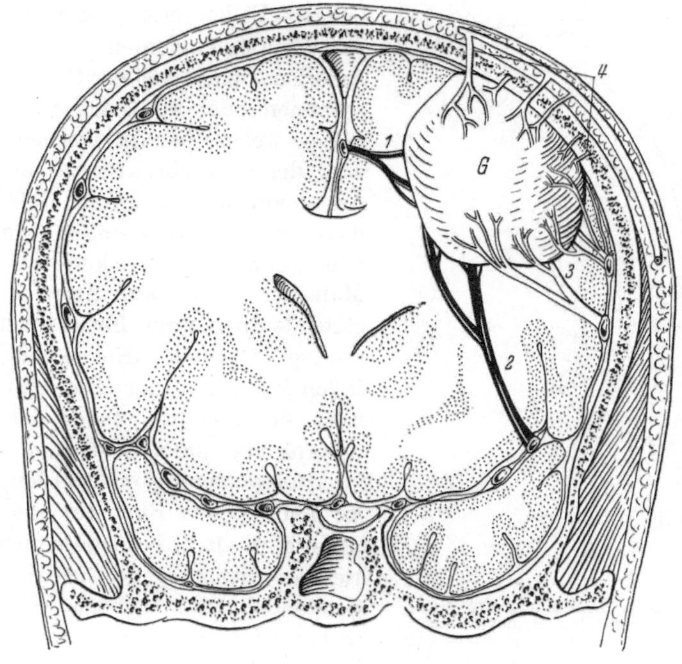

Abb. 166. Schematische Darstellung der arteriellen Gruppen, die an der Blutversorgung der Meningiome teilnehmen können. (Nach ALMEIDA LIMA.) Voll gezeichnet: Carotis-interna-Äste. *1* Geschwulstaste aus der A. cerebri ant.; *2* Geschwulstäste aus der SYLVIschen Gruppe. Doppelstrich: Carotis-externa-Äste. *3* Meningeale Geschwulstäste, besonders aus der Meningea media: *4* extrakranielle Geschwulstäste, besonders aus der Temporalis superf. *G.* Geschwulst.

der SYLVIschen Gruppe, sei es aus der A. cerebri anterior, pericallosa und callosomarginalis auf Arteriogrammen deutlich abgebildet. Ich kenne keinen einzigen Fall, bei dem die Beteiligung dieser Gefäße ausgeschlossen werden kann. „Nach Eröffnung der Dura mater", sagt ALMEIDA LIMA weiter, „ist es in der Mehrzahl der Fälle möglich, den Tumor aus der Grube, welche er in das darunterliegende Nervengewebe gegraben hat, herauszuschälen. Die Trennung ist deutlich, die Berührungsfläche glatt und der Tumor ist leicht loszulösen; aber dann und wann sieht man Arterien — zuweilen sind sie von bemerkenswerter Stärke —, welche aus dem Nervengewebe durch die Kapsel der Neubildung hindurchtreten und letztere sozusagen durch viele kleine Kabel an ihrem Bett verankern. Eine Trennung ist nicht möglich, ohne daß die Gefäße unterbunden und durchschnitten werden". Durch den Blutverlust, der entstehen kann, ist diese Operationsphase schwierig.

Abb. 166 gibt nach ALMEIDA LIMA schematisch die vier Gefäßgebiete wieder, welche bei der Versorgung eines Meningioms beteiligt sein können: Zwei stammen aus der Carotis interna: aus der A. cerebri anterior (1) und aus der SYLVISchen Gruppe (2); zwei aus der Carotis externa: aus den Aa. meningeae, besonders der Meningea media (3) und aus extrakraniellen Ästen, besonders der Temporalis superficialis (4).

Von Fall zu Fall ist der Anteil dieser Arterien an der Blutversorgung der Meningiome verschieden, aber an Hand von Hirnangiogrammen kann man leicht feststellen, welche vorwiegen. In einigen Fällen erfolgt die Blutzufuhr zu den Meningiomen besonders aus Arterien, welche aus der Carotis interna stammen oder aus neugebildeten Gefäßen, welche der SYLVISchen Gruppe oder der A. cerebri anterior und deren Ästen zugehören. Diese Gefäße sind dann manchmal ziemlich von mehr oder minder verwickeltem Verlauf. Man kann aber auf Arteriogrammen stets deutlich ihren hirnarteriellen Ursprung erkennen. Neben diesen Gefäßen kann man unschwer einige Arterien, die aus den Ästen der Carotis externa stammen, entdecken.

Andere Meningiome werden, obwohl sie auch etwas Blut aus der Carotis interna erhalten, besonders durch Arterien aus der Meningea media versorgt. Schließlich gibt es noch Meningiome, insbesondere solche der parasagittalen Region, die ihr Blut aus den Aa. temporales superficiales, welche den Schädel durchsetzen, beziehen. Die A. carotis externa beteiligt sich *immer*, sei es durch die Temporales superficiales, sei es durch die Meningeae an dem Kreislauf der Meningiome (ALMEIDA LIMA). In einigen Fällen ist dieser Anteil jedoch so unbedeutend, daß er für den chirurgischen Eingriff ·nicht in Betracht kommt. In anderen Fällen überwiegt diese Carotis-externa-Zufuhr und dann zieht die Operationstechnik Nutzen aus den arteriographischen Angaben. In der Tat kann der Chirurg durch vorausgehende Unterbindung der Meningea media oder eines oder mehrerer Äste der Temporalis superficialis im Augenblick der Tumorentfernung die Blutung auf ein Minimum reduzieren.

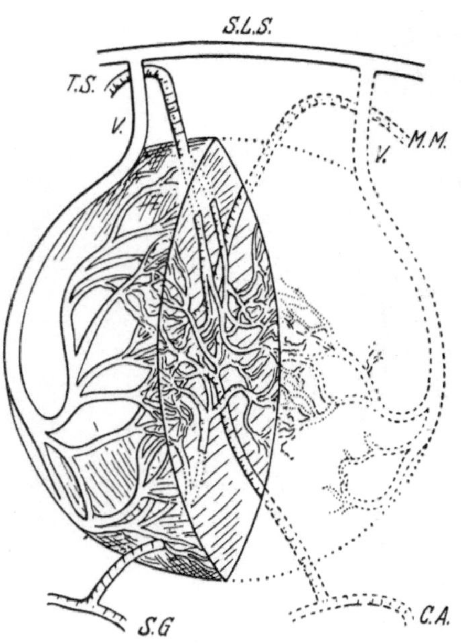

Abb. 167. Schematische Darstellung der Gefäßanordnung eines parasagittalen Meningioms nach den angiographischen Befunden. Frontalschnitt. *S.G.* SYLVIsche Gruppe; *C.A.* A. cerebri ant.; *T.S* Temporalis superficialis; *M.M.* Meningea media; *S.L S.* Sinus longitudinalis sup.; *V.V.* die Geschwulst umgebende Venen.

Das Gefäßnetz der Meningiome ist nicht nur während der arteriellen, sondern auch während der folgenden capillaren und venösen Phasen sichtbar.

Bevor wir Einzelfälle betrachten, möchte ich einige Worte über die Gefäßverteilung bei Meningiomen im allgemeinen sagen. ALMEIDA LIMA kommt durch Kombination der während chirurgischer Eingriffe gesammelten Beobachtungen mit dem Studium angiographischer Filme zu dem Ergebnis, daß die

Gefäße bei Meningiomen in ihren allgemeinen Zügen stets eine ähnliche Anordnung haben. Er sagt: „Im Zentrum des Tumors scheinen sich die Arterien immer stark zu verästeln, nachdem sie vorher einen großen Teil der peripheren Zonen durchsetzt haben, ohne sich nennenswert aufzuteilen. Vom Zentrum des Neoplasmas ausgehend, entwickelt sich ein gut ausgebildetes Arterien- und Capillarnetz, das in große venöse Stämme an der Oberfläche des Tumors mündet. Auf diese Weise hätten wir eine vorwiegend arterielle zentrale, und eine vorwiegend venöse äußere Zone. Wenigstens scheint mir festzustehen, daß diejenigen Arterien, welche einen genügend großen Durchmesser haben, um ein Röntgenbild zu liefern, sich vorzugsweise im Zentrum des Neoplasmas befinden und daß die großen venösen Äste nur in der Peripherie sichtbar sind."

Seine Auffassung von der Gefäßarchitektur der Meningiome gibt ALMEIDA LIMA in einem Schema (Abb. 167) bekannt.

Nach Festlegung dieser allgemeinen Erkenntnisse bringe ich einige Beispiele zur Erläuterung der drei oben beschriebenen Arten von Blutzufuhr zu Meningiomen.

a) Meningiome, welche hauptsächlich von neugebildeten Arterien aus den Aa. cerebri mit Blut versorgt werden.

Fall I. *Meningiom des oberen und hinteren Teils des linken Parietallappens.*

B. R., 21 Jahre alt, Barbier. Kopfschmerzen und Erbrechen. 5 Monate danach Stauungspapille und hochgradige Herabsetzung der Sehschärfe. In der letzten Zeit nahmen die Kopfschmerzen ab. Epileptische Anfälle, welche mit Ameisenlaufen in der rechten Hand beginnen, darauf Armzuckungen auf derselben Seite und Sprachhemmungen; oft verallgemeinern sich die Krämpfe. Die Reflexe waren schwach ohne nennenswerte Unterschiede auf beiden Seiten. Keine Pyramidenbahnsymptome. Normale Sensibilität. Als der Patient die Sprechstunde aufsuchte (1929), fand man ophthalmologisch: rechts geringe Stauungspapille und Atrophie des N. opticus, links sekundare Atrophie. Hörvermögen auf beiden Seiten herabgesetzt.

Auf den Röntgenbildern des Schädels war im hinteren Teil des Scheitellappens ein runder Schatten zu sehen.

Arteriographische Untersuchung: Das rechtsseitige Arteriogramm weist die SYLVIsche Gruppe in „diagonaler" Anordnung auf, was für Ventrikelerweiterung dieser Seite spricht. Auf dem linksseitigen Arteriogramm (Abb. 168) findet sich ein dickes Gefäßnetz aus der A. parietalis posterior, welche sich in zwei Äste aufteilt, die den dunklen, schon im einfachen Röntgenbild sichtbaren, hier aber vergrößerten Fleck[1] umgeben. Die Aa. gyri angularis und temporalis posterior geben einige Ästchen an den Tumor, dessen Darstellung im ganzen recht gut gelungen ist, ab. Schon damals diagnostizierten wir ein Meningiom. In Übereinstimmung mit den arteriographischen Hinweisen gelang es A. PINTO in der ersten Phase der Operation einige Hauptgefäße, welche den ziemlich umfangreichen Tumor versorgten, zu unterbinden. Das Sehvermögen stellte sich teilweise wieder her. Die histopathologische Untersuchung ergab ein ziemlich polymorphes, sehr gefäßreiches Meningiom.

---

[1] Um die Besonderheit dieses Röntgenbefundes zu kennzeichnen, wendet der Verfasser hier und im folgenden stets das Wort „mancha" = Fleck statt „sombra" = Schatten an. Der Übersetzer hat es für richtig gehalten, diesen Ausdruck wörtlich wiederzugeben.

Fall II. *Meningiom des rechten kleinen Keilbeinflügels.*

F. do O. 30jährige Frau. Leidet seit 6 Jahren an epileptiformen Anfallen, welche mit einem unangenehmen in den Brustkorb ausstrahlenden Gefuhl im Leibe beginnen und mit Herzbeklemmung, Atemnot und Zittern am ganzen Körper einhergehen. Bewußtseinsverlust trat nur einmal auf. Seit einem Jahr rechtsseitige Stirn- und Schläfenkopfschmerzen. Gleichzeitig Erblindung rechts. Übelkeit, spater Erbrechen; Schwindel. Normale Motilität, normale Reflexe und Sensibilität. Hirnnerven: Anosmie rechts. Sekundäre Atrophie des rechten N. opticus. Es werden nur noch Finger unterschieden. Links Stauungspapille mit zahlreichen kleinen Blutungen. Links geringe Facialisparese. Röntgenbilder normal.

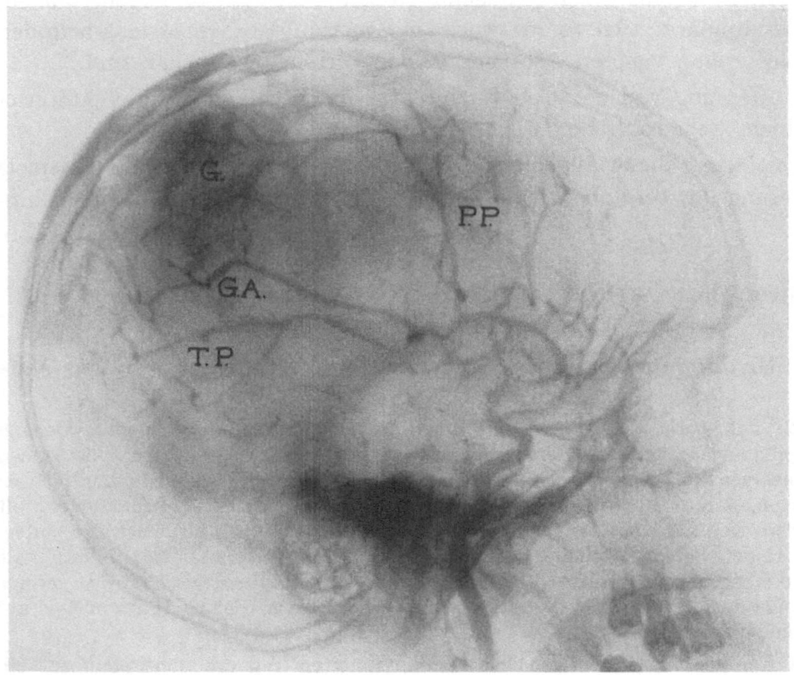

Abb. 168. Fall I. Meningiom des oberen und mittleren Teiles des linken Parietallappens. Linksseitiges Arteriogramm. *G.* Gefäßnetz der Geschwulst. Blutzufuhr aus den Arterien: Parietalis post. (*P.P.*), A. gyri angularis (*G.A.*) und Temporalis post. (*T.P.*).

Arteriographische Untersuchung: Links ist das Arteriogramm normal. Auf dem rechtsseitigen (Abb. 169) sieht man einen sehr umfangreichen gefäßhaltigen Tumor, bei welchem wir die Diagnose eines Meningioms des Keilbeinflügels stellten, die später durch die Sektion bestätigt wurde. Auf dieser Seite ist die Carotis interna im Vergleich zur anderen Seite verschmälert. Der Carotissyphon ist ziemlich stark verändert, die SYLVIsche Gruppe ist größtenteils nach oben verlagert und liegt über dem Tumor. Im unteren und hinteren Teil befindet sich jedoch eine weitere Arterie, es muß sich um die Temporalis posterior handeln. Die Identifizierung aller auf diesem Arteriogramm sichtbaren Arterien ist nicht leicht. Der größere Teil der Tumorgefäße stammt aus der SYLVIschen Gruppe, außerdem kommt ein wichtiger Zufluß aus der A. meningea media. Bei der Operation konnte der Tumor — ein hühnereigroßes Meningiom — entfernt werden, die Patientin starb jedoch einige Stunden später infolge von Blutung. Die histologische Untersuchung bestätigte die Diagnose.

**Fall III. *Parasagittales Meningiom des hinteren Teils des rechten Parietal-
und Occipitallappens*.**

B., 27 jähriger Mann. Wurde 1932 auf die Abteilung aufgenommen, klagt seit 5 Monaten
über heftiges Kopfweh mit Erbrechen. Neigung zu Opisthotonus, Somnolenz und Erblindung. Stauungspapille links stärker als rechts. Parese der konjugierten Augenbewegungen nach links. Nystagmus. Geringe linksseitige Hemiparese, ohne Beteiligung
des Gesichts. Links lebhaftere Sehnenreflexe, Babinski, Bauchdeckenreflexe schwer aus-
zulösen. Keine wesentlichen Sensibilitätsstörungen. Kernig positiv. Erschwerte Antworten, rasche Ermüdung der Aufmerksamkeit. Röntgenaufnahme: Unregelmäßigkeit in
der Knochendicke des hinteren Schädelabschnittes.

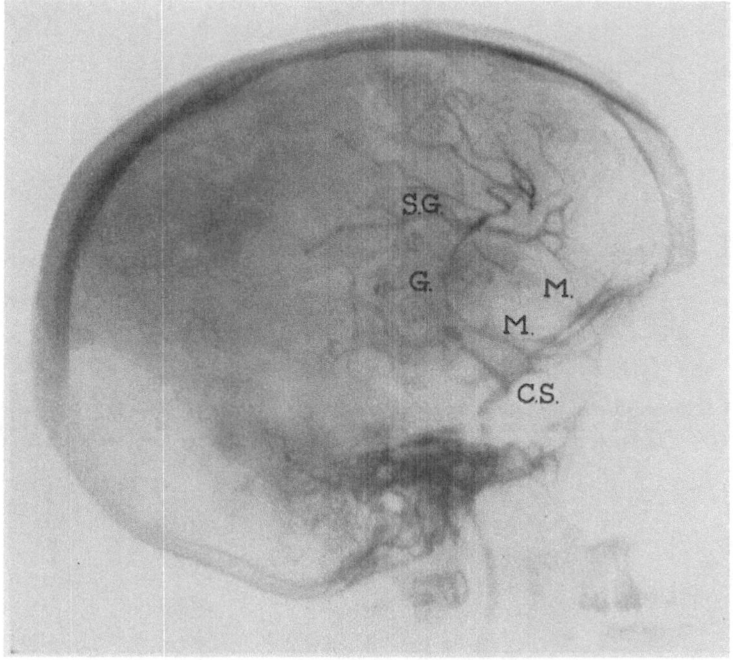

Abb. 169. Fall II. Meningiom des rechten kleinen Keilbeinflugels. Rechtsseitiges Arteriogramm.
G. Gefäßnetz der Geschwulst. *C.S.* Veränderter Carotissyphon; *S.G.* nach oben verlagerte SYLVIsche Gruppe,
M.M. Aa. meningeae, die an der Blutversorgung der Geschwulst teilnehmen.

Angiographische Untersuchung (Arteriogramm und Phlebogramm der
zweiten Phase): Eine mächtige arterielle Blutversorgung des Tumors im unteren
und hinteren Teile des Scheitellappens ist auf Abb. 170 zu sehen. Die Blutzufuhr
stammt besonders aus der A. gyri angularis, welche erweitert ist; die aus ihr
entspringenden weiten und gewundenen Arterien bilden ein ziemlich ausge-
prägtes Arteriennetz. Aus der A. pericallosa geht ebenfalls ein Gefäß zum
oberen Teil des Tumors ab. Andererseits durchsetzt der hintere Ast der A. temporalis superficialis (Carotis externa) den Schädel und trägt ebenfalls zur Versorgung des Tumors bei, wie die Sektion bestätigte. Der Tumorfleck, der in der
Capillarphase des Kreislaufs abgefaßt wurde, ist auf Abb. 171 zu sehen, während
der arterielle und venöse Hirnkreislauf schon vollständig verschwunden sind.
Die rasche Blutdurchströmung des Gehirns steht in Gegensatz zur verlangsamten
der Meningiome dieses Hirnteils. Der infolge des Zustands des Patienten
inoperable Tumor war die Ursache des Todes, der einige Wochen nach der

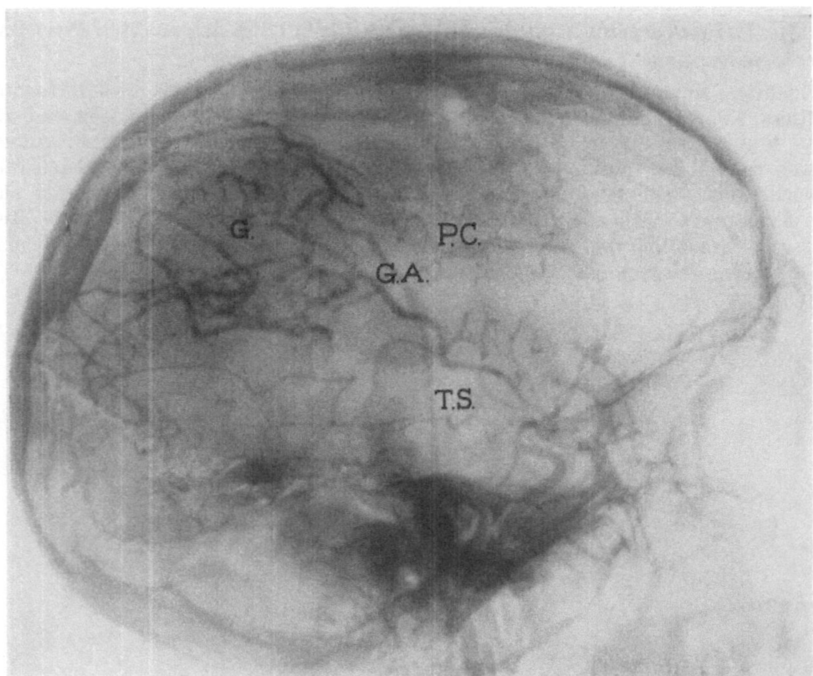

Abb. 170. Fall III. Parasagittales Meningiom des hinteren Teiles des rechten Parietallappens und des Occipitallappens. Rechtsseitiges Arteriogramm. *G.* Gefäßnetz der Geschwulst. Blutzufuhr: Besonders aus der erweiterten A. gyri angularis (*G.A.*), aus der Pericallosa (*P.C.*) und aus der Temporalis superf. (*T.S.*).

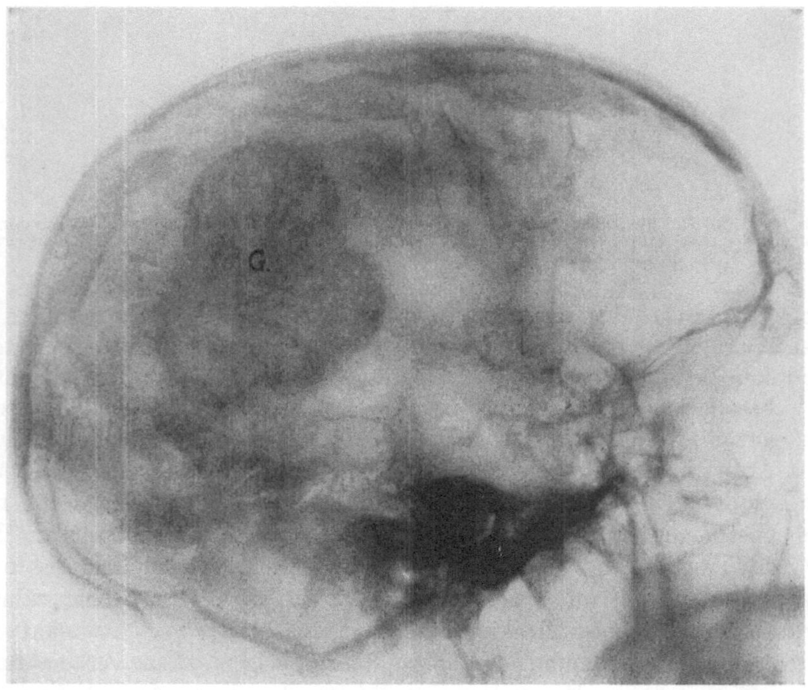

Abb. 171. Derselbe Fall wie auf Abb. 170. Rechtsseitiges Phlebogramm der zweiten Phase. *G.* Diffuser Geschwulstfleck. Capillarphase des Kreislaufs.

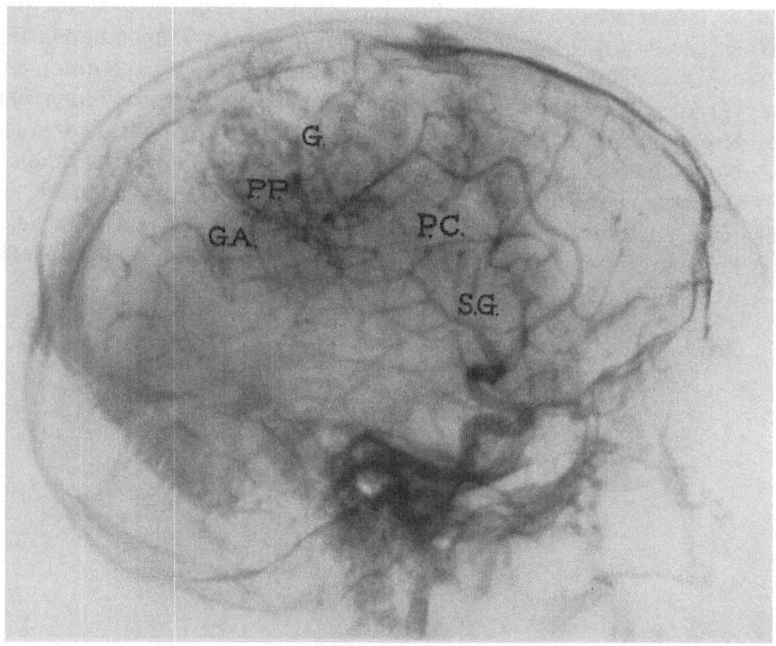

Abb. 172. Fall IV. Parasagittales Meningiom der rechten motorischen Region. Rechtsseitiges Arteriogramm.
G. Geschwulstgefäße. Blutzufuhr aus den Arterien: Parietalis post. (*P.P.*); A. gyri angularis (*G.A.*).
Nach unten verlagerte Pericallosa (*P.C.*). SYLVIsche Gruppe (*S G.*) in normaler Stellung.

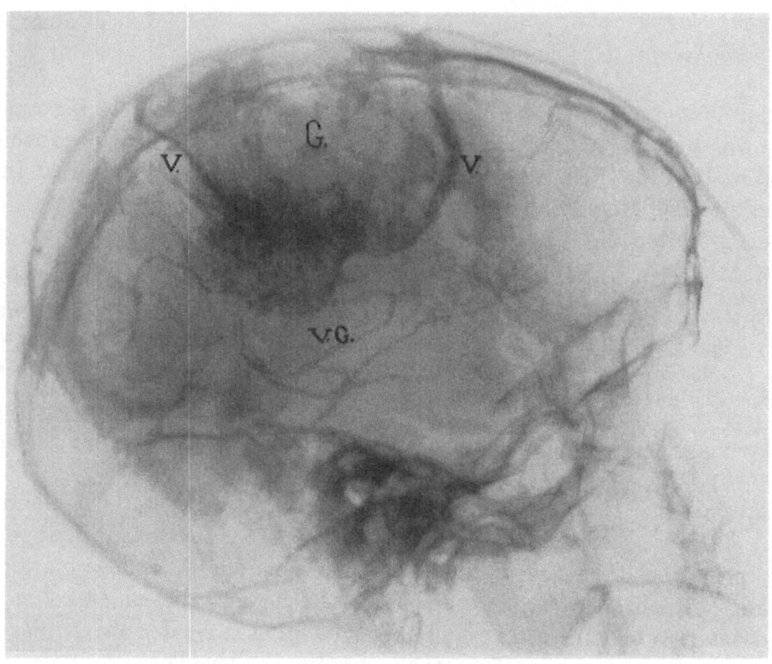

Abb. 173. Derselbe Fall wie auf Abb. 172. Rechtsseitiges Phlebogramm der zweiten Phase.
G. Geschwulstfleck. Capilläre und venöse Phase. *V.V.* Abflußvenen des Tumors.
V.G. Tiefer als normal gelegene Vena Galeni.

Aufnahme ins Krankenhaus eintrat. Bei der Sektion wurde festgestellt, daß es sich um einen großen, mit der Falx cerebri verwachsenen Tumor handelte, der den hinteren Abschnitt des Scheitellappens einnahm und sich nach unten in den Hinterhauptslappen fortsetzte. An der breitesten Stelle hatte er einen Durchmesser von 10 cm und war mit der Dura mater der rechten Hirnhälfte verwachsen. An der Außenfläche des Tumors waren zahlreiche geschlängelte Venen vorhanden. Auf der Innenfläche der linken Hemisphäre befand sich in fast symmetrischer Lage ein zweiter, eiförmiger, 5 cm breiter, mit der Hirnsichel verwachsener Tumor. Histologisch wurde das Vorliegen eines Meningioms bestätigt.

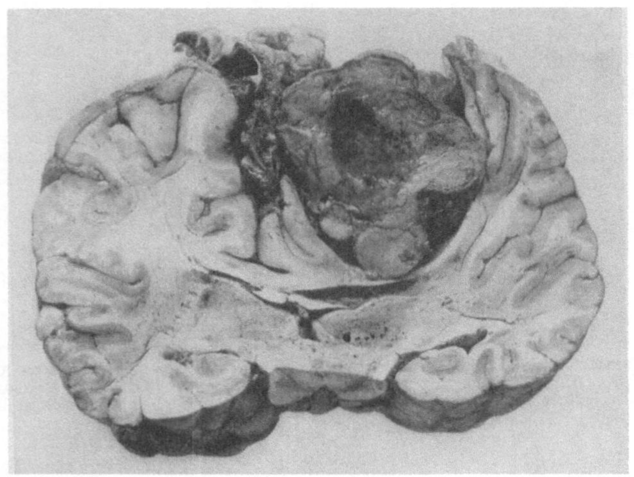

Abb. 174. Derselbe Fall wie auf Abb. 172 und 173. Anatomisches Praparat.

Die Blutversorgung von Meningiomen durch neugebildete Arterien aus der Carotis interna und der Meningea media hatten wir schon im Fall II beobachtet; zum erstenmal wurde hier das Eingreifen der A. temporalis posterior in die Blutversorgung der Meningiome festgestellt. Es überwiegt jedoch in den eben beschriebenen Fällen die Versorgung aus der Carotis interna.

Fall IV. *Parasagittales Meningiom der rechten motorischen Region.*

D. M., 28 jähriger Mann; vor einem Jahr begann er, Schwäche im linken Bein zu spüren; dann geringe Parese der linken Hand, weswegen er im April 1934 ins Krankenhaus aufgenommen wurde. Wenig ausgeprägte Kopfschmerzen, in der rechten Schläfengegend stärker. Kein Erbrechen. Sehvermögen herabgesetzt. Stauungspapille. Sehnenreflexe links lebhafter. Links Fußklonus und Barré; kein Babinski. Geringe linksseitige Hypästhesie. Störung der Tiefensensibilität links, insbesondere Unvermögen, die Stellungen der Gliedmaßen zu erkennen. Psychisch normal.

Angiographische Untersuchung: Auf dem rechtsseitigen Arteriogramm (Abb. 172) starkes Arteriennetz aus den Arterien der SYLVIschen Gruppe, der Parietalis posterior, der A. gyri angularis und aus der A. calloso-marginalis, welche eine beträchtliche Größe erreicht hat. Die aus diesen Gefäßen neugebildeten Arterien bilden ein sehr typisches Knäuel in Höhe der oberen Parietalregion. An der Versorgung des Tumors nimmt die A. pericallosa, die nach unten verlagert ist, nicht teil. Die Arterien der SYLVIschen Gruppe zeigen keine Lageveränderung, weil der Tumor nahe der Innenfläche der Hemisphäre gelegen ist.

Ein besonderes Aussehen bietet das Phlebogramm der zweiten Phase (Abb. 173), wobei zu der noch in Gestalt eines charakteristischen Flecks sichtbaren, aber nicht mehr gleichmäßigen Capillarphase des Tumors die venöse Phase hinzukommt. Man sieht besonders zwei große Venen, welche den vorderen und den hinteren Teil des Neoplasmas umgeben. Auf diesem Phlebogramm ist die V. Galeni im Vergleich zur gegenüberliegenden Seite tiefer gelegen. Abb. 174 zeigt im Frontalschnitt des Gehirns die Ausdehnung des parasagittalen Meningioms, das sich im oberen Teil der rechten Hemisphäre eingenistet hat. Die Beteiligung der Carotis-interna-Äste an der Blutversorgung des Tumors wird

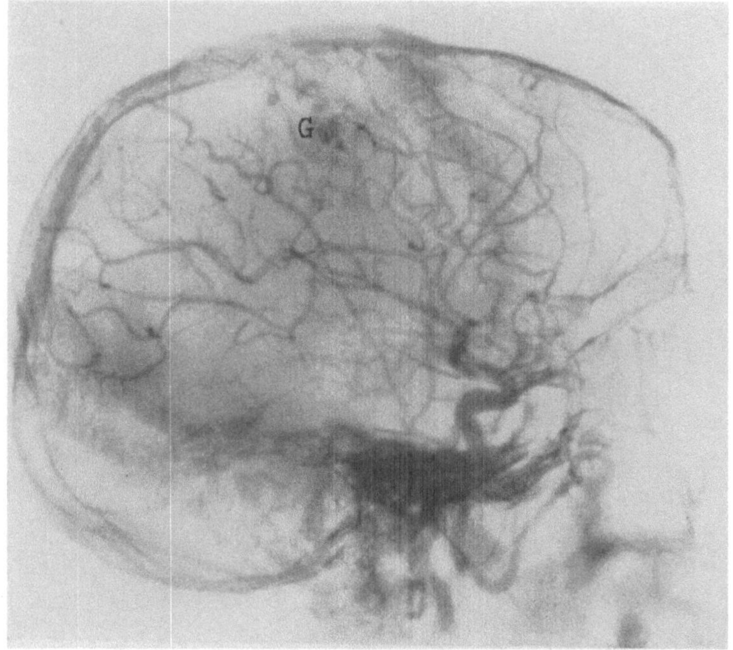

Abb. 175. Derselbe Fall wie auf Abb. 172—174. Linksseitiges Arteriogramm.
G. Gefäßnetz der Geschwulst. Blutzufuhr aus der Carotis int.

auch auf dem linksseitigen Arteriogramm und Phlebogramm deutlich. Auf Abb. 175 sieht man ein abnormes Arteriennetz, das dem Tumorgebiet entspricht. In diesem Fall ist die Versorgung durch die Äste der Carotis externa sehr geringfügig; die A. meningea media scheint rechts etwas dazu beizutragen.

Fall V. *Linksseitiges parasagittales fronto-parietales Meningiom.*

M. B., 25jähriger Mann. Vor 5 Jahren starker Hieb auf den Kopf, am folgenden Tag ging er wieder an die Arbeit. Vor 7 Monaten sensorischer epileptischer Anfall. Gefühl des Einschlafens des rechten Armes mit Unwohlsein, ohne Bewußtseinsverlust, darauf Abnahme der Kraft. Einige Tage später neuer Anfall mit Zuckungen im rechten Arm, Bewegungslosigkeit des Beines derselben Seite und Parästhesien der rechten Gesichts- und Zungenhälfte. Sprachstörungen. Zu diesen Anfällen kamen Zuckungen derselben Seite hinzu; darauf Halbseitenparese, zuletzt Hemiplegie. Patient hat nie an Kopfschmerzen gelitten; nur an Stechen in der linken Schläfe; nie Erbrechen, nie Sehstörungen. Augenhintergrund normal. Gehstörungen. Rechts Reflexsteigerung; Babinski. Tiefensensibilität derselben Seite herabgesetzt. Röntgenaufnahme des Kopfes normal.

Auf dem linksseitigen Arteriogramm (Abb. 176) sieht man ein abnormes Arteriennetz, das vorwiegend aus der A. parietalis posterior und anterior, aus der A. pericallosa und der A. calloso-marginalis stammt. Die A. cerebri anterior ist erheblich erweitert. Eine Mitbeteiligung der Aa. meningeae oder der A. temporalis superficialis ist nicht zu erkennen. Der obere Teil des Carotissyphons und der vordere der SYLVISchen Gruppe sind nach unten verlagert. Auf dem Phlebogramm der zweiten Phase fällt der Fleck der Capillarphase mit sichtbaren

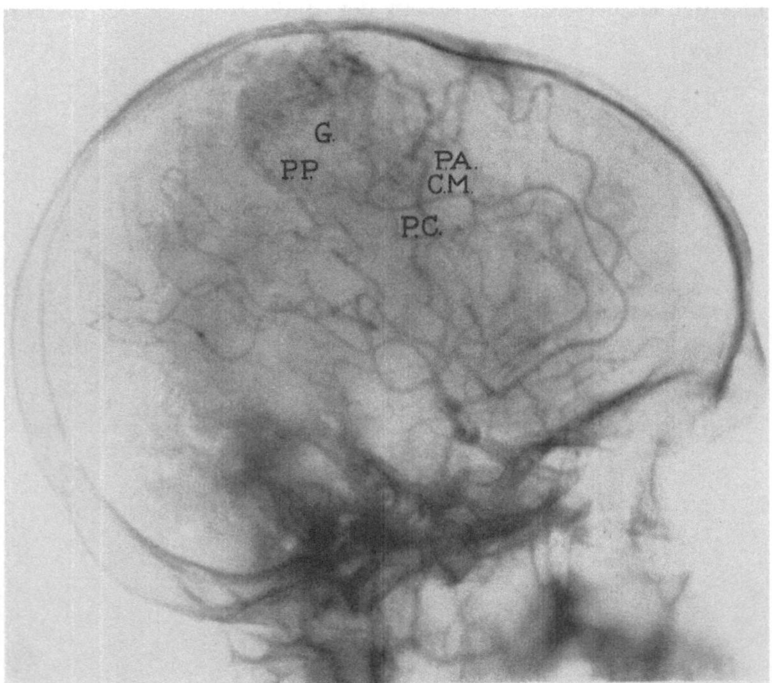

Abb. 176. Fall V. Linksseitiges parasagittales frontoparietales Meningiom. Linksseitiges Arteriogramm. *G.* Gefäßnetz der Geschwulst. Blutzufuhr aus den Arterien: Parietalis ant. (*P.A.*); Parietalis post. (*P.P.*); Calloso-marginalis (*C.M.*) und Pericallosa (*P C.*).

Venen (Abb. 177) und das sehr beträchtliche Tiefertreten der V. Galeni ins Auge. Auf dem rechtsseitigen Arteriogramm bemerkt man im oberen Teil der Regio parietalis, welche der Lage des Tumors entspricht, ein ausgesprocheneres arterielles Netz, das einen kleinen Fleck bildet und wahrscheinlich dem arteriellen Anteil der rechten Hemisphäre an der Blutversorgung des parasagittalen Meningioms entspricht. Auf dem Phlebogramm sieht man jedoch in diesem Gebiet keinen capillären oder venösen Kreislauf. Der Befund wurde durch Operation und histologische Untersuchung bestätigt.

Fall VI. *Linksseitiges periorbitales Meningiom.*

M. J. R., 34jährige Frau. Bis vor 2 Jahren gesund; damals trat eine Anschwellung der linksseitigen Schläfen- und Stirngegend auf, ohne jedoch irgendwelche Beschwerden zu verursachen. Nach einer Grippe litt sie einen Monat lang an heftigen Kopfschmerzen, welche dann wieder vergingen. Kein Erbrechen. Protrusio des linken Auges und Zunahme des Umfanges nicht nur der Schläfengrube, sondern auch der linken Regio supraorbitalis, deren oberflächliches Venennetz erweitert war und bei Kompression der Jugularis interna noch stärker hervortrat. Keine motorischen oder sensiblen Störungen. Von den Hirnnerven ist nur der zweite verändert: das HERTELsche Exophtalmeter mißt einen Exophthalmus von 5 mm, links ist die Sehschärfe herabgesetzt; Gesichtsfelder normal; beiderseitige Stauungspapille, links stärker. Röntgenaufnahme des Schädels: In der linken Stirngegend sind die Gefäßfurchen ausgeprägter, die ganze linke Augenhöhle ist links verschattet, die Schatten des großen Keilbeinflügels und des Processus orbitalis des Stirnbeins sind deutlich verbreitert, die Fissura orbitalis inferior derselben Seite ist verengert.

Angiographie: Rechts normal; nur der parallele Verlauf der SYLVIschen Gruppe und der A. pericallosa deutet auf eine Ventrikelerweiterung hin. Links

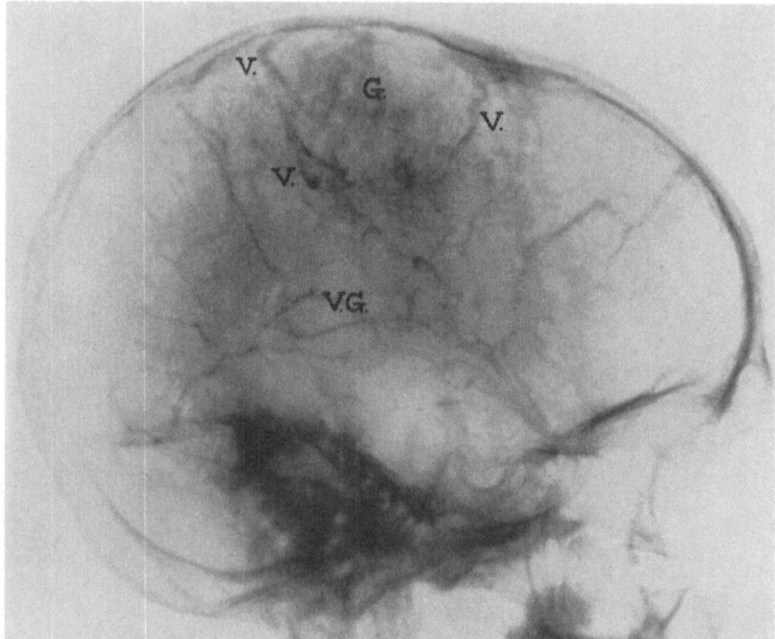

Abb. 177. Derselbe Fall wie auf Abb. 176. Linksseitiges Phlebogramm. *G.* Geschwulstfleck;
Capillar- und venöse Phase. *V.V.* Große Venen. *V.G.* Nach unten verlagerte Vena Galeni.

weist der Carotissyphon im Arteriogramm (Abb. 178) Verlust der Krümmungen und Verdrängung nach vorne auf. Statt der SYLVIschen Gruppe sieht man neugebildete Gefäße, die sich miteinander verflechten und die man in die im Zentrum engere Maschenbildung verfolgen kann. Auf dem Arteriogramm bemerkt man bereits eine Andeutung der Capillarphase. Der Tumorfleck ist von breiten Venen umgeben, die sich zu einer großen Vene vereinigen und sich so in den Sinus longitudinalis superior ergießen. Auch die A. meningea media, die ebenfalls an der Blutversorgung des Tumors teilnimmt, ist auf dem Arteriogramm sichtbar. Auf dem Phlebogramm der ersten Phase ist der capilläre Charakter des Tumorgefäßnetzes sehr deutlich; man sieht dieselben Venen wie auf dem Arteriogramm sowie eine weitere absteigende weite Vene, welche dem Tumorblut Abfluß zum Sinus cavernosus (Abb. 179) verschafft. Auf dem Phlebogramm der zweiten Phase ist das ganze Gefäßnetz fast vollkommen verschwunden. In diesem Falle findet die Blutdurchströmung des Tumors viel rascher statt als bei Meningiomen, die entfernt vom Carotissyphon gelegen sind, wie wir schon bei anderen Meningiomen des Keilbeinflügels festgestellt haben. Der Fleck des Capillarkreislaufs der Meningiome erscheint und vergeht um so schneller, je näher die Geschwulst am Carotissyphon sitzt (Fall V). Bei parasagittalen Meningiomen der motorischen Region (Fall III und IV) tritt er später auf und bleibt, wenn die Geschwulst im Parietal- oder Occipitallappen gelegen ist, selbst nach dem Verschwinden des ganzen Gehirnkreislaufs bestehen (Fall I). Die Strömungsgeschwindigkeit in den neugebildeten Arterien dieser Geschwülste

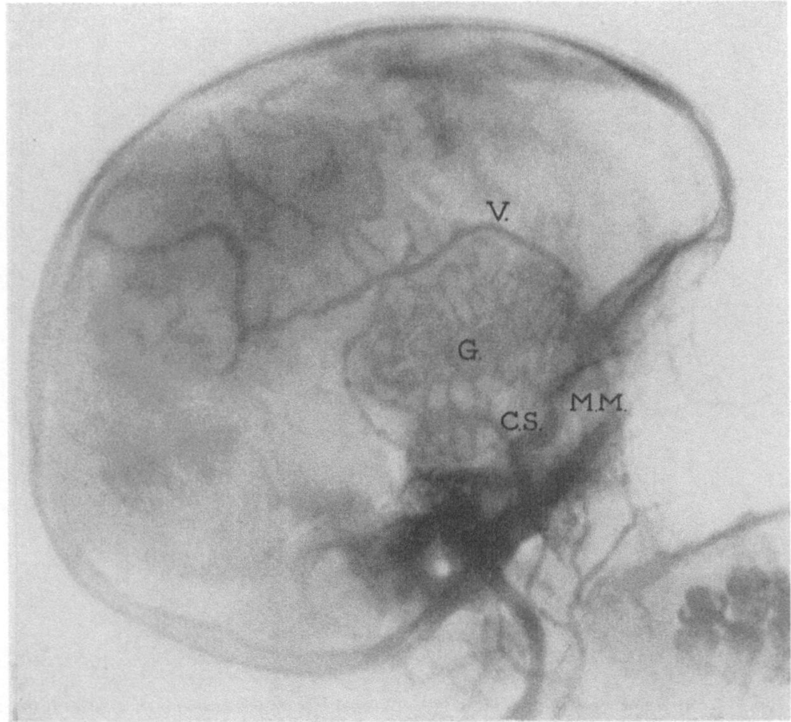

Abb. 178. Fall VI. Linksseitiges periorbitales Meningiom. Linksseitiges Arteriogramm. *G.* Gefäßfleck der Geschwulst. *C.S.* Carotissyphon ohne Krümmungen und nach vorne verdrängt. Die SYLVIsche Gruppe ist nicht sichtbar. *M.M.* A. meningea media, die an der Blutversorgung der Geschwulst teilnimmt. V. Große Abflußvene der Geschwulst.

scheint nicht ohne Einfluß auf diese Erscheinung zu sein; sie ist größer, falls diese Gefäße nahe dem Carotissyphon entspringen, geringer, falls sie aus Ästen des Endteils der aus ihm stammenden Arterien abgehen.

ALMEIDA LIMA ist der Ansicht, daß eine Untergruppe von periorbitalen Meningiomen — zu denen er unseren letzten Fall (VI) rechnet — gebildet werden sollte. Charakterisiert wird diese Gruppe durch das Fehlen von Herdsymptomen, besonders des Schläfenlappens (Hemianopsie) und von unciformen Krisen, durch die frühzeitige Einwucherung in den Schädel und in die Augenhöhle, durch das späte Auftreten von Hirndruckerscheinungen und endlich durch ein typisches angiographisches Bild. In anatomischer Beziehung ist für diese Meningiome charakteristisch, daß sie den Meningen breit aufsitzen. Sie werden von den Aa. meningeae und den aus den Temporales superficiales hervorgehenden Arterien durch die Schläfenbeinschuppe hindurch versorgt. ALMEIDA LIMA glaubt auf Grund der Beobachtungen an zwei von ihm in seiner Arbeit angeführten Fällen, daß diese Abtrennung gerechtfertigt ist, weil diese Geschwülste infolge ihres außerordentlichen Reichtums an Arterien, die zu Beginn der Operation nicht erreichbar sind, vollkommen inoperabel sind;

selbst eine nur teilweise Entfernung würde fast sicher letal verlaufen. In solchen Fällen soll sich der Neurochirurg darauf beschränken, eine breite entlastende Trepanation vorzunehmen, die im Beginn der Hirndruckerscheinungen die Stauungspapille verhüten und somit lange Zeit hindurch das Sehvermögen erhalten kann, wie dieser Chirurg bei einem seiner Fälle feststellen konnte. Die Aufstellung dieser Gruppe der periorbitalen Meningiome scheint auch durch ihre Tendenz, die benachbarten Knochen in ausgedehnter und fortschreitender Weise mitzubeteiligen, gerechtfertigt. Die sonstigen Meningiome des Keilbeinflügels weisen eine andere Wachstumsrichtung auf, sie nisten sich, wie in dem vorher beschriebenen Fall II in die Gehirnmasse ein, ohne irgendwelche Tendenz, auf die umliegenden

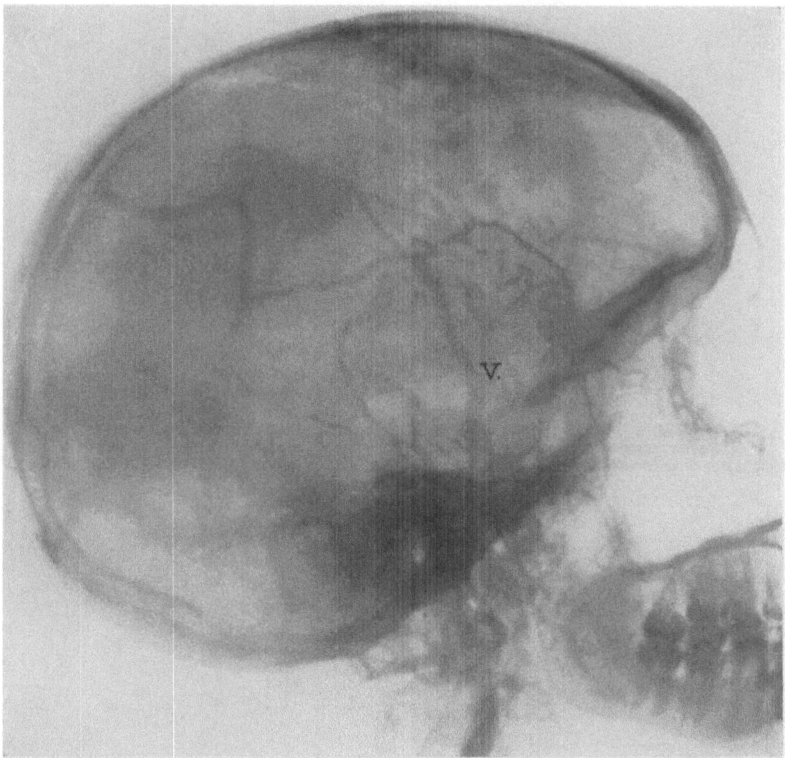

Abb. 179. Derselbe Fall wie auf Abb. 178. Linksseitiges Phlebogramm der ersten Phase.
Gefäßfleck der Geschwulst in der Capillarphase. *V.* Große Abflußvene der Geschwulst zum Sinus cavernosus.

Knochen überzugreifen. Bei dem Fall eines umfangreichen Meningioms des linken großen Keilbeinflügels mit Beteiligung neugebildeter, besonders aus dem Carotis-interna-Kreislauf stammender Gefäße, waren die Proc. clinoidei posteriores des Türkensattels zerstört, ohne daß jedoch der Knochen, mit dem die Geschwulst nur verwachsen war, in Mitleidenschaft gezogen worden wäre.

Histologische Untersuchungen dieser periorbitalen Meningiome, über die wir noch nicht verfügen, könnten uns neue Einzelheiten liefern. Vorläufig ist die vorgeschlagene Trennung aus den dargelegten klinischen Gründen gerechtfertigt.

b) Meningiome, welche hauptsächlich von neugebildeten Arterien aus der A. meningea media versorgt werden.

Fall VII. *Meningiom des linken Frontallappens.*

A. R. S., 33jähriger Mann, sucht im November 1931 wegen epileptischer Anfälle und Verlust des Sehvermögens die Poliklinik auf. Ein Jahr vorher war er auf die linke Stirn-

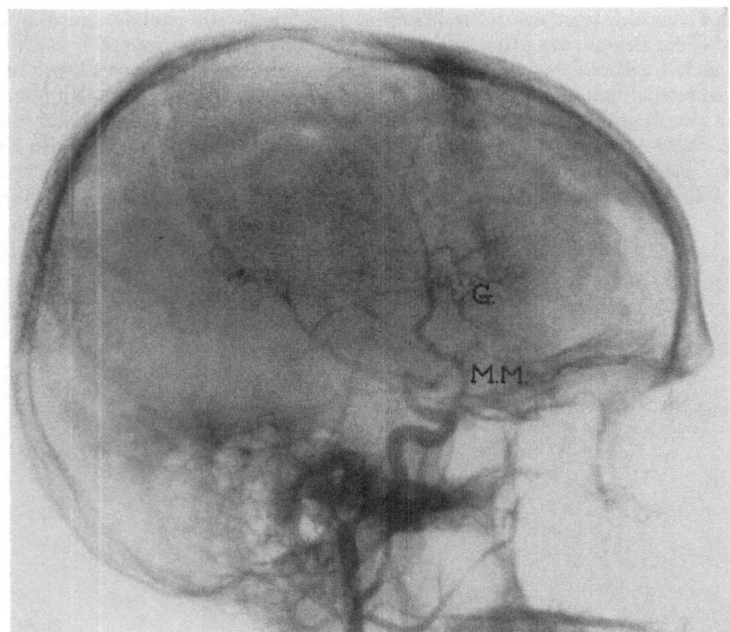

Abb. 180. Fall VII. Meningiom des linken Frontallappens. Linksseitiges Arteriogramm.
Carotissyphon und vorderer Teil der SYLVIschen Gruppe nach unten verlagert.
G. Gefäßnetz der Geschwulst. Blutzufuhr: Besonders aus der stark erweiterten Meningea media (*M.M.*).

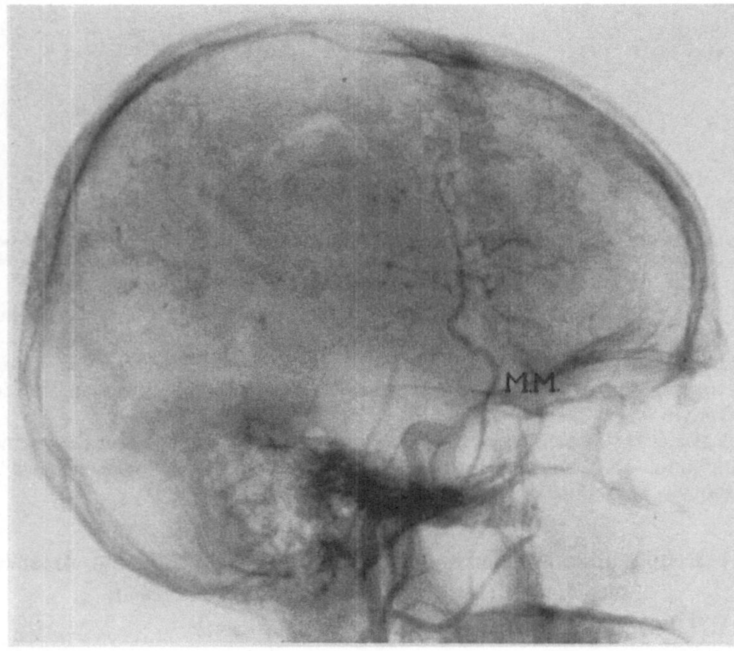

Abb. 181. Derselbe Fall wie auf Abb. 180. 5 Sekunden nach dem ersten aufgenommenes Angiogramm.
Die Gehirnarterien sind verschwunden; die Meningeäste (*M.M.*) bleiben bestehen.

gegend gefallen. Danach anhaltende Kopfschmerzen. Einige Tage später traten sie in rasch aufeinanderfolgenden Anfällen auf. Einen Monat nach dem Sturz Anfälle, welche mit Bewegungen in der Zunge, Sprachverlust und klonischen Zuckungen des rechten Arms, ohne folgende Parese, begannen. Erbrechen. Fortschreitende Abnahme des Sehvermögens. Links stärkere, mit Blutungen einhergehende Stauungspapille. Sehnenreflexe des Arms links lebhafter. Die übrigen Reflexe sind normal und auf beiden Seiten gleich. Normales Röntgenbild des Schädels.

Angiographie: Das Arteriennetz des Gehirns ist auf dem Arteriogramm ziemlich reduziert. Der Carotissyphon liegt tiefer als normal, seine Krümmungen sind nicht verändert (Abb. 180). Der vordere Teil der SYLVIschen Gruppe ist ebenfalls nach unten verlagert und bildet einen nach oben konkaven Bogen.

Von der A. cerebri anterior ist nur der untere Teil angedeutet. Man sieht eine stark erweiterte A. meningea mit vielen abnormen Verzweigungen nach vorne und hinten. Verfolgt man sie bis zu ihrer Ursprungszelle, so sieht man, daß sie aus der Maxillaris interna stammt und daß infolgedessen ihre Identifizierung trotz ihres abnormen Umfangs keinerlei Zweifel bieten kann. Sie ist bei diesem Patienten größer als die kaum sichtbaren Arterien der SYLVIschen Gruppe. Auf einem 5 Sekunden später stereoskopisch aufgenommenen Film (Abb. 181) sind die Hirnarterien verschwunden und die Meningeaeäste verhalten sich in der arteriellen Phase wie auf dem ersten

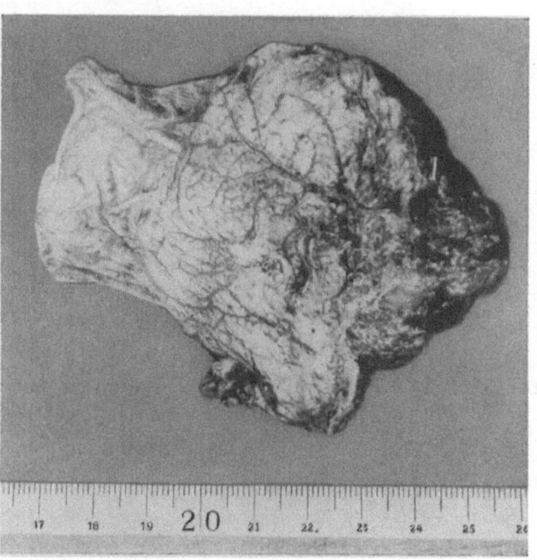

Abb. 182. Derselbe Fall wie auf Abb. 180 und 181. Exstirpierte Geschwulst.

Film (Abb. 180). Es handelt sich offenbar um einen mit der Dura mater verwachsenen Tumor, mit eigener Gefäßversorgung, die besonders durch die Meningea media geliefert wird, wobei jedoch eine kleine Arterie aus der SYLVIschen Gruppe zum hinteren Abschnitt des Tumors verläuft. Auf dem zweiten Film ist das Hirnarteriennetz einschließlich der kleinen Arterie, welche sich zur Geschwulst begibt, verschwunden. Leicht verschattet sind noch der untere Teil des Carotissyphons und einige ansteigende Venen. Letztere sind jedoch in geringer Zahl vorhanden, weil die Blutversorgung dieser Hirnhälfte ziemlich herabgesetzt ist. Die Geschwulst konnte leicht entfernt werden, da der Operateur, bevor er an sie heranzugehen versuchte, die Meningea media unterbunden hatte; letztere hatte den Durchmesser einer A. radialis. Es war ein Meningiom mit einem dichteren Knoten in der vom Arteriogramm angegebenen Höhe, welches sich flächenhaft in der Ausdehnung einiger Zentimeter nach hinten ausbreitete (Abb. 182). Die histopathologische Untersuchung bestätigte die Diagnose.

Dieses Meningiom wurde fast ausschließlich durch neugebildete Gefäße aus der Meningea media versorgt.

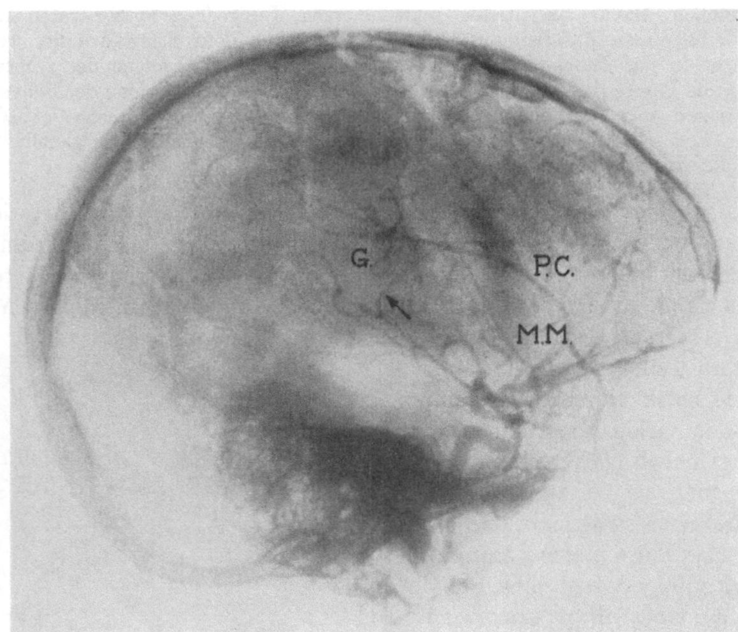

Abb. 183. Fall VIII. Meningiom der Falx cerebri. Rechtsseitiges Arteriogramm. *G.* Gefäßnetz der Geschwulst. Blutzufuhr aus der Pericallosa (*P.C.*). Die SYLVIsche Gruppe gibt einen Ast zum Tumor (←).

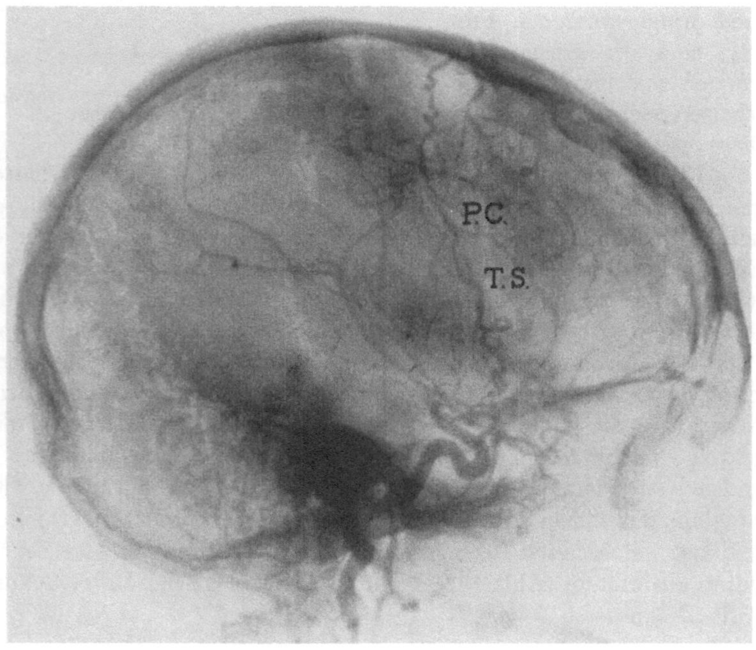

Abb. 184. Derselbe Fall wie auf Abb. 183. Linksseitiges Arteriogramm. Blutzufuhr aus der Pericallosa (*P.C.*) und besonders aus der Temporalis superf. (*T.S.*).

Fall VIII. *Meningiom der Falx cerebri mit Blutzufluß aus den Aa. meningeae mediae, temporalis superficialis und den Hirnarterien.*

M. M., 56jährige Frau, seit 6 Jahren amaurotisch. Schwäche in den Extremitäten, Incontinentia urinae. Epileptiforme Anfälle nie aufgetreten. Der linke Arm ist in Kontrakturstellung. Der Gang ist zögernd, nur mit Unterstützung möglich, dabei ist der Körper nach links geneigt. Sehnenreflexe: Patellarreflex links schwach, rechts erloschen, Achillessehnenreflexe beiderseits aufgehoben; Radialis- und Tricepsreflex beiderseits lebhaft. Bauchdeckenreflexe nicht auslösbar, Plantarreflexe normal. Keine Pyramidenbahnzeichen. Sphincterlähmung. Die Oberflächensensibilitat der linken Körperhälfte ist herabgesetzt. Der Geisteszustand der Patientin gestattet keine eingehende Untersuchung. Die Tiefensensibilität scheint normal zu sein. Hirnnerven: Anosmie beider Seiten. Amaurose mit sekundärer Atrophie der Nn. optici und noch ein gewisser Grad von Stauungspapille. Links leichte Abducens- und Facialisparese.

Starker Stupor; Antworten werden nur mit Mühe gegeben; was in der Umgebung vorgeht, interessiert sie nicht. Räumliche und zeitliche Orientierung sind jedoch vorhanden. Das Röntgenbild des Schädels ist normal.

Angiographie: Das rechtsseitige Arteriogramm (Abb. 183) weist ein abnormes Arteriennetz aus den ziemlich stark erweiterten Aa. meningeae mediae und pericallosae in einem Bezirk auf, welcher dem mittleren und hinteren Teil des Stirnlappens entspricht. Der Carotissyphon ist tiefer als normal gelegen, seine Form ist nicht verändert und die gefäßarme SYLVIsche Gruppe ist auch etwas nach unten gedrängt und gibt ihrerseits ein kleines Gefäß ab, welches sich in die Gegend der Geschwulst begibt. Die A. cerebri anterior ist nach vorne projiziert. Links bestehen ebenfalls (Abb. 184) bemerkenswerte arteriographische Veränderungen; man sieht auch hier ein kleines, aus der A. pericallosa stammendes Gefäßnetz, aber die Blutzufuhr aus der A. temporalis superficialis ist beträchtlicher. Diese stark erweiterte Arterie durchbohrt den Schädel, verläuft nach unten und scheint, ohne daß ich das mit Gewißheit behaupten könnte, sich abwärts zur gegenüberliegenden Seite zu begeben, um dem Tumor Blut zuzuführen. Der Syphon ist nach unten verdrängt, ebenso die Abgangsstelle der SYLVIschen Gruppe. Die A. cerebri anterior ist erweitert und etwas nach vorne projiziert.

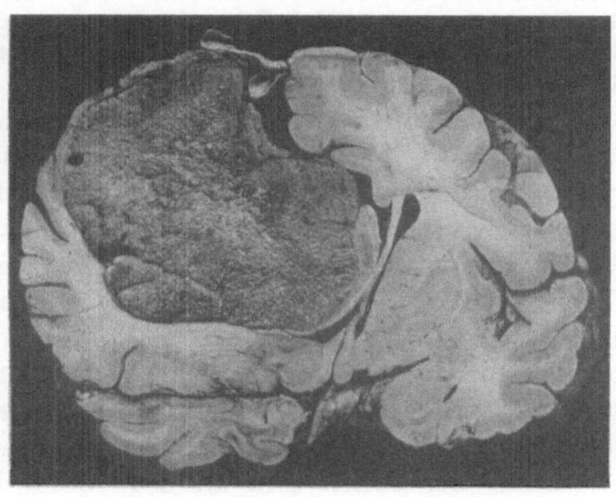

Abb. 185.   Derselbe Fall wie auf Abb. 183 und 184.
Anatomisches Praparat.

Damals schien uns die Diagnose eines Tumors der Falx cerebri sicher Die Art der Blutversorgung des Tumors ließ mich eher ein Meningiom annehmen. Die Patientin starb später. Das Präparat (Abb. 185) zeigt die Lage des riesigen Meningioms, das sich bei der histologischen Untersuchung als durchaus typisch erwies. In diesem Fall ist das Eingreifen der Blutzufuhr aus der Meningea besonders stark, aber auch aus der A. pericallosa, besonders der linken Seite, und der Temporalis superficialis erhält der Tumor Blut, wie das rechtsseitige Arteriogramm sehr deutlich zeigt. Das Interesse dieses Falles liegt in der reichlichen Blutversorgung der Geschwulst durch die Carotiden beider Seiten.

c) Meningiome, welche hauptsächlich von neugebildeten Arterien aus der A. temporalis superficialis versorgt werden.

Fall IX. *Parasagittales Meningiom der linken motorischen Region.*

L. F., 49jähriger Mann. Seit langer Zeit Kopfschmerzen, im Laufe des letzten Jahres stärker. Herabsetzung der Kraft des rechten Fußes. Danach JACKSON-Anfall im linken Fuß und Bein. Später Parese links. In den letzten 3 Monaten zunehmende Verschlechterung des Sehvermögens. Beiderseits gleich starke Stauungspapille. Verlust der willkürlichen Bewegungen der Zehen links, Fußbewegungen sehr schwach, das Bein wird kaum gebeugt. Die Bewegungen des rechten Fußes sind auch beeinträchtigt, aber weniger als links. Patellarreflexe lebhaft und beiderseits gleich; Achillessehnenreflexe sehr lebhaft, links noch mehr als rechts, polykinetisch und mit sehr ausgedehnter reflexogener Zone. Kein Babinski. Oberflächensensibilität normal; Tiefensensibilität links herabgesetzt; auf dieser Seite sind die Bewegungen der großen Zehe nicht ganz koordiniert. Schädelröntgenogramm: Verdickung der Tabula interna. Die Knochenstruktur scheint neben der Mittellinie, in Höhe der Kreuznaht, verwaschen zu sein.

Angiographie: Das rechtsseitige Arteriogramm (Abb. 186) weist ein abnormes Arteriennetz im hinteren Abschnitt des Stirnlappens dieser Seite auf. Carotissyphon und SYLVISche Gruppe befinden sich in ihrer normalen Lage. Die A. pericallosa ist nach unten verdrängt, im Arteriogramm hat sie dasselbe Aussehen wie in dem Fall des auf Abb. 111 gegebenen Cholesteatoms des gleichen Gebiets. Da der Tumor neben der Mittellinie liegt, ist die A. pericallosa nach unten verlagert, während die oberflächlicheren Arterien der SYLVISchen Gruppe keine nennenswerten Formveränderungen bieten. Sehr bemerkenswert ist auf diesem Arteriogramm der Verlauf der Temporalis superficialis und insbesondere der ihres vorderen Astes, der im oberen Teil des Schädels erweitert und gewunden ist, diesen durchbohrt und an den vorher beschriebenen Arterienfleck verschiedene Äste abgibt. Die Temporalis superficialis trägt am meisten zur Blutversorgung der Geschwulst bei (Abb. 186). Aus dem Hirnarteriennetz nimmt nur ein aus der A. pericallosa abgehender feiner Ast an dem abnormen Arteriennetz teil. Am hintersten Ende dieses Arterienflecks sieht man ein umfangreicheres Gefäß: eine bereits auf dem Arteriogramm sichtbare Vene, welche sich in den Sinus longitudinalis superior ergießt. Auch die A. meningea media gibt mittels dünner, auf dem Originalfilm sichtbarer Gefäße Blut an die Geschwulst ab. Der Umfang des Tumors, der hier einen weniger intensiv als gewöhnlich sich abhebenden, wenngleich scharf begrenzten Fleck bildet, ist auf dem Phlebogramm dieses Falles gut erkennbar.

Im allgemeinen kann man behaupten, daß die Flecken der Meningiome im Phlebogramm viel intensiver sind, wenn diese Geschwülste von neugebildeten Gefäßen aus dem cerebralen Arteriennetz versorgt werden, als wenn ihr Gefäßnetz aus der Temporalis superficialis oder aus der Meningea media stammt, wie das auf dem in Abb. 180 und 181 dargestellten Tumor festgestellt werden kann. Mit anderen Worten: Die Meningiome, welche von der Carotis interna versorgt werden, sind auf Hirnangiogrammen besser zu sehen als jene, welche aus der Carotis externa stammen.

Die Operation dieses Falles war, wie der Neurochirurg ALMEIDA LIMA vorausgesehen hatte, leicht und erfolgreich. Der Tumor war mit der Dura, welche wenig blutete, verwachsen. Die Dura war gespannt, pulsierte nicht und war in dem Gebiet, welches dem pathologisch aussehenden Knochen entsprach, abnorm gefärbt. Man sah ziemlich zahlreiche, kleine Meningealarterien in dieses Gebiet eindringen, so daß der arteriographische Befund bestätigt war. ALMEIDA LIMA unterband die Gefäße mit Clips und schnitt zwischen den Unterbindungen die Dura bis zur Mittellinie ein. Dort unterband er den Sinus longitudinalis an zwei Stellen, die 4 cm voneinander entfernt waren, so daß er das Tumorgebiet einbezog und schnitt etwas von der Dura der linken Seite ab. Auf diese Weise stellte er einen etwa kreisförmigen Duralappen von 4 cm Durchmesser her, von denen drei rechts, einer links von der Mittellinie lagen. Nachdem auf diese Weise die auf dem Arteriogramm sichtbaren Gefäße des Tumors beseitigt worden waren, konnte man die Exstirpation mit größter Leichtigkeit ohne Blutverlust durchführen, da nur eine kleine, aus dem cerebralen Arteriennetz stammende Arterie, welche ebenfalls auf dem Arteriogramm erkennbar war, mit einem Clip unterbunden werden mußte. Der Tumor war hart, kugelig, drängte die Nervensubstanz beiseite, ohne in sie hineinzuwuchern, drang in die Mantelspalte ein und drückte auf den oberen Rand der Hemisphäre.

Ohne auf Einzelheiten der chirurgischen Technik einzugehen, möchte ich hervorheben, daß hier das Ergebnis der Angiographie eine günstige Operationsprognose stellen und genau und sicher den Weg erkennen ließ, der während des Eingriffes eingeschlagen werden

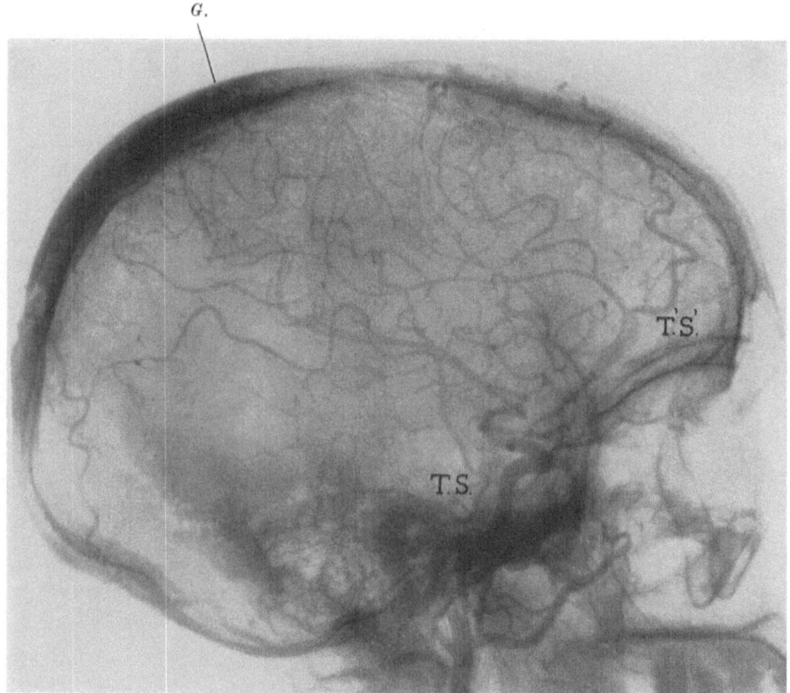

Abb. 186. Fall IX. Parasagittales Meningiom der linken motorischen Region.
G. Gefäßnetz der Geschwulst. Blutzufuhr: Besonders aus dem vorderen Ast ($T'.S'.$) der Temporalis superf. ($T.S.$). Pericallosa nach unten verlagert. SYLVIsche Gruppe normal.

mußte. ALMEIDA LIMA beendet seine Ausführungen über diese Beobachtung mit den folgenden Worten: „Die Herausschälung des gut begrenzten und fast blutleeren Tumors erfolgte leicht und ohne wesentliche Nebenverletzungen. Daher war das Ergebnis vollkommen, und die Lähmungen verschwanden in wenigen Tagen. Einige Wochen nach dem Eingriff ging der Patient an seine Beschäftigung zurück." Seit 2 Jahren hält die Heilung an.

Fall X. *Parasagittales Meningiom des linken Parietallappens.*

L. B., 39jähriger Mann. Als Kind starkes Kopftrauma mit einer Axt, wobei eine 5 cm lange Schnittnarbe in der rechten Scheitelgegend zurückblieb. Starke intermittierende Kopfschmerzen, die frontal lokalisiert sind, seit 8 Monaten. Erbrechen. Schwindel. 4mal Anfälle mit Bewußtseinsverlust, Patient weiß nicht, ob sie mit Zuckungen einhergingen. Verlust des Gedächtnisses und der Arbeitslust. Zunehmende Sehschwäche. Psychische Trägheit und Amnesie. Mäßige räumliche und zeitliche Orientierung. Der Kranke antwortet langsam, mit schleppender Stimme, aber ohne eigentliche Dysarthrie. Beim Gang zuweilen steif, Mitbewegungen des rechten Arms vermindert. Die Muskelkraft scheint in diesem jedoch erhalten zu sein, obwohl der Patient behauptet. in ihm eine Schwäche zu fühlen. Sehnen- und Hautreflexe lebhaft, beiderseits gleich. Babinski auf beiden Seiten zweifelhaft. Oberflächen- und Tiefensensibilität nicht wesentlich verändert. Über die Hirnnerven ist nur zu sagen, daß links eine leichte Stauungspapille besteht, rechts wahrscheinlich eine beginnende.

Angiographie: Auf dem rechtsseitigen Arteriogramm erscheinen die Ventrikel mäßig erweitert, die Blutströmung verzögert. Links (Abb. 187) sieht man den Fleck eines abnormen Arteriennetzes in der oberen Scheitelgegend und der Mittellinie des Schädels. Gestalt und Lage des Carotissyphons sind normal; die SYLVIsche Gruppe ist im Vergleich zur anderen Seite etwas tiefer gelegen. Die hintere Hälfte der A. pericallosa ist, wie im vorhergehenden Fall, nach

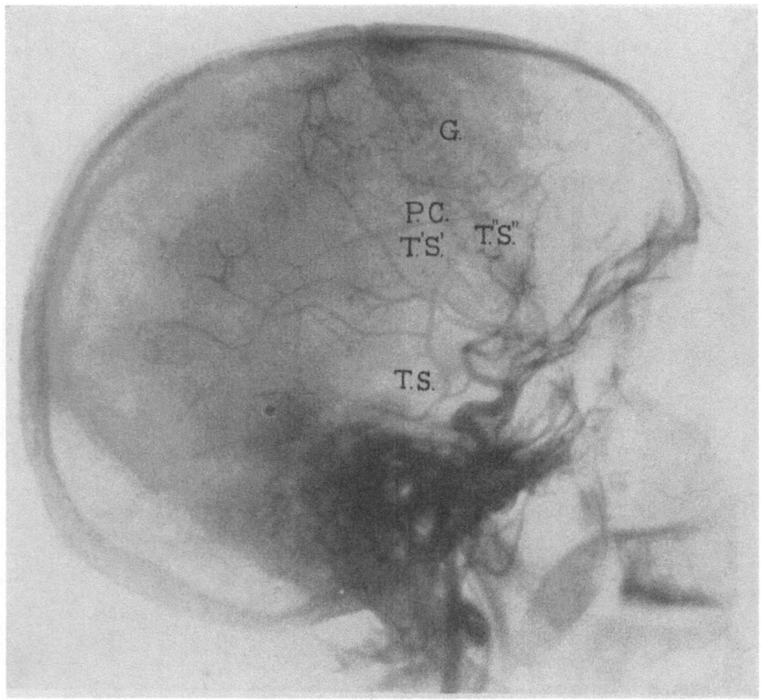

Abb. 187. Fall X. Parasagittales Meningiom des linken Parietallappens. Linksseitiges Arteriogramm. *G.* Schlecht abgegrenztes Gefäßnetz der Geschwulst. Blutzufuhr: Besonders aus der Temporalis superf. (*T.S.*, *T'.S'.* und *T".S".*). *P.C.* deutlich nach unten verlagerte Pericallosa in ihrem hinteren Abschnitt. Die SYLVIsche Gruppe liegt etwas tiefer als normal.

unten verlagert. Der Fleck des abnormen Arteriennetzes ist nicht sehr reich an Gefäßen und weist keine scharfe Begrenzung auf. Über den Ursprung dieses Netzes können jedoch keine Zweifel bestehen. Die sehr deutliche Temporalis superficialis trägt zu dieser abnormen Blutversorgung bei. Die Aa. meningeae wirken ebenfalls an der Versorgung des Tumors mit, was auf dem Phlebogramm der zweiten Phase besser zu sehen ist. Auch einige neugebildete, aus dem cerebralen Arteriennetz stammende Arterien sind zu sehen; der Hauptanteil der Blutzufuhr dieses Tumors stammt jedoch aus der Carotis externa (Temporalis superficialis und Meningeae). Angedeutet sieht man die Ausdehnung der Geschwulst auf dem Phlebogramm der zweiten Phase. Wie im vorhergehenden Fall bemerkt wurde, ist der phlebographische Fleck in diesen Fällen weniger deutlich als in jenen mit hauptsächlicher Versorgung aus dem cerebralen Arteriennetz (Carotis interna).

Die klinische Diagnose dieses Falles bereitete Schwierigkeiten. Deutliche Herdsymptome, welche eine genaue Lokalisation ermöglicht hätten, fehlten. Die Angiographie hat die Art des Tumors, seinen Ursprung und seine Blutversorgung festgelegt. Sie hat auf diese Weise, wie ALMEIDA LIMA ausführt, dazu gedient, das chirurgische Vorgehen zu leiten und eine günstige Prognose zu stellen.

Der chirurgische Eingriff glich dem vorher beschriebenen: Die Dura war gespannt, matt, gerötet und blutreich. Sie war von zahlreichen kleinen Gefaßen durchsetzt, welche ausgehend vom Schädel an der Versorgung des Tumors teilnahmen. Sobald die Dura eingeschnitten wurde, kam der Tumor, welcher sich gut von der umgebenden Hirnmasse abgrenzte und mit der Dura verwachsen war, zum Vorschein. Unter Anziehen der Dura trennte man die Geschwulst vom Hirngewebe. In der Tiefe des Tumorbetts lagen zwei aus dem cerebralen Arteriennetz stammende, zum Tumor verlaufende kleine Arterien, welche mit Clips unterbunden wurden. Zuletzt wurde der mit dem Tumor verwachsene Teil der Dura abgeschnitten und zwei große Venen, welche sich zum Sinus longitudinalis superior begaben, wurden unterbunden. Der mit dem Duralappen verwachsene Tumor wurde im ganzen herausgeschalt. Der Duradefekt wurde durch einen Lappen der Fascia lata gedeckt (ALMEIDA LIMA). Rekonvaleszenz ohne Komplikation. 3 Wochen später wurde der Patient entlassen und 4 Wochen nach der Operation nahm er seine Arbeit wieder auf.

In dieser Darstellung der Diagnostik der Meningiome, welche als solche auf dem Angiogramm sichtbar sind, möchte ich ganz besonders den Ursprung ihrer Blutversorgung hervorheben, ein Problem, das ich für sehr wichtig halte. Kurz zusammengefaßt können entweder die Gehirnarterien (SYLVISche Gruppe oder A. cerebri anterior) oder die Aa. meningeae (besonders die media) oder die Temporales superficiales den Hauptanteil liefern oder das Blut stammt zu etwa gleichen Teilen aus beiden Arteriennetzen. Da die Dura mater in der Mehrzahl der Fälle mit den Meningiomen verwachsen ist, werden fast stets wenigstens einige neugebildete Gefäße aus den Arterien stammen, die diese Hirnhaut mit Blut versorgen. Aber manchmal ist diese Blutzufuhr im Vergleich zu derjenigen aus der Temporalis superficialis nebensächlich. Letztgenanntes Gefäß erweitert sich alsdann und gibt starke Äste ab, die sich nach Durchbohrung der Lamina externa, der Diploe und der Lamina interna zum Tumor in der Schädelhöhle begeben. Über die Ursache dieser Vorzugsstellung der Meningiome in bezug auf ihre Gefäßversorgung wissen wir nichts; doch könnte man eine Erklärung für die Mechanik der Blutzufuhr zu den Meningiomen aus der Temporalis superficialis in der Beschaffenheit der Knochensubstanz suchen, mit ihrem größeren oder geringeren Fassungsvermögen für Blutgefäße und mit ihren mehr oder weniger weiten Gefäßöffnungen in der Lamina externa, die mit solchen der Lamina interna in Verbindung stehen und durch welche normalerweise das Blut zu den Schädelknochen und insbesondere zur Diploe gelangt.

Die von den verschiedenen Arterien des Kopfes abgehenden neugebildeten Arterien bilden sich möglicherweise nicht mit gleicher Schnelligkeit. Diejenigen, welche aus den Meningeae stammen, werden sich weniger leicht entwickeln, da sie in einem harten Gewebe gelegen sind, das in gewisser Hinsicht die Neubildung und vor allem die rasche Entwicklung neuer Gefäße erschwert. Vielleicht ist diese Trägheit der Neubildung von Meningealarterien eine der Ursachen des Beitrages anderer Gefäße zur Tumorversorgung.

Wir wissen nicht, wie die verschiedenen Gefäße durch den Geschwulstknoten angezogen werden. Nach Saito, der sich experimentell mit Hilfe der Angiographie der Erforschung dieses schwierigen Problems gewidmet hat, existiert erst eine Arterie, welche, aus einem benachbarten Gefäß kommend, sich zum Tumorknoten begibt: es ist dies die erste den Tumor ernährende Arterie. Für ihre Bildung und Richtung ist die Entwicklung des perinodulären Capillarnetzes maßgebend. So fängt der Tumorknoten an, sich zu entwickeln.

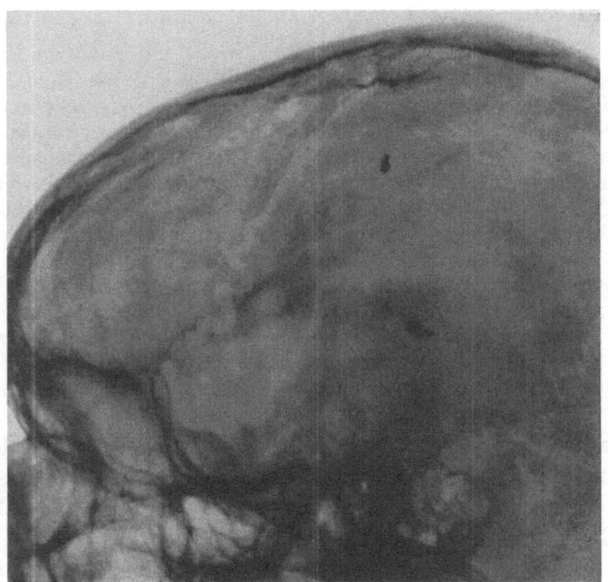

Abb. 188. Fall von Olivecrona. Parasagittales Meningiom. Erweiterte Furche der Meningea media.

Aus demselben Gefaß oder aus anderen Gefäßen der Umgebung neugebildete Arterien versorgen diesen Knoten, der sich dann rasch aus einem Agglomerat von wenigen Zellen in einen Zellhaufen mit besonderer Gefäßanordnung verwandelt, welche je nach der Art der Geschwulst verschieden beschaffen ist. Weshalb entwickelt sich eine Zellproliferation,

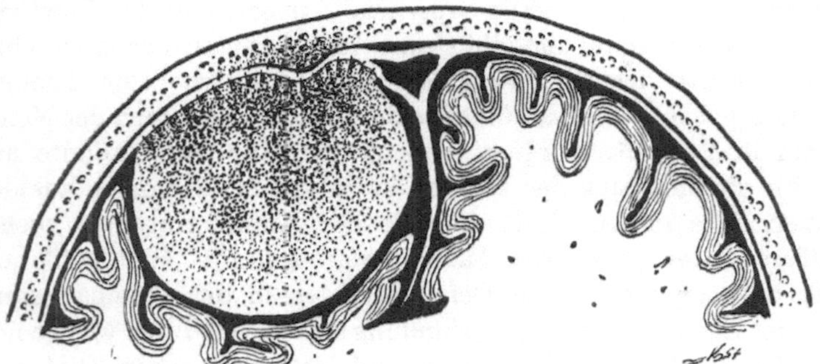

Abb. 189. Derselbe Fall wie auf Abb. 188 (Olivecrona). Lage der Geschwulst.

welche den Anfang zu bilden scheint, und weshalb erfolgt diese Anziehung der Gefäße, ohne die die Neubildung nicht entstehen würde? Warum wird dieses Wachstum, das im allgemeinen bei bösartigen Geschwülsten stärker ist als bei gutartigen so intensiv, daß andere Gefäße zur Entwicklung des Neoplasmas beitragen? Das sind Probleme, deren Lösung beim augenblicklichen Stand unserer Kenntnisse über unsere Kräfte geht.

Was die Meningiome anbelangt, so wissen wir, daß dieser Tropismus gewisse Arterien und ihre Äste betrifft. Daß bei diesen Tumoren das Blut vorwiegend aus den Meningealarterien stammt, wurde schon von mehreren Autoren bemerkt, die sich lediglich auf die Verbreiterung der für die Meningealarterien bestimmten Knochenfurchen auf einfachen Schädelröntgenaufnahmen stützten. In seinem Buch über „Die parasagittalen Meningiome" führt OLIVECRONA einige Fälle an, bei denen der starke Meningealkreislauf durch die Schädelröntgenunter-

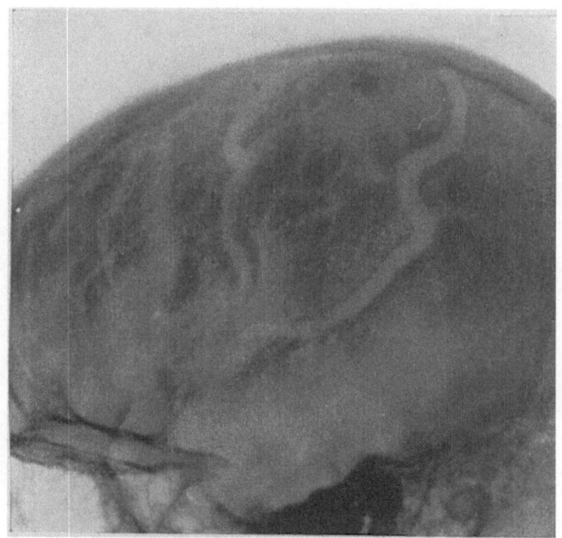

Abb. 190. Fall von OLIVECRONA. Parasagittales Meningiom. Erweiterte Furche der Meningea media.

suchung bestätigt wird. Abb. 188 bringt das deutlich zur Anschauung. Die Meningea media hat in diesem Falle einen außerordentlichen Umfang, verläuft zickzackartig zum Tumor, einem parasagittalen Meningiom, dessen Lage aus

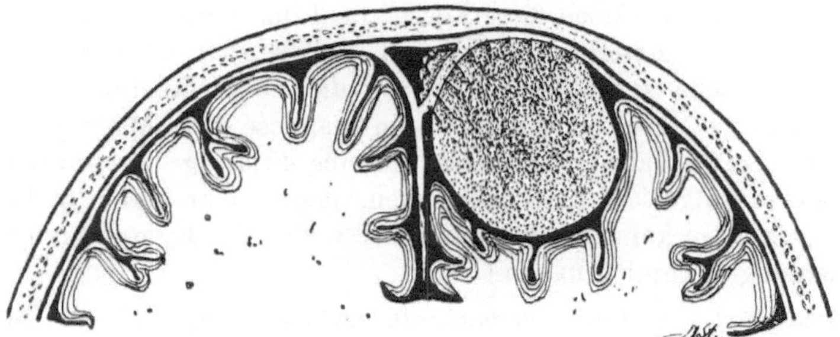

Abb. 191. Derselbe Fall wie auf Abb. 190 (OLIVECRONA). Lage der Geschwulst.

dem Schema auf Abb. 189 hervorgeht. Ein anderer, ebenfalls sehr instruktiver Fall, wird auf den Abbildungen 190 und 191 wiedergegeben. Auf Abb. 190 sieht man eine hintere Vene, welche sich in den Sinus transversus derselben Seite ergießt. In solchen Fällen drängt sich für die Operationstechnik der Gedanke an eine vorherige Unterbindung der A. meningea media auf, wie OLIVECRONA in einem seiner Fälle angibt.

Die Arbeit des bekannten Stockholmer Forschers ist so ins einzelne gehend und so vollständig, daß wir ihre Besprechung nicht abschließen wollen, ohne in anderes röntgenologisches Bild zu erwähnen. Es ist das der Abb. 192. Auf dem Röntgenbild sieht man deutlich die Furche der A. meningea media, die sich in zwei aufzuteilen scheint, die sich danach wieder verzweigen und zum Tumor hin konvergieren. DANDY veröffentlicht ebenfalls zwei Fälle (Abb. 193 und 194) mit beträchtlicher Entwicklung der Meningealfurchen.

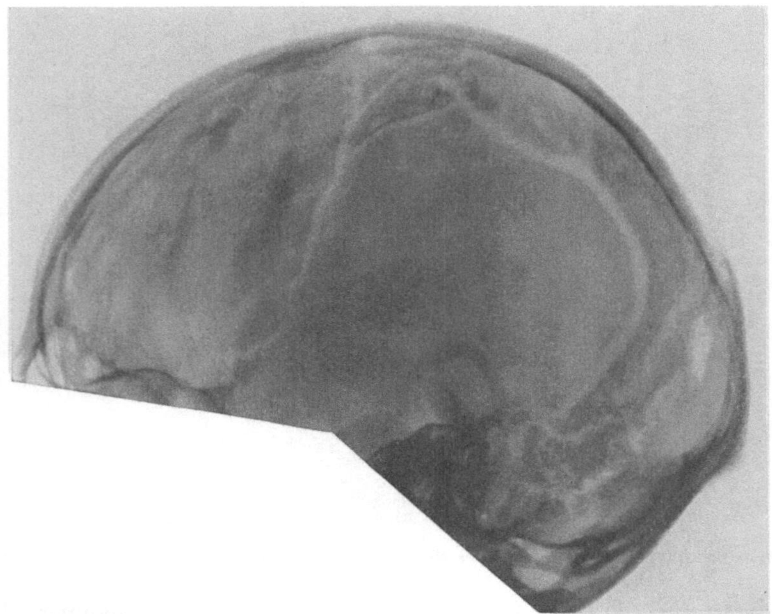

Abb. 192. Fall von OLIVECRONA. Parasagittales Meningiom. Erweiterte Furche der Meningea media.

Nicht immer deuten jedoch diese Furchen auf das Vorhandensein von weiten Meningealgefäßen — Arterien oder Venen —, die sich zu einem Meningiom begeben, hin. Solche verbreiterte Furchen, die sicher Meningealgefäßen entsprechen, erscheinen zuweilen, ohne daß die Diagnose eines Meningioms gestellt werden kann. Seit 6 Jahren beobachte ich eine 40jährige Patientin mit stark ausgeprägten meningealen Knochenfurchen, denen man keine pathologische Bedeutung beimessen kann, da sich bis heute weder Herdsymptome noch Hirndruckerscheinungen gezeigt haben.

Auf einem Arteriogramm beobachtete OLIVECRONA, daß die Blutzufuhr eines Meningioms der Falx cerebri in der Hauptsache aus dem cerebralen Arteriennetz, speziell aus der A. pericallosa und cerebri anterior stammte.

Noch nicht besprochen wurde das Verhalten des venösen Kreislaufes der Meningiome. Bei den meisten, wenn nicht allen Meningiomen ist ein sehr starker venöser Abfluß zum Sinus longitudinalis superior vorhanden. Selbst bei weit von diesem Blutleiter entfernten Meningiomen, wie denjenigen des Keilbeinflügels (Abb. 178) sieht man eine weite Vene, welche das Blut aus zwei, den Tumor umgebenden bedeutenden Venen sammelt, zum hinteren Abschnitt des Sinus longitudinalis verlaufen. Dann wieder erfolgt der Abfluß in andere Blutleiter, wie bei demselben Fall in den Sinus cavernosus.

Die Venen des Meningioms sind entweder zahlreich und nehmen Richtung auf den entsprechenden Sinus, oder sie bilden weite Gefäße, die die Geschwulst

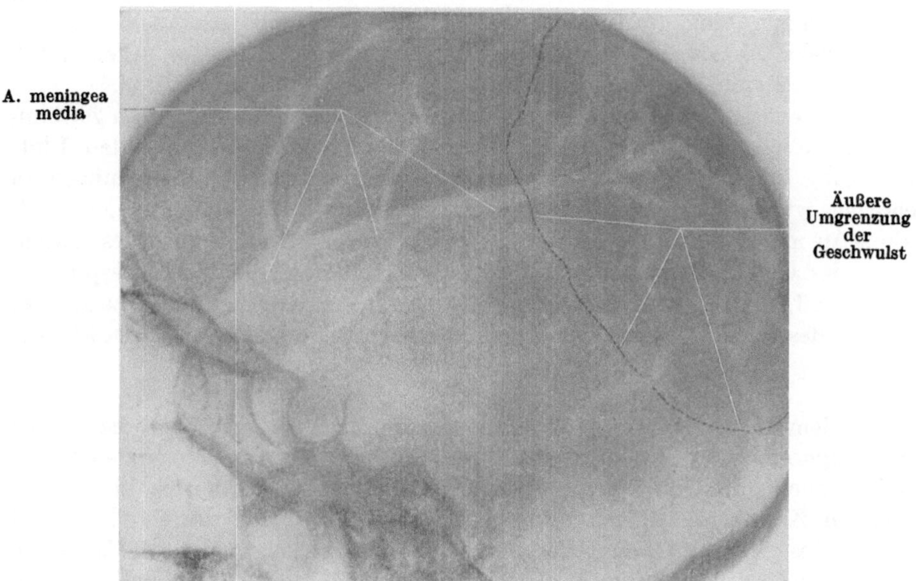

Abb. 193. Fall von DANDY. Meningiom. Erweiterte Furche der Meningea media.

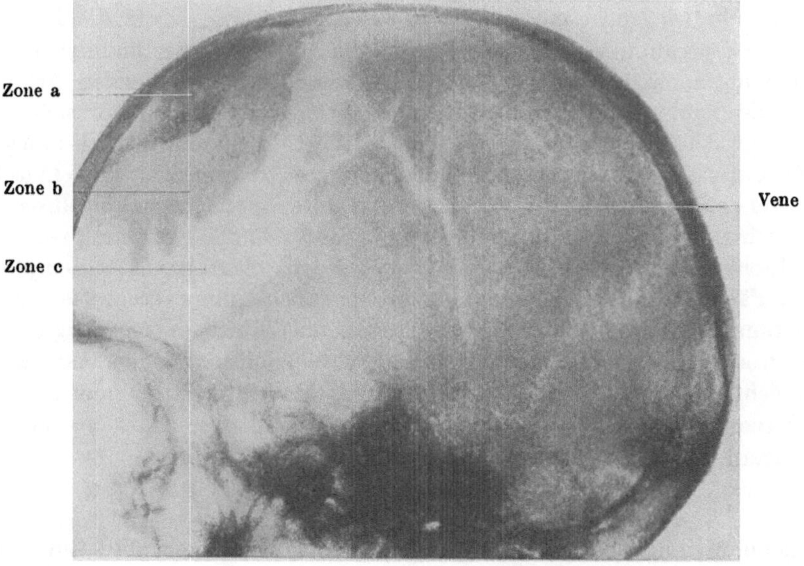

Abb. 194. Fall von DANDY. Meningiom. Einer Abflußvene der Geschwulst entsprechende abnorme Furche.

kreisförmig umgeben, was besonders in den Fällen vorkommt, in welchen die Blutversorgung des Tumors aus dem Hirnarteriennetz stammt. Diese Venen begrenzen sozusagen die Peripherie des Tumors (Abb. 173 und 178). In anderen

Fällen erfolgt der Abfluß durch die Vv. meningeae, was zur Vergrößerung der Knochenfurche führt, welche man auf die Entwicklung der A. meningea bezieht. Auf Abb. 194 nach DANDY sieht man den Zusammenfluß von Meningealvenen, welche sich zum Sinus transversus begeben. Wieder in anderen Fällen verlaufen sie in großer Anzahl zum Sinus longitudinalis superior. Andere gehen durch das Foramen spinosum des Keilbeins zu den Plexus pterigoidei.

Einen venösen Kreislauf in Form dünnerer Sammelgefäße kann man gewöhnlich bei Geschwülsten mit einer aus der Carotis externa stammenden Blutversorgung finden. Um in diesen Fällen zu bestimmten Schlußfolgerungen zu gelangen, würde es sich empfehlen, wenigstens nach 5 Sekunden eine neue Aufnahme zu machen, d. h. bevor die allgemeine Verschattung infolge des Durchtrittes des Carotis-externa-Blutes durch die Capillaren, die später besprochen werden soll, eintritt und welche, da sie eine neue Kreislaufphase zeigt, das Problem des Capillar- und Venenkreislaufs dieser Meningiome aufklären könnte.

* * *

Aus dem angiographischen Studium der Meningiome ergibt sich die genaue Lokaldiagnose, nicht nur durch den ihren Eigengefäßen entsprechenden Fleck, sondern auch durch die Verlagerung der Arteriengruppen, die ich im vorhergehenden Kapitel eingehend besprochen habe. Der Fleck des Capillar- und Venennetzes gibt den Umfang der Geschwulst an und zeigt in vielen Fällen die Art des venösen Blutabflusses aus dem Tumor. Weitere Aufschlüsse für die Prognose und das Vorgehen beim operativen Eingriff gibt die Reihenfolge der verschiedenen, aus dem Studium der Angiogramme entnommenen Einzelheiten.

Das klinische Problem stellt ALMEIDA LIMA folgendermaßen dar: 1. Wird der Tumor überwiegend aus der Carotis externa versorgt, so ist die Prognose gut und die Operationstechnik besteht vor allem in der Unterbindung der aus der A. meningea media und der Temporalis superficialis abgehenden Arterien, wodurch die Tumorexstirpation unter den besten Bedingungen vor sich geht, weil keine größeren Blutungen entstehen. 2. Wird die Geschwulst überwiegend durch die Carotis interna, sei es durch neugebildete Arterien aus der SYLVIschen Gruppe, sei es durch solche aus der A. cerebri anterior und der Pericallosa versorgt, so wird die Prognose schlechter und es muß mit der Notwendigkeit einer oder mehrerer Bluttransfusionen gerechnet werden. ALMEIDA LIMA empfiehlt in diesen Fällen Diathermokoagulation des zentralen Tumorabschnitts vor der Exstirpation. 3. Bei gemischter Carotis-interna- und externa-Versorgung müssen Blutungen aus der Carotis externa soweit als möglich vermieden und danach alle Vorsichtsmaßregeln getroffen werden, um den Blutzustrom aus den von den Gehirnarterien stammenden neugebildeten Gefäßen so stark als möglich zu verringern.

Gliome.

Nicht nur Meningiome weisen auf Angiogrammen ihre Eigengefäße auf. Auch andere Hirngeschwülste lassen solche erkennen. Schon 1931 erwähnte ich diesen Befund bei einem Kranken, der uns 1929 aufsuchte.

Fall XI. *Gliom des rechten Temporallappens.*

55jähriger Mann. Im Jahre vorher waren bei dem Patienten epileptische Anfälle mit stärkeren einleitenden Zuckungen rechts aufgetreten. Vorübergehende Ertaubung rechts.

Doppeltsehen. Fortschreitende Abnahme des Sehvermögens. Stauungspapille, links ausgesprochener. Geringe rechtsseitige Facialisparese. Der Patient war euphorisch und war sich über seinen Zustand nicht klar. Verlust der Urteilsfähigkeit. Verbigeration über Zwischenfälle seines Berufslebens. Normale Róntgenbilder.

Arteriographie: Links ist das Arteriogramm normal. Rechts besteht ein gefäßreicher Tumor des Schläfenlappens mit Verlagerung des mittleren Teils der SYLVIschen Gruppe nach oben, wobei auch der Carotissyphon etwas nach oben verdrängt ist. Ein nicht sehr ausgedehnter, aber gut ausgeprägter abnormer

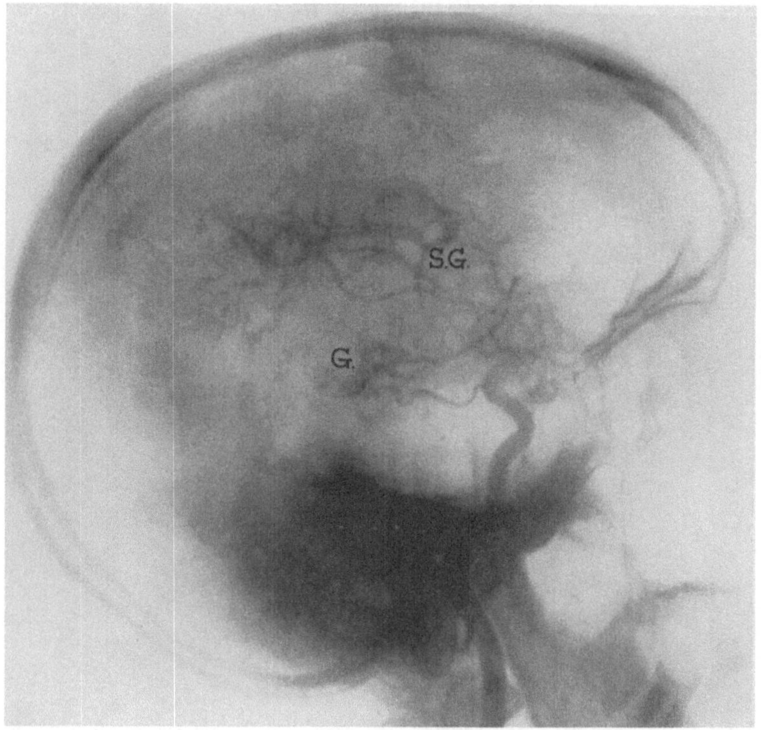

Abb. 195. Fall XI. Gliom des rechten Temporallappens. Rechtsseitiges Arteriogramm.
G. Gefäßnetz der Geschwulst. *S.G.* SYLVIsche Gruppe nach oben verlagert.

Fleck (Abb. 195) macht den Eindruck eines arteriellen Gefäßknäuels. Eine große Geschwulst, welche mit der Dura mater verwachsen war, wurde entfernt. Die histologische Untersuchung ergab ein in die Hirnhäute einwucherndes Gliom. In ihrem mit dem Gehirn zusammenhängenden Teil hatte die Geschwulst die Struktur eines protoplasmatischen Astrocytoms; in der Nähe der Hirnhäute war sie stark vascularisiert und hatte ein gröberes fibrilläres Aussehen.

Das Gefäßbild ist bei diesem Tumor etwas anders als gewöhnlich bei Meningiomen. Die Arterien liegen näher aneinander und sind erweitert. Der arteriographische Fleck ist viel kleiner, als dem Umfang der Geschwulst entspricht, aber seine Gefäßanordnung ähnelt ein wenig derjenigen beim Meningiom.

Noch ein anderer Fall aus dem Ende der Jodnatriumperiode (Juni 1931) verdient erwähnt zu werden.

Fall XII. *Polymorphes Astrocytom des linken Parietal-, Temporal- und Occipitallappens.*

Es handelt sich um eine 50jährige Patientin, welche die Sprechstunde in einem ziemlich starken Verwirrungszustand mit Kopfschmerzen, Erbrechen und wenig ausgeprägter, links deutlicher Stauungspapille aufsuchte. Schwindel. Gehen ohne Unterstützung erschwert. Facialisparese rechts. Im Krankenhaus litt sie anfallsweise an Parästhesien, auf die ein Krampfanfall, welcher rechts ausgeprägter war, und Bewußtseinsverlust folgten. Nichts Abnormes in bezug auf Reflexe und Oberflächen- und Tiefensensibilität. Normale Kleinhirnfunktionen.

Das rechtsseitige Arteriogramm ist normal, bis auf eine Neigung der SYLVIschen Gruppe zur „diagonalen" Richtung, d. h. geringe Ventrikelerweiterung

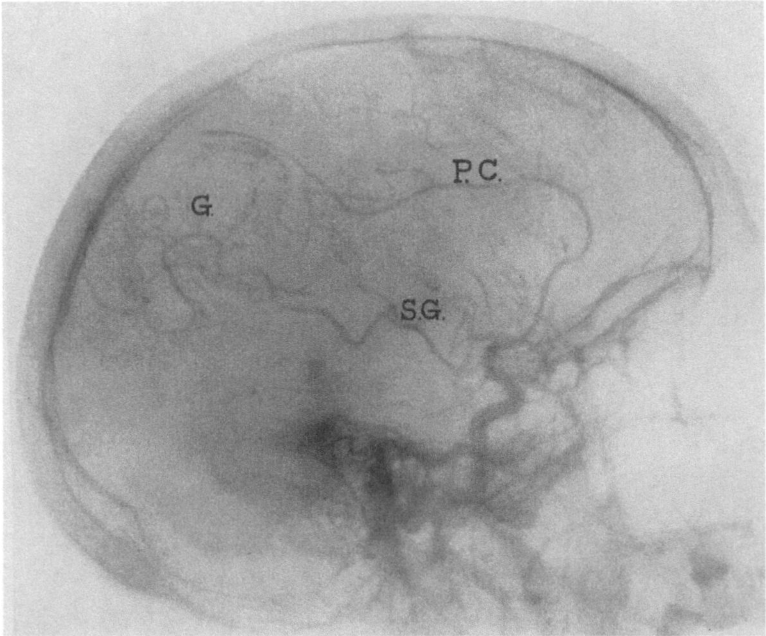

Abb. 196. Fall XII. Astrocytom des linken Parietal-, Temporal- und Occipitallappens. *G.* Gefäßfleck der Geschwulst. Annahernd normale Lage der SYLVIschen Gruppe (*S.G.*) und der Pericallosa (*P.C.*).

dieser Seite. Auf dem linksseitigen Arteriogramm (Abb. 196) sieht man einen, allerdings etwas unklaren Arterienfleck, welcher einer großen Geschwulst entspricht. Man bemerkt Erweiterung einiger Gefäße, welche im hinteren Abschnitt des Scheitel-, Schläfen- und Hinterhauptlappens richtige Blutseen bilden. Carotissyphon, SYLVIsche Gruppe und selbst die A. pericallosa weichen nicht nennenswert von der Norm ab. Diese Gefäße sind in ihrem Endteil abnorm erweitert, sie nähern sich einander, ohne jedoch ein solch unentwirrbares Gefäßkonglomerat zu bilden wie im vorhergehenden Fall. Bei der Operation wurde ein infiltrierender Tumor des Hirnparenchyms mit äußerst starker Gefäßversorgung auf der ausgedehnten Tumoroberfläche, entsprechend dem arteriographischen Bild gefunden. Die histologische Untersuchung ergab ein polymorphes, sehr gefäßreiches Astrocytom.

Unter den ersten Fällen, bei denen die Angiographie uns die besondere Gefäßversorgung gewisser Tumoren enthüllte, befindet sich einer, welcher wegen der Lage der Geschwulst in der Gegend der Zirbeldrüse und der Vierhügel Erwähnung verdient.

Fall XIII. *Ependymom der Pinealgegend.*

H. S. G., 34jähriger Mann, sucht uns wegen heftiger, im Hinterhaupt stärkerer Kopfschmerzen auf. Später Herabsetzung des Seh- und Hörvermögens. Starke Stauungspapille mit Blutungen. Kurz nach der Aufnahme ins Krankenhaus vollständige Erblindung und Ertaubung. Motilität normal. Sehnenreflexe erloschen oder schwach. Keine Pyramidenbahnsymptome. Oberflächen- und Tiefensensibilität normal. Geringfügige psychische Störungen. Schädelröntgenaufnahme normal.

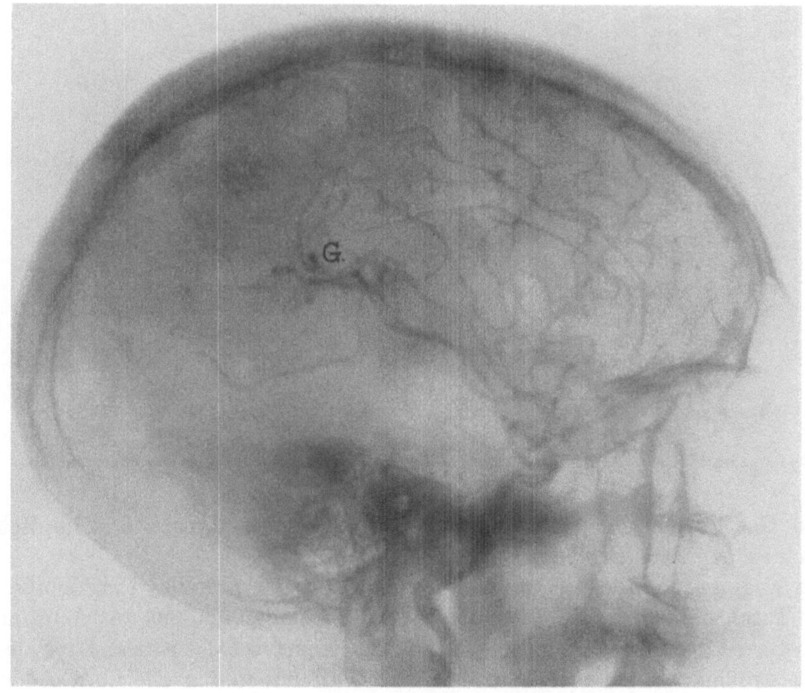

Abb. 197. Fall XIII. Geschwulst der Pinealgegend.
G. Stark entwickeltes, aus der SYLVIschen Gruppe herstammendes Gefäßnetz der Geschwulst.

Arteriographie: Das rechtsseitige Arteriogramm gibt den Carotissyphon in normaler Lage wieder, ebenso die SYLVIsche Gruppe. Der hintere Abschnitt der A. pericallosa ist nach oben verlagert. Links zeigt das Arteriogramm (Abb. 197) eine leichte Kompression des Carotissyphons und Verlagerung des hinteren Abschnitts der Pericallosa nach oben, ebenso wie auf der rechten Seite. Die SYLVIsche Gruppe zeigt zwar keine Lageabweichung, ihre hintere Hälfte weist aber ein stark entwickeltes Gefäßnetz auf, welches einer in der Tiefe gelegenen Tumormasse angehören muß. Würde diese der Außenseite der Hemisphäre angehören, so müßte eine veränderte Anordnung der SYLVIschen Gruppe vorhanden sein, während hier nur die Aufwärtsverlagerung des hinteren Abschnitts der A. pericallosa zu bemerken war. Es wurde daher ein gefäßreicher Tumor der linken Hemisphäre in Höhe des dritten Ventrikels diagnostiziert, und zwar so zentral gelegen, daß er das Splenium und somit die A. pericallosa anhob. Auf dieser Grundlage ging man an die Operation heran (März 1930). Nach Freilegung der Regio parieto-temporalis links stellte man fest, daß an der Oberfläche keine Geschwulst vorhanden war. Das Gehirn wurde in verschiedenen Richtungen punktiert; und eine dieser Punktionen ergab eine gelbliche Flüssigkeit, welche angesaugt wurde. Mehr als 2 ccm konnten nicht gewonnen werden. Der Patient starb einen Monat später. Bei der Sektion fand man einen großen Tumor der Regio pinealis und der Tubercula quadrigemina (Abb. 198). Er war zentral gelegen und verdrängte das Splenium nach oben. Makroskopisch

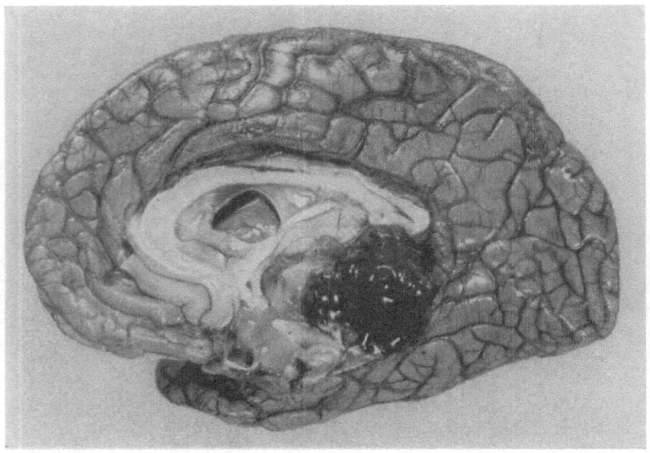

Abb. 198. Derselbe Fall wie auf Abb. 197. Anatomisches Präparat. Ependymom der Pinealgegend.

stellte die Geschwulst eine sehr gefäßreiche rote Masse dar. Mikroskopisch fand man das typische Bild eines Ependymoms.

Unsere angiographische Diagnose kam der richtigen Lokalisation ziemlich nahe. Die Tatsache jedoch, daß die Tumorgefäße ausschließlich aus den Arterien einer SYLVIschen Gruppe stammten, ließ uns an eine relativ seitliche Lage des Gewächses denken. Einen weiteren ähnlichen Fall haben wir nie zu Gesicht bekommen. Bisher konnte eine ähnliche arterielle Versorgung bei Pinealomen, Pineoblastomen und Medulloblastomen derselben Region nicht angetroffen werden. Es muß jedoch hervorgehoben werden, daß die Zahl der von uns beobachteten Geschwülste der Zirbeldrüse und ihrer Nachbarschaft recht klein ist. An diesem Falle sehen wir jedoch, daß Geschwülste dieser Region, wenigstens die Ependymome, ein sichtbares Gefäßnetz von Knäueltyp aufweisen können, welches aus der SYLVIschen Gruppe nur einer Seite stammt.

In diesem Falle wie in den vorhergehenden fehlten noch die Unterlagen, welche uns später die Phlebogramme brachten. Doch sollten diese drei Beispiele nicht in Vergessenheit geraten, denn sie eröffneten uns neue Horizonte für die Diagnostik anderer Hirntumoren außer den Meningiomen, auf Grund des Bildes ihrer Eigengefäße. Heute können wir, auf unsere bereits langjährige Erfahrung gestützt, sagen, daß die Anzahl der Tumoren, in denen ihr Gefäßnetz angiographisch darstellbar ist, immer größer wird. Je vollkommener Arteriographie und Phlebographie werden, desto mehr werden sie zur Vervollkommnung der

Diagnose der Geschwulstart beitragen. Wir haben jedoch nie eine genaue und ins einzelne gehende anatomische Diagnose angestrebt. Es genügt uns, diejenigen Tumorgruppen zu unterscheiden, die dem Neurochirurgen zugänglicher sind, der besonderes Interesse daran hat, zu wissen, ob die Geschwülste gut- oder bösartig, leicht operierbar oder inoperabel sind.

ALMEIDA LIMA behandelt in seinem Buch das allgemeine Problem der Gutartigkeit und Bösartigkeit der Hirngeschwülste im Zusammenhang mit ihrer Blutversorgung. „Die angiographischen Bilder von Neubildungen im Gehirn", sagt dieser Autor, „zeigen im Gesamtbild des Tumors den Plan der Verteilung der großen und mittleren Gefäße. Die feinkalibrigen Gefäße lassen sich in der Undeutlichkeit des Röntgenschattens nicht mehr einzeln erkennen und werden als mehr oder weniger ausgesprochene Flecken abgebildet, je nachdem eine größere oder geringere Anzahl von kleinen Gefäßen in einer bestimmten Zone der Geschwulst vorhanden ist. Stellt man das arteriographische und phlebographische Bild zusammen, so gewinnt man bei blutreichen Tumoren einen genügend exakten allgemeinen Eindruck von der Gefäßanordnung des Gewächses, d. h. eine Andeutung seiner Angioarchitektonik."

Über die Art des Tumorwachstums im allgemeinen scheinen die Forscher, welche sich mit diesem Gegenstand beschäftigt haben, übereinzustimmen: Die Mehrzahl der gutartigen Tumoren wächst von innen nach außen, nimmt an Umfang zu, ohne in das umgebende Gewebe, in welches sie sich einnisten, einzudringen; im Gegensatz dazu wachsen die malignen Geschwülste an der Peripherie durch Proliferation ihrer Zellen infiltrierend in das benachbarte Gewebe ein. Es sind die Typen zentralen und zentrifugalen Wachstums einiger Autoren. So ist es auch bei den Hirntumoren; den beiden Wachstumsarten entspricht eine verschiedene Angioarchitektonik. Bei gutartigen Geschwülsten ist die Gefäßentwicklung im Zentrum stärker, bei bösartigen in der Peripherie.

ALMEIDA LIMA versuchte diese zwei Möglichkeiten im Angiogramm zu demonstrieren. ELSBERG und HARE gingen das Thema mikroskopisch an, indem sie die Zahl der Gefäße im Zentrum und in der Peripherie verschiedener Hirnneubildungen zählten. In ihrer interessanten Arbeit „*The blood supply of the Gliomas*" zeigen sie auf Grund dieses neuen Vorgehens, daß es Gliome gibt, welche vor allem eine zentrale Blutversorgung haben, während andere eine viel ausgesprochenere periphere besitzen. Diese Tatsache, welche ELSBERG und HARE an Hand der Gefäßzählung in histologischen Präparaten von Gliomen exakt beweisen konnten, war schon von anderen Autoren beim Wachstum der Geschwülste im allgemeinen bemerkt worden. Hirngliome entwickeln sich in einem Milieu, das nach ELSBERG und HARE ein genaueres Studium der Anzahl und Anordnung der Blutgefäße und ihrer Lagebeziehungen zur Geschwulst ermöglicht und begünstigt. Im mikroskopischen Präparat kann man die Gefäße nicht nur des Tumors, sondern auch des umgebenden Gewebes leicht zählen. Ich kann auf die umfangreiche und ausführliche Arbeit der amerikanischen Autoren nicht näher eingehen und hebe daher nur die Schlußfolgerungen hervor, welche mich am meisten interessieren. Sie geben an, daß das Wachstum sowohl normaler Zellen wie von Tumorzellen in engem Verhältnis zu der Blutmenge steht, welche den Geweben geliefert wird. Ist das Tumorwachstum zentral, so ist die Blutversorgung in jenem Teil der Neubildung offensichtlich intensiver; ist das Wachstum peripher, so ist die zentrale Blutversorgung zwar genügend, aber es entwickelt sich besonders der periphere Teil des Neoplasmas, dem mehr Blut zufließt; dort findet man das infiltrierende Wachstum des Tumorgewebes in das umgebende Gewebe.

Die Untersuchungen von ELSBERG und HARE wurden an Gehirnen mit intrakraniellen Geschwülsten ausgeführt. Nach Härtung in Formol wurden 5—10 mm dicke, 2—4 cm lange, 1—2 cm breite Scheiben angefertigt und Schnitte in verschiedenen Richtungen vom Zentrum des Tumors zum normalen Hirngewebe hin angelegt (DEERY-Technik). Die Schnitte wurden erst mit bloßem Auge und mit einer 2—4fach vergrößernden Lupe betrachtet. Dann folgte die mikroskopische Untersuchung, wobei die Arterien in jedem

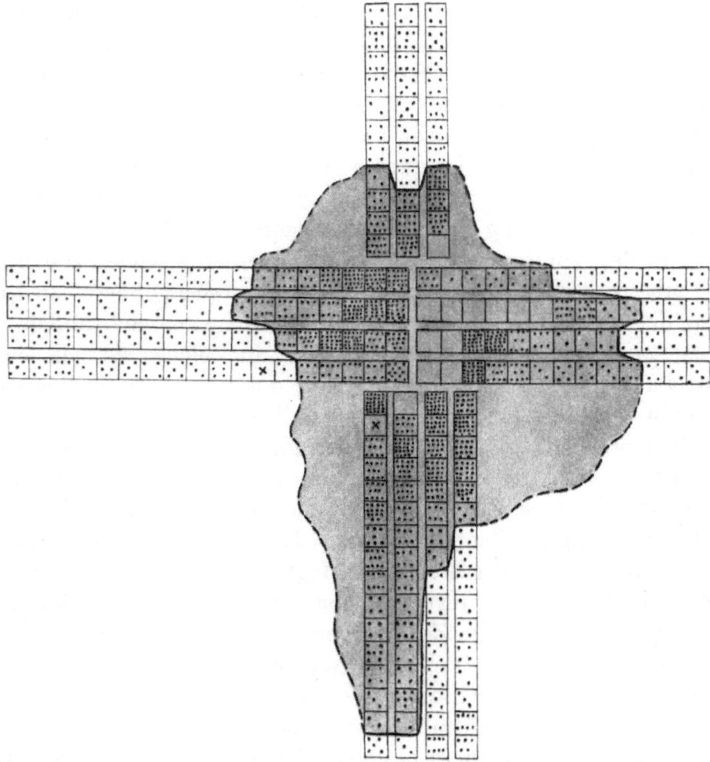

Abb. 199. Schematische Darstellung der Gefäßverteilung in einem fibrillaren Astrocytom nach ELSBERG. Jedes Viereck stellt ein mikroskopisches Feld, die Punkte die Gefäßzahl in jedem Feld dar. Die Gefäße sind viel zahlreicher im Zentrum der Geschwulst.

Gesichtsfeld gezählt wurden. Die Zahl der Gefäße wurde in der dem Tumor benachbarten und der vom Neoplasma entfernten weißen Substanz sorgfältig gezählt und letztere als Norm zum Vergleich herangezogen.

Da nur Arterien in Betracht kamen, wurden, um diese von Venen unterscheiden zu können, die Präparate bei verschiedenen Vergrößerungen untersucht. Die Zählungen wurden stets unabhängig voneinander von zwei Beobachtern ausgeführt, man stellte dabei fest, daß die Resultate recht gut übereinstimmten.

Die Untersuchungen betrafen 50 Gliome, darunter 15 Astrocytome, 9 Medulloblastome, 24 multiforme Glioblastome, 1 Oligodendrogliom und 1 Ganglioneurom. Die Schlußfolgerung, welche mich besonders interessiert, ist diejenige, welche sich auf Astrocytome und Glioblastome bezieht: Erstere mit intensiver zentraler Blutversorgung, letztere mit starker peripherer. Bei diesen zwei Gliomtypen steht die Gutartigkeit in Beziehung zur zentralen und die Bösartigkeit zur peripheren Blutversorgung. Beim Medulloblastom ist das Gefäßbild trotz der Malignität von zentralem Typus. Sie bilden eine Ausnahme, über die ich wenig sagen kann, weil meine Erfahrung auf angiographischem Gebiet über diese Geschwülste sehr begrenzt ist.

Meine Erörterungen werden sich daher auf zwei Gliomgruppen beschränken, auf die Astrocytome und die Glioblastome, welche am häufigsten vorkommen und bei denen die angiographischen Bilder in der Tat sehr verschieden sind. Ebenso verschieden sind die von den amerikanischen Autoren bei diesen beiden Geschwulstarten gefundenen Zahlen, über welche die Schemata der Abb. 199 und 200 aus ihrer Arbeit Aufschluß geben. Wie aus den beiden Schemata

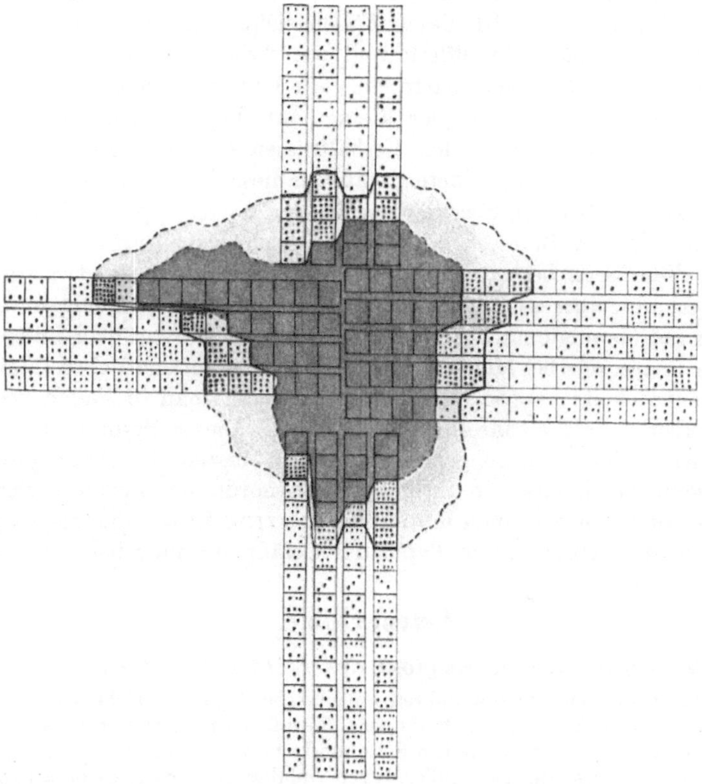

Abb. 200. Schematische Darstellung der Gefäßverteilung in einem Glioblastoma multiforme nach ELSBERG. Die Gefäße sind zahlreicher in der Peripherie der Geschwulst.

hervorgeht, findet sich bei Astrocytomen die größere Zahl der Gefäße im Zentrum, ohne daß die Zahl der Arterien in der umgebenden weißen Substanz zugenommen hat. Bei multiformen Glioblastomen liegt im Gegensatz dazu der größere Teil der Gefäße in den peripheren Zonen und in dem den Tumor umgebenden Gewebe sind die Gefäße viel zahlreicher als in der normalen weißen Substanz.

ALMEIDA LIMA hebt hervor, daß das Ergebnis der Hirnangiographie bei den beiden Typen intrakranieller Geschwülste vollkommen den Schlußfolgerungen von ELSBERG und HARE entspricht.

Ich führe einige Fälle an, bei denen die Gefäßanordnung auf Grund der Ergebnisse ELSBERGs und HAREs sowie der erwähnten Erfahrungen ALMEIDA LIMAs bei der Angiographie zur Diagnose Astrocytome oder Glioblastom geführt hat.

Ich beginne mit einigen angiographischen Typen von Astrocytomen, welche unter sich Unterschiede aufweisen, was bei Geschwülsten von ziemlich verschiedenem makroskopischen Aussehen nicht wundernimmt. So erscheinen Astrocytome mit großen Cysten auf angiographischen Bildern ohne nennenswerte Eigengefäße. In diesen Fällen wird die Diagnose durch die Verlagerung der Hirngefäße gestellt, wie ich im vorhergehenden Kapitel ausgeführt habe. Solide Astrocytome und solche mit einem größeren Tumorknoten neben der Cystenbildung zeigen auf Angiogrammen ein mehr oder weniger bedeutendes Gefäßnetz, das dem zentralen Teil der kompakten Geschwulst oder dem Knoten der cystischen entspricht. In diesen Fällen sieht man auf dem Angiogramm einen kleinen abnormen Gefäßfleck und um diesen herum in gewisser Entfernung die verdrängten Gehirnarterien. An letzteren erkennt man, daß die Geschwulst viel größer ist als der kleine, auf dem Arteriogramm sichtbare Gefäßfleck. Im Gegensatz zu den Verhältnissen bei Meningiomen geben nur die cerebralen Arterien neugebildete Gefäße an diese Geschwülste ab. Manchmal bilden diese Gefäße Knäuel, überkreuzen sich und zeigen typische Erweiterungen vom Aussehen kleiner Blutseen. Auf phlebographischen Aufnahmen der ersten Phase sind diese Seen besser sichtbar und der Gefäßfleck ist etwas größer als im Arteriogramm, aber sein Umfang kann niemals mit demjenigen verglichen werden, der auf Meningiomarteriegrammen zu sehen ist. Auf dem Phlebogramm der zweiten Phase, das bei Meningiomen so häufig einen deutlichen Capillarfleck und stark entwickelte venöse Gefäße zeigt, erkennt man in Fällen von Astrocytomen keinerlei Zeichen ihrer Blutversorgung. Dieser Befund ist zwar allen Gliomen mehr oder weniger gemeinsam, doch bieten die Astrocytomgefäße gewisse Eigentümlichkeiten in ihrer Arterienanordnung, insofern diese meist deutliche Knäuelform erkennen läßt. Wie ALMEIDA LIMA sagt, zeigt der Fleck den charakteristischen zentralen Typus der Gefäßanordnung benigner Tumoren.

Astrocytome.

Fall XIV. *Cystisches Astrocytom des rechten Frontallappens.*

A. R., 46jährige Frau. Seit 4 Jahren epileptische Anfälle, welche mit Brennen im Thorax und Gesichtsverdunkelungen begannen. Bewußtseinsverlust mit Zuckungen in der linken Hand, dann auf der ganzen linken Seite, und zuletzt am ganzen Körper. Nach dem Anfall bleibt keine Parese zurück. Außer diesen Anfällen kleinere Jackson-artige Anfälle, beschränkt auf klonische Zuckungen der linken Hand, welche die Patientin zum Stillstand bringen kann, wenn sie das linke Handgelenk fest mit der rechten Hand umfaßt. Seit 3 Jahren anfallsweise Kopfschmerzen, die in der linken Stirn-Scheitelgegend stärker sind und zuletzt an Intensität abnahmen. Nie Erbrechen. Seit Monaten Abnahme der Sehschärfe. Gang normal; doch ist die Muskelkraft links deutlich herabgesetzt, im Arm noch mehr als im Bein; besonders schwach ist der Händedruck. Sehnenreflexe links lebhafter. Oberflächen- und Tiefensensibilität normal. Doppelseitige Stauungspapille, links ausgeprägter. Linksseitige Facialisparese. Röntgenaufnahme des Schädels normal.

Angiographische Untersuchung: Links hat die SYLVISche Gruppe „Diagonalform", die A. pericallosa ist in die Höhe gehoben, also Ventrikelerweiterung. Auf dem rechtsseitigen Arteriogramm (Abb. 201) sieht man im hinteren Teil der Stirnhirngegend ein kleines abnormes Gefäßnetz und ein Tieferliegen der SYLVISchen Gruppe, besonders ihres mittleren Teils. Es handelte sich um ein cystisches Astrocytom, welches ALMEIDA LIMA mit Erfolg operierte. Auf der halbschematischen Abb. 202 dieses Neurochirurgen sind Umfang,

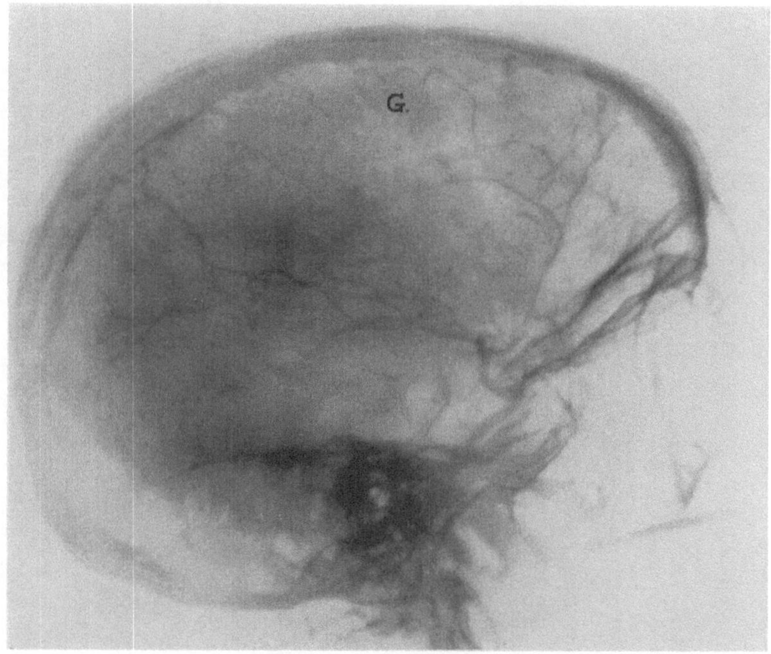

Abb. 201. Fall XIV. Cystisches Astrocytom des rechten Frontallappens. Rechtsseitiges Arteriogramm.
G. Gefäßnetz der Geschwulst. Mittlerer Abschnitt der SYLVIschen Gruppe etwas nach unten verlagert.

Sitz des Neoplasmas, die Cystenbildung, seine Beziehungen zum Seitenventrikel und die aus der A. pericallosa stammende Blutversorgung, welche das Bild des Tumorknotens vermitteln, ersichtlich.

Da die Geschwulst sich in vertikaler Richtung im innersten Teil des Stirnlappens entwickelt hat, ist die Abweichung der SYLVIschen Gruppe zwar gut sichtbar, aber nicht so stark, wie wenn der Tumor mehr peripher gelegen wäre.

Fall XV. *Cystisches Astrocytom des linken Frontallappens.*

J. G. C., 29jähriger Mann. Seit 10 Monaten heftige Kopfschmerzen mit hohem Fieber, ohne Abnahme des Sehvermögens; dann bessert er sich zusehends, es treten nur noch anfallsweise geringe Kopfschmerzen auf. 3 Monate später setzten die Stirnkopfschmerzen plötzlich wieder ein, und zwar mit hohem Fieber. Rechts Schwäche des Arms und Beins. Keine deutliche motorische Aphasie, doch antwortet der Patient mit Schwierigkeit. Leichter Verwirrungszustand. Bei Aufnahme

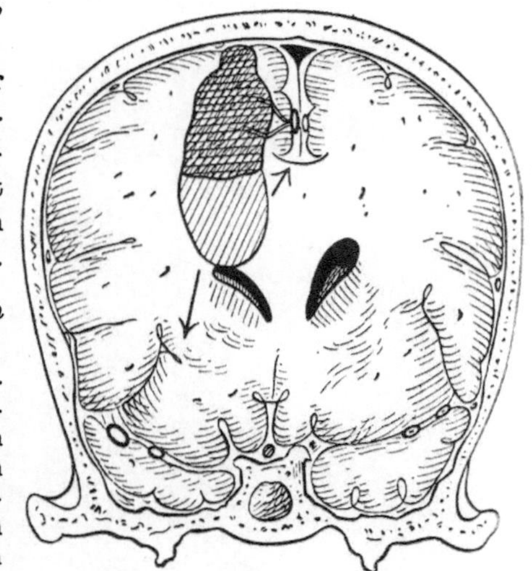

Abb. 202. Derselbe Fall wie auf Abb. 201. Schematische Darstellung der Größe und Lage der Geschwulst.

ins Krankenhaus ist die Temperatur 38,6°. Sehr ausgesprochene bilaterale Stauungspapille, rechts ausgeprägter. Rechtsseitige Facialisparese von zentralem Typus. Halbseitenparese rechts; auf dieser Seite sind Sehnenreflexe lebhafter. Rechts Babinski. Normales Röntgenbild.

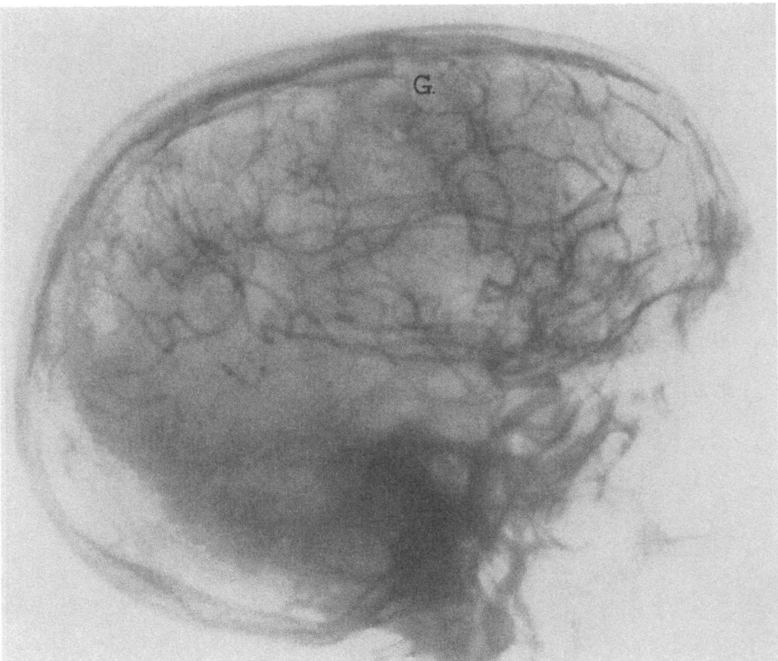

Abb. 203. Fall XV. Cystisches Astrocytom des linken Frontallappens. Linksseitiges Arteriogramm.
G. Gefäßnetz der Geschwulst. SYLVIsche Gruppe und Pericallosa nach unten verlagert.

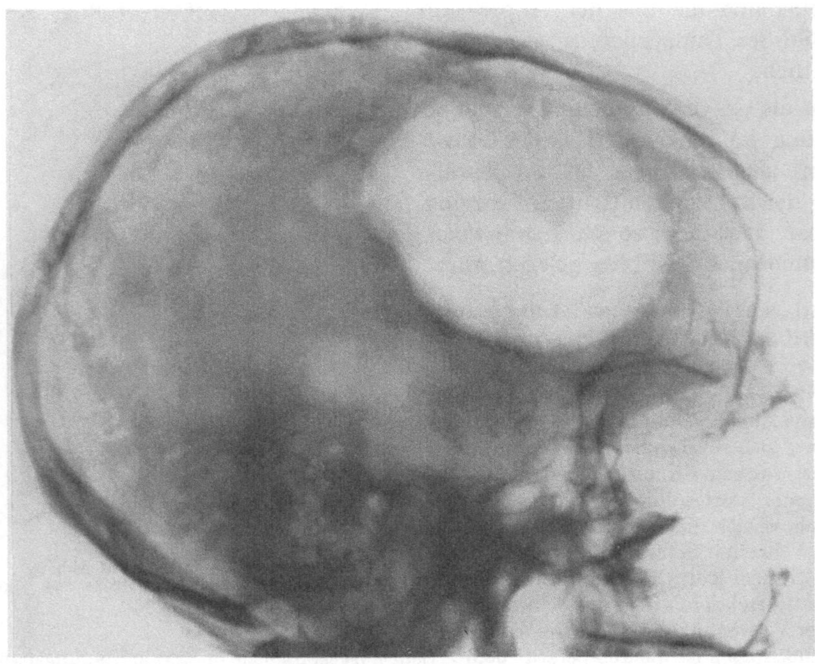

Abb. 204. Derselbe Fall wie auf Abb. 203. Röntgenogramm. Einführung von Luft in die cystische Höhle
nach der Operation. Gute Sichtbarkeit des soliden Teiles der Geschwulst.

Angiographie: Rechts normal. Links (Abb. 203) sieht man im hinteren Abschnitt des Stirnlappens ein kleines abnormes Gefäßnetz fast neben der Mittellinie, das zwar wenig ausgesprochen ist, aber doch die Eigenschaften der Astrocytome erkennen läßt. Außerdem bemerkt man das Tiefertreten nicht nur der SYLVISchen Gruppe, sondern auch der A. pericallosa. Der Zwischenraum, welcher das kleine Gefäßnetz von den genannten Arterien, insbesondere von der SYLVISchen Gruppe, trennt, läßt an das Vorliegen einer großen Cyste neben dem soliden Teil des Tumors denken. Bei einer Punktion des Stirnlappens

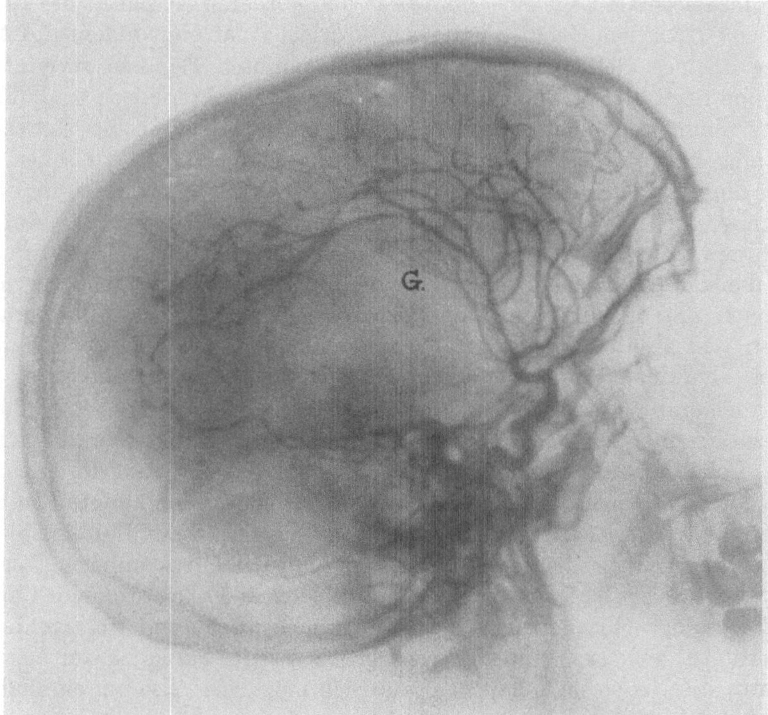

Abb. 205. Fall XVI. Cystisches Astrocytom des linken Temporallappens. Linksseitiges Arteriogramm. Starke Verlagerung der SYLVISchen Gruppe nach oben. *G.* Kleines Arteriennetz der Geschwulst.

geriet man in eine Cyste, aus der 110 ccm einer gelblichen Flüssigkeit entfernt wurden. Die Einführung von Luft (Abb. 204) gab den Umfang und die Lage der Cyste und des Tumors an. Nach der Punktion besserte sich der Zustand des Kranken sehr.

Fall XVI. *Cystisches Astrocytom des linken Temporallappens.*

F. F. S., 27 jahrige Frau. Seit 1$^1/_2$ Jahren Zuckungen am ganzen Körper, stärker im rechten Arm und Bein. Im Beginn der Anfalle Schmerz in der Herzgegend, sowie vorübergehende Sehstörung. Nie Bewußtseinsverlust. Diese Anfälle wiederholten sich häufig, nach Verlauf eines Jahres waren sie stärker. Zuletzt vorwiegend in der Stirn lokalisierte Kopfschmerzen. Erbrechen. Motilität normal. Sehnenreflexe beider Beine gleich, die des rechten Arms lebhafter. Kein Babinski. Starke doppelseitige Stauungspapille mit Netzhautblutungen. Sehschärfe stark herabgesetzt. Rechtsseitige Facialisparese. Taubheit mäßigen Grades links. Normales Röntgenbild.

Angiographische Untersuchung: Rechts: Fast normales Bild mit nur leichter Verlagerung der gesamten Arterien nach oben entsprechend einer mäßigen Ventrikelerweiterung. Links (Abb. 205) sieht man einen leicht deformierten und nach vorne projizierten Carotissyphon. Vorderer und mittlerer Teil der SYLVIschen Gruppe sind stark nach oben verdrängt, sie reichen bis zur Höhe der Pericallosa, welche annähernd an ihrem normalen Platz ist. Die Arterien der SYLVIschen Gruppe umgeben die obere Grenze eines Gebiets, das den zwei vorderen Dritteln des Schläfenlappens und dem unteren Teil des Scheitellappens entspricht. In ihrem hinteren Teil senken sich die Arterien etwas und nehmen so wieder ihre normale Lage ein. Im oberen und vorderen Abschnitt des Raums, der von den SYLVIschen Gefäßen umgeben wird, sieht man ein von feinen Arterien gebildetes, kleines Gefäßnetz, das aus den genannten Gefäßen stammt und einige kleine Seen bildet, wie sie für Astrocytome charakteristisch sind. Dieses Gefäßnetz nimmt nur einen kleinen Teil des von den Arterien der SYLVIschen Gruppe umgebenen Gebietes ein, in dem auch keine Arterien zu sehen sind. Es wurde ein cystisches Astrocytom mit einem kleinen Tumorknoten im oberen Teil diagnostiziert, was beim chirurgischen Eingriff bestätigt wurde. Auf dem Arteriogramm sieht man eine an der Schädelbasis verlaufende, ziemlich enge Arterie, die die Kennzeichen einer aus dem Syphon abgehenden, durch den Tumor nach unten gedrängten A. cerebri posterior hat. Die Phlebogramme der ersten und zweiten Phase lassen nichts von dem auf dem Arteriogramm sichtbaren abnormen Gefäßnetz erkennen, was die Diagnose bestätigte.

Die Angiographie hat in diesem Fall alle Grundlagen und Einzelheiten, die heutzutage für die Diagnose von Hirntumoren verlangt werden können, geliefert; Lokalisation, Morphologie und Art, so daß der Eingriff erleichtert und eine günstige Prognose vor der Operation gestellt werden konnte. In bezug auf diesen Fall sagt ALMEIDA LIMA, daß „der Vorteil, diese Einzelheiten vor dem Eingriff zu kennen, demjenigen, der wenig mit der intrakraniellen Chirurgie vertraut ist, gering erscheinen mag. In einem solchen Falle würde ein Chirurg, der keine Angiographie gemacht hätte, über eine annähernd richtige Lokalisation verfügen, aber er würde sicherlich große Zweifel bezüglich der histologischen Natur des Neoplasmas haben. Da es sich möglicherweise um ein malignes Gewächs handeln könnte, das er ausgedehnt exstirpieren müßte, würde er einen breiten Knochenlappen mit Einschluß der motorischen Region anlegen. Da wir die genaue Lokalisation kannten und die Gewißheit hatten, daß es sich um eine benigne, sehr wahrscheinlich cystische Neubildung handelte, konnten wir einen viel kleineren und tiefer gelegenen Knochenlappen verwenden. Auf diese Weise vermied ich Zeit- und Blutverlust und, was wichtiger war, ich legte die motorische Region nicht frei, die demnach keinem direkten Trauma oder der Schädigung durch sekundäres Ödem infolge der Anpressung der Rinde gegen die Knochenränder ausgesetzt wurde". Die Rekonvaleszenz nach der Operation verlief ohne Zwischenfall; eine ausgesprochene Sehschwäche blieb jedoch bestehen.

Fall XVII. *Cystisches Astrocytom des linken Temporallappens.*

R. F. M., 35jährige Frau. Seit 3 Jahren besteht starker Schmerz in der Mitte der Stirngegend, der in kürzer oder länger dauernden Anfällen, zuweilen von Erbrechen und Gesichtsverdunkelung begleitet, auftrat. Während einiger Anfälle nahm die Patientin einen sehr schlechten Geschmack im Mund wahr. Vor 3 Monaten erlitt sie einen Anfall anderer Art: Plötzlich konnte sie nicht mehr sprechen und der Mund war stark nach links verzogen. Lähmung der Glieder 1 Stunde lang ohne Bewußtseinsverlust. Darauf länger dauernde Anfälle von Gesichtsverdunkelung, Ohrensausen und Ohrgeräuschen links. Seit $1^1/_2$ Monaten zunehmende Abnahme des Sehvermögens, links ausgesprochener. Motilität, Reflexe und Sensibilität normal. Hirnnerven: Stauungspapille mit Atrophie und so stark verminderter Sehschärfe, daß es nicht möglich war, eine Gesichtsfelduntersuchung vorzunehmen. Geringe Facialisparese rechts von zentralem Typus, im Ruhezustand deutlicher.

Angiographische Untersuchung: Rechts ist das Arteriogramm fast normal, die Arterien der Sylvischen Gruppe sind in „diagonaler" Richtung und sowie die A. pericallosa etwas aufwärts verlagert als Zeichen einer geringen Ventrikel-

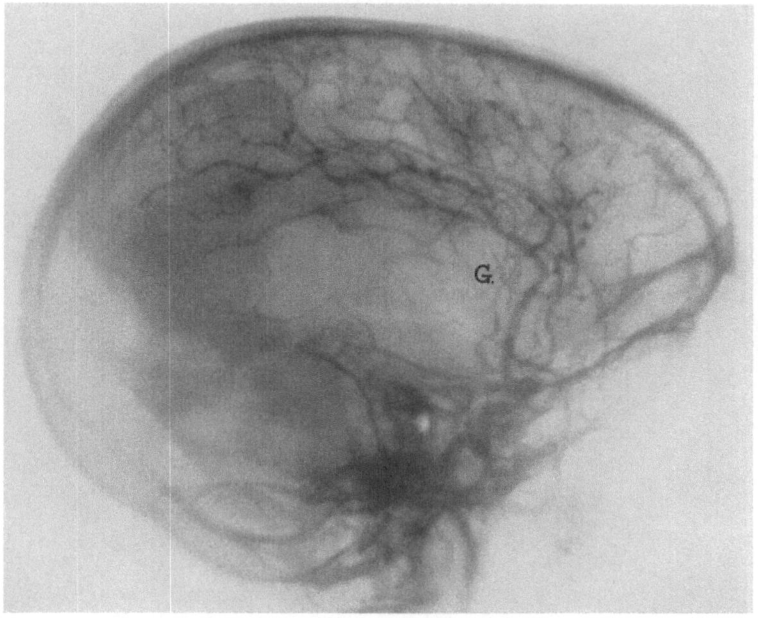

Abb. 206. Fall XVII. Cystisches Astrocytom des linken Temporallappens. Linksseitiges Arteriogramm. Das Bild ähnelt demjenigen von Fall XVI (Abb. 205). *G.* Gefäßnetz der Geschwulst.

erweiterung dieser Seite. Links (Abb. 206) sieht man einen stark deformierten und nach oben ausgezogenen Syphon. Die Sylvische Gruppe ist stark senkrecht angehoben, was darauf hindeutet, daß der Tumor sowohl bis zum vorderen Pol des Stirnlappens als auch bis zu dessen hinterem Teile reicht, also sehr groß ist. Der von Sylvischen Ästen eingefaßte Raum weist einen Teil ohne sichtbare Blutgefäße auf, im vorderen und oberen Abschnitt sind jedoch kleine Gefäße vorhanden, die den Tumor teilweise versorgen, von denen nur das oberste das Aussehen eines Sees hat. Zum unteren Teil des Tumors scheinen ebenfalls einige Gefäße zu ziehen. Phlebogramm normal. Die Diagnose eines cystischen Astrocytoms ist sicher, wir hatten jedoch den Eindruck, daß das Mißverhältnis zwischen seinem cystischen und seinem soliden Teil weniger erheblich war als im vorhergehenden Fall. Die zweizeitige Operation beschränkte sich in der ersten Sitzung auf die Entleerung der Hauptcysten (es waren deren mehrere), in der zweiten wurde der kompakte Tumor im ganzen entfernt; er war größer als man vermutete. Nach Exstirpation des soliden Teils und der begleitenden

Cysten ergab sich, daß die Tumormasse den ganzen Schläfenlappen eingenommen hatte, so daß zuletzt die Dura mater der Schädelbasis und ein Teil des Tentorium cerebelli freilagen (ALMEIDA LIMA). Trotzdem war der postoperative Verlauf normal und die Patientin wurde geheilt entlassen.

Die gutartigsten Astrocytome der Hirnhemisphären (die einzigen, mit denen ich mich an dieser Stelle befasse) sind gewöhnlich fibrillär, cystisch, gut begrenzt, deutlich härter als die Hirnsubstanz. Die maligneren Astrocytome, wie

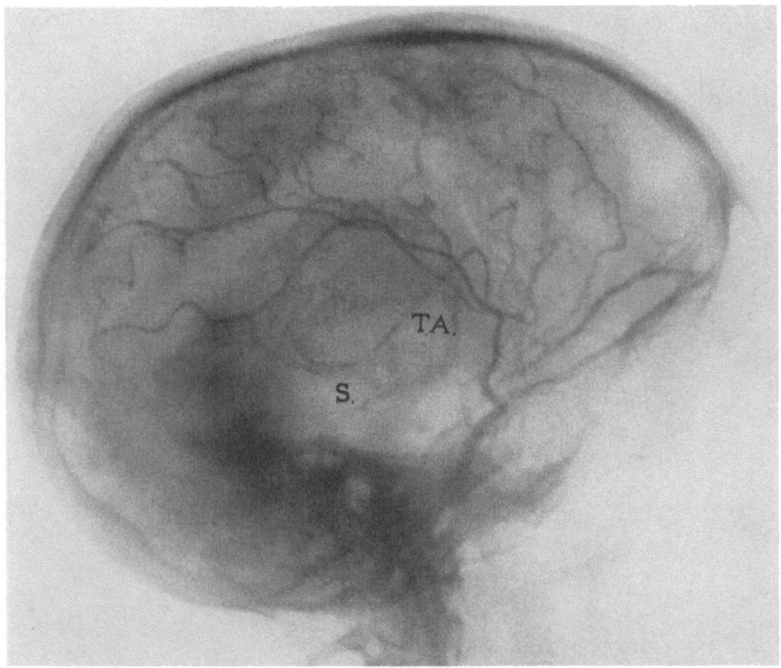

Abb. 207. Fall XVIII. Protoplasmatisches Astrocytom des rechten Temporallappens. Rechtsseitiges Arteriogramm. Carotissyphon und SYLVIsche Gruppe stark nach oben verlagert. Die Temporalis ant. (*T.A*) zieht zur Temporalregion, wo sie in Verbindung mit einem Blutsee (*S*.) steht.

das eben beschriebene, sind reich an verschiedenen Zellformen neben einigen Astrocyten, ihre Grenzen sind unscharf und es ist nicht leicht zu sagen, wo das Tumorgewebe aufhört. Auf Grund seiner Operationserfahrungen sagt ALMEIDA LIMA, daß diese Geschwülste doch von festerer Konsistenz seien als das normale Hirngewebe, wenn sie die Rinde erreichen, was nicht immer vorkommt, und daß es möglich sei, mit bloßem Auge und durch Palpation die Grenzen der Neubildung mehr oder minder scharf zu umreißen. Unscharfe Tumorgrenzen kommen eher in der weißen Substanz vor.

Vergleicht man die Arteriogramme der hier veröffentlichten Fälle von Astrocytomen, so sieht man, daß die Bilder ihrer Eigengefäße nicht vollkommen identisch sind; die Unterschiede sind jedoch nicht wesentlich: Im ganzen haben die Arteriogramme der Astrocytome typisches Aussehen. Das angiographische Studium der angeführten Varianten kann noch innerhalb der Astrocytomgruppe einen Eindruck von ihrer Gutartigkeit oder relativen Bösartigkeit (plasmatische

Astrocytome und Astroblastome) vermitteln. Den letztgenannten Geschwülsten entspricht eine intensivere Blutzufuhr. Phlebogramme können auch bis zu einem gewissen Grade zur Stellung der Diagnose beitragen.

Fall XVIII. ***Protoplasmatisches Astrocytom des rechten Temporoparietallappens.***

J. P., 25jähriger Mann. Seit 3 Wochen Kopfschmerzen, die früh am Morgen stärker und fast stets von Erbrechen begleitet sind. Keine Motilitätsstörungen. Patellarsehnenreflex links lebhafter. Die übrigen Reflexe sind normal und beiderseits gleich. Keine

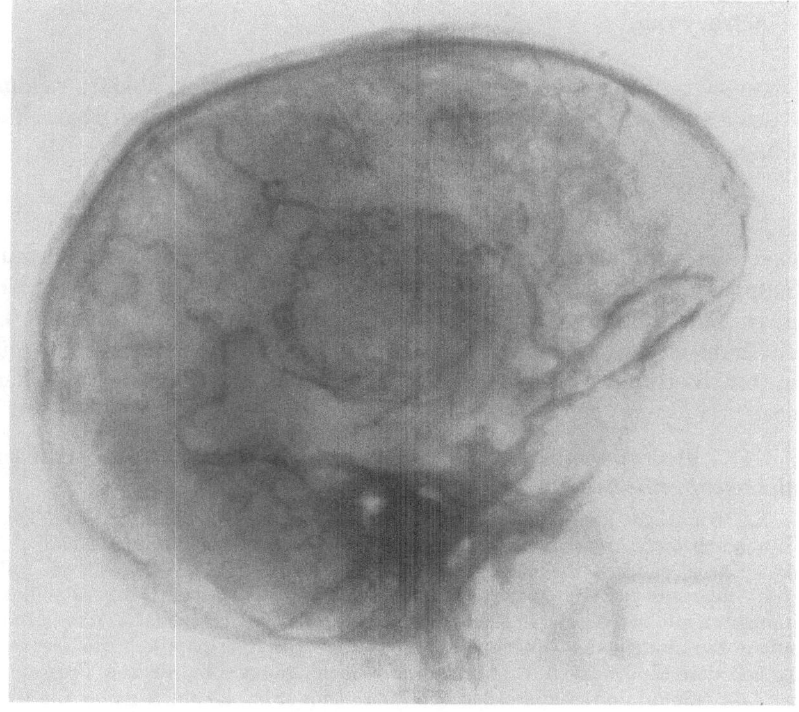

Abb. 208. Derselbe Fall wie auf Abb. 207. Rechtsseitiges Phlebogramm der ersten Phase.
Deutlicher vascularer Geschwulstfleck.

Pyramidenbahnstörungen. Sensibilität normal. Beiderseitige Stauungspapille, links ausgesprochener als rechts mit peripapillären Blutungen. Sehschärfe mäßig.

Angiographische Untersuchung: Links normales Bild. Rechts (Abb. 207) sieht man im Arteriogramm den nach oben ausgezogenen Carotissyphon mit nur einer Krümmung, welche eine winklige Form angenommen hat. Die SYLVIsche Gruppe ist in ihrem vorderen und mittleren Abschnitt stark nach oben verlagert. Eine der Aa. temporales, die Temporalis anterior, zieht zur Regio temporalis abwärts, wo verschiedene Flecken, darunter ein größerer, zu sehen sind. Es sind die vorhin erwähnten Blutseen. Diese Gruppe dilatierter Arterien bildet einen kleinen Gefäßknoten, der etwa 4 cm weit von der höchsten Stelle der SYLVISchen Gruppe entfernt ist, was darauf hindeutet, daß der sonst keine weitere sichtbare Blutversorgung besitzende Tumor viel größer ist. Auf dem Phlebogramm der ersten Phase sieht man (Abb. 208) einen großen annähernd kreisförmigen Fleck einer pathologischen Gefäßbildung mit einem Durchmesser von 5 cm, der größer ist, als man ihn gewöhnlich bei Astrocytomen antrifft. Das Phlebogramm der zweiten Phase zeigt die abnormen auf den vorangehenden Filmen beobachteten Gefäßnetze sehr abgeschwächt.

Das arteriographische Bild führte zur Diagnose eines Astrocytoms; die Ausdehnung des Flecks im Phlebogramm ließ uns eher an ein Astrocytom mit malignen Eigenschaften denken, was mit der raschen Entwicklung übereinstimmte. Die genaue Lokalisation des Tumors wurde durch die Sektion bestätigt. Die histologische Untersuchung ergab ein protoplasmatisches kleinzelliges Astrocytom.

So bestätigte sich, was ich schon früher über die Möglichkeit, wenigstens in gewissen Fällen, die Malignität der Astrocytome angiographisch abzuschätzen, gesagt habe.

Übergangsastrocytome.

Neben den fibrillären und protoplasmatischen Astrocytomen müssen wir eine Gruppe von gemischten Astrocytomen, welche ein etwas andersartiges angiographisches Bild ergeben, betrachten. Es sind die Astrocytome mit Übergang in Glioblastome, welche wir von den typischen Fällen trennen zu müssen glauben, um bestimmte Besonderheiten im Arterio- und Phlebogramm hervorzuheben.

Fall XIX. *Protoplasmatisches Astrocytom des linken Temporallappens mit gliobastomatöser Entwicklung.*

A. A. F., 50jähriger Mann. Er erkrankte vor 2 Wochen. Nachdem er einen Tag lang in der Sonne arbeitete, traten Kopfschmerzen auf, welche in den darauf folgenden Tagen anhielten. Rasch sich entwickelnde, vollständig sensorische und motorische Aphasie. Schlechter Allgemeinzustand, Apathie, Unorientiertheit, paretischer Gang. Rechtsseitige Halbseitenparese mit Beteiligung des Facialis. Sehnenreflexe rechts lebhaft. Weder Babinski noch andere Pyramidenbahnsymptome. Beiderseitige Stauungspapille. Die rasche Entwicklung ließ den Eindruck eines entzündlichen meningo-encephalitischen Prozesses aufkommen. Lumbalpunktion: Außerordentlich hoher Liquordruck, welcher über die Grenzen des CLAUDEschen Manometers hinausging. Normale Zellzahl, Eiweiß und Globulin vermehrt.

Angiographische Untersuchung: Das rechtsseitige Angiogramm ist normal. Links (Abb. 209) sieht man eine sehr deutliche A. temporalis superficialis, was auf ein Hindernis im Gehirnkreislauf dieser Seite hindeutet. Trotzdem sieht man das cerebrale Arteriennetz. Normaler Carotissyphon. Die SYLVIsche Gruppe, besonders aber ihr mittlerer Abschnitt, ist stark nach oben gedrängt. Ihr vorderer Teil ist nach vorne projiziert. Die A. cerebri posterior, welche vom Carotissyphon abgeht, ist komprimiert und nach unten verlagert. Von dieser Arterie gehen Gefäße ab, welche von unten nach oben zur Tumorgegend verlaufen. Es sind aber noch andere neugebildete Gefäße in großer Zahl vorhanden, welche aus den Arterien der SYLVIschen Gruppe und dem Carotissyphon stammen und zur Tumorgegend gehen. Die Gefäße der letzteren teilen sich in zwei Abteilungen, eine hintere, welche aus absteigenden und aufsteigenden, wahre Seen bildenden Arterien besteht, und eine vordere, die aus zahlreichen engen fast ausschließlich parallel verlaufenden Arterien zusammengesetzt ist. Letzterer Befund ähnelt dem arteriellen Gefäßtyp beim Glioblastom, wenngleich er nicht

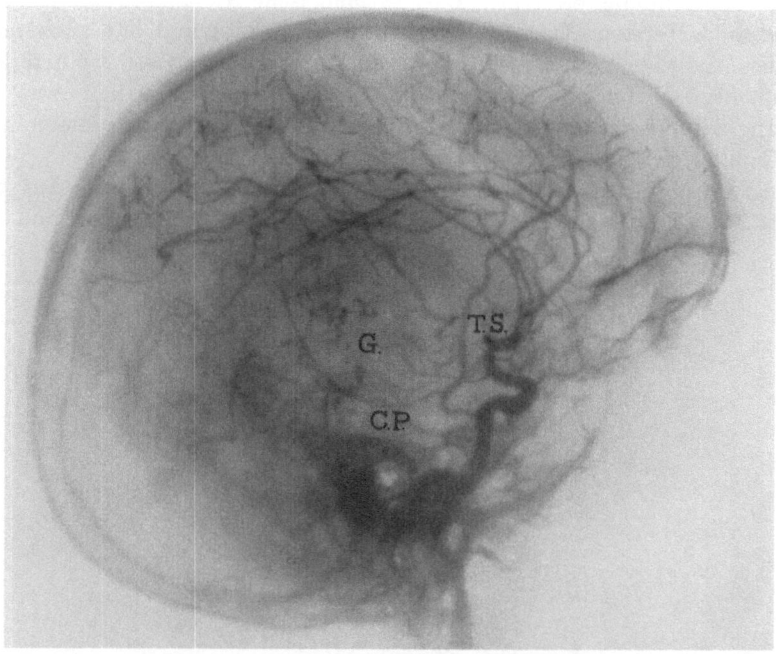

Abb. 209. Fall XIX. Protoplasmatisches Astrocytom des linken Temporallappens. Linksseitiges Arteriogramm. Mittlerer Teil der SYLVIschen Gruppe nach oben verlagert. *T.S.* Temporalis superficialis. *G.* Gefäßnetz der Geschwulst. *C.P.* Verlagerte A. cerebri post.

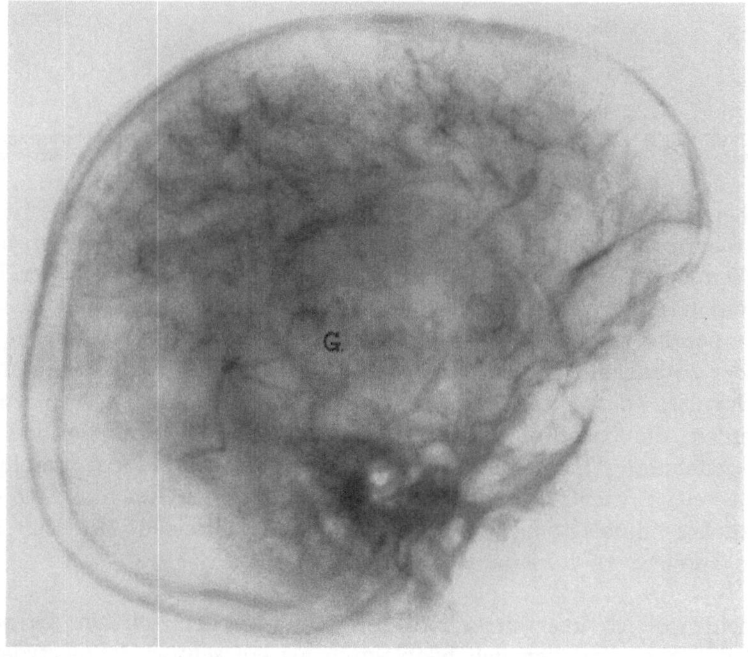

Abb. 210. Derselbe Fall wie auf Abb. 209. Linksseitiges Phlebogramm der ersten Phase. *G.* Gefäßnetz der Geschwulst noch sichtbar.

die gleiche Ausdehnung erreicht. Das pathologische Gefäßnetz ist in dem Phlebogramm der ersten Phase noch erhalten (Abb. 210) und hat auch noch ein ähnliches Aussehen. Auf diesem Film sieht man einige Endäste der Arterien, ein Befund, der sich im Phlebogramm der zweiten Phase wiederholt, was auf eine Verlangsamung der Blutströmung hinweist. Der bei Meningiomen auftretende Capillarfleck ist hier nicht vorhanden.

Die angiographischen Symptome waren etwas widersprechend. Auf der einen Seite führte die Aufwärtsverdrängung der SYLVIschen Gruppe und die

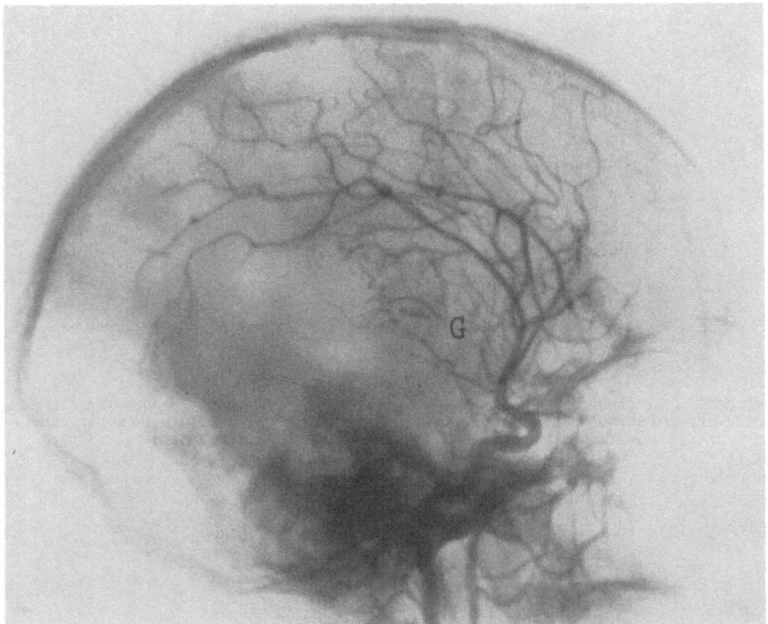

Abb. 211. Fall XX. Astrocytom mit Übergang in Glioblastom. Rechtsseitiges Arteriogramm. SYLVIsche Gruppe bis in die Höhe der A. pericallosa verlagert. G. Gefäßnetz der Geschwulst.

Anwesenheit von — allerdings wenig entwickelten — Blutseen zur Diagnose eines Astrocytoms von malignem Typus. Auf der anderen Seite ließen uns die Schnelligkeit der Tumorentwicklung, das relativ gute Erhaltensein der Krümmungen des Carotissyphons, welche bei Geschwülsten des vorderen Teiles des Lobus temporalis verändert zu sein pflegen, sowie auch das aus engen, mehr oder minder parallelen Arterien bestehende Gefäßnetz des vorderen Abschnittes der Geschwulst, vorzugsweise an ein Glioblastom denken, die, wie wir bald sehen werden, die Symptome dieser Geschwulstart sind. Die Sektion ergab einen ausgedehnten Tumor des linken Schläfenlappens und die histologische Diagnose, welche wir OBERLING verdanken, lautet: ,,Zellreiches Astrocytom mit deutlicher glioblastomatöser Entwicklung. Zahlreiche Mitosen, ausgesprochene Tendenz zu infiltrierendem Wachstum.‘‘

Nunmehr will ich über einen Fall berichten, bei dem ich ein Astrocytom diagnostiziert habe und der sich histologisch als ein schwer diagnostizierbarer Tumor herausstellte.

Fall XX. *Histologisch schwer diagnostizierbares Astrocytom mit Übergang in Glioblastom.*

A. S. C., 42jähriger Mann. Seit 3 Monaten mit Erbrechen einhergehende Kopfschmerzen, welche im Nacken begannen und auf die Stirngegend übergingen. Anhaltende nachtliche Exacerbationen. Bei der Untersuchung bemerkt man Steifheit des Kopfes, der ein wenig nach links geneigt ist. Die linke Schulter steht höher als die rechte. Schmerz beim Beklopfen des Schädels, besonders in der Hinterhauptsgegend. Der Gang ist unsicher, keine Zeichen von segmentaler Lähmung oder Muskeltonusveränderungen. Normale Sehnen- und Hautreflexe. Keine Pyramidenbahnsymptome. Normale Sensibilität. Linksseitige Abducensparese. Keine Veranderung des Augenhintergrundes. Liquordruck erhöht; Eiweiß

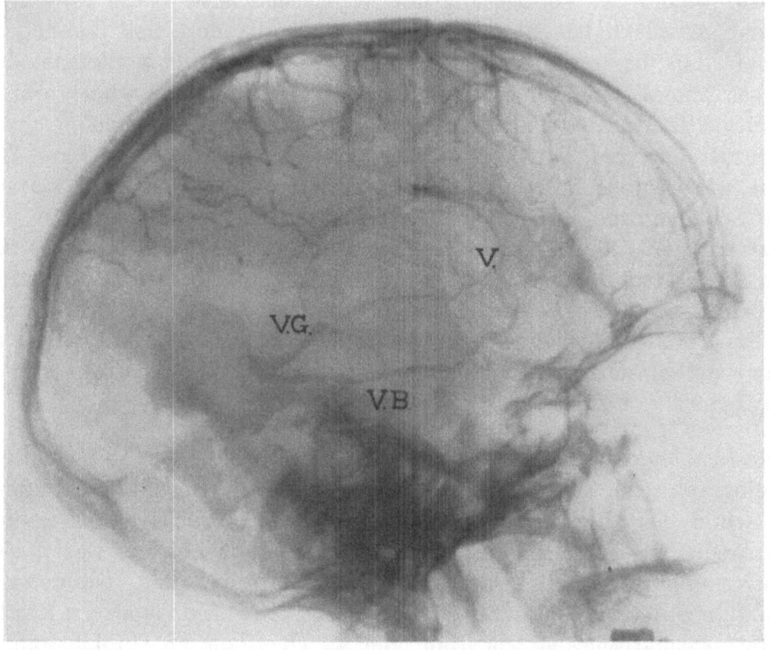

Abb. 212. Derselbe Fall wie auf Abb. 211. Rechtsseitiges Phlebogramm der zweiten Phase. Der vasculare Geschwulstfleck ist nicht mehr zu sehen. *V.* Abnorme in die Vena Galeni (*V.G.*) einmundende Vene. *V.B.* Weite Vena basilaris.

vermehrt; 1,8 Zellen im Kubikmillimeter; Pandy + — — —; Wa.R. negativ. Normales Röntgenbild des Schädels.

Angiographische Untersuchung: Links sind Arteriogramme und Phlebogramme normal. Rechts (Abb. 211) ist die SYLVISche Gruppe bedeutend höher als normal gelegen, die obere Krümmung des Carotissyphons verschwunden. Die Arterien sind ziemlich stark erweitert. Diejenigen der SYLVISchen Gruppe steigen bis zur Höhe der A. pericallosa an. Starke, einer Geschwulst angehörende Gefäßentwicklung, besonders ausgesprochen im vorderen Abschnitt des durch die Verdrängung der SYLVISchen Gruppe nach oben frei gebliebenen Raums, welcher sich aber etwa 4 cm weit nach hinten erstreckt. Der größte Teil der neugebildeten Gefäße stammt aus Arterien der SYLVISchen Gruppe. Einige dieser Gefäße weisen zwei oder drei gut sichtbare Erweiterungen (Blutseen) im Zentrum des Tumors auf. Man sieht noch zwei sehr feine Gefäße, von denen eines aus dem unteren, das andere aus dem oberen Abschnitt des Carotissyphons stammt; sie begeben sich zu der Stelle, wo sich das oben erwähnte Tumorgefäß befindet. Diese feinen Gefäße haben eine gewisse Ähnlichkeit mit denjenigen, die bei Glioblastomen zu sehen sind. Auf dem Phlebogramm der zweiten Phase (Abb. 212) sieht man eine abnorme Vene, welche aus dem oberen Teil der Geschwulst stammen muß und die in das obere Drittel der V. Galeni einmündet, sowie eine sehr umfangreiche V. basilaris. Zum vorderen Abschnitt dieser Vene gelangen einige zuführende Venen, welche dem Blutabfluß aus der Geschwulst dienen. Letzterer ist sehr reich, wie nicht nur aus dem Arterio- und Phlebogramm der ersten Phase, sondern auch aus den tiefen Venen zu schließen ist.

Es handelte sich um einen stark vaskularisierten Tumor, bei dem wir hauptsächlich auf Grund der Verlagerung der SYLVISCHEN Gruppe die Diagnose auf Astrocytom gestellt haben, der Blutreichtum des Tumors ließ Zweifel daran aufkommen, daß dieser ein reines Astrocytom darstelle und vor allem, daß es gutartig sei, zumal seine Entwicklung sehr rasch vor sich gegangen war. Bei der Operation fand ALMEIDA LIMA einen großen, oberflächlichen, leicht vom Gehirn abzutrennenden Tumor, der härter als die Hirnsubstanz war. In der Peripherie war er jedoch weich. Außerdem war er mit der Dura mater der mittleren Schädelgrube in beträchtlicher Ausdehnung verwachsen und schwer von ihr zu trennen. 10 Tage nach der Operation verließ der Kranke die Klinik in gutem Zustand und bester Stimmung, weil er von Kopfschmerzen und Erbrechen befreit war. Die Besserung hat bis jetzt angehalten. Die histologische Untersuchung ergab Bilder eines Meningioms und Glioblastoms mit einigen spärlichen Astrocyten. OBERLING diagnostizierte ein „Meningoblastom von gliomatösem Typus".

Es gibt histologisch schwer klassifizierbare Geschwülste, um so mehr können auch angiographische Diagnosen zweifelhaft bleiben. Im Fall VII konnten wir auf Grund des allgemeinen angiographischen Eindrucks eine Vermutung über die Artdiagnose äußern, die nicht stark von dem abwich, was nach der Tumorentfernung festgestellt wurde. In zweifelhaften Fällen, bei denen wir geneigt sind, ein Astrocytom anzunehmen, denken wir eher als an ein fibrilläres an ein protoplasmatisches Astrocytom oder an Übergang zu Glioblastom. Die letzteren beiden Geschwulstformen entwickeln sich rascher. BAILEY schreibt in bezug auf diese Astrocytome: "In some areas collections of spongioblasts may give evidence of the possibility of malignant 'dedifferentiation'."
Ich will nicht behaupten, daß die angiographische Artdiagnose der verschiedenen Astrocytomtypen stets gestellt werden kann. Ich wollte nur zeigen, daß wir auf Grund einer größeren Anzahl von Beobachtungen wenigstens mit einer gewissen Wahrscheinlichkeit eine Differentialdiagnose zwischen fibrillären, protoplasmatischen und gemischten Übergangsformen erreichen können. Meine Ausführungen sollen eine Anregung zu neuen angiographischen Forschungen in dieser Richtung bilden.

Glioblastome.

Die Diagnose des multiformen Glioblastoms ist von größter Wichtigkeit. Es handelt sich um sehr maligne Geschwülste mit vorläufig noch unbefriedigenden Operationsergebnissen. Sie haben einen charakteristischen angiographischen Befund. Ihre zentralen Gefäße sind, falls sichtbar, spärlich und meist ziemlich weit auseinanderliegend, ohne die eben beschriebenen Eigenschaften der Astrocytome zu zeigen. Die Anordnung der Gefäße in diesen Geschwülsten, insbesondere die der peripheren, ist sehr typisch. Die auf Arteriogramm und Phlebogramm sichtbaren Gefäße sind eng, können aber in ihrer ganzen Ausdehnung verfolgt werden. Die Venen sind stärker als die Arterien und weisen zuweilen sehr ausgesprochene Erweiterungen auf. Als ich 1934 über den ersten derartigen Fall berichtete, machte ich auf ein feines arterielles Netz aufmerksam, dessen Bestandteile von geringem Kaliber sind und zueinander mehr oder weniger parallel verlaufen. Die späteren Fälle bestätigten diese Beschreibung. Die neugebildeten Gefäße verlaufen vom vorderen zum hinteren Hirnabschnitt. In gewissen Fällen haben einige Gefäße ein anderes Aussehen und geben einem bestimmten Teil der Geschwulst eine reichere Blutversorgung. Man sieht zuweilen sogar arterielle Seen. Die Hirnarterien sind im Gegensatz zu den Befunden bei Meningiomen und Astrocytomen nicht verlagert. Nur der hintere Abschnitt der A. pericallosa wird unsichtbar. Auch das Phlebogramm unterscheidet sich von dem der bereits beschriebenen Geschwülste. Man sieht, wie die Venen zum größten Teil in derselben Richtung wie die Arterien mehr oder weniger parallel zueinander verlaufen. Außerdem bilden sie wahre Blutseen. In seiner ganzen Ausdehnung ist das Venennetz im Gebiet der abnormen Arterienentwicklung leicht verschattet, aber diese Schatten sind diffus und in keiner Weise mit denjenigen bei Meningiomen zu vergleichen.

Ich lege Gewicht auf die Tatsache, daß bei diesen Geschwülsten Arterien- (und Venen-)verlagerungen, wie sie auf Filmen von Meningiomen oder Astrocytomen zu sehen sind, nicht vorhanden sind, weil Glioblastome infiltrierend in die Hirnmasse einwachsen. Ihr Wachstum ist vorwiegend peripher und infolgedessen dringen die Tumorzellen zwischen die Bestandteile des benachbarten Gewebes ein und umwachsen die Gefäße, welche sie antreffen, ohne sie zu verdrängen. Die gutartigen Geschwülste mit zentralem Wachstum bilden einen Block, welcher das umgebende Gewebe verdrängt, ohne in dieses einzudringen, und verlagern somit die Arterien, welche es versorgen. Die besonders in der ersten Entwicklungsphase von Glioblastomen beobachtete Integrität der Ventrikelform ist ebenso zu erklären. Auch Ausdehnung und Ausbreitung dieser Geschwülste entsprechen den Schwierigkeiten der Herddiagnose mittels neurologischer Untersuchung.

Eine weitere angiographische Einzelheit, auf die zum erstenmal TÖNNIS aufmerksam gemacht hat, scheint auch für Glioblastome *charakteristisch* zu sein. Dieser Autor beobachtete zuerst während des Eingriffes das Vorhandensein von arteriellem Blute in den Venen, ferner bei den Arteriogrammen von 50% seiner Glioblastomfälle, direkte Verbindungen zwischen Arterien und Venen, richtige arterio-venöse Aneurysmen. Diese arterio-venösen Verbindungen konnte auch ALMEIDA LIMA auf einigen Aufnahmen sowie bei operativen Eingriffen bei Glioblastomen feststellen. Tatsächlich fand er wie TÖNNIS arterielles Blut in einigen Gefäßen, welche wie Venen aussahen. Diese Tatsache sollte bei der Deutung von Angiogrammen berücksichtigt werden.

Es folgen einige Beispiele:

Fall XXI. *Multiformes Glioblastom des rechten Parietallappens.*
J. F. N., 56jähriger Mann. Ständig zunehmender Kopfschmerz. 1 Woche später Schwindel und Ohrensausen. 10 Tage nach Beginn der Krankheit ging die Kraft der rechten Glied-

maßen plötzlich verloren. Diesem Anfall gingen einfache Gesichtshalluzinationen voraus: Glühwurmchen und Lichter, welche von rechts kamen. 10 Stunden lang konnte er infolge von Schwäche im linken Bein nicht gehen. 3 Tage später wurde er ins Krankenhaus aufgenommen. Die Kopfschmerzen im Hinterhaupt, manchmal in der Stirn, verschlimmerten sich in kurzdauernden Anfällen. In beiden linken Gliedmaßen traten einige rasche Muskelzuckungen auf. Doppeltsehen. Herabgesetztes Sehvermögen. Halbseitenparese links einschließlich des Gesichts. Der Patient kann gehen. Sehnenreflexe links lebhafter. Kein Babinski. Hochgradige Stauungspapille rechts; wahrscheinlich linksseitige homonyme Hemianopsie. Normale Oberflächensensibilität. Die Tiefensensibilität scheint beeinträchtigt

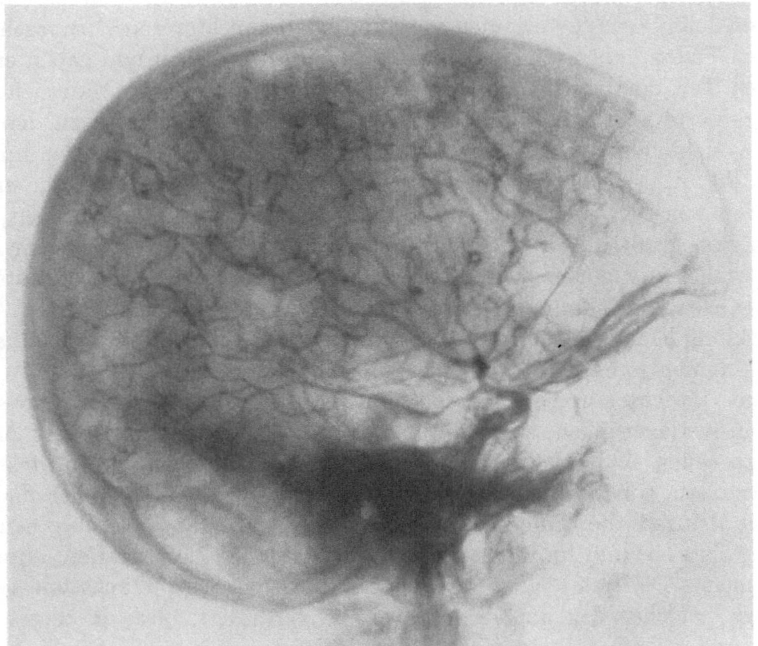

Abb. 213. Fall XXI. Multiformes Glioblastom des rechten Parietallappens.
Normales linksseitiges Arteriogramm.

zu sein, die unsicheren und sich widersprechenden Angaben des Patienten lassen aber eine sichere Beurteilung nicht zu. Psychisch: Gute räumliche und zeitliche Orientierung; leichte Euphorie, Neigung zu Moria; schwer zu fesselnde Aufmerksamkeit. Normales Röntgenbild.

Angiographische Untersuchung: Arteriogramm und Phlebogramm links normal (Abb. 213). Rechts (Abb. 214) ist in einer sehr ausgedehnten Zone, welche den Hinterhauptslappen, den ganzen Scheitellappen und den hinteren Teil des Stirnlappens einnimmt, das arterielle Bild verändert. Man sieht zahlreiche feine, aus verschiedenen Hirnarterien stammende Gefäße, welche alle mehr oder minder parallel nach hinten verlaufen und zusammen der Gefäßanordnung das sehr charakteristische Aussehen geben, das wir als *pinselstrichartig* bezeichnen. Die Grenzen des Tumorgefäßnetzes sind verwaschen. Das Netz ist in seiner ganzen Ausdehnung etwa gleichmäßig dicht und alle benachbarten Arterien tragen zur Blutversorgung des betroffenen Gebiets bei. Auf den Originalaufnahmen und besonders, wenn man das Arteriogramm mit dem Phlebogramm der ersten Phase vergleicht, scheint wenigstens eine arteriovenöse Verbindung sichtbar zu sein, wie sie von TÖNNIS beschrieben wurde. Von einer Temporalis

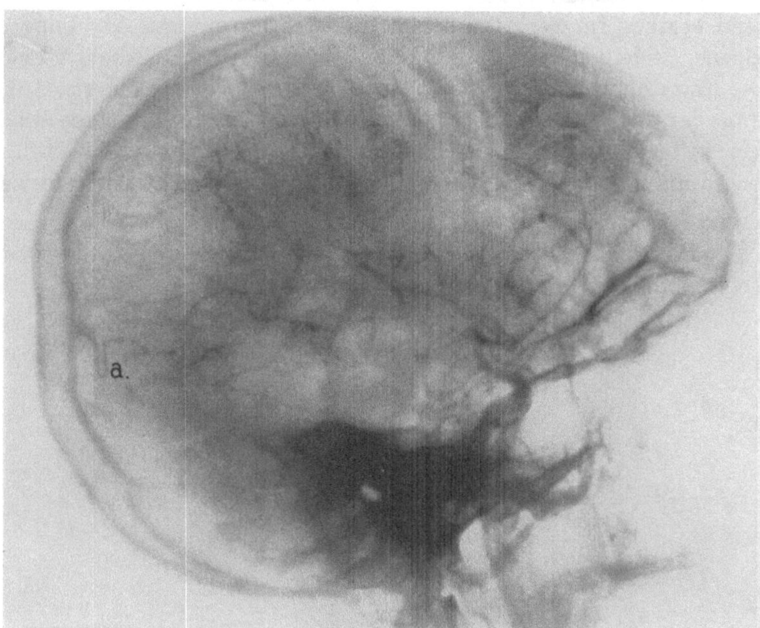

Abb. 214. Derselbe Fall wie auf Abb. 213. Rechtsseitiges Arteriogramm. Ausgedehnte Zone des Parietal-lappens und der angrenzenden Teile des Frontal- und Occipitallappens, in denen abnorme parallel nach hinten verlaufende Gefäße vorhanden sind (pinselstrichartiges Bild).
Bei *a* scheint eine arteriovenose Verbindung zu bestehen.

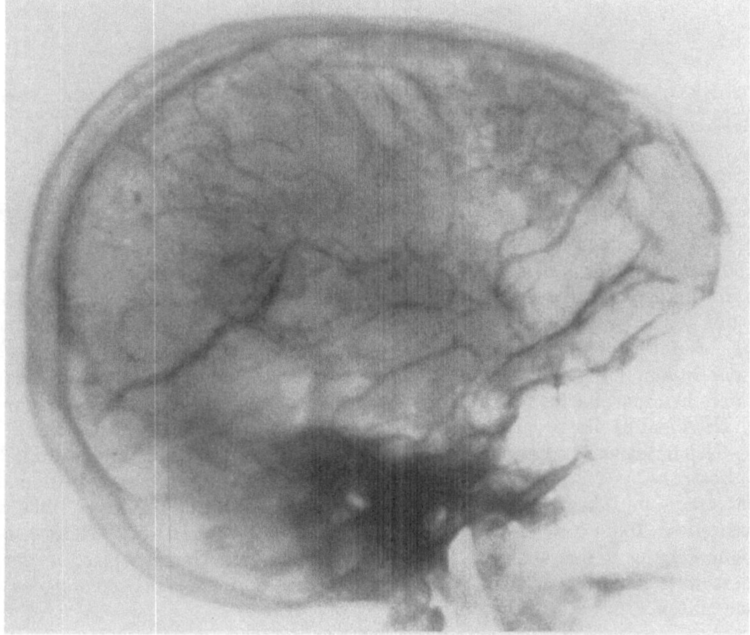

Abb. 215. Derselbe Fall wie auf Abb. 213 und 214. Rechtsseitiges Phlebogramm der ersten Phase. Das Gefäßnetz der Geschwulst ist noch anwesend. Hinten sind einige Gefäße besser sichtbar als auf Abb. 214.

interna (A. temporalis anterior) geht ein Gefäß nach oben ab, welches sich in die Tumorgegend begibt. Im Zentrum dieses Gebiets, des unteren Abschnittes des Scheitellappens, finden sich stärkere Gefäße, einige mit beträchtlichen Erweiterungen. Die Anordnung der Hirngefäße ist im ganzen nicht verändert. Auf dem Phlebogramm der ersten Phase ist noch ein Teil des Tumorgefäßnetzes erhalten, wobei einige weiter hinten gelegene Gefäße sich besser abheben (Abb. 215). Auf dem Phlebogramm der zweiten Phase sind keine Tumorgefäße mehr zu sehen.

Die Diagnose eines multiformen Glioblastoms wurde durch die Operation bestätigt. 2 Monate später starb der Patient. Die Sektion und die histopathologische Untersuchung stimmten mit der Diagnose überein.

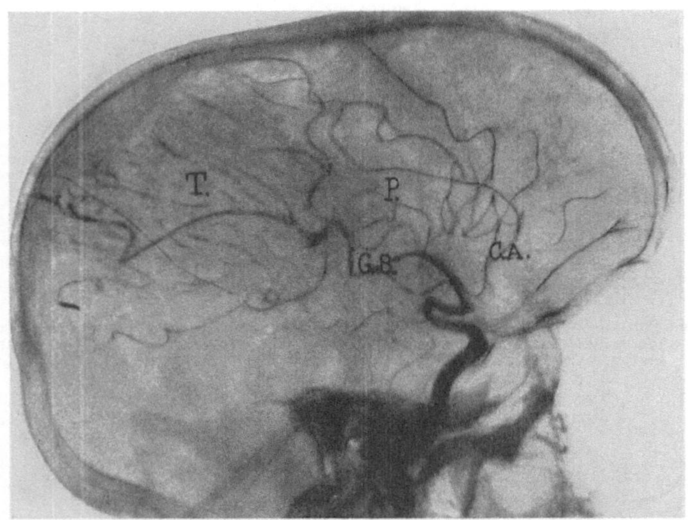

Abb. 216. Fall XXII. Multiformes Glioblastom des rechten Parietal- und Occipitallappens. Rechtsseitiges Arteriogramm. Die Lage der Arterien ist annähernd normal. *T.* Aus feinen parallel verlaufenden Gefäßen gebildeter Geschwulstfleck. Die A. gyri angularis scheint direkt mit einer Vene in Verbindung zu stehen. *G.S.* SYLVISCHE Gruppe; *C.A.* A. cerebri ant.; *P.* A. pericallosa.

Fall XXII. *Multiformes Glioblastom des rechten Parietal- und Occipitallappens.*

C. A., 60jähriger Mann. Seit 1 Jahr hemianopische Störungen links. Anosognostische Störungen im linken Arm; Patient fand ihn in eigentümlichen Stellungen, ohne daß er sich dessen bewußt geworden wäre, obwohl die Kraft bei willkürlichen Bewegungen nicht herabgesetzt war. Seit 6 Monaten Schwäche der rechten Nackenmuskulatur. Seit 2 Monaten Schwäche der linken Gliedmaßen und 2 Wochen danach Anfall mit Bewußtseinsverlust. Zunahme der hemiparetischen Erscheinungen. Schmerzempfindungen mit sehr unangenehmem Hitzegefühl links. Erbrechen. Geringfügige psychische Störungen: Hyperemotivität, Gleichgültigkeit, Veränderung der Persönlichkeit, zeitlich und räumlich nicht orientiert. Bettruhe. Willkürliche Bewegungen noch erhalten, am besten in den distalen Teilen, aber träge und kraftlos. Sehnenreflexe links lebhafter. Babinski links positiv. Bauchdeckenreflexe links aufgehoben. Oberflächensensibilität erhalten. Tiefensensibilität und Stereognose links beeinträchtigt. Linksseitige homonyme Hemianopsie; Augenhintergrund beiderseits normal. Auf dem Röntgenbild sieht man die Verlagerung des Corpus pineale nach unten.

Angiographische Untersuchung: Arteriogramm rechts (Abb. 216): Die Architektonik der großen Hirngefäße ist erhalten. Starkes abnormes Gefäßnetz des ganzen Scheitellappens und teilweise des Hinterhauptslappens, aus kleinen parallelen, pinselstrichartigen, von vorn nach hinten ziehenden Gefäßen bestehend. Der hintere Abschnitt der A. gyri angularis ist erweitert, hat die Form eines Sees; dieser scheint mit einer Vene in Verbindung zu stehen (TÖNNIS' Zeichen), welche sich in den Sinus longitudinalis superior ergießt. Die Blutgefäße erscheinen als ein ausgedehnter blasser, unscharf begrenzter Fleck. Auf dem Phlebogramm der zweiten Phase (Abb. 217) ist der Fleck besser begrenzt, hat aber noch unscharfe Ränder. Die Venen verlaufen, soweit sie verfolgbar sind, wie die Arterien in der Richtung von vorn nach hinten und mehr oder weniger parallel zueinander. Die angiographischen Bilder sind für ein aus-

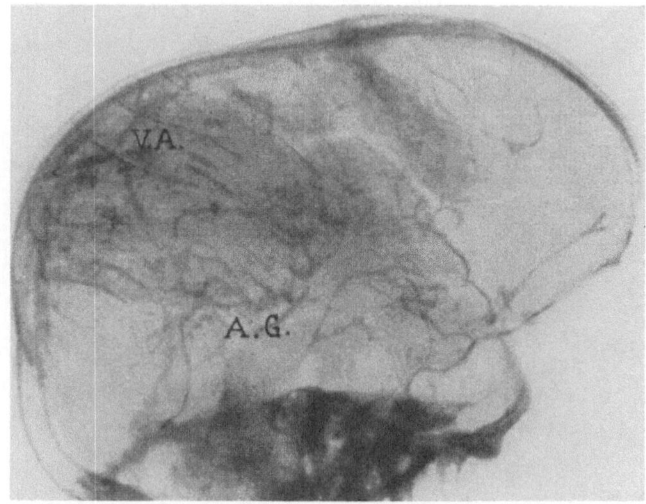

Abb. 217. Derselbe Fall wie auf Abb. 216. Rechtsseitiges Phlebogramm der zweiten Phase. Der Geschwulstfleck ist deutlicher als auf dem Arteriogramm. *A.G.* Ampulla Galeni. *V.A.* Aufsteigende Vene.

gedehntes Glioblastom typisch; dies wurde durch die Operation und nach der Sektion durch die histologische Untersuchung bestätigt.

Fall XXIII. *Multiformes Glioblastom des rechten Parietal- und Occipitallappens.*

J. S. M., 38jähriger Mann. Seit 1 Monat Kopfschmerz und Erbrechen. 2 Tage später beim Aufstehen Schwindelanfall, Schwäche in den linken Gliedmaßen. Diese Parese nahm rasch zu. Die Kopfschmerzen verschwanden, Erbrechen und Schwindel aber blieben bestehen. Doppeltsehen. Herabsetzung des Sehvermögens. Somnolenz und Apathie. Patient ist sich seines Zustandes nicht bewußt. Keine Aphasie. Gehen ist unmöglich geworden. Sehnenreflexe links lebhafter. Babinski beiderseits positiv. Bauchdeckenreflexe links erloschen. Oberflächensensibilität erhalten. Stereognose links aufgehoben. Linksseitige Anosmie (?). Beiderseitige Stauungspapille. Protrusio bulbi links mit Einschrankung der Augenbewegungen nach innen und nach außen. Rechts sind auch die Bewegungen des Augapfels nach außen betroffen. Geringe Facialisparese links. Auf dem Schädelröntgenbild kein Anhalt für krankhafte Veränderungen.

Angiographische Untersuchung: Rechts zeigt das Arteriogramm (Abb. 218) Aufwärtsverlagerung der Ursprungsstelle der SYLVISCHEN Gruppe, auch links ist eine solche zu sehen, was eine Ventrikelerweiterung wahrscheinlich macht. Links ist der Kreislauf sehr erschwert; man sieht auf dem ersten Film nur eine

Andeutung des Hirnarteriennetzes, während dasjenige der Carotis externa deutlich ist. Rechts betrifft die Verdrängung nach oben nur den vorderen Teil der SYLVIschen Gruppe, der eine Dissoziation aufweist, insofern die Temporalis posterior rasch in ihre normale Lage zurückkehrt, während der Ast, welcher der A. gyri angularis und der Parietalis posterior gemeinsam ist, weiter oben bleibt. Besonders zu beachten ist auf dem rechtsseitigen Arteriogramm (Abb. 218) das aus den Arterien der SYLVIschen Gruppe und ebenso aus der Pericallosa zum Scheitel- und Hinterhauptslappen sich entwickelnde abnorme Gefäßnetz

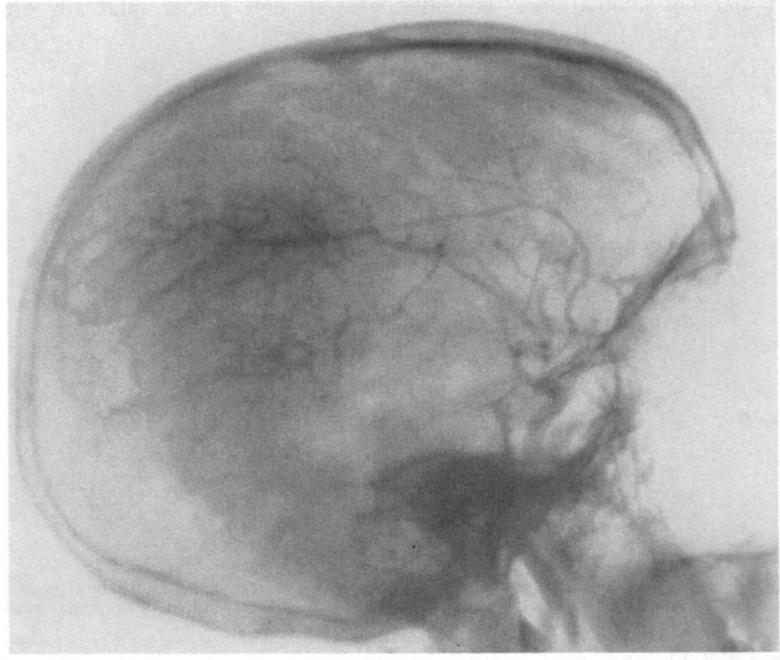

Abb. 218. Fall XXIII. Multiformes Glioblastom des rechten Parietal- und Occipitallappens. Rechtsseitiges Arteriogramm. Ausgedehnter aus parallel verlaufenden Gefäßen gebildeter Geschwulstfleck. Blutzufuhr aus der SYLVIschen Gruppe und der A. pericallosa.

in Gestalt enger, parallel verlaufender Arterien von dem Typus wie beim Glioblastom. Dieses ausgesprochene pinselstrichartige Aussehen ist auf dem Phlebogramm der ersten Phase erhalten (Abb. 219). Man sieht auf dem Arteriogramm vereinzelte seeartige Arterienerweiterungen, aber diese Bilder sind nicht vorherrschend. In diesem Fall ist die Beteiligung der A. pericallosa besonders ausgeprägt, was auf einen tiefen Sitz der Geschwulst hindeutet.

Die Annahme eines Glioblastoms stimmt auch gut zu der Krankengeschichte und der sozusagen blitzartigen Entwicklung des Tumors.

Fall XXIV. *Multiformes Glioblastom des rechten Parieto-Occipitallappens.*

A. M. J., 31jähriger Mann. Beginn der Krankheit vor 1 Jahr. Schwindel und in der Stirngegend ausgesprochenere Kopfschmerzen. Gleichzeitig Herabsetzung des Sehvermögens rechts, später auch links. Bei der Aufnahme war Patient fast vollständig erblindet. Muskelschwäche in den linksseitigen Gliedern, besonders im Arm. Darauf ziemlich gehäufte Krampfanfälle, ausschließlich links. Parästhesien im Kopf und vor allem Stechen,

Hitzegefühl und Ameisenlaufen in der rechten Gesichtshälfte. Gehstörungen trotz beiderseits noch ziemlich gut erhaltener Kraft bei geringem Unterschied zwischen beiden Beinen.
Reflexe links lebhafter. Babinski beiderseits. Oberflächensensibilität: Linksseitige Halb-
seitenhypästhesie einschließlich des Gesichtes. Die Tiefensensibilität der unteren Gliedmaßen beeinträchtigt. Doppelseitige Stauungspapille. Facialisparese von zentralem Typus.
Gehör links etwas herabgesetzt. Normales Röntgenbild des Schädels.

Angiographische Untersuchung: Arterio- und Phlebogramm links normal,
jedoch mit stark entwickelten Hirnarterien. Rechts (Abb. 220) sieht man auf
dem ersten Blick ein mit Seen versehenes und etwas geschlängeltes abnormes

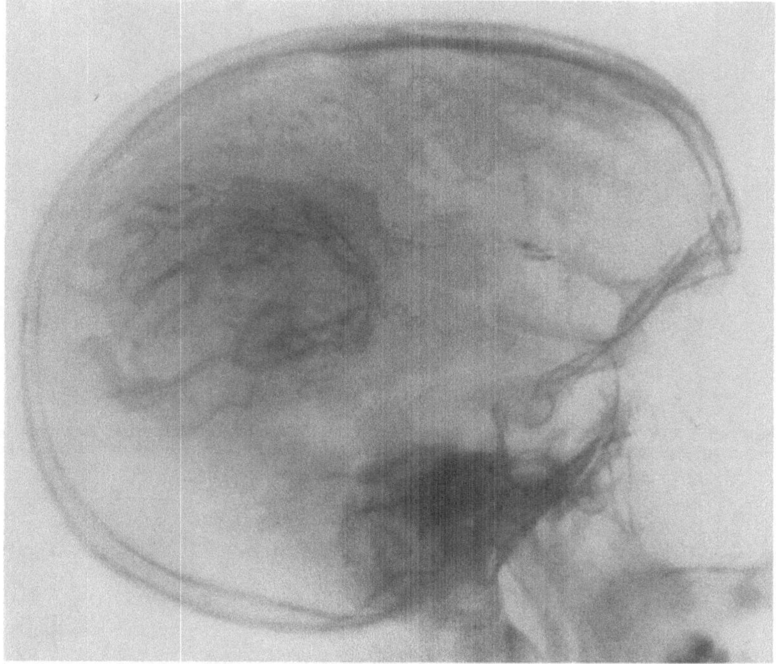

Abb. 219. Derselbe Fall wie auf Abb. 218. Rechtsseitiges Phlebogramm der ersten Phase. Der Geschwulstfleck ist deutlicher als auf Abb. 218. Das pinselstrichartige Aussehen der Tumorgefäße bleibt bestehen.

Gefäßnetz in der Hinterhauptsgegend. Dieses Netz stammt aus der Temporalis
posterior, deren hinterer Abschnitt nach unten gedrängt und erweitert ist,
sowie aus der ebenfalls sehr weiten A. gyri angularis, welche sich alsdann in
zwei Äste aufteilt, wobei der untere stärker an dem eben beschriebenen Gefäßnetz beteiligt ist. Das TÖNNISsche Zeichen (arteriovenöse Verbindung) ist in
Höhe einer aus der Temporalis posterior abgehenden Arterie deutlich erkennbar,
ebenso an anderen, nach oben und hinten ansteigenden Arterien, welche alle
mit einer Vene in Verbindung stehen, die in den Sinus longitudinalis superior
mündet. Der obere Endast der A. gyri angularis steht auch in Beziehung zu einer
Vene. Unabhängig von diesem auf einen gefäßreichen Tumor hinweisenden
Befund fällt im oberen Teil dieses Gefäßflecks eine gewisse Anzahl etwa parallel
verlaufender Arterien auf, welche von vorne nach hinten ziehen. Die vorher
beschriebenen seeartigen Flecke könnten an ein Astrocytom denken lassen,
aber die Hirnarterien weisen keine wesentliche Verlagerung auf. Man könnte

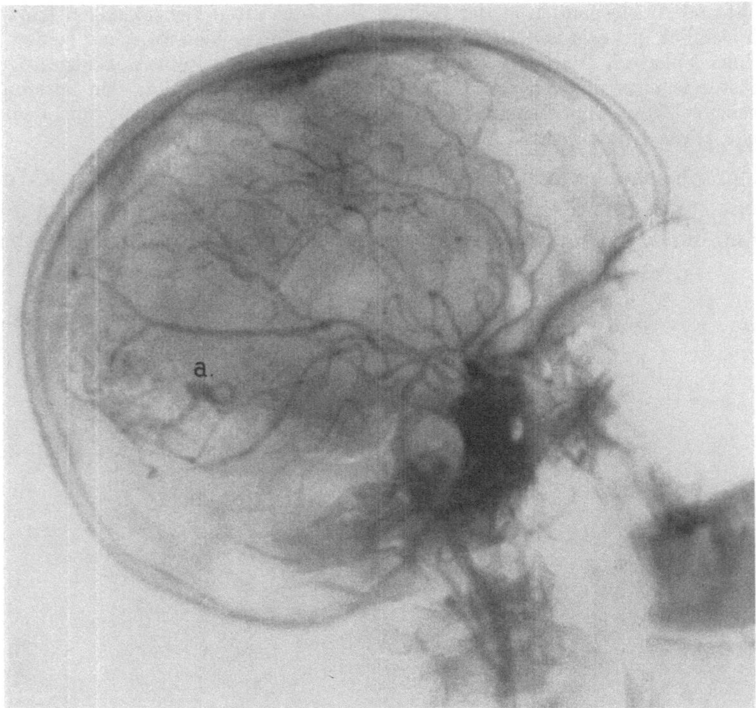

Abb. 220. Fall XXIV. Multiformes Glioblastom des rechten Parieto-occipitallappens. Rechtsseitiges Arteriogramm. Gefäßfleck der Geschwulst. Eine arteriovenöse Verbindung (*a*) ist deutlich zu sehen.

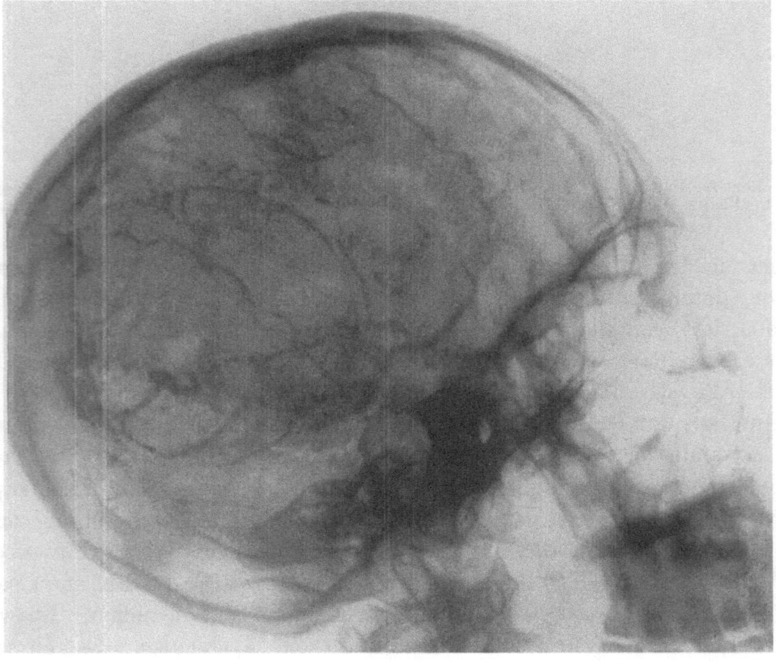

Abb. 221. Derselbe Fall wie auf Abb. 220. Rechtsseitiges Phlebogramm der ersten Phase. Bestehenbleiben des vasculären Geschwulstflecks.

auch ein arterio-venöses Angiom des Hinterhauptslappens in Betracht ziehen, aber sowohl diese als auch die vorhergehende Möglichkeit wurden in Anbetracht der Anwesenheit und besonders der Anordnung des abnormen Gefäßnetzes oberhalb des durch die Gefäßerweiterungen im Hinterhauptslappen gebildeten Flecks ausgeschlossen. Das erwähnte Netz im Scheitellappen besteht zwar nicht aus streng parallel verlaufenden Gefäßen, es ist aber ziemlich bedeutend und folgt dem allgemeinen Verhalten der glioblastomatösen Gefäßanordnung. Auf dem Phlebogramm der ersten Phase sieht man keine Hirnarterien mehr, aber der abnorme Gefäßfleck bleibt bestehen und ist sogar ausgesprochener geworden (Abb. 221). Die Arterien, welche auf dem ersten Film mit den Venen zusammenzuhängen schienen, sind nicht mehr zu sehen. Auf dem dritten Film sieht man nur einige Abflußvenen, welche besonders zum Sinus longitudinalis superior gerichtet sind.

Es trat eine rapide Verschlechterung ein, und der Patient starb $1^1/_2$ Monate nach der Aufnahme. Die klinische Entwicklung führte auch zur Annahme eines Glioblastoms, die durch die Sektion bestätigt wurde. Man fand ein großes Gliom mit cystisch degenerierten Teilen im rechten Scheitel- und Hinterhauptslappen. Die histologische Untersuchung ergab ein multiformes Glioblastom.

Fall XXV. *Multiformes Glioblastom des rechten Parieto-Occipitallappens. Metastatischer Knoten im Lobus parietalis unweit des Haupttumors.*

J. A., 48jähriger Mann. Vor 1 Jahr Bewußtseinsverlust 2 Stunden lang, ohne Krampfe. Nach Rückkehr des Bewußtseins Erbrechen, äußerst heftige Stirnkopfschmerzen, welche tagelang anhielten und Patienten zu Bettruhe zwangen. Keine Paresen. Er nahm die Arbeit wieder auf und klagte nur noch von Zeit zu Zeit über Übelkeit und Erbrechen. Vor 1 Monat Parese links. Gleichzeitig Herabsetzung des Sehvermögens. Apathisch, arbeitet bei der Untersuchung schlecht mit. Bei Eintritt ins Krankenhaus Halbseitenlahmung links. Reflexe links lebhafter, Babinski beiderseits positiv. Doppelseitige starke Stauungspapille. Normales Röntgenbild des Schadels.

Angiographische Untersuchung: Links ist der Blutkreislauf verspätet. Die Arterien sind erst auf dem zweiten Film gut zu sehen, ihre Anordnung ist aber normal. Rechts (Abb. 222) besteht ein deutliches abnormes Gefäßnetz im Hinterhauptslappen und im unteren Teil des Scheitellappens. Man sieht einige mit der A. temporalis posterior und der A. gyri angularis zusammenhängende Arterienseen. Ein hinterer unterer Endast der Temporalis posterior steht in Verbindung mit einer Vene, welche zum Sinus longitudinalis inferior verläuft, weiter oberhalb sind andere Verbindungen zwischen Venen und Arterien vorhanden (TÖNNISsches Zeichen). Die A. parietalis posterior verläuft in einem nach hinten konkaven Bogen aufwärts. Aus dieser und aus anderen Arterien, darunter der A. pericallosa, entspringen 9 oder 10 kleine Arterien, die mehr oder weniger parallel zueinander zum hinteren Teil des Gehirns verlaufen und das Aussehen von vorn nach hinten gezogener *Pinselstriche* haben, wie es für Glioblastome charakteristisch ist. Auf dem zweiten Film (Phlebogramm der ersten Phase, Abb. 223) ist das Bild der *Pinselstriche* noch ausgesprochener und in der ganzen Parietalgegend und ein wenig selbst im Hinterhauptslappen zu erkennen. Auf diesem zweiten Film erscheinen auch die arterio-venösen Seen noch deutlicher als auf dem Arteriogramm. Dies entspricht dem Befund bei Astrocytomen, obzwar die Gefäße weiter sind; es erinnert auch an arterio-venöse Aneurysmen, mit denen ich mich im nächsten Kapitel beschäftigen werde. In Anbetracht

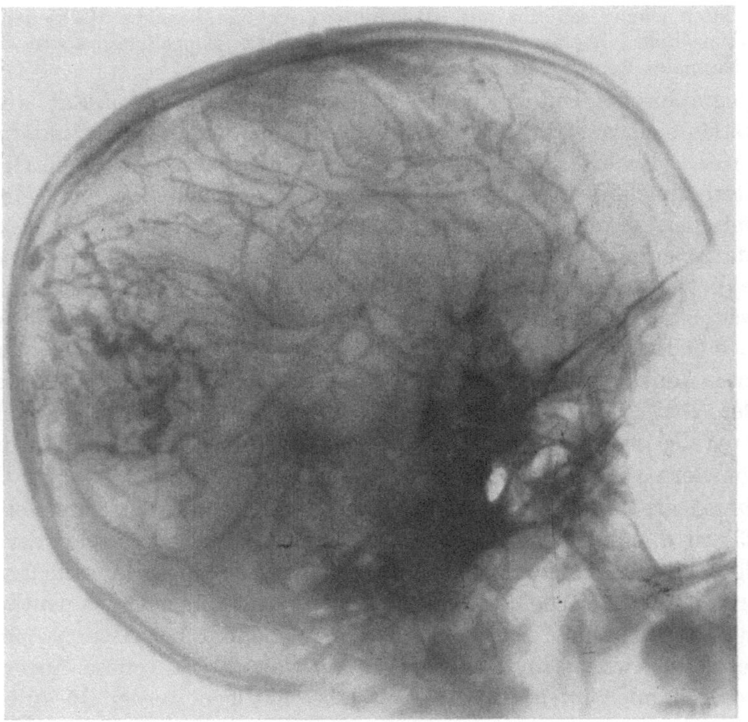

Abb. 222. Fall XXV. Multiformes Glioblastom des rechten Parieto-occipitallappens. Rechtsseitiges Arteriogramm. Gefäßfleck der Geschwulst. Seeartige Gefäßerweiterungen und arteriovenöse Verbindungen.

Abb. 223. Derselbe Fall wie auf Abb. 222. Rchtsseitiges Phlebogramm der ersten Phase. Der vasculäre Geschwulstfleck und sein pinselstrichartiges Bild ist noch sehr deutlich.

des glioblastomatösen Typus der Anordnung des abnormen Gefäßnetzes und
der Erhaltung der arteriellen Architektonik (Carotissyphon, SYLVISche Gruppe
und sogar die A. pericallosa, trotz ihrer kleinen Ausbuchtung, haben ihre normale
Lage beibehalten) wurde die Diagnose auf Glioblastom gestellt. Bei der Sektion
fand man einen großen Tumor der rechten occipito-parietalen Region mit
einem anscheinend metastatischen Knoten im Scheitellappen in geringer Entfernung vom Haupttumor. Die histologische Untersuchung ergab, daß der
eine Tumor ein Riesenzellenastrocytom war, der andere zum Teil ein Astrocytom desselben Typus, zum Teil ein multiformes Glioblastom darstellte.
ALMEIDA DIAS, der verschiedene Schnitte der Geschwulst untersuchte, diagnostizierte ein multiformes Glioblastom mit verschiedenen Zonen vom Typus des
Astrocytoms. Im Scheitellappenknoten war der glioblastomatöse Charakter
vorwiegend. Diese Diagnose stimmt mit dem überein, was wir auf dem Gehirn-
angiogramm beobachtet hatten.

JAMES HARDMANS widmet in seiner Arbeit über die Gefäßarchitektonik
des multiformen Glioblastoms im Arteriogramm dem Erscheinen großer Gefäße
besondere Aufmerksamkeit; in seinen Fällen fand er jedoch keine arterio-
venösen Anastomosen. Auch wir fanden dieselben nicht immer im Angiogramm,
wie ja auch TÖNNIS sie nur bei 50% seiner Glioblastomfälle festgestellt hat.
Im großen ganzen weisen die sichtbaren Gefäßverbindungen, welche arterio-
venösen Angiomen ähneln, sowohl beim Astrocytom als auch beim Glioblastom
auf größere Malignität hin.

Oligodendrogliome.

Bei der Gliomgruppe muß ich noch die Oligodendrogliome erwähnen, solide,
häufig verkalkte Geschwülste, die aus diesem Grunde durch einfache Röntgenuntersuchung des Schädels leicht zu diagnostizieren sind. Gewöhnlich ist es
nicht notwendig, die Hirnangiographie anzuwenden; es gibt jedoch Fälle, bei
denen die Verkalkungen nicht zahlreich, umfangreich oder dicht genug sind,
um durch den Schädel hindurch sichtbar zu werden. Es handelt sich um seltene
Geschwülste, welche 1% der interkraniellen Neubildungen ausmachen. Unser
Material angiographisch untersuchter Oligodendrogliome beschränkt sich auf
2 Fälle.

Fall XXVI. *Oligodendrogliom des oberen und vorderen Abschnitts des
rechten Frontallappens.*
M. I. G., 45jähriger Mann. Seit 1 Jahr leidet er an Kopfschmerzen, die zuweilen so
stark sind, daß er das Bett aufsuchen muß. In den letzten 5 Monaten wurden die Kopfschmerzen dauernd. Wiederholt Erbrechen. Schwindelgefühl, so daß er hinfiel, ohne Be-
vorzugung einer Seite. Herabgesetztes Sehvermögen rechts, einige Tage später auch links.
Gehen fast unmöglich. Starke Gleichgewichtsstörung. Gut erhaltene Kraft. Sehnerven-
reflexe links lebhafter. Keine Pyramidenbahnsymptome. Oberflächen- und Tiefensensibilität normal. Hirnnerven: Beiderseits Anosmie. Doppelseitige Stauungspapille. Kein
Nystagmus, keine Adiadochokinese, keine Dysmetrie. Der Patient ist der Umgebung ent-
fremdet, antwortet nur schwer, ist gleichgültig in bezug auf seinen Zustand. Die Antworten
sind meist einsilbig. Er lacht über die verschiedenen Untersuchungsmaßnahmen. Dann
und wann denkt er an seine Kinder und weint, kehrt dann aber rasch in seine Gleichgültigkeit zurück. Im seitlichen Röntgenbild des Schadels (Abb. 224) sieht man einen unregelmäßigen Schatten im oberen und vorderen Teil des rechten Stirnlappens. Im unteren Teil
desselben erscheint ein Schattenbild, das an eine Gefäßfurche erinnert. Das antero-posteriore

Röntgenogramm zeigte, daß es eine senkrechte Linie bildet. Dies Konkrement stellt einen Teil der in den seitlichen und antero-posterioren Röntgenbildern sichtbaren Kalkschatten dar. Diagnose: Kalkkonkremente enthaltender Tumor, der den vorderen Abschnitt des Stirnlappens einnimmt.

Angiographische Untersuchung: Links normal. Rechts (Abb. 225) Zirkulationserschwerung; der obere Teil des Carotissyphons und des anfangs der Sylvischen Gruppe tiefert als normal gelegen. Zur Zeit dieser Beobachtung (1930) kam die phlebographische Untersuchung noch nicht zur Anwendung. Die Sylvische Gruppe ist ein wenig „diagnonal" gestellt. Die A. pericallosa,

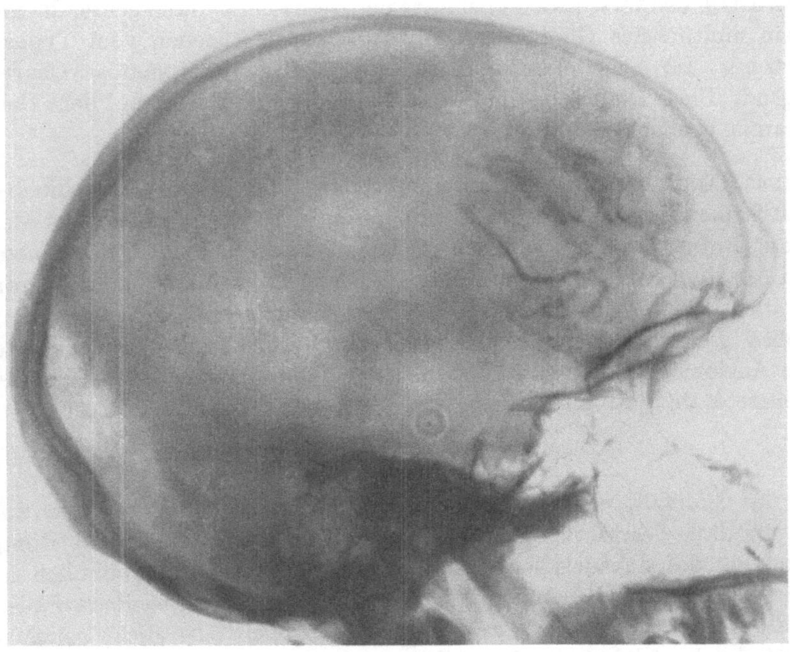

Abb. 224. Fall XXVI. Oligodendrogliom des oberen und vorderen Abschnitts des rechten Frontallappens. Rontgenogramm. Geschwulstkonkremente.

welche auf dem rechtsseitigen Arteriogramm nicht zu sehen ist, ist links normal. Der Tumor müßte lateral von der Hirnspalte gelegen sein und im Vergleich mit Astrocytomen und Meningiomen keinen allzustarken Druck ausüben. Es besteht ein ausgesprochener Gegensatz zwischen den arteriographischen Bildern der linken und der rechten Hirnhemisphäre, wobei zu erwähnen ist, daß die betreffenden Arteriogramme unter denselben Bedingungen hergestellt wurden. Die Geschwulst ist sehr schwach durchblutet, da keine stärkere Arterie sich in ihr Gebiet begibt. Nur einige kleine Gefäße gelangen dorthin. Es ist möglich, daß die Verkalkung der Geschwulst sekundär eine Verminderung der Blutzufuhr herbeigeführt hat (Almeida Lima). Histologische Untersuchung: Oligodendrogliom.

Fall XXVII. *Oligodendrogliom des rechten Frontallappens.*

F. S., 36jähriger Mann. Seit 6 Jahren stetig zunehmende Kopfschmerzen, besonders in der Stirngegend. Im Beginn kein Erbrechen. Nachts einige epileptische Anfälle. Im letzten Jahr verschlimmerte sich der Zustand; die Kopfschmerzen wurden heftiger und gingen mit Brechreiz einher. Außer den nächtlichen Anfällen trat auch einer bei Tage auf: Patient fiel ohne vorausgegangene Aura bewußtlos hin. Vor 6 Monaten verließ er seine Arbeit, die Anfalle traten dann tags und nachts auf. Keine Paresen. Keine Sehstörungen. In den letzten Monaten Polydipsie und Polyurie. Wassermann mehrmals negativ. Normale Motilitat und Sensibilität. Sehnen- und Hautreflexe normal. Rechtsseitige geringe Anosmie. Doppelseitige Stauungspapille. Psyche normal. Röntgenbild normal. 24 Stundenharn (9 Tage); Mittelwert: 2,360 Liter; spezifisches Gewicht und Harnstoff herabgesetzt, ohne pathologische Bestandteile.

Angiographische Untersuchung: Links normal. Rechts (Abb. 226) ist der Carotissyphon und der Anfang der SYLVIschen Gruppe, welche alsdann etwas

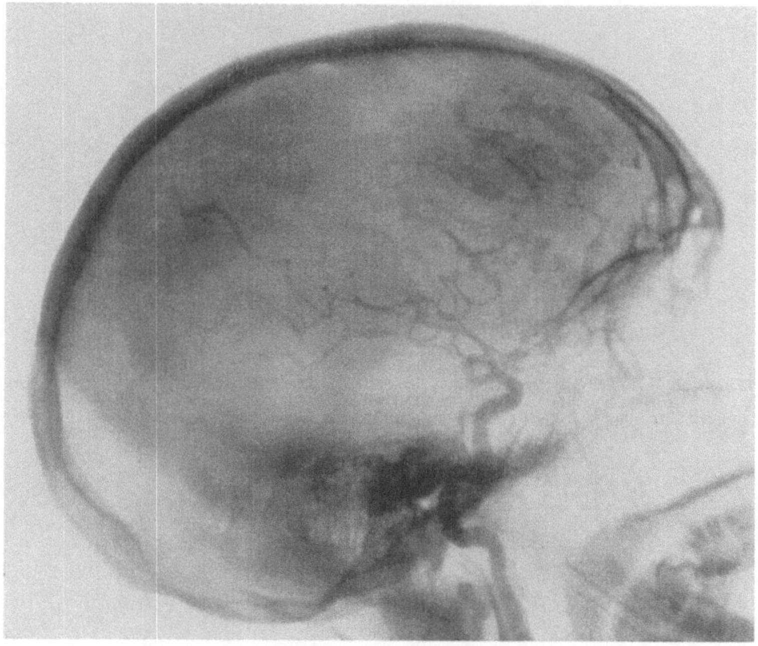

Abb. 225. Derselbe Fall wie auf Abb. 224. Rechtsseitiges Arteriogramm.
Oberer Abschnitt des Carotissyphons und Anfang der SYLVIschen Gruppe nach unten verlagert.
Durftiges Arteriennetz, auf eine Kreislauferschwerung hinweisend.

„diagonal" verläuft, nach unten verlagert. Rechts bemerkt man ein reicheres Gefäßnetz als gewöhnlich im vorderen Teile des Stirnlappens. Auch dies wird beim Vergleich mit der Gegenseite sehr deutlich. Die Gefäßanordnung ist jedoch nicht wie bei den Meningiomen, bei denen eine gewisse Anzahl von weiten Gefäßen zum Tumor verläuft. Auf dem Arteriogramm sieht man kleine, sowohl aus der SYLVIschen Gruppe als auch aus der A. cerebri anterior stammende Gefäße, welche sich zum vorderen Abschnitt des Stirnlappens begeben, wobei sich einige an einer bestimmten Stelle vereinigen, andere auseinanderweichen, ohne jedoch, wie bei Meningiomen, einen arteriellen Knäuelschatten zu geben. Auch erkennt man keine Arterien, die aus der Carotis externa abgehen und, wie bei Meningiomen, den Tumor versorgen. Das eben beschriebene Gefäßnetz kann auch nicht mit der seenartigen Anordnung, wie ich sie bei Astrocytomen und — bisweilen — bei Glioblastomen gefunden habe, verglichen werden. Es handelt sich demnach um ein arteriographisches Bild, das von den bereits beschriebenen abweicht.

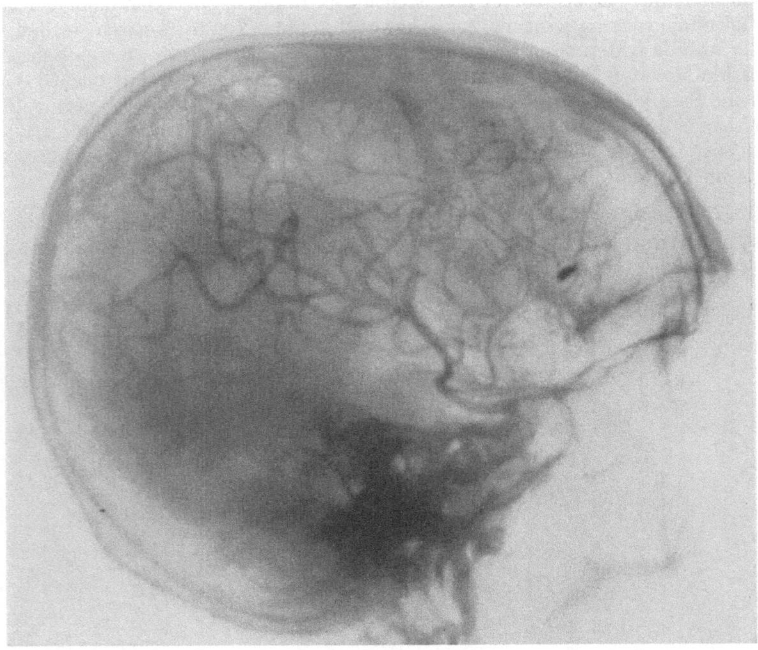

Abb. 226. Fall XXVII. Oligodendrogliom des rechten Stirnpols. Rechtsseitiges Arteriogramm.
Carotissyphon und Anfang der SYLVIschen Gruppe nach unten verlagert.
Im Frontallappen ist ein aus der SYLVIschen Gruppe und der A. cerebri ant. stammendes Gefäßnetz zu sehen.
In derselben Region ist auch ein Fremdkorper in den Weichteilen sichtbar.

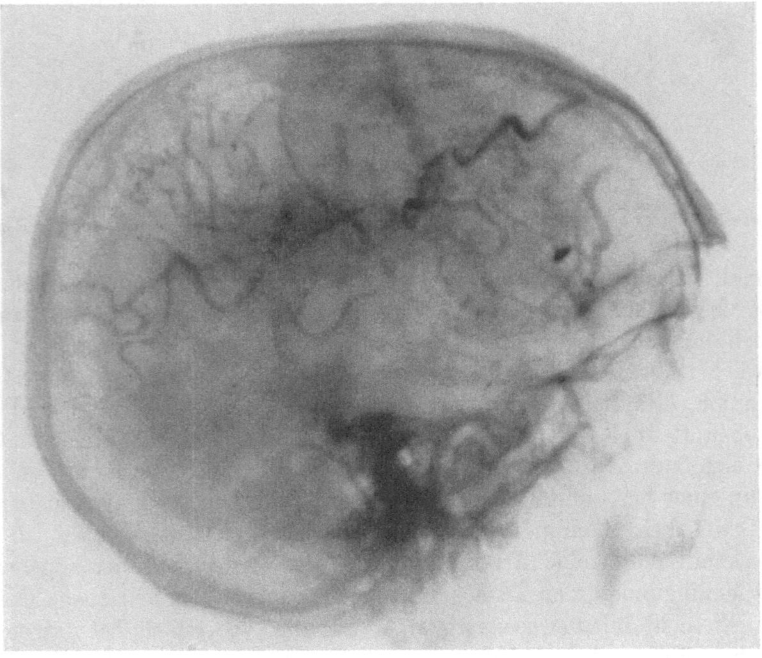

Abb. 227. Derselbe Fall wie auf Abb. 226. Rechtsseitiges Phlebogramm der ersten Phase.
Sehr deutlicher vasculärer Geschwulstfleck mit zwei großen ihn umgebenden Venen,
die in den Sinus longitudinalis superior einmünden.

Das Phlebogramm der ersten Phase erinnert allerdings stark an das Bild bei Meningiomen (Abb. 227), weswegen ich auch diese Diagnose stellte. Mir ist jedoch der Gegensatz nicht entgangen, der zwischen diesem Fall und Fällen von typischem Meningiom besteht, bei welchen das Tumorgefäßnetz im zweiten Film (Phlebogramm der ersten Phase) bestehen bleibt und im dritten (Phlebogramm der zweiten Phase) noch deutlicher wird, während es hier im zweiten und im dritten fast verschwindet. Man sieht noch die Umrisse des Tumors in der capillär-venösen Phase, wobei ihn zwei zum Sinus longitudinalis superior verlaufende weite Venen umgeben. Auf dem Phlebogramm der zweiten Phase ist der Tumorfleck, wenn auch stark abgeschwächt, noch zu sehen; von den umgebenden Venen ist nur noch eine undeutlich erkennbar. Das Studium der Aufnahmen zeigt, wie stark die Blutströmung verlangsamt ist, denn das Phlebogramm der ersten Phase stellt das capillär-venöse Stadium (verschattete Aufnahme) mit Füllung der Venen dar. Das Phlebogramm der zweiten Phase ähnelt einem Phlebogramm der ersten Phase, bei dem fast ausschließlich das oberflächliche Venennetz zu sehen ist. Diese zwei Aufnahmen unterscheiden sich nicht sehr von solchen bei Meningiomen, hier stellt aber das Verhalten des Flecks im Arteriogramm das Hauptunterscheidungsmerkmal zwischen beiden Tumorarten dar: *sich gut abhebender, kräftiger arteriographischer Fleck bei Meningiomen*; *durch kleine Arterien kaum angedeuteter bei Oligodendrogliomen*.

Zusammengefaßt besteht in diesen Fällen sozusagen eine *arteriell-venöse Dissoziation*. Da ich über Oligodendrogliome wenig Erfahrungen habe, kann ich in meinen Behauptungen nicht weitergehen. Ich kann nicht einmal sagen, daß die Differentialdiagnose stets gestellt werden kann, da nur eine größere Anzahl von Beobachtungen das eben Gesagte bestätigen kann.

Diffus infiltrierende Astrocytome.

Schon seit langer Zeit sind Fälle beschrieben worden, deren histologisches Bild durch diffuses Einwuchern von Gliazellen in verschiedene Hirngebiete gekennzeichnet ist und die daher als diffuse Geschwülste angesehen werden.

Diese Auffassung wird jedoch nicht von allen Autoren geteilt. Die Namengebung ist dementsprechend verschieden. LANDAU beschrieb 1910 einen solchen Fall und betrachtete ihn als ,,diffuses Hirngliom''. Andere Autoren bezeichnen ähnliche Zustande als ,,gliomatöse Hypertrophie'' (HILDEBRANDT) oder als ,,diffuse, systematische, blastomatöse Wucherung des gliösen Apparats im Gehirn'' (SCHWARTZ und KLAUER). In einem ahnlichen Fall fanden CASSIRER und LEWY bei einer 37jährigen Frau mit epileptischen Anfallen und Verlust des Sehvermögens, welche nach dem chirurgischen Eingriff ad exitum kam, große entmarkte Gebiete in der rechten Hirnhemisphäre. Diese Autoren betrachteten den Fall als ,,typische Glioblastomatose mit dem makroskopischen Bild einer diffusen Sklerose''.

FOERSTER und GAGEL haben vor kurzem (1934) einen Fall von ,,zentraler diffuser Schwannose'' bei RECKLINGHAUSENscher Krankheit beschrieben, welche diesen gliomatösen Wucherungen ähnelt. Die Patientin, ein 11jähriges Madchen, litt 6 Wochen lang an heftigen Kopfschmerzen mit nachfolgender Erblindung und Schwäche der linken Seite. Die Sektion ergab diffuse Wucherung langkerniger, längs der Nervenfasern angeordneter Zellen beiderseits in den Zentralganglien, dem Thalamus sowie in ausgedehnten Rindengebieten.

Diesbezüglich verdient ein Fall von SCHERER Erwähnung, den der Autor als einen Entmarkungsprozeß vom Typus der akuten, diffusen, konzentrischen, vorwiegend periventrikulären, multiplen Sklerose in Übergang zu Blastomatose betrachtet. Unter anderem zeigen auch die Fälle von HALLERVORDEN, daß in der Entwicklung gewisser Fälle Phasen vorkommen, in denen der Befund der multiplen Sklerose und einiger Gliome identisch ist.

SAMUEL NEVIN hat vor kurzem im „Brain" 3 Fälle mitgeteilt, die ich kurz zusammenfassen will. Der erste war klinisch durch Hirndruckerscheinungen, epileptische Anfälle und psychische Stumpfheit charakterisiert. Histologisch fand sich eine unregelmäßig über die ganze Hirnrinde, Basalganglien, Thalamus und oberen Teil der Pedunculi cerebri verbreitete sehr polymorphe Neubildung hauptsächlich aus Spongioblasten und Astrocyten zusammengesetzt. Der 2. Fall war klinisch durch Hautpigmentierung wie bei RECKLINGHAUSENscher Krankheit, Epilepsie, psychische Störungen mit Gedächsnisschwäche und Charakterveränderungen gekennzeichnet. Hirndruckerscheinungen und Halbseitenlähmung rechts kamen hinzu. Die histologischen Veranderungen glichen denjenigen des vorigen Falls, die Wucherung von Spongioblasten und Astrocyten war in der linken Hirnhemisphäre stärker. In diesem Fall war eine umschriebene Tumorbildung in der weißen Substanz unterhalb des oberen und vorderen Teils des Sulcus corporis callosi vorhanden, die als multiformes Spongioblastom diagnostiziert wurde. Außerdem lag ein sehr blutreiches Neurinom oberhalb der Hypophyse vor. Der 3. Fall zeigte klinisch Epilepsie, Amnesie und zunehmende Hirndruckerscheinungen. Die histologische Untersuchung ergab dieselben diffusen Zellwucherungen in ausgedehnten Gebieten der vorderen Hemisphärenabschnitte. Astrocyten und Spongioblasten ersetzten teilweise die nervösen Gebilde, besonders unterhalb der Pia und in einem Teil der weißen Substanz.

Die 3 Falle mit solchen gliomatösen Wucherungen, die ich beobachten konnte, stimmen klinisch nicht ganz mit den von NEVIN beschriebenen überein; da alle Patienten operiert wurden und noch leben, verfügen wir über keine Sektionsergebnisse. ALMEIDA LIMA, der diese Falle besonders eingehend studiert und sie als *diffus infiltrierende Astrocytome* zusammengefaßt hat, schreibt darüber: Bei der Operation sahen diese 3 Fälle ganz anders aus als sonstige Gliome. Ihre Eigenschaften waren untereinander so ähnlich, daß dieselbe Beschreibung für jeden einzelnen gelten kann. Verschieden war bloß die Lokalisation. Die Rindenoberflache sah fast normal aus; nur einige Windungen waren verbreitert und fühlten sich bei Betasten harter an als die umgebende Hirnrinde. Weder das Aussehen noch der Tastbefund ermöglichten eine Abgrenzung der Geschwulst; die Gefäßversorgung der Pia war genau die gleiche wie bei den offensichtlich normalen Windungen; die freiliegende Oberfläche hatte überall dieselbe Farbe. Der beim Eingriff wahrnehmbare Befund beschränkte sich im wesentlichen auf die Verbreiterung und Verhartung einiger Windungen. In den beiden ersten Fallen waren wir im Zweifel, ob die Neubildung freigelegt worden sei; wir glaubten, daß es sich um durch den Druck einer tiefliegenden Geschwulst hervorgerufene Veranderungen handle. Die histologische Untersuchung kleiner Stücke der veränderten Windungen ergab jedoch, daß es sich um das Neoplasma selbst, ohne Zweifel ein Astrocytom, handelte. Im 2. Fall glaubten wir ein Oligodendrogliom vor uns zu haben, eine Gliomform, bei der Fälle mit Anpassung des Tumors an die Form der Windungen beschrieben worden sind. Bei der Operation haben wir einen großen Teil der betroffenen Windungen entfernt und dabei festgestellt, daß die makroskopische Struktur der Hirnsubstanz in ihrer ganzen Breite verändert war; die Schnittfläche sah gleichmäßig elfenbeinfarbig aus, so daß man die Rinde von der weißen Substanz nicht unterscheiden konnte. Nach Anlegung eines Schnitts durch die Windungen mit einem Skalpell blieb auf der Hirnoberfläche eine viereckige senkrechte Vertiefung mit scharfbegrenzten Rändern zurück, ohne jedwede Tendenz, sich spontan wieder auszugleichen, wie das bei Schnitten durch normale Hirnrinde der Fall ist, bei der das traumatische Ödem der benachbarten Hirnsubstanz einen in der Hirnsubstanz angebrachten Substanzverlust rasch verkleinert. Die Gefäßarmut war besonders in diesem letzten Fall bemerkenswert. Nur in der Tiefe und in der Wand der Höhle, die durch die Ausschälung des Gewächses entstanden war, sah man einige Blutpunkte ohne echte Blutung. Der Befund machte den Eindruck, als wenn die Gefaße durch die Proliferation des Tumorgewebes komprimiert wären. Weder in dem freiliegenden noch in dem exstirpierten Gewebe waren makroskopisch nekrotische Bezirke zu erkennen. Während der ganzen Operation wurde kein einziges größeres Gefäß angetroffen.

Ich führe nur einen der 3 Fälle an, welche ALMEIDA LIMA veröffentlicht hat, da Krankengeschichten und Operationsberichte der beiden anderen sehr ähnlich sind.

Fall XXVIII. *Diffus infiltrierendes Astrocytom des rechten Frontallappens.*

J. L., 28jähriger Mann. Vor 6 Jahren schweres Schädeltrauma ohne sichtbare Folgen. Vor 4 Jahren akute Erkrankung mit hohem Fieber, heftigen Kopfschmerzen und Erbrechen. Einen Monat später Zuckungen in der linken Gesichtshälfte, danach Facialisparese. Einige Tage später erneuter Krampfanfall mit anschließendem Bewußtseinsverlust. Diese Krämpfe wurden zunehmend häufiger. Bei einigen Anfällen hatte Patient, bevor er das Bewußtsein verlor, das Gefühl von Ameisenlaufen im linken Arm. Zuweilen kein Bewußtseinsverlust. Während eines Anfalls führte er mit der linken Oberextremität große unwillkürliche Bewegungen aus. Die untere Extremität blieb stets von Zuckungen und abnormen Bewegungen verschont. Selten Kopfschmerzen. Kein Erbrechen oder Sehstörungen. Zuweilen Schwindel. Keine wesentlichen psychischen Störungen. Normale Motilität. Sehnenreflexe links lebhafter; auf dieser Seite Babinski deutlich positiv. Von den Hirnnerven ist nur der Facialis links betroffen. Keine Stauungspapille.

Angiographische Untersuchung: Links Arteriogramm und Phlebogramme normal. Rechts weist das Arteriogramm (Abb. 228) keine wesentlichen Veränderungen in der Gefäßanordnung auf. Man bemerkt nur geringes Tiefertreten der SYLVIschen Gruppe und einen blassen Fleck, welcher auf Abb. 228 punktiert umrandet ist, über dessen diagnostische Bedeutung ich mich aber nicht zu äußern wage, obschon er auch auf den Angiogrammen unserer beiden anderen Fälle anzutreffen war. Die Arterien der erkrankten rechten Hemisphäre sind erheblich enger als diejenigen der Gegenseite. Auf dem rechtsseitigen Arteriogramm sieht man noch zwei echte Blutseen, welche aus einer der Arterien der SYLVIschen Gruppe stammen und über derselben liegen. Diese Seen bleiben auf den Phlebogrammen der ersten und zweiten Phase (Abb. 229) bestehen. Auf dem der ersten Phase sind diese Flecke noch mit dem Arteriennetz verbunden. Letzteres ist auch auf anderen Teilen des Films sichtbar, was eine Verzögerung der Blutströmung dieser Seite beweist, die auf der anderen Seite nicht besteht. Auf dem Phlebogramm der zweiten Phase sind die erwähnten Flecke in der venösen Phase zu sehen, der obere Blutsee *(ein stillstehender See)* nimmt deutlichere Form an, während der untere See an Deutlichkeit abnimmt.

Derartige Blutseen wurden in den zwei anderen Fällen von diffusen infiltrierenden Astrocytomen, welche ALMEIDA LIMA operierte, nicht beobachtet, wenigstens nicht mit dem gleichen Verhalten. Auf einem der Arteriogramme sah man eine längliche Erweiterung einer Arterie, deren Lage aber nicht der Lokalisation entsprach, auf die die neurologischen Symptome hinwiesen.

Was soll man von der diagnostischen Bedeutung dieser auf allen drei Filmen des eben beschriebenen Falls sichtbaren Seen denken? Sie haben ein charakteristisches Gepräge. Sie liegen in einem kleinen Gebiete und bilden keine Agglomerate, wie bei Astrocytomen oder gar bei einigen Glioblastomen, bei denen sie stets auf dem Phlebogramm der zweiten Phase verschwinden.

Zusammenfassend habe ich auf unseren Angiogrammen folgendes festgestellt: 1. Die Arterien- und Venenarchitektonik ist nicht verändert; 2. es können in geringer Anzahl Blutseen eines besonderen Typus auftreten, welche wir als „stillstehende Seen" bezeichnen, da sie im Arteriogramm und in den beiden Phlebogrammen dieselbe Form aufweisen und bei letzteren sogar eine Verstärkung des entsprechenden Flecks zeigen; 3. auf Arteriogrammen und auch auf Phlebogrammen besteht ein diffuser schwacher Fleck, welcher als ein Capillarnetz von abnormem Typus aufgefaßt werden kann.

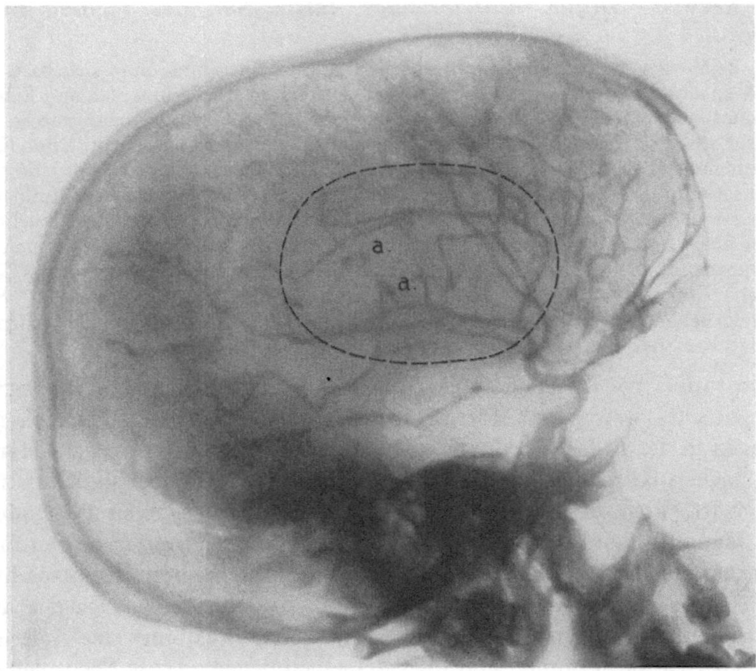

Abb. 228. Fall XXVIII. Diffus infiltrierendes Astrocytom des rechten Frontallappens.
Rechtsseitiges Arteriogramm. SYLVISche Gruppe nach unten verlagert. In der punktiert umrandeten Zone ist im Originalfilm ein diffuser Schatten vorhanden, in dessen Mitte Gefäßerweiterungen (*a*) zu sehen sind.

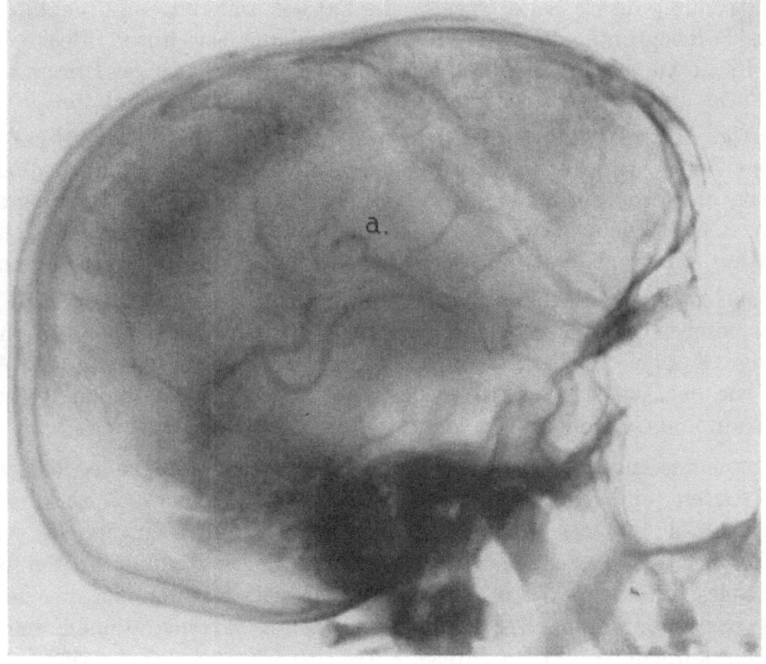

Abb. 229. Derselbe Fall wie auf Abb. 228. Rechtsseitiges Phlebogramm der zweiten Phase.
Die Gefäßerweiterungen (Seen) bleiben bestehen und der obere See ist sogar besser abgrenzbar (*a*).

Diese Gruppe von gliösen Neubildungen ist noch unvollständig studiert. Es ist wohl möglich, daß die cerebrale Angiographie zur Aufklärung dieses Problems beitragen kann, da jedem der verschiedenen Läsionstypen eine eigene Gefäßarchitektonik entsprechen dürfte.

Meine vorstehenden Ausführungen sollen nur provisorisch sein; sie stellen eine kurze Bemerkung dar, die künftigen Forschungen zur Grundlage dienen mag.

Siebentes Kapitel.

Thrombose der Carotis interna, insbesondere in ihrem Cervicalabschnitt. Hirnarteriosklerose.

Thrombose der Carotis interna.

In einer ersten Arbeit über die Thrombose der Carotis interna, die ich 1936 in portugiesischer Sprache gemeinsam mit ALMEIDA LIMA und LACERDA[1] veröffentlicht habe, haben wir darauf hingewiesen, daß die Thrombose der Carotis interna mit absoluter Sicherheit mittels des angiographischen Verfahrens diagnostiziert werden kann. Der erste in jener Arbeit erwähnte Fall, bei dem wir die Diagnose vermuteten, stammt aus dem Jahre 1931. (S. unten Fall I.) Die Thrombose des Cervicalteils der Carotis interna ist zwar selten, aber doch häufiger als man annehmen möchte, und es ist auffällig, daß die Lehrbücher der Nervenkrankheiten sich im allgemeinen nur wenig mit ihr beschäftigen. Der Grund ist einfach: eine sichere Diagnose dieser Affektion interna war vor Anwendung der Hirnarteriographie nicht möglich; bestenfalls mag man zu einem gewissen Verdacht gekommen sein, doch auch das wird nur ausnahmsweise der Fall gewesen sein. Nach unserer Statistik beträgt die Zahl der Fälle von Thrombose der Carotis interna 0,8% der Gesamtzahl der Kranken, bei denen wir die angiographische Untersuchung wegen Verdachts auf Gehirnläsionen zur Anwendung gebracht haben. Wenn wir das Verfahren bei einer großen Anzahl von Fällen mit Halbseitenlähmung anwenden würden, wäre der Prozentsatz vielleicht höher.

Lange Zeit hindurch haben uns bei der angiographischen Forschung nur die intrakraniellen Veränderungen interessiert. Erst später, als wir bei einigen Fällen an das Vorliegen schwerer Schädigungen der Carotis interna dachten, entschlossen wir uns, auch die Angiographie des Halses auszuführen. Die genannte Vermutung stellte sich ein, als in 2 Fällen, in denen die Angiographie durch Einspritzung in die Carotis communis technisch einwandfrei ausgeführt worden war, kein einziges Hirngefäß zur Darstellung kam, nicht einmal die Carotis interna in ihrem Verlauf außerhalb des Schädels, während das Arteriennetz der Carotis externa gut sichtbar war. Die Wiederholung der Thorotrasteinspritzung in die Carotis communis bei diesen Kranken ergab immer dasselbe angiographische Bild. Alles führte zur Annahme einer Verlegung der Carotis interna, aber um die Bestätigung hierfür zu erhalten, mußte das Arteriogramm den Cervicalteil

---

[1] MONIZ, E., ALMEIDA LIMA u. R. LACERDA: Thrombose da Carótida interna. Imprensa Medica, Lissabon **2**, 6 (März 1936).

dieses Gefäßes umfassen. Dies versuchten wir in zwei weiteren Fällen und es gelang uns auf diese Weise die Thrombose der Carotis interna an ihrer Ursprungsstelle festzustellen. Somit kamen wir zu dem Schluß, daß alle vier Fälle derselben Gruppe den Carotisläsionen angehören.

Das Problem hat zwei Seiten: die eine betrifft die Arteriographie, welche die Läsion und ihre Lokalisation mit weitgehender Genauigkeit nachweist; die andere ist neurologischer Art, insofern die Kranken mit Thrombose der Carotis interna ein klinisches Syndrom darbieten, das genügend scharf umgrenzt werden kann,

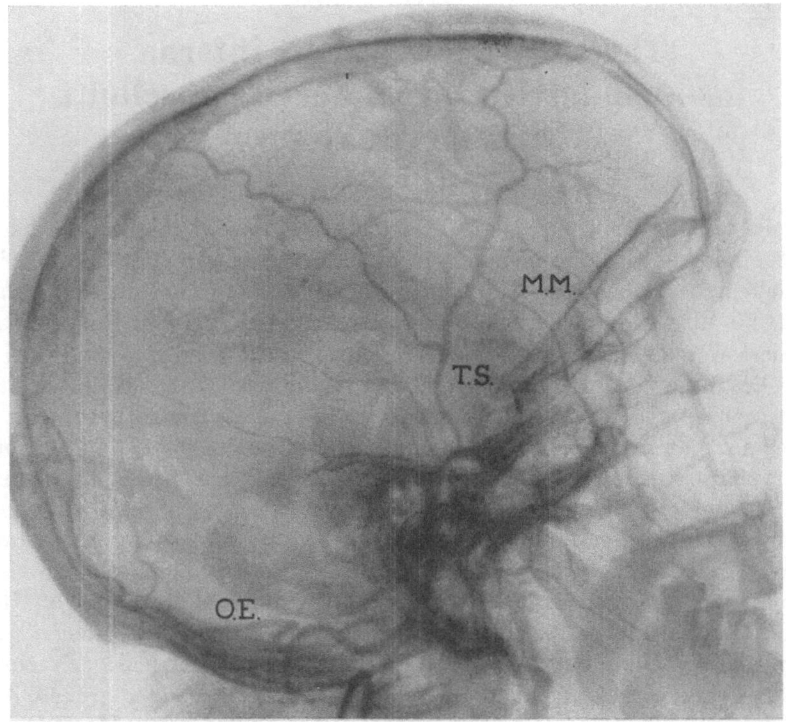

Abb. 230. Fall I. Thrombose der linken Carotis interna. Linksseitiges Arteriogramm. Es sind nur die Carotis-externa-Äste zu sehen: Temporalis superf. (*T.S.*); Meningea media (*M.M.*); Occipitalis externa (*O.E.*).

um die Affektion diagnostizieren oder zumindest in Erwägung ziehen zu können, und in diesen Fällen bringt uns die Arteriographie dann endgültige Aufklärung.

Eine kurze Zusammenfassung der Krankengeschichten unserer Fälle wird die Übereinstimmung einer gewissen Anzahl von Symptomen nachweisen, die die Einreihung in dieselbe klinische Gruppe gestattet. Wir beginnen mit der Anführung von Fällen, bei denen sich uns der Verdacht auf Verlegung der Carotis interna aufdrängte, um in der Folge auf diejenigen einzugehen, bei denen diese Thrombose im Arteriogramm unmittelbar sichtbar und daher absolut sichergestellt war.

Fall I. *Thrombose der Carotis interna.*

A. S. C., 52jähriger Mann. Alkoholabusus. Während einiger Monate starke Kopfschmerzen auf der linken Seite, die ihn manchmal zwangen, zu Bett zu bleiben. Im April 1931 stellten sich bei dem Patienten plötzliche flüchtige Anfälle von Lähmung im rechten

Arm mit leichten Zuckungen ein. Anschließend andere Anfälle von Hemiparese ebenfalls vorubergehender Art mit Zuckungen, die manchmal im Arm, andere Male im Bein begannen, ohne Mitbeteiligung des Gesichts. Da die Anfälle nicht sehr häufig auftraten, konnte Patient seiner Beschäftigung als Maurer weiter nachgehen. Einige Tage darauf bemerkte er, daß er die Namen von Gegenständen verwechselte und daß es ihm schwer fiel, zu sprechen. Die Kopfschmerzen wurden heftiger und er sah sich gezwungen, seine Arbeit aufzugeben und manchmal im Bett zu bleiben. Kein Erbrechen. Die Halbseitenparese wurde etwas ausgesprochener (ohne Mitbeteiligung des Gesichts), doch besserte sie sich rasch. Die Sprache dagegen verschlechterte sich zunehmend.

Dieses Krankheitsbild entwickelte sich im Verlauf von 4 Monaten. Aufnahme im Krankenhaus im August desselben Jahres. Patient litt zu diesem Zeitpunkt an fast voll-

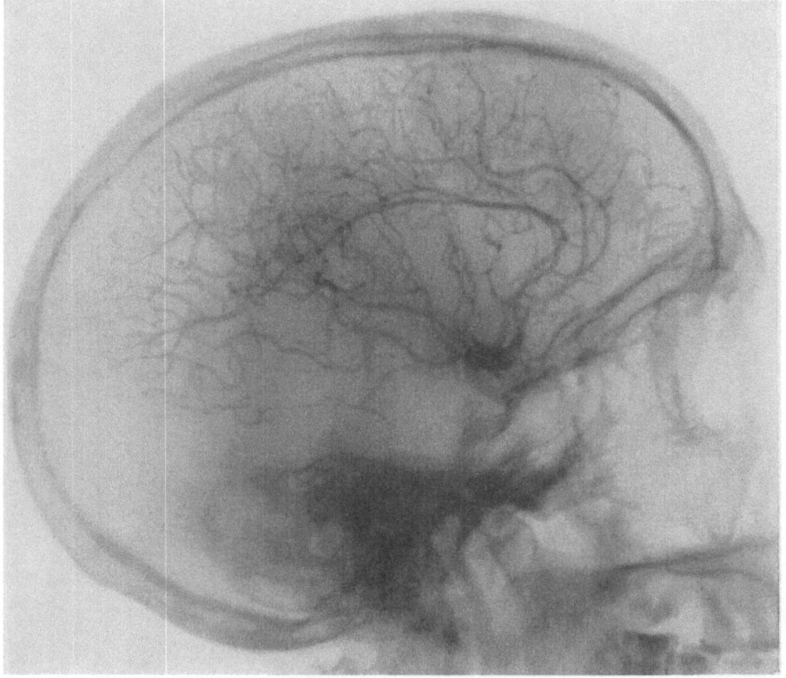

Abb. 231. Derselbe Fall wie auf Abb. 230. Rechtsseitiges Arteriogramm. Reiches Hirnarteriennetz mit zwei Aa. cerebri ant. und zwei Pericallosae.

kommener sensorischer und sehr ausgesprochener motorischer Aphasie. Er verstand nicht die einfachsten Befehle und sein Wortschatz war äußerst stark eingeschränkt. Aufforderungen, Gegenstände zu bezeichnen oder Satze und Wörter zu wiederholen, beantwortete er meist nur mit Wendungen wie: „ich erinnere mich nicht; ich bin außerstande es auszusprechen; ich kann es nicht sagen". Psychisch war eine gewisse Euphorie zu bemerken. Der Kranke war sich seines Zustandes nicht bewußt. Die Motilität war normal; es gelang ihm, aufrecht zu stehen und ohne Anzeichen von Lahmung zu gehen. Die Sehnenreflexe waren rechts etwas lebhafter, besonders am Arm. Es bestanden keine weiteren Pyramidenzeichen. Oberflächen- und Tiefensensibilität normal. Hirnnerven normal. Insbesondere bestand keine Stauungspapille. Die linke Arteria temporalis war stark geschlängelt und hervortretend. Schmerz bei Druck auf die linke Temporal- und Frontalgegend. Blutdruck: Max. 18, Min. 10. Liquorbefund: Druck normal; Eiweiß leicht erhöht; Zellzahl: 5,2. Normo-Mastix: normale Kurve.

Angiographische Untersuchung (Oktober 1931): Auf der linken Seite (Abb. 230) sieht man keines der Hirngefäße. Erneute Einspritzung zeitigte dasselbe Ergebnis. Sichtbar sind nur die von der Carotis externa abzweigenden Arterien. Die Temporalis superficialis und die Meningea media sind gut gezeichnet. Auch die Arteria occipitalis externa sieht man sehr deutlich. Der Carotissyphon erscheint nicht auf dem Film. Es war das erste Mal, daß uns dieser Befund zu Gesicht kam, und wir hatten zwar den Eindruck, daß eine Verlegung der Carotis interna auf dieser Seite vorlag, wagten aber anfangs nicht, eine Thrombose dieser Arterie außerhalb des Schädels zu diagnostizieren, eine Diagnose, die klinisch bisher nicht mit Sicherheit am Lebenden gestellt

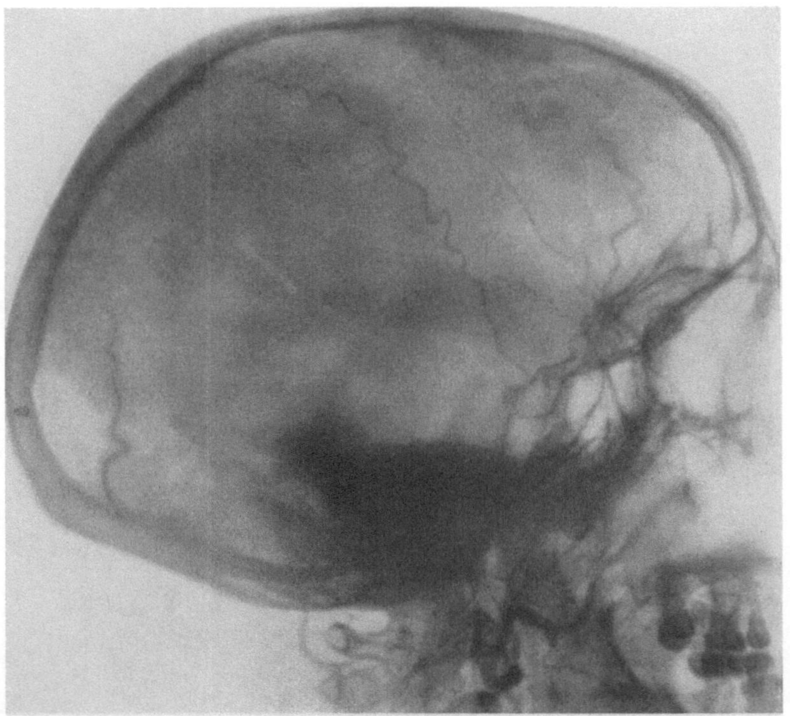

Abb. 232. Fall II. Thrombose der rechten Carotis interna. Rechtsseitiges Arteriogramm. Man sieht nur die Verzweigungen der Carotis ext.

worden war. Die Symptomatologie dieses Falles war von derjenigen intrakranieller Tumoren etwas verschieden, insofern die paretischen Erscheinungen einen Wechsel von Zunahme und Rückbildung aufwiesen; nur die Aphasie hatte sich verschlimmert, und auch diese war seit Einlieferung des Patienten ins Krankenhaus ungefähr gleich geblieben. Die Symptome ließen eher an schwere Gefäßveränderungen denken.

Das Arteriogramm der rechten Seite (Abb. 231) zeigte erhöhten Gefäßreichtum; man hatte den Eindruck, daß die Blutzufuhr zur rechten Seite das Defizit der anderen Hirnhemisphäre irgendwie ausgleichen müsse. Man sieht zwei Aa. cerebri anteriores, zwei Pericallosae und zwei Calloso-marginales, dagegen nur eine SYLVIsche Gruppe und nur einen Carotissyphon. Die Gefäße des arteriellen Netzes waren jedoch auf diesem Arteriogramm im ganzen Gehirn sehr zahlreich, was eine Folge der Projektion der Blutgefäße beider Hirnhemisphären, vor allem der Mantelkante, auf demselben Film sein mag. Auf diesem Arteriogramm war auch eine Erweiterung und Schängelung der Carotis interna im Halsanteil festzustellen.

1935 kam ein ähnlicher Fall zur Beobachtung, dessen Krankheitsbild anfangs vorzugsweise an das Bestehen einer Neubildung im Gehirn denken ließ.

Fall II. *Thrombose der Carotis interna.*

A. C. V., 40jähriger Mann. Im Juli 1935 vorübergehende Verdunklungen des Gesichtes, Doppeltsehen und Kopfschmerzen. Selten Erbrechen. Im September Kribbeln in den Fingern der linken Hand, gefolgt von Parese des ganzen Arms ohne Zuckungen. 10 Tage später Zuckungen im Gesicht links, gefolgt von geringen Lahmungen. Diese Erscheinungen wechselten 8 Tage lang miteinander ab. Eine Woche spater bekam Patient plötzlich eine sehr ausgesprochene Halbseitenlahmung links mit Beteiligung des Gesichts. Bei Einlieferung ins Krankenhaus hielt Pat. den linken Arm unbeweglich in Extensionsstellung, ohne Hypertonie. Die Finger der linken Hand befanden sich in mittlerer Beugung, der Daumen war adduziert, das Bein bewegungslos in Extension, war ziemlich schlaff. Gehen unmöglich. Sehnenreflexe beiderseits lebhaft, links stärker. Auf dieser Seite positiver Babinski und Fußklonus. Bauchdeckenreflexe links aufgehoben; rechts normal. Seitens der Hirnnerven bestand Stauungspapille beiderseits, links stärker und ziemlich starke doppelseitige Taubheit. Im Liquor Eiweiß vermehrt und 3,4 Zellen im Kubikmillimeter. Wa.R. negativ.

Die Diagnose eines Hirntumors erschien uns sehr wahrscheinlich.

Angiographische Untersuchung: Das rechtsseitige Arteriogramm (Abb. 232) ließ keinerlei Gehirngefäße erkennen, obgleich die Thorotrastinjektion in die Carotis wiederholt wurde. Auf dem Film sieht man nur die von der Carotis externa abzweigenden Gefäße: die Temporalis superficialis und die Meningea media. Links erscheint die Carotis interna im Halsteil abnormal geschlängelt; die Hirngefäße sind normal. Man sieht zwei Aa. pericallosae, deren vorderen Teil man verfolgen kann. Aus einer jeden entspringt eine A. callosa-marginalis. Es besteht nur eine SYLVISche Gruppe. Das Gefäßnetz ist im Arteriogramm dieser Seite bedeutend dürftiger als das auf dem Arteriogramm der Abb. 231 vorhandene. Da Stauungspapille und Lokalsymptome vorhanden waren, schritt man zur Trepanation; man fand eine sehr ausgedehnte Hirnerweichung. Bei der Entlassung aus dem Krankenhaus konnte Patient mit Unterstützung gehen, wozu er bei der Aufnahme nicht fähig war. Es bestand noch leichte Stauungspapille rechts, ausgesprochene links.

Dieser Fall wies ein von dem ersten etwas verschiedenes Symptomenbild auf, insofern Patient anfänglich Erscheinungen vermehrten Hirndrucks gehabt hatte, die später zurückgingen. Zwei Monate später wurden Krankheitserscheinungen festgestellt, die zu einer Tumordiagnose paßten: Parästhesien des rechten Arms, gefolgt von Parese und später leichter Ictus mit vollkommener Halbseitenlähmung der linksseitigen Glieder mit geringer Beteiligung des Gesichts. Die Operation deckte die thrombotisch-ischämische Natur des Prozesses auf und machte somit das arteriographische Bild verständlich. Die Hirndrucksteigerung muß auf das Ödem zurückgeführt werden. Wir hielten die Diagnose einer Thrombose der Carotis interna für richtig, worin wir noch durch den geschlängelten Verlauf der normalen Arterie der anderen Seite bestärkt wurden.

In den beiden soeben beschriebenen Fällen fehlt uns die Bestätigung unserer Diagnose, wie sie uns nur das Arteriogramm des Cervicalteils der Carotis interna hätte liefern können. Dies haben wir dann in den beiden folgenden Fällen zu erkennen versucht, bei denen wir, geleitet von der Symptomatologie der ersten beiden Krankengeschichten, eine Thrombose der Carotis interna vermuteten.

Fall III. *Thrombose des Halsabschnittes der Carotis interna.*

S. N., 46jähriger Mann. Mitte 1919 Schmerzen in der linken Hüftgegend, welche nach der Leistengegend ausstrahlten und nach und nach an Starke zunahmen. Anschließend

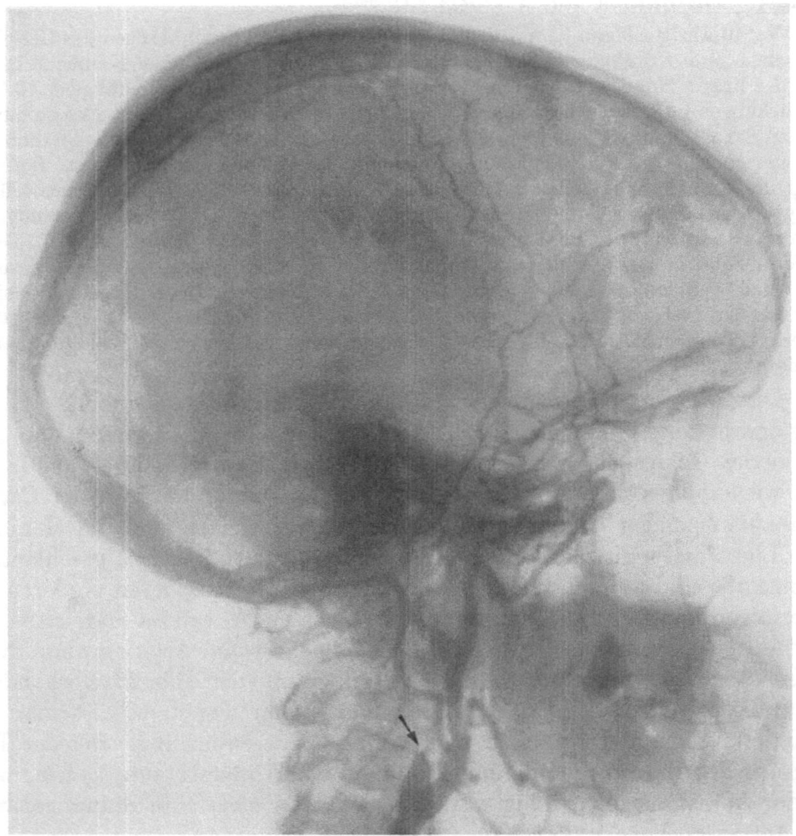

Abb. 233. Fall III. Thrombose der rechten Carotis interna. Rechtsseitiges Arteriogramm.
Man sieht nur die Verzweigungen der Carotis ext.
Am Hals die Teilungsstelle der Carotis comm. und ein Stück der thrombosierten Carotis int. (→).

Schwächerwerden der unteren Gliedmaßen, insbesondere links. Gehen wurde unmöglich. Sphincterstörungen. Wa.R. im Blut positiv. Antisyphilitische Behandlung ohne Erfolg. Die Untersuchung des Liquors, der in zwei verschiedenen Höhen entnommen worden war, ergab an der tieferliegenden Stelle den FROINschen Symptomenkomplex. Sensibilitäts-störung bis D 10. Patient verließ das Krankenhaus als Paraplegiker, mußte katherisiert werden und die Schmerzen hielten weiter an. Kurze Zeit darauf machte Patient einen Selbstmordversuch durch Revolverschuß ins rechte Ohr. Die Kugel durchschlug den Schädel und setzte sich neben dem aufsteigenden Ast des Unterkieferknochens links fest. Der Kranke trug eine Facialislähmung und Ertaubung rechts davon. Im März 1934 verlor der Patient in kurzer Zeit das Sehvermögen des rechten Auges. Er wurde unserer Klinik im April 1935 wegen Verdachts auf Hirndrucksteigerung zugewiesen. Er klagte nur über geringe Kopfschmerzen. Das Röntgenbild des Kopfes wies sehr ausgesprochene Meningealfurchen auf, besonders auf der linken Seite. Am 13. September leichte Apoplexie, nach einem Anfall

von Kopfschmerzen; es blieben Schwindel und Abnahme der Muskelkraft im rechten Arm
zurück, ohne Sprachstörung. Bei der Aufnahme im Krankenhaus anscheinend normale
psychische Funktionen, obgleich der Patient sich über seinen Zustand nicht völlig im klaren
war. Er verblieb bewegungslos in einem Rollstuhl, die Knie durch Ankylose in Beugestellung fixiert. Ödem der Füße, die sich in leichter Equinusstellung befanden. Ausgeprägte Atrophie der unteren Gliedmaßen, mit aufgehobener Motilität. Bauchdeckenreflexe rechts erloschen, links ist der obere erhalten. Babinski rechts; Amaurose rechts mit
vollständiger Opticusatrophie; links Abblassung der Papille; Sehschärfe $^6/_{12}$.

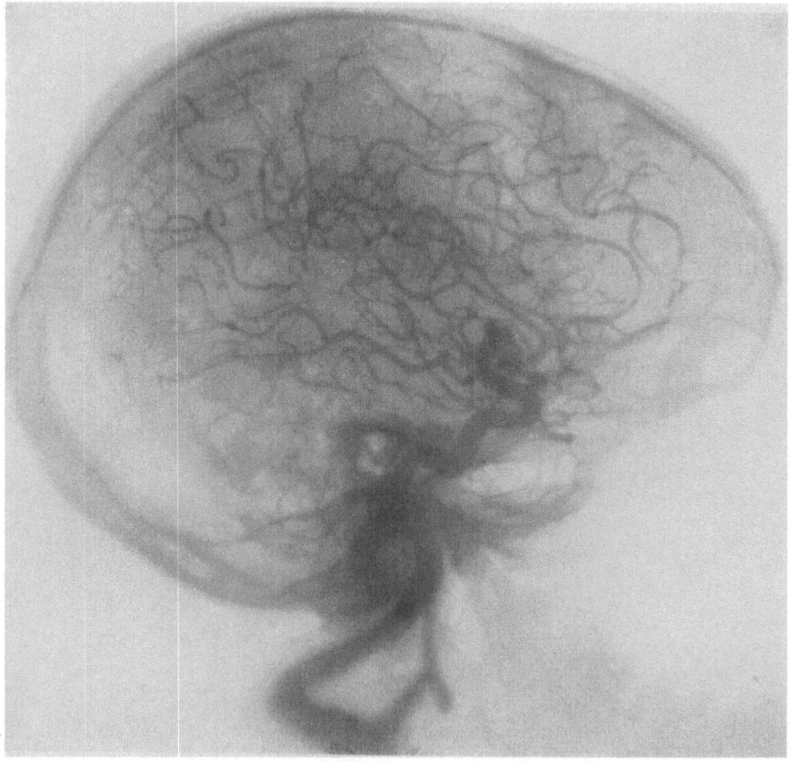

Abb. 234. Derselbe Fall wie auf Abb. 233. Linksseitiges Arteriogramm.
Reiches Hirnarteriennetz mit zwei SYLVISchen Gruppen, zwei Aa. cerebri ant. und zwei Pericallosae.
Die Carotis interna bildet am Hals einen sehr ausgesprochenen Bogen.

Wegen Verdachts auf Hirnläsion wurde die angiographische Untersuchung
des Gehirns durchgeführt, dieses Mal mit der Absicht, auch ein Arteriogramm
des Halses zu erhalten. Auf dem rechtsseitigen Arteriogramm (Abb. 233) ist
die Teilungsstelle der Carotis communis getroffen. Man sieht die Carotis externa
nach oben verlaufen, sie ist weiter als gewöhnlich und man erkennt deutlich ihre
Endäste, die Temporalis superficialis und die Maxillaris interna mit der Meningea
media. Die Carotis interna, deren Ursprung deutlich zu erkennen ist, erscheint
etwa $^1/_2$ cm oberhalb der Teilungsstelle wie abgeschnitten. Somit hatten wir
durch unmittelbaren Augenschein festgestellt, daß die Carotis interna gleich
hinter ihrem Ursprung thrombosiert war. Das rechtsseitige Phlebogramm der
ersten Phase gibt ungefähr das Arteriogramm auf Abb. 233 wieder, weswegen
wir es nicht veröffentlichen. Auf dem Phlebogramm der zweiten Phase erkennt
man schon keine arteriellen Gefäße im Gebiet der Carotis externa mehr, obgleich

Moniz, Arteriographie. 18

noch nicht die Capillarphase vorliegt (s. Kapitel XII). Links (Abb. 234) bemerkt
man in erster Linie eine starke Schlängelung des Halsteils der Carotis interna,
gleich hinter ihrem Ursprung, unter Bildung eines ausgesprochenen, nach vorne
offenen Bogens. Die Carotis externa ist normal, beschreibt aber ebenfalls einen
ziemlich deutlichen Bogen, indem sie die Krümmung der Carotis interna begleitet. ·Das auf diesem Film zu erkennende intrakranielle Arteriennetz ist ein
doppeltes. Man erkennt zwei Aa. cerebri anteriores, zwei Aa. pericallosae und
zwei SYLVIsche Gruppen, die sich mit größter Leichtigkeit unterscheiden, da der

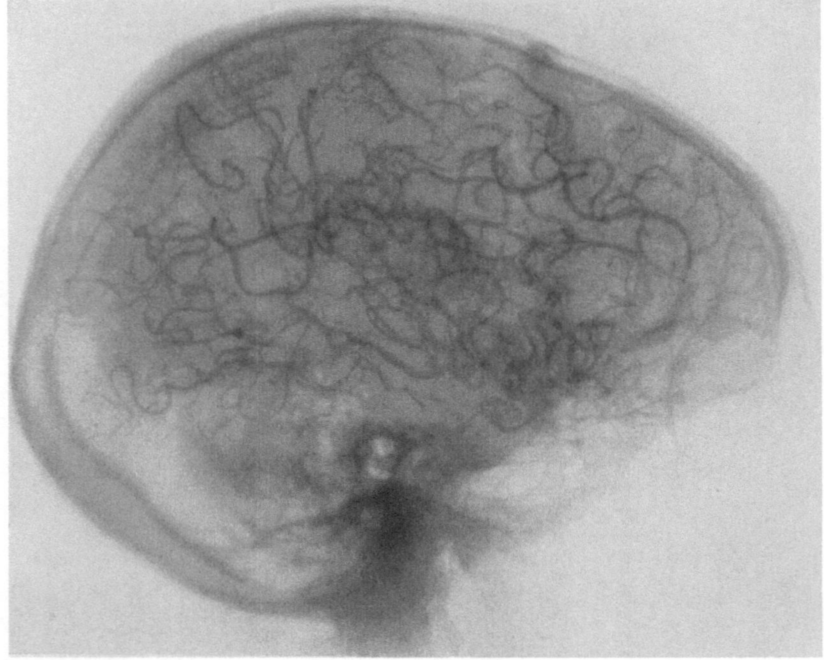

Abb. 235.   Derselbe Fall wie auf Abb. 233 und 234. Linksseitiges Phlebogramm der ersten Phase.
Man sieht noch ein reiches Hirnarteriennetz.

Kopf bei der Aufnahme in etwas schräger Stellung gehalten wurde. Die Blut-
Thorotrastmischung ist durch die Communicans anterior auf die andere Seite
hinübergeflossen und so erkennt man auf demselben Film das arterielle Netz
der beiden Hirnhemisphären. Die Phlebogramme der linken Seite bieten größeres
Interesse. In dem der ersten Phase (Abb. 235) sieht man das arterielle Netz
ein noch verwickelteres Knäuel bilden als im Arteriogramm (Abb. 234), insbesondere im Zentrum, wo die Abkömmlinge der SYLVIschen Gruppe beider
Hirnhemisphären vorhanden sind. Dagegen sieht man den Carotissyphon nicht
mehr. Die Blutströmung ist auf dieser Seite sehr verzögert. Das Phlebogramm
der zweiten Phase (Abb. 236) zeigt einen großen Teil der peripherischen sowie die
tiefen Gefäße: Sinus longitudinalis superior, rectus und longitudinalis inferior,
wie auch die Ampulla Galeni und die beiden Venae Galeni, *welche auf demselben
Film zu sehen uns zum erstenmal gelang*, weil die Arterien beider Hirnhemisphären schattengebend gemacht worden waren. Dieser Umstand beweist auch,
daß das Blut durch die Communicans anterior in großer Menge in die rechte

Hirnhemisphäre gelangt war. In der Tat wurden nach Einspritzung des Thorotrasts in die linke Carotis communis nicht nur die Arterien auf der rechten Seite sichtbar, sondern das Blut behielt außerdem noch eine hinreichende Menge der schattengebenden Flüssigkeit, um die Vena Galeni im Phlebogramm sichtbar zu machen. Man erkennt auch zwei Basilarvenen, die sich zur Ampulla Galeni begeben, wodurch das soeben Gesagte noch bekräftigt wird.

Fall IV. *Thrombose des Halsabschnittes der Carotis interna.*

J. J. A., 43jähriger Mann, kräftig gebaut. Hat einen ausgedehnten Naevus vascularis von anscheinend radikulärer Anordnung zwischen dem Gesäß und der Hinterfläche des

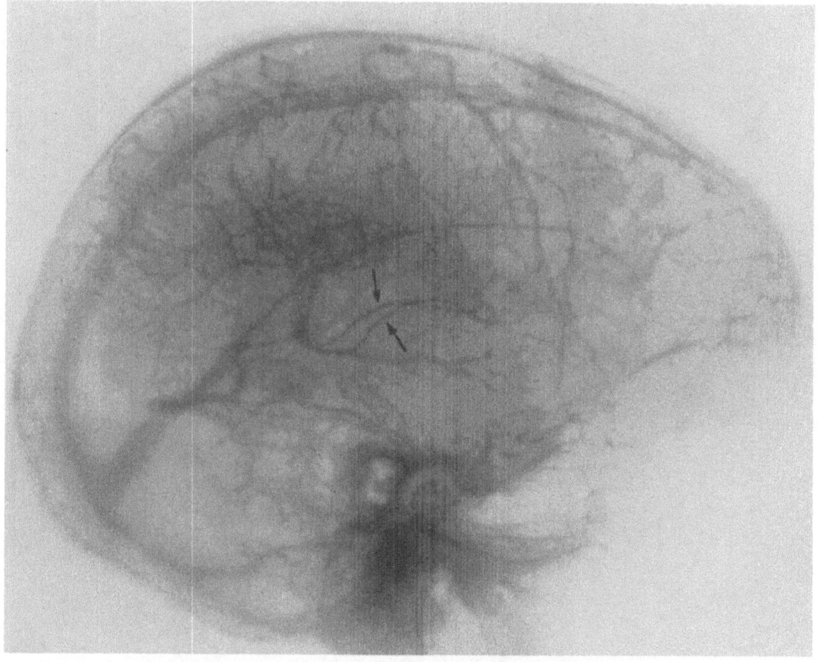

Abb. 236. Derselbe Fall wie auf Abb. 233—235. Linksseitiges Phlebogramm der zweiten Phase mit dem oberflächlichen und tiefen Venennetz. Man sieht zwei Venae Galeni (→).

Ober- und Unterschenkels, bis zum äußeren Fußrand links. Leidet seit 8 Jahren an Kopfschmerzen, in den letzten 3 Jahren heftiger und mehr anfallweise. Selten Erbrechen. Am 28. Januar 1937 plötzlich Aphasie. Er konnte einige Minuten lang nicht sprechen, erlangte aber anschließend die Sprache wieder. Dann 1 Tag lang Geräusche im rechten Ohr, ähnlich dem Ticken einer Uhr. Dem Kranken fiel eine Schwäche der Beine auf. Manchmal verwechselte er die Worte oder verunstaltete sie; jedoch erkannte er die von ihm gemachten Fehler. Er erging sich sogar in Ausführungen über seine Sprachstörungen. 3 Tage darauf hatte Pat. eine leichte Apoplexie mit Aphasie und Hemiplegie rechts; das Gesicht war nicht betroffen oder nur sehr leicht. 1¹/₂ Monate nach der Apoplexie bestand Halbseitenlähmung mit Kontraktur, die Finger standen in Beugestellung, der Daumen etwas adduziert, das Bein in Streckstellung. Der Kranke kann rechts nicht die geringste Bewegung ausführen. Er ist nicht imstande, ein einziges Wort deutlich auszusprechen und die sensorische Aphasie ist auch fast vollständig. Patient führt die einfachsten Befehle, wie Mundöffnen, Augenschließen usw. nicht aus. Persevorationserscheinungen. Bei der Perkussion des Schädels klagt er links mehr als rechts über Schmerzen. Sehnenreflexe erhalten, rechts lebhafter. Babinski auf derselben Seite. Kein Klonus. Bauchdeckenreflexe rechts erloschen, links normal. Cremasterreflex beiderseits erhalten. Schmerz- und Temperaturempfindung scheinen rechts herabgesetzt. Der Kranke reagiert auf Reize links stärker als auf der gelähmten Seite. Blutdruck: Max. 18, Min. 9. Bei der Auskultation des Herzens nichts Abnormes. Röntgenaufnahme: Aorta erweitert; Hypertrophie des linken Ventrikels.

Angiographische Untersuchung: Sie wurde ausgeführt, weil das große Angiom am rechten Bein uns an eine Gefäßläsion im Gehirn denken ließ, die zu einer

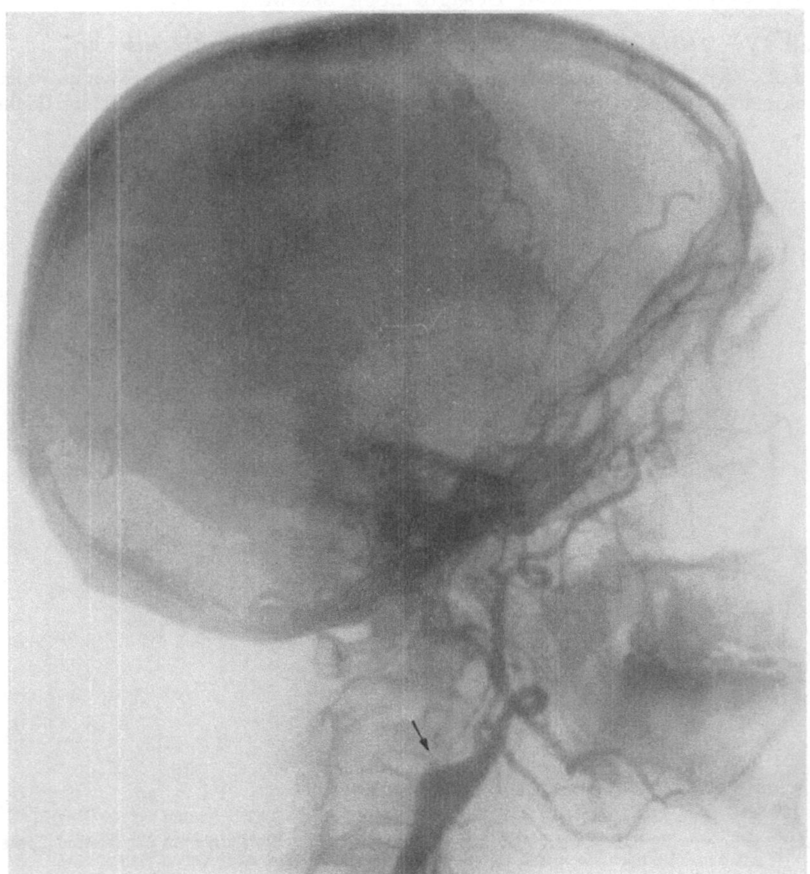

Abb. 237. Fall IV. Thrombose der linken Carotis interna. Linksseitiges Arteriogramm.
Man sieht nur die Verzweigungen der Carotis ext. Am Hals die Stelle der Thrombose der Carotis int. (→).

Blutung geführt hätte. Arteriogramm links (Abb. 237): Die Carotis interna ist gerade an ihrem Ursprung thrombosiert; die Carotis communis scheint an ihrer Teilungsstelle erweitert zu sein. Die Carotis externa ist besonders in ihrem unteren Abschnitt ziemlich stark erweitert und beschreibt eine vollständige Kreiswindung in ihrem ansteigenden Verlauf. Auch die gleichfalls erweiterte Maxillaris interna beschreibt einen vollständigen Kreis im Beginn ihres Verlaufes genau an der Stelle, an der die Meningea media aus ihr entspringt. Nur die Temporalis superficialis, die sehr deutlich zu sehen ist, weist normalen Durchmesser auf und teilt sich weiter vorn als gewöhnlich in ihre beiden Äste. Die Meningea media ist ziemlich gut sichtbar; man erkennt deutlich zwei oder drei ihrer Äste. Das Phlebogramm der ersten Phase zeigte die Zweige der Temporalis

superficialis im Schwinden, besonders in ihrem unteren Abschnitt, während die
Meningeazweige deutlicher sind. Alle arteriellen Gefäße am Hals sind verschwunden, desgleichen die Maxillaris interna. Im Phlebogramm der zweite Phasen
erkennt man schon keinerlei Gefäße mehr. Dieses rasche Verschwinden der Äste
der Meningea media und der Temporalis superficialis, wie überhaupt der Carotis
externa, stimmt mit dem gewöhnlichen Befund nicht überein. Diese Tatsache

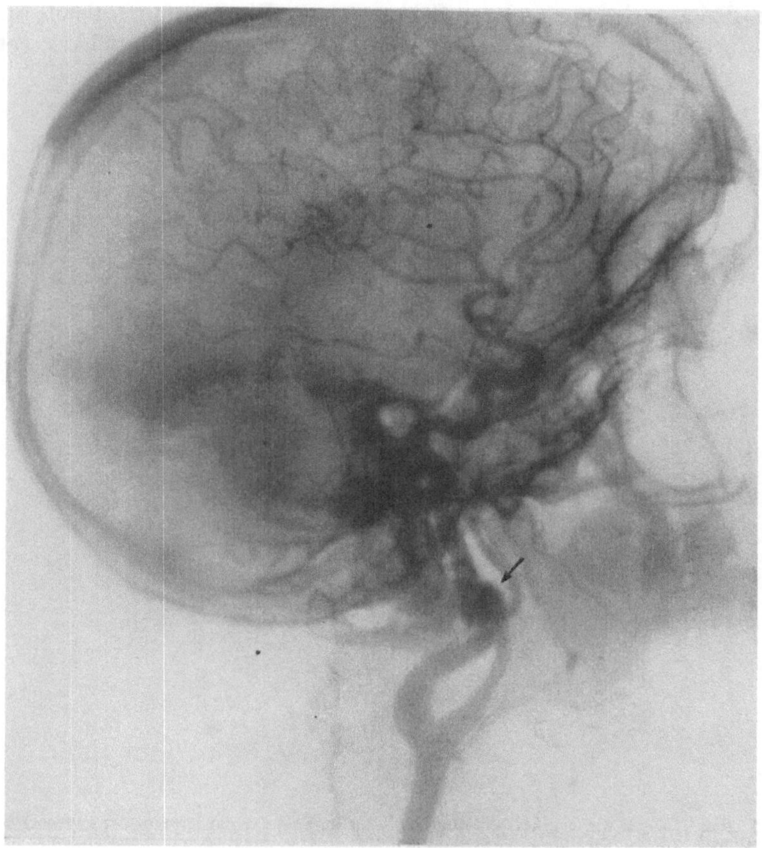

Abb. 238. Derselbe Fall wie auf Abb. 237. Rechtsseitiges Arteriogramm.
Reiches Hirnarteriennetz mit zwei Aa. cerebri ant. und zwei Pericallosae.
Am Hals zeigt die Carotis int. zwei Krummungen, deren obere ein Aneurysma vortäuscht.

dürfte auf die Intensität der Blutfüllung in diesem arteriellen System zurückzuführen sein, da der gesamte, von der Carotis communis herkommende, die
Blutsäule treffende Impuls jetzt ausschließlich auf die Carotis externa über-
tragen wird. Eine andere Erscheinung, die angeführt zu werden verdient, ist,
daß die Sichtbarkeit der Temporalis superficialis abnimmt, während diejenige
der Meningea media an Stärke zunimmt, woraus hervorgeht, daß diese beiden
Gefäßgebiete verschiedene Blutstromgeschwindigkeit besitzen, und zwar Meningea media die langsamere (s. Kapitel XII). Auf diesem Film sieht man noch den
oberen Teil der A. occipitalis externa. Rechts zeigt das Arteriogramm (Abb. 238)
die Aa. carotis interna und externa in ihrem extrakraniellen Verlauf. Man
erkennt zwei Krümmungen der Carotis interna, deren eine in ihrem mittleren

Abschnitt, wo sie sich dem Foramen caroticum nähert, einem Aneurysma vortäuscht. Die Carotis externa hat etwa normale Richtung und erscheint in ihrem unteren Abschnitt leicht erweitert. Am Carotissyphon, der Doppelform aufweist, scheint ebenfalls eine aneurysmatische Erweiterung am Übergang von der ersten zur zweiten Krümmung vorzuliegen. Man sieht zwei Aa. cerebri anteriores und zwei Aa. pericallosae, aber nur eine SYLVIsche Gruppe von normalem Aussehen. In diesem Fall ist das Blut von der gesunden Seite nur in die A. cerebri anterior der anderen Seite gelangt. Die A. communicans anterior hat dem durchströmenden Blute keine hinreichende Abflußmöglichkeit geboten,

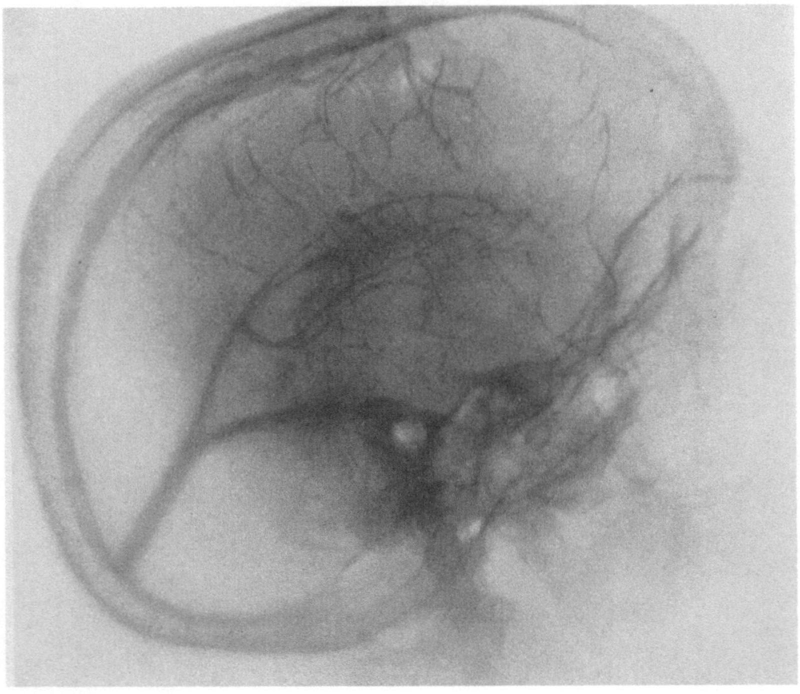

Abb. 239. Derselbe Fall wie auf Abb. 237 und 238. Rechtsseitiges Phlebogramm der zweiten Phase. Oberflächliches Venennetz. Weite Sinus durae matris, Ampulla und Vena Galeni. Infolge der schrägen Kopfstellung scheint der Sinus transversus nach oben verlagert zu sein.

um auch noch die Arterien der SYLVIschen Gruppe auf der Seite der Thrombose aufzufüllen. Im Phlebogramm der ersten Phase stellt man eine ziemlich intensive Blutauffüllung fest, die jedoch verspätet auftritt. Im Phlebogramm der zweiten Phase (Abb. 239) bemerkt man noch ein ziemlich ausgesprochenes, oberflächliches Venennetz (aufsteigende Venen). Man sieht auch den Sinus longitudinalis superior, den Sinus rectus und longitudinalis inferior sowie den Sinus transversus, der infolge der schiefen Haltung des Kopfes, mit seinem nach unten konkaven Bogen, höher als normal liegt und endlich die Ampulla und die Vena Galeni.

Letzthin hat RIECHERT 3 Fälle von einseitiger Verlegung der Carotis interna veröffentlicht, bei denen das Fehlen des Arteriennetzes im Gehirn zur Diagnose führte. In einem dieser Fälle zeigte auch das antero-posteriore Arteriogramm die Aa. cerebri anteriores und pericallosae beider Seiten, da das Thorotrast durch die Communicans anterior auf die andere Seite übergetreten war. Außerdem war eine, allerdings verminderte, Füllung der Sylvischen Gruppe auf der Seite der Thrombose der Carotis interna festzustellen.

Es handelte sich um einen 55jährigen Kranken, der an Kopfschmerzen und anschließend an unerträglichem Druck im Schädel gelitten hatte. Darauf fiel er zu Boden, ohne das Bewußtsein zu verlieren. Herabsetzung der rohen Kraft, besonders im linken Arm und Bein. Auf dieser Seite fast ständig Schmerzen im Arm, von zentralem Typus. Parese des Beins mit gesteigerten Reflexen, positiver Babinski, Gordon, Oppenheim und Klonus. Facialis links betroffen. Allgemeine Herabsetzung der Tast-, Schmerz- und Temperaturempfindungen auf derselben Seite.

In diesem Falle versuchte Riechert die Arteriographie durch Einspritzung in die Carotis interna zu erzielen, was ihm nicht gelang, da diese verlegt war. Er schritt daraufhin zur Einspritzung in die Carotis communis: im Arteriogramm waren, ähnlich wie bei unseren ersten beiden Fällen, nur die aus der Carotis externa stammenden Gefäße zu sehen. Die Carotis der gegenüberliegenden Seite übernahm zum Teil die Blutversorgung der Hirnhemisphäre auf der Seite der Thrombose, jedoch in sehr unzureichendem Maße.

Der zweite Fall von Riechert war ein 51jähriger Mann. Er zog sich eine Wunde an der rechten Hand zu, welche sich infizierte. Daraufhin Muskelrheumatismus. Im Anschluß daran Kopfschmerzen, Schwindelgefühl, Schwäche im linken Fuß mit leichten Parästhesien. Selbstmordversuch. Psychische Störungen: Depression, Unentschlossenheit, Gedächtnisschwäche und zeitliche Desorientiertheit. Leichte Parese des linken Beins. Muskelatrophie im Oberschenkel derselben Seite. Babinski links zweifelhaft; Plantarreflex rechts normal. Hirnnerven o. B.

Bei der arteriographischen Untersuchung stellte Riechert fest, daß die linke Carotis interna an der Teilungsstelle vollkommen undurchgängig war. Auf dem durch Einspritzung in die Carotis communis erhaltenen Arteriogramm sah man nur die von der Carotis externa abgehenden Gefäße. Auf der rechten Seite war die Carotis interna normal und für Blut durchgängig. Riechert gibt an, daß sich, wie im vorhergehenden Fall, die Blutgefäße der beiden Hirnhemisphären von der rechten Carotis interna gefüllt hatten. In diesem Fall hat die Arteria communicans anterior das Blut aus der normalen Carotis interna ohne Zweifel schneller und in größerer Menge abfließen lassen als im vorhergehenden Fall, da ja die Parese, die auf die ungenügende Blutversorgung auf der Seite der Thrombose zurückzuführen war, viel weniger ausgesprochen war.

Der aus der Thielschen Abteilung stammende dritte Fall weist insbesondere Symptome von seiten der Hirnnerven auf: Stauungspapille mit peripapillären Blutungen. Ptose rechts; das Auge steht in Mittelstellung und bewegt sich nach keiner Richtung; die Pupille reagiert nicht auf Lichteinfall. Vollkommen normaler Befund am linken Auge. Extremitäten: Leichte Spasmen links mit gesteigerten Reflexen und unbeständigem Babinski. Der Kranke ist reizbar und prahlsüchtig. Intelligenz normal.

Im rechtsseitigen Arteriogramm sah man nach Einspritzung von Thorotrast in die Carotis communis nur die Verzweigungen der Carotis externa: links normales Arteriogramm. Es wäre sehr wünschenswert gewesen, im Arteriogramm die Halsarterien zu Gesicht zu bekommen, wie uns das bei unseren letzten Fällen möglich war. Riechert gibt an, daß die Verlegung des Lumens durch langsam zunehmenden Druck einer Geschwulst an der Schädelbasis erfolgte.

Löhr hatte 5 Fälle, bei denen er ein Arteriogramm des Gehirns nicht erzielen konnte, weil die Carotis interna verlegt war. Nach den Angaben von Sorgo, der über 4 persönliche Fälle auf der Jahresversammlung Deutscher Neurologen und Psychiater 1939 in Wiesbaden berichtete, haben Krieg 5 Fälle und Siegert 2 weitere Fälle veröffentlicht. Dies ist das gesamte klinische Material, das uns bis zum Zeitpunkt dieser Niederschrift bekannt geworden ist.

Unsere 4 Kranken bieten einen ziemlich gleichartigen Symptomenkomplex dar, auf den wir in unseren früheren Veröffentlichungen bereits näher eingegangen sind; er stellt das Syndrom der Thrombose der Carotis interna dar. Alle Fälle weisen eine Hemiparese oder eine Hemiplegie auf der der Thrombose der Carotis interna gegenüberliegenden Seite auf. Bei allen Kranken, selbst bei solchen mit hochgradigen aphasischen Störungen und Halbseitenlähmung, war der Facialis in nur ganz geringem Maße betroffen. Wir machen auf diese Geringfügigkeit der Facialisbeteiligung aufmerksam für welche uns eine einfache Erklärung nicht zur Verfügung steht. Unter den Prodromalerscheinungen nennen wir: 1. anfallsweise Kopfschmerzen, die sich manchmal lange vor dem Auftreten der übrigen Symptome bemerkbar machen; sie werden auch in der Anamnese der ersten beiden Fälle von Ricehert gefunden, nur diese beiden Fälle gehören in die in Rede stehende Gruppe, da ja der dritte ein Fall von Hirntumor ist. 2. Flüchtige Parästhesien in den Gliedern, die auch von Riechert beobachtet wurden. 3. Paresen, manchmal vorübergehender Art, vorzugsweise mit Beginn im Arm. 4. Spasmen und Zuckungen, die nie sehr intensiv sind; sie wurden in unseren Fällen und denen von Riechert festgestellt. Manchmal treten sie zugleich mit den paretischen Störungen auf. 5. In einigen unserer Fälle und in beiden von Riechert: Sensibilitätsstörungen. 6. Klopfempfindlichkeit des Schädels auf der Seite der Thrombose. 7. Aphasische Störungen bei Thrombose der linken Carotis. Wir beobachteten sie in 3 unserer Fälle. Es sind dauernde schwere Beeinträchtigungen, die zuerst anfallsweise und vorübergehend auftreten, später aber rasch zunehmen und dann bestehen bleiben. 8. Psychische Störungen: Euphorie, Reizbarkeit, Depression, Unorientiertheit usw.

Einige dieser Symptome findet man auch als Prodromalerscheinungen bei Thrombosen der Hirnarterien,[1] aber sie sind niemals so ausgedehnt, wie sie, zumindest manchmal, bei der Thrombose der Carotis interna beobachtet werden; auch findet man nicht dieselbe Symptomengruppierung wie bei letzterer.

Die Palpation der Carotiden auf beiden Seiten, die wir regelmäßig aufgeführt haben und von der wir annahmen, daß sie auf Grund der Pulsdifferenz zwischen beiden Seiten für die Diagnose wertvolle Unterlagen geben könnte, hat uns niemals brauchbare Hinweise geliefert. Da die Carotis externa, wie wir bei der Beschreibung unserer Fälle sahen, sich erweitert und der gesamte Druck des Blutes der Carotis communis auf sie einwirkt, weist sie eine kräftige Pulsation auf, die sich auf die Gegend der Carotis interna überträgt. Aus diesem Grunde konnten wir nie mit Sicherheit das Vorliegen einer deutlichen Pulsdifferenz bei Vergleich beider Seiten behaupten.

Das arteriographische Bild ist in der Tat die einzig sichere und beweisende Unterlage für die Diagnose, besonders wenn das Thorotrast nach unserer gewöhnlichen Technik in die Carotis communis eingespritzt wird und man ein Arteriogramm des Halses erzielt.

Bei 2 unserer Fälle (I und III) haben wir zahlreiche Arterien auf der der Thrombose gegenüberliegenden Seite im Arteriogramm des Gehirns festgestellt. In Fall I erkannte man zwei Aa. pericallosae und eine von ihnen abgehende, sehr reichliche Gefäßverzweigung; einer dieser Äste entsprach zweifelsohne der Seite, auf welcher die Thrombose der Carotis unterna gelegen ist. Bei Fall III sah man nicht nur die zwei Aa. pericallosae, sondern auch die beiden vollständigen SYLVIschen Gruppen. In den anderen beiden Fällen wies das Arteriogramm auf der gesunden Seite zwei Aa. cerebri anteriores und zwei Pericallosae auf. Da diese Arterien der Communicans anterior am nächsten liegen, bekommen sie das Blut, das aushilfsweise von der gegenüberliegenden Seite geliefert wird, aus erster Hand.

Die Blutzirkulation der beiden Hemisphären funktioniert wie in kommunizierenden Röhren, jedoch in diesem Fall mit besonderer Dynamik. Das Blut dringt stoßweise in ein System von Gefäßen mit elastischen Wänden ein, welches einen bestimmten Widerstand leistet. Die Communicans anterior, über welche wir im Kapitel III ausführlich gesprochen haben, ist von Fall zu Fall verschieden angelegt. Wenn sich der arterielle Thrombus in kurzer Zeit bildet und die Communicans anterior keinen genügenden Abfluß zur anderen Hirnhemisphäre gestattet, so erhält die Hirnhemisphäre auf der Seite der Thrombose nicht die zu einwandfreier Funktion erforderliche Blutmenge. Selbst wenn die Communicans anterior sich später erweitern sollte, wird das Blut doch zu spät eintreffen, d. h. in einem Zeitpunkt, in dem die Veränderungen im Gehirn schon irreparabel sind. Wenn dagegen die Thrombose sich, wie bei Fall III, langsam entwickelt, wozu die Traumawirkung des Geschosses auf die äußere Wand der Carotis interna beigetragen haben mag, dann wird sich die Communicans anterior, besonders wenn es sich um jüngere Kranke handelt, nach und nach erweitern und somit der kranken Seite genügend Blut aus der gesunden und suffizienten Carotis zuführen, um den Anforderungen des Hirngewebes zu genügen, wie dies bei unserem Fall III der Fall war.

Falls die Thrombosierung sich ziemlich rasch einstellt, wie dies z. B. bei Fall IV geschah, wird nur der Blutzufluß aus den Aa. pericallosae der geschädigten Hirnhemisphäre zugute kommen. Dies dürfte auch im ersten Fall von RIECHERT eingetreten sein, bei dem die im Arteriogramm erkennbaren Arterien der SYLVIschen Gruppe die Hirnhemisphäre nur unzureichend versorgten. Wir müssen noch hinzufügen, daß durch die Communicans anterior im allgemeinen nicht die für die Erfordernisse des Nervengewebes notwendige Blutmenge in die Endäste der großen Arterien und Capillaren gelangen dürfte. Dazu wäre erforderlich, daß die Communicans anterior — entweder kongenital oder infolge des Druckes, der von dem Blut der einen Hemisphäre auf die andere ausgeübt wird — von ungewöhnlich großem Kaliber wäre. In Fall I genügte die zusätzliche Blutzufuhr den Anforderungen der Ernährung der motorischen Region, sie reichte aber nicht aus, um der Blutversorgung der Sprachregion rechtzeitig zu Hilfe zu kommen.

Die Vertebrales unterstützen niemals die Ernährung der Hirnhemisphären, zumindest nicht in wirksamer Weise. Es besteht eine sehr große Druckdifferenz zwischen dem System der Carotis und dem der Vertebralis. Der Communicans posterior kommt offenbar als etwaiger Hilfsbahn keine große Bedeutung zu. Als wir einmal das Thorotrast mit mehr Kraft in die Vertebralis einspritzten, trat es zwar nicht in die Aa. communicantes posterior über, floß aber trotzdem in die Vertebralis der gegenüberliegenden Seite (Abb. 85), was das soeben Gesagte bestätigt.

Wir haben auch unvollständige Thrombosen und andere Formen partiellen Verschlusses der Carotis interna beobachtet, bei denen das Krankheitsbild dem der vollständigen Thrombosen ähnlich ist. Diese Fälle sind ebenfalls auf dem Arteriogramm, besser jedoch mit Hilfe der beiden Phlebogramme, diagnostizierbar. Im Arteriogramm ist die Carotisveränderung sichtbar (Abb. 239a), im Phlebogramm der ersten oder zweiten Phase sieht man eine Andeutung des Carotissyphons oder eines dürftigen arteriellen Gehirnnetzes. Die Sichtbarkeit dieses schwachen Kreislaufes beweist, daß das Thorotrast durch die unvollständig verschlossene Carotis fliessen kann.

Die Prognose dieser Halbseitenlähmungen ist je nach Lage des Falles verschieden und hängt hauptsächlich von dem jeweiligen Durchmesser der Communicans anterior ab. Die Aphasie ist bei diesen Kranken stark ausgeprägt. und nur schwerlich einer Besserung zugänglich. Sowohl das Gebiet der sensorischen als auch der motorischen Aphasie sind im hohen Grade betroffen. Prognostisch sind als ungünstig zu betrachten: schnelle Entwicklung des Carotisthrombus, vorgeschrittenes Alter des Kranken und Arteriosklerose der Gefäße.

Die Ätiologie der Thrombose ist nicht immer die gleiche. So dürfte bei Fall I und Fall IV Arteriosklerose die Ursache der Thrombenbildung gewesen sein, ebenso vermutlich in den beiden Fällen von RIECHERT. Bei unserem Fall II mag die Alkoholintoxikation von grundlegender Bedeutung für die Ausbildung der präthrombotischen Arteriitis gewesen sein. In Fall III spielt zwar die Syphilis offenbar die wichtigste Rolle, aber das durch das Geschoß wahrscheinlich verursachte Trauma dürfte ebenfalls zur Bildung des Thrombus beigetragen haben. Unter allen aufgeführten Fällen ist er wohl derjenige gewesen, bei dem die Gefäßverlegung sich am langsamsten ausbildete, so daß Zeit für eine beträchtliche Erweiterung der Communicans anterior vorhanden war. Auch im zweiten Fall von RIECHERT scheint der Thrombus sich langsam gebildet zu haben, aber arteriosklerotischen Ursprungs gewesen zu sein.

Was die Entwicklung des Thrombus betrifft, so wäre es von Interesse, zu wissen, ob er autochthon in der Carotis interna entstanden ist oder ob es sich um nach unten fortgesetzte Thromben von Gehirnarterien handelt. Obgleich es schwer ist, über diese Frage sich eine sichere Meinung zu bilden, ist es eher wahrscheinlich, daß der Thrombus von vornherein im Cervicalabschnitt der Carotis interna oder höchstens im Carotissyphon aufgetreten ist. Wären die Hirnarterien thrombosiert, so würden sie für die Blut-Thorotrastmischung nicht durchgängig bleiben, wenn diese Mischung doch durch die Communicans anterior von einer Seite des Gehirns auf die andere übergeht, wie in unserem Fall III, in geringerem Maße in Fall I und im ersten Fall von RIECHERT. Alles dieses läßt den Thrombus der Carotis interna als autochthon auffassen.

Die in diesen Fällen beobachteten Prodromalerscheinungen dürften auf, von der Carotis interna ausgehenden, Spasmen sicherlich reflektorischer Natur zurückzuführen sein. In der genannten Arterie kann es zu Spasmen kommen, die zu beträchtlicher Herabsetzung der Blutversorgung einer Hemisphäre führen und dadurch, wenn auch vorübergehende, Krankheitserscheinungen hervorrufen, die denen einer Thrombose vergleichbar sind. Besonders betroffen sind hiervon diejenigen Hirnbezirke, die zufolge der Anordnung ihres Arteriennetzes schwerer für das Blut erreichbar sind, das durch die Communicans anterior aus der anderen Hemisphäre zuströmt. Dies trifft für die Sprachregion

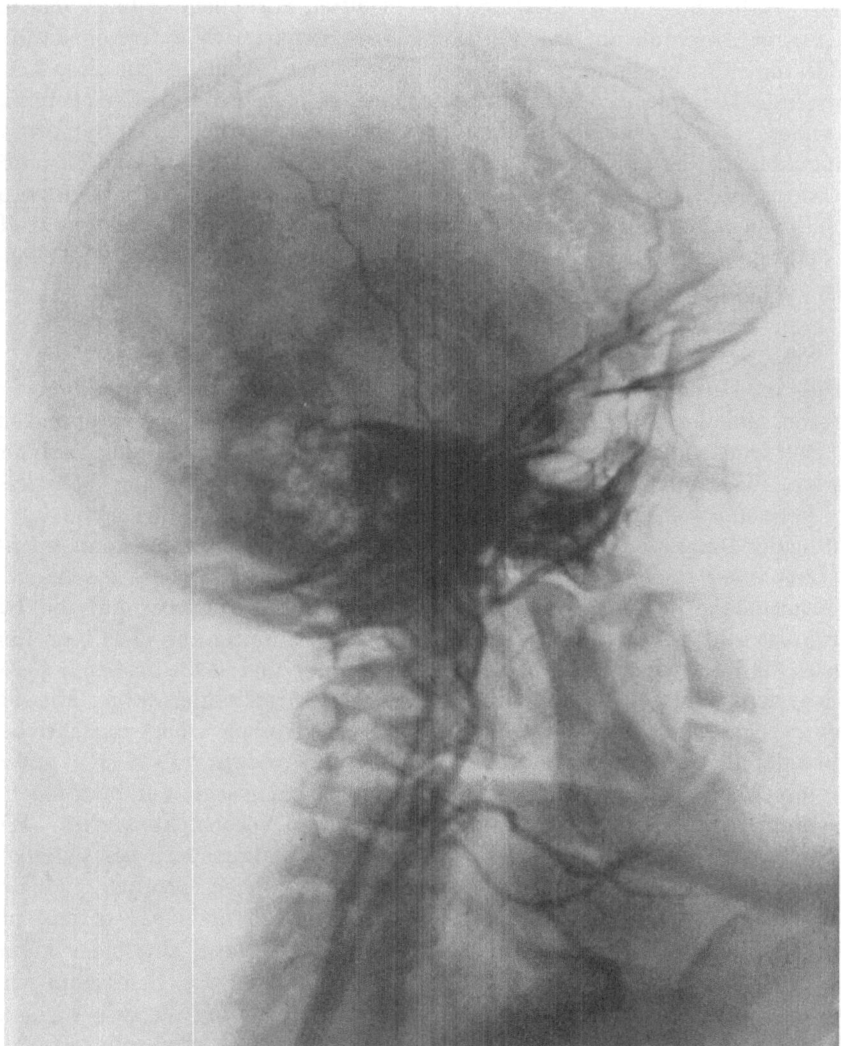

Abb. 239 a. Partieller Verschluß der Carotis interna.

und die motorischen und sensiblen Armzentren zu, eine Tatsache, die mit dem Ergebnis der Beobachtung am Kranken in Einklang steht. Das motorische Zentrum der Unterextremität ist schon weniger betroffen, weil es, zum mindesten teilweise, von Zweigen der Pericallosa und Calloso-marginalis versorgt wird, zu denen das Blut aus der Communicans anterior auf dem Weg über die A. cerebri anterior mehr unmittelbar gelangt.

Es kommen in den Anfangsstadien noch andere klinische Krankheitsbilder vor, die auf die Ausdehnung der Gefäßspasmen und auf die Erschwerung des Blutzuflusses aus dem Gebiet der gesunden Carotis infolge geringen Kalibers der Communicans anterior zurückzuführen sind.

Bei einem unserer Fälle (II) bestand Stauungspapille. Diese konnten wir auch bei einigen der von uns beobachteten Fälle schwerer Hirnarteriosklerose feststellen. Wahrscheinlich ist dieses Symptom durch Hirnödem bedingt, das nach SCHADE im Anschluß an eine Verlegung von Hirnarterien auftreten kann.

Zusammenfassend können wir sagen: Es gibt eine, bei nicht sehr alten Leuten auftretende Hemiplegie oder Hemiparese, bei welcher Prodromalerscheinungen und andere, oben im einzelnen aufgeführte Krankheitszeichen einen Symptomenkomplex bilden, der hinreichend abgegrenzt ist, um Verdacht auf eine Thrombose der Carotis interna zu erregen. In solchen Fällen soll man die Hirnarteriographie durch Einspritzung in die Carotis communis ausführen und dabei Vorsorge treffen, daß der Film genügende Länge hat, um auch ein Arteriogramm des Halses erzielen zu können. Letzteres wird die Diagnose sicherstellen.

Arteriosklerose des Gehirns.

Die an Hirnarteriosklerose leidenden Kranken weisen nicht immer den schweren, lokalen Veränderungen entsprechende deutliche Symptome auf. Der Blutdruck, die Auskultation des Herzens, der Zustand der peripheren Arterien, die Kopfschmerzen, die Herabsetzung der psychischen Fähigkeiten usw., können zwar unter Umständen wertvolle Unterlagen liefern und uns zur Stellung der Diagnose führen. Aber die wesentlichsten Symptome können fehlen, und Irrtümmer in der Beurteilung sind nichts Ungewöhnliches, besonders bei verhältnismäßig jungen Kranken. Die Verteilung der Sklerose auf die Hirnarterien ist sehr ungleich; manchmal tritt sie nur einseitig auf. Die betroffenen Arterien sind von kleinem Kaliber, aber fast immer sind es die größeren Gefäße, die bei den klinisch feststellbaren Fällen von Arteriosklerose in Mitleidenschaft gezogen sind, und wir erhalten dann ein ziemlich scharf umschriebenes Krankheitsbild. FOIX, CRITSCHLEY, HILLER und andere haben sich mit den Symptomenkomplexen beschäftigt, die durch pathologische Veränderungen an den vorderen, mittleren und hinteren Hirnarterien verursacht werden. Wenn der Stamm dieser Hirnarterien erkrankt ist, und insbesondere bei Beteiligung der A. cerebri media, oder besser gesagt der SYLVIschen Gruppe, sind Herdsymptome manchmal gut ausgeprägt. Damit will ich nicht sagen, daß nicht auch in diesen Fällen Schwierigkeiten bei der Diagnose entstehen können. Es können auch weitere Symptome auftreten, welche die Beurteilung noch mehr erschweren. Unter ihnen nimmt Hirndrucksteigerung die, wie wir sahen, auch in Fällen von Carotis interna-Thrombose beobachtet wird, die erste Stelle ein. Dieser Symptomenkomplex, der bereits CHRISTIANSEN und anderen Autoren aufgefallen war, kann unseren Verdacht in falsche Richtung lenken und zur Vermutung einer Neubildung im Gehirn führen. In diesen Fällen kann uns die Angiographie zu Hilfe kommen; man kann nämlich auf dem Arteriogramm von Arteriosklerotikern eine Unterbrechung der Hirnarterien, die wie durchgetrennt erscheinen, feststellen; in anderen Fällen weisen die Arterien Ausbuchtungen auf, was besonders für die Carotis interna in ihrem Verlauf außer- und innerhalb des Schädels (Carotissyphon) gilt. In wiederum anderen Fällen erscheinen die Arterien erweitert und büßen ihre normalen Krümmungen ein; wie man auf Abb. 240 sehen kann, verlaufen sie dann gradlinig. Zugleich beobachtet man immer ziemlich ausgedehnte Hirnbezirke, in denen überhaupt keine Blutversorgung besteht, d. h. bei denen die Arterien nicht nur auf dem Arteriogramm, sondern auch auf dem Phlebogramm fehlen.

Fall V. *Arteriosklerose des Gehirns.*

E. V., 49jährige Frau. Im Februar 1932 war sie bei vollem Wohlbefinden schlafen gegangen, wachte jedoch nachts mit Angst- und Schwindelgefühl auf; die Gegenstände im Zimmer schienen um sie zu kreisen. Am folgenden Tage stand Patientin auf, konnte aber infolge starken Schwindelgefuhls nicht aufrecht stehen. Kopfschmerzen und Erbrechen.

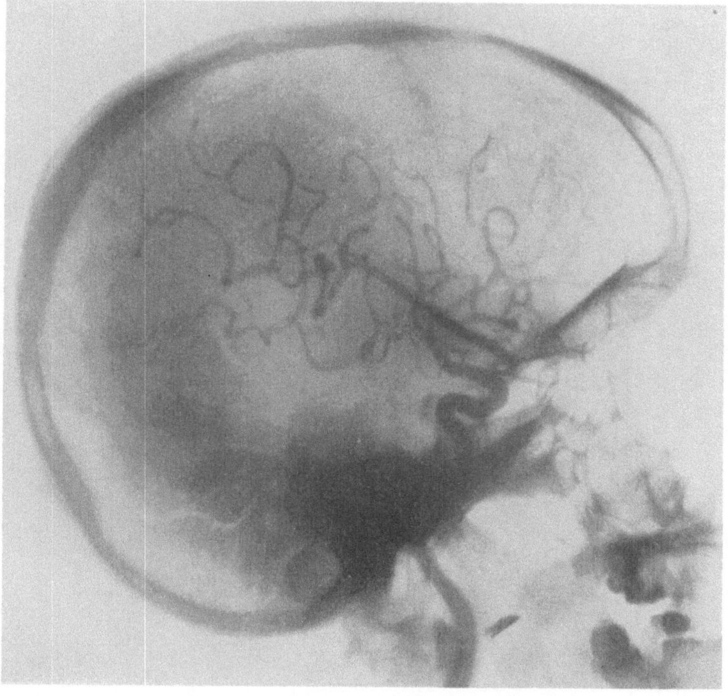

Abb. 240. Arteriosklerose des Gehirns. Die Arterien sind erweitert und geradlinig.

Von diesem Zeitpunkt an Zittern im rechten Arm, weswegen sie das Nähen aufgeben mußte. Leichte Sprachstörung. Sie biß sich in die linke Wange. Beim Gehen hinkte sie rechts. Unsicherheit beim Stehen; Patientin fiel öfters hin. Seitdem leidet die Kranke an leichten Kopfschmerzen, selten Erbrechen und Schwindelgefühl. Aufnahme in die Klinik im Oktober 1934. Herabsetzung der Muskelkraft im rechten Arm, an den unteren Extremitäten ist kein merklicher Unterschied festzustellen. Patellar- und Achillessehnenreflexe beiderseits gleich und lebhaft. Triceps- und Radialisreflexe desgleichen lebhaft und gleich. Normale Bauchdecken- und Plantarreflexe. Keine Pyramidenzeichen. Normale Oberflächen- und Tiefensensibilität. Adiadochokinese, rechts ausgesprochener. Leichte Dysarthrie. An den Hirnnerven ist nur eine leichte Parese des rechten Factialis zu erwähnen; insbesondere geben der II. und VIII. Hirnnerv normalen Befund. Urin: o. B. Liquor: 1,6 Zellen im Kubikmillimeter. Wa. in Blut und Liquor negativ. Röntgenaufnahme: Deutlich hervortretende Meningeafurchen, rechts etwas kräftiger. Keine Impressiones digitatae. Sella turcica normal.

Das Arteriogramm der rechten Seite bietet nichts Besonderes. Links (Abb. 241) verläuft der Carotissyphon in seinem oberen Teil gradlinig und ist zugespitzt. Es besteht also offensichtlich Arteriosklerose des Carotissyphons, was mit den beschriebenen klinischen Krankheitserscheinungen in Einklang steht. Die SYLVISche Gruppe ist auf sehr enge Gefäße reduziert. Man sieht einige Kollateralgefäße der Aa. frontales anteriores. Die A. cerebri anterior ist nicht zu erkennen. Die Meningeae und die Temporalis superficialis sind dagegen sichtbar, was auf Erschwerung des Blutkreislaufs in dieser (linken) Hirnhemisphäre hinweist. Im Phlebogramm der zweiten Pase, das infolge der Kreislaufverzögerung dem der ersten Phase entspricht, erkennt man nur zwei aufsteigende und zwei absteigende Venen: die LABBÉsche Vene, welche zum

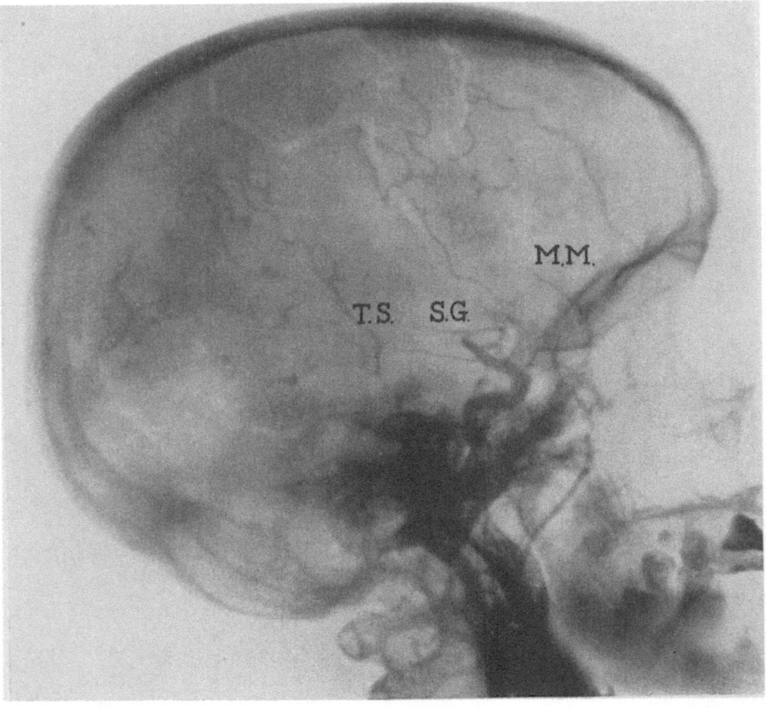

Abb. 241. Fall V. Arteriosklerose des Gehirns. Linksseitiges Arteriogramm. Der Carotissyphon ist geradlinig und in seinem oberen Abschnitt zugespitzt. Die SYLVISche Gruppe (*S.G.*) ist auf sehr enge Gefäße reduziert. Die Anwesenheit der Aa. meningeae (*M.M.*) und Temporalis superf. (*T.S.*) weist auf Kreislauferschwerung hin.

Confluens sinuum durae matris zieht und eine weiter nach vorn gelegene, die zum Sinus petrosus superior verläuft. Das Gefäßnetz ist in dieser Hirnhemisphäre infolge der Sklerose der Carotis interna in ihrem intracerebralen Abschnitt sehr dürftig.

Fall VI. *Arteriosklerose des Gehirns.*

G. M. M., 49 jährige Frau. Hat öfters an Kieferhöhleneiterung gelitten. Spater traten Kopfschmerzen und etwas Erbrechen auf. Normale Motilität. Lebhafte Reflexe, beiderseits gleich. Von den Hirnnerven ist nur der Opticus in Mitleidenschaft gezogen. Normaler Augenhintergrund links; rechts Neuritis optica im Anfangsstadium. Die Kranke befindet sich in einem leichten Depressionszustand, erscheint durch ihren Zustand über Gebühr beeindruckt. Normaler Liquorbefund. Normales Röntgenbild des Kopfes.

Die angiographische Untersuchung wurde mit 3,5 ccm Jodnatriumlösung ausgeführt, ohne daß auffällige Reaktionen aufgetreten wären. Die Kranke fühlte sich nach der Einspritzung wohler; Erbrechen und Kopfschmerzen verschwanden.

Links ist das Arteriogramm normal. Auf der rechten Seite (Abb. 242) erscheint eine der Arterien der SYLVISchen Gruppe wie durchgeschnitten; es handelt sich anscheinend um die Arterie gyri angularis. Die angiographische Diagnose einer Hirnarteriosklerose steht bei dieser Kranken außer Zweifel.

Fall VII. *Arteriosklerose des Gehirns.*

D. S. R., 41jähriger Mann. Herabsetzung der Sehschärfe des rechten Auges. Somnolenz. 4 Jahre später Kopfschmerzen und Ohrgeräusche beiderseits. Kein Erbrechen. Der Zustand

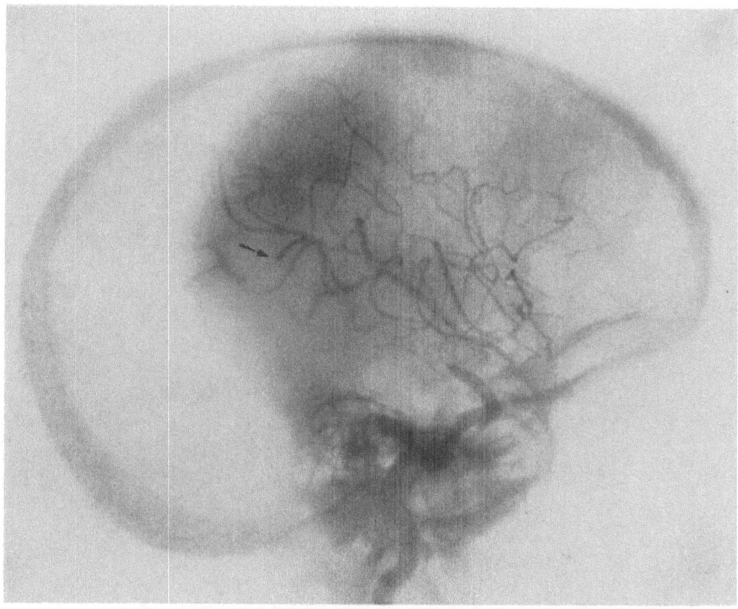

Abb. 242. Fall VI. Arteriosklerose des Gehirns. Rechtsseitiges Arteriogramm. Geradlinige Arterien mit unregelmaßigem Kaliber. Eine Arterie der SYLVISchen Gruppe (→), wahrscheinlich die A. gyri angularis, ist wie durchschnitten.

besserte sich und der Kranke nahm seine Tatigkeit in der Landwirtschaft wieder auf. Nach weiteren 3 Jahren neuerdings Auftreten von Kopfschmerzen, diesmal mit Erbrechen. Fortlaufende Urinuntersuchungen ergaben Eiweiß in Mengen von 0,50—0,66 g; später waren nur noch Spuren nachzuweisen. Der Blutdruck schwankte zwischen Maximum 20—18 und Minimum 13—12. Entsprechende Diät hatte keine merkbare Besserung zur Folge. Die ophthalmoskopische Untersuchung deckte eine Blutung des rechten Glaskörpers auf, die uns daran hinderte, den Augenhintergrund zu untersuchen. Links Fundus normal. Linksseitige Hemianopsie. Herz und Lungen auskultatorisch: o. B. Normale Motilität. Lebhafte Sehnenreflexe; Patellar- und Achillessehnenreflexe rechts leicht gesteigert. Bauchdeckenreflexe normal. Es bestehen keine anderen Anzeichen seitens der Pyramidenbahn. Normale Sensibilität. Der Kranke war gleichgültig, zum Sprechen wenig aufgelegt, zögerte mit den Antworten, zeigte sich apathisch. Bei der Einlieferung normaler Urinbefund. Liquor normal.

Die arteriographische Untersuchung wurde mittels Einspritzung von Jodnatriumlösung (1928) in die Carotis interna durchgeführt (ursprüngliches Verfahren). Die genannte Arterie war auf das 3—4fache ihres normalen Durchmessers erweitert, jedoch ohne atheromatöse Einlagerungen. Aus der Einstichstelle blutete es ziemlich lange nach; während der Einspritzung trat ein epileptischer Anfall auf. Die Anfälle wiederholten sich und der Kranke starb an einem der nächsten Tage. Bei der Sektion wurde festgestellt, daß es sich um eine sehr fortgeschrittene Arteriosklerose des Gehirns, mit einem ausgedehnten Erweichungsherd in der rechtsseitigen Regio parieto-occipitalis handelte. Im rechtsseitigen Arteriogramm (Abb. 243) weisen die Arterien ungleichmäßiges Kaliber auf. Eine der Arterien der SYLVIschen Gruppe, die sehr weite Arteria parietalis posterior, ist im größten Teil ihres Verlaufs gradlinig und erscheint in bestimmter Höhe unterbrochen wie durchschnitten. Auch die Temporalis posterior ist unterbrochen; es fehlen alle von ihr abzweigenden Gefäße; aber sie erscheint nicht wie abgeschnitten. Die Erklärung hier-

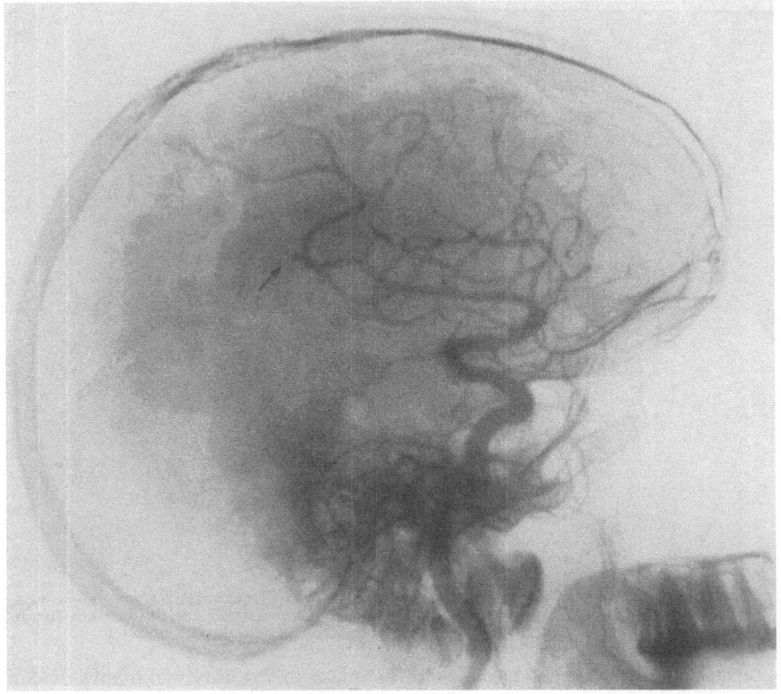

Abb. 243. Fall VII. Arteriosklerose des Gehirns. Rechtsseitiges Arteriogramm. Geradlinige Arterien mit ungleichmaßigem Kaliber. Fehlen der Verzweigungen der Aa. temporalis post. und gyri angularis. Die Parietalis post. ist unterbrochen (→).

für ergab sich bei der Sektion, die die Arterie von ihrem Ursprung ab befallen zeigte. Dasselbe Verhalten ist bei der A. gyri angularis auf dem Arteriogramm zu sehen. Das Fehlen dieser Arterien und ihrer Verästelungen führte uns auf die Diagnose eines ausgedehnten Erweichungsherdes im hinteren Abschnitt der Hemisphäre, eine Vermutung, die durch die Sektion bestätigt wurde.

Wir legten hierbei die einzelnen Gefäße in Höhe der Fissura Sylvii frei. Von der SYLVIschen Gruppe zweigte als erste die A. temporalis posterior ab, die sehr verschmälert war und die eine Passage des Bluts nicht gestattete. Der andere Ast der Arteria Sylvii teilte sich in zwei Äste auf: in die A. gyri angularis, die etwas schmaler als sonst war und sich als undurchgängig erwies, und in die A. parietalis posterior, die von weiterem Kaliber war. Dies ist die Arterie, die im Arteriogramm erweitert und mehr oder weniger gradlinig erschien. Die linksseitige Hemianopsie, die der Kranke aufwies, beruhte auf einem cortico-subcorticalen Herd zwischen Corpus geniculatum externum und Fissura calcarina, der durch Unterbrechung der Blutzufuhr aus der A. temporalis poster. und der A. gyri angularis bedingt war. Es handelte sich um den zweiten anatomisch-klinischen Hemianopsietypus von CH. FOIX und Frau SCHIFF-WERTHEIMER.

Sowohl in diesem Fall als auch — und zwar noch stärker — in demjenigen der Abb. 240 bestand ein *Syndrom von Hirndrucksteigerung arteriosklerotischen Ursprungs*, epileptische Anfälle, die zuerst nur links, später auf beiden Seiten auftraten, Kopfschmerzen, Erbrechen und sekundäre Opticusatrophie.

Wie wir feststellen konnten, erweist sich die Angiographie des Gehirns selbst in vorgeschrittenen Fällen von Arteriosklerose als harmlos, falls sie mit Thorotrast ausgeführt wird. Es kann daher diese Methode zur Unterscheidung zwischen einer auf Arteriosklerose beruhenden und anderweitig bedingten Hirndrucksteigerung herangezogen werden, insbesondere bei jüngeren Individuen, bei denen die Diagnose schwieriger ist, wie dies bei unseren oben beschriebenen 47- bzw. 41jährigen Patienten zutraf.

Dies soll aber nicht besagen, daß die angiographische Untersuchung im allgemeinen zur Diagnose der Arteriosklerose des Gehirns heranzuziehen sei; ihre Anwendung soll vielmehr ausschließlich auf die zweifelhaften Fälle beschränkt bleiben, bei denen die differentialdiagnostischen Abgrenzung gegen andere Möglichkeiten sich als erforderlich erweist.

Achtes Kapitel.

Hirnaneurysmen. Hirnvaricen.

Die angiographische Untersuchung hat ihre größte Bedeutung bei der Diagnose von Aneurysmen und Angiomen des Gehirns erlangt. Ich kann sogar behaupten, daß die Diagnose dieser Erkrankungen ausgesprochen häufiger gestellt wird, seitdem die Anwendung der Hirnangiographie üblich geworden ist. Vor der Zeit der arteriographischen Untersuchung wurden Hirnaneurysmen als wenig häufig betrachtet und nur in seltenen Fällen diagnostiziert; und wenn ihre Existenz vermutet wurde, konnte man nichts über ihre Größe, Ausdehnung, Beziehungen zur Nachbarschaft und meist auch nichts über ihre Lokalisation aussagen. Bisweilen wurden Aneurysmen fälschlich für Geschwülste gehalten, und erst während des operativen Eingriffs wurde ihr Vorhandensein festgestellt.

Die neuerdings in der direkten chirurgischen Behandlung von Gehirnaneurysmen erzielten Fortschritte haben der Art- und Lokaldiagnose dieser Erkrankung großen praktischen Wert verliehen.

Über die Vorteile der Angiographie bei der Diagnose dieser Gefäßveränderungen sind sich heute alle Autoren einig. DANDY sagt: ,,Arteriography may here become an important mean of locating one of these aneurysms around the circle of Willis.''

RUDOLF MATAS schreibt in einem langen Aufsatz über "Aneurysms of the circle of Willis" folgendes: "Very notable progress in the diagnosis of the intracranial aneurysms and of all vascular tumors of the brain has been accomplished since the introduction of cerebral arteriography, or encephalography, by the injection of radiopaque solutions into the carotid circuit, since this method of exploration was introduced and developped by EGAS MONIZ, of Lisbon 1927. We believe, that if there is a field of usefulness for angiography it is in its application to the differential diagnosis of the aneurysme and vascular tumors of the brain".

Ich werde in diesem Kapitel einige Fälle von NORMAN DOTT, HERMANN und OBRADOR, OLIVECRONA, NORTHFIELD, SJÖQVIST, TÖNNIS, McCONNELL, JEFFERSON und LÖHR anführen, welche diese Methode seit längerer Zeit anwenden; man sieht, welche Bedeutung diese Autoren der Hirnangiographie bei der Diagnose von Hirngefäßstörungen beimessen.

I. Hirnaneurysmen.

Zum vollständigen angiographischen Studium dieser Läsionen ist nicht nur das Arteriogramm, sondern auch das Phlebogramm der ersten und zweiten Phase unumgänglich nötig. Zuweilen weist das Arteriogramm den Aneurysmasack nicht in seinem ganzen Umfang auf, und dieser wird erst auf dem sofort danach gemachten Phlebogramm gut erkennbar.

Manchmal werden in der klinischen Terminologie gut charakterisierte Angiome mit Aneurysmen verwechselt. Es ist unbedingt erforderlich, beide Arten von Gefäßerkrankungen wenigstens in bezug auf die Hirnpathologie auseinanderzuhalten.

Auf Arteriogrammen erscheinen die Aneurysmen entweder als Erweiterungen von Arterien oder, was häufiger vorkommt, in Form von Säcken, die durch einen mehr oder weniger langen Stiel mit den Arterien zusammenhängen. Angiome sind stets oder fast stets kongenitale Anomalien von Arterien, Capillaren oder Venen. Sie stehen den Geschwülsten näher. Die Erweiterung der Capillaren erleichtert die Verbindung zwischen Arterien und Venen, was bei ausgesprochenen arteriell-venösen Angiomen besonders in die Augen fällt.

Die Lokalisation von Aneurysmen und Angiomen im Gehirn ist eine verschiedene. Aneurysmen sind meist oberflächlich gelegen, und zwar an den Teilungsstellen der Arterien; sie bevorzugen besonders die Arterien des Circulus Willisii, während Angiome an irgendeiner Stelle des Gehirns auftreten können und meist mehr oder weniger in der Tiefe liegen.

JEFFERSON bemerkt, daß Aneurysmen des Halsteils der Carotis interna zwar sehr selten, solche des intrakraniellen Teils und seiner Äste aber relativ häufig sind. Lange Zeit hindurch nahm man an, daß die Aa. vertebrales und basilaris mehr zur Bildung von Aneurysmen neigen als die Carotis interna und ihre Äste, eine Behauptung, welche ich noch kürzlich in neueren Lehrbüchern lesen konnte. Genau das Gegenteil hat uns die Erfahrung gelehrt. Die Aneurysmen des Systems der Carotis interna sind die häufigeren; sie können am Carotissyphon, an den Ästen des Circulus Willisii, und an noch anderen Arterien auftreten, wie ich zu zeigen Gelegenheit haben werde. Sackförmige Aneurysmen des Carotissyphons können sich während seines Verlaufs durch den Sinus cavernosus oder im freien Teil bilden. Erstere können noch in zwei Gruppen geteilt werden; diejenigen ohne und die mit Fistelbildung. Die moderne neurochirurgische Literatur hat sich mit beiden Formen beschäftigt, so daß die gut unterscheidbaren Symptomenbilder beider Affektionen festgelegt sind. Oft dehnt sich in diesen Fällen der Aneurysmasack bis oberhalb des Sinus cavernosus aus. Aneurysmen des freien Syphonabschnittes sind im allgemeinen kleiner und führen ebenso wie meist diejenigen der anderen Arterien des Circulus Willisii und der intracerebralen Arterien zu subarachnoidalen Blutungen. Heutzutage gibt es eine große Kasuistik über diese Aneurysmen und ihre Folgen, unter denen einige katastrophal, andere nur unbequem sind. Alle Aneurysmen haben Tendenz zu Thrombosebildung; sobald sich Pröpfe in ihnen zu bilden beginnen, verlangsamt sich ihr Wachstum oder es bleibt stationär.

Intrakranielle Aneurysmen kommen in jedem Alter vor, besonders nach dem 30. Lebensjahr, nicht immer gehen Erkrankungen wie Syphilis, Arteriosklerose, Intoxikation usw. voraus, welche auf eine mehr oder weniger konstante Ätiologie hinweisen.

SLANY, der bei 26 Fällen von rupturiertem Aneurysma der basalen Hirnarterien 14mal Anomalien des Circulus arteriosus Willisii, darunter 6 mit fehlendem Schluß des Arterienrings fand, glaubt, daß angeborene Wandschwäche der Arterien und abnorme Blutdruckverteilung die Aneurysmabildung begünstigen kann. Diese Meinung — auf die einige Autoren Nachdruck legen — ist vertretbar, sie ist aber nicht bewiesen, wenigstens dann nicht, wenn die Aneurysmen spät auftreten. Einige Autoren behaupten, daß Frauen in weit höherer Zahl betroffen werden als Männer, abgesehen von Fällen mit sicherer syphilitischer Ätiologie. In unserer relativ kleinen Statistik ist ein solches Vorherrschen nicht deutlich; in die Gesamtheit unserer Fälle schließe ich diejenigen ein, die wahrscheinlich luischer Ätiologie sind, wie auch diejenigen, bei denen Alkoholismus und Arteriosklerose als Ursachen dieser Gefäßschädigung beschuldigt werden können.

Eine ganze Anzahl von intrakraniellen Aneurysmen sind bei Geisteskranken beschrieben worden. JEFFERSON hat 2 Fälle mit Geistesstörung veröffentlicht. Diese trat aber erst dann auf, als Symptome von seiten des Aneurysmas bemerkt wurden.

Kleine Aneurysmen bedingen keine Herdsymptome. Gewöhnlich verrät sich ihr Vorhandensein erst durch eine subarachnoideale Blutung, aber auch dann kann — von seltenen Ausnahmen abgesehen — nur die Hirnangiographie ihre Lage bestimmen. JEFFERSON sagt: "In some the exact site of the aneurysm was never discovered, because the symptoms were purely those of subarachnoid haemorrhage without local signature".

Die Symptomatologie großer Aneurysmen des Carotissyphons ist gewöhnlich viel auffälliger. BARTHOLOW (Ohio) hat im Jahre 1872 Angaben über ihr klinisches Bild gemacht, die — von einigen seltenen Krankheitszeichen abgesehen — auch heute noch eine ziemlich vollständige Beschreibung darstellen. Er verzeichnet: Ptose, Strabismus convergens, Pupillenerweiterung, Amaurose durch direkten Druck auf den N. opticus, Blutandrang zum Auge, Erweiterung der Gesichtsvenen infolge von Kompression des Sinus carvenosus (nur bei arteriovenösen Aneurysmen des Sinus cavernosus), intensiven Schmerz im Trigeminusgebiet, besonders Ophthalmicus, Facialisparese, zuweilen Hemiplegie. In der Beschreibung von BARTHOLOW werden Aneurysmen des Sinus cavernosus mit und ohne Fistelbildung gemeinsam besprochen; diese weisen indes eine verschiedene Symptomatologie auf; TRAVERS hat später als erster beide auseinandergehalten.

Die großen Carotisaneurysmen im Sinus cavernosus treten gewöhnlich einseitig auf. In seltenen Fällen werden sie symmetrisch auf beiden Seiten angetroffen (RECLUS, BLANE, JEFFERSON).

BEADLES, FEARNSIDES, SYMONDS, CUSHING, SOSMAN und VOGT, DANDY, DOTT, JEFFERSON, OLIVECRONA, SINDBLOM, TÖNNIS, SAI, LÖHR, BRAMWELL, MATAS, SJÖQVIST, MONRAD-KROHN, NORTHFIELD, RÖTTGEN usw., um nur einige Autoren aufzuzählen, die in der letzten Zeit einschlägige Fälle veröffentlicht haben, trugen ein ausgedehntes und mannigfaches Material zur Forschung auf diesem Gebiet bei. Ich will auf die Geschichte dieses neuen Kapitels der Neurochirurgie, das im übrigen in dem bereits erwähnten Aufsatz von RUDOLF MATAS vom Jahre 1938 gut dargestellt ist, nicht näher eingehen.

Die ersten Statistiken über die Häufigkeit intrakranieller Aneurysmen beziehen sich auf anatomische Untersuchungen. WALLESCH kam zu der Schlußfolgerung, daß sie in 0,1% aller Sektionen, in folgender Verteilung auftreten: 25,1% an der A. cerebri media (SYLVISche Gruppe), 13,9% am Stamm der Carotis interna (Carotissyphon), 13,2% an der Communicans anterior, 7,5% der A. cerebri anterior, 16,1% an den aus der Arteria basilaris stammenden Arterien usw. Diese Statistik stützt sich auf die Beobachtung von 279 intrakraniellen Aneurysmen. LOEWENHARDT kommt, ebenfalls auf Grund einer großen Anzahl von Sektionen, zu dem Ergebnis, daß intrakranielle Aneurysmen $2^0/_{00}$ seiner Fälle ausmachen.

FEARNSIDES, zitiert nach G. JEFFERSON, fand bei den Sektionen der Londoner Krankenhäuser in den Jahren 1907—1913 einen höheren Prozentsatz von Aneurysmen, nämlich $4,42^0/_{00}$, PITT verzeichnet $2,5^0/_{00}$. Sowohl LOEWENHARDT als auch WICHERN sind der Ansicht, daß Aneurysmen sich am häufigsten an der A. cerebri media oder ihren Ästen befinden. Nach WALLESCHs Statistik ist die kurze Communicans anterior in 13,2% der Aneurysmafälle betroffen, sie stellt also im Verhältnis zu ihrer geringen Länge ein für die Bildung dieser Läsionen besonders bevorzugtes Gefäß dar. Später schließt BUSSE aus seinen Beobachtungen an 400 Sektionen, daß die Communicans anterior in 10% aller Aneurysmen des Circulus Willisii Sitz der Affektion ist. Aneurysmarupturen sind häufig; letztgenannter Autor hat sie in 2,5% seiner Sektionen festgestellt, HERZ in 322 Fällen 147mal, LEBERT bei 86 Aneurysmen 48mal.

Die Schwierigkeit der Feststellung kleiner Aneurysmen bei der Sektion legt uns eine gewisse Zurückhaltung bei Verwendung dieser Statistiken auf. Sie erklärt auch den großen Unterschied in den Sektionsresultaten. Auch aus den Ergebnissen der Hirnangiographie kann man keine sicheren Schlüsse ziehen. Sehr häufig sind kleine Aneurysmen deutlich; es gibt aber auch Arteriogramme, deren Beurteilung Zweifel hinterläßt. Man muß dabei stets im Auge behalten, daß die Arterien, welche in eine zum Film senkrechte Richtung übergehen, an dieser Stelle einen deutlicheren Schatten geben und so kleine Aneurysmen vortäuschen können. Bei Durchsicht der Angiogramme unserer Sammlung kommen wir jedoch zu einem etwas höheren Prozentsatz als DANDY im Jahre 1928, nämlich 0,5 bis zu 1% aller Hirntumoren. Nach unserer angiographischen Statistik machen Aneurysmen 2% der Hirntumoren aus, aber die Exaktheit dieser Zahl kann, wie gesagt, infolge der Deutungsfehler nicht gewährleistet werden.

Man hat verschiedene Einteilungen der Gehirnaneurysmen vorgeschlagen (DOTT, JEFFERSON usw.). Von angiographischem Gesichtspunkt aus können folgende Gruppen aufgestellt werden:

1. Supra- und infraklinoidale Aneurysmen des Carotissyphons und der Arterien des Circulus Willisii.

2. Aneurysmen anderer Hirnarterien.

3. Multiple Aneurysmen.

4. Sackförmige Aneurysmen der Carotis in ihrem Verlauf durch den Sinus cavernosus ohne Fistelbildung (Aneurysmata carotideo-cavernosa).

5. Dasselbe mit Fistelbildung (arterio-venöses Aneurysma) (Aneurysmata carotideo-cavernosa).

Aneurysmen des Carotissyphons und der Arterien des Circulus Willisii.

Diese meist kleinen Aneurysmen, die am Carotissyphon oder an den Arterien des Circulus Willisii sitzen, kündigen sich durch subarachnoideale Blutungen an. Wir haben ferner Aneurysmen ohne Ruptur auf einigen zu anderen Zwecken aufgenommenen Angiogrammen gefunden; ich empfehle aber nicht, solche Aneurysmen chirurgisch anzugehen, da sie bisweilen dem Patienten keine Beschwerden machen; obwohl sie eine Bedrohung des Lebens darstellen können, vermögen die in ihnen gebildeten Thromben die Gefahr herabzusetzen. Das kann man nicht von Aneurysmen sagen, die geplatzt sind und die aufs Neue zu manchmal tödlichen Blutungen führen können. Ich beziehe mich daher nur auf diese letzteren. DOTT führt in seiner Einteilung eine Gruppe unter der Bezeichnung: Aneurysmen vortäuschende Fälle ohne arteriographischen Befund. In den 2 von ihm veröffentlichten Fällen handelt es sich um Erscheinungen von Gefäßspasmen mit plötzlich auftretenden kurzdauernden neurologischen Symptomen, welche klinisch mit Aneurysmen hätten verwechselt werden können. In der Tat ähnelte das Krankheitsbild demjenigen bei einigen anderen Fällen desselben Autors, für welche die Diagnose Hirnaneurysma zutraf und welche ich noch anführen werde.

Im Jahre 1932 habe ich mittels Angiographie das erste große sackförmige Aneurysma festgestellt, dessen klinischer Befund kurz zusammengefaßt folgender ist:

Fall I. *Großes Carotisaneurysma im Sinus cavernosus.*

F. M., 48jährige Frau, wurde im Juli 1932 ins Krankenhaus aufgenommen. Seit einem Jahre Doppeltsehen und Kopfschmerzen, welche stets links im Gesicht und im linken Augapfel begannen und sich dann über den ganzen Kopf ausbreiteten. Sie klagte über Ameisenlaufen im linken Nasenflügel und Stechen im Gesicht und Ohr derselben Seite. 6 Monate spater zunehmende Ptosis links. Brechreiz ohne Erbrechen. Die Sehscharfe nahm mit der Zeit ab. In letzter Zeit Keratitis links, so daß nur Lichtschein wahrgenommen wurde. Nach der Aufnahme ins Krankenhaus nahmen die Kopfschmerzen an Intensität ab. Motilität und Reflexe normal. Sensibilität normal, ausgenommen im Bereiche des linken Trigeminus. Hirnnerven: II: Retinitis pigmentosa mit der für dies Leiden charakteristischen Einschränkung des Gesichtsfelds beider Augen. Keine Stauungspapille. III, IV und VI: Vollkommene Lahmung der äußeren und inneren Augenmuskeln links. Paralytische Mydriasis. Links ist ein gewisser Grad von Exophthalmus vorhanden. V: Vollkommene Gefuhllosigkeit im Gebiet des linken Trigeminus. Keratitis neuroparalytica links. Ausgesprochene Atrophie der linken Kaumuskulatur, einschließlich MM. pterigoidei. Das Röntgenbild des Kopfes scheint normal zu sein; vielleicht ist der Türkensattel etwas verbreitert.

Es lag nahe, an eine ausgedehnte Geschwulst zu denken, welche das Ganglion Gasseri einschloß, und das ganze Nervenbündel der Fissura orbitalis superior komprimierte. Die Tatsache, daß sich dem anfallsweise entwickelnden Schmerzsyndrom im Bereiche des linken Trigeminus eine vollständige Lähmung des motorischen und sensiblen Quintus folgte, führte zu der Annahme, daß das Ganglion Gasseri zu Beginn der Erkrankung betroffen worden war. Andererseits beschränken sich die Geschwülste des Ganglion Gasseri selten auf dieses. Es gibt Neubildungen, die dort ihren Ursprung nehmen, aber der größte Teil der Tumoren mit GASSER-Symptomen entsteht an den Hirnhäuten der mittleren Schädelgrube und komprimiert und umwächst das Ganglion (E. SACHS).

Zu jener Zeit war mir die Symptomatologie der Aneurysmen dieser Gegend nicht gut bekannt. Heute würde ich vorzugsweise ein großes Carotisaneurysma

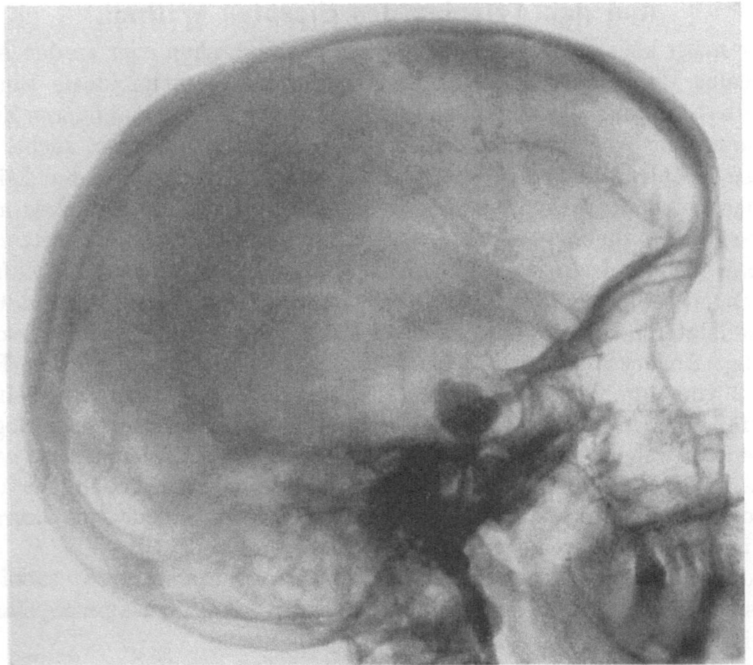

Abb. 244. Fall I. Großes Carotisaneurysma im Sinus cavernosus. Linksseitiges Arteriogramm.

im Sinus cavernosus mit dem von JEFFERSON beschriebenen hinteren Cavernosussyndrom, auf das ich später ausführlich eingehe, diagnostizieren. In der Annahme jedoch, daß es sich um eine Geschwulst handle, führte ich die Arteriographie bei der Patientin aus. Rechts war das Arteriogramm normal. Links (Abb. 244) sieht man, daß der Carotissyphon durch ein großes Aneurysma ersetzt ist, welches nicht vollständig von schattengebender Substanz angefüllt ist. Derzeit wandten wir noch nicht die Phlebographie an. Es handelte sich um ein großes infraklinoidales Aneurysma der Carotis in ihrem Verlauf durch den Sinus cavernosus, das sich nach oben entwickelte, wie es in der Regel bei diesen Aneurysmen der Fall ist.

Vor kurzem habe ich einen neuen, sehr lehrreichen Fall von interkraniellem Carotisaneurysma beobachtet, der auf Abb. 244a wiedergegeben ist.

Aus der Gruppe rupturierter Aneurysmen bringe ich die Krankengeschichte eines Patienten, der vor der angiographischen Untersuchung Blutungen hatte

und kurz nach dieser an einer neuen Ruptur seines Aneurysmas starb. Der Fall
ist besonders wertvoll durch die pathologisch-anatomische Untersuchung.

Fall II. *Aneurysma der A. cerebri anterior. Ruptur.*

A. C. F., 45jähriger Mann. Einweisung ins Krankenhaus im April 1934. 3 Wochen
vorher Schwindel beim Aufwachen. An demselben Tage plötzlich linksseitige Halbseitenparese mit Kopfschmerzen einhergehend; diese wiederholten sich 4 Tage lang, während
welcher er liegen blieb. Temperatur um 38° herum. Der Zustand besserte sich, aber am Tage
vor seiner Aufnahme trat ein epileptischer Anfall mit Zuckungen in der linken oberen

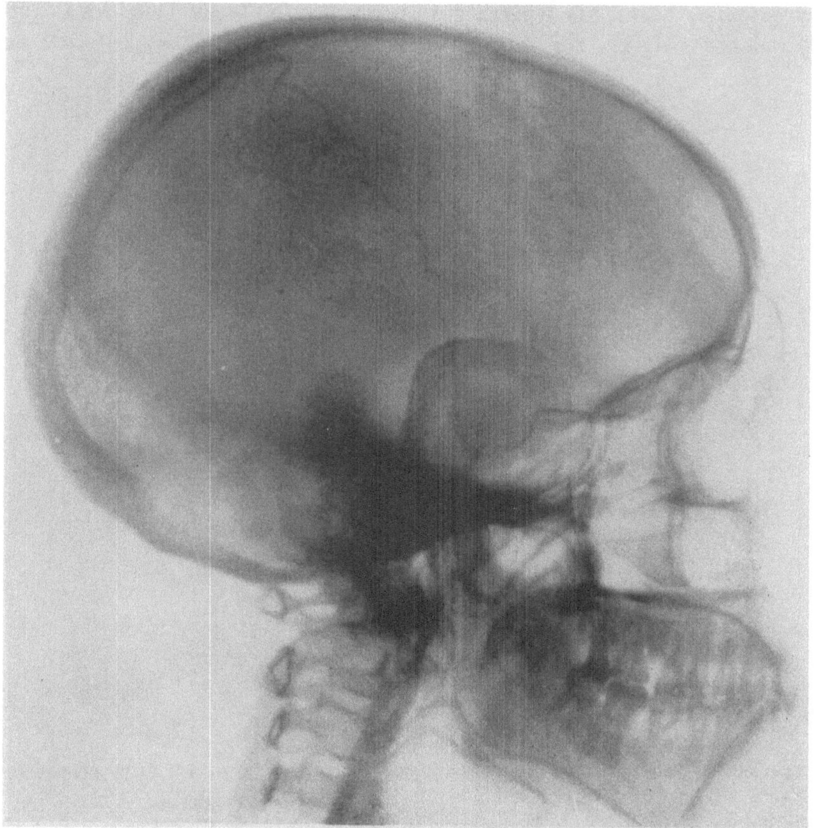

Abb. 244 a.   Großes intrakranielles Aneurysma der Carotis interna.

Extremität auf. Am darauffolgenden Tage neuer Anfall, gefolgt von Benommenheit und
Verwirrungszustand. Keine Syphilis, kein Alkoholismus. Motilität: Geringe Hemiparese
links mit Beteiligung des Facialis. Sehnenreflexe der oberen und unteren Extremitäten
links lebhafter. Normale Bauchdeckenreflexe. Plantarreflex rechts normal, links Babinski +.
Sensibilität normal. Normale Hirnnerven. Er ist sich seines Zustands nicht bewußt, ist
verwirrt und deliriert zeitweise. Liquor hämorrhagisch mit normalem Druck, nach Zentrifugieren xantochrom. Röntgenogramm des Schädels normal. In der Klinik verschlechterte
sich der Zustand des Patienten. Am 12. April Puls 54, arythmisch. Ausgesprochener Stupor.

Das Arteriogramm wies rechts ein gestieltes Aneurysma der A. cerebri
anterior (Abb. 245) auf. Am 16. April trat plötzlich der Exitus ein. Man fand bei
der Sektion, daß das Aneurysma geplatzt war und eine starke subarachnoideale
Blutung, die die Gehirnbasis überschwemmte, hervorgerufen hatte.

Fall III. *Sackförmiges Aneurysma supraclinoideum. Operation.*
(Fall von HERMANN, OBRADOR und DOTT.)

35jähriger Mann, wurde am 7. Juni 1935 aufgenommen. 2 Monate vorher trat plötzlicher Verlust der groben Kraft in den Gliedmaßen auf, darauf 5 Minuten lang Bewußtseinsverlust, ohne epileptische Erscheinungen. Heftige Kopfschmerzen und Erbrechen. Im Verlauf von 7 Tagen vollkommenes Wiederverschwinden der noch zurückgebliebenen Lähmungserscheinungen. 2 Wochen später linksseitige Ptose, welche bestehen blieb. Bei der Untersuchung vollständige Lähmung des Oculomotorius derselben Seite. Man hat den Verdacht auf Blutung aus einem Aneurysma des intrakraniellen Abschnitts der Carotis interna.

Arteriographie: Links Aneurysma des oberen und hinteren Teils des Carotissyphons, welches sich bis zur Abgangsstelle der Communicans posterior aus-

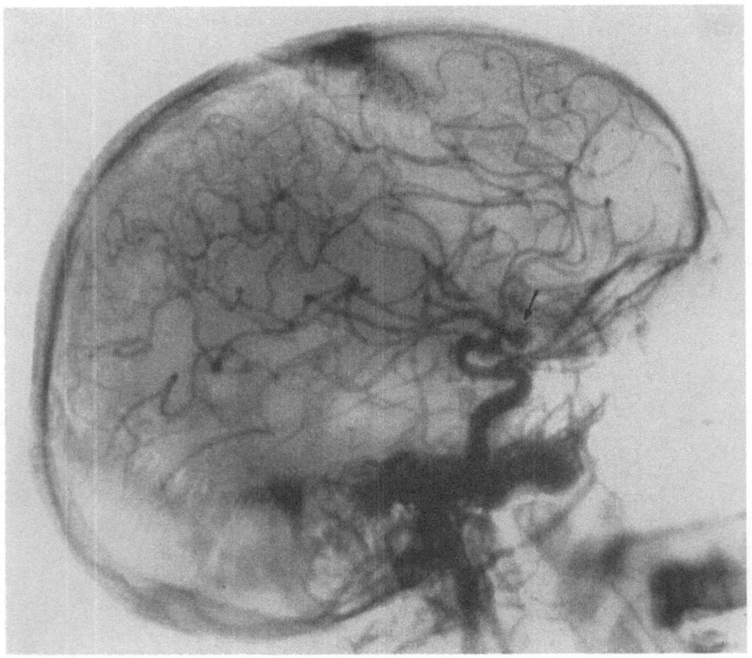

Abb. 245. Fall II. Aneurysma der A. cerebri anterior. Ruptur. Rechtsseitiges Arteriogramm.

dehnt. Es hat die Form eines länglichen Sacks, der nach Ansicht der Autoren einen Teil des Aneurysma darstellen dürfte, welches größer ist als der durch das Thorotrast dargestellte Teil, weil es teilweise mit Thromben angefüllt ist. Die Behandlung bestand in der Unterbindung der Carotis am Halse. Es traten keine Komplikationen auf und Patient kehrte bald an seine Arbeit zurück. Die Oculomotoriuslähmung hatte sich gebessert.

Fall IV. *Sackförmiges Aneurysma supraclinoideum. Operation.*
(Fall von HERMANN, OBRADOR und DOTT.)

23jährige Frau. Wurde am 23. Februar 1933 aufgenommen. Als sie sich vor einem Kamin aufrichtete, stieß sie dort mit dem Kopfe an. 1 Stunde danach traten heftige Kopfschmerzen, über dem linken Auge stärker, und Erbrechen auf. 3 Wochen danach vollständige Oculomotoriuslähmung links. Wahrscheinlich Blutung aus einem Aneurysma dieser Seite.

Arteriographie: Links (Abb. 246) sackförmiges Aneurysma des hinteren Abschnitts des Carotissyphons in Beziehung zur Abgangsstelle der A. cerebri posterior, welche in diesem Fall aus dem hinteren Abschnitt des Carotissyphons entspringt.

Die linke Carotis interna wurde unterbunden, die Patientin nahm nach vollständiger Heilung der Oculomotoriuslähmung ihre Tätigkeit wieder auf. Im Jahre 1938 ging es ihr weiter gut.

Fall V. *Sackförmiges Aneurysma supraclinoideum. Operation.*
(Fall von HERMANN, OBRADOR und DOTT.)

49 jährige Frau. Aufnahme ins Krankenhaus am 2. Oktober 1936. Seit 4 Jahren bestehen Hinterhaupts- und Stirnkopfschmerzen, die in Abständen von mehreren Monaten

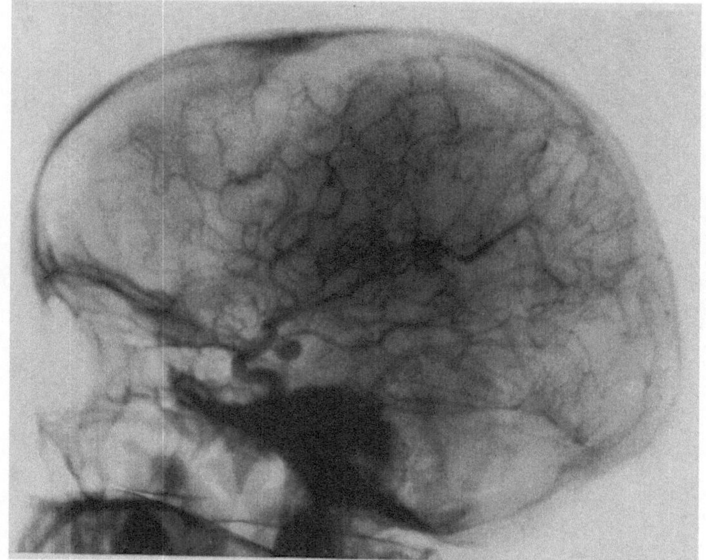

Abb 246. Fall IV von HERMANN, OBRADOR und DOTT. Sackformiges Aneurysma supraclinoideum. Linksseitiges Arteriogramm.

auftreten und manchmal mit Erbrechen einhergehen. In den letzten $1^1/_2$ Jahren trat bei einzelnen dieser Anfalle Bewußtseinsverlust auf. Solche Anfalle von Kopfschmerzen, Erbrechen und Bewußtseinsverlust kamen in den letzten 3 Monaten 2—3mal wöchentlich vor. Seit 3 Monaten linksseitige Ptose, die bestehen bleibt. Die Untersuchung ergab: Benommenheit, leichte Nackensteifigkeit, vollkommene linksseitige Oculomotoriuslähmung. Liquor etwas xanthochrom (Eiweißgehalt 100 mg). Es besteht Verdacht auf Blutung aus einem intrakraniellen linksseitigen Aneurysma.

Arteriographie: Links (Abb. 247) sackförmiges, kugeliges Aneurysma mit einem Durchmesser von etwa 5 mm, welches dem hinteren Abschnitt des Carotissyphons in der Nähe des Abgangs der Communicans posterior angehört. Die Carotis interna wurde am Hals unterbunden. 16 Stunden lang blieb der Zustand ähnlich wie vor der Operation. Dann entwickelte sich plötzlich eine rechtsseitige Halbseitenlähmung, Koma, einige Stunden darauf trat Exitus ein. Die Sektion wurde nicht gestattet. Die Autoren sind der Meinung, daß sich hier wahrscheinlich ein Thrombus vergrößert oder losgerissen hat, so daß der Kreislauf an der Abgangsstelle der A. cerebri media aus der Carotis interna unterbrochen wurde. In diesem Fall war die chirurgische Behandlung, in Anbetracht der Schwere des Falls, die einzig mögliche Lösung, außerdem bestand auf Grund des Arteriogramms eine sichere Indikation zum Eingriff.

Fall VI. *Bisakuläres Aneurysma supraclinoideum. Operation.*
(Fall von HERMANN, OBRADOR und DOTT.)

50jährige Frau. Wurde am 30. April 1936 aufgenommen. Im letzten halben Jahr Ermüdung, Erregbarkeit und intermittierende Kopfschmerzen. Vor 2 Wochen 3 Tage lang heftige rechtsseitige Stirnkopfschmerzen und Erbrechen. 2 Tage später rechtsseitige

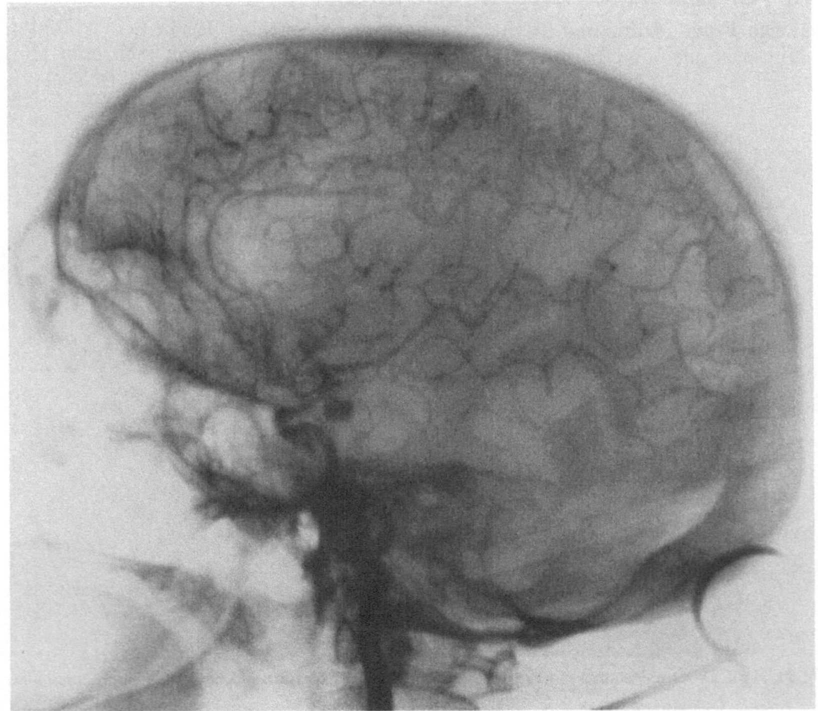

Abb. 247. Fall V von HERMANN, OBRADOR und DOTT. Sackformiges Aneurysma supraclinoideum. Linksseitiges Arteriogramm.

Ptose, die bestehen blieb. Vollkommene Oculomotoriuslähmung. Liquor mäßig bluthaltig. Verdacht auf Aneurysma des rechten Carotissyphons.

Arteriographie: Rechts (Abb. 248) bisakuläres Aneurysma am hinteren und oberen Abschnitt des Carotissyphons in der Nähe der Communicans posterior, die eine Prädilektionsstelle für die Bildung solcher Aneurysmen zu sein scheint. Die Carotis interna wurde unterbunden; während der darauffolgenden 6 Stunden Wohlbefinden. Dann Zuckungen im ganzen Körper mit bis zum Tod fortdauernder Bewußtlosigkeit. Im Liquor kein Zeichen für Blutung. Die Anfälle wiederholten sich. 18 Stunden nach der Unterbindung trat der Tod ein. Bei der Sektion fand man eine Carotisthrombose auf der Seite der Unterbindung, welche bis zur Teilungsstelle reichte. Vollständig thrombosiertes Aneurysma. Keine frische Blutung. Die rechte Hirnhälfte war mit Blut infiltriert und ödematös. Keine Erweichung. Der Tod war nach Ansicht der Autoren wahrscheinlich Folge von

Sauerstoffmangel und anschließendem Ödem, weil es nicht zu kompensatorischer Blutversorgung von der gegenüberliegenden Seite her durch die Communicans anterior gekommen war.

Aus der langen Arbeit von Hermann, Obrador und Dott hebe ich 4 Fälle hervor: 2 mit Erfolg operierte und 2 letal verlaufende. Aus der Gesamtzahl ihrer

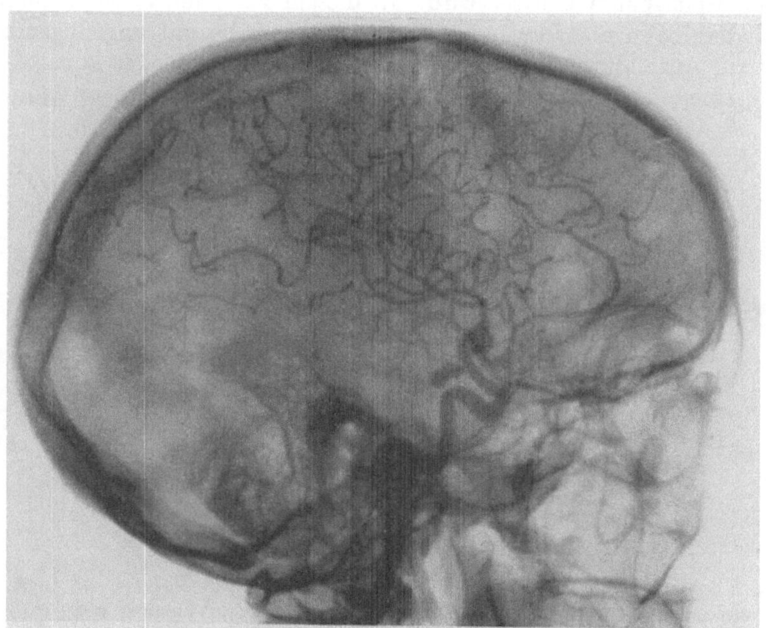

Abb. 248. Fall VI von Hermann, Obrador und Dott. Bisaculäres Aneurysma supraclinoideum. Rechtsseitiges Arteriogramm.

10 Fälle, unter denen sich noch weitere chirurgische Erfolge finden, ziehen die englischen Autoren Schlüsse, die ich zusammenfassen möchte, weil sie mir in der Frage der Verwendbarkeit der Arteriographie für das therapeutische Vorgehen höchst wertvoll erscheinen. In Fällen spontaner subarachnoidealer Blutungen kann man auf dem Arteriogramm sehen, ob ein Aneurysma vorliegt oder nicht; zutreffendenfalls läßt sich die genaue Lage feststellen, ebenso der Zustand der örtlichen Kreislaufverhältnisse. Es ist von großer Wichtigkeit, diese Einzelheiten zu kennen, um die Art des zu wählenden chrurgischen Eingriffs bestimmen zu können. Jeder Fall muß vor dem Versuch eines Eingriffs sorgfältig durchgearbeitet werden. Nach Ansicht der englischen Autoren kommt als Eingriff in Frage: Unterbindung der Carotis interna am Halse oder innerhalb des Schädels, ferner Anlegung von Muskelgewebe um den Aneurysmasack oder Implantation in denselben. Die Wahl hängt von der Bewertung vieler Faktoren ab, da die betreffenden Methoden Lebensgefahr mit sich bringen oder zur Entwicklung von schweren lokalen Hirnstörungen führen können. So kann es im Anschluß an die Carotisunterbindung zur Bildung von Thromben kommen, die sich bis zur Teilungsstelle der Arterie in ihre beiden Hauptäste, die A. cerebri anterior und die A. cerebri media fortsetzen. Da sie über diesen Punkt nicht hinausgehen, wird der Kreislauf in der A. cerebri media durch den vorderen Teil des Circulus

Willisii mittels der Communicans anterior (Abb. 249) aufrechterhalten. Die Hauptgefahr besteht in der Loslösung eines Teils des Thrombus in der Nähe der Teilungsstelle mit folgender embolischer Verstopfung der A. cerebri media, eine Gefahr, welche auch dann besteht, wenn es sich um junge Menschen handelt. Bei älteren oder arteriosklerotischen Individuen kann die Unterbindung der Carotis größeren Schaden verursachen und selbst zum Tod führen, weil die betreffende Hemisphäre blutleer wird. In diesem Falle reicht die Communicans als Kollateralbahn nicht aus. Ist eine Gefäßanomalie mit ungenügender Möglichkeit zur Ausbildung eines Kollateralkreislaufs vorhanden, so kann die Unterbindung einer Carotis interna verhängnisvoll werden. Außerdem kann, immer

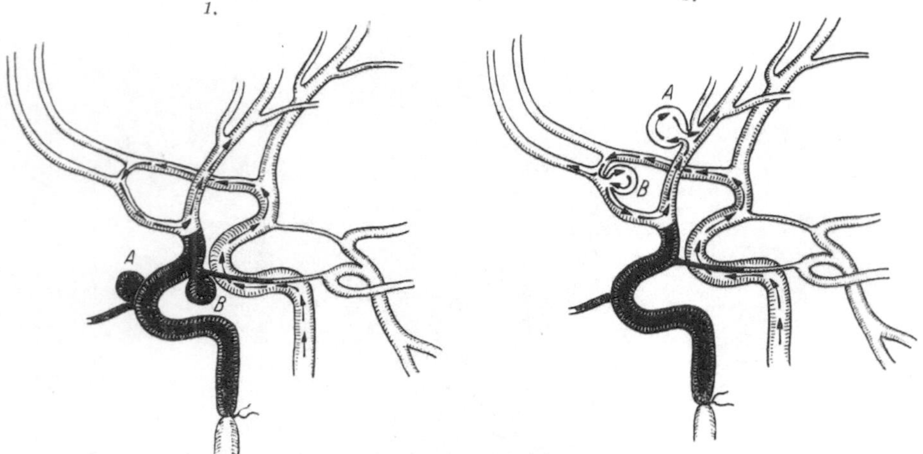

Abb. 249. Schemata nach DOTT. Die Unterbindung der Carotis int. ist wirksam, wenn das Aneurysma unterhalb der Ursprungsstelle der A. cerebri ant. sitzt (*1*), unwirksam, wenn das Aneurysma oberhalb derselben Stelle sitzt (*2*).

nach Angabe der genannten englischen Autoren, eine Aneurysmablutung mit Koagulumbildung in der Umgebung des Gefäßes durch Kompression die Blutströmung in den benachbarten Arterien beeinträchtigen. Unter solchen Bedingungen wird die Unterbindung der Carotis interna gefährlich sein, weil die an sich schon verminderte Blutzufuhr noch weiter herabgesetzt wird.

Die Unterbindung von weiten Hirnarterien innerhalb des Schädels ist ein schwieriger und gefährlicher Eingriff; neben anderen Gefahren muß man mit ausgedehnten Hirnerweichungen rechnen. Die Folgen können nach Angabe der Autoren bei jungen und gesunden Individuen minimal sein; bei Vorliegen von Gefäßerkrankung, wie Arteriosklerose, sind sie jedoch schwer und mit den Folgen thrombotischer Verlegung dieser Gefäße vergleichbar.

Auch die Freilegung des Aneurysmas mit Bedeckung desselben mit Muskeln — eine seit DOTT von einigen Operateuren angewandte Methode — birgt Gefahren in sich.

HERMANN, OBRADOR und DOTT behandelten bis zum Jahre 1938 bereits vor der Operation diagnostizierte Hirnaneurysmen folgendermaßen: Wegen Aneurysmablutung wurde die Carotis interna 12mal unterbunden; in 6 Fällen entstanden keine Komplikationen, der Zustand besserte sich; in 3 Fällen traten nicht tödliche Embolien auf, in 3 weiteren Fällen trat der Tod ein. Einmal wurde die A. cerebri anterior innerhalb des Schädels mit letalem Ausgang unterbunden. Ein gutes Ergebnis zeitigte eine von Dott 1933 ausgeführte Muskelumlagerung eines Aneurysma der A. cerebri media. Seit 6 Jahren ist Patient beschwerdefrei.

Die englischen Autoren führen an, daß gegen die erwähnten Gefahren in jedem einzelnen Fall das Risiko des abwartenden Verhaltens abgewogen werden muß. Mehrere von ihren Fällen mit subarachnoidealen Blutungen — wir verfügen über gleichartige Beobachtungen — haben sich spontan gebessert; einige Kranke sind seit 12 Jahren gesund geblieben. Mit der Möglichkeit einer spontanen

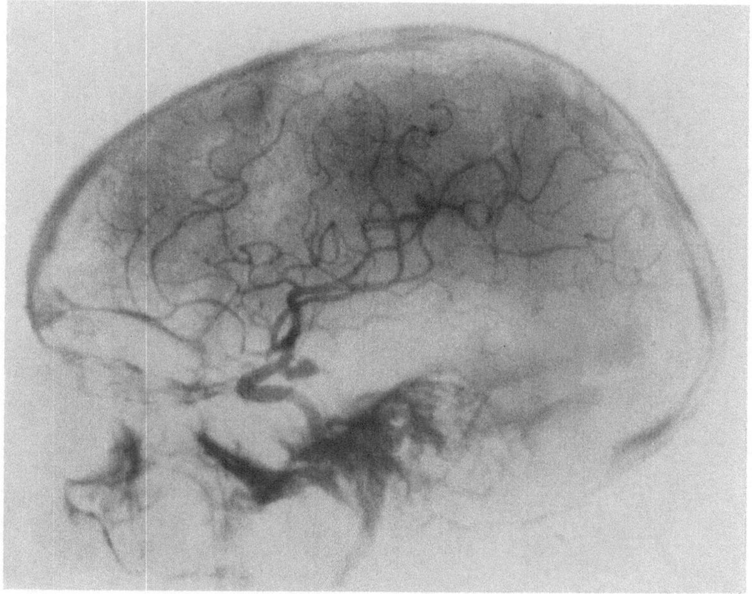

Abb. 250. Fall von Olivecrona. Bisaculares Aneurysma supraclinoideum.

Heilung muß daher gerechnet werden. In diesen Fällen haben sich sicherlich im Anschluß an die Ruptur des Aneurysmas Thromben gebildet, welche für den Kranken von Nutzen waren. Treten dagegen subarachnoideale Blutungen anfallsweise gehäuft in Abständen von Tagen oder Wochen auf wie in unserem Fall II, so ist die Prognose ernst und nur eine aktive Behandlung kann den Kranken retten. Die genannten Autoren sind der Ansicht, daß man vor dem 55. Lebensjahr zum chirurgischen Eingriff raten soll. Diejenigen Aneurysmen, welche unterhalb der Abgangsstelle der Communicans anterior liegen, können mit Nutzen unterbunden werden. Das Schema auf Abb. 249, 1 zeigt den Vorteil des Eingriffes in solchen Fällen. Bei oberhalb der Abgangsstelle der Communicans anterior gelegenen Aneurysmen kann die Unterbindung der Carotis interna keinen Erfolg haben, da das Blut aus der A. cerebri anterior sie weiterhin füllen wird (Abb. 249, 2). Lediglich die Angiographie kann dem Chirurgen Aufklärung in dieser Beziehung verschaffen. Zuletzt äußern diese Autoren ihre Ansicht dahin, daß über 60 Jahre alte Leute nicht operiert werden sollten.

Indem ich mich wieder der Anführung weiterer Fälle von Aneurysmen im
Carotissyphongebiet, die zu subarachnoidealen Blutungen geführt haben, zu-
wende, erwähne ich noch einen Fall von OLIVECRONA mit länglichem Aneurysma
im oberen hinteren Abschnitt des Carotissyphons (Abb. 250), ferner einen von
NORTHFIELD mit zwei Aneurysmasäcken und endlich ein sehr umfangreiches
Aneurysma von FURTADO. Letzteres wurde bei einem Kranken mit mehreren
nacheinander erfolgenden subarachnoidealen Blutungen und anschließender
rechtsseitiger Ophthalmoplegie gefunden. Auf dem Arteriogramm (Abb. 251)

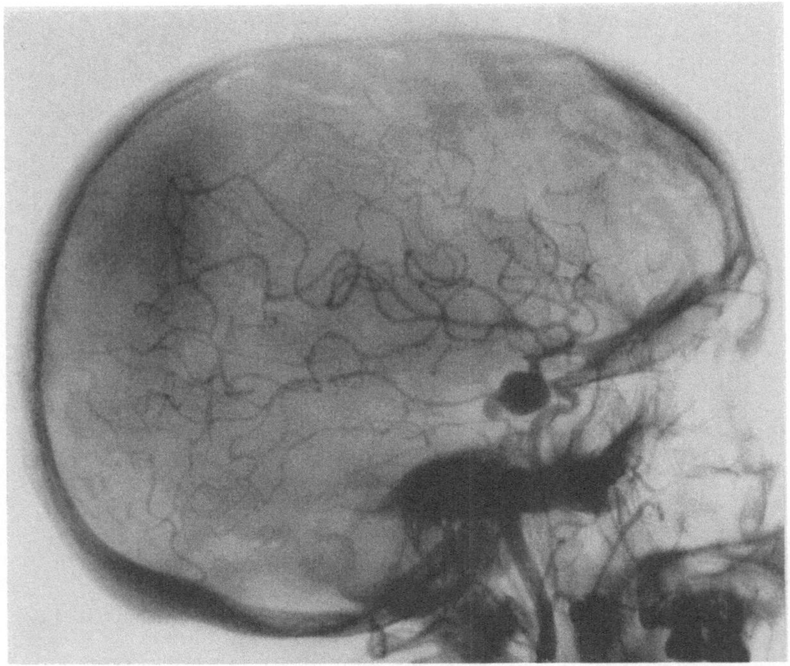

Abb. 251. Fall von FURTADO. Bisaculares Aneurysma supraclinoideum.

sieht man ebenfalls zwei Säcke, von denen einer viel größer ist. Alle diese Aneurysmen sitzen am hinteren, oberen Teil des Syphons in seinem supraklinoidalen
Abschnitt. In Fällen von JEFFERSON und SJÖQVIST nimmt das Aneurysma dieselbe Lage ein, von anderen Autoren sind weitere ähnliche Fälle beschrieben
worden. Auf Grund der veröffentlichten Kasuistik kann ich behaupten, daß
Aneurysmen sich am häufigsten an der Abgangsstelle der Communicans posterior
bilden; seltener sind Fälle, wie unser zweiter mit Aneurysmenbildung an der
Cerebri anterior oder am vorderen Teil des Carotissyphons.

Es gibt Symptome, die allen subarachnoidealen Blutungen infolge von spontaner
Aneurysmaruptur gemeinsam sind: nämlich Kopfschmerz, Erbrechen, Nackensteifigkeit,
zuweilen leichte Schlaganfälle, anfangs blutiger Liquor, epileptiforme Anfälle, Paresen,
Aphasie. Besonders die letzten drei herrschen je nach dem Sitz des Aneurysmas vor. Wenn
aber das kleine Aneurysma die von uns erwähnte Prädilektionsstelle, nämlich *den hinteren
und oberen Abschnitt des Carotissyphons einnimmt, so ist die Lähmung des Oculomotorius
sozusagen konstant.* Form und Umfang des Aneurysmas lassen sich, wie gesagt, durch die
Arteriographie bestimmen, ebenso seine exakte Lage. Die Phlebographie wird jedoch

zuweilen notwendig, um den Umfang des Aneurysmas festzustellen. Ich bringe als Beleg folgendes Beispiel:

Fall VII. *Aneurysma im obersten Abschnitt des linken Carotissyphons.*
A. C., 51 jähriger Mann. Am 20. Januar 1935 nach einer Anstrengung heftige Kopfschmerzen. Darauf Erbrechen. Schüttelfrost. Starke Erregtheit mit Störung der Merkfähigkeit und Gedächtnisschwäche. Lacunäre Amnesie für die gegenwärtige Erkrankung. Der Patient ist zeitlich und räumlich schlecht orientiert. Es sind keine psycho-sensorischen Störungen vorhanden. Im Beginn Sphincterstörungen, die später verschwanden. Motilität: Leichte Parese der linken unteren Gliedmaßen, nur durch Ermüdungserscheinungen angedeutet. Etwas zögernder Gang ohne ataktischen Charakter. Patellarreflexe aufgehoben, Achillessehnenreflexe sehr schwach. Radialis- und Tricepsreflex schwach und beiderseits gleich. Bauchdeckenreflexe links abgeschwächt. Rechts positiver Plantarreflex. Babinski links positiv. Meningeale Erscheinungen: Nackensteifigkeit, Kernig angedeutet, Brudzinski negativ. Normale Sensibilität. Normales Röntgenbild des Schädels.

Angiographie: Links sieht man auf dem Arteriogramm ein kleines Aneurysma am obersten Abschnitt des Carotissyphons (Abb. 252). Es war jedoch so klein, daß Zweifel entstehen konnten. Auf dem Phlebogramm der zweiten Phase (Abb. 253), welches 4 Sekunden nach dem Arteriogramm aufgenommen wurde, sieht man neben den oberflächlichen Venen einige Arterien. Der Blutkreislauf ist sehr verzögert, wahrscheinlich infolge von Druck durch die Blutung. Neben dem noch gut abgegrenzten Carotissyphon sieht man zwei Flecke: einen am vorderen und einen am hinteren Teil des oberen Abschnitts, welche zwei für Thorotrast noch durchgängigen Teilen des Aneurysmas entsprechen. Der Rest muß voller Thromben sein. Den wahrscheinlichen Umfang des Aneurysmas gebe ich auf dem Angiogramm punktiert an. Mag diese Schätzung nun stimmen oder nicht, jedenfalls bestätigen diese zwei Flecke mit Sicherheit das Vorliegen des Aneurysmas, dessen Vorhandensein die Beobachtung des Kranken annehmen ließ. 2 Wochen waren seit der Aufnahme ins Krankenhaus nach der subarachnoidealen Blutung vergangen, erst etliche Tage später wurde die Angiographie ausgeführt. Während dieser Zeitspanne müssen die Thromben im Aneurysma zugenommen haben. Eine wertvolle Unterstützung leistete in diesem Falle das Phlebogramm, das alle Zweifel zerstreute, welche das Arteriogramm aufgeworfen hatte. Andererseits führte uns der auf Thrombusbildung hinweisende Befund zur Stellung einer besseren Prognose.

Tönnis beschrieb ein Aneurysma der A. communicans anterior, welches an Hand der Arteriographie diagnostiziert wurde. Auf dem vom Autor veröffentlichten antero-posterioren Arteriogramm ist das Aneurysma an der Communicans anterior zu sehen. Abb. 254 zeigt das Aneurysma während des operativen Eingriffs. Weil er chirurgisch sehr interessant ist, entnehme ich den Operationsbericht aus der Tönnisschen Arbeit:

„Örtliche Betäubung. Frontaler osteoplastischer Lappen zur transfrontalen, intraduralen Freilegung des Chiasmas nach Dandy. Nach Punktion des linken Vorderhirnes wird zunächst unter Rückverlagerung des Kopfes das Chiasma zuganglich gemacht. Die Art. comm. ant. kann auf diesem Wege nicht dargestellt werden. Es bestehen beträchtliche Verwachsungen zwischen beiden Hemisphären. Es ist auffällig, daß keinerlei Reste der alten Blutung auffindbar sind. Man beschließt deshalb, entlang der Falx und der beiden Cerebri ant., das Aneurysma aufzusuchen. Hierzu wird der Knochendefekt nach medial bis über den Sinus long. sup. erweitert. Dann werden zwei zum Sinus übertretende Venen koaguliert und durchtrennt und der Balken dargestellt. Zwischen beiden Hemisphären bestehen beträchtliche Verwachsungen, die zum Teil gelbgrünliche Färbung haben. Die

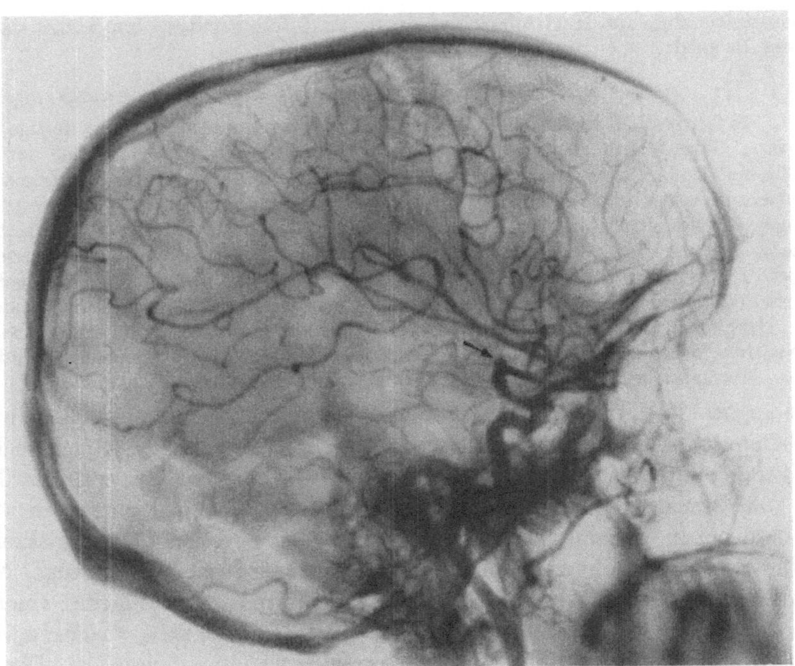

Abb. 252. Fall VII. Aneurysma im obersten Abschnitt des linken Carotissyphons.
Linksseitiges Arteriogramm.

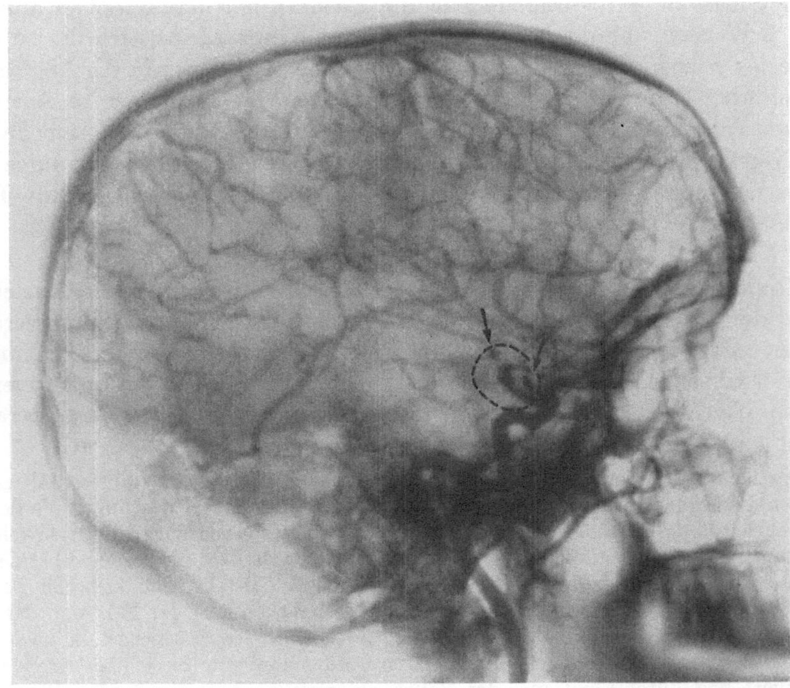

Abb. 253. Derselbe Fall wie auf Abb. 252. Linksseitiges Phlebogramm der zweiten Phase. Die Pfeile (→)
zeigen die für das Blut durchgangigen Teile des Aneurysmas. Punktiert die wahrscheinliche Große desselben.

beiden Aa. pericallosae werden frei präpariert, dann wird der Balken in seinem vorderen Teil in etwa 5 cm Länge gespalten. Beim Vordringen in die Tiefe, wobei die Art. cerebri ant. als Richtungsweiser diente, gelangt man etwa einen Querfinger unter dem Balken auf ein kleinwalnußgroßes, altes, blauschwarzes Blutkoagulum. Nach dessen Entfernung liegt eine entsprechend große Höhle vor, deren Hinterwand vom III. Ventrikel gebildet wird. In der vorderen Wand liegen die beiden vorderen Hirnarterien. Zwischen ihnen findet sich ein kleinkirschgroßes, derbes Gebilde, das in Narbenmassen eingebettet liegt und zweifellos das Aneurysma darstellt. Ein Freipräparieren des Aneurysmasackes erscheint in Anbetracht der Verwachsungen ohne Verletzung der linken A. cerebri anterior schwer möglich. Deshalb Bedeckung des Aneurysmas mit kleinen Muskelstücken. Nach Kontrolle

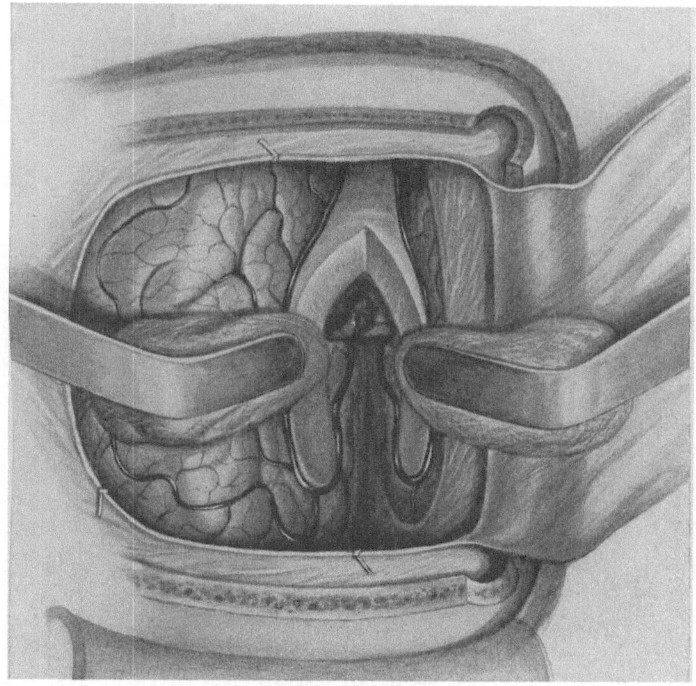

Abb. 254. Fall von Tonnis. Aneurysma der A. communicans ant
Halbschematische Darstellung des Operationsfeldes.

der Blutstillung Schichtnaht der Wunde in üblicher Weise. Heilverlauf ohne Störung. Entlassung am 18. Januar 1936 völlig beschwerdefrei. Nach mündlichen und schriftlichen Berichten ist seit der Operation kein Anfall mehr aufgetreten."

Tönnis meint, daß die Bedeckung des Aneurysmasackes mit Muskeln nach Dott in diesem Fall erfolgreich gewesen zu sein scheint. Es wurden keine Symptome festgestellt, welche der Durchschneidung des Corpus callosum zugeschrieben werden könnten.

Mit Erfolg behandelte auch A. McConnell ein Aneurysma der Regio clinoidea mit Muskelumlagerung.

Aneurysmen anderer Hirnarterien.

Wie schon gesagt, können Hirnaneurysmen anders lokalisiert sein als beschrieben wurde und von den Arterien des Circulus Willisii unabhängig sein. Sie bevorzugen die basalen Arterien, solche der Konvexität können als selten betrachtet werden. Es folgen 2 Fälle, ein eigener und einer von Sorgo mit untereinander sehr ähnlichen arteriographischen Bildern.

Fall VIII. *Aneurysma der Arteria gyri angularis.*

J. M., 30jähriger Mann, wurde im Dezember 1933 untersucht. Einige Monate vorher Anfall Jacksonscher Epilepsie im rechten Arm; dem Anfall folgte eine Parese des Arms und leichte Aphasie. Bei der Aufnahme in eine Unfallstation wurde eine Lumbalpunktion ausgeführt. Blutiger Liquor. 6 Monate später neuer, diesmal allgemeiner epileptischer Anfall, der 2 Stunden anhielt. Während des Anfalls waren die klonischen Zuckungen rechts ausgesprochener, mit dem linken Arm und der linken Hand wurden weit ausholende Bewegungen ausgeführt. Nach dem Anfall rechtsseitige Halbseitenlähmung und totale

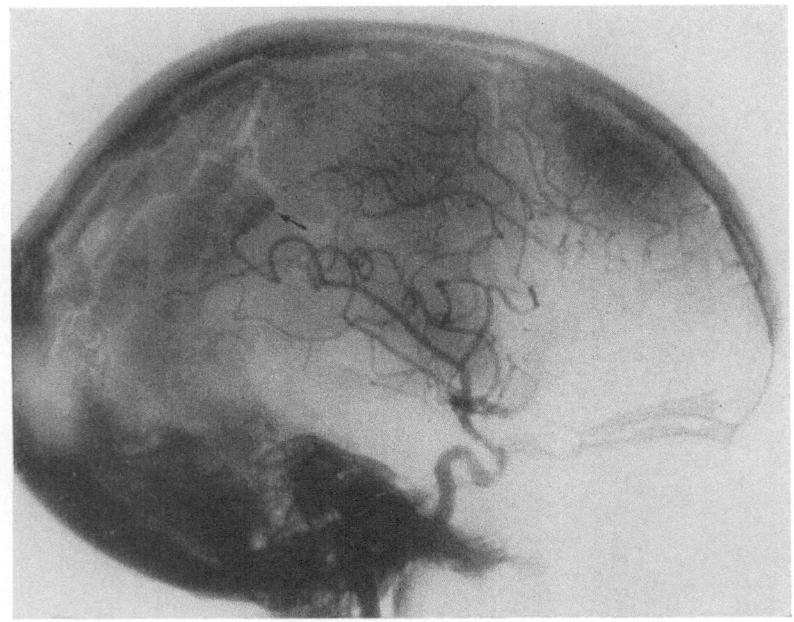

Abb. 255. Fall VIII. Aneurysma der A. gyri angularis. Linksseitiges Arteriogramm.
Leichte Verlagerung der Sylvischen Gruppe nach oben. Das Aneurysma (→) ist kaum angedeutet.

Aphasie. Bei Wiederholung der Lumbalpunktion erhielt man blutigen Liquor, welcher nach Zentrifugieren xanthochrom blieb. Es trat eine Besserung, besonders der Aphasie, ein, und der Kranke konnte auf einen Stock gestützt gehen. Syphilis war wahrscheinlich, der Wa. im Liquor war jedoch negativ. Alkoholabusus. Motilität: Rechtsseitige Halbseitenlähmung. Sehnenreflexe rechts sehr lebhaft. Fußklonus rechts. Plantarreflex links normal, Babinski rechts positiv. Bauchdeckenreflexe rechts aufgehoben, links normal. Oberflächensensibilitat: Schmerzempfindung im rechten Arm herabgesetzt, die des Rumpfes in geringerem Maße. Tiefensensibilitat: Der Patient ist über die Stellung der Finger der rechten Hand nicht im klaren. Weniger unsicher sind die Angaben über die Stellung der Zehen derselben Seite. Sensibilität links normal. Aphasische Störungen sind vorhanden. Wahrend der Untersuchung unterhielt sich Patient auf Portugiesisch und Französisch, das er in seiner Kindheit gelernt hatte. Er spricht jedoch stockend und einige Worte werden schlecht ausgesprochen, andere im Verlaufe der Unterhaltung vergessen. Obwohl die aphasischen Störungen hauptsächlich motorischer Art sind, führt er Befehle vielfach nur zögernd aus. Der erste und zweite epileptische Anfall waren von heftigen Kopfschmerzen begleitet. Nichts Abnormes von seiten der Hirnnerven. Sein psychischer Zustand erlaubt es ihm, noch einigermaßen seinen Geschäften nachzugehen.

Das linke Arteriogramm (Abb. 255) weist eine geringe Verdrängung der SYLVISchen Gruppe nach oben und ein wenig hinter dem Gyrus centralis posterior ein eben angedeutetes Aneurysma der A. gyri angularis auf. Auf dem 4 Sekunden nach der ersten Aufnahme ausgeführten Phlebogramm der zweiten Phase (Abb. 256) ist noch die arterielle Phase des Kreislaufs zu sehen, was auf den starken Druck zurückzuführen sein dürfte, den das Hämatom auf den Carotissyphon ausübt. Das Aneurysma, das auf dem Arteriogramm kaum angedeutet ist, wird auf dem Phlebogramm deutlich und steht mit der A. gyri angularis in Verbindung. Aus dem Aneurysmasack geht ein Gefäß nach hinten ab. *Die*

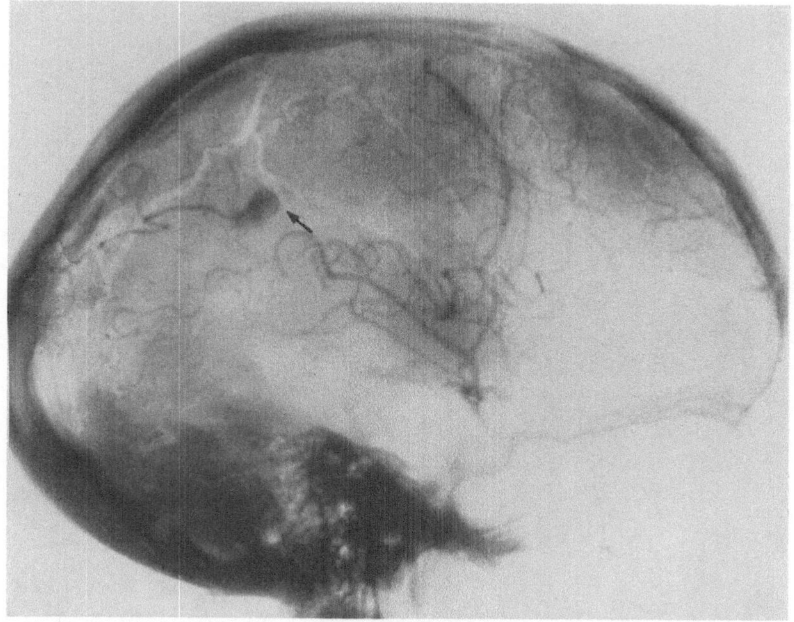

Abb. 256. Derselbe Fall wie auf Abb. 255. Linksseitiges Phlebogramm der zweiten Phase. Arterielles Stadium was auf Erschwerung des Kreislaufs hinweist. Der Aneurysmafleck ist hier sehr deutlich.

logische Operation in diesem Falle wäre die Unterbindung der Arterie in Höhe des Aneurysmas gewesen, aber wegen des Alkoholabusus des Patienten hatte ich Bedenken, dieselbe vorzuschlagen. Im Anschluß an eine erneute Blutung starb der Kranke.

Die Lage eines Aneurysmas an der A. gyri angularis scheint nicht allzuselten zu sein, da auch SORGO im Zentralblatt für Neurochirurgie (1938) ein Arteriogramm (Abb. 257) veröffentlicht, das an unseren Fall erinnert. Die Ruptur des Aneurysmas hatte bei dem Patienten von SORGO zu Kopfschmerzen und Erbrechen geführt. Es war zu plötzlichen Schwindelanfällen, Herabsetzung des Sehvermögens, später Stauungspapille und bitemporaler Hemianopsie gekommen. Blutiger Liquor. Bei der Operation beobachtete man eine Verbindung der Venen mit den Arterien (kongenitales arterio-venöses Aneurysma), wodurch sich dieses Aneurysma von dem unseres Falles unterscheidet, das anderer Ätiologie und wahrscheinlich rein arteriell ist. SORGO erzielte durch die Exstirpation des Aneurysmasacks ein günstiges operatives Resultat.

Die Symptomatologie der Blutungen aus kleinen Aneurysmen ist je nach ihrer Lage verschieden. Da ich nicht über eine genügend große Zahl von Fällen verfüge, auf die ich mich stützen könnte, fühle ich mich nicht berufen, für jede einzelne Lokalisation der betreffenden Blutungen einen Symptomenkomplex aufzustellen, es sei denn für Aneurysmen des hinteren Teils des Carotissyphons, welche die so typische Lähmung des Oculomotorius hervorrufen und für solche der A. gyri angularis, welche besonders bei linksseitigem Sitz neben motorischen und sensiblen Störungen Erscheinungen von Aphasie hervorrufen. Die Blutungen sind jedoch Grund genug zur angiographischen Untersuchung, welche

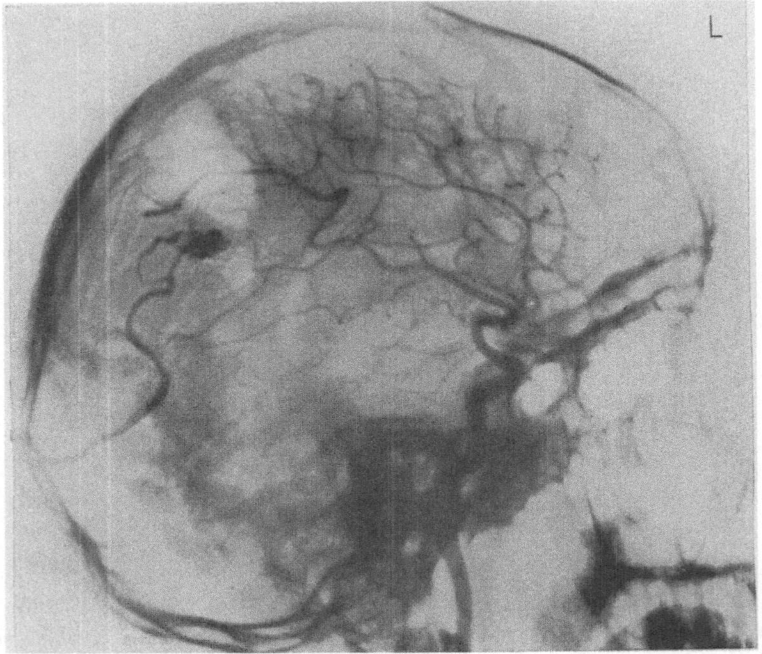

Abb. 257. Fall von Sorgo. Aneurysma der A. gyri angularis.

besser als irgendwelche Herdsymptome die exakte Diagnose der Lage, des Umfangs und der anatomischen Beziehungen des Aneurysmas gestattet.

Multiple Hirnaneurysmen.

Die bereits erwähnten supraclinoidalen Aneurysmen können in seltenen Fällen multipel sein. Ich führe nur 2 eigene Fälle mit doppeltem Aneurysma an. Wir verfügen über einen dritten Fall, bei dem eine beträchtlichere Anzahl von kleineren, auf verschiedene Hirnarterien verteilten Aneurysmen vorzuliegen scheint, deren angiographische Deutung jedoch nicht so klar ist wie die der folgenden Fälle:

Fall IX. *Multiple Aneurysmen.*

M. C., 22jähriger Mann, welcher im Dezember 1931 ins Krankenhaus aufgenommen wurde. 2 Monate vorher bestanden heftige Kopfschmerzen, die auf die linke Seite beschränkt und in der Stirngegend stärker waren. Sie begannen um 11 Uhr und hörten erst nach Ein-

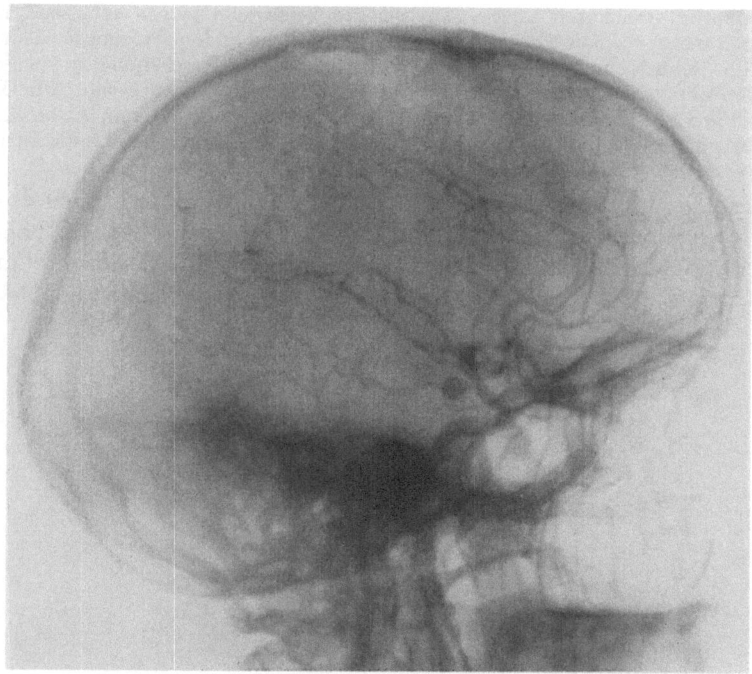

Abb. 258. Fall IX. Multiple Aneurysmen. Linksseitiges Arteriogramm.

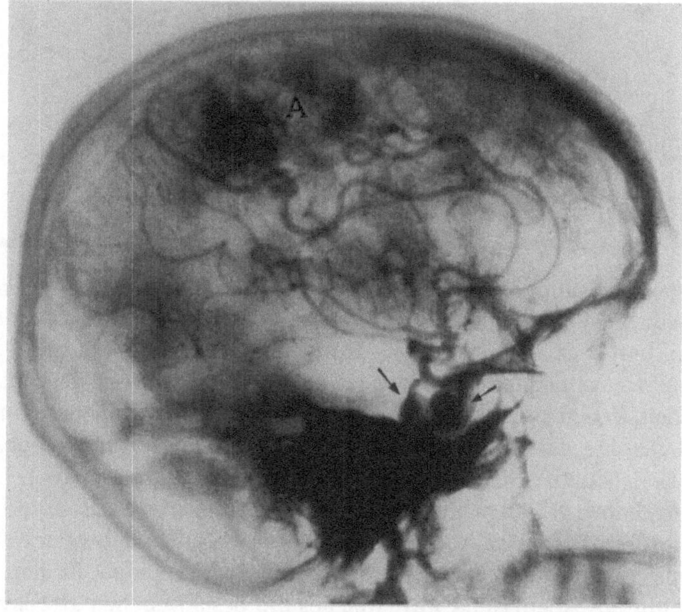

Abb. 259. Fall von multiplen Aneurysmen. Linksseitiges Arteriogramm. Zwei Aneurysmen des Carotissyphons im Sinus cavernosus. Ausgedehntes arteriovenoses Angiom (*A.*) im Parietallappen.

nahme schmerzstillender Mittel am Tage darauf auf. Beim Schlafengehen traten Stiche im rechten Auge auf. Als der Patient am folgenden Morgen aufwachte, bemerkte er, daß

das rechte Oberlid geschlossen blieb. Sehvermögen beiderseits jedoch erhalten. Keine
Kopfschmerzen mehr, niemals Erbrechen, noch irgendwelche andere Störungen. Normale
Motilität. Alle Sehnen- und Hautreflexe sind normal. Keine Erscheinungen von seiten
der Pyramidenbahn. Oberflächen- und Tiefensensibilität normal. Hirnnerven: Nur Oculomotorius und Trochlearis links betroffen. Der Augapfel führt nur die vom Abducens abhängigen Bewegungen aus. Die inneren Augenmuskeln sind gelähmt. Der Liquor ist nicht
wesentlich verändert. Das Röntgenbild des Schädels ist normal.

Angiographie: Links sieht man im Arteriogramm (Abb. 258) mehrere Aneurysmen: eines am oberen und hinteren Abschnitt des Carotissyphons nahe an
der Abgangsstelle der A. cerebri posterior, welche in diesem Falle aus der Carotis
interna entspringt, ist deutlich gestielt; ein weiteres, das vom ersten unabhängig

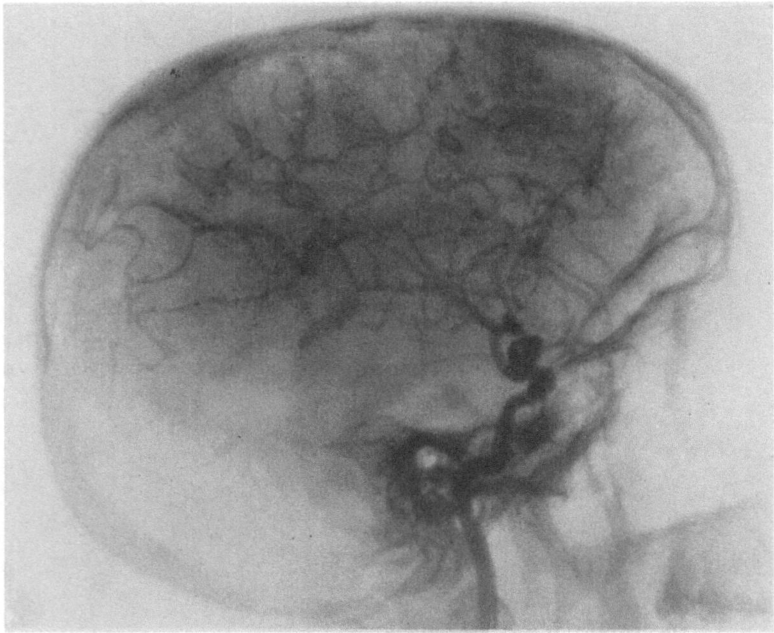

Abb. 260. Fall von JEFFERSON. Arteriogramm. Zwei Aneurysmen des Carotissyphons.

ist, ist am vorderen und oberen Abschnitt des Syphons gelegen. Ein drittes
kleineres Aneurysma steht in Verbindung mit der A. cerebri anterior. Das
Phlebogramm bestätigt die Diagnose. Hervorzuheben ist bei diesem Fall das
Vorhandensein von multiplen Aneurysmen bei einem 22jährigen Patienten. Aus
einem derselben erfolgte die Blutung, die eine Oculomotoriusparese und Herdsymptome zur Folge hatte, die mit denen von anderen Autoren beobachteten
übereinstimmten (DANDY, OLIVECRONA, TÖNNIS, NORTHFIELD usw.). Aus den
oben wiedergegebenen Fällen schließe ich, daß Lähmungen des III. und IV. Hirn-
nervenpaares durch rupturierte Aneurysmen des oberen und hinteren Teils des
Carotissyphons verursacht werden; daher nehme ich an, daß es bei unserem
Kranken das hintere Aneurysma war, welches die beschriebenen Herdsymptome
hervorgerufen hat. Bei Blutungen aus Aneurysmen des vorderen Abschnitts
des Carotissyphons, wie in unserem Fall III, entsteht gewöhnlich keine Oculomotoriuslähmung, auch nicht bei Aneurysmen anderer Arterien, sei es des Circulus
Willisii, sei es anderer Hirnarterien. Ich wiederhole, daß ich mich hier nur mit

supraklinoidalen Aneurysmen beschäftige, welche keinerlei erkennbaren Erscheinungen bedingen, bis es zu Blutungen infolge von Ruptur kommt.

Einen weiteren Fall von multiplen Aneurysmen fand ich bei einer Patientin mit einem großen arterio-venösen Angiom, das ich im nächsten Kapitel anführe. Auf Abb. 259 sieht man zwei gut voneinander gesonderte Aneurysmen, welche am unteren Teil des Carotissyphons auf der Strecke seines Verlaufs durch den Sinus cavernosus sitzen. Auch auf dem mir von JEFFERSON liebenswürdigerweise überlassenen Arteriogramm (Abb. 260) sieht man zwei Aneurysmen am vorderen Abschnitt des Carotissyphons.

Carotisaneurysmen im Sinus cavernosus können auch doppelseitig sein. Es handelt sich um seltene Fälle, die bei der Sektion aufgedeckt werden. Mindestens drei solche Fälle sind mir aus der Literatur bekannt.

Sackförmige Aneurysmen der Carotis im Sinus cavernosus ohne Fistelbildung.

Gewöhnlich sind diese Aneurysmen im Gegensatz zu den meist kleinen supraklinoidal gelegenen sehr umfangreich. Im klinischen Verhalten sind diese zwei Aneurysmaformen vollkommen verschieden. Supraklinoidale Aneurysmen geben sich nur durch die von ihnen hervorgerufenen Blutungen zu erkennen. Vorher bleiben sie gewöhnlich ganz unbemerkt. Einige Fälle wurden durch die Hirnangiographie aufgedeckt, die zu anderen Zwecken vorgenommen worden war. Selbst im Falle einer Ruptur sind die vorhin beschriebenen, je nach Lage des kleinen Aneurysmas verschiedenen Symptome andere als bei Ruptur der großen Aneurysmen des intrakavernösen Abschnitts der Carotis interna.

JEFFERSON teilt die Symptome bei nicht mit Fistelbildung einhergehenden intrakavernösen Aneurysmen der Carotis interna in drei Gruppen ein: *1. Syndroma cavernosum posterior* mit Beteiligung des ganzen Trigeminus, zuweilen auch des motorischen Teils, verbunden mit Lähmung einiger Augenmuskeln, besonders des Rectus internus; *2. Syndroma cavernosum medium* mit Beteiligung des ersten und zweiten Trigeminusastes, bei Verschonung des dritten, also auch mit intakter Motilität. Lähmung eines oder mehrerer Augenmuskelnerven; *3. Syndroma cavernosum anterior* mit Beteiligung nur des ersten Trigeminusastes. Lähmung des oberen Astes des Oculomotorius oder aller Augenmuskelnerven.

Das Syndrom des Sinus cavernosus wurde zuerst von BARTHOLOW und STOPFORD beschrieben, die sich besonders mit den von Aneurysmen hervorgerufenen Herderscheinungen dieses Gebiets beschäftigt haben; letztere können, wie sie schreiben "a clearly recognizable anatomical picture" abgeben. CH. FOIX hat später auf Grund zweier von ihm mitgeteilten Fälle von Tumoren dieser Gegend von neuem auf solche Erscheinungen hingewiesen. Schließlich gelang es JEFFERSON, das Syndrom des Sinus cavernosus noch schärfer zu umgrenzen, das er unter Anführung eigener interessanter Beispiele in die erwähnten drei Typen einteilt.

Unter den Beobachtungen der ersten Gruppe erwähnt JEFFERSON ein sehr großes Aneurysma des unteren Carotisabschnitts im Sinus cavernosus. In der Vorgeschichte Nasenbluten, einige Male sehr stark. Die Patientin hatte einen Anfall von heftigen Kopfschmerzen, dann Erbrechen und Somnolenz. Sie war 2—3 Tage bewußtlos. Dann trat Oculomotoriuslähmung auf. Die linke Gesichtshälfte wurde schmerzhaft, besonders Stirn, Augen, linke Nasenseite und Oberkiefergegend. Die Röntgenbilder zeigten eine Verkalkung der

Aneurysmawand. JEFFERSON führte die Durchtrennung der sensiblen Trigeminuswurzel aus. Die Patientin lebte noch 14 Jahre. Dann führte Ruptur des Aneurysmas zum Tode.

In einem weiteren derartigen Fall mit hinterem Cavernosussyndrom zeigte das Röntgenbild (Abb. 261) einen Schatten, der zum Teil auf leichte Verkalkung der Aneurysmawand zurückzuführen war. Infolge seines großen Volumens übte es einen Druck auf den Nervus opticus aus. Einige Wochen nach ihrer Aufnahme ins Krankenhaus starb die Patientin. Mein Fall I ist für dieses Syndrom typisch: Beteiligung des ganzen Trigeminus einschließlich der motorischen Wurzel.

Das Syndroma cavernosum medium ist am seltensten unter den drei Typen. Im folgenden gebe ich eine Beobachtung von JEFFERSON wieder.

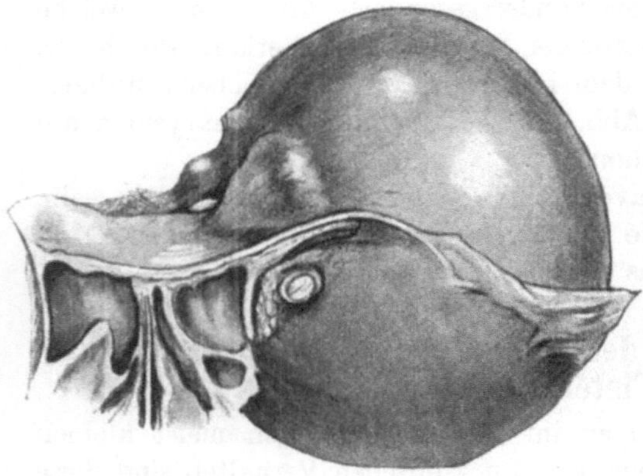

Abb. 261. Fall von JEFFERSON. Großes Aneurysma des unteren Abschnitts der Carotis im Sinus cavernosus.

Fall X. *Aneurysma der Carotis im Sinus cavernosus. Syndroma cavernosum medium.* (Fall von JEFFERSON.)

57 jährige Frau, welche im März 1937 auf die neuro-chirurgische Abteilung der Manchester Royal Infirmary aufgenommen wurde. Sie hat stets an rechtsseitigen Kopfschmerzen gelitten. 3 Jahre vor ihrer Aufnahme vorübergehende Anfalle von Doppeltsehen, welche einige Minuten dauerten. Subjektive Kopfgerausche, die bei Auskultation nicht wahrnehmbar waren. Hat nie Nasenbluten gehabt. 3 Wochen vor ihrer Aufnahme wachte sie mit starken Kopfschmerzen, besonders in der Stirngegend, im Auge und im oberen Teile der rechten Gesichtshälfte, auf. 12 Stunden danach rechtsseitige Ptosis. Kein Ödem des Augenlids, aber bei der Untersuchung bestand vollständige Augenmuskellähmung dieser Seite. Augenhintergrund, Sehschärfe und Gesichtsfeld beiderseits normal. Herabsetzung der Sensibilität im Bereich des N. ophthalmicus und maxillaris superior. Motilität intakt.

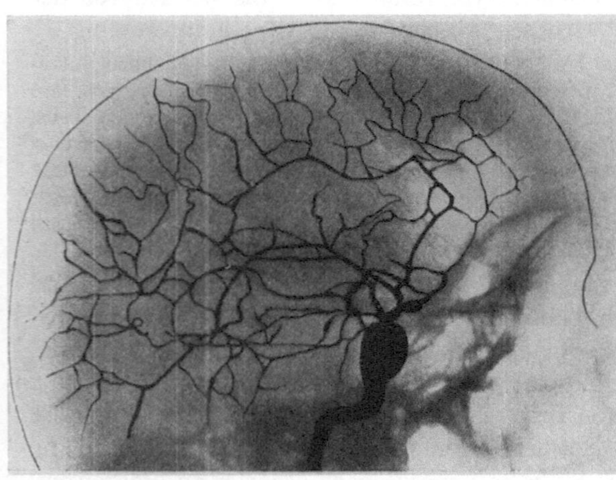

Abb. 262. Fall X von JEFFERSON. Aneurysma der Carotis im Sinus cavernosus.

Arteriographie: Auf Abb. 262 sieht man ein Aneurysma, das sich vom Sinus cavernosus nach oben erstreckt und dabei auf die motorischen Augennerven drückt.

Der Symptomenkomplex des vorderen Sinus cavernosus-Abschnitts ist der häufigste. JEFFERSON beschreibt in seiner Arbeit 7 Fälle. Ich führe seinen ersten an:

Fall XI. *Aneurysma der Carotis im Sinus cavernosus. Syndroma cavernosum anterior.* (Fall von JEFFERSON.)

M. G., 61 jährige Frau, wurde am 29. April 1930 aufgenommen. Sie litt während ihres ganzen Lebens an periodisch auftretenden Kopfschmerzen, ohne weiteren Erscheinungen. Zur Zeit der Aufnahme Doppeltsehen und unvollkommene Ptose. Einige Monate später heftige Schmerzen im rechten Augapfel, vollkommene Ptose ohne Beeinträchtigung der Sehschärfe.

Die Patientin ist psychisch normal. Es besteht eine vollkommene äußere und innere Augenmuskellähmung. Sehnerven beiderseits normal. Keine Anosmie. Anästhesie im Gebiete des Ophthalmicus. Die vom N. maxillaris superior und inferior versorgten Gebiete haben normale Sensibilität, ebenso funktionieren die vom motorischen Trigeminusast innervierten Muskeln normal. Übrige Hirnnerven o. B. Keine Taubheit. Keine Schwäche der Extremitäten, keine Pyramidenbahnsymptome. Normale Sensibilität. Normale Röntgenaufnahme des Kopfes.

Man diagnostizierte ein Aneurysma am aufsteigenden Teil der Carotis noch in der Gegend des Sinus cavernosus, aber die Dura in der Nähe des Proc. clinoideus anterior durchsetzend. Es dürfte jedoch nicht sehr weit hinauf gereicht haben, da der N. opticus nicht komprimiert war. Anstatt des angenommenen Aneurysmas bestand auch die Möglichkeit eines Tumors und es wurde operativ eingegangen. Bei der Operation wurde ein Aneurysma angetroffen; aber man wagte keinen direkten Eingriff. Das Befinden der Patientin besserte sich höchstwahrscheinlich infolge von Thrombenbildung. Als man sie 6 Jahre später untersuchte, bemerkte man, daß die Augenmuskellähmung nicht vollständig geheilt war. Die Bewegungen des Augapfels nach oben und unten waren ungenügend, die seitlichen normal. Es bestand jedoch kein Doppeltsehen. Die rechte Augenspalte war schmäler als die linke. Seitens des Trigeminus war nur eine geringe Herabsetzung des Cornealreflexes rechts bemerkbar. Die Sensibilität im Ophthalmicusgebiet war jetzt normal.

JEFFERSON reiht unter seine Beobachtungen dieses Syndroms den Fall eines großen Carotisaneurysmas, das im Arteriogramm oberhalb der Proc. clinoidei zu liegen schien, ein. Den Symptomen nach gehört es zu den Aneurysmen des vorderen Abschnitts des Sinus cavernosus, wo es, wie das des vorhergehenden Falles, seinen Ursprung genommen haben konnte. Nachfolgend eine Zusammenfassung der Krankengeschichte, weil die chirurgische Behandlung dieses Falles Erwähnung verdient.

Fall XII. *Aneurysma der Carotis im Sinus cavernosus. Syndroma cavernosum anterior.* (Fall von JEFFERSON.)

L. C., 37 jährige Frau, wird 1933 in die Manchester Royal Infirmary aufgenommen. Sie litt nicht an habituellem Kopfschmerz. Plötzlich Einsetzen von Doppeltsehen und Kopfschmerzen, welche sich innerhalb von einigen Stunden in der rechten Schlafengegend festsetzten und später zum Scheitel ausstrahlten. Kurz danach ging der Schmerz auf die rechte Seite des Gesichts über. Erbrechen. Sie gibt an, daß beide Augen sich geschlossen hatten, das linke sich aber nach einer Woche öffnete, wahrend das andere ptotisch verblieb. In den folgenden 3 Monaten besserte sich der Zustand etwas. Bei der Untersuchung klagte sie über Schmerzen in der rechten Schläfe, diese haben sie seit Beginn der Erkrankung nicht mehr verlassen. Der rechte Abducens war vollständig gelähmt. Oculomotorius: der M. rectus superior ist teilweise gelähmt; der M. rectus int. funktioniert leidlich, wenn auch nicht vollkommen gut; der M. rectus inferior funktioniert normal. Augenbewegungen links normal. Nn. optici beiderseits normal. Trigeminusgebiet normal, obwohl Patientin anfangs über Eingeschlafensein im Gebiete des rechten Ophthalmicus klagte. Cornealreflex rechts erloschen. Die anderen Hirnnerven sind normal. Normale Motilität. Keine Störungen von seiten der Pyramidenbahn. Normale Sensibilität. Normales Schädelröntgenogramm. Es wurde die Diagnose Aneurysma der Carotis im Sinus cavernosus gestellt. Für diese Lokalisation sprach das Fehlen des rechten Cornealreflexes, das einzige bestehende Trigeminussymptom.

Arteriographie: Da die Aufnahme glücklicherweise etwas spät ausgeführt wurde — auf dem Film ist bereits das Venennetz zu sehen —, erzielte man eine

Füllung des großen auf Abb. 263 dargestellten Aneurysmas mit Thorotrast. Die Stelle, wo das Aneurysma die Dura durchbricht und in die Regio supraclinoidea eindringt ist gut sichtbar. Bemerkenswert ist, wie JEFFERSON sagt, daß der Opticus der Kompression entgehen konnte. Man entschloß sich einzugreifen. Die Carotis interna wurde unterbunden, aber nicht vollständig, so daß noch eine geringe Blutpassage möglich war. Die mehrmals mit dem Dynamometer geprüfte Kraft der linken Hand blieb unverändert. Der Zustand der Patientin besserte sich. $3^1/_2$ Jahre nach dem Eingriff wurde sie untersucht und es wurde festgestellt, daß ihr Befinden ganz gut war. Sie klagte nur über seltene Kopfschmerzen. Die Augenmuskellähmungen, besonders die des Abducens bildeten

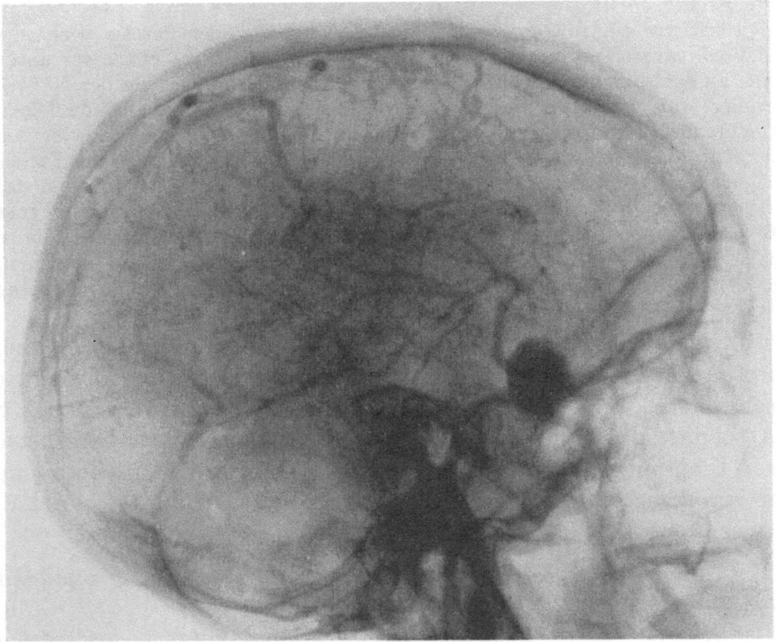

Abb. 263. Fall XII von JEFFERSON. Aneurysma der Carotis im Sinus cavernosus.

sich nicht vollkommen zurück, aber die Patientin konnte ein normales Leben führen und ihren häuslichen Arbeiten nachgehen.

Wie erwähnt, können die Aneurysmawände verkalken, wenn auch nur in geringem Grade, so doch genügend, um sich auf dem Radiogramm abzubilden. JEFFERSON war so liebenswürdig, uns ein Röntgenogramm, das die Umrisse eines großen Aneurysmas erkennen läßt, zur Verfügung zu stellen (Abb. 264).

Aus dem bisher von mir über Hirnaneurysmen Gesagten läßt sich schließen, daß es in allen Fällen von Vorteil ist, die angiographische Untersuchung auszuführen. Aneurysmaträger sind Blutungen ausgesetzt, die oft nicht zum Tode führen. Oft wiederholen sie sich nicht; die gebildeten Thromben verstopfen den Sack, wie in einigen der angeführten Fälle; in anderen kommt es zu wiedertholen Blutungen und dann endet die Erkrankung sicher mit dem Tode, wenn nicht rechtzeitig operiert wird. Gelegentlich der ersten Blutung ist es nicht

möglich, mit Sicherheit zu sagen, ob solche Rezidive eintreten werden oder
nicht; noch weniger kann man wissen, wann es durch Thrombenbildung zur
rettenden Verlegung kommt, es sei denn, daß die Phlebographie uns in besonderen
Fällen, wie in Fall VII, über den Vorgang aufklärt. Daher kann dem Neurochirurgen der Entschluß sehr schwer werden, ob er den sofortigen Eingriff
empfehlen soll. Die Durchsicht der beigefügten Fälle rechtfertigt jedoch einen
operativen Eingriff in einigen Fällen.

Über die Ursache der Häufigkeit von Aneurysmen der Carotis in ihrem Sinus-
abschnitt sind allerlei unbewiesene Vermutungen geäußert worden. Veränderung

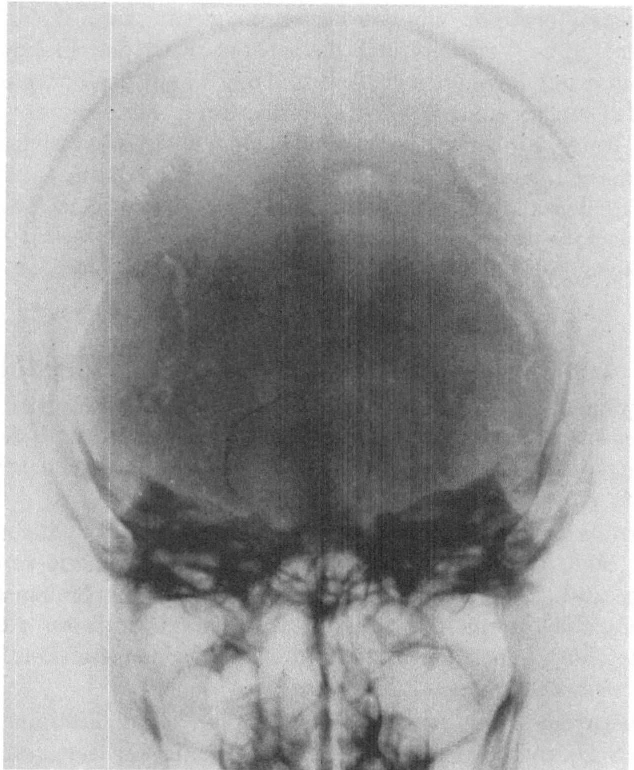

Abb. 264. Fall von JEFFERSON. Großes verkalktes Aneurysma.

der Gefäßscheiden der Carotis, welche das Auftreten dieser Blutungen erklären
könnte, finden sich nicht. Der auf das Gefäß ausgeübte Druck von außen ist
an dieser Stelle auch nicht geringer als an anderen Stellen des Carotissyphons.
Sicher scheint zu sein, daß Aneurysmen im Sinus cavernosus, wenn sie sich einmal gebildet haben, weiter wachsen, bis sie mit der Dura mater in Berührung
treten, welche dann für sie eine Stütze bildet. Rupturiert die Carotis während
der Entwicklung des Aneurysmas in den Sinus cavernosus, so bildet sich eine
arterio-venöse Fistel. Wenn dagegen die Carotiswand, ohne zu zerreißen, die Entwicklung eines beträchtlichen Sackes zuläßt, oder sich das ganze Gefäß gleichmäßig erweitert, dann gelangen die Aneurysmawände in Kontakt mit der Dura
des Sinus und rufen dort durch Druck auf die Trigeminusäste die bereits

ausführlich besprochenen Störungen hervor. Dasselbe gilt von dem Druck auf
die Augenmuskelnerven.

In der Mehrzahl der Fälle durchbrechen diese Aneurysmen die Dura und
dehnen sich nach außen hin aus. Zuweilen können sie eine Deformierung der
Sella turcica (Fall I) hervorrufen. Die Differentialdiagnose zwischen dieser
Aneurysmaform und einem Hypophysentumor bietet im Röntgenbild keine
Schwierigkeiten infolge der seitlichen Lage der ersteren. Nur in sehr seltenen
Fällen können Hypophysengeschwülste infolge seitlicher Kapselruptur Veränderungen des Türkensattels bedingen, welche demjenigen ähneln, die von kaver-
nösen Aneurysmen hervorgerufen werden (JEFFERSON). Die Röntgenuntersuchung der Fissurae orbitales und des Foramen opticum kann die Differentialdiagnose fördern. Eine Verbreiterung des oberen Teils der Fissura orbitalis
superior und Usurierung ihres unteren Teils und die Wände des Foramen opticum
sind, worauf JEFFERSON und TWINING aufmerksam machen, ebenfalls von
diagnostischem Wert. Ein Aneurysma kann nicht nur Osteoporose hervorrufen,
sondern es kann auch in die Fissura orbitalis eindringen. Beim Studium guter
Röntgenbilder können alle diese Einzelheiten festgestellt werden. Diese Ergebnisse der einfachen Röntgenuntersuchung des Schädels finden ihre Ergänzung
in den endgültigen Aufschlüssen, die uns die angiographische Untersuchung
bringt.

Aneurysmen der Carotis im Sinus cavernosus mit Fistelbildung.

Diese Aneurysmen, welchen DANDY kürzlich eine gut mit Belegen begründete
Arbeit gewidmet hat, nehmen wegen ihrer Symptomatologie und der Schwere
der von ihnen erzeugten Krankheitserscheinungen unter den Aneurysmen einen
besonderen Platz ein.

Da im Gehirn Arterien und Venen beträchtlichen Kalibers nicht dicht neben-
einander liegen, sind die in diesem Organ anzutreffenden arterio-venösen Verbindungen kongenital. Eine Ausnahme hiervon stellt nur der Sinus cavernosus-
Abschnitt der Carotis interna dar. Eine Ruptur der Carotis an dieser Stelle
genügt zur Entstehung einer Verbindung zwischen beiden Gefäßen: dem *Aneurysma arterio-venosum* im *Sinus cavernosus*.

Diese Carotisruptur kann spontan oder infolge eines Traumas erfolgen;
letzteres ist nach DANDYs Erfahrungen 3mal so häufig wie ersteres. Eine besondere Rolle spielen dabei Schädelbrüche (BIRLEY und TROTTER und FRUND),
vor allem Frakturen des Keilbeins (HEARD und ABRAMSON). Ein kongenitaler
Ursprung ist nicht wahrscheinlich, wenn auch einige Fälle mit dieser Ätiologie
beschrieben worden sind.

Die Ruptur der Carotis interna innerhalb der Schädelhöhle (Carotissyphon)
sind so gut wie tödlich; eine Ausnahme bilden diejenigen im Sinus cavernosus,
bei denen die Sinushöhle die plötzliche Ausbreitung der arteriellen Blutung
hemmt. Arterio-venöse Aneurysmen im Sinus sind nicht häufig; immerhin
gelang es HANFORD und WHEELER 617 bis zum Jahre 1930 veröffentlichte Fälle
zusammenzustellen. Augenblicklich ist die Zahl sicherlich weit größer (DANDY).

Die klinischen Erscheinungen dieser Aneurysmen werden von DANDY in
2 Gruppen eingeteilt: eine Hauptgruppe ständiger und wesentlicher und eine
Nebengruppe zusätzlicher, fakultativer Symptome. Die Symptomentrias, auf

welche der amerikanische Autor den größten Wert legt, wird durch Exophthalmus, Pulsation des Augapfels und ein lautes Schwirren gebildet.

Der Exophthalmus ist stets sehr ausgesprochen und schwankt zwischen 4 und 20 mm. Der Mittelwert beträgt 8—10 mm. In schwereren Fällen reicht das Augenlid nicht zur Bedeckung des Augapfels aus. Die Protrusio entwickelt sich gewöhnlich nicht in der Richtung der Augenhöhlenachse; der Augapfel verschiebt sich nach verschiedenen Richtungen, am häufigsten nach unten und außen, entsprechend der jeweiligen Lage der größten venösen Erweiterung in der Orbita. Die Stellung des Augapfels kann auch durch die Lähmungen der motorischen Augennerven, falls solche vorhanden sind, beeinflußt werden. Nach

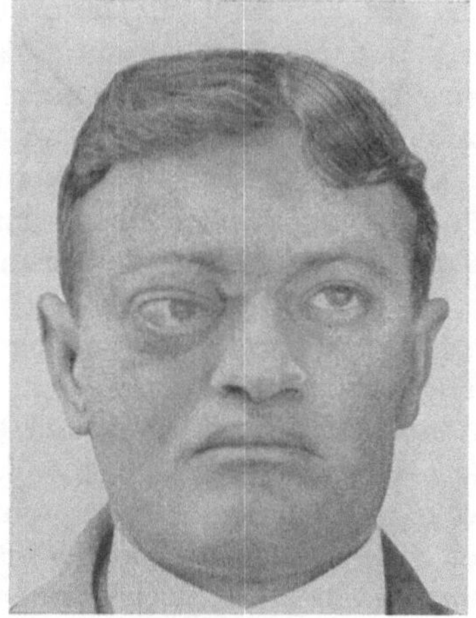

Abb. 265. Fall von DANDY.
Einseitiger Exophthalmus bei einem Aneurysma
der Carotis im Sinus cavernosus mit Fistelbildung.

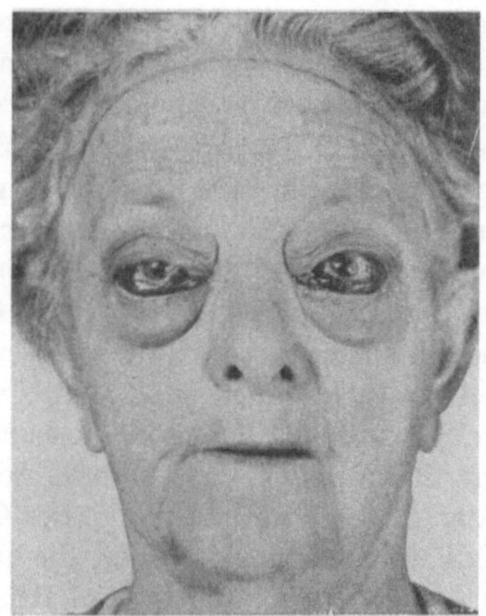

Abb. 266. Fall von DANDY.
Beiderseitiger Exophthalmus bei einem Aneurysma
der Carotis im Sinus cavernosus mit Fistelbildung.

der Entstehung des Aneurysmas kann der Exophthalmus sich in 24 Stunden ausbilden, gewöhnlich geschieht das innerhalb einer Woche; er kann auch später entstehen. Der Exophthalmus kann doppelseitig sein. Es genügt, sich die zahlreichen Venenverbindungen, die in dieser Gegend vorhanden sind, vor Augen zu halten, um das Vorkommen von beiderseitigem Exophthalmus bei einseitigem Aneurysma zu verstehen. Doppelseitige Aneurysmen sind äußerst selten. Die vorhin erwähnten Fälle von BLANE, RECLUS und JEFFERSON wurden durch die Sektion bestätigt. RECLUS fand ein doppelseitiges Aneurysma bei einem 18jährigen Syphilitiker. Der Prozentsatz, in dem Exophthalmus auf beiden Seiten angetroffen wird, ist ja nach der Statistik verschieden; auf alle Fälle handelt es sich um ein verhältnismäßig häufiges Vorkommen. Von den beiden Varianten, dem einseitigen und dem doppelseitigen Exophthalmus bei arterio-venösen Carotisaneurysmen, gebe ich die DANDYs Werk entnommenen Abb. 265 und 266 wieder.

Die Pulsation sieht man meist, wenn man den Augapfel von der Seite betrachtet; sie ist auch an den Venen der Stirngegend und an den Gefäßen des Halses zu erkennen. Auf der Seite der Fistel ist diese Pulsation stärker. Sie kann vor dem Exophthalmus, gleichzeitig mit ihm oder später auftreten. Palpiert man die großen Halsgefäße, so kann man eine Vibration wahrnehmen.

Das Schwirren ist ein konstantes subjektives und objektives Symptom dieser Aneurysmaart. Der Patient fühlt ständig ein höchst lästiges Geräusch im Kopfe, das dem Klopfen eines Hammers ähnelt und mit dem Puls synchron ist. Der Patient schläft schlecht. Komprimiert man die Carotis, so schwächt sich das Geräusch ab; hebt man die Kompression auf, so tritt es bald wieder in der früheren Stärke auf. Bei Auskultation hört man es stets in wechselnder Stärke. Manchmal hört man es sogar aus der Ferne, wie CANCELA DE ABREU und ich in einem Fall festzustellen Gelegenheit hatten; einige Autoren berichten sogar, daß es in relativ großer Entfernung vom Kopf des Kranken wahrgenommen werden konnte. Nicht immer entspricht die Seite, auf der das Geräusch intensiver ist, der Seite der arterio-venösen Fistel. Für die Lokalisation sind die beiden erstgenannten Symptome von größerem Wert; jedoch kann die größere Stärke des Schwirrens auf der einen oder der anderen Seite auch zur Lokalisierung beitragen. Die Hirnnervensymptome erreichen im allgemeinen nicht die Intensität wie bei Aneurysmen ohne Fistelbildung. Als Nebensymptome von geringerer Bedeutung sind Kopfschmerzen, Augenlidödem, Erweiterung, Schlängelung und Pulsation der Orbitalvenen, Stauungspapille oder primäre Opticusatrophie, Erblindung, Augenmuskellähmungen, Sensibilitätsstörungen im Trigeminusgebiet usw. zu erwähnen.

Die Diagnose des arterio-venösen Aneurysmas der Carotis ergibt sich oft von selbst; es kommen aber auch Fälle vor, in denen sie nicht ganz leicht ist, und in gewissen Fällen können nach DANDY ernsthafte Schwierigkeiten entstehen. Zum Beispiel kann die Encephalocele orbitalis auf Grund eines kongenitalen Defekts in der Anlage des Orbitaldaches einen ähnlichen Symptomenkomplex verursachen, nämlich die unmittelbar vom Gehirn übermittelte Pulsation des Augapfels, der durch Hirndruck durch den Defekt des Orbitaldaches hindurch verursacht wird, und ein gewisses Versagen der äußeren Augenmuskeln infolge desselben Drucks, alles Symptome, welche die Diagnose erschweren können. Das Hauptsymptom, jedoch nämlich das Geräusch und die durch den Druck auf die Carotis hervorgerufenen Veränderungen desselben, fehlt dabei. Außerdem zeigt das Röntgenbild die Veränderungen am Orbitaldach.

Die vasculären Geschwülste der Orbita können Exophthalmus hervorrufen und sogar einen gewissen Grad von Schwirren, wenn es sich um einen Tumor von sarkomatösem Typus handelt. Aber in diesen Fällen wird der Zustand im Laufe von Monaten immer ernster, während das arterio-venöse Aneurysma der Carotis plötzlich auftritt und nur 2—3 Wochen lang wächst, um dann ohne merkliche Veränderung stationär zu bleiben.

Das Aneurysma cirsoides, das Rankenangiom der deutschen Autoren, bei dem angeborenerweise an Stelle von Capillaren zwischen Arterien und Venen ein Netz von größeren Gefäßen eingeschaltet ist, kann Symptome hervorrufen, welche denen der in Rede stehenden Aneurysmen sehr ähneln. Sie sind jedoch sehr selten und wachsen im Gegensatz zu letzteren langsam.

Auch die Aneurysmen der A. orbitalis haben zu diagnostischen Irrtümern Anlaß gegeben, weil sie ähnliche Symptome aufweisen; Schwirren, Pulsation und Art der Entwicklung können jedoch die richtige Diagnose stellen helfen. Die sehr seltenen Fälle von arterio-venösen Aneurysmen des Halses zwischen der Carotis und der Vena jugularis am Hals weisen mehr oder weniger ähnliche Symptome auf wie diejenigen im Sinus cavernosus. Diagnostische Schwierigkeiten kann auch die Thrombose des Sinus cavernosus verursachen, weil sie auch Protrusio eines oder beider Augäpfel, starkes Lidödem und Stauungspapille hervorruft. Pulsation und Schwirren sind jedoch nicht vorhanden.

Mangels klinischen Materials konnten wir nie eine Hirnangiographie in Fällen von arterio-venösem Aneurysma versuchen. TERRY und MYSEL schlagen ihre Anwendung vor, MONRAD-KROHN konnte ein Arteriogramm bei Aneurysma carotido-cavernosum aufnehmen. Die traumatisch bedingten Aneurysmen dieser Art wurden zuerst von LÖHR angiographisch studiert. Das Blut wird im Sinus cavernosus zurückgehalten und fließt in die Richtung der Vena ophthalmica und entleert sich zum Teil durch den Sinus petrosus superior et inferior. LÖHR konnte durch die Angiographie zeigen, daß in einem seiner 4 Fälle das Blut auch in das Venensystem des Hirns einströmte, was jedoch selten geschieht. Das Blut staut sich im Sinus cavernosus, daher bleibt die injizierte Kontrastflüssigkeit dort liegen und folgt nicht dem gewöhnlichen Blutstrom der Carotis interna. Die aus dem Carotissyphon stammenden Arterien sieht man nur selten und dann stets sehr schlecht dargestellt, weshalb LÖHR meint, daß „daraus der Schluß gezogen werden kann, daß nur noch ganz geringe Mengen von Blut auf dem arteriellen Weg in die großen Gefäße des Gehirns abgeleitet werden". Auf Arteriogrammen sieht man das Thorotrast auch durch den Sinus petrosus superior in die Jugularis übergehen; es fließt auch zentrifugal durch die absteigenden Venen und durch die V. ophthalmica, entgegengesetzt dem normalen Blutstrom, der zentripetal zum Sinus cavernosus gerichtet ist. Die arterielle Blutversorgung der entsprechenden Hemisphäre wird sehr unzureichend, so daß der Kreislauf der gegenüberliegenden Seite zu Hilfe kommen muß. Da nicht das ganze arterielle System auf der Seite des Aneurysma betroffen ist, so entsteht gewöhnlich nicht der bei einigen Fällen von Verlegung der Carotis interna beobachtete schwere Symptomenkomplex. Doch kann man hier wieder die Betrachtungen, die ich im Kapitel VII über die A. communicans anterior und ihre Kalibervariationen und Erweiterungsmöglichkeiten angestellt habe, anwenden. Das Arteriogramm der dem Aneurysma gegenüberliegenden Seite, das die größere oder geringere Durchgängigkeit der Communicans anterior und demnach die Wirksamkeit des Kollateralkreislaufs anzeigt, kann zur operativen Indikationsstellung verwendet werden. *Der Schluß, den man daraus zu ziehen hat, ist, daß in Fällen mit Verdacht auf arterio-venöses Schädelbasisaneurysma stets die Arteriographie beider Seiten gemacht werden muß* (LÖHR). Stellt man fest, daß die arterielle Blutzufuhr aus der Carotis der gegenüberliegenden Seite durch die Communicans anterior gut ist, so ist der Operationserfolg sicher. Ich füge hinzu, daß, falls dies nicht zutrifft und falls es sich um einen jungen Menschen handelt, man den Eingriff hinausschieben soll, in der Hoffnung, daß die schwache arterielle Blutzufuhr zur Aneurysmaseite wenigstens teilweise das Leben dieser Hemisphäre aufrechterhält, so daß die A. communicans anterior sich inzwischen langsam erweitert und zuletzt schließlich das Defizit in der Blutversorgung der kranken Hemisphäre ausgleichen kann. Sind diese Voraussetzungen aber nicht gegeben, weil die Fistel zwischen Carotis interna und Sinus cavernosus zu groß ist, so daß nur ein geringer Teil des Blutes durch die Arterie fließt, oder weil das Alter des Kranken und besonders eine Arteriosklerose eine genügend rasche Erweiterung der Communicans anterior nicht zuläßt, so ist der sofortige oder sogar der spätere Eingriff, falls der Patient ihn überlebt, nicht von Erfolg begleitet.

Bei Aneurysmen infolge von Schädeltraumen kann die Hirnangiographie von der ersten Stunde an wertvolle Dienste leisten, indem sie den Weg angibt, den der Neurochirurg zu gehen hat (LÖHR).

DANDY gibt folgende Heilungsmöglichkeiten bei arterio-venösen Aneurysmen im Sinus cavernosus an: Spontanheilung; Heilung durch einfache Carotiskompression; durch Unterbindung der Carotis communis oder der Carotis interna; durch Unterbindung der Vv. orbitales, falls sie arterielles Blut führen; durch operativen Verschluß der Carotis oder der Fistel innerhalb des Schädels. Es geht über den Zweck dieses Werks hinaus, mich über diesen Gegenstand eingehender zu äußern. Ich möchte nur erwähnen, daß die von DANDY und LÖHR errungenen chirurgischen Erfolge dazu angetan sind, dem Neurochirurgen Anregung zu zweckmäßigen Eingriffen zu geben. Wie bei operativen Eingriffen an allen andern Aneurysmen, muß jeder Fall individuell betrachtet und bewertet werden. Daraus folgt dann die Wahl des therapeutischen Vorgehens, ob abwartend oder operativ und — in letzterem Fall — der Art des Eingriffs.

II. Hirnvaricen.

Varicen, sackartige oder knotige partielle Erweiterungen der Venen, sind bisher im Gehirn nicht diagnostiziert worden. Sie kommen jedoch, wenn auch nur äußerst selten, in diesem Organ und in der Pia mater vor. KAUFMANN erwähnt in seinem Lehrbuch der pathologischen Anatomie zwei durch die Sektion festgestellte Todesfälle infolge von Ruptur eines Hirnvarixknotens.

Auf unseren Phlebogrammen habe ich selten Varicen angetroffen, sie können jedoch mittels angiographischer Untersuchung diagnostiziert werden. An den oberflächlichen Venen des Gehirns sind sie nur ganz ausnahmsweise sichtbar; dabei bleibt man häufig im Zweifel, ob es sich tatsächlich um Varicen handelt, oder aber Venenäste, die senkrecht zur Filmebene dargestellt werden, so daß eine tatsächlich nicht bestehende varicöse Erweiterung vorgetäuscht wird.

Ich will nicht auf diese an Hand unserer Phlebogrammsammlung diagnostizierten Fälle eingehen, die noch einer Bestätigung bedürfen und außerdem von Patienten stammen, die keine auf die angenommenen Varicen zu beziehende Symptome aufgewiesen haben. 3 Fälle boten dagegen einen klinischen Befund, den wir auf die Ruptur eines Varixsacks zurückgeführt haben, einer mit Sitz in der Chiasmagegend, einer an der Vena Galeni, ein dritter an der Ampulla Galeni; ich werde nur die beiden ersten, die mir besser bewiesen zu sein scheinen, kurz anführen.

Fall XIII. *Wahrscheinlicher Varixknoten der Vena cerebri anterior.*

J. R., 23jähriger Mann, der im Mai 1935 ins Krankenhaus aufgenommen wurde. 8 Tage vorher fühlte er plötzlich einen heftigen Schmerz im oberen Teil des Kopfes ohne Erbrechen. Schwindel. Der Schmerz strahlte dann in den Nacken, die Schultern und den Rücken aus. Er war von Schüttelfrost begleitet, dann folgten Hitzegefühl und Schweißausbruch. Keine Krämpfe und keine Motilitätsstörungen. Gesichts- und Gehörsveränderungen traten nicht auf. Der Zustand besserte sich, aber am Tage vor der Aufnahme ins Krankenhaus traten die Kopfschmerzen wieder auf. Keine Syphilis. Alkoholabusus. Bei der Untersuchung Temperatur 38°, Puls 90, regelmäßig. Leichte Nackensteifigkeit; Motilität: Gleichgewichtsstörung beim Gehen. Reflexe: Radialis beiderseits abgeschwächt, Triceps-, Patellar- und Achillessehnenreflex aufgehoben, Bauchdecken- und Plantarreflexe normal, Hirnnerven normal. Sprache normal artikuliert. Psyche normal. Liquor xanthochrom, Pandy negativ, Zellen 11,9 im Kubikmillimeter. Wir diagnostizierten eine subarachnoideale Blutung.

Behandlung mit Kopf-Eisblasen und mit großen Joddosen. Eine Woche nach der Aufnahme fühlte er sich wohl und bat um Entlassung. Er hatte keine Kopfschmerzen mehr, ging ohne zu schwanken, hatte keinen Schwindel und die Sehnenreflexe unterschieden sich sehr von denen bei der ersten Untersuchung: beiderseits lebhafte Radialis-, schwache Tricepsreflexe, Patellarreflex rechts normal, links abgeschwächt, Achillessehnenreflexe aufgehoben.

Angiographie nach Liquoruntersuchung. Rechts: Arteriogramm normal; auf den Phlebogrammen der ersten und zweiten Phase ist der Kreislauf verspätet. *Links* ist das Arteriogramm normal. Auf dem Phlebogramm der ersten Phase sieht man noch viele Arterien, ein Beweis für die Erschwerung des Kreislaufs. Das Phlebogramm der zweiten Phase (Abb. 267) weist einen Fleck auf,

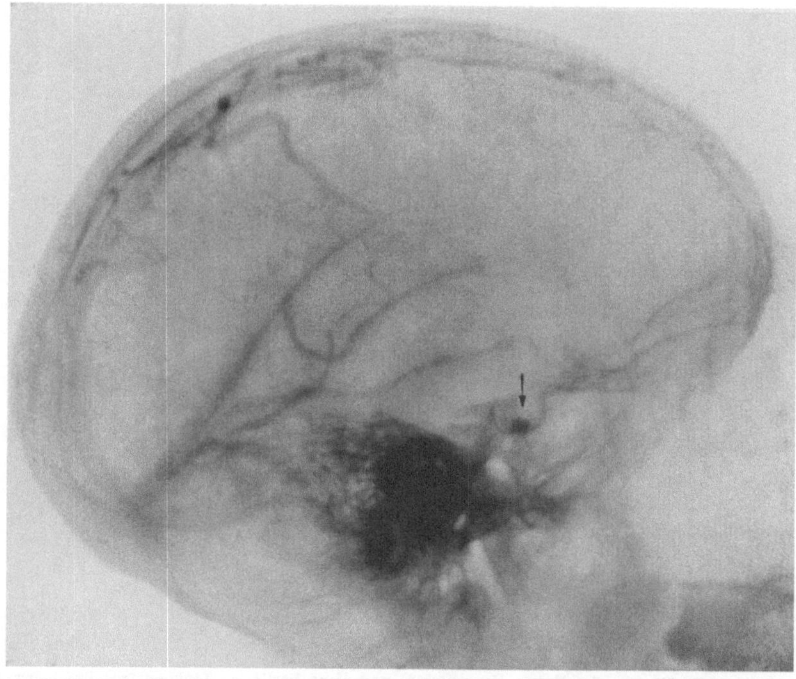

Abb. 267. Fall XIII. Wahrscheinlicher Varixknoten in der Vena cerebri anterior. Linksseitiges Phlebogramm der zweiten Phase. Venoser Fleck (→) einem sackartigen Varix der V. cerebri ant. entsprechend.

der sich auf die Sella turcica projiziert und einem sackförmigen Varixknoten der linken V. cerebri anterior oder des linken Abschnittes der V. communicans anterior entsprechen dürfte. Dieser Knoten blieb mit Kontrastflüssigkeit angefüllt, während der Abtransport des Blutes durch die anastomosierenden Venen des Gebietes und auf dem gewöhnlichen Weg durch die V. cerebri anterior, zur V. basilaris in die Ampulla Galeni erfolgte. Diese Vene ist auf dem Film nicht sichtbar. Weder auf dem Arteriogramm noch auf dem Phlebogramm der ersten Phase sieht man in diesem Gebiet irgendeinen Fleck, welcher dem auf dem Phlebogramm der zweiten Phase vorhandenen entsprechen könnte. Ein arterielles Aneurysma würde man auf dem Arteriogramm sehen; der entsprechende Fleck würde auch auf dem zweiten Film, auf dem nichts zu sehen ist, bestehen geblieben sein oder hätte sich gar verstärkt. Die Diagnose Varixknoten scheint daher sicher zu sein. Seine Ruptur hat die subarachnoideale Blutung, die vor allem durch die Liquoruntersuchung bestätigt wurde, verursacht.

Im folgenden Falle sieht man Hirnvaricen auf dem Phlebogramm noch deutlicher.

Fall XIV. *Varicen der linken V. Galeni und V. basilaris.*

P. D., 29jährige Frau. Wurde 1 Jahr vor der Aufnahme ins Krankenhaus wegen eines Mammaangioms (Amputation) operiert. 3 Jahre vorher trat plötzlich rechtsseitige Facialisparese mit Anästhesie im ganzen vom Trigeminus derselben Seite versorgten Hautgebiet auf. Nach einer Woche vergingen die Beschwerden. Die Aufnahme ins Krankenhaus erfolgte, weil das Sehvermögen sich zunehmend verschlechterte. Seit 3 Monaten besteht ein taubes Gefühl im Gebiet des rechten N. maxillaris superior. Dieses Gefühl nahm zu und erstreckte sich nach und nach auf das ganze Gebiet des N. maxillaris superior und

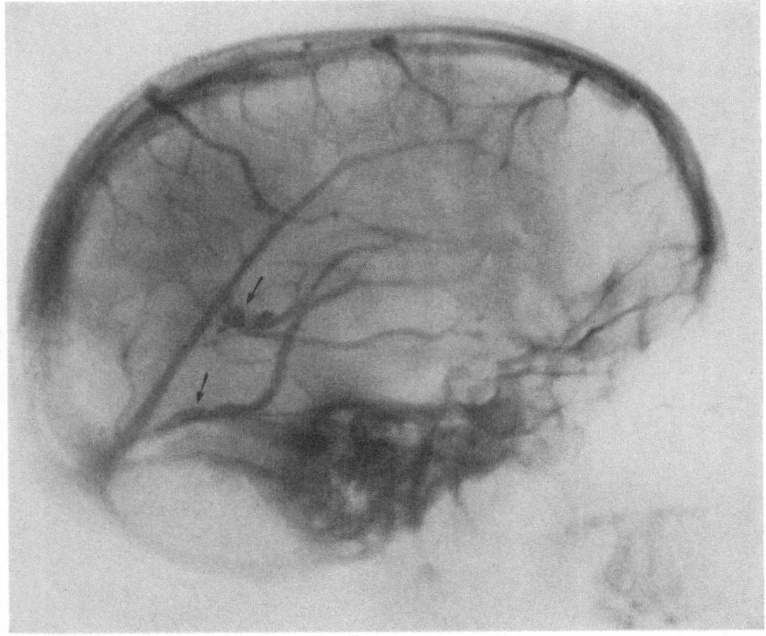

Abb. 268. Fall XIV. Varicen der linken Vena Galeni und Vena basilaris. Linksseitiges Phlebogramm der zweiten Phase. Varicen an den Einmundungsstellen der V. Galeni und V. basilaris in den Sinus rectus (→).

inferior und auf die rechte vordere Zungenhälfte. Patientin litt nie unter starken Kopfschmerzen oder Erbrechen. Keine syphilitische Ansteckung. Untersuchung: Normale Motilität. Normale Reflexe mit Ausnahme der Bauchdeckenreflexe, welche erloschen sind. Hirnnerven: Opticus: Großes zentrales Skotom rechts. Auf dieser Seite können auf 1 m Entfernung Finger gezählt werden. Links normales Sehvermögen. Augenhintergrundsbefund normal. Leichte Parese des Abducens rechts. Hypästhesie der Haut im Gebiet der rechtsseitigen Nn. maxillaris superior und inferior. Normaler Liquorbefund.

Angiographie: Rechts sind das Arteriogramm sowie die Phlebogramme der ersten und zweiten Phase normal. Links ist das Arteriogramm auch normal. Man sieht die A. cerebri posterior besonders deutlich hinter der Abgangsstelle der Communicans posterior. Auf dem Phlebogramm der zweiten Phase (Abb. 268) sieht man deutlich zwei Varixknoten an den Einmündungsstellen der V. Galeni und der V. basilaris in den Sinus rectus, welche leicht zu lokalisieren sind, wenn man dieses Phlebogramm mit dem entsprechenden der gegenüberliegenden Seite vergleicht. Wahrscheinlich war es eine Ruptur dieser Venen, die zweimal zu den Krankheitserscheinungen geführt hat, die die Patientin aufwies. Es darf nicht wunder nehmen, daß sich rechts Herdsymptome mit Einschluß des V. und VII. Hirnnerven im ersten Anfall und des V. und VI. im zweiten Anfall auf der rechten Seite entwickelt haben, während die Varicen links gelegen waren. Wenn diese Gefäßveränderungen sich auch an der linken V. Galeni und V. basilaris befanden, so hatten sie doch ihren Sitz an der Stelle des Zusammenflusses mit der Ampulla Galeni und dem Sinus rectus, also in der Mittellinie des Gehirns, gleich hinter dem Splenium. Die aus Varicen stammende Blutung konnte sich so gut nach der einen wie nach der anderen Seite entwickeln. In diesem Falle war es die rechte.

Kongenitale Hirnaneurysmen können nach REID bei Sitz in der hinteren Hälfte des Circulus Willisii durch die aus ihnen stammenden Blutungen Lähmungen des III., IV., V. und VI. Hirnnerves hervorrufen. Gleiches ist bei Varicen der Regio Galeni festzustellen, sobald sie zu Blutungen führen.

Da wir über keine Sektionserfahrungen verfügen, kann ich nicht umhin, größere Einschränkungen bezüglich der eben beschriebenen Fälle von Varicen zu machen. Die Beispiele sind aber klar genug, um nicht der Vergessenheit anheimgegeben zu werden. Indem ich die Aufmerksamkeit auch auf diese mittels der Hirnangiographie diagnostizierbare Art von Gefäßstörung lenke, füge ich hinzu, daß Hirnvaricen wenigstens in einigen Fällen behandlungsfähig sind, da Lage und Umfang mit größter Genauigkeit bestimmt werden können.

Neuntes Kapitel.

Hirnangiome.

Die sogenannten Hirnangiome sind verschieden benannt worden. Der Hauptgrund für dieses Auseinandergehen der Ansichten über ein anscheinend einfaches Problem liegt in der Auffassung der Ätiologie und Pathogenese dieser Gefäßveränderungen, die von einigen Autoren als Mißbildungen, von anderen als echte Neubildungen angesehen werden.

Die Hirnangiome lassen eine Reihe von Übergangstypen erkennen, angefangen von Fällen, in denen die Gefäße nur gewisse Anomalien in der Zusammensetzung ihrer Häute (z. B. Fehlen der Muscularis) ohne irgendwelche neoplastischen Wucherungsvorgänge aufweisen und bei denen zwischen den Gefäßen nur reife Glia- und Nervenzellen auftreten, bis zu solchen, bei denen die Unterscheidung von einem gefäßreichen Gliom schwierig sein kann. Am einen Ende der Reihe findet man Veränderungen, die zweifellos die Bezeichnung Mißbildung verdienen, am anderen echte Neubildungen.

Die Autoren stimmen indes in der Deutung dieser Tatsachen nicht miteinander überein. Diejenigen, die in den Angiomen Bildungen erblicken, die über eine einfache Fehlbildung hinausgehen, stützen sich hauptsächlich auf zwei Tatsachen, die, wie CUSHING und BAILEY sagen, ihnen den Charakter einer echten Geschwulst geben: nämlich Wucherungen der Zellelemente der Gefäßwand und Auftreten von unentwickelten Gliazellen zwischen den Gefäßen. Dies war die von VIRCHOW vertretene Ansicht. Sie wurde von HEINE, RIBBERT, SIMMONDS u. a. geteilt. Andere Autoren vertreten die Auffassung, daß es sich ausschließlich oder vorwiegend um kongenitale Mißbildungen handelt; andere wiederum halten sie für Geschwulst und Mißbildung zugleich — geschwulstartige Fehlbildungen — einiger deutscher Autoren (ENDERS, SCHMOLCK).

Solche Gefäßmißbildungen sind manchmal mit angeborenen Naevi der behaarten Kopfhaut kombiniert; aus diesem Grunde wird ihnen eine Entstehung in der Embryonalzeit zugeschrieben. Arbeiten von SABIN und STRECTER brachten neue Beiträge zum Studium der Entwicklung der Angiome. STRECTER beschreibt 5 verschiedene Perioden in der Entwicklung der Anpassung der Gefäße an die Umgebung, in der sie sich befinden. Angiome wären im allgemeinen Mißbildungen, die eine bestimmte Entwicklung hätten und in gewisser Weise ein geschwulstartiges Wachstum aufwiesen, das aber doch ganz anderen Gesetzen folgt, so daß eine Verwechslung mit echten Neubildungen unmöglich sei.

Beschränkt man sich auf angiographische Beobachtungen, so ist das Problem einfacher, denn hierbei haben wir es lediglich mit dem Sichtbarwerden der Gefäßanordnung in diesen Bildungen zu tun, die verschieden ist je nachdem sich die Anomalie vorwiegend arteriell, venös oder arteriell-venös entwickelt. In letzterem Falle wird das Capillarsystem stets in Mitleidenschaft gezogen und an seiner Stelle vorhandene abnorm weite Gefäße stellen die Verbindung zwischen beiden Systemen her. Das Blut strömt dann direkt aus den Arterien in die Venen, manchmal durch breite Verbindungen, ein Befund, den die Neurochirurgen sehr häufig beobachten und der ebenfalls auf Arteriogrammen erhoben werden kann. Diese Veränderung hat stets die Tendenz zuzunehmen, da die unmittelbare Übertragung des Arteriendrucks auf die Venen zu progressiver Erweiterung jener Verbindungen führt. Das arterielle Angiom neigt stets dazu, den Widerstand der Capillaren zu überwinden und sich in ein arterio-venöses Angiom zu verwandeln.

Angiome sind relativ selten, sie bilden 4% der intrakraniellen Geschwülste. In unserer Statistik ist der Prozentsatz geringer, was vielleicht davon herrührt, daß solche Kranke uns nicht sofort beim ersten Auftreten von Herderscheinungen zugeschickt werden. Da eine Steigerung des Hirndrucks erst spät auftritt, werden solche Patienten gewöhnlich entweder — bei entsprechendem Alter — als Arteriosklerotiker oder als Syphilitiker oder als Epileptiker angesehen, und in diesem Sinne einer langdauernden Behandlung unterzogen. Es ist möglich, daß dies für andere Länder nicht zutrifft und daß sich daher für Portugal ein geringerer Prozentsatz ergibt, nämlich von 1% unter Ausschluß der Aneurysmen.

Hirnangiome sind gewöhnlich auf Röntgenaufnahmen des Schädels unsichtbar, ausgenommen in den seltenen Fällen, bei denen eine Gefäßverkalkung besteht, die dicht genug ist, um im Röntgenbild einen Schatten zu geben, der sich von demjenigen der Schädelknochen abhebt.

Auch die neurologische Untersuchung gestattet, so sorgfältig sie auch sein mag, in den meisten Fällen keine Differentialdiagnose zwischen einer Neubildung und einem Hirnangiom. Andererseits gibt es Fälle, bei denen auch die Unterscheidung eines Aneurysmas von einem Angiom schwierig ist. Stets wird die Angiographie die Art des Leidens deutlich zeigen.

CUSHING weist auf zwei klinische Symptome hin, welche er bei der Diagnose von arteriellen Angiomen als besonders wertvoll betrachtet: das Geräusch und die Zunahme des extrakraniellen Gefäßnetzes. Außer diesen besonderen Symptomen sind noch die den Hirntumoren eigenen und vor allem die Hirndrucksteigerung zu verzeichnen. Pulssynchrome Gefäßgeräusche kommen nicht·ausschließlich bei Hirnangiomen vor, auch nicht nur bei Angiomen und Aneurysmen. So kann z. B. ein Geräusch vom Typus des rhythmischen Gefäßgeräusches auftreten, wenn ein Tumor eine weite Arterie komprimiert, wie das von HENNING und anderen Autoren festgestellt werden konnte. Auch bei sehr gefäßreichen Geschwülsten kann es vorkommen, CUSHING sah es bei Meningiomen, MEYER bei Gliomen usw. Schließlich wurde ein solches Geräusch auskultatorisch bei atheromatösen Erweiterungen der Hirnarterien, wie ALLOCO das beschreibt, wahrgenommen. Es scheint jedoch, daß die Geräusche in diesen Fällen gewöhnlich nicht so stark sind wie bei Hirnangiomen.

Das andere von CUSHING beschriebene Symptom, die Zunahme der extrakraniellen Gefäßversorgung, zu der noch die von ihm ebenfalls als wichtig bezeichnete Erweiterung einer oder beider Carotiden hinzukommen kann, ist bei vielen Kranken nicht vorhanden. Nur in besonderen Fällen ist das extrakranielle Gefäßnetz verstärkt. CUSHING selbst betrachtet dieses Symptom als weniger konstant als das Geräusch bei Schädelauskultation.

Eine Erweiterung der Carotiden ohne Vorliegen eines Angioms kann bei Arteriosklerotikern angetroffen werden, ferner bei Kranken, bei denen die Carotis der einen Seite eine abnorm starke Entwicklung aufweist, die der Aufnahme einer größeren Menge Blutes dient, wodurch die unzulängliche Blutversorgung der gegenüberliegenden Hemisphäre ausgeglichen wird. Von anderen Symptomen darf eines nicht vergessen werden, obwohl es nicht den Angiomen allein eigen ist: Die Usurierung des Knochens bis zum Bersten. Ich werde bald einen derartigen Fall beschreiben. Der durch den Knochen nach außen getretene Teil des Tumors kann durch Druck leicht zurückgedrängt werden. Diese Erscheinung stellt, wenn sie vorhanden ist, eine wertvolle Ergänzung des genannten Symptoms dar.

Diese Fälle kommen selten vor und sind einer Behandlung kaum zugänglich, da die Erkrankung meist schon sehr fortgeschritten ist. Wichtig ist eine frühzeitige Diagnose.

Aus dieser gedrängten Aufzählung, der ich noch die Allgemeinsymptome hinzufügen könnte, kann man entnehmen, daß uns ein diagnostisches Mittel fehlte, welches, rechtzeitig angewandt, nützliche Hinweise für die zu wählende Therapie liefern könnte. Diese Lücke hat die Hirnangiographie in entscheidender Weise ausgefüllt. Hierüber sind sich alle einig, und was ich über den Wert der Angiographie bei der Diagnose der Aneurysmen gesagt habe, trifft hier ebenfalls zu. Die Hirnangiographie läßt Sitz und Art der Erkrankung mit Sicherheit feststellen.

Hirnangiome können an den verschiedensten Hirnarterien oder -venen entstehen, ihr häufigster Sitz ist jedoch in dem weiten von der SYLVIschen Gruppe versorgten Gebiet. Es gibt ziemlich komplizierte Fälle (LAWRENCE JACQUES), bei denen sich Arterien verschiedener Hirnabschnitte an ihrer Bildung beteiligen. Ich teile diese Gefäßveränderungen in Übereinstimmung mit BERGSTRAND, OLIVECRONA und TÖNNIS in Telangiektasien, arterielle, venöse und arterio-venöse Angiome, die STURGE-WEBER-KRABBESche Krankheit und venöse Angiome der Dura mater ein.

Telangiektasie ist eine allgemeine für Gefäßstörungen angewandte Bezeichnung, deren Bedeutung CUSHING und BAILEY treffend angegeben haben.

Die · Autoren beschränken diesen Ausdruck auf geringfügige Veränderungen besonders der Capillaren, welche auf der Haut beobachtet werden und gleichfalls im Gehirn angetroffen werden können. Nach VIRCHOW ist der Boden des IV. Ventrikels ein bevorzugter Sitz für diese Bildungen, desgleichen der obere Abschnitt der Brücke, wie unter anderen die Fälle von VIRCHOW, ENDERS, CLAUDE und LOYEZ, LAFORA, WIRGMAN, LEYSER usw. zeigen. Seltener sind sie in anderen Hirnregionen (HUEBSCHMANN und CREITE) und im verlängerten Mark (HADLICH) anzutreffen. Telangiektasien sind sehr seltene Störungen. Ich besitze keine angiographische Erfahrung über Fälle solcher Gefäßmißbildungen, bin aber überzeugt, daß die angiographische Untersuchung keine verwendbaren diagnostischen Hilfsmittel liefern kann, angesichts des geringen Gefäßvolumens und der besonderen Gestaltung dieser Gebilde. Ein Gleiches kann ich von der LINDAUschen Krankheit sagen.

Auf angiographischem Gebiet ist besonders das Studium der eigentlichen Angiome wichtig. Mögen diese arterieller, venöser oder arterio-venöser Natur sein, stets werden die Gefäße durch den Eintritt von Kontrastflüssigkeit sichtbar gemacht, es wird dabei nicht nur das Gebilde, welches dem Angiom entspricht, dargestellt, sondern man kann auch die Gefäße, die es bilden, unterscheiden und die größere oder geringere Kontinuität zwischen Arterien und Venen erkennen. Volumen, Gefäßbeziehungen und Ausbreitung von Hirnangiomen sind auf Arteriogrammen sehr deutlich zu erkennen; so gut und sogar noch besser als beim operativen Eingriff, bei dem das Gefäßnetz niemals vollkommen untersucht werden kann, und stets weit besser als bei der Sektion, bei der der Turgor der Gefäße teilweise verloren geht.

Beim Studium der Angiome muß man immer die Phlebographie in Anwendung bringen, da sie uns über die Fortbewegung des Blutes Auskunft gibt. In der Tat verschwindet bei den Angiomen die Kontrastflüssigkeit durch die breiten arterio-venösen Verbindungen sehr rasch und ist deswegen auf den Arteriogrammen nicht mehr zu sehen. Dadurch unterscheiden sich die Angiome von den Meningiomen, bei denen die Capillarphase manchmal sehr stark sichtbar und langdauernd ist.

In der Benennung der Angiome herrscht eine gewisse Verwirrung; es wäre zweckmäßig, sie zu vereinfachen. Arterienangiome werden mit verschiedenen Namen belegt, wie *Angioma racemosum, Angioma cirsoides, Angioma plexiforme, Haemangioma racemosum arteriosum* usw. Für venöse Angiome werden Bezeichnungen wie *serpentinöse Varicen, Tumor venosus vascularis, Angioma venosum von racemösem oder cirsoidem Typus* usw. benutzt. Arteriovenöse Angiome, die häufigsten von allen, sind mit ähnlichen mehr oder weniger komplizierten Namen bezeichnet worden. Der Auffassung von CUSHING und BAILEY folgend, ziehe ich vor, diese Gefäßveränderungen allgemein als *Angiome* zu bezeichnen, wie es zuerst KRAUSE getan hat, und die nähere Bezeichnung arteriell, venös oder arterio-venös je nach Lage des Falls hinzuzufügen.

Das aus großen Bluträumen ohne Zwischenschaltung von Nervensubstanz bestehende kavernöse Angiom, das nach Umfang und Gestaltung diese Bezeichnung mit Recht trägt, ist sehr selten. Es läßt sich auch in die allgemeine von mir angenommene Nomenklatur unter Hinzufügung eines entsprechenden kennzeichnenden Zusatzes einreihen.

Aus meiner Erfahrung und aus der Beobachtung von anderen Autoren veröffentlichter Arteriogramme von Hirnangiomen schließe ich, daß am häufigsten arterio-venöse Angiome beobachtet werden, während arterielle selten, venöse noch seltener sind. Von letzteren sind einfache Hirnvaricen zu trennen; diese stellen Erweiterungen von Venen dar; in ihrer Form und Verteilung sind sie mit Aneurysmen an Arterien vergleichbar. Sie haben jedoch nicht die charakteristische Eigenschaft der Angiome, sich in einen bestimmten Lebensabschnitt, unter steter Neubildung von Gefäßen, immer weiter zu entwickeln.

Arterielle Angiome.

VIRCHOWs und BERGSTRANDs pathologisch-anatomische Beobachtungen lassen keinen Zweifel hinsichtlich des Vorkommens von arteriellen Angiomen. Diese dürften jedoch sehr selten sein. Sie sollen ausschließlich von Arterien, ohne die geringste Mitbeteiligung des Capillarnetzes gebildet sein. Letzteres hätte keine Erweiterung erfahren und das arterielle Angiom wäre, wie ALMEIDA LIMA sagt, ein Aneurysma, bei dem die ursprüngliche Mißbildung einen größeren Teil der Gefäßwand einnimmt als bei den gewöhnlichen sackförmigen Aneurysmen. Wie pathologisch-anatomische Forschungen zeigen, rechtfertigt der histologische Bau der diese Art von Angiomen bildenden Gefäße die Behauptung, daß sie aus Arterien bestehen, obwohl ihre Scheiden manchmal in hohem Grade verändert sind. Auf jeden Fall haben sie keine blastomatösen Eigenschaften. Arterielle Angiome werden gewöhnlich von einem Knäuel gewundener und erweiterter Arterien gebildet, die einen gemeinsamen Stamm von normaler Struktur haben und ebenfalls mit einer normalen Arterie enden. Diese Fälle sind nur bei Sektionen angetroffen worden, ich selbst besitze keinen, der hier eingereiht werden könnte, auch aus der umfangreichen Kasuistik mit Hirnangiographie untersuchter Angiome ist mir keiner bekannt. In einigen Fällen scheinen jedoch die Angiome nur dem arteriellen Netz zu entsprechen (Abb. 277), sie müssen aber dann als Vorstufe von arterio-venösen Angiomen betrachtet werden.

Venöse Angiome.

Eine charakteristische Eigenschaft trennt diese Angiome von den arterio-venösen: sie pulsieren nicht und es befindet sich kein arterielles Blut in ihnen. Sie werden von mehr oder weniger umfangreichen Knäueln erweiterter und geschlängelter Venen gebildet, wodurch diese Angiome sich von einfachen Varicen unterscheiden. Es handelt sich im Beginn um eine Mißbildung, die mit der Entwicklung eines Netzes von venösen Gefäßen endet, und sich dann wie ein „Tumor" verhält. Man trifft sie in den oberflächlichen Hirnregionen, und zwar vorzugsweise in der Gegend der Fissura Sylvii (Abb. 269, von TÖNNIS), des Chiasmas und der Hirnbasis. Auch an der Dura mater wurden sie gefunden (TÖNNIS, RÖTTGEN) (Abb. 270, von TÖNNIS), wo sie neben dem hinteren Teil des Sinus longitudinalis superior häufiger vorzukommen scheinen. Diesbezüglich schreibt ALMEIDA LIMA: „Ungemein häufig sind kleine venöse Mißbildungen neben dem Sinus longitudinalis superior, ein Zeichen einer Abweichung in der embryologischen Entwicklung. Fast immer verursachen sie Dellen an der Innenfläche des Schädels, mit welcher sie in Berührung kommen, deren Bedeutung man vor Augen haben muß, wenn man nicht röntgendiagnostisch Fehler begehen will. Zwischen diesen häufig von mir beobachteten Veränderungen und den echten venösen Angiomen scheint mir nur ein quantitativer Unterschied zu bestehen. Viele dieser Fälle treten klinisch nicht in Erscheinung.

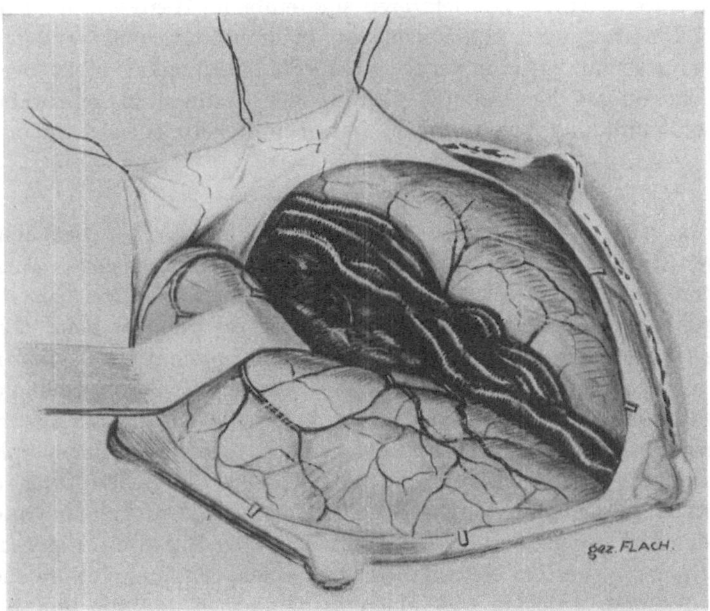

Abb. 269. Fall von Tönnis. Venöses Angiom der Gegend der Fissura Sylvii.

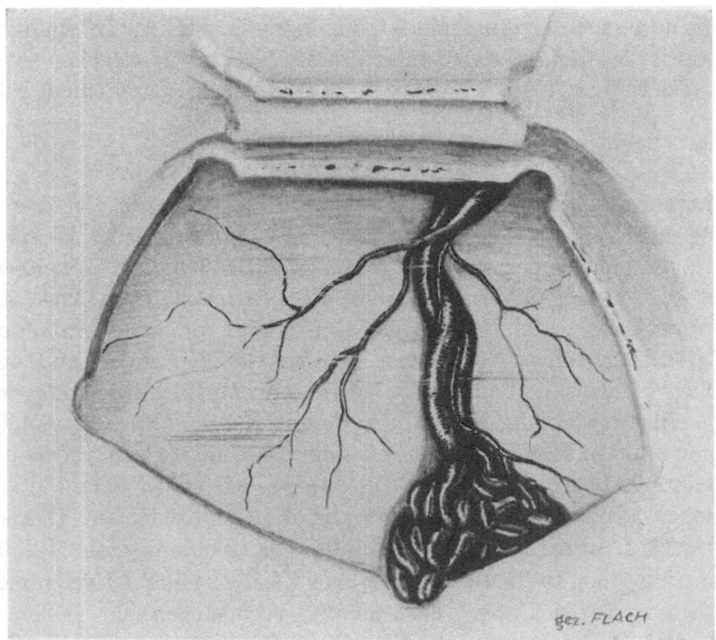

Abb. 270. Fall von Tönnis. Venöses Angiom der Dura mater.

Liegen krankhafte Störungen vor, so handelt es sich um uncharakteristische Herdsymptome, die nichts über die Ätiologie aussagen."

Venöse Angiome sind durch normale Capillaren von den Arterien getrennt. Daher kann man nur an Hand des Phlebogramms der ersten und besonders der zweiten Phase, auf dem die Füllung des Venennetzes vollständig ist, die Veränderung diagnostizieren. Bei Gegenüberstellung der Phlebogramme mit dem Arteriogramm sieht man den veränderten Kreislauf in der Angiomgegend. TÖNNIS sagt: „Die Sicherstellung der Diagnose ist auch hier nur durch die röntgenologische Gefäßdarstellung (Phlebographie) zu erzielen."

Ich selbst besitze keinen Fall dieser ungewöhnlichen Art von Angiomen, ich kenne nur die von TÖNNIS beschriebenen. Die Gefäße, die die venösen Angiome bilden, haben dünne, leicht zerreißliche Wände; daher werden sie von einzelnen Autoren, welche befürchten, daß noch vor Ausführung der Unterbindung eine tödliche Blutung eintreten könnte, als inoperabel betrachtet. Eine weitere Gefahr besteht darin, daß die Entlastung, welche entsteht, wenn der Knochenlappen abgehoben wird, eine schwer zu stillende Blutung hervorruft, bevor irgendein direkter Eingriff am Angiom möglich ist. Aus diesem Grunde ist es nötig, daß vorher eine sichere Diagnose gestellt wird, damit ein Eingriff mit katastrophalem Ausgang vermieden und die Röntgentherapie, die für solche Fälle empfohlen worden ist, in die Wege geleitet werde.

Arterio-venöse Angiome.

Diese Angiome sind sicherlich weit häufiger als alle anderen innerhalb des Schädels anzutreffenden Formen. Aus diesem Grunde sollten sie viel gründlicher bearbeitet werden, zumal bereits eine große Anzahl von chirurgischen Eingriffen mit günstigem Erfolge zu verzeichnen sind.

Einige eigene Fälle sowie solche anderer Autoren werden den Wert der Hirnangiographie bei der Diagnose dieser Gefäßveränderungen veranschaulichen.

Fall I. *Großes Angiom des rechten Frontal- und Parietallappens.*

F. R., 29jähriger Mann, der im November 1931 ins Krankenhaus aufgenommen wurde. Weder Syphilis noch Alkoholismus. Als Kind erlitt er ein Trauma, ein Stein schlug auf die linke Scheitelgegend auf, ziemlich weit entfernt vom augenblicklichen Krankheitsherd. Im Oktober 1930 Gesichtsverdunkelungen, welche mehrmals am Tage auftraten, ohne daß er dabei hinfiel oder an Schwindel litt, gleich darauf konnte Patient seine Arbeit wieder aufnehmen. Bis Ende des Jahres war das die einzige Störung. Im März 1931 traten *epileptische* Anfälle auf, welche durch Zuckungen der linken Gliedmaße und der linken Gesichtshälfte eingeleitet wurden. Er behielt vorübergehend eine leichte Parese dieser Seite zurück. Die Anfälle wiederholten sich haufig und zuletzt blieb eine Halbseitenlähmung bestehen, die ihn jedoch nicht am Gehen und an der Ausführung leichter Arbeiten hinderte. Ende Juni nahm die Sehschärfe ab bis zu völliger Erblindung, die am 27. August im Anschluß an einen stärkeren epileptischen Anfall eintrat. Anfang Oktober konnte er noch mit Unterstützung gehen. Allgemeine epileptische oder von Bewußtseinsverlust begleitete Anfälle waren nie aufgetreten. Über Kopfgeräusche hatte er nie geklagt. Nie Erbrechen. Keine Kopfschmerzen bis September 1931. Damals trat heftiger Kopfschmerz in der Kranznahtgegend auf, welcher einen ganzen Tag anhielt. Durch diesen lokalen Schmerz veranlaßt, tastete er die betreffende Gegend ab und entdeckte eine Geschwulst, deren ständige Entwicklung er weiter verfolgte. Bei der Untersuchung im Dezember 1931 gab der Kranke an, daß der Tumor doppelt so groß sei wie zur Zeit, als er ihn entdeckte. Nach dem Schmerzanfall im September litt er einige Male an Kopfschmerzen, welche stets im Bereiche des Tumors ausgesprochener waren.

Die Röntgenaufnahme des Thorax ergab eine mäßige Vergrößerung des Herzens und eine Verbreiterung der Aorta. Verstärkter zweiter Aortenton. Puls rhythmisch, 86 in der Minute. Blutdruck: Max. 15,5, min. 7. Temperatur gewöhnlich normal, steigt zuweilen bis 37,6 an. Von der Seite aus betrachtet, scheint der Kopf im ganzen an Umfang zugenommen zu haben; seine Haut war leicht rötlich verfärbt, diese Verfärbung wechselte bei Lageveränderungen und Gemütsbewegungen ihre Intensität. In der Kranznahtgegend befand sich ein mandarinengroßer Tumor, dessen am meisten nach außen hervortretende Stelle etwa 1,5 cm rechts von der Sagittalfurche gelegen war (Abb. 271). Die behaarte Kopfhaut, welche den Tumor bedeckte, war normal dick. Man konnte eine wenig ausgedehnte, schwache Pulsation sehen und noch deutlicher tasten. Die Geschwulst, welche den Schädelknochen zerstört und durchsetzt hatte, war weich und schmerzlos; sie ließ sich von der fast kreisrunden Perforationsstelle aus reponieren und hatte einen Durchmesser von fast 3 cm. Weite Venen strahlten von beiden Seiten des vorderen Abschnittes dieses zentralen Gebildes aus und verliefen besonders zu den Schläfengegenden hin, wo sie verschwanden. Dies Gebiet hatte das Aussehen von weichen Kissen, welche sich bei leichtem Druck entleeren ließen. Bei Nachlassen des Drucks füllten sie sich von neuem mit Blut an, so daß man den Eindruck hatte, daß ein engmaschiges Venennetz unter der behaarten Kopfhaut vorhanden sei. Diese Venen, selbst die stärkeren Stämme, wiesen keinerlei Pulsation auf. Kompression an entfernterer Stelle, besonders der

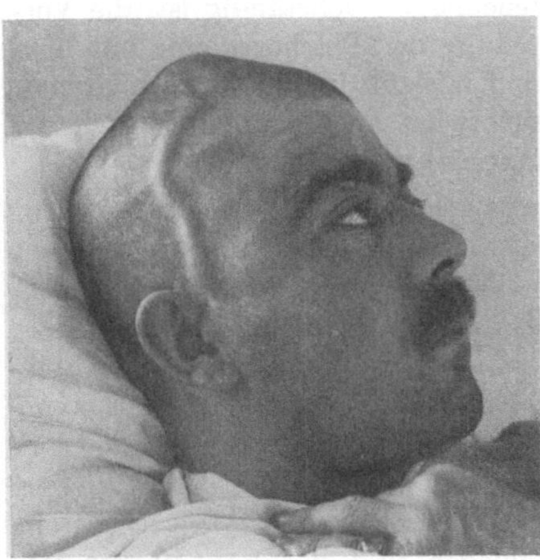

Abb. 271. Fall I. Großes arterio-venöses Angiom des rechten Frontal- und Parietallappens. Durch Kompression der Jugularis gut dargestellte oberflächliche Vene.

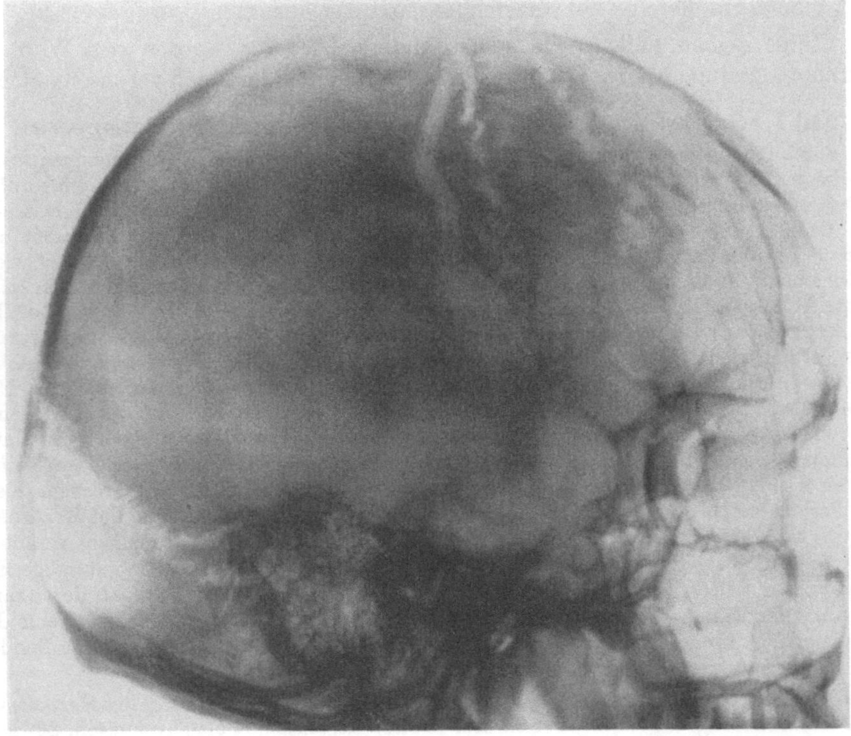

Abb. 272. Derselbe Fall wie auf Abb. 271. Röntgenbild mit weiten Gefäßfurchen und Usur des Schädeldaches.

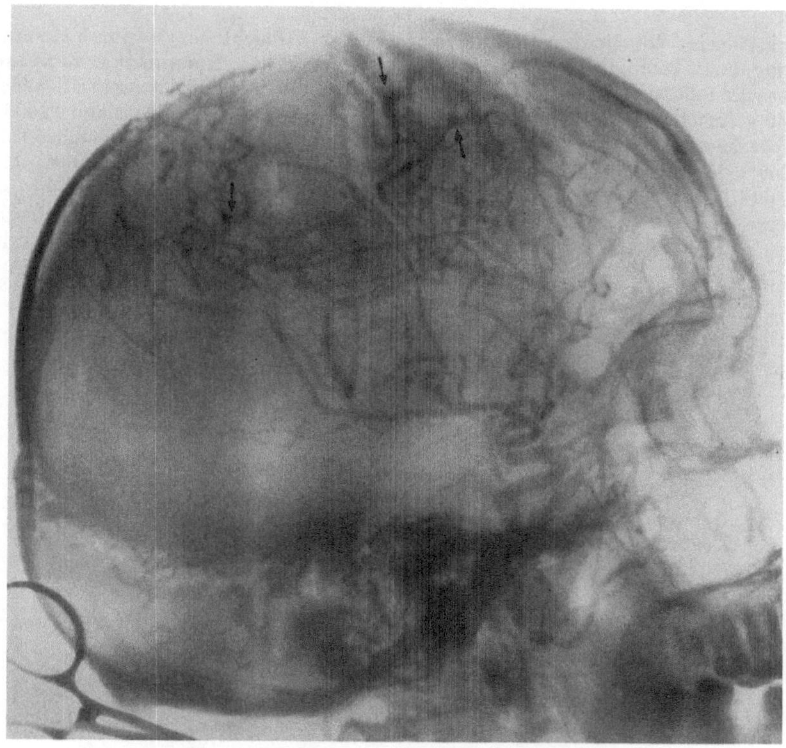

Abb. 273. Derselbe Fall wie auf Abb. 271 und 272. Rechtsseitiges Arteriogramm.
SYLVISche Gruppe nach unten verlagert. Aus Ästen der SYLVISchen Gruppe und der A. cerebri ant.
gebildetes ausgedehntes Arteriennetz in Verbindung mit einem deutlichen Venennetz (→).

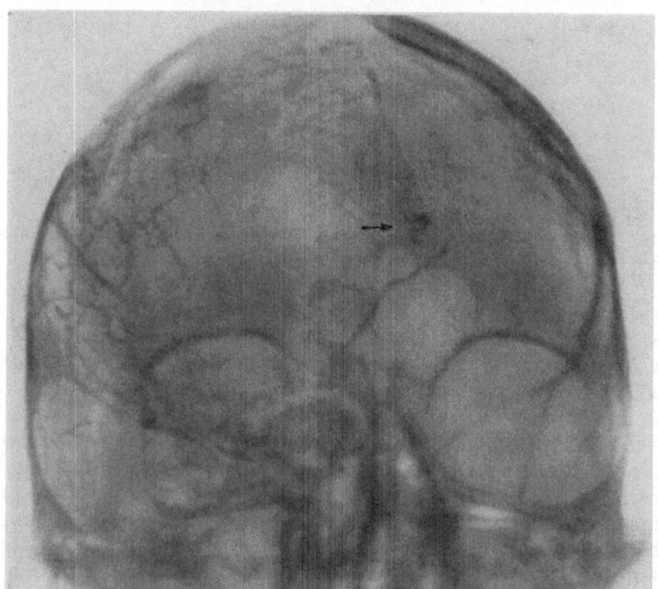

Abb. 274. Derselbe Fall wie auf Abb. 271—273. Rechtsseitiges anteroposteriores Arteriogramm.
Gefäßnetz des Angioms. Verlagerung der Arterien der Mittellinie (A. cerebri ant.,
Pericallosa und·callosomarginalis) nach links.

Jugularis, rief eine Volumenzunahme hervor. Auf Abb. 271 sieht man die durch Kompression der V. jugularis bedingte Erweiterung einer V. temporalis. Kompression der Carotiden schwächte die Pulsation deutlich ab. Bei sorgfältigster Auskultation des ganzen Schädels war nicht das geringste Geräusch zu hören. Blutuntersuchung: 5930000 rote und 12000 weiße Blutkörperchen, bei normalem Blutbild. Einfache Röntgenaufnahme des Schädels (Abb. 272) ergibt durch die Gefäße gebildete Furchen, wobei zu beachten ist, daß einige auf der äußeren Schädeloberfläche gelegen sind; eine von diesen, auf der rechten Seite, war auch tastbar. Am oberen Teil des Schädels sieht man einen Knochendefekt, aus dem die Geschwulst herausragt; am Rande dieses Defekts ist der Knochen porotisch. Motilität rechts erhalten.

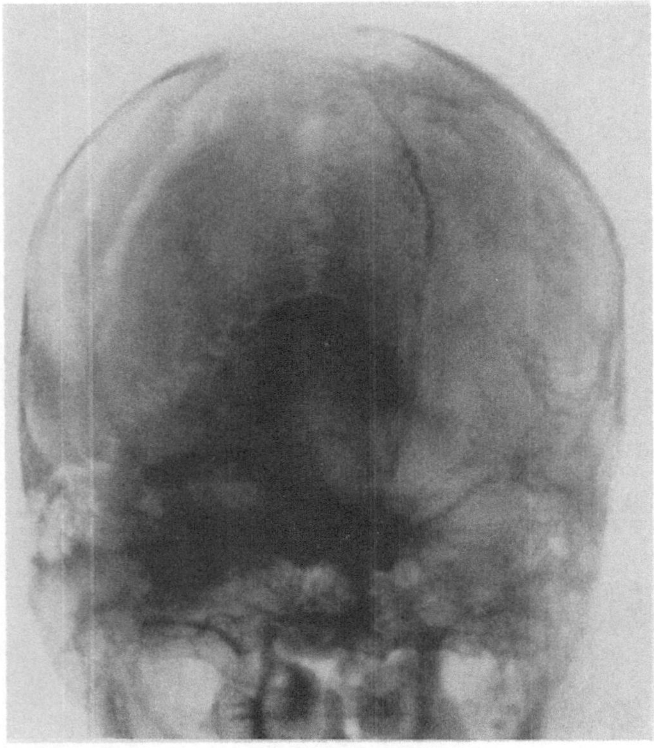

Abb. 275. Derselbe Fall wie auf Abb. 271—274. Linksseitiges anteroposteriores Arteriogramm. Aus den nach links verlagerten Arterien der Mittellinie entspringen Gefäße, die zu dem Angiom verlaufen.

Links Halbseitenlähmung mit Facialisparese von zentralem Typus. Die Bewegungen der oberen Extremität beschränken sich auf eine schwache Adduktion des Oberarms und Flexion des Unterarms, die der unteren Extremität auf Flexion des Oberschenkels. In beiden Gliedmaßen besteht eine Kontraktur, die in der unteren ausgesprochener ist; es besteht eine fast undressierbare Spitzfußstellung des Fußes. Der Patient konnte nicht gehen und sich nicht aufrecht halten. Sehnenreflexe an den oberen und unteren Gliedmaßen links lebhafter. Patellar- und Fußklonus links. Bauchdeckenreflexe links aufgehoben, rechts normal. Die oberflächlichen und tiefen Cremasterreflexe sind links nur angedeutet, bei Auslösung derselben starke Reaktion auf der gegenüberliegenden Seite; rechts sind sie normal. Oberflächensensibilität links, besonders im Bein, für alle Qualitäten herabgesetzt. Die Tiefensensibilität ist nicht so weitgehend beeinträchtigt. Hirnnerven: Beiderseits Anosmie. Amaurose. Sekundäre Opticusatrophie beiderseits. Keratitis neuroparalytica links. Cornealreflex links aufgehoben. Psyche normal.

Schon vor der arteriographischen Untersuchung war die Diagnose eines arterio-venösen Angioms klar. Die Geschwulst, welche die Schädelwand zerstört hatte und über die behaarte Kopfhaut gewuchert war, wo sie eine tastbare, pulsierende, reponierbare Masse bildete, konnte nur eine Gefäßgeschwulst sein. Knochenzerstörende Meningiome haben eine solide Basis und können nicht reponiert werden, wenn sie auch noch so gefäßreich sind. Andererseits fehlte zwar das Geräusch, auf das Cushing so viel Wert legt, das aber in diesem Falle nach erfolgter Usurierung des Schädels verschwunden sein konnte, weil das arterielle Blut leicht den Abfluß durch die Venen fand, dagegen war das andere

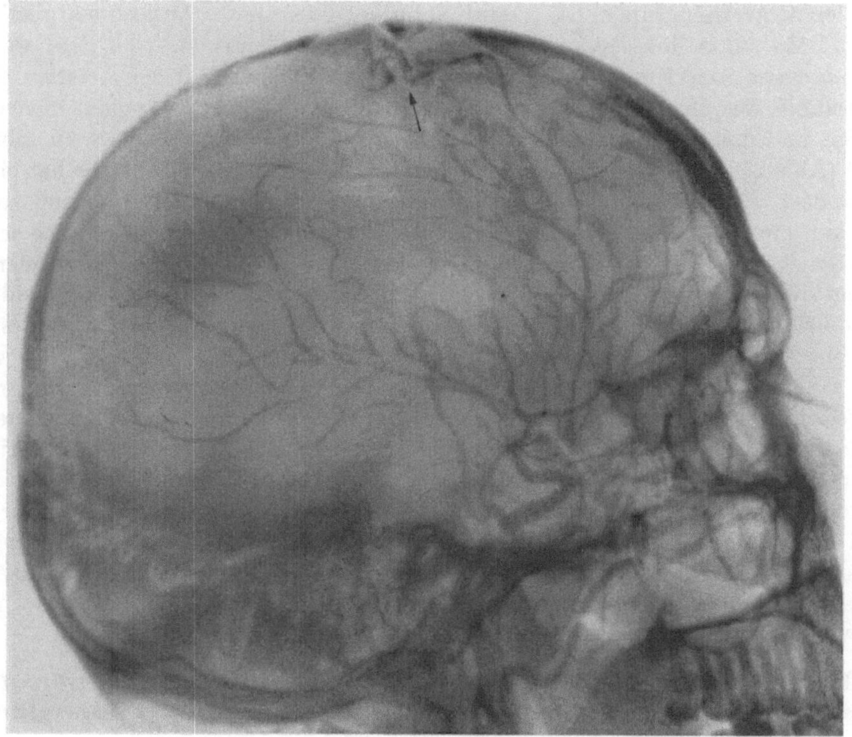

Abb. 276. Derselbe Fall wie auf Abb. 271—275. Linksseitiges Arteriogramm.
Die A. cerebri anterior gibt Äste zum Angiom.

von dem genannten amerikanischen Autor beschriebene Symptom sehr ausgeprägt: Das Gefäßnetz außerhalb des Schädels war sehr auffallend, vor allem, wenn die Jugularis komprimiert wurde (Abb. 271).

Arteriographische Untersuchung: Damals (im Dezember 1931) konnten wir die Phlebographie, die uns in diesem Falle ausgezeichnete Dienste erwiesen hätte, noch nicht ausführen. Auf dem rechten seitlichen Arteriogramm (Abb. 273) sieht man ein ausgedehntes Arteriennetz, das aus einigen Ästen der A. Sylvii und der A. cerebri anterior entspringt und mit einem ziemlich gut sichtbaren Venennetz in Verbindung steht; man bemerkt ferner Arterien- und Venenerweiterungen und Verbindungen unter diesen Gefäßen. Die Sylviische Gruppe ist in ihrem mittleren Abschnitt nach unten verlagert. Das linksseitige Arteriogramm bietet ein anderes Bild, aber das hier sichtbare Gefäßnetz beteiligt sich auch an dem Vorgang und an seinem oberen Teil sind arterio-venöse Verbindungen zu sehen. Die Arterien der SYLVIschen Gruppe und die Pericallosa zeigen eine Anordnung, die auf eine Erweiterung des Ventrikels auf derselben Seite hinweist.

Bei demselben Patienten gelangen uns auch antero-posteriore Arteriogramme beider Seiten. Auf dem der rechten Seite (Abb. 274) sieht man zu einem Netz verknäulte Arterien, die von der SYLVIschen Gruppe ausgehen und nach der Mitte zu verlaufen, wo Gefäße aus der A. cerebri anterior derselben Seite hinzukommen. Im oberen Teil sieht man einige Venen, die weniger deutlich sind als auf dem seitlichen Arteriogramm. Man beobachtet eine Abweichung der mittleren Arteriengruppe (A. cerebri anterior, Pericallosa, Calloso-marginalis) nach links. Das linksseitige antero-posteriore Arteriogramm (Abb. 275) weist ein normales Arteriennetz auf, ausgenommen den oberen Teil der Arterien der Mittellinie, aus dem eine Reihe von Gefäßen stammt, die zum Angiom hin verlaufen und die auf dem linksseitigen seitlichen Arteriogramm besser zu sehen sind (Abb. 276). Die Lage dieser Gefäße in der Mittellinie des Schädels hat sich verändert, sie bilden nun eine nach rechts konkave Kurve mit Richtung zum Angiom hin. Das eben beschriebene arteriographische Bild könnte an eine sehr gefäßreiche Geschwulst der rechten Seite, besonders an ein Meningiom, erinnern. Wenn dies zutreffen würde, müßte es sich um eine Kombination zweier Leiden handeln, da das allgemeine klinische Bild und die neurologischen Symptome für ein Angiom sprachen. Auch ein Glioblastom, eine Geschwulstart, die, wie wir sahen, ebenfalls derartige arterio-venöse Verbindungen aufweisen kann, war angesichts der Entwicklung und Dauer der Erkrankung nicht anzunehmen. Eine Besonderheit dieses Falls stellt die ausgedehnte Beteiligung der Arterien dar; eine solche jedoch haben wir auch bei anderen Fällen festgestellt. Es wurde eine Unterbindung der rechten Carotis interna vorgenommen, wodurch sich das Volumen des äußeren Tumors verkleinerte, und eine Röntgenbehandlung angeschlossen. Der Patient wurde gebessert aus dem Krankenhaus entlassen. Diesen Fall habe ich gemeinsam mit CANCELA DE ABREU und CANDIDO DE OLIVEIRA in der *Revue Neurologique* 1932 veröffentlicht.

Fall II. *Multiple Angiome. Großes arterio-venöses Angiom des Fronto-Parietallappens und der interhemisphärischen Gegend. Zwei Aneurysmen des unteren Abschnittes des Carotissyphons.*

R. P. I., 35jährige Frau, deren Eltern Vetter und Cousine waren. Die Aufzeichnung wurde am 3. November 1933 gemacht. Vor 5 Jahren bemerkte die Patientin, daß die linke Gesichtshälfte einschlief und gleichzeitig die Kraft in der oberen linken Extremität abnahm; diese Erscheinungen waren aber vorübergehend. Ein Jahr später epileptischer Anfall, der in der linken Hand begann und mit klonischen Zuckungen des Arms, Abweichung des Gesichts nach links und Bewußtseinsverlust einherging. In kurzen Abständen wiederholten sich die Anfälle 2 Wochen lang. Dann folgte eine dreijährige Pause, während welcher keine Anfälle auftraten und die Patientin sich wohlfühlte. Vor einem Jahr traten Anfälle mit gleichen Erscheinungen wie vorher auf, im Beginn kamen sie einmal, später zwei- bis dreimal im Monat. Letzthin sind auch Kopfschmerzen aufgetreten. Die Untersuchung ergab eine Verminderung der Kraft des linken Arms. Die Kranke klagte zuweilen über ein Gefühl des Ameisenlaufens in der Zunge. Sie war mager und anämisch. Im Nacken befand sich ein kleiner Gefäßnaevus. Die Patientin berichtet, daß sowohl ihre Mutter und ihre Brüder als auch eine Tante väterlicherseits ähnliche Naevi in derselben Gegend haben. Auch ihre Kinder sowie einige ihrer Neffen haben, wie ich selbst festzustellen Gelegenheit hatte, Naevi in der Nackengegend. Diese Vererblichkeit steht in Beziehung zu der Blutsverwandtschaft der Eltern und diese Gefäßbildungen waren bereits bei vorhergehenden Generationen vorhanden. Das venöse Netz des Kopfes der Patientin war normal. Sie klagte nie über Kopfgeräusche; auch auskultatorisch waren solche nicht wahrzunehmen. Motilität: Gang normal. Kraft im linken Arm herabgesetzt. In den unteren Extremitaten beiderseits gleiche Kraft. Sehnenreflexe der oberen Gliedmaßen links lebhafter, besonders der Radialreflex. Beiderseits normale und gleiche Patellar- und Achillessehnenreflexe. Bauchdecken- und Plantarreflexe normal und gleich. Keine Pyramidenbahnsymptome. Oberflächensensibilität: Geringe Anasthesie links, im Arm ausgesprochener als im Gesicht. Tiefensensibilitat: Die Patientin unterscheidet links Fingerstellungen nicht deutlich. Die Hirnnerven sind samtlich normal, einschließlich des Opticus; Augenhintergrund normal. Psyche normal.

Arteriographische Untersuchung: Rechts sieht man ein großes arteriovenöses Angiom der Stirn-Scheitelgegend. Es ist nach oben stärker entwickelt,

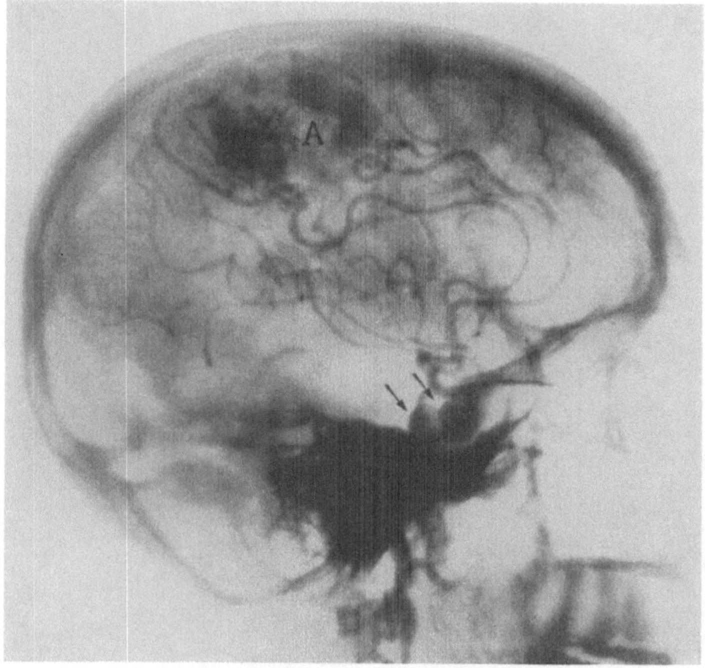

Abb. 277. Fall II. Multiple Angiome. Linksseitiges Arteriogramm.
Außer dem Angiomfleck sind zwei Aneurysmen im unteren Abschnitt des Carotissyphons zu sehen.

bildet eine Art Fächer und setzt sich bis zur Mantelspalte fort. Das Phlebogramm der zweiten Phase beweist, daß eine beträchtliche Stauung in der Gegend des Angioms nicht vorhanden ist. Ein blasser, scharfbegrenzter Fleck, aus dem aufsteigende Venen abgehen, ist zu sehen. Links hat das Arteriogramm (Abb. 277) ein eigenartiges Aussehen. In der Nähe des Türkensattels sieht man zwei Aneurysmen, die ich bereits im Kapitel VIII erwähnt habe und die vom unteren Abschnitt des Carotissyphons stammen. Die SYLVIsche Gruppe ist normal. Man kann die beiden Aa. cerebri anteriores auf dieser Seite sehen. Eine Pericallosa und eine andere Arterie, anscheinend die Calloso-marginalis, die beide stark erweitert sind, enden als angiomatöse Büschel, welche möglicherweise mit dem inneren Teil des Angioms der rechten Hemisphäre in Verbindung stehen. Auf dem Phlebogramm der zweiten Phase sind keine Spuren dieser angiomatösen Bildungen sichtbar. Man sieht nur an- und absteigende Venen und die Vena Galeni.

Zur Erläuterung dieses Falles ist zu sagen, daß seine neurologischen Symptome weniger ausgesprochen waren als bei der Größe des Angioms zu erwarten gewesen wäre; besonders überraschend ist das Ausbleiben von pathologischen Erscheinungen seitens des linken Beines trotz Befallenseins des oberen Teils der Zentralwindungen.

Es kann kein Zweifel bezüglich der kongenitalen Natur dieser Angiome herrschen. Die Patientin hatte seit ihrer Geburt einen ererbten Naevus des Nackens. Offenbar hatte sie eine ausgesprochene Neigung zur Entwicklung von angiomatösen und aneurysmatischen Gefäßveränderungen, die sich besonders

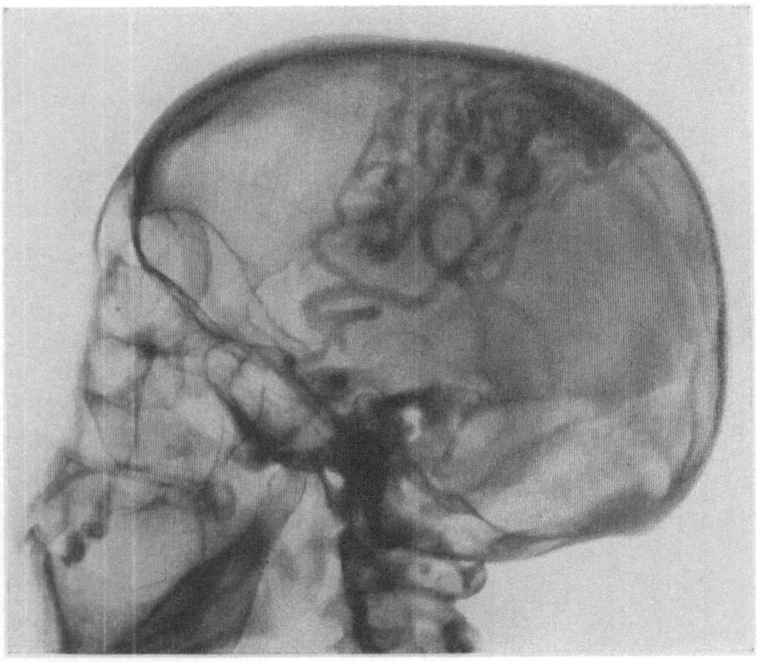

Abb. 278. Fall von Tónnis. Arterio-venöses Angiom des Parietallappens.

auf das Schädelinnere konzentrierte. Diese Tatsache führt zu der Annahme, daß beide Arten von Gefäßstörungen sich kombinieren können und daß eine gewisse Affinität zwischen ihnen besteht.

Bemerkenswert ist noch, daß in diesem Fall keines der Symptome der großen Hirnangiome, wie intrakranielles Geräusch, Venenzeichnung am Schädeldache und Veränderungen im Röntgenbild festzustellen war. Im Alter von 28 Jahren litt die Patientin an epileptischen Anfällen von Jacksonschem Typus, die dann aber 3 Jahre lang, ohne irgendeine medikamentöse Behandlung, ausblieben. Es ist schwer, für diese Pause, während derer das Angiom sein Wachstum fortsetzte, eine Erklärung zu finden. Später verursachte dasselbe wiederum epileptische Anfälle und Kopfschmerzen, über die sie zuletzt klagte. Möglicherweise hat eine Blutung stattgefunden. Da nach dem angiographischen Befund die Carotis interna beider Seiten an der Bildung der Angiome teilnahm, glaubte ich nicht, daß chirurgisch etwas unternommen werden könnte. Ich empfahl

Röntgenbehandlung und ständigen Gebrauch von Jod und Luminal. Der Zustand besserte sich beträchtlich und die Patientin konnte $3^1/_2$ Jahre lang ihren häuslichen Pflichten nachgehen. Während dieser Zeit wurde sie schwanger; da aber eine Verschlechterung des Zustandes eintrat, wurde die Schwangerschaft unterbrochen. Vor kurzem suchte sie uns wegen heftiger Kopfschmerzen, häufiger auftretender Anfälle und einer stärkeren Parese des linken Armes auf. Gerade als sie sich einer neuen Serie von Röntgenbehandlungen zu unterziehen

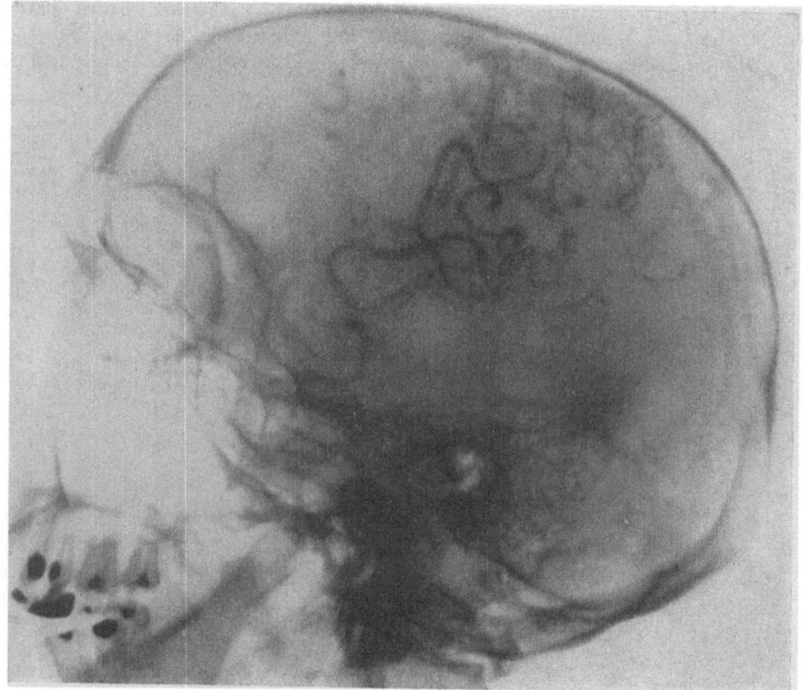

Abb. 279. Fall von ROTTGEN. Arterio-venoses Angiom des Parietallappens.

gedachte, trat eine tödliche Blutung ein, deren Ursache — Angiom oder Aneurysma — nicht festgestellt werden konnte, weil eine Sektion nicht erlaubt wurde.

Es sind Fälle veröffentlicht worden, deren arteriographische Bilder denen des eben beschriebenen Angioms der rechten Hirnseite ähnelt. In einem Fall von TÖNNIS nimmt das Angiom (Abb. 278) etwa dieselbe Lage ein. Nur sind die Arterien viel stärker erweitert. RÖTTGEN hat ein gefäßärmeres Angiom in derselben Gegend beobachtet (Abb. 279); ein anderes von diesem Autor untersuchtes Angiom (Abb. 280) mit fleckförmiger arterio-venöser Gefäßanordnung nimmt etwa dieselbe Lage ein. Das gleiche gilt für einen Fall von SAI. Nur setzt sich hier das Angiom zur Stirngegend fort. Der Fall wurde stereographisch untersucht und der italienische Autor konnte mit Sicherheit Venen, die zum Sinus longitudinalis superior hinziehen, feststellen. Auch noch weitere Fälle mit derselben Lokalisation sind beschrieben worden, so von FURTADO.

Ohne sichere Schlußfolgerungen aus der begrenzten Zahl veröffentlichter Fälle ziehen zu wollen, scheint mir jedoch die fächerförmige Verteilung der arteriovenösen Angiome in der Regio frontalis posterior und parietalis anterior besonders häufig vorzukommen.

Fall III. *Arterio-venöses Angiom des linken Parietal- und Occipitallappens.*

M. L. N., 16jähriges Mädchen. Im November 1934 Aufnahme ins Krankenhaus. Ihr Gesundheitszustand war gut bis zu der Zeit, als sie uns wegen Abnahme des Sehvermögens aufsuchte. Sie brachte folgenden Befund einer Augenklinik mit: „Sehvermögen rechts fast vollkommen aufgehoben, links stark herabgesetzt. Neuroretinitis von renalem Typus und beiderseits Atrophie der Papille." Vor ihrer Aufnahme ins Krankenhaus litt die Patientin anfallsweise an heftigen Kopfschmerzen rechts und an Erbrechen. Diese Symptome von Hirndruckerhöhung hielten an, wenn auch anfallsweise und in unregelmäßigen Abständen;

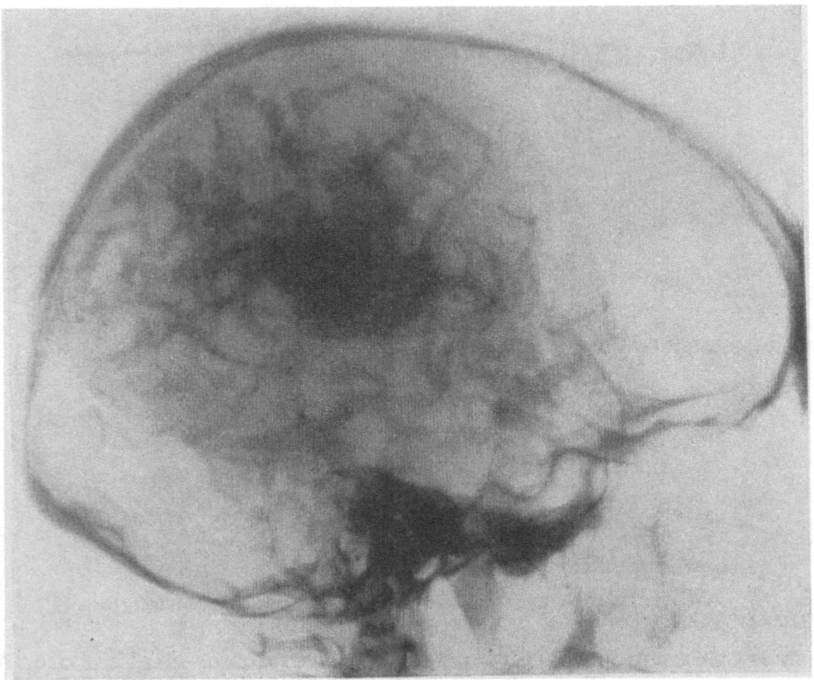

Abb. 280. Fall von RÖTTGEN. Arterio-venöses Angiom des Parietallappens.

die Anfälle währten zuweilen einige Tage. Geräusche im Schädel wurden von der Patientin nie wahrgenommen, auch bei Auskultation waren sie nicht vorhanden. Es bestanden auch keine abnormen sichtbaren Gefäße außen am Kopf und am Hals. Kein *Hautnaevus*. Einige kleine Vitiligoflecken, am Nacken stärker ausgeprägt. Perkussion rief in der rechten Hälfte des Schädels stärkeren Schmerz hervor. Motilität normal; Reflexe normal und beiderseits gleich. Keine Pyramidenbahnsymptome. Oberflächen- und Tiefensensibilität normal. Röntgenbild des Thorax: Nichts Abnormes am Herzen oder an den großen Gefäßen. Auf der Röntgenaufnahme des Kopfes sieht man dünne Knochen mit etwa offenen Nähten, beiderseits gleich. Die Proc. clinoidei posteriores sind ziemlich verwaschen. Liquordruck erhöht. Die Untersuchung ergibt normalen Befund. Wa.R. negativ. Harn- und Blutharnstoffe normal.

Angiographische Untersuchung: Arteriogramm und Phlebogramm rechts normal. Auf dem linksseitigen Arteriogramm (Abb. 281) sieht man ein großes arterio-venöses Angiom. Es ist leicht, Arterien von Venen zu unterscheiden.

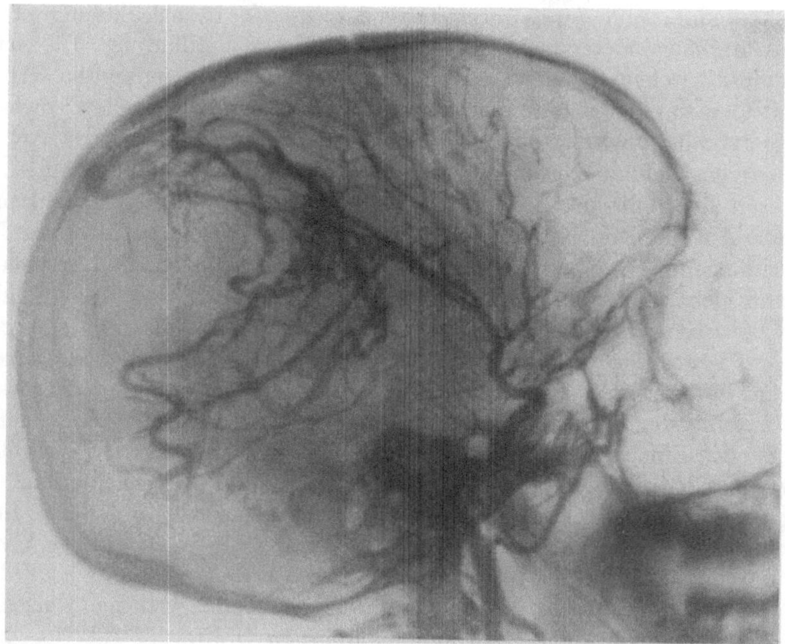

Abb. 281. Fall III. Arteriovenöses Angiom des linken Parietal- und Occipitallappens.
Linksseitiges Arteriogramm.

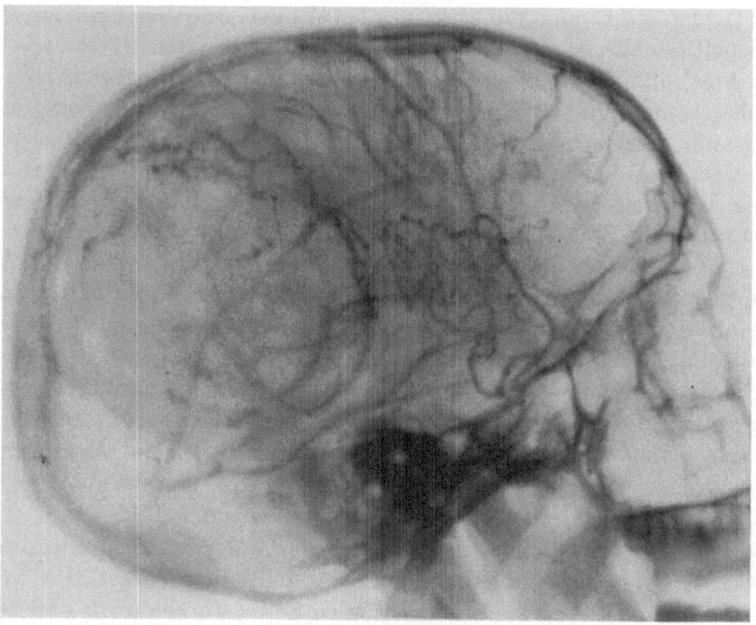

Abb. 282. Derselbe Fall wie auf Abb. 281. Linksseitiges Phlebogramm der zweiten Phase. Das auf Abb. 281
sichtbare oberflächliche Venennetz ist in der hinteren Halfte des Films verschwunden; dagegen sind die Venen
des Frontallappens und des vorderen Abschnitts des Parietallappens normal dargestellt.

Die Aa. temporalis posterior und parietalis posterior sind ziemlich stark erweitert. Erstere endet fast plötzlich mit kleinen Gefäßen, welche direkt mit

Venen, besonders mit der V. occipitalis descendens, in Verbindung stehen.
Andere Arterienäste treten gleichfalls mit den Venen in Verbindung. Die Arteria
gyri angularis, welche geringeren Durchmesser hat als die genannten Arterien
endet mit kleinen Gefäßen, die eine Verbindung mit Venen herstellen. Zwischen
der A. temporalis posterior und der A. parietalis posterior ist eine Art von
traubenartigem Gebilde bestehend aus knäuelbildenden Venen vorhanden, das
den unteren Abschnitt des Scheitellappens und einen Teil des Schläfenlappens
einnimmt. Auf der Röntgenaufnahme bildet es einen sehr gut sichtbaren Fleck
von geschlängelten Gefäßen. Es kann kein Zweifel bestehen, daß es sich um
Venen und nicht um Arterien handelt, wie durch die Form und Knäuelbildung
deutlich bewiesen wird. Auf diesem Arteriogramm sieht man auch eine obere
Vene vom Typus der aufsteigenden Venen, welche die Parietalis posterior
kreuzt und in den Sinus sagittalis superior einmündet, ferner eine Vene, welche
die Verbindung der eben erwähnten venösen Traube mit dieser ansteigenden
Vene herstellt. Eine weitere, sehr weite Vene, die bereits erwähnte V. occipitalis,
verläuft zum Confluens sinuum. Alle diese kräftigen Venen erscheinen auf dem
Arteriogramm, d. h. früher als Venen gewöhnlich beobachtet werden. Es findet
ein beschleunigter Kreislauf statt, wobei das Blut rasch durch direkte Verbindungen aus den Arterien in die Venen gelangt. Auf dem linksseitigen Phlebogramm der zweiten Phase (Abb. 282) bemerkt man eine wichtige Einzelheit:
Das oberflächliche Venennetz, das auf der hinteren Hälfte des Arteriogramms
zu sehen war, ist vollkommen verschwunden. Dagegen ist das Venennetz des
Stirnlappens und des vorderen Abschnittes des Scheitellappens normal. In
diesem Gebiet sieht man die ansteigenden Venen und den vorderen Teil des
Sinus longitudinalis superior, wohin das Blut dieser Venen strömt; aber der
hintere Abschnitt dieses Sinus, wo das Venenblut von der gegenüberliegenden
Hemisphäre einströmt, ist nicht verschattet, wie man auf dem entsprechenden
Phlebogramm der rechten Seite sehen kann; es besteht hier keine Mischung
mit thorotrastbeladenem Blut, das von der linken Seite hätte kommen müssen,
das aber schon einige Augenblicke vorher durchgetreten war. Das bedeutet,
daß das arterielle Blut vom hinteren Teil des Gehirns unmittelbar, und daher
in abnormer Weise, in die weiten geschlängelten Venen, die man auf Abb. 281
sieht und von letzteren in den Sinus longitudinalis superior und in den Confluens
sinuum übergeht, während das Blut des vorderen Abschnitts, wie gewöhnlich,
durch die Capillaren fließt, so daß die entsprechenden Venen zur gewohnten
Zeit sichtbar werden. Auf diesem Phlebogramm findet man eine oder verschiedene geschlängelte Venen im Zentrum des Gebiets, das offensichtlich vom
Angiom verschont ist. Es handelt sich anscheinend um die Andeutung eines
venösen Angioms, sicherlich mit Verbindungen zu Arterien, die auf dem Arteriogramm nicht sichtbar sind, da ein dementsprechendes Bild fehlt. Auf dem
Phlebogramm der Abb. 282 sieht man das tiefe Venensystem ziemlich deutlich:
Sinus rectus, Sinus longitudinalis inferior, Ampulla und Vena Galeni verhalten
sich wie auf dem Phlebogramm der normalen Seite, woraus folgt, daß der Blutstrom in diesen Gefäßen auf beiden Seiten unverändert ist.

Angesichts der neurologischen Symptome glaubten wir an das Vorliegen
eines Hirntumors. In der Tat war keines der bei Angiomen gewöhnlich
vorhandenen Zeichen nachweisbar; diese fehlen indes nach meiner Erfahrung
häufig. Stauungspapille bestand nicht, wohl aber eine Neuroretinitis, die ich

in Fällen von Hirngefäßveränderungen sonst nicht verzeichnet finde und die an den Befund bei Urämie erinnerte. Doch fehlte jedes Symptom von seiten der Niere. Ich muß hervorheben, daß CUSHING in den meisten Fällen von Aneurysma keine Stauungspapille findet, während er sie fast immer bei arterio-venösen Hirnangiomen beobachtet.

Dank der angiographischen Untersuchung wurde eine genaue Diagnose gestellt und die einzuschlagende Therapie bekannt. ALMEIDA LIMA unterband die Carotis communis mit der von DORRANCE empfohlenen Technik. Er fand die Carotis communis von einer sehr gespannten und erweiterten Vena jugularis bedeckt, deren Durchmesser doppelt so

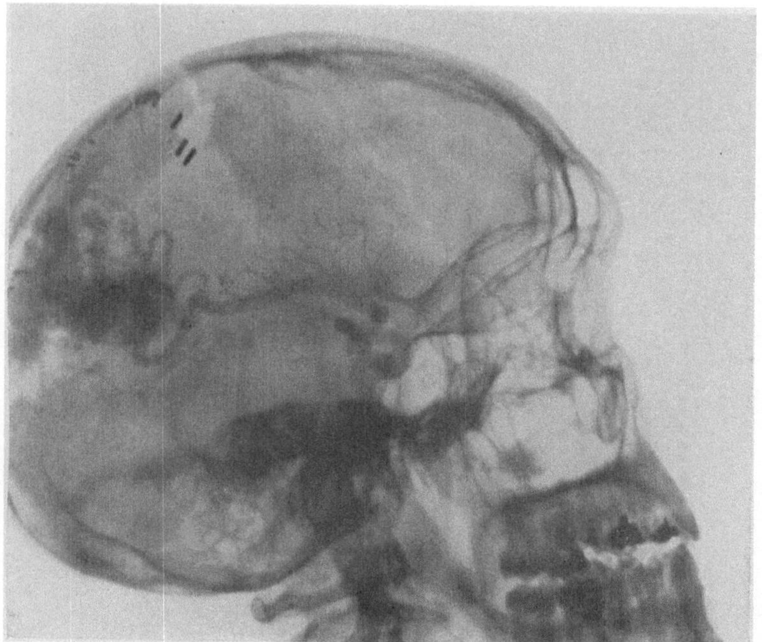

Abb. 283. Fall von TONNIS. Arterio-venöses Angiom des hinteren Abschnitts des Parietallappens.

groß war wie gewöhnlich. Die Carotis communis selbst sah normal aus. Nach der Unterbindung nahm der Druck in der Jugularis sofort ab. Die Pulsation der Temporalis superficialis links verschwand. Eine motorische oder aphasische Störung trat nicht ein. Das Befinden war wesentlich besser. 20 Tage lang trat kein Kopfschmerz und kein Erbrechen auf und sogar der Schmerz bei Beklopfen des Schädels, der links stärker war, verschwand. Nach kurzer Zeit jedoch trat wieder ein kleiner Anfall von Kopfschmerz und Erbrechen auf. Offenbar hatte der Kreislauf im Angiom sich infolge von Blutzufluß aus der gegenüberliegenden Hemisphäre wiederherzustellen begonnen. In unmittelbarem Anschluß an eine Röntgentiefenbestrahlung trat ein heftiger Anfall von Kopfschmerz und Erbrechen auf. Später wurde wieder weniger intensiv mit Röntgenstrahlen behandelt. Sehr gebessert verließ die Patientin das Krankenhaus.

Ich gebe die Abbildungen zweier Fälle von arterio-venösem Angiom derselben Region wieder, welche von TÖNNIS stammen, ein weiter hinten gelegenes (Abb. 283), bei dem vor allem eine stark erweiterte Arterie vorhanden ist, welche das arterielle Blut liefert, und ein mehr im Zentrum gelegenes (Abb. 284), an dessen Bildung die stark erweiterten Arterien der SYLVISchen Gruppe teilnehmen. In letzterem Fall ist eine weite absteigende Vene im hinteren und

unteren Teil des Angioms zu vermerken. Näher am Carotissyphon gelegen ist
das Angiom bei einem Fall von SORGO (Abb. 285).

Fall IV. *Arterio-venöses Angiom des linken Fronto-Parietallappens,
an dem sich die Arterien beider Hemisphären beteiligen.*

N. S. F., 21 jährige Kranke. Seit 8 Jahren fällt ihr eine gewisse Schwäche des rechten
Armes auf. Letztere nahm zu, so daß die Patientin das Essen nicht mehr mit der rechten
Hand zum Munde führen konnte. 3 Jahre nach Beginn dieser Parese wachte sie eines Tages
mit heftigen Kopfschmerzen auf. Gleichzeitig bemerkte sie, daß sie weder den rechten Arm

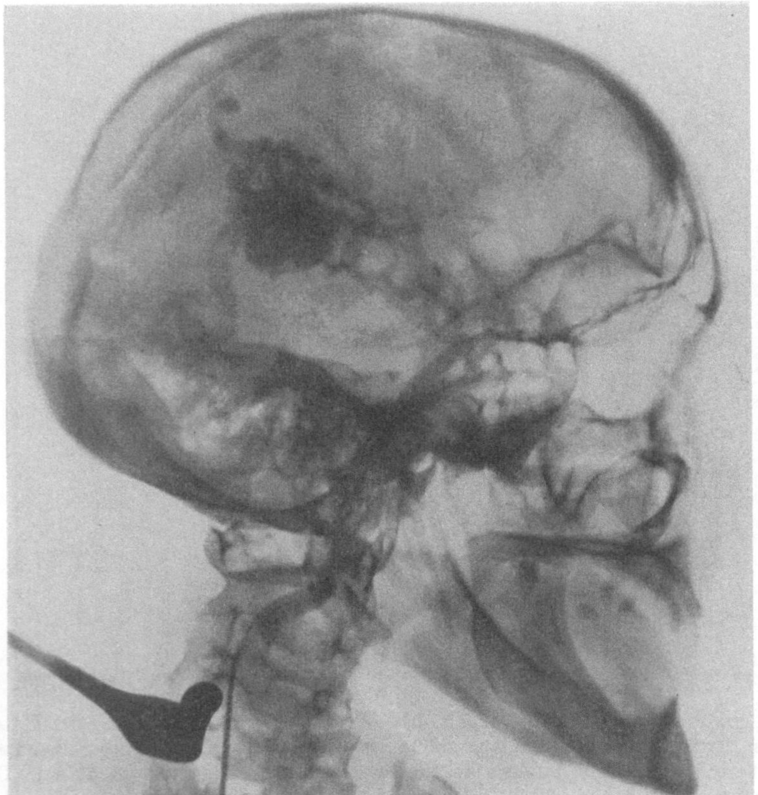

Abb. 284. Fall von TONNIS. Arterio-venöses Angiom des Temporoparietallappens.

noch das rechte Bein bewegen konnte und daß die Tastempfindung auf dieser Seite herabgesetzt war. Nach und nach verschwanden alle Störungen wieder, so daß die Patientin
nach Ablauf von 2 Monaten aufzustehen und zu gehen, sowie, wenn auch mit gewisser
Behinderung, den Arm etwas zu bewegen vermochte, so wie sie es vor dem Anfall tun konnte.
Auch die Sensibilitätsstörungen gingen zurück.

Zur Zeit der Aufnahme ins Krankenhaus waren die Reflexe rechts lebhafter, auch
Pyramidenbahnsymptome waren auf dieser Seite vorhanden. Oberflächen- und Tiefensensibilität normal. Leichte aphasische Hemmung. Blutdruck: Max. 14, Min. 10. Der
Puls ist etwas beschleunigt, 85 in der Minute, sonst normal. Röntgenaufnahme des Schädels
normal.

Die angiographische Untersuchung ergab ein Hirnangiom im linken Stirnlappen und in einem Teil des linken Scheitellappens, das bei Thorotrasteinspritzung sowohl in die linke wie in die rechte Carotis (Abb. 286) dasselbe

Bild ergab. Interessanterweise ist jedoch das arteriographische Bild schärfer,
wenn die Injektion rechts gegeben wurde, was daher rührt, daß dann das
Angiom näher an der Kassette liegt, da bei Einspritzung in die rechte Carotis
die linke Seite des Kopfes auf dem Gestell liegt. Die Arteriogramme in antero-
posteriorer Stellung zeigen, daß, gleichgültig auf welcher Seite die Thorotrasteinspritzung gegeben wird, das Angiom stets links erscheint (Abb. 287). Diese
Darstellung des Angioms einer Hemisphäre sowohl bei links- wie bei rechts-
seitiger Injektion ist die Folge einer abnormen Erweiterung der Communicans

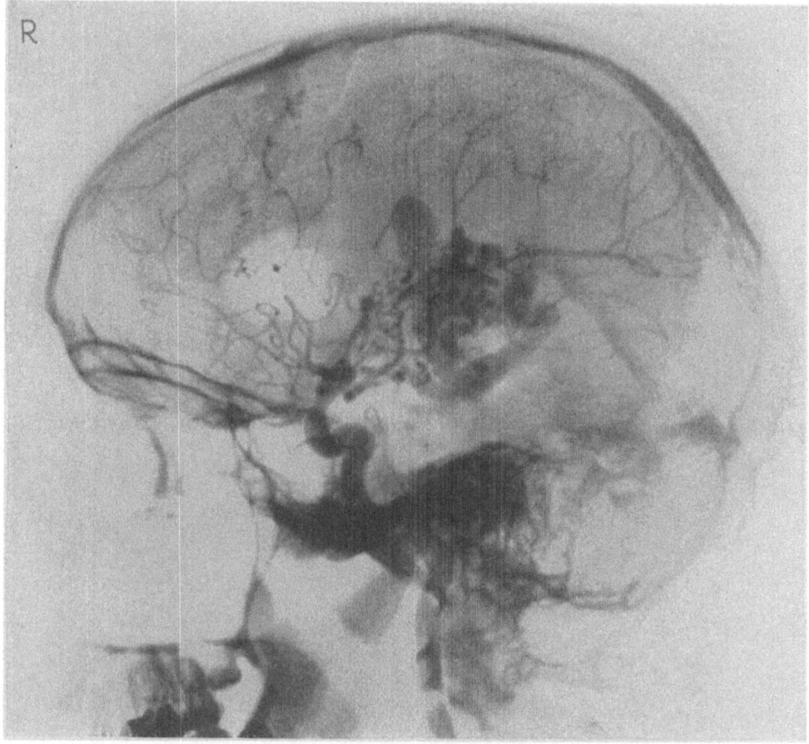

Abb. 285. Fall von SORGO. Arterio-venöses Angiom des Temporoparietallappens.

anterior, die hinreicht, um dieselbe Menge der schattengebenden Flüssigkeit
mit derselben Geschwindigkeit von der einen Seite auf die andere übergehen
zu lassen. Auf der Seite, wo das Angiom sitzt, wird dieses direkt durch die
SYLVIsche Gruppe und die A. cerebri anterior, auf der kontralateralen Seite
durch die Communicans anterior zur Darstellung gebracht.

Auf Abb. 286 sieht man eine sehr erweiterte Pericallosa, welche das Angiom
versorgt; desgleichen erkennt man eine Calloso-marginalis und einige von der
SYLVIschen Gruppe herrührende Arterien, die aber ein geringeres Kaliber aufweisen. Es sind auch einige Venen zu sehen, die zum Sinus longitudinalis superior
ziehen, wenn man sie auch nicht in ihrem ganzen Verlauf verfolgen kann. Im
linksseitigen Phlebogramm der ersten Phase, das, wie gewöhnlich, 2 Sekunden
nach dem Arteriogramm aufgenommen wurde, ist der Kreislauf in der Capillarphase erfaßt. Man bemerkt eine mehr oder weniger gleichmäßige Verschattung

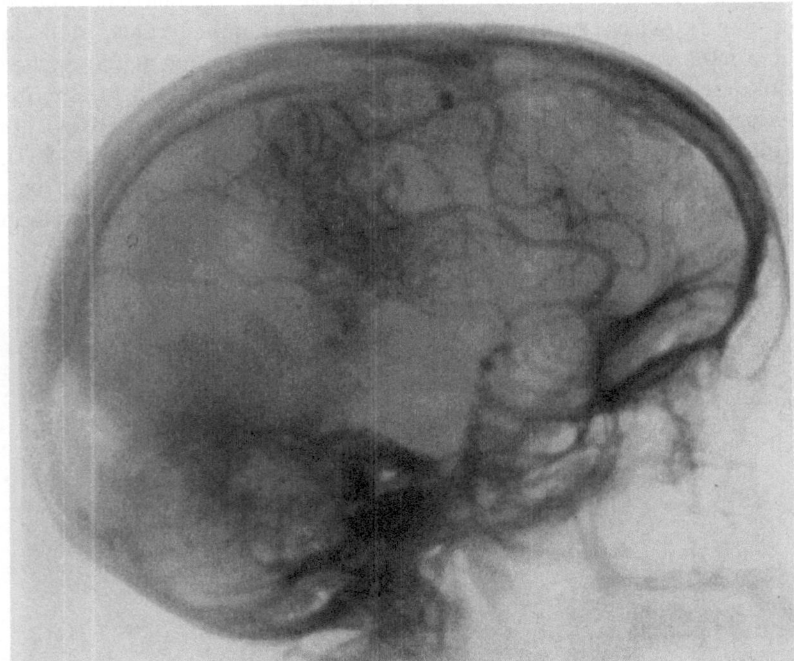

Abb. 286. Arterio-venöses Angiom des Frontoparietallappens. Rechtsseitiges Arteriogramm.

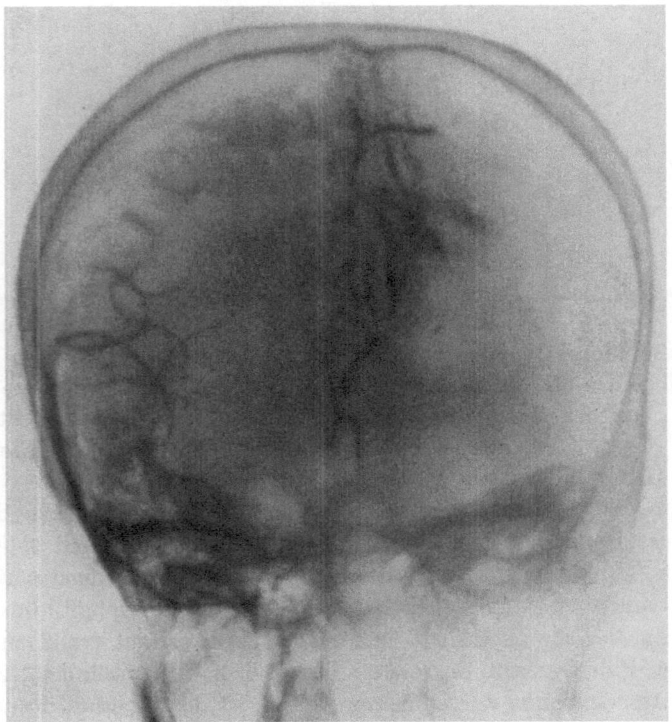

Abb. 287. Derselbe Fall wie auf Abb. 286. Thorotrasteinspritzung rechts.

des ganzen Films, ohne daß Arterien oder Venen zu sehen wären (verzögerter Blutkreislauf). In der dem Angiom entsprechenden Region des Arteriogramms ist nur ein dunklerer Fleck zu sehen. Auf dem Phlebogramm der zweiten Phase sieht man die Hirnvenen, insbesondere die tiefen. Es ist nicht die Spur eines Angiomflecks zu erkennen.

Offensichtlich handelt es sich um ein in der Tiefe der linken Hemisphäre gelegenes arterio-venöses Angiom, das die Hemiparese bei der Kranken verursacht und durch Blutung den stärksten bei der Patientin aufgetretenen Anfall, von welchem sie sich aber noch erholte, hervorgerufen hat. Die Communicans ant. war in vorliegendem Fall ungewöhnlich gut durchgängig. Dazu dürfte ein durch den angiomatösen Prozeß herbeigeführter Druckunterschied in der Blutversorgung zwischen beiden Hemisphären beigetragen haben.

Bei diesem Fall stehen wir vor dem Problem, über welches ich mich bereits anläßlich der Besprechung der Anatomie (Kapitel III) geäußert habe: Ist in diesem Fall die Erweiterung der Communicans anterior angeboren oder erworben? Ich neige mehr der zweiten Möglichkeit zu und mache hierfür die hinsichtlich der Thrombose der Carotis interna im Kapitel VII angeführten Gründe geltend. Im vorliegenden Fall hat sich die Communicans anterior zunehmend erweitert. Das Gleichgewicht des Flüssigkeitsdrucks in den Gefäßen der beiden Hirnhemisphären wurde dadurch gestört, daß das Angiom besonders durch Arterien, welche aus der A. cerebri anterior stammen, reichlich mit Blut versorgt wurde. Dies zeigt, daß der Ablauf des Hirnkreislaufs auch durch eine Gefäßneubildung im Gehirn verändert werden kann.

Bei diesem Fall ist der kongenitale Ursprung des Angioms nicht zweifelhaft. Die ersten Anzeichen der Krankheit traten im Alter von 13 Jahren auf.

Der chirurgische Eingriff hätte nicht auf die Unterbindung der linken Carotis beschränkt werden dürfen, da die rechte Carotis interna das Angiom weiterhin, und zwar in reichlichem Maße, mit Blut versorgen konnte. Ein direkter Eingriff schien uns sehr gewagt, da das Angiom in der Tiefe und in der Nähe der motorischen Region gelegen war. Wir entschieden uns für Röntgentiefenbestrahlung, verbunden mit intensiver Jodbehandlung. Das Ergebnis war kein glänzendes. Die Patientin verließ das Krankenhaus etwa in demselben Zustand wie bei der Aufnahme.

In der bisher veröffentlichten Kasuistik habe ich keinen Fall gefunden, bei dem, wie im vorliegenden, das Angiom durch Thorotrastinjektion sowohl in die eine wie in die andere Carotis dargestellt werden konnte.

Fall V. *Arterio-venöses Angiom des rechten Occipitallappens. Operation. Heilung.*

A. F., 47jähriger Mann. Vor 1 Monat fühlte Patient plötzlich einen intensiven Schmerz im Bereich des rechten Warzenfortsatzes. 2 Stunden darauf trat eine Ohnmacht ein. Lumbalpunktion: Blutiger Liquor. Der Kranke blieb 24 Stunden in Koma, nach einer zweiten Punktion kam er wieder zu sich, jedoch in ausgesprochen verwirrtem Zustande. Das Befinden besserte sich nach einer dritten Punktion; doch hielten beim Kranken während vieler Tage Gedächtnis- und Sprachstörungen an. Er hatte die englischen Worte, welche er häufig gebrauchte, vollkommen, außerdem auch viele portugiesische Ausdrücke, vergessen. Er war damals unfähig, den Namen seiner Frau und seiner Kinder anzugeben, doch besserten sich alle Erscheinungen rasch; bei unserer Untersuchung bestanden schon keine aphasischen Störungen mehr. Neurologisch: Steigerung der Sehnenreflexe der rechten unteren Extremität. Patient war besorgt und deprimiert. Röntgenaufnahme des Kopfes normal.

Hirnangiographie: Links normal. Rechts sieht man in der Hinterhauptsgegend einen abnormen, gut begrenzten Fleck, der aus erweiterten und verwickelt angeordneten Gefäßen (Abb. 288) gebildet zu sein scheint. Auf dem

Phlebogramm der ersten Phase (Abb. 289) tritt dieser Fleck noch verstärkt hervor; vor allem werden die ihn zusammensetzenden Gefäße deutlicher. Man

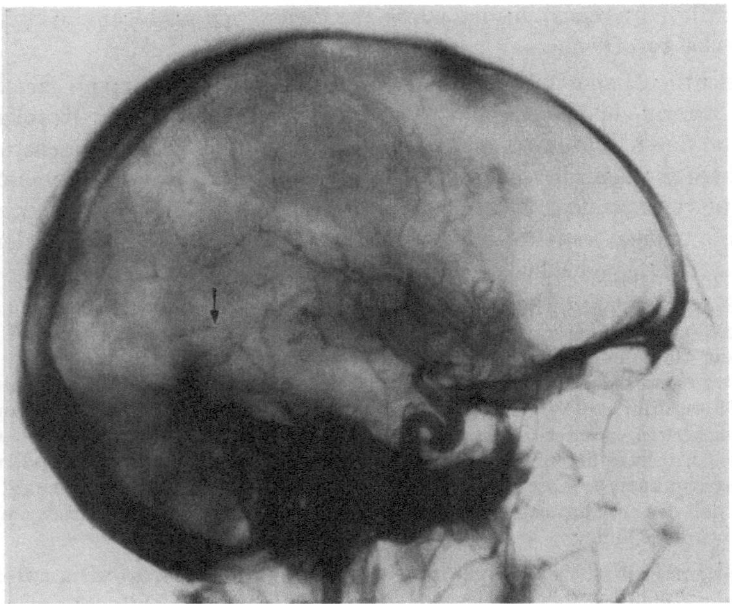

Abb. 288   Fall V. Arterio-venöses Angiom des rechten Occipitallappens. Rechtsseitiges Arteriogramm.

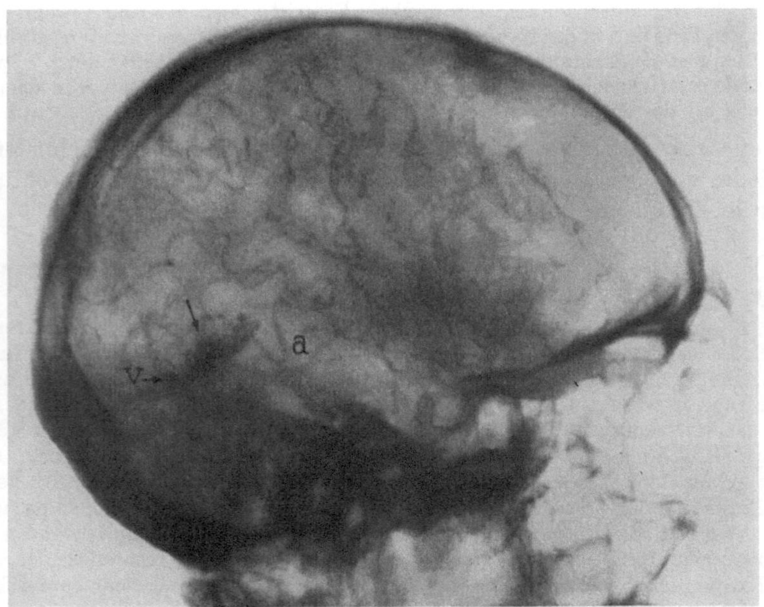

Abb. 289. Derselbe Fall wie auf Abb. 288. Rechtsseitiges Phlebogramm der ersten Phase.
a Zuflußarterie; *V* Abflußvene (→).

sieht eine Arterie, und zwar einen Ast der Temporalis posterior, zum vorderen Pol des Flecks ein- und eine Vene aus dem hinteren Pol desselben austreten;

letztere stellt ein kurzes, weites Gefäß dar, welches sich mit aller Wahrscheinlichkeit in den Sinus transversus ergießt. Alle diese Blutgefäße verschwinden im Phlebogramm der zweiten Phase. Form und Lage der Hauptarterien und -venen haben sich nicht wesentlich verändert. Dieser Fall beweist noch einmal den Vorteil der Phlebographie. Mit seiner ganzen Blutversorgung wurde das Angiom erst auf dem zweiten Film sichtbar, der 2 Sekunden nach dem ersten aufgenommen war, entweder weil eine gewisse Kreislaufverzögerung bestand oder weil das Angiom im Hinterhauptslappen weit entfernt vom Carotissyphon lag. Diese Tatsache ist von gewisser Bedeutung, da das Blut in diese Region später gelangt, wie ich bereits bei Besprechung der Meningiome hervorgehoben habe.

Die Angiographie hat also die Ätiologie der durch die klinischen Symptome diagnostizierten Subarachnoidealblutung aufgeklärt und das arterio-venöse Angiom, seine Lage, Ausdehnung, Gefäßbeziehungen zur Darstellung gebracht.

In Anbetracht der schweren Blutung, deren Wiederholung hätte tödlich werden können, wurde die Operation empfohlen. ALMEIDA LIMA unterband die wichtigsten Gefäße des Angioms mit Klammern und koagulierte mittels Diathermie alle kleinen Gefäße, welche sich dorthin begaben oder von dorther kamen. Eine vollständige Exstirpation der angio

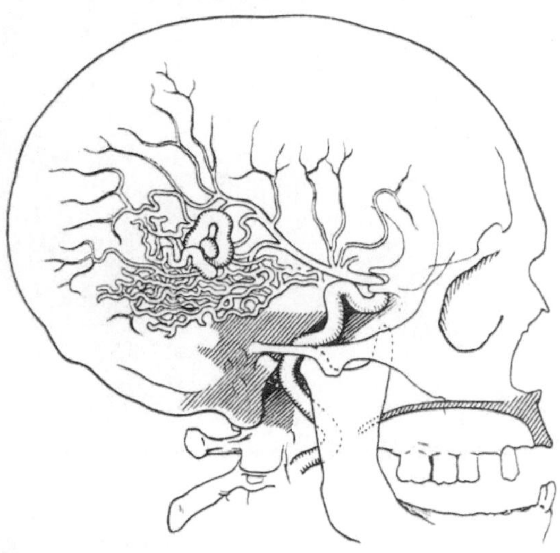

Abb. 290. Fall von DOTT. Arteriovenöses Angiom des Temporooccipitallappens.

matösen Gefäße und des umgebenden Hirngewebes wurde abgelehnt, besonders angesichts der Nähe des Sinus transversus. In den auf die Operation folgenden Tagen waren bei dem Kranken aphasische und amnestische Störungen zu verzeichnen; eine Erklärung, besonders für erstere, habe ich nicht. 2 Wochen nach der Operation wurde er entlassen, obwohl ein Teil der aphasischen Störungen, die sich nur langsam besserten, ebenso wie die Amnesie noch weiter bestanden. Über einen Monat lang war eine ausgesprochene Alexie und Agraphie vorhanden. Alle diese Symptome wurden nach und nach geringer. Nach Ablauf von 3 Monaten war der Patient vollkommen in Ordnung.

Arterio-venöse Angiome scheinen im Hinterhauptslappen seltener zu sein als in anderen Gebieten. Zuweilen entwickeln sich Angiome dieser Region ungewöhnlich stark, wie in einem Falle von DOTT (Abb. 290). Arterio-venöse Angiome sind durch die Vereinigung von meist erweiterten und verknäulten Arterien und Venen charakterisiert, die das Capillarnetz, das normalerweise zwischen beide Gefäßarten eingeschaltet ist, ersetzt. TÖNNIS beschreibt Fälle, bei denen eine einzige Arterie der SYLVISCHEN Gruppe in eine geschlängelte und erweiterte Vene übergeht, welche in den Sinus longitudinalis superior einmündet. Dies ist die einfachste, man kann sagen die schematischste Form von Angioma arterio-venosum. Wir verfügen über einen ähnlichen Fall (Abb. 291); es handelt sich um einen 34jährigen Mann, bei welchem nach einem Coitus eine subarachnoideale Blutung aufgetreten war, mit heftigen Kopfschmerzen, erst im

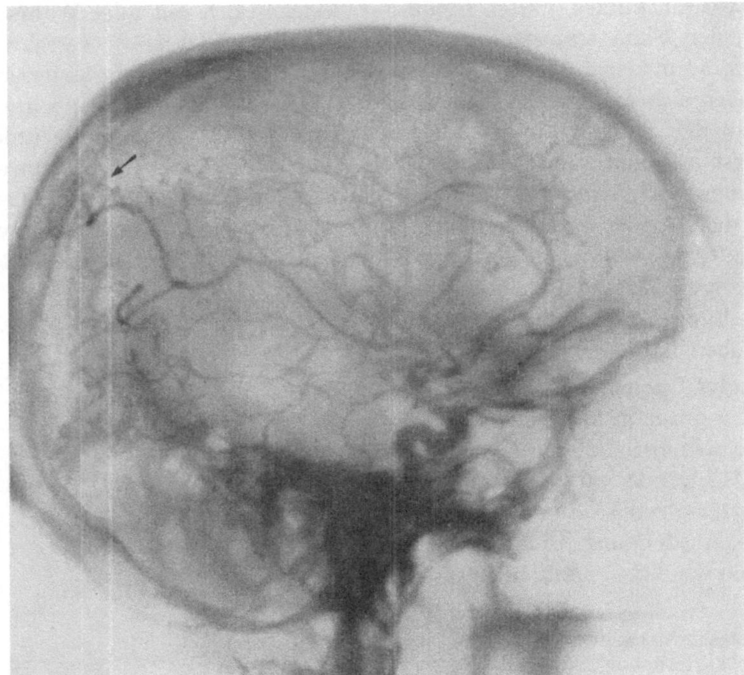

Abb. 291. Fall von arterio-venösem Angiom des Parietallappens (→). Linksseitiges Arteriogramm.

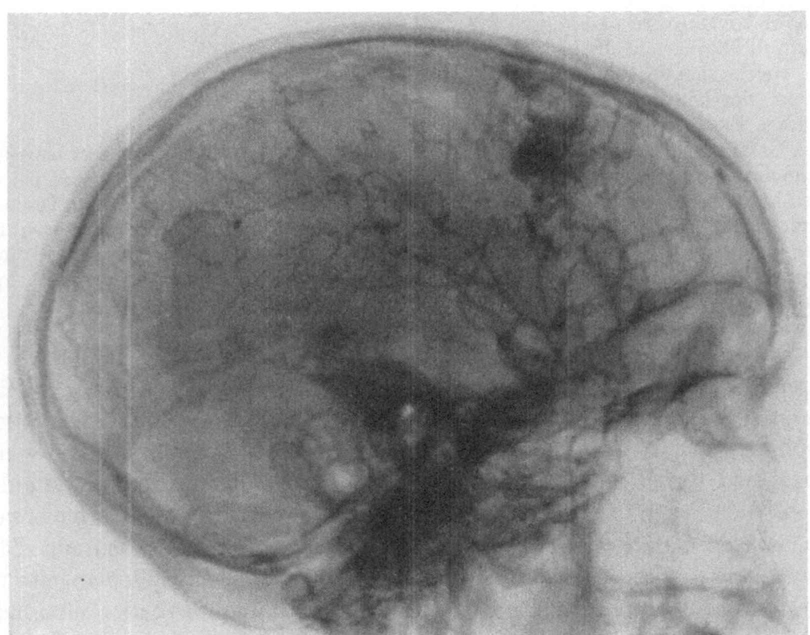

Abb. 292. Fall von FURTADO. Arterio-venöses Angiom des Frontallappens.

Nacken, dann in der Stirngegend, Erbrechen und Schwindelgefühl, aber ohne Bewußtseinsverlust. Das Phlebogramm der ersten Phase zeigte ein verstärktes

Venennetz des Angioms. Ein weiterer Fall von Furtado (Abb. 292) hat gleichfalls eine ziemlich einfache Gefäßanordnung. Man sieht auf dem entsprechenden Arteriogramm zwei zuführende Arterien mit einer abführenden Vene und zwei andere ziemlich dünne Venen, welche aber weiter vorne liegen. In anderen komplizierteren Fällen sieht man mehrere zuführende Arterien von verschiedenem Kaliber und auch zwei oder mehr abführende Venen. Die Hirnangiographie gestattet die Beobachtung und Feststellung von Angiomen in frühen Stadien ihrer Entwicklung, ferner bei komplizierterem Bau die Feststellung der Beteiligung von Gefäßen, welche sekundär zu ihrer Entwicklung beitragen.

Einige Neurologen nehmen für alle Angiome einen kongenitalen Ursprung an und behaupten, daß bei allen im Beginn eine angeborene arterio-venöse Verbindung bestehe. Sie geben daher nicht, wie Bailey, Cushing, Dandy und ich selbst es tun, eine Umwandlung von ursprünglich arteriellen in venöse oder gemischte Angiome zu. Arterio-venöse Angiome sind unzweifelhaft weit häufiger als solche anderer Art, im allgemeinen sind sie es, die dem Neurologen zu Gesicht kommen und in die Hände des Chirurgen gelangen; es gibt aber auch Angiome, die, wenigstens in ihrem Anfangsstadium, ausschließlich arterieller oder venöser Natur sind. Der Umstand, daß bei einigen Angiomen im ersten Stadium im Angiogramm arterio-venöse Verbindungen zu sehen sind, darf uns nicht dazu verleiten, diese Auffassung zu verallgemeinern. Tatsache ist, daß man sowohl arterielle als auch venöse Angiome findet, bei denen es nicht möglich ist, auf den Angiogrammen Gefäße anderer Art festzustellen. Z. B. kann man an den Angiomen auf Abb. 277 trotz ihrer starken Ausbildung keine Beteiligung von Venen entdecken. Dasselbe kann von dem venösen Angiom auf Abb. 269 gesagt werden. Praktisch ist diese Frage nicht von großer Bedeutung, wohl aber bei der Bewertung der Pathogenese dieser Gefäßbildungen. Besteht jedoch von Anfang an eine Verbindung einer Arterie mit einer Vene, so haben die in Betracht kommenden Gefäße die Tendenz, sich zu schlängeln, so daß die Übertragung des Blutdrucks auf das venöse System, welches mit dieser Vene in Verbindung steht, herabgesetzt wird. Selbst die Arterien schlängeln sich, wenn sie ihr Blut gegen einen verstärkten Kreislauf entleeren müssen, wie ich beim Studium der Thrombose der Carotis interna (Kapitel VII) gezeigt habe; diesen Zustand findet man sogar bei anscheinend normalen Fällen, wie man aus den verschiedenartigen Formen der A. carotis interna (Almeida Lima und Lidia Manso) ersehen kann. (Siehe Kapitel III.) Sicherlich gibt es noch andere Faktoren, welche zur Entwicklung dieser arterio-venösen Neubildungen beitragen. Ist ein Widerstand im Capillarsystem nicht mehr vorhanden, so bilden sich vollständige neue Kreislaufsbedingungen, bei welchen die mechanische Wirkung des Blutstromes sicherlich eine wichtige Rolle spielt.

Die Sturge-Weber-Krabbesche Krankheit.

Diese Erkrankung wurde zum ersten Male von Sturge (1879) mit folgenden Hauptsymptomen beschrieben: Naevus facialis, Epilepsie und kongenitales Angiom. Nach Ansicht dieses Autors dürfte die Epilepsie auf eine "lesion of one of the vasculo-motor centres of the brain" zurückzuführen sein. Weber (1922) und Dimitri (1923) haben gezeigt, wie häufig in diesen Fällen eine Röntgenuntersuchung intrakranielle Verkalkungen ergibt. Diese Kalkablagerungen haben auf den Röntgenbildern eine besondere Anordnung: Sie bilden geschlängelte Doppelreihen und geben im ganzen die Form der Hirnwindungen wieder. Der Hinterhauptslappen ist der Lieblingssitz dieser Gebilde. 1934 veröffentlichte Krabbe zum ersten Male einen Bericht über die Sektion eines typischen Falles.

Unter den älteren Fällen pflegt man die von Kalischer (1897), Lannois und Bermond (1898), Cassirer (1902) usw. anzuführen. Die Fälle jedoch, die von besonders großem röntgenologischem Interesse sind, stammen aus den

Jahren 1922 und 1923. BERGSTRAND, OLIVECRONA und TÖNNIS haben 108 Fälle
aus der Literatur zusammengestellt und 5 eigene (4 von OLIVECRONA und 1
von TÖNNIS) hinzugefügt. Ich nehme an, daß der Fall, den ich gemeinsam
mit ALMEIDA LIMA im Jahre 1935 beschrieben habe, der erste ist, der angiographisch untersucht worden ist.

Fall VI. *STURGE-WEBER-KRABBEsche Krankheit.*

A. T. D., 18jähriger Knabe. Seit dem 8. Monat epileptische Anfälle, die sich jeden
Monat wiederholen, zu weilen mehr als einmal. Sie außern sich in Zuckungen, erst im
linken Arm, alsdann über den ganzen Körper. Nach Aussage der Angehörigen pflegen
die Anfälle links stärker aufzutreten; wir beobachteten solche jedoch nie. Im Anschluß

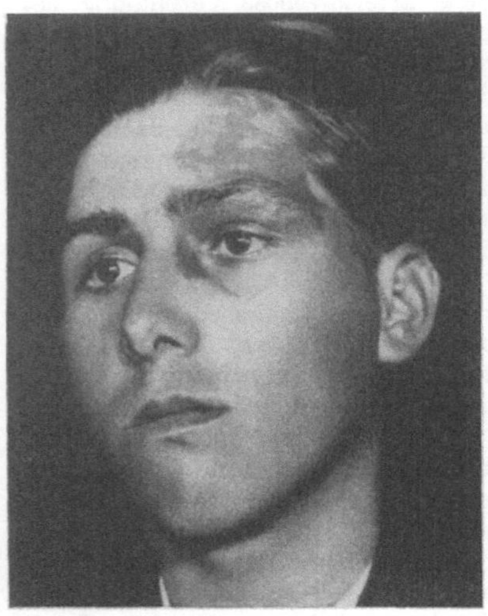

Abb. 293. Fall VI. STURGE-WEBER-KRABBEsche Krankheit. Hautangiom.

an die Anfalle, schlafartiger Zustand und Kopfschmerzen. Die Mutter gibt zwei Aborte an;
6 Geschwister des Patienten sind gesund. Er
wurde am normalen Ende der Schwangerschaft
geboren, jedoch als Sturzgeburt, wobei der Kopf
auf den Boden aufschlug. Ein Hämatom entstand
jedoch nicht im Anschluß an dies Trauma. Gehen
und Sprechen lernte er rechtzeitig, auch der Zahndurchbruch fand zur normalen Zeit statt. Die
geistige Entwicklung des Patienten war zwar
etwas verzögert, er vermochte jedoch sein erstes
Examen mit 13 Jahren zu bestehen.

Der Schadel ist asymmetrisch, der linke Arcus
superciliaris etwas verschoben, die Regio lambdoidea zeigt eine leichte Einsenkung. Links wird
ein beträchtlicher Teil der Stirn, des Oberlids
und des oberen Teils der Backe von einem Gefäßnaevus eingenommen (Abb. 293). Rötliche angeborene Flecken, welche fast bis zur Mittellinie
reichen, sind ebenfalls in der Stirn-Scheitelgegend
vorhanden. Sie erstrecken sich bis zum Hinterhaupt, wo sie weniger ausgeprägt sind, gehen hier
aber etwas über die Mittellinie hinaus. Patellarund Achillessehnenreflexe rechts lebhafter. Plantarreflex normal. Bauchdecken- und Cremasterreflexe rechts lebhafter. Obere und
mittlere Bauchdeckenreflexe links erloschen; der untere ist schwer auslösbar. Cremasterreflex links weniger lebhaft. Keine sonstigen Symptome von seiten der Pyramidenbahn.
Sensibilität normal. Psychisch: Debil, apathisch und gleichgültig. Orientierung jedoch
gut. Es ist Patienten nicht gelungen, sich einer regelmäßigen Arbeit anzupassen.

Auf der seitlichen Röntgenaufnahme des Schädels sieht man oberflächlich in der linken
Hinterhauptsgegend, wie die stereoskopische Aufnahme zeigt, eine Verschattung *sui generis*
(Abb. 294). Die Verschattung entspricht einer Verkalkung, ist hirnrindenartig gewunden,
wie wenn sie die Hirnfurchen wiedergäbe. Ein fronto-nasales Röntgenogramm läßt besonders
links stark erweiterte Stirnhöhlen erkennen; auch auf der seitlichen Aufnahme ist das zu
sehen (Abb. 294), ebenso wie die ziemlich stark erweiterte Keilbeinhöhle.

Bevor ich die Ergebnisse der angiographischen Untersuchung beschreibe,
will ich einige Besonderheiten der Anamnese hervorheben. Die epileptischen
Anfälle gingen auf eine gewöhnliche medikamentöse Behandlung nicht zurück.
Es scheint, daß sie links, d. h. auf der Seite der Verkalkungen begonnen haben;
die Zuckungen blieben auf dieser Seite stärker. Der Naevus saß, wie in der
Mehrzahl der beschriebenen Fälle, in der Mitte der Stirngegend an den Lidern
und in der Umgebung. In einem sehr typischen Fall von BROCK und DYKE
nahm der Naevus die ganze linke Gesichtshälfte ein. In einem Fall von CHARAMYS
war er auf der rechten Gesichtshälfte sehr ausgedehnt. Bei unserem Patienten
erstreckte er sich am Kopf links bis zum Hinterhaupt, wo er etwas über die

Mittellinie hinausreichte. Die intrakranielle Verkalkung befindet sich stets auf der Seite des Angioms, so daß es scheint, daß topographische Beziehungen zwischen beiden Prozessen bestehen. Es handelt sich um ein eindrucksvolles Zusammentreffen. Die auf dem Röntgenogramm des Schädels unseres Patienten sichtbaren Verkalkungen haben das Aussehen, wie es von PARKES WEBER und DIMITRI beschrieben worden ist. Das hintere Ende der Verkalkung wird von einer geschlängelten Linie begrenzt, andere, der ersten mehr oder weniger parallel verlaufende Linien sind in der Mitte der Verkalkung zu sehen. Die Form

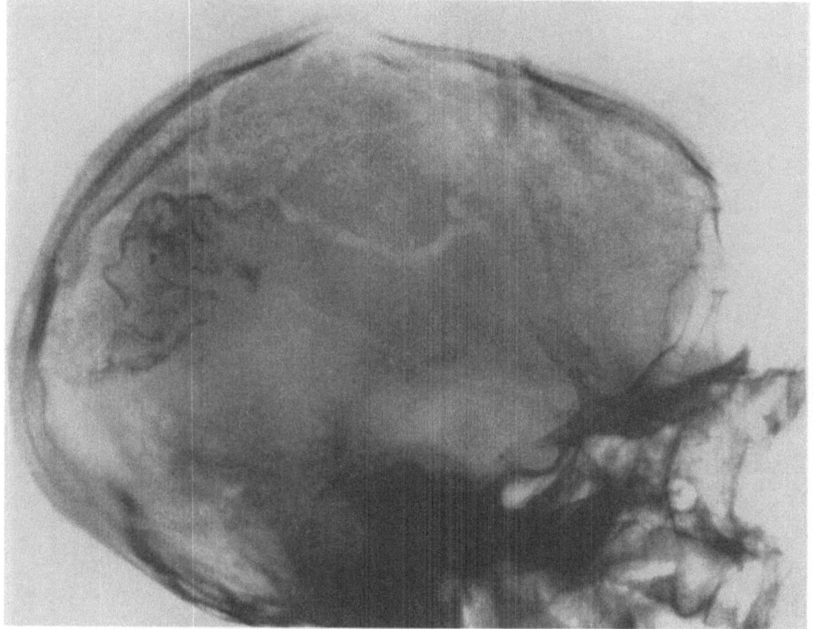

Abb. 294. Derselbe Fall wie auf Abb. 293. Typische Verkalkung im Occipitallappen.

der Kalkablagerung ändert sich, je nachdem ob die Röntgenaufnahme links oder rechts gemacht wird; stets erinnert sie an Hirnwindungen.

Auf dem Röntgenbild der Abb. 294 sieht man auch stark verbreiterte und vertiefte Furchen der Meningealgefäße. Auch BROCK und DYKE haben solche in einigen ihrer Fälle beobachtet. Auf demselben Bild ist eine erhebliche Erweiterung der Stirnhöhlen erkennbar, was ebenfalls beschrieben worden ist. Sie ist links stärker. Bei unserem Patienten sind Keilbein- und Oberkieferhöhlen ebenfalls erweitert.

Angiographie: Rechts sind Arteriogramm und Phlebogramme normal. Man sieht die Kalkablagerung der gegenüberliegenden Seite, die, wie gesagt, deutlicher ist, da sie der Kassette näher liegt.

Das linksseitige Arteriogramm (Abb. 295) zeigt, daß keinerlei Beziehung zwischen dem Arteriennetz und der Verkalkung besteht. Die A. cerebri anterior ist in ihrem unteren Teil nach vorne verlagert. Die Pericallosa verfolgt ihre normale Richtung. Auf dieser Aufnahme sieht man noch eine sehr deutliche A. temporalis superficialis, die auf der gegenüberliegenden Seite nicht vorhanden ist, was darauf hinweist, daß eine gewisse Erschwerung des Blutumlaufes

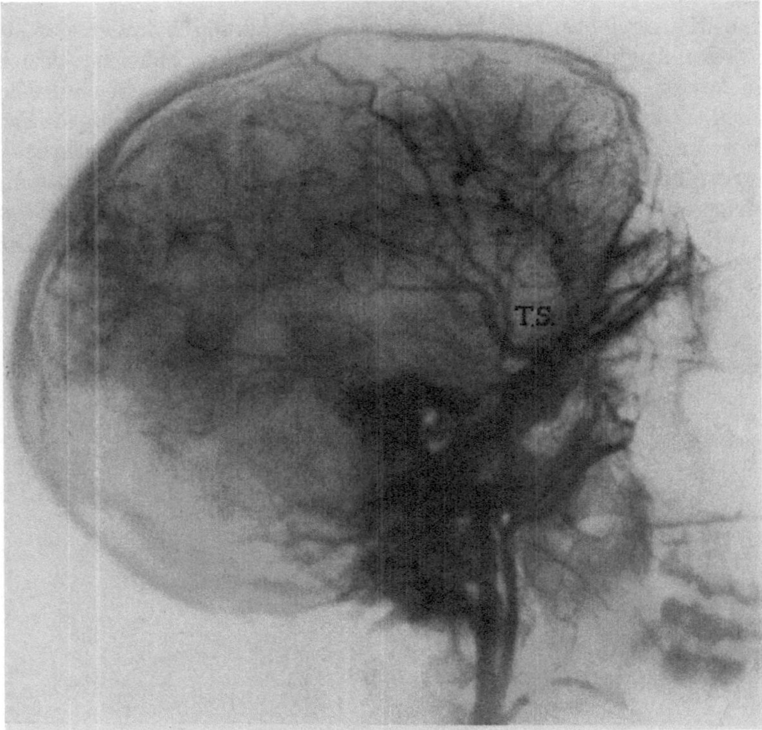

Abb. 295. Derselbe Fall wie auf Abb. 293 und 294. Linksseitiges Arteriogramm, auf dem keine Beziehung zwischen Arterien und Verkalkung in der Occipitalgegend zu sehen ist. Die Anwesenheit der Temporalis superf. weist auf Kreislauferschwerung hin.

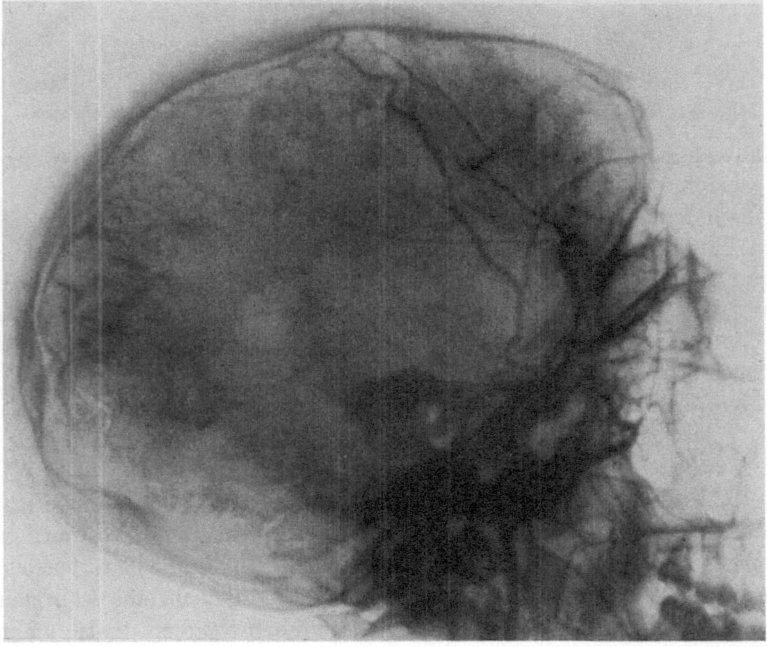

Abb. 296. Derselbe Fall wie auf Abb. 293—295. Linksseitiges Phlebogramm der ersten Phase. Keine Gefäße = Capillarphase des Kreislaufs. Deutliche Carotis-externa-Äste. Keine Beziehung zwischen Gefäßen und Verkalkung im Occipitallappen.

links vorhanden ist. Auf der zweiten Aufnahme, welche dem Phlebogramm der ersten Phase (Abb. 296) entsprechen sollte, sind die Carotis externa-Äste (Temporalis superficialis und Meningeae) dargestellt, aber keine cerebralen Gefäße, weder Arterien noch Venen (cerebrale Capillarphase). Die Venen erscheinen erst im dritten, dem Phlebogramm der zweiten Phase entsprechenden Film. Auch hier bestehen keinerlei Beziehungen zwischen dem Venennetz und der Verkalkung. Ich kann daher behaupten, daß in diesem bestimmten Falle weder arterielle noch venöse Gefäße mit der Verkalkung in Verbindung stehen. Vergleichen wir links- und rechtsseitiges Arteriogramm, so bemerken wir sogar ein weniger ausgebildetes Gefäßnetz auf der Seite der Kalkablagerungen. Dieser

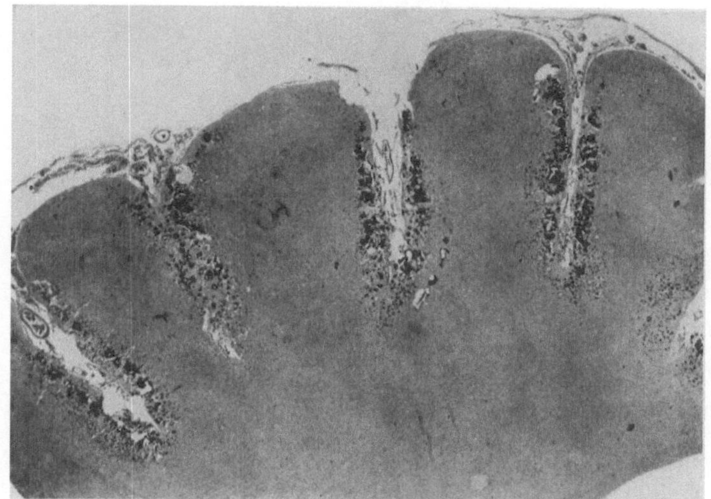

Abb. 297. Fall von Krabbe. Sturge-Weber-Krabbesche Krankheit.
Lage der Verkalkungen in der Hirnrinde.

angiographische Befund beeindruckte mich. Ich konnte nicht verstehen, daß ein Angiom, selbst wenn die Verkalkung die Durchgängigkeit seiner Gefäße herabsetzen sollte, nicht wenigstens an einer Stelle mit dem Arterien- oder Venennetz des Gehirns zusammenhängen sollte. Zu der Zeit, als wir diese Untersuchungen anstellten, erschien die Arbeit Knud Krabbes mit dem ausführlichen Bericht über die erste Sektion eines solchen Kranken. Seine Schlußfolgerungen widersprechen der allgemeinen Ansicht, daß diese im Röntgenbild gefundenen dichten Schatten von eigenartig gewundenem Aussehen verkalkte Angiome darstellen. In der Tat bewies die histologische Untersuchung des Hirns, daß die Verschattung infolge von Verkalkung der äußeren Rindenschichten und nicht der Pia mater zustande kommt. Letztere, sagt Krabbe, weist an bestimmten Stellen, besonders im Schläfenlappen eine starke Gefäßentwicklung auf, es sind aber keine eigentlichen Angiome vorhanden, wie man beim Vergleich mit Präparaten von echten Piaangiomen feststellen kann, bei denen sich zahlreiche weite, geschlängelte, kompakte Massen bildende Gefäße befinden (Fälle von Kalischer). Die Verkalkung erfolgt in Form zahlreicher kleiner Körnchen, die größtenteils mikroskopisch klein sind und in der zweiten und dritten Rindenschicht gelegen sind. Einige sitzen in der Molekularschicht. In

den tiefen Rindenschichten und in der weißen Substanz sieht man vereinzelte
verstreute Granula. Die dem Aufsatz von KNUD KRABBE entnommene Abb. 297
zeigt die Lage der Verkalkungen in der Hirnrinde. Sie sind in dem Teil der
Rinde, welcher die Furchen auskleidet, stärker entwickelt. Das Nervengewebe
ist in diesem Gebiet zum größten Teil zerstört und durch fibrilläre Glia ersetzt.
Der erkrankte Teil des Gehirns zeigt Volumenabnahme, seine Windungen
haben abnormes Aussehen, sie sind abgeflacht, mit undeutlichen Erhebungen.

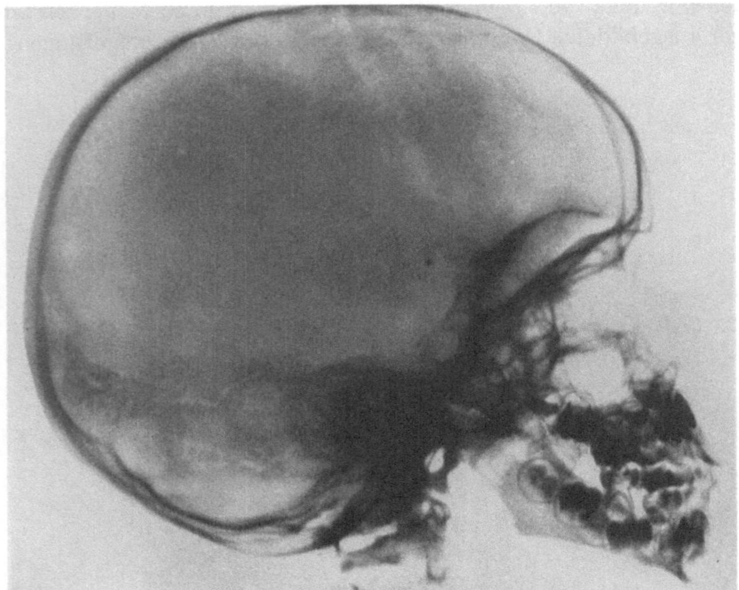

Abb. 298. Fall von FURTADO. STURGE-WEBER-KRABBESche Krankheit. Rontgenogramm.
Typische Kalkablagerungen im Occipitallappen.

Andere Teile der Hirnrinde sind unverändert und nur von spärlichen Verkalkungen durchsetzt.

Auch OLIVECRONA hat in einem Falle von STURGE-WEBER-KRABBEscher
Krankheit die Angiographie ausgeführt. Es handelte sich um einen 35jährigen
Mann mit der klassischen Symptomatologie. Außer der cerebralen Arteriographie und Phlebographie machte dieser Autor auch eine Thorotrasteinspritzung
in die Carotis externa der Seite der Verkalkung. Das Bild der Gefäße ist auf
allen Aufnahmen vollständig normal. Das Arteriogramm der Carotis externa
läßt auch die Annahme ausschließen, daß irgendeine Verbindung zwischen dem
Meningealkreislauf und dem Verkalkungsgebiet besteht.

Meiner negativen Beobachtung und der gleichartigen von OLIVECRONA
stelle ich eine von FURTADO gegenüber; bei diesem, im Jahre 1936 veröffentlichten, gleichfalls angiographisch untersuchten Fall war die Gefäßanordnung
eine andere.

Fall VII. *STURGE-WEBER-KRABBEsche Krankheit.* (Fall von FURTADO).

Ein 5jähriges Mädchen leidet seit ihrem 1. Lebensjahr an etwa einmal im Monat auftretenden epileptischen Anfällen mit Zuckungen über den ganzen Körper und anschließen-

dem schlafähnlichen Zustand. Den Anfallen gehen heftige Kopfschmerzen voraus. Sprechen und Gehen erlernte es zur normalen Zeit. Ihre Intelligenz scheint zwar nicht gelitten zu haben, doch ist ihr Gefühlsleben verandert. Die Trennung von den Eltern läßt sie gleichgültig; auf der Station zurückgelassen, spricht sie nicht mehr von ihnen. Sie ist unruhig und nur schwer im Bett zu halten; tags und nachts steht sie auf und sucht die Betten der anderen Kranken auf. Sie hat kein Gefühl für Gefahr, was bereits den Eltern aufgefallen war, so daß ständige Beaufsichtigung notwendig ist, damit sie sich nicht aus dem Fenster oder vom Treppenhaus herunterstürzt. Auf der Röntgenaufnahme des Schädels (Abb. 298) sieht man das typische Bild der Verkalkung des linken Hinterhauptspol, wenn sie auch weniger ausgedehnt ist als es bei älteren Menschen beschrieben worden ist.

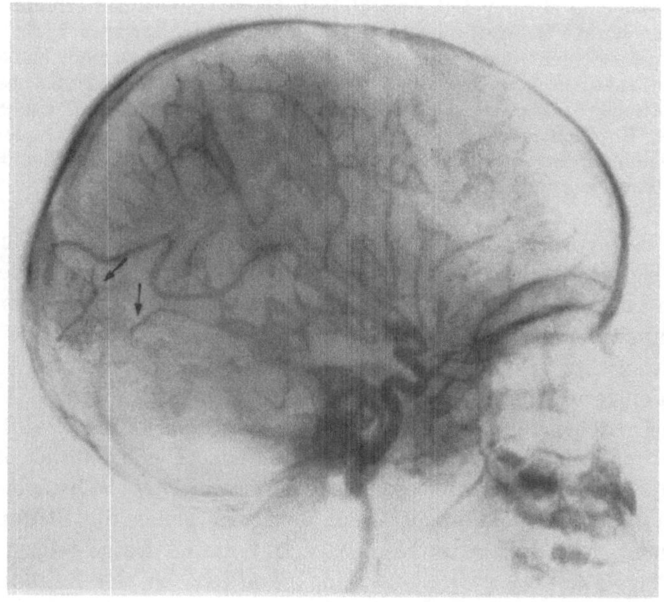

Abb. 299. Derselbe Fall wie auf Abb. 298 (Furtado). Arteriogramm.
Neugebildetes, aus der A. gyri angularis und der Temporalis posterior stammendes Arteriennetz in Beziehung zu der Verkalkung im Occipitallappen (←).

Angiographische Untersuchung: Auf dem Arteriogramm besteht in der Gegend, welche den Verkalkungen auf der einfachen Röntgenaufnahme entspricht, eine ziemlich starke Gefäßentwicklung von angiomatösem Aussehen (Abb. 299). Man sieht, daß zwei etwas erweiterte Arterien der Sylvischen Gruppe, die A. gyri angularis und die Temporalis posterior zu dieser Bildung beitragen. Man kann in der Tat an der Stelle, wo beide Arterien an die verkalkte Zone herantreten, beobachten, wie sich zahlreiche kleine Arterien miteinander verbinden und mit den geschlängelten Schatten der Verkalkung verschmelzen. Auf dem Phlebogramm der ersten Phase ist der diffuse Schatten des Kalkfleckens deutlich verstärkt, was durch den Durchtritt von Thorotrast durch dünne Gefäße und einige Gefäßschleifen hervorgerufen wird. Man sieht auch Venen, die aus dem genannten Schatten zum Sinus longitudinalis verlaufen. Auf dem Phlebogramm der zweiten Phase werden noch mehr Venen als auf dem vorhergehenden Film sichtbar, sie nehmen die Richtung zum nächstgelegenen Blutleiter der Dura mater. Arteriogramm und Phlebogramme der der Verkalkung gegenüberliegenden Seite weisen auf keine Gefäßanomalie hin.

In diesem Fall ist das Alter der Patientin niedriger als bei allen anderen Beobachtungen. Er verhält sich anders als derjenige von OLIVECRONA und unser oben beschriebener. In FURTADOs Fall ist ein Angiom vorhanden, während in unserem und in dem von OLIVECRONA die Gefäße des Verkalkungsgebiets nicht mit irgendwelchen Gefäßneubildungen in Verbindung stehen; die Gegend scheint sogar weniger als gewöhnlich mit Blut versorgt zu sein.

Sollten spätere Beobachtungen an Fällen bei jungen Menschen ebenfalls in den Kreislauf eingeschaltete Angiome ergeben, so würde der Fall FURTADOs beweisen, daß in einer frühen Phase der Entwicklung der STURGE-WEBER-KRABBEschen Krankheit ein echtes Angiom vorhanden ist, das sich mit der Zeit zurückbildet, bis es vollkommen erlischt. Es würde sich um eine angeborene Gefäßstörung handeln, die mit dem Alter zurückgeht und zu der sich eine bestimmte Schicht und gewisse Teile der Hirnrinde bevorzugende Kalkablagerung gesellt. Diesem anatomischen Gesamtbild entspricht ein besonderes klinisches Bild, allgemeine epileptische Anfälle, die gewöhnlichen Medikamenten trotzen, ein Naevus der Gesicht- und der Kopfhaut, meist auf der Seite, auf der im Röntgenbild die Kalkablagerung sichtbar ist, Debilität, Erweiterung der Stirn- und Keilbeinhöhlen, zuweilen Hemiparese der der Verkalkung gegenüberliegenden Seite.

Auch bei den vorher beschriebenen Angiomen können epileptische Anfälle vorkommen, sie treten hier aber nur auf, wenn sich die Angiome in der motorischen Region oder in deren Nachbarschaft entwickeln. In Fällen von STURGE-WEBER-KRABBEscher Krankheit haben die sogenannten verkalkten Angiome fast immer ihren Sitz in den Hinterhauptslappen, also zu weit von der motorischen Region entfernt, um auf diese einen Reiz ausüben zu können. Es dürften daher andere Ursachen für die bei der STURGE-WEBER-KRABBEschen Krankheit beobachteten epileptischen Anfälle maßgebend sein. Die bei dieser Krankheit beobachteten Erscheinungen, insbesondere die psychischen Störungen sind bei anderen Hirnangiomen nicht anzutreffen. Überdies gehen die Störungen weit über das hinaus, was durch die kleinen, von KRABBE festgestellten Erweiterungen der Piagefäße erklärt werden kann. Sämtliche bei der STURGE-WEBER-KRABBEschen Erkrankung beobachteten Symptome hängen, wie KRABBE sagt, nicht von den Angiomen der Pia mater, sondern von einer ausgedehnteren *allgemeineren Mißbildung des Organismus* ab. Bei keiner anderen Hirngefäßerkrankung sieht man entsprechende allgemeine Störungen, vor allem ist bei keiner derselben ein so konstantes anatomisches und klinisches Krankheitsbild vorhanden. KRABBE vergleicht diese Erkrankung mit der tuberösen Sklerose, bei der auch ausgesprochene Haut- und Hirnerscheinungen auftreten und die ein allgemeines klinisches Bild bietet, zu dem ebenfalls psychische Ausfälle gehören. Er rechnet deshalb diese Krankheit, meines Erachtens mit Recht, zu den angeborenen Allgemeinerkrankungen des Nervensystems.

Es lohnte sich, tiefer in diese Materie einzudringen. Hier wollte ich nur auf den Beitrag hinweisen, den die Hirnangiographie zu ihrer Klarstellung zu liefern vermag.

Venöse Angiome der Dura mater.

In letzter Zeit sind venöse Angiome der Dura mater beschrieben worden. Sie sind nicht selten. Die Fälle von OLIVECRONA, TÖNNIS, RÖTTGEN reichen jedoch aus, um ihnen ihren gesonderten Platz anzuweisen, da sie ein eigenes klinisches und angiographisches Krankheitsbild aufweisen. Zuweilen kann die Diagnose vor dem chirurgischen Eingriff und der angiographischen Unter-

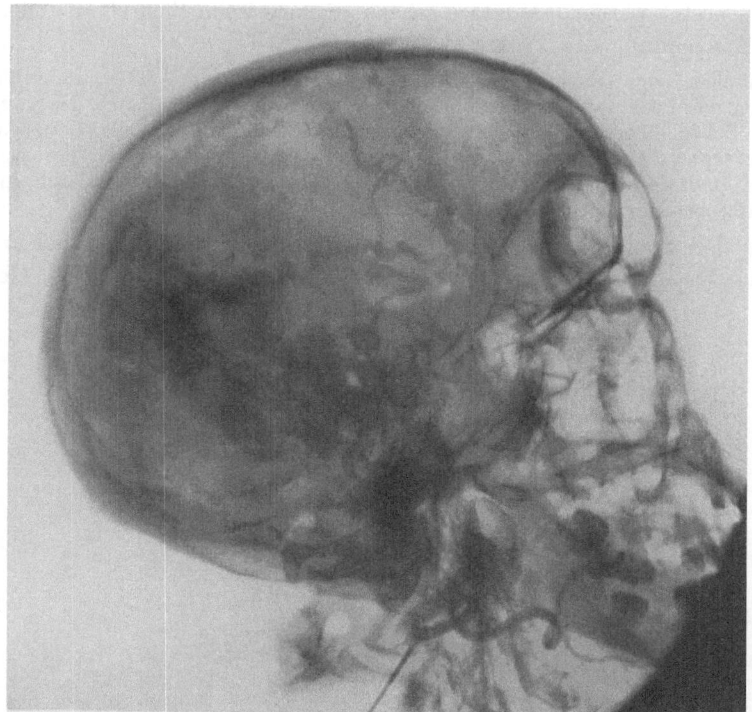

Abb. 300. Fall von BERGSTRAND, OLIVECRONA und TÒNNIS. Venöses Angiom der Dura mater.

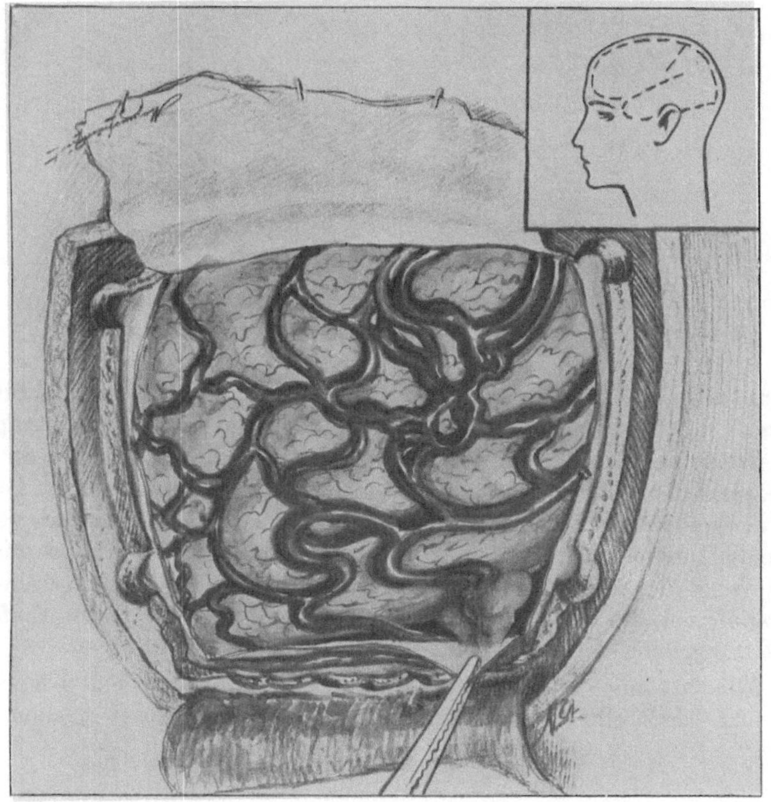

Abb. 301. Derselbe Fall wie auf Abb. 300 (BERGSTRAND, OLIVECRONA und TONNIS).
Schematische Darstellung des Operationsfeldes.

suchung vermutet werden. Letztere schafft diagnostische Sicherheit und klärt
Sitz und Ausdehnung des Prozesses auf.

Die klinischen Symptome eines Falls von RÖTTGEN: Lokalisierte Anfälle, leichte Parese
ohne Zeichen von intrakranieller Druckerhöhung und vor allem eine durch das zerstörte
Gebiet des Schädelknochens hindurchgewachsene und sich vorwölbende Gewebsmasse
führte zur Annahme eines Angioms. Der Kranke war debil, er hatte einen Turmschädel
und geringe Hauterscheinungen, ein Beweis dafür, daß diese Gefäßveränderungen mit
ernsteren Allgemeinstörungen einhergehen können.

Eine größere Kasuistik fehlt noch. Zur Zeit kann ich nur sagen, daß in den
Fällen, die TÖNNIS in seiner Abhandlung „Gefäßmißbildungen und Gefäß-

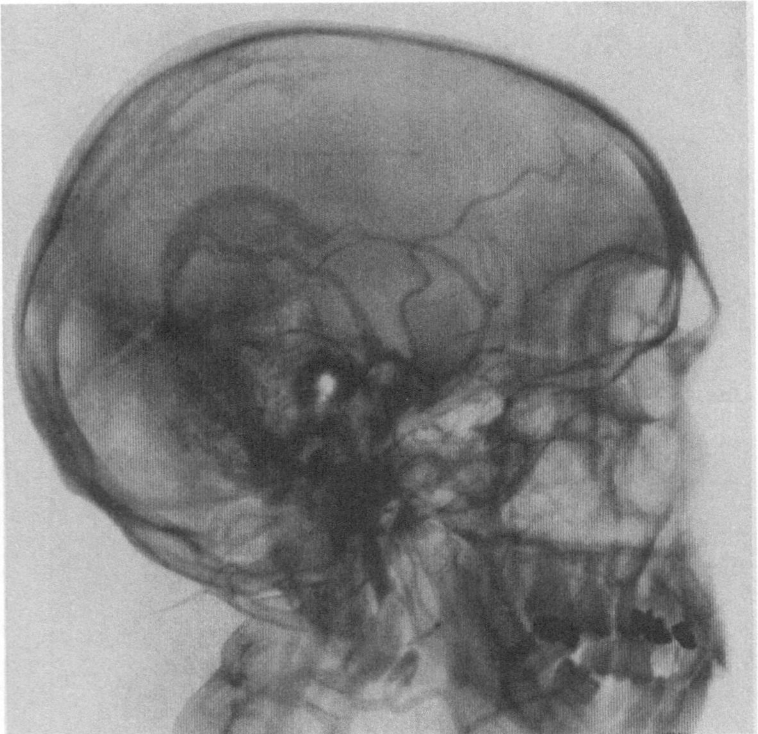

Abb. 302. Fall von TÖNNIS. Arteriovenöses Angiom der Dura mater.

geschwülste des Gehirns“ (BERGSTRAND, OLIVECRONA und TÖNNIS) anführt,
die Diagnose mittels der Hirnangiographie gestellt wurde. Die Arteriographie
wurde zuerst an der Carotis interna und dann, da diese negativ ausfiel, an der
Carotis externa ausgeführt. Abb. 300 zeigt das Arteriogramm eines Falles
dieser Autoren ein arterio-venöses Angiom der Dura betreffend. Sein arterieller
Zufluß kommt aus dem hinteren Ast der Meningea media, der Abfluß erfolgt
durch die Venen der Hirnoberfläche. Das Aussehen, das das Angiom während
der Operation bot, ist auf Abb. 301 wiedergegeben; diese zeigt den Umfang
und die Schlängelung der Gefäße, die an seiner Bildung teilnehmen.

Auch Abb. 302 eines anderen von TÖNNIS veröffentlichten Falles ist sehr
lehrreich. Er beschreibt ihn folgendermaßen: „Arterio-venöses Angiom der

Dura. Arterieller Zufluß: Hinterer Ast der Arteria meningea media und Arteria occipitalis. Angiom hinter dem Porus acusticus externus sichtbar."

Ich habe keine persönliche arteriographische Erfahrung über Angiome der Dura mater. Ich weiß daher nicht, ob sie mit unserer Technik der Einspritzung in die Carotis communis zur Darstellung gebracht werden: Es ist das allerdings anzunehmen, weil die Gefäße, die von der Carotis externa abgehen, erweitert sind und daher dem Thorotrast leichten Zutritt gewähren. Ein oder das andere Mal habe ich Erweiterungen der Meningealäste beobachtet, die jedoch nicht das Ausmaß erreichen, wie es auf den Arteriogrammen der Abb. 300 und 301 zu sehen ist. Am sichersten scheint in diesen Fällen die von TÖNNIS und OLIVE-CRONA angewandte Technik der direkten Einspritzung in die Carotis externa zu sein.

Zehntes Kapitel.

Intrakranielle Blutungen.

Die Hirnangiographie ist von einigen Autoren zur Diagnose von intrakraniellen Blutungen angewandt worden; den wichtigsten Beitrag zu diesem neuen Zweig der Verwendung der Angiographie verdanken wir aber LÖHR, besonders auf dem Gebiete der Blutungen infolge Schädeltraumen.

Dieser Autor hat in den letzten 4 Jahren etwa 1000 Schädelbrüche und andere Hirnverletzungen infolge von industriellen und Verkehrsunfällen untersucht und behandelt. Er wandte die Arteriographie bei Kopfverletzungen an, wenn infolge der Schwere des Allgemeinzustands oder des Mangels an anamnestischen Angaben ein sicheres Urteil über die Notwendigkeit eines entlastenden Eingriffs nicht gefällt werden konnte. Seine große Erfahrung ließ ihn zu dem Schluß kommen, daß die Hirnangiographie in diesen Fällen von großem Vorteil sein kann, da sie wichtige Feststellungen nicht nur über etwaige Erkrankungen, sondern auch über den Zustand der Gefäße (Kontraktion, Dilatation) erlaubt. LÖHR entnimmt daraus wichtige Lehren. Es ist nach ihm möglich, auf diesem Wege Diagnosen zu stellen und genau festzulegen, die bisher große Schwierigkeiten bereiteten, und dies stets mit einer Sicherheit, die es vor Anwendung der Angiographie nicht gab. Er gelangt zu folgenden Schlüssen:

1. Bei schwerer *Commotio cerebri* sind häufig auf der Seite der Verletzung außerordentlich dünne und „kontrahierte" Gefäße vorhanden; dies ist durch Druck infolge der Hirnschwellung oder durch spastische Verengung bedingt.

2. Bei der *Contusio cerebri* fließt das eingespritzte Thorotrast nicht leicht ab; bei Eintritt der Kontrastflüssigkeit ist ein vermehrter zentraler Widerstand vorhanden und LÖHR glaubt, daß diese Erscheinung auf die Hirnschwellung zurückzuführen sei. In Angiogrammen sind die Gefäße platt gedrückt und breit. Zwischen den Arteriogrammen beider Seiten ist ein bemerkenswerter Unterschied vorhanden. Auf der nichtverletzten Seite erscheint das Arteriogramm normal, jedoch mit verengten Gefäßen. Außerdem ist das ganze Bild etwas „verschummert", wahrscheinlich infolge der Capillarphase des Kreislaufs. Es sind auch einige Venen zu sehen. Vom chirurgischen Standpunkt aus gestatten nach LÖHR diese neuen Anhaltspunkte einen raschen Eingriff und bedingen dadurch bessere therapeutische Erfolge.

3. Große *Meningeahämatome* durch Ruptur der A. meningea, die mit Hirndruck einhergehen, aber keine nennenswerten neurologischen Symptome bedingen, können nach LÖHR durch die angiographische Methode diagnostiziert
werden. Im richtigen Zeitpunkt operiert, werden diese Kranken gerettet, wie
LÖHR festgestellt hat. In vielen Fällen von Meningeablutung kann der Tod
sehr rasch eintreten, auch wenn der Zustand des Kranken gleich nach dem
Trauma günstig erscheint. LÖHR betrachtet daher die Verwendung der Arteriographie in allen Fällen mit Verdacht auf Meningeahämatom als wertvolles
Hilfsmittel wegen der Aufschlüsse, die sie uns gibt und wegen der Indikationsstellung. Er vermochte auf diese Weise große Hämatome dieser Art ohne
klassische neurologische Symptome zu diagnostizieren, zu operieren und zu
heilen. Eine weitere wichtige Tatsache wurde von diesem Autor festgestellt:
*Bei „negativem" Arteriogramm nach der wegen Verdacht auf Meningeahämatom
ausgeführten Arteriographie beobachtete er nie meningeale Spätblutungen im Anschluß an das Trauma.* Die angiographische Untersuchung soll an der Carotis
communis vorgenommen werden, was wir als allgemeine Regel befolgen und
LÖHR speziell in diesen Fällen als vorteilhaft erachtet. Die Einspritzung soll,
selbst wenn man auf Widerstand stößt, mit größtmöglicher Schnelligkeit und
unter Umständen sogar unter Druck ausgeführt werden. Das Arteriogramm
ähnelt in Fällen von Meningealblutung mit Compressio cerebri, was die Verlagerung der Arterien der SYLVISchen Gruppe anbelangt, demjenigen bei Schläfenlappentumoren, so daß man bei seitlichen Arteriogrammen diagnostizieren kann,
welcher Ast der Meningea media betroffen ist: der vordere, wenn das Arteriogramm wie bei Geschwülsten des vorderen Teils des Schläfenlappens aussieht,
der hintere, wenn es dem eines Tumors des hinteren Schläfenlappenabschnitts
ähnelt (s. Kap. V). Auf anteroposterioren Arteriogrammen kann man auch die
Diagnose auf Grund des Winkels stellen, den SYLVISche Gruppe und A. cerebri
anterior miteinander bilden; normalerweise beträgt dieser im unteren Teil 180°,
bei Hämatomen wird er spitz. Auf diesen anteroposterioren Arteriogrammen
geben Hirntumoren und Hämatome der Meningea einen verschiedenen Befund;
im Gegensatz zu dem Bild bei Schläfelappentumoren reichen die Endäste der
SYLVISchen Gruppe nicht bis an das knöcherne Schädeldach heran, sondern
es bleibt ein Raum übrig, der frei von Gefäßen ist und der der Ausdehnung des
Meningeahämatoms entspricht. LÖHR spricht eine große diagnostische Bedeutung
der von ihm beobachteten Tatsache zu, daß bei diesen Hämatomen kein Austritt von Thorotrast aus der Arteria meningea zu sehen ist, woraus er schließt,
daß nach einer anfänglich starken Blutung die Arterie praktisch geschlossen bleibt.

4. Bei subduralen Blutungen tritt das Thorotrast nach den Erfahrungen
desselben Autors, sobald eine Ruptur von Gefäßen mittleren Durchmessers
stattfindet, aus den Gefäßen aus und erscheint in Form von Fleckenbildungen,
woraus er schließt, daß subdurale Gefäßzerreißungen und epidurale Blutungen
sich im Angiogramm grundsätzlich dadurch unterscheiden, daß bei ersteren
Thorotrast in dem Blutextravasat vorhanden ist.

5. Schließlich sind nach Angabe von LÖHR auch die chronischen subduralen
Hämatome in der präzisesten und klarsten Weise durch die Arteriographie zur
Darstellung zu bringen.

Das *subdurale Hämatom* besitzt einen Prädilektionssitz: Die Außenfläche
einer, manchmal beider Hemisphären; es erstreckt sich von der Nachbarschaft

des Sinus longitudinalis superior bis zur Fissura Sylvii und selbst noch tiefer, wie z. B. auf Abb. 303 (DANDY). Bei geringem Umfang beschränken sich die Hämatome auf den Stirnlappen, häufig aber nehmen sie einen großen Teil der Außenfläche einer Hemisphäre ein; sie können sogar vom Stirnlappenpol bis zum Occipitalpol reichen. Sie können auch in anderen Teilen des Gehirns, wie z. B. am Kleinhirn oder der Schädelbasis auftreten, was aber eine Ausnahme darstellt. Doppelseitige Hämatome liegen gewöhnlich fast symmetrisch.

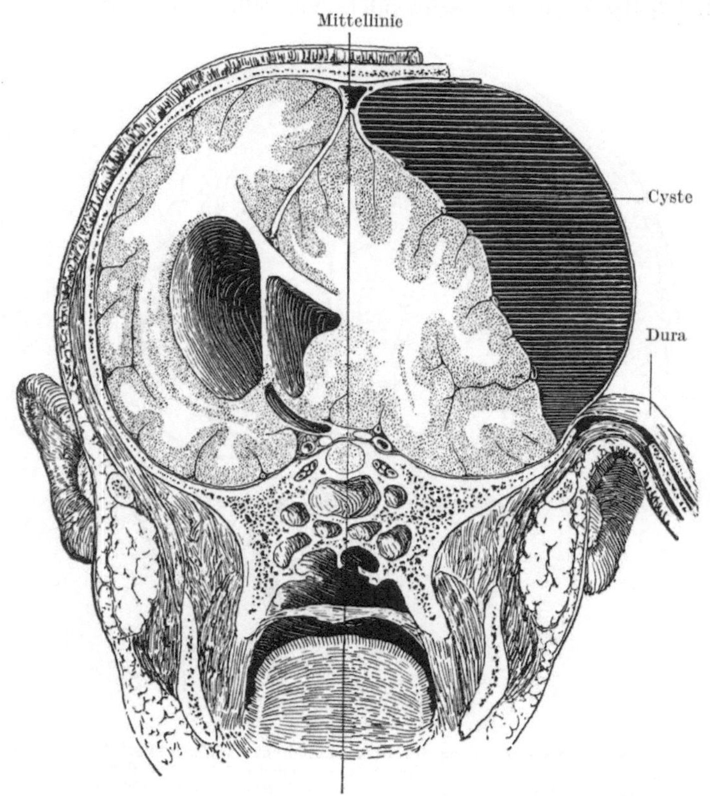

Abb. 303. Schema nach DANDY. Typische Lage eines großen subduralen Hämatoms.

Sowohl die Fälle von LÖHR als auch die von TÖNNIS, SJÖQVIST, ZEHNDER und KESSEL usw. zeigen, wie sehr dem anteroposterioren Arteriogramm der Vorzug bei der Diagnose dieser Störungen gebührt. Auf Abb. 304 erkennt man den Unterschied in der Lage der Arterien der SYLVIschen Gruppe auf der Hämatomseite einerseits und der gesunden Seite andererseits. Auf der erkrankten Seite sind die Hirnarterien samt dem Gehirn durch das Hämatom von der Schädelwand beträchtlich abgedrängt. Der dem Hämatom entsprechende gefäßfreie Raum ist linsenförmig. Das seitliche Arteriogramm liefert ein weniger klares Bild und keine sicheren Anhaltspunkte für die Differentialdiagnose gegenüber Geschwülsten und Abscessen. Auf Abb. 306 ist das typische Bild des Hämatoms eines Falles von ZEHNDER im anteroposterioren Arteriogramm zu sehen. Ungefähr denselben Typ bieten die von anderen Autoren veröffentlichten Fälle. Um den Unterschied zwischen Arteriogrammen von Stirnlappentumoren und Hämatomen zu zeigen, bilde ich das Arteriogramm einer solchen Geschwulst von Tönnis ab (Abb. 305). Der Vergleich mit dem Arteriogramm von Zehnder auf Abb. 306 ist lehrreich.

Subdurale Hämatome können lange nach dem Trauma symptomfrei bleiben. Ein Fall von Almeida Lima wurde erst 6 Monate nach dem Trauma diagnostiziert, operiert und geheilt. Löhr führt den Fall eines Mannes auf, der innerhalb von 3 Jahren nach einem Unfall nach und nach seine Arbeitsfähigkeit einbüßte. Es traten Schlafstörungen, Schwindel, Vergeßlichkeit und Verdrießlichkeit,

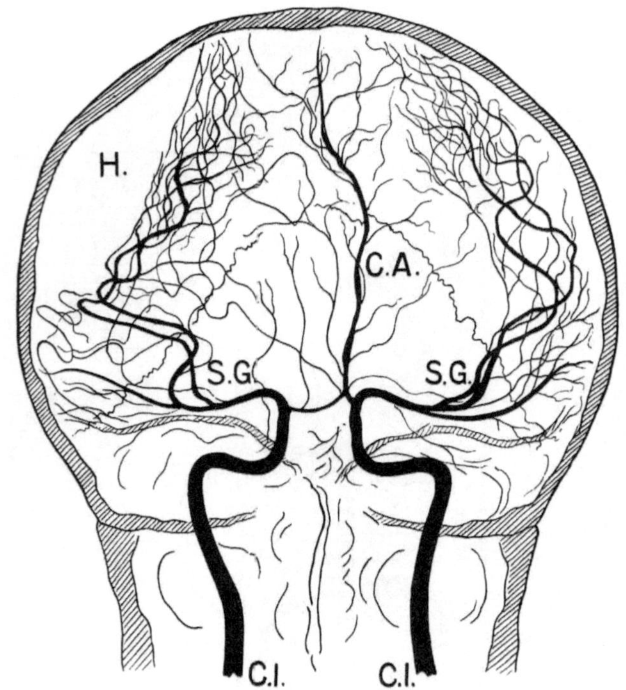

Abb. 304. Schematische Darstellung des arteriographischen Bildes bei subduralen Hamatomen. Rechts: Normales Bild. Links: Die Arterien liegen entfernt von der Schadelwand. *H.* Dem Hamatom entsprechender linsenformiger, gefaßfreier Raum.

später Kopfschmerzen, Taumelgefühl und Astasie, zuletzt Euphorie auf organischem Gebiet und Amnesie und Verwirrtheit auf. Auf dem anteroposterioren Arteriogramm rechts war die A. cerebri anterior nach links abgewichen und die Äste der Sylvischen Gruppe waren von der Schädelwand sehr weit entfernt. Die Operation deckte ein 19 : 14 cm großes subdurales Hämatom auf, welches von der Oberfläche des Scheitels gemessen eine Tiefe von 7 cm hatte. Die Heilung war vollkommen.

Getrennt von der Meningitis serosa circumscripta, über die schon genügend geschrieben worden ist, verdient das *subdurale Hydrom* [1] betrachtet zu werden, welches pathogenetisch dem subduralen Hämatom sehr nahe steht. Indessen sind sich die Pathologen in ihren Anschauungen auf diesem Gebiet nicht einig, noch weniger die Neurochirurgen. Zuweilen können Hämatom und Hydrom

---

[1] Dieser von Dandy gebrauchte Ausdruck entspricht dem in Deutschland gebräuchlicheren „Hygrom".

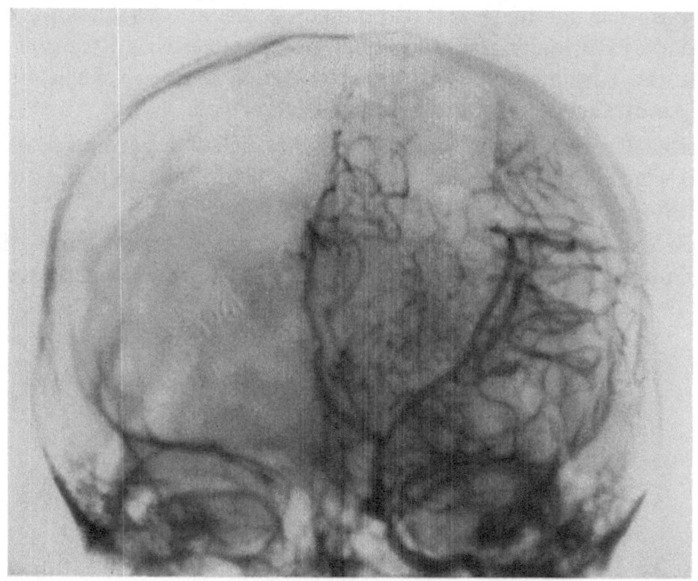

Abb. 305. Fall von TÖNNIS. Geschwulst des Temporallappens.

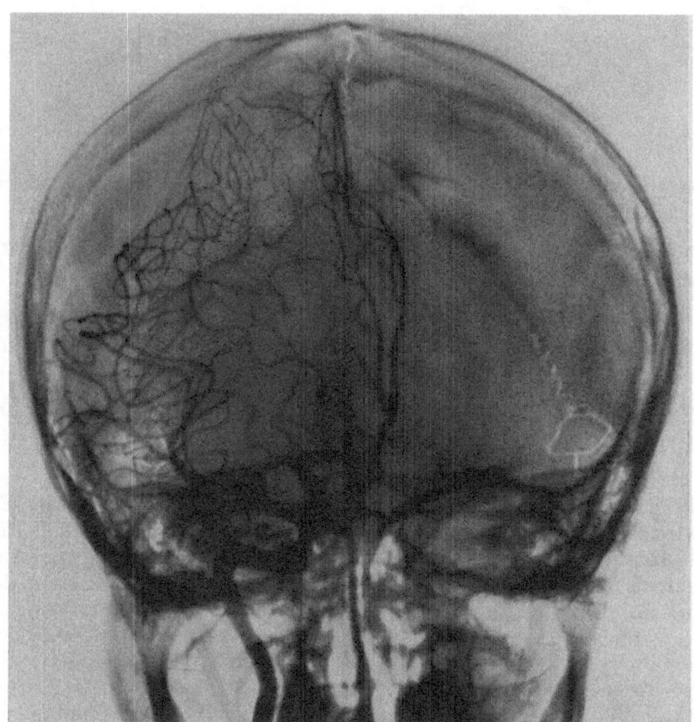

Abb. 306. Fall von ZEHNDER. Subdurales Hämatom.

gleichzeitig bei demselben Fall bestehen, wie auf der Abb. 307 von DANDY zu sehen ist.

Die Diagnose der subduralen Hydrome sowie der arachnoidalen Hirncysten kann mittels der Hirnangiographie genau gestellt werden. RIZZATTI hat mit diesem Verfahren eine exakte Lokaldiagnose stellen können. Auch die Ventrikulographie kann zur Lokalisierung führen.

Das Kapitel der Hämatome und der intrakraniellen Hydrome habe ich nur skizzenhaft dargestellt. Neue Beobachtungen sind erforderlich, um die in vieler Beziehung noch bestehenden Zweifel zu beheben.

Bei *extra- und insbesondere intrakraniellen Pneumatocelen* kann die Hirnangiographie nützlich sein; man vermag diese Bildungen jedoch schon mit der

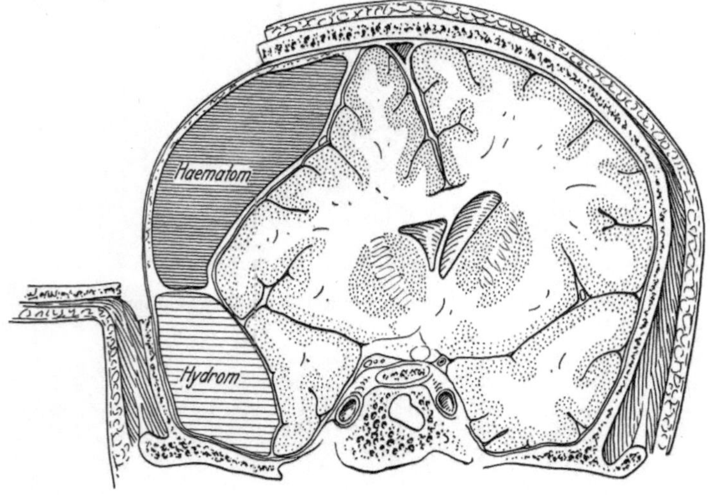

Abb. 307. Schema nach DANDY. Zusammentreffen eines subduralen Hamatoms und eines subduralen Hydroms.

einfachen Röntgenaufnahme zu lokalisieren, deswegen steht ihr Studium etwas außerhalb unseres Programmes.

Die gewöhnliche *Hirnblutung* ist ein wenig gebräuchliches Anwendungsgebiet der Angiographie. Meine Erfahrungen über angiographische Veränderungen bei dieser Erkrankung ist daher sehr gering. Der Fall, über den ich anschließend berichte, bezieht sich auf einen Kranken, bei dem wahrscheinlich eine Hirnblutung in der Tiefe vorlag, die die grauen zentralen Kerne betraf. Die Veränderungen auf dem Phlebogramm sind deutlich.

Es handelte sich um einen 27jährigen Mann, der stets gesund gewesen war. Ende 1933 trat ohne Prodromalerscheinungen ein Anfall mit anschließender rechtsseitiger Halbseitenlähmung und Aphasie auf. Syphilis wahrscheinlich. Das Thoraxröntgenogramm zeigt eine Erweiterung des linken Ventrikels mit einer ziemlich starken Verschattung der Aorta. Die bei Aufnahme ins Krankenhaus fast $1^1/_2$ Monate nach dem Anfall vorgenommene Lumbalpunktion ergab im Liegen einen Druck von 22 nach CLAUDE. Gelber Liquor, starke Erhöhung des Eiweißgehalts, Pandy $+\,+\,+\,+$, Zellzahl 3,7. Wa.R. negativ. Rechts ist die Bewegungsfahigkeit vollständig erloschen, es besteht eine leichte Facialisparese. Ödem der Hand und des Vorderarms. Sehnenreflexe auf der Seite der Hemiplegie lebhafter, Bauchdeckenreflexe derselben Seite aufgehoben. Plantarreflexe normal. Am Beginn keine Pyramidenbahnsymptome, später Fußklonus rechts. Der Patient klagte über heftige Schmerzen in den Gliedmaßen und der rechten Thoraxseite bei Druck oder bei geringfugigen Bewegungen der Gliedmaßen. Berührungsempfinden und vor allem Schmerz und Temperatursinn rechts stark herabgesetzt. Bei Aufnahme ins Krankenhaus bestand vollkommene

motorische Aphasie; 4 Monate danach konnte Patient leidlich sprechen, während die Halbseitenlähmung vollständig bestehen blieb. Die Sphincteren blieben immer normal.

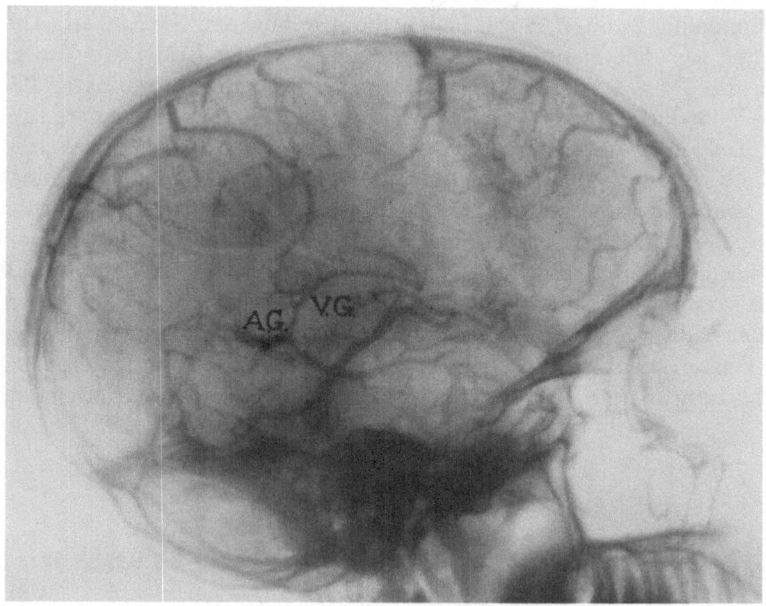

Abb. 308. Fall von in der Tiefe gelegener Hirnblutung.
Rechtsseitiges normales Phlebogramm der zweiten Phase. *A.G.* Ampulla Galeni; *V.G.* Vena Galeni.

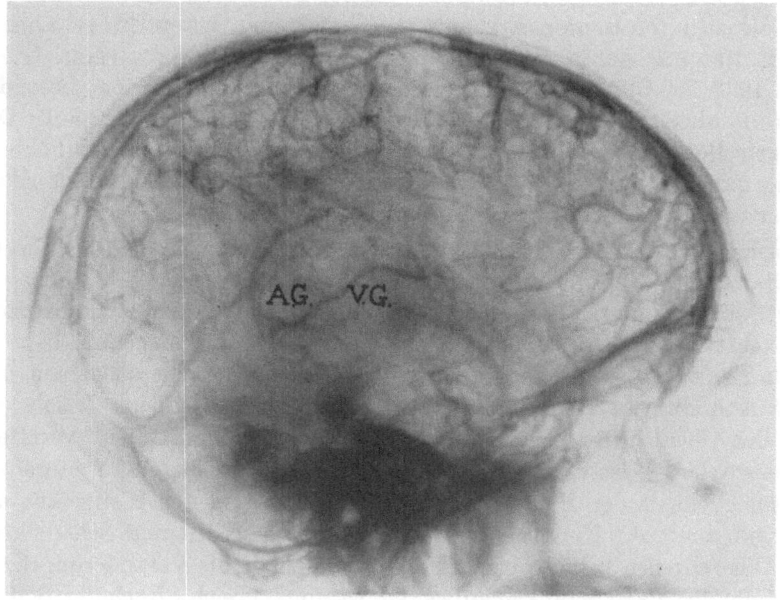

Abb. 309. Derselbe Fall wie auf Abb. 308. Linksseitiges Phlebogramm der zweiten Phase.
Ampulla Galeni (*A.G.*) normal; mittlerer Abschnitt der Vena Galeni (*V.G.*) nach unten verlagert.

Es wurde eine angiographische Untersuchung ausgeführt. Ein Aneurysma
wurde durch die Arteriogramme nicht aufgedeckt, man sah auch keine throm-

bosierten Arterien. Nur beim Vergleich der Arteriogramme beider Seiten stellte
man fest, daß die linke Sylvische Gruppe „diagonal" ansteigt, ein Zeichen,
daß auf dieser Seite die Erweiterung des Ventrikels ausgesprochener ist. Die
Phlebogramme der zweiten Phase bilden die Ampulla und Vv. Galeni (Abb. 308
und 309) gut ab. Die Ampullae Galeni haben zweifellos beiderseits das gleiche
Aussehen, die Vv. Galeni dagegen sind verschieden. Rechts normaler Befund;
links, das heißt auf der Seite der Erkrankung ist die Vene, besonders in ihrem
mittleren Teil, nach unten verlagert, wo sie einen nach oben konkaven Bogen
bildet. Sie beschreibt eine Zickzacklinie, die von der gewöhnlichen regelmäßigen
Linie der kontralateralen Seite abstrebt. Der in diesem Gebiet links vorhandene
Prozeß hat den Thalamus opticus und damit die Tela choroidea und die Vena
Galeni derselben Seite verdrängt. In der Tat bietet der Patient auffallende
Störungen von seiten des Thalamus. Kurz, keine Zeichen von Thrombose oder
Embolie der Hauptgefäße im Arteriogramm; auf dem Phlebogramm Verlagerung
einer der Venae Galeni. Auf Grund dieser beiden Befunde kann ich die Diagnose
auf Hirnblutung in der Tiefe mit Verdrängung des Thalamus opticus stellen.

Elftes Kapitel.

Die Hirnangiographie bei Geisteskranken.

Unter den Autoren, welche sich dem Studium der Hirngefäße bei Geisteskranken und besonders bei Oligophrenen mit der angiographischen Methode
gewidmet haben, verdienen RODRIGUES ARIAS, BARAHONA FERNANDES, SAI,
RIZATTI, die zu interessanten Ergebnissen gelangt sind, besonders erwähnt zu
werden. RODRIGUES ARIAS, IRAZOQUI, BAGES und RIBA DE SAUZ verzeichneten
im Jahre 1933 bei Oligophrenen atypische Verteilung der Arterien; besonders
fiel ihnen die Sichtbarkeit der A. cerebri posterior im Arteriogramm auf. Dem
„vorläufigen Bericht", der über diese Forschungsergebnisse veröffentlicht ist,
sollte, wie mir RODRIGUES ARIAS persönlich mitgeteilt hat, ein ausführlicher
folgen, der aber meines Wissens bisher nicht erschienen ist.

Die bisher vollständigste Arbeit über die Angiographie der Oligophrenen
ist von BARAHONA FERNANDES und ABEL ALVES aus meiner Abteilung veröffentlicht worden. Diese Untersuchung umfaßt 25 gebührend diagnostizierte
und beobachtete Fälle. Die erste im „Nervenarzt" 1935 erschienene Arbeit von
BARAHONA FERNANDES wurde später in portugiesischer Sprache ausgebaut und,
reich mit Abbildungen versehen, in den «Archivos de Medicina Legal» von
1938 mit der Überschrift: „Die Hirnangiographie bei Oligophrenen" veröffentlicht. Diese Arbeit — so sagt der Autor — hatte zum Zweck, eine weitere Ver-
wendungsmöglichkeit der Hirnangiographie zum Studium der Hirngefäße auf-
zuzeigen und somit zur Kenntnis der Morphologie des Hirn- und Schädelkreis-
laufs der Oligophrenen beizutragen. Die Literatur über die Veränderungen, die
die Röntgenbilder dieser Kranken aufweisen, ist umfangreich. Auch der Beitrag,
den die Ventrikulographie und die Encephalographie zur Erforschung der
Hirnstörungen dieser Psychose geliefert haben, ist bedeutend. Weit reicher an
Einzelheiten ist aber nach Angabe von BARAHONA FERNANDES der Beitrag, der
aus dem angiographischen Studium des Hirnkreislaufs gewonnen werden kann.

Die Ergebnisse dieser Methode stehen nicht nur in viel engerer Beziehung zu den pathologisch-anatomischen Veränderungen im Gehirn, sondern sind auch dadurch von besonderem Interesse, daß sie ein Bild von den Gefäßveränderungen und den Störungen des Kreislaufs im Gehirn geben, die zuweilen in der Pathogenese der Oligophrenien mitwirken. Der genannte Autor hebt noch hervor, daß die von ihm angebahnten Forschungen berechtigt wären, da die Anatomie der Hirnarterien und -venen und besonders die Anomalien ihrer Anordnung bei diesen Kranken sehr wenig bekannt sind.

Unter der Mitwirkung des Chirurgen ABEL ALVES führte BARAHONA FERNANDES sein Vorhaben erfolgreich durch und erzielte ohne den geringsten Zwischenfall bei 25 Oligophrenen Arteriogramme und Phlebogramme der zweiten Phase mittels einer Injektion von etwa 17 ccm Thorotrast in die Carotis communis beider Seiten.

Es ist mir nicht möglich, die Beobachtungen an den 25 Fällen, die in der portugiesischen Arbeit veröffentlicht wurden, auch nur in kurzer Zusammenfassung wiederzugeben. Der Autor hat sie, besonders der bequemeren Anordnung wegen, in 6 verschiedene Typen eingeteilt: I. hereditärer degenerativer Schwachsinn mit Mikrocephalie (3 Fälle); II. Schwachsinn mit Mikrocephalie (2 Fälle); III. Schwachsinn infolge von wahrscheinlich fetaler Hirnerkrankung mit ausgesprochenen neurologischen Erscheinungen (5 Fälle); IV. Schwachsinn infolge von frühkindlicher Hirnerkrankung (7 Fälle); V. Schwachsinn infolge von wahrscheinlicher angeborener Syphilis (6 Fälle); VI. besondere Formen: Myxödem und tuberöse Sklerose (2 Fälle).

BARAHONA FERNANDES stellte kurz vor der Arteriographie noch einmal durch erneute Untersuchung alle klinischen, neurologischen, morphologischen und psychischen Befunde fest, damit sie dem Zustand des Kranken im Augenblick der Arteriographie entsprachen.

Da es unmöglich ist, alle Arteriogramme und Phlebogramme der umfangreichen Arbeit des Autors und die von ihm festgestellten Veränderungen an den Arterien und Venen wiederzugeben, begnüge ich mich damit, einige besonders stark pathologische Arteriogramme und Phlebogramme zu erwähnen.

Beim ersten Fall (R. A.) der Gruppe I — erblicher Schwachsinn — zeigt das linksseitige Arteriogramm, das von dem rechtsseitigen sehr verschieden ist, eine ausgesprochene Schlängelung der Arterien der SYLVISchen Gruppe und der Pericallosa. Die A. cerebri posterior, welche in diesem Fall aus dem Carotissyphon entspringt, ist ganz besonders weit und abnorm verbogen. Das Phlebogramm derselben Seite zeigt den Sinus rectus und longitudinalis inferior ziemlich schräg nach vorne verlaufend. Die Vena Galeni ist nach unten verlagert und läßt den normalen Verlauf parallel zum Sinus longitudinalis inferior vermissen.

Bei Fällen vom Typus II — Schwachsinn mit Mikrocephalie — liegt die SYLVISche Gruppe im Arteriogramm „diagonal“. Als Beispiel gebe ich Fall IV (I. D.) wieder, bei dem Form und Verteilung der Gefäße auf beiden Seiten ganz verschieden sind. Es handelt sich um einen 53jährigen Patienten mit ausgeprägter Imbecillität, Charakterveränderungen und perversen Neigungen. Auf dem linksseitigen Arteriogramm (Abb. 310) sieht man einen sehr umfangreichen Doppelsyphon mit einer etwas nach oben verlagerten A. fossae Sylvii, die ziemlich lang ist, bevor sie die Aa. temporalis posterior, gyri angularis und parietalis posterior abgibt. Die Pericallosa ist in ihrem vorderen Teil außerordentlich

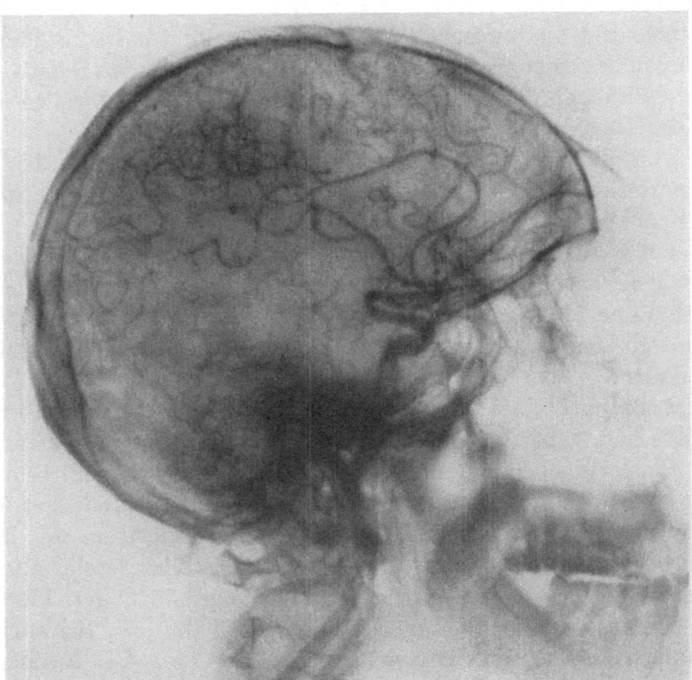

Abb. 310. Fall von Schwachsinn mit Mikrocephalie. Linksseitiges Arteriogramm.
Doppelsyphon der Carotis; sehr lange A. Sylvii; stark gewolbte Pericallosa.

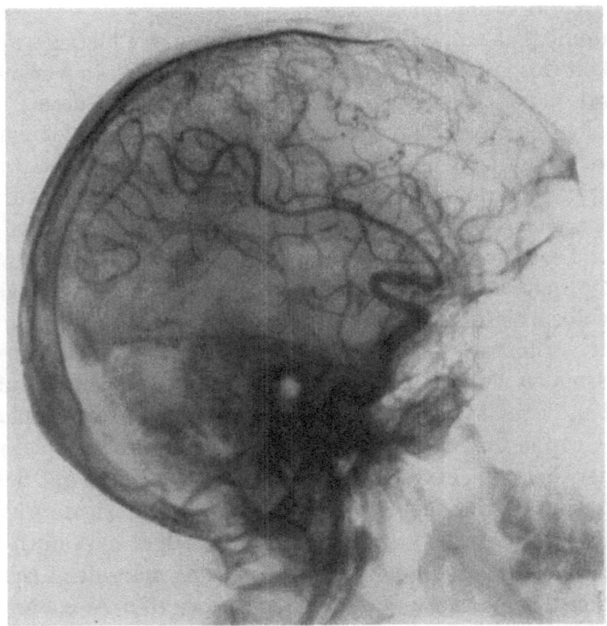

Abb. 311. Derselbe Fall wie auf Abb. 310. Rechtsseitiges Arteriogramm.
Weiter Doppelsyphon der Carotis Gefaße der SYLVIschen Gruppe weit und gewunden.
Großer Unterschied zwischen rechts- und linksseitigem Arterienbild.

stark gewölbt. Rechts weist das Arteriogramm (Abb. 311) einen sehr weiten Doppelsyphon auf, der jedoch eine ganz andere Form hat als links. Die Gefäße der SYLVIschen Gruppe sind sehr weit und gewunden. Die Pericallosa ist schlechter zu sehen als links und ebenfalls vorne ziemlich stark gekrümmt.

Aus der Gruppe III — Schwachsinn infolge von wahrscheinlich fetaler Hirnerkrankung oder von Geburtstrauma — weicht die Anordnung in der Gefäßverteilung beider Seiten stark voneinander ab. Links (Abb. 312) stellt die SYLVIsche Gruppe eine ziemlich gerade Linie dar, die vor allem durch die A. gyri

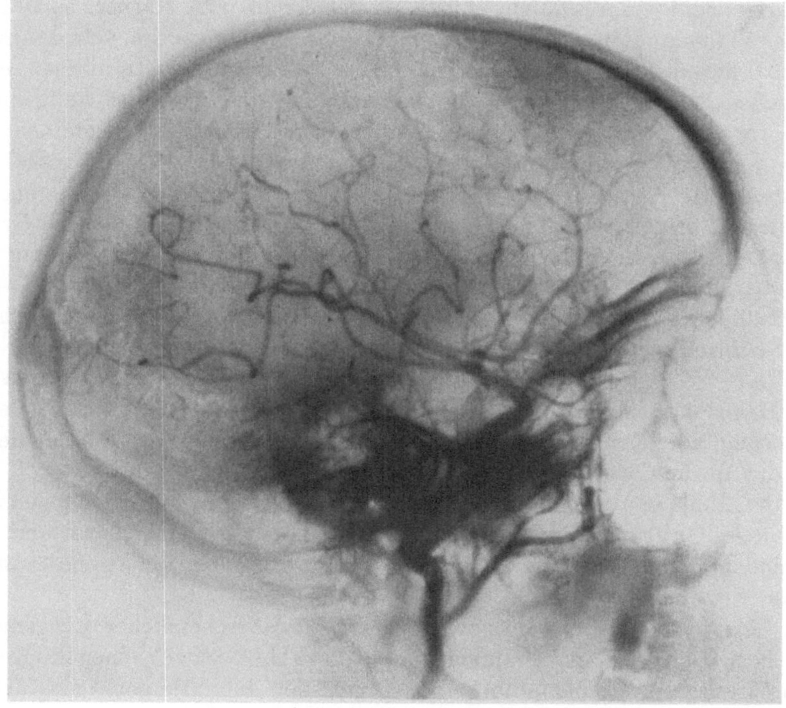

Abb. 312. Fall von Schwachsinn infolge fetaler Hirnerkrankung. Rechtsseitiges Arteriogramm. Dürftiges Arteriennetz. SYLVIsche Gruppe geradlinig; Pericallosa gewolbt und nach vorne verlagert.

angularis, die weiteste unter den drei Arterien dieser Gruppe, gebildet wird; ferner sieht man eine nach vorne verlagerte und gewölbte Pericallosa. Das Arteriennetz ist auf dieser Seite schwach entwickelt. Rechts besitzt die SYLVIsche Gruppe ein reicheres Arteriennetz; die Aa. cerebri anteriores (die rechte und die linke) befinden sich mit zahlreichen Gefäßen an der Innenfläche der Hemisphären.

Aus der Gruppe IV — Schwachsinn infolge frühkindlicher Hirnerkrankung — hebe ich den Fall XII (H. S.), einen 20jährigen Patienten mit Epilepsie und Schwachsinn nach Meningoencephalitis, hervor. Das rechtsseitige Arteriogramm zeigt einen Carotissyphon, der sich in seinem unteren Teil der Vertikalen nähert und aus dem eine normale SYLVIsche Gruppe entspringt. Auf dieser Seite sind zwei Pericallosae und zwei Calloso-marginales erkennbar. Links sind dieselben Gefäße sowie ein Carotissyphon mit ausgesprocheneren Krümmungen sichtbar.

Neben diesem und teilweise von ihm überlagert, erkennt man auch den Carotis-syphon der gegenüberliegenden Seite sowie die zwei aus ihnen abgehenden Sylvischen Gruppen. Auch in ihrem Verlauf außerhalb des Schädels sind die beiden Carotiden gut erkennbar. Das auf der linken Seite eingespritzte Thoro-trast war in die Gefäße der gegenüberliegenden Seite eingedrungen und so bis zum Carotissyphon und von da aus zur Carotis interna dieser Seite gelangt (Abb. 49, Kap. III). Dies ganz abnorme Vorkommnis kann nur durch das Zusammentreffen von zwei Faktoren zustande kommen: einer sehr weiten Communicans anterior und einem starken Druckunterschied zwischen den beiden Hemisphärenkreisläufen. Links ist der Druck viel stärker, so daß der gesamte Widerstand in den Gefäßen der Gegenseite, sogar im extrakraniellen Abschnitt der rechten Carotis interna überwunden wurde. In diesem einzig dastehenden Fall unserer Sammlung sind wir zur Annahme einer kongenitalen oder erworbenen Verengerung der rechten Carotis interna gekommen; das Arteriogramm zeigt jedoch ein normales Volumen der extra- und intrakrani-ellen Abschnitte dieser Arterie und normale Verzweigungen der letzteren. Die Thorotrasteinspritzung rechts brachte nicht nur Syphon und Sylvische Gruppe zur Darstellung, sondern auch die Aa. cerebri anteriores, Pericallosae und Calloso-marginales, Arterien, die auch bei der Einspritzung links zu sehen sind. Das Sichtbarwerden dieser Arterien der Innenflächen beider Hemisphären ist nur dadurch zu erklären, daß eine sehr weite Communicans anterior vor-handen ist. Wodurch ist aber der beträchtliche Druckunterschied zwischen beiden Hemisphärenkreisläufen entstanden? Vielleicht ist eine tiefer gelegene Veränderung an der A. subclavia verantwortlich zu machen, durch die die Menge des in die Carotis interna eintretenden Blutes herabgesetzt wird. Wie Barahona Fernandes nachweist, bestehen wahrscheinlich Beziehungen zwi-schen dieser Druckverminderung im Kreislauf einer Hemisphäre und den durch eindeutige neurologische Symptome sich anzeigenden Funktionsstörungen derselben Seite.

Aus Gruppe V — Schwachsinn infolge von wahrscheinlicher kongenitaler Lues — bringe ich die Arteriogramme von Fall XVIII (A. R. O.), einen 33 jährigen Mann mit ausgesprochener Idiotie betreffend, der exhibitioniert, masturbiert und Wortstereotypien aufweist. Sehr abnorme und asymmetrische Hirngefäß-netze. Das Arteriogramm zeigt rechts (Abb. 313) eine Deformierung des Carotis-syphons, der sich in seinem oberen Abschnitt stark verjüngt, auf. Im hinteren Teil dieses Abschnittes ist ein ununterbrochenes Gefäß oder ein kleines Aneurysma zu sehen. Die Sylvische Gruppe ist „diagonal" gestellt und hat eine geringe Zahl von kollateralen Gefäßen. Die A. cerebri anterior ist nicht sichtbar. Das linksseitige Arteriogramm zeigt einen kräftigen Carotissyphon; die in ihrem Anfangsteil nach oben verlagerte und alsdann „diagonal" verlaufende Sylvische Gruppe; die Pericallosa, die sich in ihrer normalen Lage befindet und mit engem Bogen das Knie des Corpus callosum umgibt und schließlich eine Andeutung des Gefäßnetzes des Schläfenlappens. Dieser Patient starb an einer käsigen nodösen Tuberkulose beider Lungenoberlappen. Die Gehirnsektion ergab einen Hydrocephalus mit unregelmäßiger Asymmetrie beider Hemisphären, die mit den arteriographischen Bildern im Einklang steht.

Zuletzt aus Gruppe VI — besondere Schwachsinnformen — beschreibe ich die Arteriogramme von Fall XXI (A. P. M.), einen 39 jährigen Mann mit typi-

scher BOURNEVILLEscher tuberöser Sklerose: Epilepsie, Demenz und Adeno-
mata sebacea. Links ist der Carotissyphon mit einem sehr schwachen Hirngefäßnetz sowie die Äste der Carotis externa: die Temporalis superficialis und die
Meningea media zu sehen. Auf dem 4 Sekunden nach dem ersten aufgenommenen
Bild sind die aus dem Carotissyphon stammenden Arterien, welche auf dem
ersten Film nicht vorhanden sind, mit genügender Deutlichkeit erkennbar.
Diese Verzögerung des Hirnkreislaufs dürfte auf einen Druck von Tumorknoten
der tuberösen Sklerose auf Gefäße zurückzuführen sein. Die Verzweigungen
der Carotis externa sind auf diesem Film verschwunden. Der Kreislauf scheint

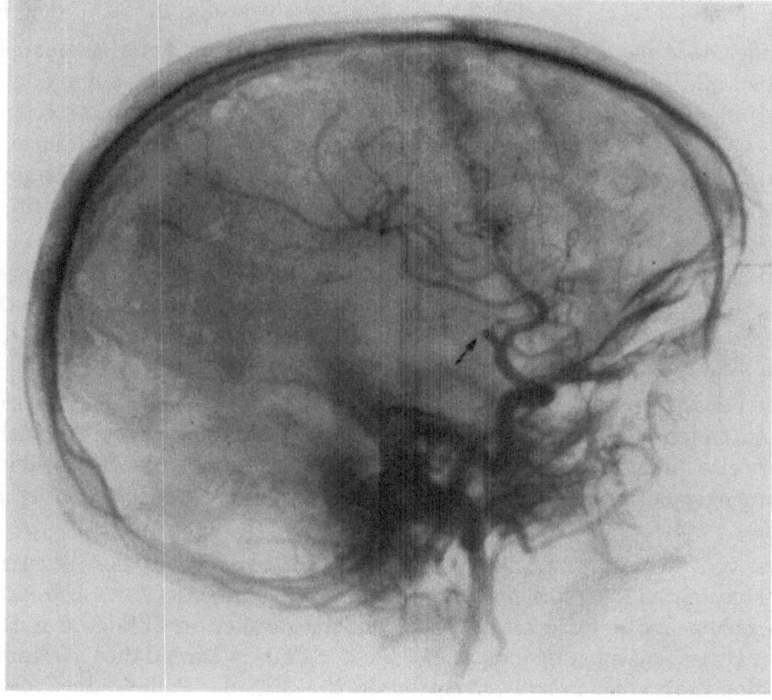

Abb. 313. Fall von Schwachsinn infolge kongenitaler Lues mit Hydrocephalie. Rechtsseitiges Arteriogramm.
Abnormer Carotissyphon; eine Arterie der „diagonal" verlagerten SYLVISchen Gruppe ist unterbrochen (→).
Die A. cerebri ant. ist nicht sichtbar. Dürftiges Arteriennetz.

sich also in dem betreffenden Gebiet schneller abzuspielen. Auf dem rechtsseitigen Arteriogramm ist das Arteriennetz ebenfalls dürftig. Der Carotissyphon
zeigt im oberen Teil eine sehr ausgesprochene schwanenhalsförmige Krümmung.
Aus seinem Endabschnitt geht eine ziemlich schwach entwickelte SYLVISche
Gruppe hervor und eine etwas nach vorne verzogene Pericallosa. Das Gefäßnetz der Carotis externa ist durch die Temporalis superficialis vertreten, was
auf ein Hindernis im cerebralen Kreislauf hinweist, das jedoch geringer ist
als links.

Die Erwähnung dieser Fälle genügt, um die Veränderungen und Anomalien
der Hirngefäße bei Schwachsinnigen im allgemeinen bewerten zu können.

Aus den Betrachtungen, welche BARAHONA FERNANDES anschließend über
die Gesamtheit aller angiographischen Befunde seiner 25 Fälle anstellt, will

ich nur diejenigen Schlußfolgerungen anführen, welche sich auf die stärker ins Auge fallenden Anomalien beziehen.

1. Starke Asymmetrie in der Verteilung der Hirnarterien rechts und links, die bei normalen Individuen gewöhnlich nicht vorkommt. Insbesondere wurden festgestellt: a) Asymmetrie der großen Stämme: der SYLVISchen Gruppe in 24% der Fälle, der Pericallosa und der Calloso-marginalis in weiteren 24% der Fälle; b) Asymmetrie infolge von ausgesprochener Verschiedenheit im Gefäßreichtum beider Hemisphären in 32% der Fälle; c) gleichzeitige Asymmetrie der großen Stämme und der aus ihnen abgehenden Zweige in 20% der Fälle; d) Asymmetrie infolge von lokaler Kreislauferschwerung in 20% der Fälle.

2. Abnorme Anlage von Gefäßen: a) Stark gewundene Arterien, manchmal fast Knäuel bildend, in 32%, wobei 20% auf beiden Seiten, 12% auf eine einzige Seite entfallen; b) zuweilen bedeutende Verlagerung der Hauptarterien des Gehirns, aber ohne die typische Anordnung, die echten Neubildungen entsprechen, in 20% der Fälle; c) für Ventrikelerweiterung, typische „diagonale" Lage der SYLVISchen Gruppe in 40% der Fälle; einer der Fälle ähnelt im Aussehen dem charakteristischen Bild des angeborenen Hydrocephalus.

3. Infolge von Erschwerung des Kreislaufs erscheinen häufig die Äste der Carotis externa auf Arteriogrammen solcher Fälle. BARAHONA FERNANDES stellte diese Tatsache bei 32% der Fälle fest, einem hohen Prozentsatz, da im normalen Arteriogramm diese Gefäße gewöhnlich nicht zu sehen sind.

4. Der Carotissyphon weist einige Varianten auf, unter denen ich das relativ häufige Auftreten einfacher Formen an Stelle von komplizierteren hervorhebe. Normalerweise findet man in 31% der Fälle einfachen Syphon, während bei den 25 angiographisch beobachteten Oligophrenen ein solcher in 48% der Fälle angetroffen wird.

5. Die von RODRIGUEZ ARIAS und seinen Mitarbeitern in fast allen ihren Fällen festgestellte A. cerebri posterior wurde auch von BARAHONA FERNANDES in einem hohen Prozentsatz der Fälle gefunden, nämlich in 32% und mit Einschluß der Zwischenstufen im ganzen in 76% der Fälle, während dies Vorkommen bei normalen Individuen in 20%, höchstens in 25—30% der Fälle — die Zwischenstufen eingeschlossen — festzustellen ist; es besteht also ein beträchtlicher Unterschied. In Kapitel III habe ich bereits auf die Deutung hingewiesen, die man vom anatomischen Gesichtspunkt aus der Häufigkeit des Sichtbarwerdens dieser Arterie geben muß. Ich füge hinzu, daß die größere Weite der Communicans posterior und ihrer Fortsetzung in die A. cerebri posterior einer niederen morphogenetischen Entwicklung zu entsprechen scheint, d. h. einer Entwicklungshemmung im intrakraniellen Arteriensystem Schwachsinniger (BARAHONA FERNANDES). In der Tat unterscheidet HINDZE auf Grund seiner Beobachtungen über Arterien am Affen 2 Typen: einen phylogenetisch älteren, den man vorzugsweise bei niederen Affen findet, mit viel weiteren Communicantes posteriores, die sich ohne irgendwelche Abgrenzung in die Aa. cerebri posteriores fortsetzen, nichtsdestoweniger an der Bildung des Circulus Willisii teilnehmen, und einen bei höheren Affen, besonders beim Gorilla häufigen Typus mit sehr engen Communicantes posteriores wie beim Menschen. Die Morphologie der Hirnarterien des Gorilla ähnelt, wie HINDZE, RABINOWICH und SACHAROWA bemerken, mehr der des Menschen als der des Schimpansen. Demnach unterscheiden sich

die Hirngefäße beim Menschen und bei höheren Affengattungen nicht wesentlich und es können aus der Betrachtung der Varianten gewisse Schlüsse gezogen werden. Sei dem, wie ihm wolle, sicher sind Anomalien der A. cerebri posterior bei Oligophrenen weit häufiger als sonst.

6. „Diagonale“ Verlagerung der SYLVISchen Gruppe kommt in dem hohen Prozentsatz von 40% vor, Ventrikelerweiterungen sind also bei Schwachsinnigen häufig und wenn sie auch oft eine sekundäre Folge der Hirnatrophie darstellen dürften, so handelt es sich doch manchmal auch um einen kongenitalen Hydrocephalus. Die in Rede stehenden Ventrikelerweiterungen in Fällen von Schwachsinn sind nicht erst jetzt auf Grund von Beobachtungen im Angiogramm beschrieben worden; diese Anomalie war vielmehr schon durch encephalo- und ventrikulographische Untersuchungen festgestellt worden. BOENIG fand bei einer Gruppe von Schwachsinnigen mit Epilepsie vereinzelte Fälle von primärem Hydrocephalus, häufiger sekundäre Ventrikelerweiterungen und verschiedene Zerstörungsprozesse im Gehirn. FOERSTER traf bei der cerebralen Kinderlähmung, die häufig von Schwachsinn begleitet ist, Erweiterung der Ventrikel der kranken Seite. WINKLER sah unter 78 Fällen von geistig Zurückgebliebenen 31 mit Veränderungen der Ventrikelhöhlen. Mittels Encephalographie stellte GUTTMANN außer wichtigen Anomalien der Hirnventrikel das Bestehen von Porencephalien fest. Die Arbeiten von BARAHONA FERNANDES haben dann auf angiographischem Wege diese durch Ventrikulographie und Encephalographie bei Schwachsinnigen erhaltenen Ergebnisse bestätigt.

7. Auch Blutdruckverschiedenheiten zwischen beiden Hemisphären scheinen bei den Schwachsinnigen häufig vorhanden zu sein, da im Arteriogramm die Aa. cerebri anteriores und pericallosae der Seite, auf der keine Injektion gemacht war, sichtbar werden. Dieser Befund war in nahezu der Hälfte von genanntem Autor beobachteten Kranken zu erheben.

Was das Phlebogramm betrifft, so ist nur zu erwähnen, daß Sinus rectus und Sinus longitudinalis inferior in 44% der Fälle miteinander einen nach vorne spitzeren Winkel bilden als normalerweise. Manchmal beobachtet man auch eine Verlagerung der Ampulle und der Vena Galeni nach unten, wie dies bei einigen Fällen von starker Ventrikelerweiterung gefunden wird.

Mehr dem portugiesischen Autor in die Einzelheiten zu folgen, würde zu weit führen. Ich möchte nur noch hinzufügen, daß er aus der Betrachtung seines gesamten klinischen und angiographischen Materials auf das Bestehen sehr wichtiger Beziehungen zwischen den angiographischen Veränderungen und der Genese der Oligophrenie schließen konnte. Bei Fällen exogenen Ursprungs treten häufiger sekundäre Veränderungen der Gefäße auf (Arterienverlagerung, Anzeichen von Hydrocephalus, mit dürftigen Gefäßnetzen versehene Hirngebiete usw.); bei Fällen endogenen Ursprungs herrschen Entwicklungsstörungen vor. Diese Verteilung ist jedoch keine absolute, und man beobachtet bei einigen Fällen, wie aus der Klinik und Erbbiologie bekannt ist, ein Zusammenwirken von endogenen und exogenen Faktoren.

SAI hat bei einer ziemlich beträchtlichen Anzahl von Geisteskranken eingehende angiographische Untersuchungen angeführt, so bei progressiver Paralyse, epileptischer Demenz, Myoklonus-Epilepsie, Schwachsinn bei cerebraler Kinderlähmung, mit und ohne Epilepsie, amaurotischer Idiotie usw. Auch LÖHR und

Jacobi haben einige Fälle von progressiver Paralyse untersucht; sie schließen aus der von ihnen beobachteten geringeren Zahl von Gefäßen im Frontallappen auf das Bestehen einer Atrophie in diesem Lappen.

Unter den Untersuchungen Sais sind diejenigen am wichtigsten, welche sich mit dem Schwachsinn beschäftigen. Eine seiner Beobachtungen betrifft ein 15jähriges Mädchen mit ausgesprochener Idiotie und Fettsucht. Sie sprach kaum einige Worte in lallender Weise; machte die ersten Gehversuche mit 3 Jahren; Unreinlichkeit, geringe Körpergröße; Fettsucht; kurze und kleine Gliedmaßen; Schädelumfang 54 cm ohne Zeichen von Hydrocephalus; langsamer

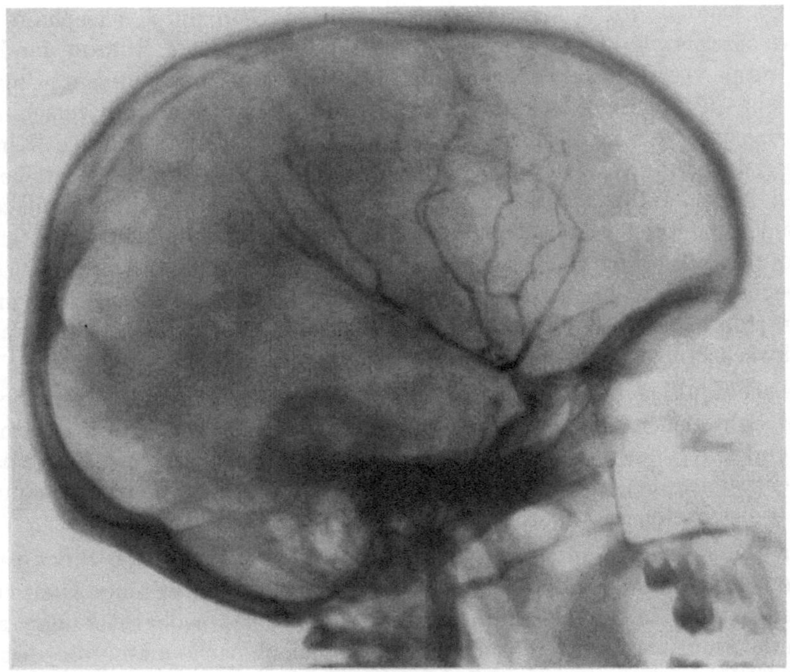

Abb. 314. Fall von Sai. Schwachsinn mit Amaurose infolge von Chorioretinitis disseminata Arteriogramm. Ventrikelerweiterung.

und plumper Gang; keine Lähmungserscheinungen; Amaurose seit der Geburt; *Chorioretinitis disseminata* und sekundäre Degeneration der Netzhaut. Es wurde eine angiographische Untersuchung auf beiden Seiten durchgeführt, desgleichen eine Ventrikulographie links unter Ablassen von 40 ccm Liquor und Einführen von 32 ccm Luft. Die Seitenventrikel waren enorm erweitert. Auf den Arteriogrammen (Abb. 314) erscheint die Sylvische Gruppe beiderseits deutlich in „diagonaler" Stellung unter starker Annäherung der sie bildenden Arterien aneinander. Die Aa. cerebri anterior und pericallosa sind gewölbt und verlaufen relativ parallel mit der Sylvischen Gruppe. Dies sind zwei auf eine starke Ventrikelerweiterung hinweisende Zeichen. Letztere dürfte erworben sein, da man, wie Sai bemerkt, das typische Bild des schweren kongenitalen Hydrocephalus, wie es im Kapitel V beschrieben wurde, vermißt.

Kurz, bei Schwachsinnigen findet man häufig verschiedene Gefäßanomalien. Eine größere Erfahrung, die uns sichere Schlußfolgerungen betreffs der verschiedenen Formen von Schwachsinn gestatten würde, fehlt noch. In diesem Buch wollte ich jedoch die schon jetzt durchgeführten angiographischen Versuche über die Anomalien der Hirngefäße auf dem Gebiet der Psychiatrie nicht unerwähnt lassen.

Zwölftes Kapitel.

Die cerebrale Angiographie als Mittel zum Studium der Blutströmungsgeschwindigkeit im Gehirn, den Hirnhäuten und den Schädelweichteilen.

Die Hirnangiographie sowie die Angiographie haben einen neuen Beitrag zum Studium der Frage der Blutströmungsgeschwindigkeit in den verschiedenen Körperorganen und -bezirken gebracht.

Im Jahre 1932 haben wir in den «Annales de médecine» eine Arbeit veröffentlicht, in der wir uns auf Grund der Beobachtungen an einigen Angiogrammen folgendermaßen äußerten: „Die Blutströmungsgeschwindigkeit ist im Gehirn und den Hirnhäuten nicht die gleiche; der Unterschied ist recht beträchtlich. Desgleichen ist die Strömungsgeschwindigkeit im Gehirn ziemlich verschieden von derjenigen in den äußeren Schädelweichteilen. Für die übrigen Organe wird die angiographische Untersuchung vermutlich gleichfalls Differenzen in der Zeit ergeben, die für den Übergang vom arteriellen zum venösen Abschnitt des Kreislaufs erforderlich ist." Diese Schlüsse wurden aus vergleichenden Einzelbeobachtungen gezogen, die bei verschiedenen Individuen mit gutem Zustand des Herzgefäßapparats ausgeführt waren. Um sie verallgemeinern zu können war es indes notwendig, die Blutströmungsgeschwindigkeit in den verschiedenen Gebilden des Schädels bei derselben Person zu bestimmen. Das war das Ziel unserer nun folgenden Untersuchungen.

Entsprechend der Wichtigkeit des Gegenstandes wollen wir dies Kapitel in drei Abschnitte teilen: Einen, in dem wir auf die ersten Beobachtungen, die uns zu den oben auseinandergesetzten Schlußfolgerungen führten, Bezug nehmen, einen zweiten, in dem wir vergleichende Untersuchungen über die Wirkungen des Jodnatriums und des Thorotrasts auf den Kreislauf bringen, und einen dritten, in dem wir uns speziell mit der Auswertung angiographischer Serien von einem und demselben Individuum beschäftigen.

I. Unsere ersten Beobachtungen.

a) Der Hirnkreislauf.

Als wir unsere experimentellen Arbeiten über die Hirnangiographie am Hund — Ende 1926/27 — anfingen, erkannten wir sofort, daß die Blutbewegung im Gehirn dieses Tieres sehr schnell erfolgt. In der Tat sah man unmittelbar nach der Einspritzung in die Carotis interna das Kontrastmittel in der Jugularis erscheinen. Diese Feststellung gewann große Bedeutung im weiteren Verfolg unserer Forschungen, weil sie uns darauf hinwies, daß es, um ein Arteriogramm des Gehirns beim Menschen zu erzielen, nötig ist, durch Röntgenmomentaufnahme den genauen Zeitpunkt abzupassen, in dem die schattengebende Flüssigkeit den arteriellen Gefäßbaum durchfließt.

Die Hirnphlebographie, die uns den Moment angibt, in dem die in die Carotis eingespritzte strahlenundurchlässige Flüssigkeit in den entsprechenden Venen erscheint, hat uns wichtige Elemente zur Bestimmung der Kreislaufgeschwindigkeit des Hirnblutes beim Menschen geliefert. Tatsächlich muß man, um ein gutes Phlebogramm der ersten Phase von einer normalen Person zu bekommen, die Aufnahme 2 Sekunden nach dem Arteriogramm machen. Das bedeutet, daß

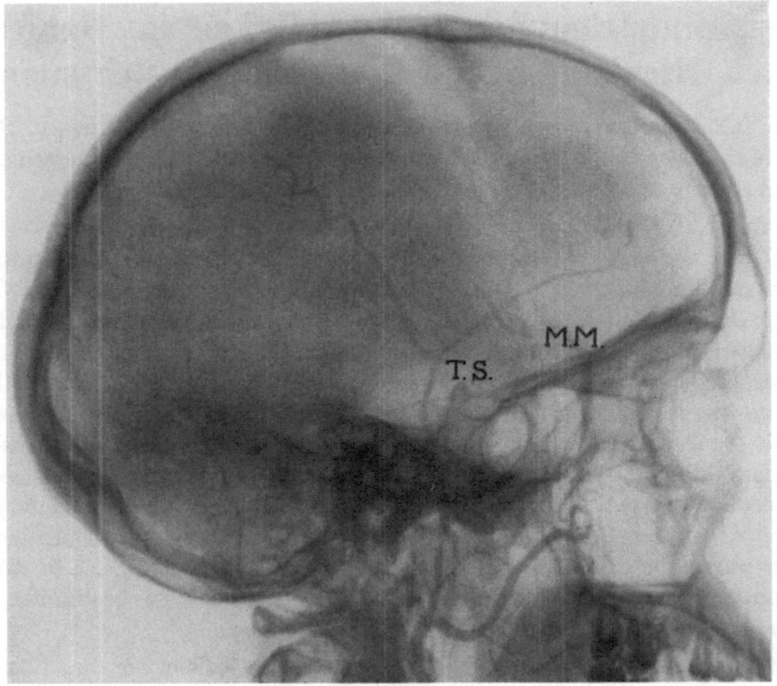

Abb. 315. 4 Sekunden nach dem Arteriogramm aufgenommener Film.
Die Temporalis superf. (*T.S.*) ist deutlicher zu sehen als die Meningea media (*M.M.*).

die Blut-Thorotrast-Mischung 2 Sekunden gebraucht, um aus dem arteriellen Netz durch die Capillaren ins venöse Netz zu gelangen. Ziehen wir die Zeit in Betracht, die mit der Injektion und der Aufnahme des Arteriogramms hingeht, so können wir sagen, daß im Gehirn die arterio-venöse Blutbewegung bis zum Eintritt in die großen Abflußbahnen am Hals sich in einem Zeitraum von höchstens 3 Sekunden vollzieht.

Was wir von der Carotis interna gesagt haben, gilt in gleicher Weise für die Aa. vertebrales. Wir konnten nämlich an den drei aufeinander folgenden angiographischen Filmen nach Injektion in die Vertebralis feststellen, daß die Zeiten, in denen die verschiedenen Kreislaufphasen in Erscheinung treten, die gleichen sind wie beim Carotiskreislauf.

Schon bei unseren ersten Versuchen gelang uns die erwähnte annähernde Bestimmung der Blutstromgeschwindigkeit im Gehirn, wobei wir insbesondere feststellten, daß die Blutströmung in den Hirnhäuten und den Schädelweichteilen langsamer ist und mindestens die zwei- bis dreifache Zeit in Anspruch nimmt wie im Gehirn. Das werden wir im folgenden noch genauer zu betrachten haben.

b) Die Blutströmung in den Hirnhäuten und den Schädelweichteilen.

Wie bereits erwähnt, werden in den Hirn-Arteriogrammen normaler Individuen, die durch Injektion in die Carotis communis gewonnen wurden, die Arteriae meningeae im allgemeinen nicht dargestellt. Dagegen sieht man, und zwar recht gut, einige Äste der Carotis externa, die zum Gesicht verlaufen,

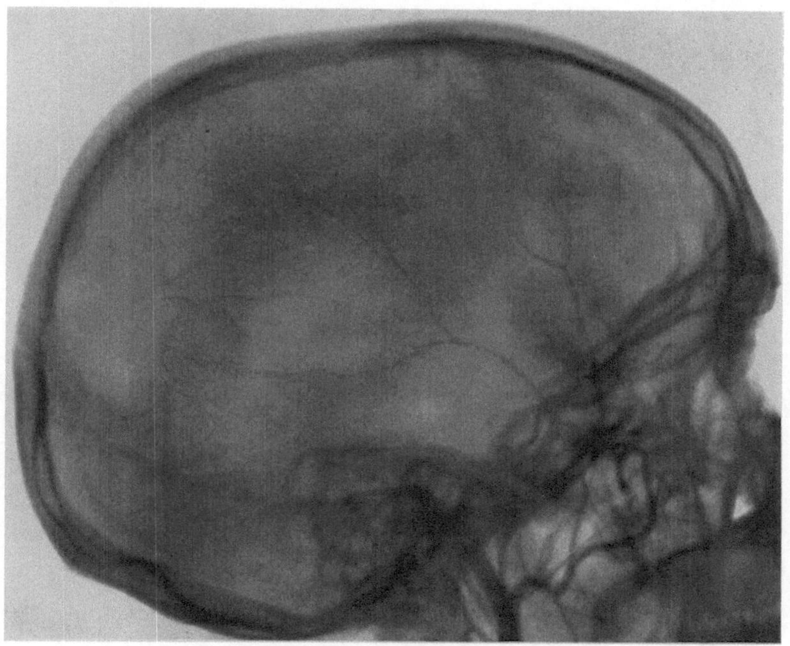

Abb. 316. 4 Sekunden nach dem Arteriogramm aufgenommener Film. Es sind nur die Aa. meningeae zu sehen.

insbesondere die A. maxillaris interna. Aber die A. meningea media, die von diesem Endast der Carotis externa abgeht, ist im allgemeinen nicht sichtbar. Ebensowenig erscheint die A. temporalis superficialis im Arteriogramm des Gehirns. Ich denke dabei nur an normale Fälle; denn bei Bestehen von Strömungshindernissen im Gebiet der Carotis interna fließt das Thorotrast in größerer Menge der Carotis externa zu, und dann werden deren Verzweigungen alle sichtbar. Hier aber sprechen wir nicht von solchen pathologischen Fällen. Wenn man bei normalen Personen 4 Sekunden nach dem Arteriogramm einen weiteren Film, der dem Phlebogramm der zweiten Phase entspricht, aufnimmt, kann man den Kreislauf in der Temporalis superficialis und den Meningeal-arterien sehr gut abpassen. In einigen Fällen sieht man die Temporalis superficialis deutlich (Abb. 315), in anderen, selteneren, Fällen die Aa. meningeae (Abb. 316), und endlich gibt es Fälle, in denen diese beiden zur Carotis externa gehörenden Stromgebiete mit gleicher Schärfe dargestellt sind. Bisweilen sieht man auch keine dieser Arterien.

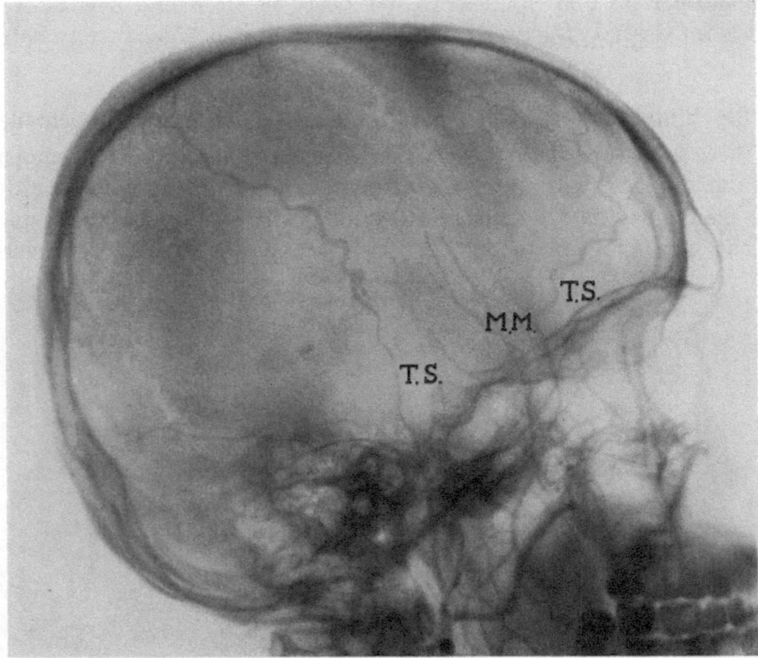

Abb. 317. Durch Einspritzung in die Carotis externa oberhalb des Abgangs der A. lingualis aufgenommenes Arteriogramm. Erste Aufnahme. Man sieht die Temporalis superf. (*T.S.*) und die Meningea media (*M.M.*).

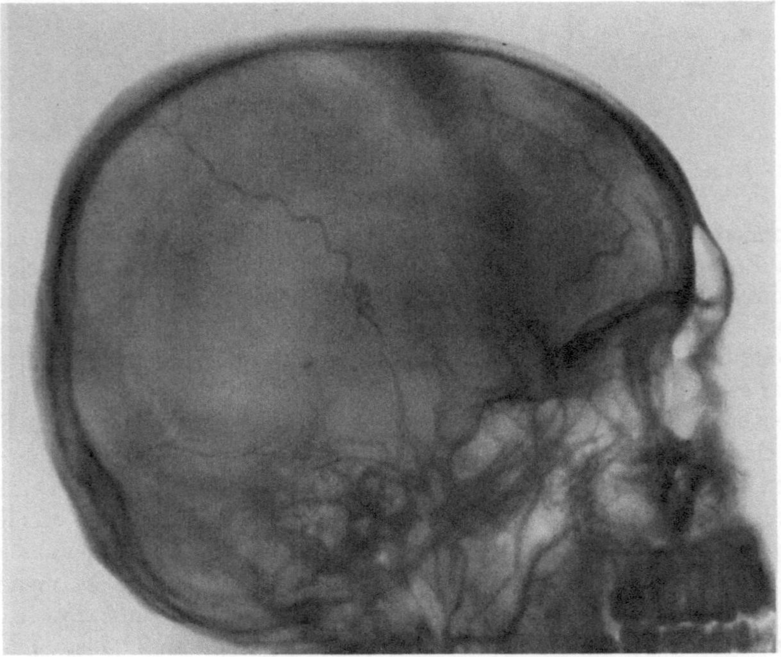

Abb. 318. 4 Sekunden nach dem Arteriogramm auf Abb. 317 aufgenommener Film.
Bestehenbleiben der Meningea media und Verschwinden des unteren Abschnitts der Temporalis superf.

Bei den ersten Arteriogrammen, in denen wir entweder nur die Temporalis oder nur die Meningea media zu Gesicht bekamen, blieben wir im Zweifel, welcher von beiden Blutströmen dem andern vorausging, d. h. ob der nicht sichtbare schon vorüber war oder noch nicht erschienen war. Nur eine aufeinanderfolgende Reihe angiographischer Aufnahmen konnte diese Frage lösen. Deshalb gingen wir später zu einer besonderen Technik über. Macht man, wie im Fall der Abb. 317, die Einspritzung in die Carotis externa oberhalb des Abgangs der Lingualis, so sieht man die Temporalis superficialis und die Meningea media deutlich und sogleich im ersten Film. In einem 4 Sekunden nach dem ersten aufgenommenen Röntgenbild (Abb. 318) kann man feststellen, daß die A. temporalis superficialis in ihrem unteren Abschnitt verschwunden ist, während der intrakranielle Teil der A. meningea media sichtbar bleibt, und zwar mit auf weitere Strecken hin dargestellten Endverzweigungen, was das Vordringen der schattengebenden Flüssigkeit im Meningeanetz anzeigt. Diese Tatsache beweist, daß normalerweise eine Verzögerung der Blutströmung im Meningeagebiet im Verhältnis zu derjenigen in der Temporalis superficialis besteht, wie wir das auch in anderen Fällen feststellen konnten. Vielleicht hat die mehr senkrechte Verlaufsrichtung der Temporalis superficialis und der längere und kompliziertere Verlauf der Meningea media — des Endastes der Maxillaris interna — zu der auf den beiden Filmen (Abb. 317 und 318) zu verzeichnenden Differenz beigetragen. Aber diese Momente stellen, wie wir später sehen werden, nicht die einzige und vielleicht nicht einmal die wichtigste Ursache dar.

c) Die Blutströmungsgeschwindigkeit in den Arterien und Capillaren der Hirnhäute.

Bei der Aufzählung der Tatsachen, die uns zuerst den Schluß nahelegten, daß die Strömung in der Meningea media langsam ist, müssen wir *eine* hier besonders erwähnen: sie betrifft den Fall eines Stirnlappenmeningioms, das von einer stark erweiterten Meningea media mit Blut versorgt wurde (und zwar von dem vorderen Aste). In diesem Fall haben wir zwei stereoskopische Aufnahmen im Abstand von ungefähr 5 Sekunden gemacht. Abb. 319 und 320 weisen zwei sehr verschiedene arteriographische Befunde auf. Auf Abb. 319 ist das Arteriennetz der Carotis interna zwar sehr dürftig infolge des von dem Tumor auf den Carotissyphon ausgeübten Drucks, aber immerhin doch deutlich; daneben fällt eine starke Arterie auf, die senkrecht aufsteigt und sich weiterhin in vordere und hintere Äste aufspaltet. Diese Arterie stellt den vorderen Ast der Meningea media dar, der als Ernährungsgefäß des Tumors von stärkerem Kaliber ist. Auf dem 5 Sekunden später aufgenommenen Film der Abb. 320 dagegen sieht man keine einzige zum Carotis-interna-Gebiet gehörige Arterie. Der Carotissyphon ist nur in seinem unteren Abschnitt dargestellt. Man sieht einige kleine, aufsteigende Venen, die zum Sinus longitudinalis superior verlaufen. Der arterielle Kreislauf des Gehirns ist verschwunden. Man erkennt nur den Rest des venösen, der übrigens auch stark beeinträchtigt ist, da ja auch derjenige in den Hirnarterien dürftig ist. Im Gegensatz hierzu ist der Meningeakreislauf bestehen geblieben und bietet dasselbe arteriographische Bild wie auf dem vorausgehenden Film.

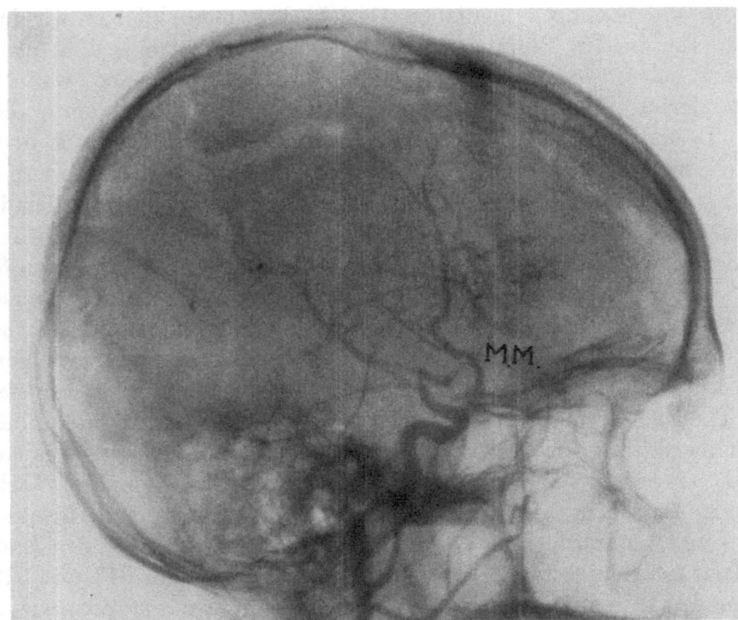

Abb. 319. Fall von Meningiom. Arteriogramm mit einem sehr weiten Ast der Meningea media ($M.M.$).
Das Arteriennetz der Carotis interna ist sehr dürftig infolge des Tumordrucks auf den Carotissyphon.

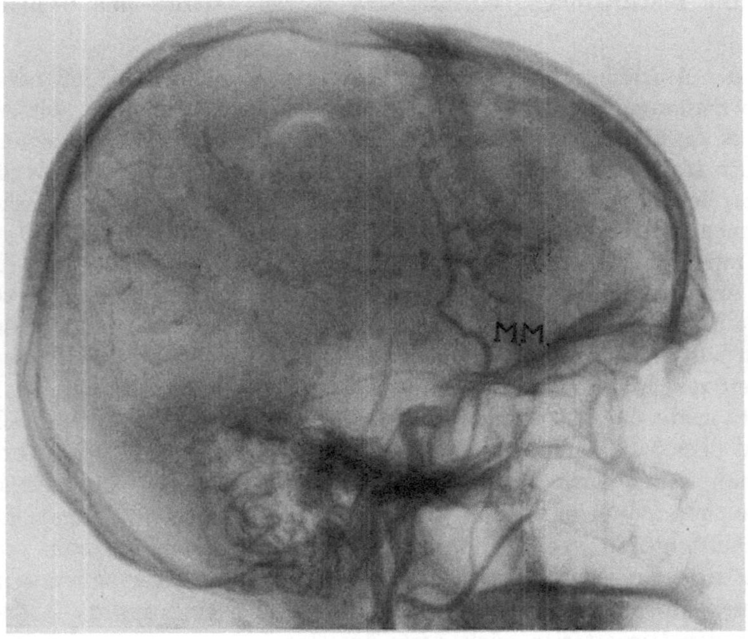

Abb. 320. Derselbe Fall wie auf Abb. 319. 5 Sekunden nach dem Arteriogramm auf Abb. 319 aufgenommener
Film. Das Hirngefäßnetz ist verschwunden. Die Carotis interna und der erste Abschnitt des Carotissyphons
ist noch sichtbar. Die Meningea ($M.M.$) und ihre Verzweigungen geben ein gleichartiges und ebenso intensives
Bild wie auf dem Arteriogramm auf Abb. 319.

Die Gegenüberstellung dieser beiden Angiogramme führt uns den großen Unterschied der Blutstromgeschwindigkeit in den Hirnarterien und in den Meningeae vor Augen. Die Blut-Thorotrast-Mischung, die die Hirn-Arterien, -Capillaren und -Venen schnell durchströmt hat, hält sich lange Zeit in den Meningeae auf und zeigt in den beiden in 5-Sekunden-Abstand aufgenommenen Filmen denselben Befund.

d) Blutströmungsgeschwindigkeit in den Aa. temporales superficiales.

Eine Verzögerung des Blutstroms im Vergleich zu demjenigen im Gehirn wurde auch in den Aa. temporales superficiales festgestellt. Wir haben bisweilen diese Arterien 4—5 Sekunden nach dem cerebralen Arteriogramm abgefaßt, wenn im Gehirn schon das Venennetz nicht mehr erkennbar war.

Die Strömungszeit in den Arterien eines normalen Armes, die durch die Sichtbarkeit des Arteriennetzes der Hand nach Injektion von Jod-Natrium-Lösung in die A. brachialis bestimmt werden kann, beträgt 4—5 Sekunden, diejenige in den Beinarterien 10 Sekunden. Der Rückfluß des Blutes durch die Capillaren und Venen der Extremitäten dürfte ziemlich viel mehr Zeit in Anspruch nehmen als diese 5 und 10 Sekunden. Das will besagen, daß die Strömung vom Arm zur Hand und von da wieder zum Arm mehr als 10 Sekunden dauert und diejenige vom Oberschenkel zum Fuß und zurück mehr als 20. Hieraus und aus unseren Beobachtungen am Schädel können wir schließen, daß das Blut durch die verschiedenen Organe mit verschiedener Geschwindigkeit fließt, wobei die Strömung im Gehirn sich durch ihre Schnelligkeit auszeichnet.

e) Serienweise angiographische Aufnahmen des Kreislaufs im Kopf.

Die Schlüsse, zu denen wir auf Grund der soeben mitgeteilten Beobachtungen gelangt sind, waren nicht in Einklang mit den landläufigen Anschauungen über die Strömungsgeschwindigkeit des Blutes im Organismus. Behauptungen von so großer physiologischer Wichtigkeit sollten sich auf durchaus solide Grundlagen stützen. So kamen wir dazu, die verschiedenen Phasen der Blutströmung im Kopf auf Reihen von Röntgenbildern zu studieren, die bei dem gleichen Individuum in kurzen Abständen nach Thorotrast-Injektion in die Carotis aufgenommen waren. Diese Reihen-Film-Methode war für uns der Ausgangspunkt für interessante Schlußfolgerungen auf dem Gebiet der Kreislaufdynamik im Gehirn, den Hirnhäuten, dem Gesicht und den Schädelweichteilen.

Zu diesem Zweck stellte der Röntgenologe Pereira Caldas einen Apparat her, der 6 aufeinanderfolgende Röntgenaufnahmen des Kopfes im ungefahren Abstand von je 1 Sekunde liefert. Der Apparat, dem er den Namen „Röntgenkarussell" gegeben hat, besteht aus einer ziemlich schweren eisernen Säule mit breiter Basis, die Schwankungen verhindert. Diese Saule trägt eine Achse, um die sich auf Kugellagern eine breite Platte dreht, die in ihrem unteren Teil durch ein eisernes Gitter in 6 gleiche Teile geteilt ist. Jeder dieser Teile ist so gestaltet, daß er eine Kassette von 24 × 30 cm aufnehmen kann. Am Rand jedes dieser Teilstücke ist ein Handgriff angebracht, mittels dessen man die Platte zum Rotieren bringen kann. Oberhalb dieser beweglichen Platte ist eine zweite feststehende aus Blei von 1,30 m Durchmesser angebracht; diese enthält ein Aluminiumfenster von 27 × 33 cm, auf das der Kopf des Patienten gelegt wird. Die Rotation der unteren Platte mittels des erwähnten Handgriffs bewirkt, daß die Kassetten nacheinander unter das Aluminiumfenster zu liegen kommen[1]. Mit diesem Röntgenkarussell erzielt man 6 Angiogramme des

---

[1] Nahere Einzelheiten siehe in dem Artikel von Pereira Caldas: Artériographie en série obtenue avec le radio-caroussel. J. Radiol. et Électrol. 35 (Januar 1934).

Kopfes in einem Zeitraum von insgesamt 6 Sekunden nach Einspritzung von 10—12 ccm Thorotrast in die Carotis. Im Verlauf dieser Versuche wurden Aufnahmen von $^2/_{100}$ und $^3/_{100}$ Sekunden Belichtungszeit gemacht, um zu vermeiden, daß letztere einen Einfluß auf den Gesamtzeitverbrauch ausübt.

II. Jodnatrium und Thorotrast bei angiographischen Reihenaufnahmen.

Wenn man Reihen von Kopfröntgenbildern, die bei demselben Patienten in Sekundenabständen, sei es nach Injektion von 9 ccm Jod-Natrium, sei es nach Injektion von 9 ccm Thorotrast aufgenommen worden sind, betrachtet, so kann man im allgemeinen drei aufeinanderfolgende Verschattungen feststellen. Die erste tritt in Film I oder II auf, gleichgültig ob Jodnatrium oder Thorotrast zur Anwendung gekommen war; sie ist die des Durchtritts der strahlenundurchlässigen Flüssigkeit durch einige Capillaren des Gesichts und der Schädelweichteile. Die zweite, viel schwächere Verschattung sieht man im allgemeinen auf den Filmen III und IV; sie bringt den Durchtritt der Flüssigkeit durch die Hirncapillaren zur Darstellung. Die stets sehr ausgesprochene dritte Verschattung entspricht der Passage der schattengebenden Flüssigkeit durch die zur Carotis externa gehörenden Capillarnetze, d. h. diejenigen des Halses, Gesichts und der Schädelweichteile (Film V und VI).

Die erste Verschattung verdankt ihre Entstehung dem unter Druck erfolgenden Durchtritt eines Teils der schattengebenden Flüssigkeit durch einige Capillaren des Carotisexterna-Gebiets. Wahrscheinlich sind die großen Capillaren, deren Existenz von KROGH nachgewiesen wurde, für diesen Vorgang verantwortlich. Es ist aber auch möglich, daß unter dem Druck der Injektion ein Teil der Flüssigkeit gezwungen wird, in Capillaren beliebigen Kalibers einzutreten.

Man könnte diese Phänomene im Gebiet der Carotis externa auch durch eine örtliche Reaktion der betroffenen Gefäße erklären, die nacheinander eine Erweiterung, dann spastische Zusammenziehung und dann wieder eine zweite Erweiterung entsprechend der letzten starken Verschattung (V. und VI. Film) hervorriefen. Wir neigen jedoch mehr den oben auseinandergesetzten mechanischen Erklärungen ohne wesentliche Mitwirkung reaktiver Vorgänge an den Gefäßen zu. Letztere müßten, wenn sie vorhanden wären, von Person zu Person schwanken, während in Wirklichkeit die Aufeinanderfolge der Verschattungen bei allen Personen, bei denen wir diese Versuche vorgenommen haben, man kann wohl sagen, die gleiche ist.

Bei dieser Reihenfilmmethode haben wir sowohl 25% Jodnatriumlösung wie Thorotrast angewandt, um das Verhalten dieser beiden schattengebenden Flüssigkeiten feststellen zu können. Beide Injektionen wurden mit der gleichen Geschwindigkeit in die Carotis communis eines 11jährigen Mädchens verabfolgt, das keinerlei Beschwerden davon hatte. Im allgemeinen kommt der Befund in beiden Serien sich ziemlich nahe. Immerhin sind gewisse Unterschiede zu verzeichnen, die ich im folgenden anführe:

1. Die Jodnatriumlösung verweilt eine gewisse Zeit in den Hirnarterien, ehe sie in die Capillaren übertritt. Das Thorotrast fließt sogleich in die Capillaren und Venen ab. Die Ursache für dieses unterschiedliche Verhalten dürfte folgende sein: Jodnatrium ruft bei den Kranken eine Reaktion in Gestalt eines leichten Unbehagens hervor, eine gewisse Aufregung, bisweilen epileptische Anfälle. Die Reizung der Gefäßintima, die durch diese Symptome angezeigt wird, dürfte im Gehirn reaktiv einen Spasmus der Arterien, Arteriolen und Capillaren veranlassen, der die Passage der schattengebenden Jodnatriumlösung hemmt. Im Gegensatz hierzu ist das Thorotrast ohne Reizwirkung.

2. Beim Vergleich des Vordringens der beiden strahlenundurchlässigen Flüssigkeiten kann man feststellen, daß die arterielle Phase beim Jodnatrium in den Filmen I, II und III bestehen bleibt; auf Film III kommen bereits einige Venen zur Darstellung und Film IV zeigt das vollständige Hirnvenennetz, aber immer noch mit einigen Arterien. Das kräftige, zur Carotis externa gehörige Capillarnetz des Kopfes hindert uns, den Hirnkreislauf auf Film V und VI weiter zu verfolgen. Auf einer anderen Serie von Kopfangiogrammen, die mit Jodnatrium bei einem Erwachsenen aufgenommen worden war, bei dem der Kreislauf weniger schnell vonstatten ging als bei dem kleinen Mädchen, sah man, daß der Übergang des Jodnatriums von den Arterien in die Venen erst 3—4 Sekunden nach der Einspritzung seinen Anfang nahm.

Bei der mit Thorotrast aufgenommenen angiographischen Serie sind auf Film I die Arterien des Gehirns dargestellt, und zwar deutlicher als nach Jodnatrium-Injektion. Auf Film II sieht man die Venen und eine Verschattung, die zum Teil durch den Durchgang des Thorotrasts durch die Capillaren des Gehirns bedingt ist. Auf dem Film III kann man starke Hirnvenenstämme unterscheiden; wir befinden uns hier in einer vorgeschrittenen Phase des venösen Hirnkreislaufes, die auf Film IV noch deutlicher wird; hier sieht man den Rest des venösen Kreislaufes; der größte Teil der schattengebenden Flüssigkeit ist schon in die Jugularvenen gelangt. Film V und VI zeigen dieselbe Verschattung wie die Filme der Jodnatrium-Reihe, indes weniger stark, so daß man den Eindruck hat, als ob der Durchtritt des Jodnatriums durch die Capillaren des Carotis-externa-Gebietes mehr „en bloc" erfolgt, während der des Thorotrasts sich länger hinzieht. Es scheint also, daß das Verhalten des Jodnatriums einerseits und des Thorotrasts andererseits in den Hirngefäßen und dem arterio-venösen Netz der Carotis externa verschieden ist.

Diese Ergebnisse zeigen, daß für das Studium des Kreislaufs im Kopf (Gehirn, Gesicht, Schädelweichteile) dem Thorotrast der Vorzug vor dem Jodnatrium zu geben ist. Die Unterschiede im Verhalten der beiden Flüssigkeiten sind zwar nicht wesentlicher Art; doch lassen die angeführten Besonderheiten uns zu dem genannten Schluß gelangen, wozu noch kommt, daß das Thorotrast leichter zu handhaben ist. Außerdem ist es, wenn man sichere Schlußfolgerungen ziehen will, zweckmäßig, stets dieselbe strahlenundurchlässige Flüssigkeit anzuwenden.

III. Serienweise Angiogramme bei dem gleichen Individuum.

In diesem dritten Teil wollen wir einige Röntgenbilderserien beschreiben und erläutern, die wir aus unsern 30 mit dieser Technik untersuchten Fällen ausgewählt haben. Wir führen 6 Reihen nach Thorotrastinjektion an, davon eine in die Carotis interna, zwei in die externa und drei in die communis. Aus den anzuführenden Experimenten, deren angiographische Bilder leider in der Reproduktion weniger aufschlußreich sind als im Originalfilm, werden wir einige neue Schlüsse ziehen sowie frühere Behauptungen bestätigen.

Fall I. *Einspritzung von 12 ccm Thorotrast, gegeben in $1^1/_2$ Sekunden in die Carotis communis unter vorübergehender Abklemmung der Carotis externa mittels der MARTINSschen Pinzette.*

Angiographische Serie, aufgenommen von Sekunde zu Sekunde: 0-1-1-1-1-1.

Berechnet man die Zeit, die nötig ist, damit die erste Thorotrastportion im Gehirn ankommt, mit $1^1/_2$ Sekunden, so wird das Arteriogramm 1 Sekunde, nachdem das Thorotrast sich schon im Arteriennetz befindet, aufgenommen, so daß das „0" der oben angegebenen Formel in Wirklichkeit einer Verweildauer der schattengebenden Flüssigkeit im Gehirn von 1 Sekunde entspricht, woraus für die ganze Reihe bis zur Aufnahme des letzten Films sich 6 Sekunden ergeben.

Auf Film I (Abb. 321) sieht man das normale Arteriennetz des Gehirns. Auf Film II verschwindet der Syphon und es ist schon eine absteigende Vene angedeutet, die LABBÉsche Vene, die dann auf dem folgenden Film besser gezeichnet erscheint. Auf diesem II. Film bemerkt man eine gewisse intrakranielle Verschattung, die auf den Durchtritt eines Teils des Thorotrasts durch die Hirncapillaren zurückzuführen ist. Diese verschwindet im III. Film. In letzterem erkennt man das Hirnvenennetz in einem schon ziemlich vorgeschrittenen Stadium; es schwächt sich dann auf Film IV noch ab. Auf Film V bemerkt man eine allgemeine nicht sehr intensive Verschattung von Schädel und Gesicht. Diese beruht darauf, daß ein Teil des Thorotrasts abwärts in die Carotis zurück-

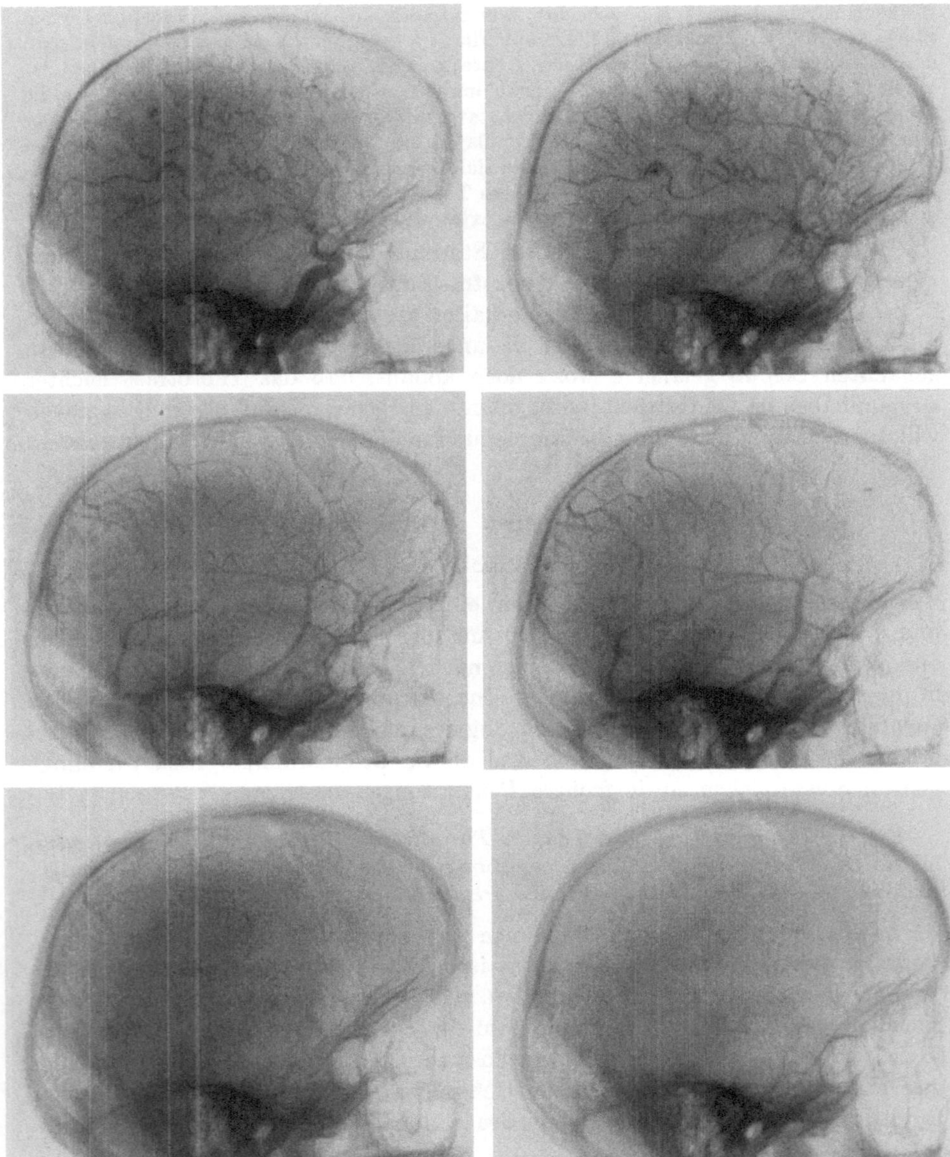

Abb. 321. Fall I. Reihe von in Sekundenabständen aufgenommenen Angiogrammen nach Einspritzung von 12 ccm Thorotrast in die Carotis communis unter vorübergehender Abklemmung der Carotis externa.

geflossen, dann wieder in der mit der MARTINSschen Pinzette nur unvollständig abgeklemmten Carotis externa aufgestiegen und so in die Capillaren der Hirnhäute und der Schädel- und Gesichtsweichteile gelangt war. Diese Verschattung ist im Film VI vollständig wieder verschwunden; auch sieht man in diesem nichts vom Hirngefäßnetz.

Fall II. *Einspritzung von 12 ccm Thorotrast, gegeben in 1,3 Sekunden in die Carotis externa eines Erwachsenen.*

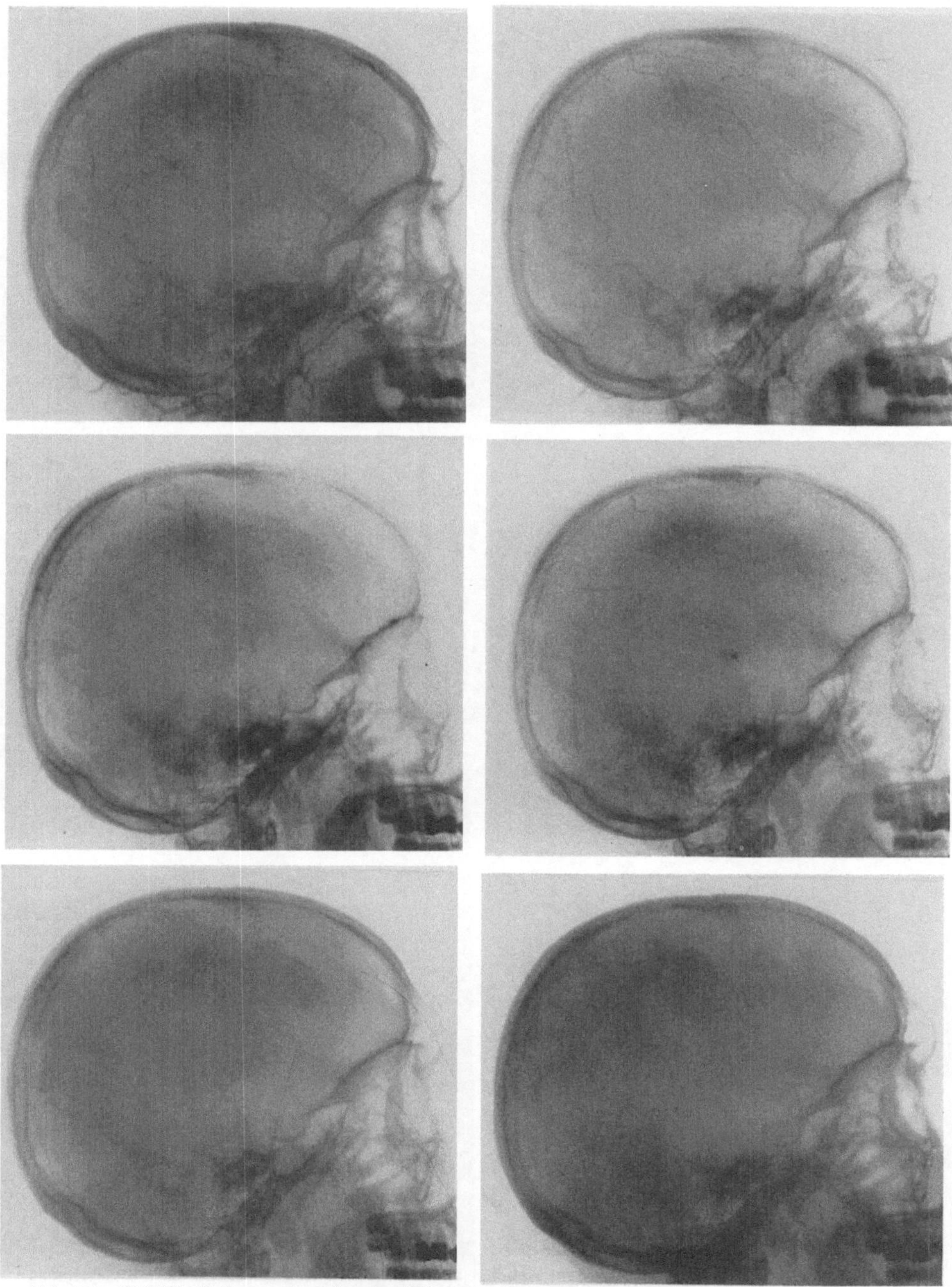

Abb. 322.　Fall II.　Reihe von in Sekundenabständen aufgenommenen Angiogrammen nach Einspritzung von 12 ccm Thorotrast in die Carotis externa.

Arteriographische Serie aufgenommen in 0-1-1-1-1-1 Sekunden (s. Abb. 322). Die Strömung in der A. temporalis superficialis und meningea media ist auf

Moniz, Arteriographie.　　　　　　　　　　　　　　　　　　　　25

Film I ziemlich gut sichtbar. Dieser Film zeigt eine erste Verschattung infolge des Injektionsstoßes, der den Durchtritt eines Teils des Thorotrasts durch die

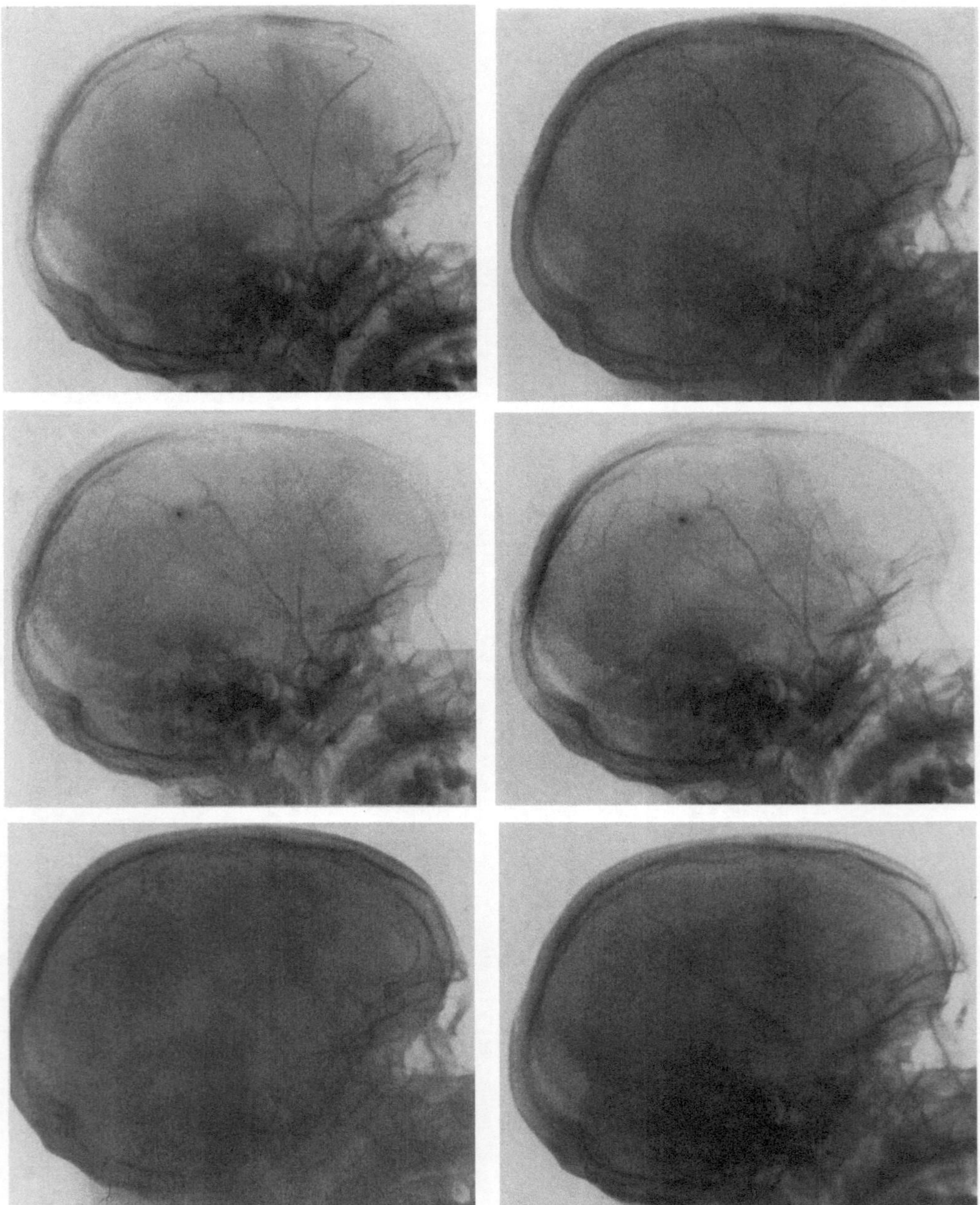

Abb. 323. Fall III. Reihe von in Sekundenabständen aufgenommenen Angiogrammen nach Einspritzung von 13 ccm Thorotrast in die Carotis externa.

Capillaren des Gesichts und der extrakraniellen Weichteile erzwungen hatte; dieser erfolgte mit erheblicher Geschwindigkeit, denn in der Folge verschwindet diese Verschattung. In Film II bleiben die Aa. meningeae und die Temporalis superficialis gut dargestellt. In Film III und IV sind diese Arterien nicht sichtbar, wozu die Schnelligkeit, mit der die Einspritzung erfolgte, beigetragen haben dürfte; aber die zweite Capillarverschattung ist noch nicht erschienen. Sie tritt erst in Film V auf und wird in Film VI sehr deutlich. Ein Kopfröntgenbild, das *3 Minuten* später aufgenommen wurde, zeigt noch eine gewisse Verschattung, die im intrakraniellen Gebiet stärker ist, vermutlich infolge des Hinzukommens des Kreislaufs in den Hirnhäuten, die die Verschattung in der Schädelgegend verstärkt.

Fall III. *Einspritzung von 13 ccm Thorotrast, gegeben in 2 Sekunden in die Carotis externa eines Erwachsenen.*

Angiographische Serie aufgenommen in 0-1-1-1-1-1 Sekunden. Diese Serie zeigt in Film I (Abb. 323) die A. temporalis superficialis und die A. meningea media. Auf Film II sieht man weiterhin dieselben Gefäße, aber das Arteriogramm zeigt außerdem die erste Verschattung infolge von Passage eines Teils des Thorotrasts durch das Capillarnetz. Es ist das die Verschattung, die man in der vorangehenden Serie schon auf Film I sah. Man beachte, daß die Injektion, die in Fall II sehr schnell gegeben wurde, in diesem Fall mit geringerer Geschwindigkeit (2 Sekunden) erfolgte. In Film III und IV sind die Aa. meningeae schlechter sichtbar; neben ihnen erkennt man die Vv. temporales. In Film VI sieht man die Venen — aber ohne Arterien — durch die starke Verschattung hindurch, die dem Capillarkreislauf der von der Carotis externa versorgten Gebiete entspricht. Auf diesen Filmen überlagern sich der capillare und der venöse Kreislauf. Das ist ein seltenes Vorkommnis und stellt wahrscheinlich eine individuelle Abart der Capillardurchgängigkeit dar.

Fall IV. *Einspritzung von 15 ccm Thorotrast, gegeben in 1^1/$_2$ Sekunden in die Carotis communis eines Erwachsenen.*

Angiographische Serie, aufgenommen in 0-1-1-1-1-1 Sekunden. In Film I sieht man ein normales Hirnarteriogramm. Im II. Film sind noch einige Hirnarterien und ziemlich reichliche Hirnvenen erkennbar. Desgleichen sieht man in Film II bereits die A. meningea media angedeutet. Auf Film III sieht man nur die oberflächlichen Venen, die Meningea media und eine gewisse diffuse Verschattung, die schon auf Film II ihren Anfang genommen hatte und auf Film IV verschwindet. In diesem Film liegt ein Phlebogramm der zweiten Phase vor: Sinus rectus und longitudinalis inferior sowie die Ampulla und V. Galeni und die V. basilaris sind gut dargestellt. In Film V und VI bemerkt man die typischen Verschattungen, die dem Durchtritt des Thorotrasts durch die Capillaren des von der Carotis externa durchbluteten Gebietes ihre Entstehung verdanken.

Fall V. *Einspritzung von 16 ccm Thorotrast, gegeben in 1^1/$_2$ Sekunden in die Carotis communis eines Erwachsenen.*

Diese Serie (Abb. 324) wurde nicht in Sekundenabständen aufgenommen, sondern in folgender zeitlicher Anordnung: 0-1-1-1-2-5. Wir haben auch noch weitere Reihenaufnahmen gemacht, in denen wir verschiedene Zeitabstände für die Aufnahmen gewählt haben, um auf diese Weise, da wir nicht über mehr als 6 Filme verfügen, besser die verschiedenen Stadien des Hirnkreislaufs beurteilen zu können. Die erste Einschaltung der Röntgenröhre erfolgte in dem Augenblick, in dem 13 ccm Thorotrast eingespritzt worden waren. Die Injektion wurde zwischen den Aufnahmen der ersten beiden Filme fortgesetzt bis zur Einspritzung einer Gesamtmenge von 16 ccm. Der Film I zeigt die normale

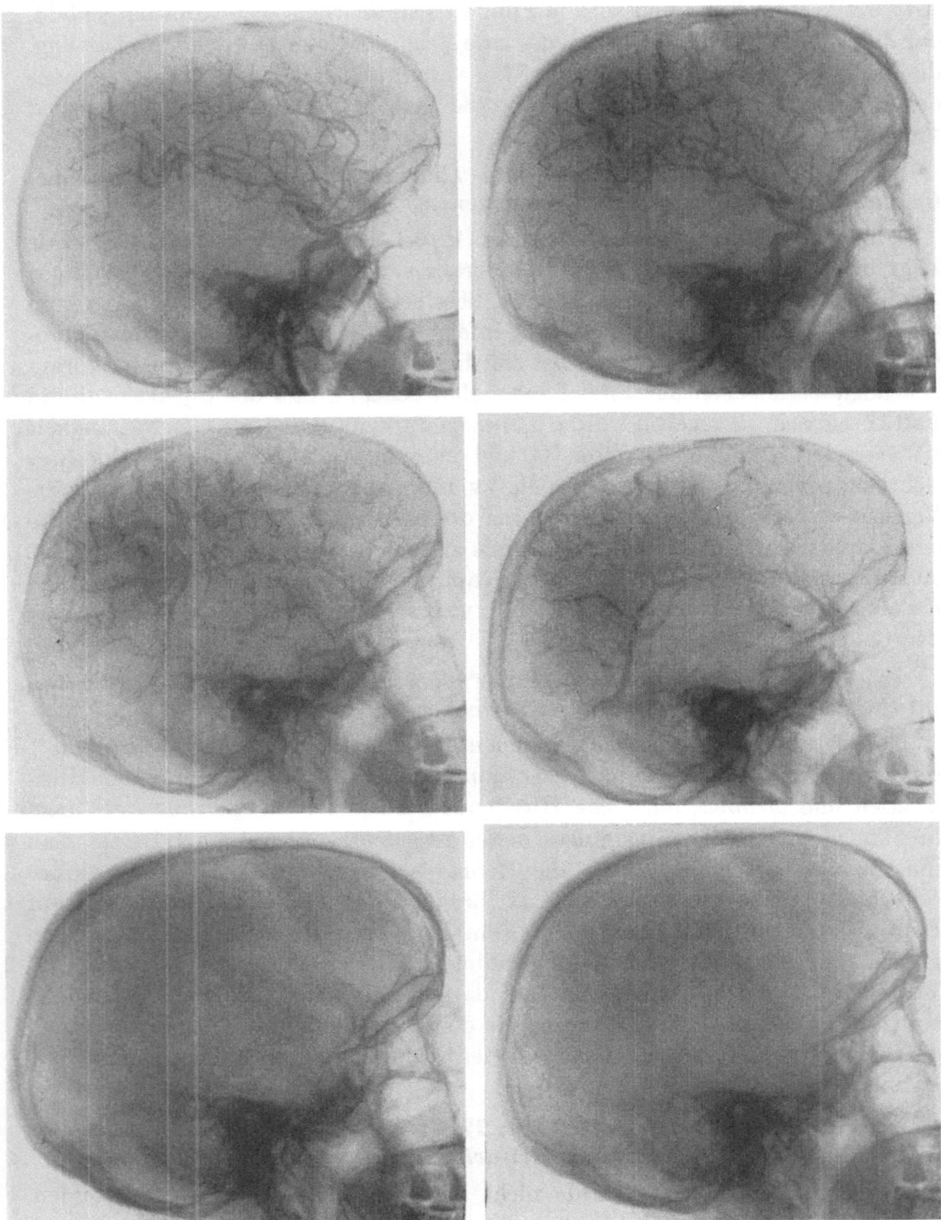

Abb. 324. Fall V. Reihe von in verschiedenen Zeitabständen aufgenommenen Angiogrammen nach Einspritzung von 16 ccm Thorotrast in die Carotis communis.

Hirnzirkulation. Gut sichtbar sind die Maxillaris interna und Occipitalis externa, ebenso wie noch im II. Film. Der letztere ist ziemlich stark verschattet infolge des Durchtritts des Thorotrasts durch die Capillaren des Carotis-externa-Gebiets;

doch ist noch ein Teil des Arteriennetzes gleichzeitig mit einem Teil des Venennetzes erkennbar. Das veranlaßt uns, anzunehmen, daß zu der Verschattung durch den Capillarkreislauf der Carotis externa diejenige hinzukommt, die auf der Passage des Thorotrasts durch die Hirncapillaren beruht. Es kann jedoch kein Zweifel darüber bestehen, daß in der Hauptsache die Verschattung von den Capillaren des Carotis-externa-Gebiets herrührt, weil das Gesicht die gleiche Verschattung aufweist wie der Schädel. Film III, 2 Sekunden nach dem ersten aufgenommen, stellt schon ein Phlebogramm dar. Man sieht noch eine gewisse Verschattung des Schädelgebietes infolge des Durchtritts des noch übrigen Thorotrasts, dessen Dosis ja hoch war (16 ccm). Die A. meningea media ist gut dargestellt.

Der IV. Film, der 3 Sekunden nach dem ersten aufgenommen wurde, ist ein Phlebogramm der zweiten Phase, in dem, wie übrigens auch sonst sehr oft, einige starke, oberflächliche Abflußvenen (LABBÉsche Vene), die Dura-Sinus, die Ampulla und V. Galeni sichtbar sind. Der größte Teil des bei der Einspritzung zur Verwendung gekommenen Thorotrasts ist schon auf dem Wege durch die abführenden Venen und insbesondere durch die V. jugularis interna zum rechten Vorhof. Die A. meningea media ist auf diesem Film noch weiterhin erkennbar. Die Temporales superficiales sieht man nicht.

Film V, 2 Sekunden nach dem letzten und 5 nach dem ersten aufgenommenen, und ebenso Film VI, 5 Sekunden nach dem fünften und 10 Sekunden nach dem ersten, zeigen die charakteristische Verschattung des zur Carotis externa gehörenden Capillargebietes. Die Verschattung ist auf Film VI etwas abgeschwächt, aber immer noch recht ausgeprägt.

Fall VI. *Einspritzung von 15 ccm Thorotrast, gegeben in $1^1/_2$ Sekunden in die Carotis communis eines 15jährigen Knaben.*
Folge der Filme: 0-1-1-1-1-1 Sekunden. Auf Film I sieht man ein normales Hirnateriogramm. Man bemerkt eine kleine Verschattung, die dem künstlich verstärkten Blutstrom in den Capillaren des Carotis-externa-Gebietes entspricht, ferner die des Halses, Gesichtes und der äußeren Schädelweichteile. Alle diese Gebiete sind in Film II noch deutlicher dargestellt. Auch sind auf diesem Film die Temporalis superficialis und Meningea media sichtbar, deutlicher noch in dem folgenden Film, ebenso wie die A. occipitalis externa. In Film II ist das Arteriennetz des Gehirns verschwunden. Man sieht am Hals noch die Carotis externa und interna. Die Thorotrastmengen, die die Schatten dieser Arterien hervorrufen, sind in diesen Gefäßen stecken geblieben infolge von Schwierigkeiten in der vollständigen Entleerung der Blut-Thorotrast-Mischung (oder eines — übrigens ganz vorübergehenden — Haftens des Thorotrasts an Intimazellen). Das Gehirngefäßnetz ist in diesem Angiogramm fast völlig verschwunden. Dafür sieht man eine gewisse Schattenbildung der Hirncapillaren und die Zeichnung der auf- und absteigenden Venen, darunter der LABBÉschen Vene, die im folgenden Film noch besser dargestellt ist.

In Film III ist der Hirnkreislauf in seiner Endphase. Man sieht nur die Hauptvenenstämme. Die A. temporalis und meningea media sind sehr gut dargestellt. In Film IV ist der größte Teil des Venenbluts schon verschwunden, die Temporalis superficialis und Meningea media sind aber noch weiterhin sichtbar. Auf Film V und VI sind nur noch geringe Spuren des Hirnvenennetzes vorhanden, während auf beiden Filmen noch das Bild der A. temporalis superficialis und meningea media wiedergegeben ist. Letztere erscheint besser dargestellt als die Temporalis superficialis, besonders in ihren Endverzweigungen und vor allem auf Film VI. Vergleicht man diese letzten beiden Filme mit Film IV, so kann man auf ihnen eine leichte beginnende Verschattung feststellen, die aber bei diesem Kranken wahrscheinlich erst auf in der 7. und 8. Sekunde aufgenommenen Filmen deutlich geworden wäre.

Wir haben aus unserer Sammlung mit dem Röntgenkarussell von CALDAS aufgenommener Filmserien einige ausgesucht, die uns zu den lehrreichsten zu gehören scheinen und die von Personen stammen, bei denen weder Gehirngeschwülste noch andere Leiden vorliegen, die die normale Blutströmung im Gehirn hätten beeinträchtigen können. Die drei letzten Fälle zeigen die Unterschiede in der Strömungsgeschwindigkeit zwischen dem Gehirn und den umliegenden, in gleicher Entfernung vom Herzen gelegenen Gebilden. Besonders lehrreich ist Fall VI: der größte Teil des Hirnblutkreislaufs hat sich in 2 Sekunden vollzogen, da schon Film IV nur noch Spuren von Hirnvenen aufweist, während der Kreislauf in den Hirnhäuten und den den Schädel auskleidenden Weichteilen sich noch in der arteriellen Phase befindet. Die Endäste der Carotis externa, die Temporalis superficialis und die Meningea media sind ungefähr 6 Sekunden nach der Einspritzung in die Carotis communis noch sichtbar. Die beiden intensiveren Verschattungen entsprechen, wie gesagt, den Capillarbezirken der Carotis externa. Die erste tritt in Film I oder II der nach Injektion in die Carotis externa gewonnenen Serien in Erscheinung (Abb. 323), kann also keine andere Ursache haben. Sie verdankt ihre Entstehung dem durch die Einspritzung erzwungenen Eintritt des Thorotrasts in die Capillaren.

Die starke Verschattung erscheint 5 und 6 Sekunden nach der Einspritzung, selten später; sie ist außerordentlich intensiv. Sie entspricht genau der capillaren Phase des Carotis-externa-Gebiets. Endlich gibt es noch eine weitere, leichtere und mehr umschriebene Verschattung in der Schädelgegend, die auf dem Durchtritt des Thorotrasts durch das Capillarsystem der Hirngefäße beruht (Abb. 321). Vielfach wird sie mit der beschriebenen ersten Verschattung der Carotis externa verwechselt, weil sie zu gleicher Zeit in Erscheinung tritt; bisweilen aber kann man sie unabhängig von dieser erkennen. Auf einigen anderen Filmen unserer Sammlung sind manche dieser Einzelheiten noch deutlicher zu erkennen; man kann aber unmöglich alle diese Belege wiedergeben.

Wir sehen demnach die Tatsache, daß der Hirnkreislauf schneller vor sich geht als derjenige in den Hirnhäuten und den den Schädel umgebenden Weichteilen, dem Gesicht und Hals, mit einem Wort im ganzen Carotis-externa-Gebiet, als bewiesen an. Es bleibt noch die Frage, ob mit der dargelegten Methode die wirkliche Geschwindigkeit des Kreislaufs im Gehirn erschlossen werden kann. Diese dürfte recht schwankend von Person zu Person sein. Ihre genaue Bestimmung kann nichtsdestoweniger angezeigt sein. Wir können aber wenigstens zur Abgabe von Grenzwerten kommen, und das ist schon von Bedeutung.

Nunmehr werde ich eine Anzahl von Einzelheiten aufführen, die zum Teil der Kritik der Methode dienen, aber auch zur Erläuterung des Gegenstands selbst beitragen:

1. Der Eintritt von Thorotrast oder irgendeiner anderen Flüssigkeit ins Blut beeinflußt dessen Strömungsgeschwindigkeit. Diese Frage wurde mit physikalischen Methoden geprüft: Führt man in ein Röhrensystem, in dem eine Flüssigkeit kreist, eine neue Substanz von anderem spezifischen Gewicht, Viscosität usw. ein, so beeinflußt diese die Bedingungen, unter denen die Strömung sich vollzieht, und ändert ihre Geschwindigkeit.

In dem dehnbaren Arterienbaum, der sich in Äste teilt, die wiederum in immer kleinere Zweige unterteilt sind, bis zu den Arteriolen und Capillaren, die dann ihre Fortsetzung in den Venulen und Venen finden, erscheint das Problem noch verwickelter. Diese Tatsachen muß man berücksichtigen; sie gelten aber in derselben Weise für das System der Carotis interna wie für das der externa.

2. Auch die Menge der eingeführten Flüssigkeit kann Einfluß auf das Ergebnis ausüben. Wir haben bei unseren angiographischen Serien mit Einspritzung in die Carotis communis verschiedene Dosen zwischen 9 und 16 ccm angewandt, wobei wir einige geringfügige Unterschiede feststellen konnten, wie aus den Berichten über die hier angeführten Fälle hervorgeht. Aber wir haben noch andere Tatsachen festgestellt. So kann man z. B. bei Einspritzung von 3 ccm Thorotrast in die Carotis communis das Hirnarteriennetz nicht zur Darstellung bringen, hingegen können wir die Kontrastflüssigkeit binnen kurzem in den Venen finden. Bei einem unter diesen Bedingungen ausgeführten Versuche war weder eine Arterie noch eine dem Capillarkreislauf entsprechende Verschattung sichtbar, dagegen sah man eine Sekunde nach der Einspritzung das Schattenbild zweier aufsteigender Venen. Daraus haben wir zu schließen, daß der Hirnkreislauf in kürzerer Zeit vor sich geht als dem angegebenen Grenzwert entspricht.

3. Bei Injektion in die Carotis interna mit vorübergehender Abklemmung der Carotis externa tritt nicht das gesamte Thorotrast in die Carotis interna ein. So kann man auf Film V der Abb. 321 eine Verschattung feststellen, die zur Carotis externa gehört, da sie sich über Hals und Gesicht erstreckt. In diesem Fall war die Injektion mit Kraftanwendung in die Carotis communis nach vorheriger Abklemmung der Carotis externa mit der MARTINSschen Pinzette gegeben worden. Letztere dürfte jedoch keine vollständige Verlegung der Arterie bewirkt haben. Die geringe Thorotrastmenge, die die Pinzette durchgelassen hatte und die durch die Carotis externa aufwärts geflossen war, reichte nicht hin, um die Temporalis und Meningea zur Darstellung zu bringen, aber sie genügte, um in einem gewissen Stadium der Strömung eine deutliche Verschattung zu bedingen. Gibt man unter Benutzung einer anderen Technik die Injektion unter Kraftanwendung in die Carotis interna, so kann die Flüssigkeit zur Carotis communis zurück- und dann durch die Carotis externa aufwärtsfließen. Auf diese Weise ist uns die Darstellung der A. temporalis superficialis gelungen. Ja, mehr noch, die Flüssigkeit kann sogar, wie wir übrigens bereits in Kapitel IV erwähnt haben, auf der rechten Seite bis zur Subclavia zurückströmen und durch die Vertebralis aufsteigend die A. basilaris zur Anschauung bringen. Auch das umgekehrte Phänomen kommt vor: Spritzt man kräftig in die Carotis externa ein, so fließt die strahlenundurchlässige Substanz zurück und führt zum Sichtbarwerden einiger Hirnarterien, wenngleich dies seltener ist als die erstgenannte Erscheinung.

4. Große Mengen injizierter schattengebender Flüssigkeit ändern das angiographische Bild nicht wesentlich, sie bedingen aber gewisse Abarten in der Erscheinungsweise, Intensität und Verweildauer der Schattenbildungen. Wir müssen indes bemerken, daß die Capillaren von diesen großen Throtrastmengen schnell durchlaufen werden können, selbst bei Anwendung von 17 ccm der Kontrastflüssigkeit. Die Verschattung, die sie im Gehirn bewirken, ist immer in diesen Fällen gleich, allerdings bleibt sie etwas länger bestehen, wenn auch nie entfernt so lange wie die Kontrastflüssigkeit bei ihrer Passage durch das Capillarnetz des Carotis-externa-Gebiets, selbst wenn dabei bedeutend niedrigere Dosen (z. B. 9 ccm) zur Anwendung kommen.

Bei peinlich genauen Versuchen zur Bestimmung der wirklichen Blutströmungsgeschwindigkeit im Gehirn wird es sich immer empfehlen, Individuen zu wählen, die in bezug auf Gesundheit ihres Herzgefäßsystems und auf ihr Alter annähernd die gleichen Bedingungen bieten, sowie stets die gleiche Thorotrastmenge einzuspritzen, wobei man bei Injektion in die Carotis communis 10—12 ccm nicht zu überschreiten braucht und bei Injektion in die Carotis in- oder externa noch unter dieser Dosis bleiben kann.

5. Ein anderer Punkt, der bei diesen Arbeiten physiologischer Art zu beachten ist, ist die Geschwindigkeit, mit der die Injektion gegeben wird. Aus eigenen Erfahrungen wissen wir, daß eine größere oder geringere Geschwindigkeit innerhalb gewisser Grenzen keine wesentliche Abänderung in der angiographischen Darstellung der Hirngefäße, insbesondere des Arterienbaums, bewirkt. Wenn dies für den Hirnkreislauf gilt, so kann in den Verzweigungen der Carotis externa die Einspritzungsgeschwindigkeit bereits Abweichungen von einem gewissen Ausmaß im angiographischen Bild zur Folge haben, wie man aus der Betrachtung der Reihenfilme der Fälle II und III (Abb. 322 und 323) schließen kann, bei welchem in einem der Fälle die erste Verschattung auf dem zweiten Film erscheint. Bei der Carotis interna wird der Eintritt des Bluts bis zu einem gewissen Grade durch den knöchernen Carotiskanal geregelt, was für die Carotis externa nicht zutrifft. Dies vermag die Unterschiede im Verhalten der beiden Carotissysteme teilweise zu erklären.

Was ist die Ursache dieser Unterschiede in der Blutströmungsgeschwindigkeit in den beiden Carotiden?

In erster Linie hat man die anatomische Anordnung der beiden Gefäße in Betracht zu ziehen. Die Carotis interna wird durch ein einheitliches Gefäß gebildet, das unter Beibehaltung seines Kalibers in einigen kleinen Krümmungen bis zum Foramen caroticum externum aufsteigt. Innerhalb des Schädels führt die Arterie mehrere Krümmungen aus (einfacher und doppelter Syphon), und wenn die Blutströmung auch in diesen einen gewissen Widerstand findet, so gelangt das Blut doch in der Folge in die verschiedenen Hirnarterien, wo es auf keine nennenswerten Hindernisse stößt. Die Carotis externa dagegen gibt 6 große Kollateraläste ab, bevor sie sich in ihre Endäste, die A. temporalis superficialis und maxillaris interna, von der die Meningea media abgeht, teilt. Diese Endäste geben ebenfalls verschiedene Kollateralen ab. Die beiden großen Hauptstämme, die Carotis externa und interna, sind also sehr unähnlich; daher muß auch die Blutströmungsgeschwindigkeit in den beiden Gefäßbäumen sehr verschieden sein. Doch können diese morphologischen Verschiedenheiten die großen Unterschiede in der Blutströmungsgeschwindigkeit beider Systeme nicht hinlänglich erklären.

Das wichtigste Element, das man berücksichtigen muß, bilden die Capillarnetze hinsichtlich ihrer Ausdehnung, Anordnung, Natur des Gewebes, in welchem sie gelegen sind, ihrer Innervation, Kontraktilität usw. Was das Hirn betrifft, so kennen wir durch die Arbeiten von PFEIFER über die Angioarchitektonik das überaus reiche Netz, in dem hier — abweichend von den Verhältnissen in anderen Geweben — die Endverzweigungen der Gefäße miteinander in Verbindung treten. Wir unsererseits haben innerhalb des Gehirns wesentliche Verschiedenheiten in der Blutströmung beobachtet, je nachdem diese innerhalb des Nervengewebes oder innerhalb von Meningiomen vor sich geht (Abb. 319 und 320).

KROGH seinerseits hat bewiesen, daß nicht alle Capillaren gleichzeitig durchgängig sind; manchmal befinden sich einige in Ruhe und arbeiten nicht. Wie dieser Autor meint, hängt dies von der größeren oder geringeren Aktivität der Organe und anderen, sicherlich viel komplizierteren Ursachen ab; hierhin gehören Gefäßreflexe, welche die Capillaren betreffen; Reaktion dieser Gefäße auf direkte mechanische, elektrische, thermische, chemische usw. Erregungen, welche ihre Zusammenziehung und ihre Erweiterung bedingen, usw. VILLARET, BESANÇON und CACHERA geben in diesem Zusammenhang folgende Ansicht kund: «De sorte que, après avoir passé en revue les phénomènes qui conditionnent l'hydraulique de la circulation capillaire, l'élément dont le rôle normal ou pathologique paraît prépondérant est le nombre même des capillaires en activité.»

Eine wichtige anatomische Tatsache, welche leichter zu deuten ist und wiederum von KROGH hervorgehoben wird, ist das Vorhandensein von viel weiteren, stets offenen, neben normal weiten Capillaren. Durch erstere geht ein Teil des Blutes oder der Blut-Thorotrast-Mischung hindurch, wenn sie mit einem gewissen Druck bis an das Capillarnetz gelangt. Die von PFEIFER im Gehirn nachgewiesenen direkten arterio-venösen Verbindungen, durch welche das Blut, ohne die Capillaren zu passieren, schnell hindurchfließen kann, sowie die ihnen von demselben Autor zugeschriebene Fähigkeit, das Blut anzusaugen und unter dem Einfluß den Kreislauf regulierender Mechanismen ihr Kaliber zu verändern, können auch zur Erklärung der Unterschiede in der Blutströmungsgeschwindigkeit beitragen.

Auch die chemische Blutzusammensetzung wirkt auf die Capillaren ein: Überwiegen die sauren Valenzen, so wird eine Zusammenziehung hervorgerufen, bei Überwiegen der alkalischen eine Erweiterung. Je nach der Einwirkung auf die Endothelien kann die Durchgängigkeit der Capillaren zu- oder abnehmen. KALM und POLLAK behaupten, daß diese Zellen plötzlich umfangreicher werden können. Einwirkungen auf das Nervensystem der Capillaren beeinflussen ebenfalls ihr Verhalten. Die entsprechenden Nervenplexus liegen den Capillaren außen an. In der Tat sind Versuche bekannt, welche den Einfluß bestimmter Nerven auf die Erweiterung (Vagus) oder Verengerung (Splanchnicus) der Capillaren beweisen. Es gibt auch periphere vasomotorische Zentren (LERICHE und FONTAINE), die wiederum Kaliberveränderungen dieser Gefäße bedingen. Auch die den Capillarwänden anliegenden ROUGET-KROGHschen Zellen, welche sehr verzweigt und sehr contractil sind, können in derselben Weise wirken.

Trotz der wertvollen Beiträge der genannten Autoren sowie derjenigen von PENFIELD, LEWIS, LANDIS, VIMTRUP, POLICARD, WEISS, FREEDOM, HALLION und vieler anderer ist das Problem des Capillarkreislaufs noch recht dunkel.

Unterschiede im Verhalten des Kreislaufs wie sie im Gebiet des Kopfes gefunden werden, bestehen auch in gewissen anderen Provinzen des Körpers. Diese Behauptung wird gestützt durch die Arbeiten von REINALDO DOS SANTOS und seinen Mitarbeitern über die Aortographie in ihrer Bedeutung für die Kenntnis des Kreislaufs in den Nieren und der Milz.

In Gemeinschaft mit J. FONTES und FERNANDO DE ALMEIDA haben wir eine Reihe von Versuchen am Hund ausgeführt, um die Geschwindigkeit der Blutströmung in der Leber zu bestimmen. Wir haben dabei Thorotrast und Jodnatrium teils in die Leberarterie, teils in die Pfortader gespritzt und während des Ablaufs einer Stunde in verschiedenen zeitlichen Abständen Röntgenbilder aufgenommen. Die bei den verschiedenen Versuchen gewonnenen Zahlen sind indes nicht vollkommen miteinander vergleichbar. Es gilt Schwierigkeiten technischer Art zu überwinden. Es ist unerläßlich alle Versuche unter vollständig gleichen Bedingungen vorzunehmen, was uns bei den ersten Experimenten nicht gelungen ist. So ist es erforderlich, daß die Menge der eingespritzten Kontrastflüssigkeit (wir haben hierbei das Jodnatrium bevorzugt) in Beziehung zum Körpergewicht des Tieres steht, daß die injizierten Thorotrast- oder Jodnatriummengen mit gleicher Geschwindigkeit eingeführt werden, daß die Lage des Tieres über der Kassette immer dieselbe ist usw. Immerhin können wir aus unseren Versuchen schließen, daß die Blutströmung in der Leberarterie, der Pfortader und den zugehörigen Capillaren ziemlich langsam ist. Sowohl bei Anwendung von Thorotrast wie bei Jodnatrium bleibt die Verschattung in der Leber einige Minuten lang bestehen. Es waren aber ziemlich beträchtliche Verschiedenheiten von Tier zu Tier vorhanden, was mit Fehlern der Technik oder aber mit nicht festgestellten pathologischen Zuständen zusammenhängen könnte. Auf alle Falle können wir aus den Ergebnissen entnehmen, daß der Kreislauf in der Leberarterie und Pfortader langsam ist, ein weiterer Beweis für die Verschiedenheit der Blutströmungsgeschwindigkeit in den verschiedenen Organen.

Unter diesen Umständen läßt sich das Problem der Blutströmungsgeschwindigkeit nicht auf eine allgemeine Formel bringen, die von der Annahme ausgehen würde, daß im ganzen Organismus ein und dieselbe oder wenigstens annähernd dieselbe Geschwindigkeit herrsche. Es erweist sich vielmehr als notwendig, diese Geschwindigkeit in jedem Organ und jedem Bezirk für sich zu messen. Dies Thema geht indes über den von uns verfolgten Zweck hinaus. Nur eines möchte ich nachdrücklichst betonen: Aus der Tatsache, daß der Kreislauf im Gehirn schneller vor sich geht als in anderen Organen, ergibt sich, daß mit dem Blut sich fortbewegende Substanzen, mögen sie der Ernährung, dem Stoffwechsel, der inneren Sekretion entstammen oder ins Blut eingeführte chemische Mittel darstellen, mit größter Schnelligkeit und demzufolge in der gleichen Zeit häufiger ins Gehirn gelangen und mit seinen Zellelementen in Berührung treten als in anderen Organen oder Geweben.

Ich will meine Ausführungen mit einer Anzahl von Schlußfolgerungen beschließen, die ich als genügend belegt ansehe:

1. Das Blut geht in ungefähr 2 Sekunden (oberer Grenzwert) von den Arterien des Gehirns durch die Capillaren in die Venen über.

2. Das Blut fließt in weniger als 3 Sekunden von der Carotis interna bis zur Jugularis interna.

3. In der Carotis externa verbleibt das But ungefähr 5 Sekunden in der arteriellen Phase [1].

---

[1] Wenn diese Gefäße auf Filmen nicht sichtbar sind, so besagt das nicht, daß sie nicht von der schattengebenden Flüssigkeit durchflossen wurden; nur geht letztere in einer Menge hindurch, die nicht ausreicht, um diese Gefäße als Schatten darzustellen, die aber immer noch genügt, um die Verschattung des Capillargebietes zu bewirken.

4. Der Durchgang der Kontrastflüssigkeit durch die Capillaren des Carotis-externa-Gebiets erfolgt langsam.

5. Der Kreislauf in den Hirnhäuten scheint langsamer zu sein als in den Schädelweichteilen.

6. Bei normalen Personen bestehen geringfügige individuelle Verschiedenheiten der Blutstromgeschwindigkeit in den Hirngefäßen. Im Kindesalter ist der Kreislauf schneller.

7. Allgemeine und — besonders — örtliche pathologische Einwirkungen vermögen beträchtliche Störungen in der normalen Strömung des Blutes im Gehirn zu veranlassen.

8. Die Blutströmungsgeschwindigkeit ist in den verschiedenen Organen und Abschnitten des Organismus verschieden; daher kann das Problem der Blutströmungsgeschwindigkeit nicht, wie bisher geschehen, im allgemeinen gestellt werden.

9. Die Geschwindigkeit der Blutströmung in den verschiedenen Organen und Bezirken des Körpers kann durch angiographische Serien bestimmt werden. Dieselbe Methode wird sich bei der Untersuchung der Kreislaufveränderungen unter der Einwirkung bestimmter Arzneimittel anwenden lassen.

Literatur.

Cerebrale Angiographie.

1927. Moniz, E.: A prova da encefalografia arterial. Lisboa méd. **4** (Juli 1927). — L'Encéphalographie artérielle, son importance dans la localisation des tumeurs cérébrales. Revue neur. **32** (Juli 1927). — La radioartériographie cérébrale. Med. contemp. Lissabon **45**, 235 (Juli 1927). — La radioartériographie cérébrale. Bull. Acad. Méd. Paris **91** (Juli 1927). — Radiografia das artérias cerebrais. J. Soc. Sci. Med. Lissabon **93** (Aug. 1927). — Injections intracarotidiennes et substances injectables opaques aux rayons X. Presse méd., Aug. **1927.**

1928. Bollack, J. et E. Hartmann: Diagnostic et traitement des tumeurs cérébrales. Revue neur. **33**, 949 (1928). — Moniz, E.: A estereoscopia da encefalografia arterial no vivo. Primeiras provas obtidas. Mitt. Akad. Wiss. Lissabon 1928. — Conférence sur l'encéphalographie artérielle. Brux. méd., Sondernummer J. méd. **1928.** — Nouvelle technique de l'encéphalographie artérielle. Quelques cas de localisation de tumeurs cérébrales. Presse méd. **1928.** — Considérations anatomiques sur le paquet sylvien vu à la radiographie chez le vivant. Arq. Anat. e Antrop. Lissabon 11 (1928). — L'Encéphalographie artérielle. J. Méd. Bordeaux **23** (1928). — Les méthodes radiodiaphoriques dans la localisation des tumeurs cérébrales. Nouvelle technique radiologique de l'encéphalographie artérielle. Revue neur. **33** (1928). — Tumeur cérébrale localisée par l'encéphalographie artérielle Opération. Revue neur. **33**, 237 (1928). — Moniz, E. et Almeida Lima: L'encéphalographie artérielle et le diagnostic d'une tumeur de la partie antérieure du lobe temporal gauche. Encéphale **23**, 196 (1928). — Un nouveau cas de diagnostic de tumeur cérébrale «post mortem» par l'encéphalographie artérielle. Revue neur. **33** (1928). — Moniz, E., Almeida Dias et Almeida Lima: La radiographie et la topographie cranio-encéphalique. J. Radiol. Électrol. 12, 72 (1928). — Sicard, J. A. et I. Haguenau: Étude critique de quelques méthodes de localisation des tumeurs cérébrales. L'encéphalographie lipiodée sinuso-veineuse. Presse méd. 1928. — Worms, G. et Bretton: L'artériographie cranio-encéphalique. Soc. anat. Paris 1928. — L'artériographie cranio-cérébrale. Ann. d'Anat. path. 1928, 529.

1929. Moniz, E.: Die arterielle Encephalographie als Methode zur Lokalisierung von Hirntumoren. Klin. Wschr. **1929.** — Encefalografia arterial. Rev. otol. etc. y Cir. neur. Buenos Aires 4 (1929). — Acção terapêutica das injecções intracarotídias de iodeto de sódio. Lisboa méd. **6** (1929). — Le syndrome de la pseudo-hypertension cranienne artérioscléreuse. Aspects radio-artériographiques. Encéphale **24**, 337 (1929). — L'artériographie cérébrale et l'hypertension cranienne. Revue neur. **34** (1929). — Trois cas de cure, au moins provisoire, du syndrome d'hypertension cranienne par les injections intracarotidiennes de iodure de sodium. Revue neur. **34**, 1135 (1929). — Arteriografia cerebral na meningite serosa circunscrita. Med. contemp. Lissabon **47** (1929). — Diagnostico encefalográfico dos tumores cerebrais. Med. contemp. Lissabon **47** (1929). — Sur la circulation des méningiomes. C. r. Soc. Biol. Paris 101, 981 (1929). — Moniz, E. et Almeida Lima: L'épreuve encéphalographique dans un cas de tumeurs multiples du cerveau. Rev. neur. **34** (1929). — Les injections carotidiennes dans le but thérapeutique. J. Soc. Sci. Med. Lissabon **93** (1929). — Moniz, E., A. Pinto et Almeida Lima: L'épreuve de l'encéphalographie artérielle dans le diagnostic de quatre cas de tumeurs cérébrales. Presse méd. **1929.** — À propos de l'hypertension cranienne. Rev. d'Otol. etc. 7 (1929). — Le diagnostic différentiel entre les méningiomes et les autres tumeurs cérébrales par l'épreuve de l'encéphalographie artérielle. Revue neur. **34** (1929). — Sai, G.: Tentativi di encefalografia arteriosa. Riv. otol. ecc. 6 (1929). — Saito, M. et K. Kamikawa: Sur la figure de vaisseaux chez les malades. Nagoya **1929.**

1930. Brandão, A.: Tumores cerebrais tornados visíveis pela encefalografia arterial de Egas Moniz. Clinica Cir. Rio de Janeiro 4, 271 (1930). — Moniz, E.: Sur la nature des tumeurs cérébrales. J. Méd. Bordeaux **1930.** — Aspectos arteriográficos num caso de tumor da região da glándula pineal e tubérculos quadrigémios. Lisboa méd. 7 (1930). — Considérations sur la pathogénie de l'hypertension cranienne. Encéphale 25, 751 (1930). — MONIZ, E. et ALMEIDA LIMA: Guérison du syndrome de l'hypertension intracranienne dans un cas de tumeur du septum lucidum, III ventricule et ventricule latéral. J. Méd. Lyon 1930. — Aspects artériographiques du cerveau dans les tumeurs de la fosse cérébelleuse. Revue neur. 35, 113 (1920). — MONIZ, E., A. PINTO y ALMEIDA LIMA: Aspectos arteriográficos del cerebro en los casos de tumor del lobulo frontal. Rev. méd. Barcelona 1930. — Tumeur de la région de la glande pinéale, irriguée par un seul des groupes sylviens. Diagnostic par l'épreuve encéphalographique. Revue neur. 1930 II, 51. — Tumeurs cérébrales visibles à l'épreuve encéphalographique. Lyon chir. 28, 273 (1930). — SAITO, M.: The roentgenological diagnosis of cerebral tumor. J. jap. Surg. Assoc. (Nippon Geka-Gakkai-Zasshi 30 (1930). — SAITO, M., K. KAMIKAWA and H. YANAGISAWA: The roentgen visualization of blood vessels in the living. Bull. jap. Sci. Assoc. (Nippon-Gakujitsukokwai-Hokoku) 6 (1930). — Clinical application of arteriography. J. jap. Surg. Assoc. (Nippon Geka-Gakkai-Zasshi) 31 (1930). — VINCENT, C.: Radiographie des artères cérébrales. Rev. crit. Path. et Thérap. 1, 254 (1930).

1931. DEMEL, R., M. SGALISER u. V. KOLLERT: Die klinischen Ergebnisse der Arteriographie bei Erkrankungen peripherer Arterien. Mitt. Grenzgeb. Med. u. Chir. 1931. — MONIZ, E.: À propos de l'article «Nouvelle méthode de radiographie des artères et des veines sur le vivant. Ses applications cliniques au diagnostic». Presse méd. 1931. — La localisation des tumeurs cérébrales par l'encéphalographie artérielle. C. r. Congr. Neur. internat. Berne 1931. — Alguns novos aspectos das encefalografias arteriais. Med. contemp. Lissabon 4 (1931). — La encefalografia arterial. Arq. de Neur. Madrid 11, 504 (1931). — A sintomatologia intermitente nos tumores do lobo frontal. Port. Med. Porto 29 (1931). — MONIZ, E. e ALMEIDA LIMA: A prova encefalográfica por injecções na carátida interna e na carotida primitiva livres. Med. contemp. Lissabon 49 (1931). — MONIZ, E., L. CARVALHO e ALMEIDA LIMA: Visibilidade aos raios X dos vasos pulmonares, obtida por injecção de líquido opaco na aurícula direita. Akad. Wiss. Lissabon 1931. — Angio-pneumographie. Presse méd. 1931. — Primeiros ensaios de angiopneumografia. J. Soc. Sci. Med. Lissabon 1931. — Le sondage des veines du cou. Sect. port. Lisbonne Soc. Biol. 1931. — La pression dans les gros troncs veineux. Sect. port. Lisbonne Soc. Biol. 1931. — La circulation veineuse du cou et la décharge veineuse de l'encéphale. Sect. port. Lisbonne Soc. Biol. 1931. — La visibilité des vaisseaux pulmonaires aux rayons X par injection dans l'oreillette droite de fortes solutions d'iodure de sodium. Bull. Acad. Méd. Paris 95, 758 (1931). — MONIZ, E., A. PINTO et ALMEIDA LIMA: Diagnostic encéphalographique des tumeurs cérébrales par la visibilité et déplacement des artères. Bordeaux chir. 1931. — Alguns casos de tumores cerebrais tornados visíveis pela prova encefalográfica. Rev. otol. etc. y Cir. neur. Buenos Ayres 6 (1931). — Le thorotrast dans l'encéphalographie artérielle. Revue neur. 38 646 (1931). — Resultados do emprêgo do «thorotrast» na prova da encefalografia arterial. Med. contemp. Lissabon 49 (1931). — Arterial encephalography and its value in the diagnosis of brain tumours. Surg. etc. 53, 155 (1931). — SAITO, M.: Arterial aneurysm. J. Diagnosis a. Therapy (Shindau-to-Tiryo) 18 (1931). — DOS SANTOS, R., A. LAMAS et J. CALDAS: Artériographie des membres et de l'aorte abdominale. Paris: Masson & Cie. 1931.

1932. DUCUING: L'encéphalographie artérielle. Toulouse méd. 11 (1932). — HEREDIA, B.: Arteriografia cerebral. Salamanca, Hernandez 1932. — KANAN: Estudo anatomo-radiologico das arterias cerebrais. These Porto Alegre (Brasilien) 1932. — KULKOW, A. E.: Cerebral arteriography as a new method in diagnosis of brain tumours. Sovet. neuropat., psikhiat. i. psikhogig 1, 695 (1932). — LOHR, W. u. W. JACOBI: Die kombinierte Encephalo-Arteriographie. Arch. klin. Chir. 173 (1932). — MONIZ, E.: Sur la capacité des capillaires cérébraux. Sect. port. Lisbonne Soc. Biol. 1932. — Visibilidade das veias do cérebro pela prova encefalográfica. Lisboa méd. 9, 201 (1932). — Sur la vitesse du sang dans l'organisme. Détermination de la vitesse de la circulation dans le cerveau, les méninges et les parties molles de la boîte cranienne par l'artériographie. Ann. Méd. 32 (1932). — Vantagem do método arteriográfico no estudo da velocidade do sangue no homem. Med. contemp. Lissabon 50 (1932). — Alguns aspectos da encefalografia arterial. Med. contemp. Lissabon 50, 23 (1923). — Aspects anatomiques, physiologiques et cliniques de l'artériographie cérébrale. Rev. méd. Suisse rom. 52, 193 (1932). — L'artério-phlébographie comme moyen de déterminer la vitesse de la circulation du cerveau, des méninges et des parties molles du crâne. Bull. Acad. Méd. Paris 107 (1932). — MONIZ, E. e F. DE ALMEIDA: Seio recto e seio longitudinal inferior. Universitatis folia anat. Conimbrigensis 7 (1932). — MONIZ, E. y ALMEIDA LIMA: La sintomatologia neurologica en el diagnostico de los meningoblastomas y fibromas cerebrales. A proposito de dos nuevos casos. An. Med. int. Madrid 1932. — A propósito de dois novos casos de meningoblastoma. An. Med. int. Madrid 1, 285 (1932). — Paraplégie et macrogénitosomie dans l'hydrocéphalie. Aspect en «pattes d'araignée» de la circulation cérébrale à l'épreuve encéphalographique. Revue neur. 39 (1932). — Phlébographie. Essai de la détermination de la vitesse du sang dans les capillaires du cerveau chez l'homme. Sect. port. Lisbonne Soc. Biol. 99, 1037 (1932). — MONIZ, E., A. ALVES e F. DE ALMEIDA: Visibilidade aos raios X. das veias profundas do cérebro (Résumé auf französisch). Lisboa méd. 9, 157 (1932). — Os seios venosos da dura mater, sua visibilidade aos raios X. (Résumé auf französisch). Lisboa méd. 9, 523 (1932). — La visibilité des sinus de la la dure-mère par l'épreuve encéphalographique. Presse méd. 80 (1932). — MONIZ, E., CANCELA D'ABREU et C. OLIVEIRA: L'aspect à l'épreuve encéphalographique des angiomes artériels du cerveau dans le domaine de la carotide interne. Revue neur. 39, 165 (1932). — MONIZ, E., A. PINTO u. ALMEIDA LIMA: Die Vorzüge des Thorotrasts bei arterieller Enzephalographie. Röntgenprax. 1932. — OLIVECRONA, H.: On supersellar cholesteatomas. Brain 55, 122 (1932). — SAITO, M.: Arteriography on the living. Bull. Roentgen-Lectures Issue 1932. — SAITO, M. and K. KAMIKAWA: Clinical application of thorium sol. Tokyo med. J. (Tokyo Iji-Simsi) 1932. — Amer. J. Surg. 17, 16 (1932). — DOS SANTOS, R., A. LAMAS e P. CALDAS: Estudos funcionais da arteriografia. Med. contemp. Lissabon 50 (1932). — TRIAS, A.: La artériografia intracraneana en el diagnostico de los tumores cérébrales. Rev. Cir. Barcelona 3, 36 (1932).

1933. BODECHTEL, S. u. F. WICHMAN: Zur Auswertung des Arteriogramms bei der Diagnose von Hirntumoren. Münch. med. Wschr. 1933 II, 2012. — CALDAS, J. P.: Artériographie en série obtenue avec le radio-carrousel. J. Radiol. et Électrol. 18 (1933). — DOTT, N.: Intracranial aneurysms: Cerebral arterio-radiography: surgical treatment. Edinburgh med. J. 40, 219 (1933). — FURTADO, D.: Tumor do lobo temporal. Estudo clínico e arteriográfico. Lisboa méd. 10, 1 (1933). — LÖHR, W. u. W. JACOBI: Die kombinierte Encephal-Arteriographie. Leipzig 1933. — Die kombinierte Encephalo-Artériographie, ihre Technik und ihre Gefahren. Chirurg 5, 181 (1933). — Arteriographische Darstellung von Gefäßkrankheiten des Gehirns. Arch. klin. Chir. 17 (1933). — Die Arteriographie der Hirngefäße als diagnostisches Hilfsmittel bei Schädelverletzungen. Arch. f. Orthop. 33 (1933). — Die Arteriographie und die kombinierte Encephalo-Arteriographie. Fortschr. Röntgenstr. 48, 385 (1933). — MONIZ, E.: A prova angiográfica nos casos de aneurismas e angiomas cerebrais. Mitt. d. Akad. Wiss. Lissabon 1933. — Cerebral angiography. Lancet 1933 I, 1144. — Angiographie cérébrale chez le vivant, son importance anatomique. Fol. Anat. Univ. Conimbrigensis 8 (1933). — L'Angiografia cerebrale. Arch. di Radiol. Napoli 9, 4 (1933). — Anévrisme intra-cranien de la carotide interne droite rendu visible par l'artériographie cérébrale. Rev. d'Otol. etc. 11, 746 (1933). — Tronc basilaire et artères dérivées. Encéphale 28, 705 (1933). — Cerebral angiography with thorotrast. Arch. of Neur. Chicago 29, 1318 (1933). — Physioröntgenologie des Blutkreislaufs im Gehirn, in den Meningen und in den übrigen Geweben des Kopfes. Fortschr. Röntgenstr. 48 (1933). — MONIZ, E. et F. DE ALMEIDA: Le sinus droit et l'ampoule de Galien opacifiés par la voie du tronc basilaire. Lisboa méd. 10, 587 (1933). — MONIZ, E. et ALMEIDA LIMA: Circulation artérielle, capillaire et veineuse des méningiomes. Jubiláres Band von MARINESCO. Bukarest 1933, S. 467. — MONIZ, E., ALMEIDA LIMA e P. CALDAS: A filmagem da circulação cerebral. Med. contemp. Lissabon 51 (1933). — MONIZ, E., ALMEIDA LIMA et D. FURTADO: Troubles circulatoires du cerveau produits par les tumeurs cérébrales dans le voisinage du siphon carotidien. Presse méd. 1933. — MONIZ, E. et A. ALVES: L'importance diagnostique de l'artériographie de la fosse postérieure. Revue neur. 1933 II. — A prova encefalogràfica do cérebro feita dos dois lados na mesma sessão operatória. Rev. Radiol. clin. Porto Alegre (Brasilien) 2 (1933). — Angiographie du cerveau obtenue des deux côtés dans la même séance. Revue neur. 40 (1933). — MONIZ, E., A. ALVES e P. CALDAS: Interpretação das opacidades nas séries angiográficas da cabeça. Lisboa méd. 10, 122 (1933). — MONIZ, E., A. ALVES, P. CALDAS e D. FURTADO: Visibilidade em série da circulação cerebral tornada visível pelo iodeto de sódio e pelo thorotrast. Lisboa méd. 10 (1933). — MONIZ, E. et D. FURTADO: Visibilité aux rayons X. des veines temporale superficielle et occipitale. Fol. Anat. Univ. Conimbrigensis 8 (1933). — MONIZ, E. et A. PINTO: Production scléro-gommeuse de la dure-mère simulant une tumeur cérébrale. Opération Guérison. Med. contemp. Lissabon 51 (1933). — MONIZ, E., A. PINTO e A. ALVES: Visibilidade, aos raios X., do tronco basilar, arteria cerebral posterior e artérias cerebelosas. Med. contemp. Lissabon **51** (1933). — Artériographie du cervelet et des autres organes de la fosse postérieure. Bull. Acad. Méd. Paris **109** (1933). — RODRIGUES ARIAS, IRAZOQUI, BAGES y RIBA DE SAUZ: La encefalografia arterial en los oligofrenicos (nota previa). Rev. méd. Barcelona **1933**. — SAITO, M.: Sur la neurographie. Revue neur. **40**, 1169 (1933). — SAITO, M. u. K. KAMIKAWA: Über die röntgenologische Diagnostik der Aneurysme (Aneurysmographie). In Essays to commemorate Prof. Dr. MAKOTO SAITO, Fifteen years of office. Nagoya 1933. — On the diagnosis and method of aneurysm-arteriography. J. jap. Surg. (Nippon Geka-Gakkai-Zasshi **34** (1933). — DOS SANTOS, R.: L'artériographie en série. Bull. Soc. Chir. Paris **1933**.

1934. ALEXANDER, L., T. S. YUNG e R. S. LYMAN: Colloidal thorium dioxide: Its use in intracranial diagnosis and its fate on direct injection into the brain and the ventricles. Arch. of Neur. **32**, 1143 (1934). — BODECHTEL, G. u. F. WICHMANN: Cerebrale Kreislaufstörungen nach der Arteriographie. Z. Neur. **151**, 678 (1934). — BRAMWELL, E.: Leaking aneurysm as cause of third nerve paralysis, with especial reference to 2 cases in which diagnosis was confirmed by arterial encephalography. Trans. ophthalm. Soc. U. Kingd. **54**, 205 (1934). — HASEGAWA, K.: Formation of collateral circulation of brain after ligation of arteries to brain in cervical region (experimental studies by means of arteriography). Z. jap. chir. Ges. **35**, 19 (1934). — JESSEN, H. u. E. DE F. LICHT: Arterial Encefalografi. Nord. med. Tidsskr. **7**, 7 (1934). — LÓHR, W.: Die Arteriographie und die kombinierte Enzephalo-Arteriographie in der Diagnostik von Hirnkrankheiten, insbesondere der Hirngeschwülste. Z. Hals- usw. Heilk. **36** (1934). — LOHR, W. u. W. JACOBI: Die Bedeutung des Hirndruckes für die Durchströmungsverhältnisse im Gehirn in arteriographischer Darstellung. Zbl. Chir. **31** (1934). — MONIZ, E.: La phlébographie dans l'hémorragie cérébrale profonde. Revue neur. **1934 II**. — Déformation et déplacement de l'ampoule et des veines de Galien par certaines tumeurs cérébrales. Med. contemp. Lissabon **1934**. — L'Angiographie cérébrale. Ses applications et résultats en anatomie, physiologie et clinique. Paris: Masson & Cie. 1934. — Les hématomes sous-arachnoidiens et les anévrismes cérébraux. Presse méd. **1934**. — L'évolution de la technique de l'angiographie cérébrale. Progrès méd. **46** (1934). — MONIZ, E. et R. LOFF: L'épreuve angiographique dans le cas d'abcès cérébraux. Bordeaux chir. **1934**. — ÖKRÓS, S.: Abnormitäten des Circulus arteriosus Willisii in Beziehung zur arteriographischen Untersuchung des Gehirns. Magy. arv. Arch. **35**, 472 (1934). — OLIVECRONA, H.: Die parasagittalen Meningiome. Leipzig: Georg Thieme 1934. — TERRY and MYSEL: Pulsating exophthalmus due to internal carotid-jugular aneurysm, use of thorium dioxide sol in localisation. J. amer. med. Assoc. **103**, 1036 (1934). — TONNIS, W.: Traumatisches Aneurysma der linken Art. carotis int. mit Embolie der linken Art. cerebri ant. und retinae. Zbl. Chir. **61**, 884 (1934). — Erkennung und Behandlung der intrakraniellen Gefäßgeschwülste und Gefäßmißbildungen. Arch. klin. Chir. **180**, 424 (1934).

1935. DE ALMEIDA, F.: Artériographies et phlébographies normales du cerveau. Revue neur. **64** (1935). — ALMEIDA, LIMA: Angiographie cérébrale, sa technique. Presse méd. **1935**. — Technique de l'angiographie cérébrale. Revue neur. **64** (1935). — BARAHONA FERNANDES: Ergebnisse angiographischer Untersuchungen bei Oligophrenen. Nervenarzt **8**, 10 (1935). — BAZYET, L. et H. REBOUL: Étude critique sur l'artériographie. Presse méd. **1935**. — BENEDEK, L.: On diagnostic with arterio-encephalography. C. r. 2. Congr. internat. Neur. London **1935**. — CAIRNS, H.: Accessory methods of diagnosis in intracranial tumour allied diseases. Trans. med.-leg. Soc. Lond. **58**, 50 (1935). — CONTIADES, J., G. OUGAR et J. NAULLEAU: Recherches experimentales sur l'action vasculaire des produits de contraste utilisés en artériographie (Application à l'interprétation et à la prévision des accidents de l'artériographie). Presse méd. **1935**, 1630. — HERMETO JUNIOR: Calculo da opacidade no arteriograma. São Paulo med. **1935**. — HOFF, H. u. L. SCHONBAUER: Neue Erfahrungen in der Diagnostik und Therapie der Gehirn- und Rückenmarksgeschwülste. Fortschr. Neur. **7** (1935). — JONESCO-MILTIADE et DIMITRESCO: L'artériographie cérébrale. Rev. Chir. (rum.) **38** (1935). — LACERDA, R.: Técnica da angiografia cerebral. Subsídio para a sua simplificação. Lisboa méd. **12**, 476 (1935). — LARJANKO, J.: Traumatic arteriovenous aneurysm of internal carotid artery in cavernosus sinus: encephalic arteriography. Duodecim (Helsingfors) **51**, 46 (1935). — Encephalic arteriography in case of arterio-venous aneurysm of internal carotid artery. Acta chir. scand. (Stockh.) **77**, 50 (1935). — LÖHR, W.:

Die Arteriographie in ihrer Bedeutung für die Diagnostik der Hirntumoren. Mitt. Radiologenkongreß 1935. — Veränderungen an Arteriogramm der Gehirnarterien bei Hirngeschwülsten. Fortschr. Röntgenstr. 52 (1935). — MONIZ, E.: Résultats cliniques et physiologiques de l'angiographie cérébrale. Schweiz. med. Wschr. 1935 I, 1112. — Avantages de l'épreuve angiographique dans la carotide primitive. Clínica, Higiene e Hidrologia 1 (1935). — Aspectos arteriográficos e flebográficos dos meningiomas da asa do esfenoide. Lisboa med. 12, 399 (1935). — A angiografia no diagnóstico dos aneurismas e angiomas do cérebro. Lisboa méd. 12, 455 (1935). — Tumores da fossa posterior. Aspectos arteriográficos do cérebro nas dilataçãres ventriculares. Med. contemp. Lissabon 53 (1935). — Angiography in the diagnosis of brain aneurisms and angioms. C. r. internat. Congr. Neur. London. Rev. Neur. 64 (1935). — Angiomes cérébraux. Importance de l'angiographie cérébrale dans leur diagnostic. Bull. Acad. Méd. Paris 113 (1935). — MONIZ, E., ALMEIDA DIAS e LUIZ PACHECO: Aumento da circulação do diploico da calote craniana na doença óssea de PAGET. Lisboa méd. 12, 1114 (1935). — MONIZ, E. et ALMEIDA LIMA: Pseudoangiomès calcifiés du cerveau. Maladie de KRABBE. Revue neur. 63 (1935). — PICCHINI, G.: L'angioencéfalografia nell'esoftalmo pulsante. Giorn. Clin. med. 16, 1210 (1935). — SCHALTENBRAND, G.: Die Arbeiten von MONIZ über die Arteriographie des Gehirns. Med. Klin. 1935 I, 20. — SÉNÈQUE et BENOIT: Sur les accidents de l'artériographie. Presse méd. 1935. — URBAN, H.: Erfahrungen mit der Arteriographie des Gehirns. Wien. klin. Wschr. 1935 II, 924.

1936. DE ALMEIDA, F.: Angiografia cerebrale in condizioni normali e patologiche. Bull. Mem. Soc. Emiliano-Romagnola di Chir. 2 (1936). — BERGSTRAND, OLIVECRONA u. TÓNNIS: Gefäßmißbildungen und Gefaßgeschwülste des Gehirns. Leipzig: Georg Thieme 1936. — FURTADO, D.: Maladie de KRABBE (Angiome de la face: calcification occipitale, epilepsie et oligophrénie). Revue neur. 65, 640 (1936). — GAAL, A.: Röntgendiagnostik eines Aneurysms der Carotis int. Röntgenprax. 8, 366 (1936). — GUTTMANN, L.: Röntgendiagnostik des Gehirns und Rückenmarks durch Kontrastverfahren. In Handbuch der Neurologie, Bd. 8. Berlin: Julius Springer 1936. — KÓBCKE, H.: Die Angiographie der Hirngefäße. D. med. Wschr. 1936 II, 1915. — LINDON, L. C. E.: Cerebral arteriography. Med. J. Austral. 1, 849 (1936). — LÖHR, W.: Hirngefäßverletzungen in arteriographischer Darstellung. I. Mitt. Zbl. Chir. 63 (1936). — Cerebrale Arteriographie bei Hirnverletzungen. Zbl. Chir. 63, 2466, 2642 (1936). — Erkrankungen der Hirngefäße in arteriographischer Darstellung. Arch. klin. Chir. 186, 298 (1936). — LOMAN, J. and A. MYERSON: Visualisation of cerebral vessels by direct intracarotid injection of thorium dioxide (thorotrast). Amer. J. Roentgenol. 35, 188 (1936). — Visualisation of the cerebral vessels by direct intracarotid injection of thorium bioxide. Arch. of Neur. 36 (1936). — MONIZ, E.: A angiografia cerebral no diagnóstico das lesões vasculares intracranianas. Mitt. Akad. Wiss. Lissabon 1936. — Radiodiagnostic de la circulation cérébrale. Angiographie cérébrale. Revue neur. 65, 1359 (1936). — MONIZ, E., ALMEIDA LIMA e R. LACERDA: Trombose da carótida interna. Imprensa méd. Lissabon 2 (1936). — PALMA, E. y E. ZERBONI: Angiografia cerebral (nota previa). Arch. uruguay. Med. Cir. y especialidades. Montevideo 9, 613 (1936). — SAI, G.: Angiografia cerebrale. Riv. otol. ecc. 13 (1936). — Angiografia cerebrale. Collana otol. ecc. Rom. 15, 1 (1936). — TONNIS, W.: Erfolgreiche Behandlung eines Aneurysma der Art. commun. ant. cerebri. Zbl. Neurochir. 1, 39 (1936). — YUZHELEVSKIY, A. S.: Angiography in diagnosis of brain tumor. Sovet. Chir. 10, 581 (1936).

1937. ALMEIDA LIMA e MANSO PRETO: Alguns pormenores da anatomia da carótida interna observados nos filmes angiográficos. Arqu. Anat. e Antrop. Lissabon 18 (1937). — BERCZELLER u. KUGLER: Freilegung der Arteria vertebralis am Sulcus atlantis. Beitrag zur Arteriographie des Stromgebietes der Arteria vertebralis-basilaris. Arch. klin. Chir. 190, 810 (1937). — DAVIES: Cerebral arteriography. Brit. J. Radiol. 120, 871 (1937). — DOMINI, F. M.: Angiografia cerebrale e traumatismo cranico. Riv. ital. Endocr. Neurochir. 1, 105 (1937). — Particolaritá angiografiche in un caso di tumore cerebrale. Riv. Neur. 10 I (1937). — GUTTMANN, L.. Über Möglichkeiten und Grenzen der Angiographie (MONIZ) und Ventrikulographie (DANDY) bei der Diagnose von Hirntumoren. Lisboa méd. 14, 487 (1937). — HERMANN, K., S. OBRADOR and N. M. DOTT: Intracranial aneurysms and allied clinical syndromes: cerebral arteriography in their management. Lisboa méd. 14, 782 (1937). — JEFFERSON, G.: Compression of the chiasma optic nerves and optic tracts by intracranial aneurysms. Brain 60, 444 (1937). — JOÃO, ALFREDO: Arteriografia. Arqu.

brasil. Cir. e Ortop. 4, 275 (1937). — Arteriografia. Rev. méd. Pernambuco 7, 135 (1937). — KAON CHIN: Blood vessel studies on experimental brain sarcoma of rabbits. Lisboa méd. 14, 854 (1937). — KULCSÁR: Enkephalographia és arteriographia egybevetéséböl eredö diagnosticus szempontok. Orv. Hetil. (ung.) 46, 1159 (1937). — LÓHR, W.: Die Arteriographie im Dienste der Diagnostik bei Hirnverletzungen. Arch. orthop. Chir. 2, 85 (1937). — Value of arteriography in diagnosis and therapy of aneurysms. Zbl. Neurochir. 2, 363 (1937). — Die Arteriographie der Gehirngefäße in der Unfallchirurgie. Lisboa méd. 14, 824 (1937). — LOHR, W. u. TH. RIECHERT: Schläfenlappentumoren, ihre Klinik und arteriographische Diagnostik. Zbl. Neurochir. 2, 1 (1937). — MONIZ, E.: Déformations des sinus droit et longitudinal inférieur et des veines profondes du cerveau dans le diagnostic des néoplasies cérébrales. Zbl. Neurochir. 2, 214 (1937). — Visibilité de la jugulaire interne chez le vivant. Fol. Anat. Univ. Conimbrigensis 12, 7 (1937). — Idées générales sur l'angiographie cérébrale. Boll. Assoc. med. Triestina 15, 1 (1937). — MONIZ, E., ALMEIDA LIMA et R. LACERDA: Hémiplegie par thrombose de la carotide interne. Presse méd. 1937. — MONIZ, E. e J. IMAGINÁRIO: Arteriografia acidental da fossa posterior por injecção na artéria vertebral. Mitt. Akad. Wiss. Lissabon 1937. — À propos de l'artériographie de la fosse postérieure. (Anomalie de position de l'artère vertébrale occupant la place de la carotide interne.) Med. contemp. Lissabon 55, 22 (1937). — NORTHFIELD, D. W. C.: Observations on the clinical indications for cerebral arteriography. Lisboa méd. 14, 861 (1937). — NORTHFIELD, D. W. C. and D. RUSSEL: The fate of thorium dioxide (thorotrast) in cerebral arteriography. Lancet 1937. — REGO, M. P.: Acidentes da arteriografia. O Hospital. Rio de Janeiro 1937. — RÖTTGEN, P.: Weitere Erfahrungen an kongenitalen arterio-venösen Aneurysmen des Schädelinnern. Zbl. Neurochir. 2, 18 (1937). — SAI, G.: L'indogine stereoangiografica nello studio degli angiomi cerebrali. Lisboa méd. 14, 815 (1937). — TÓNNIS, W.: Die Bedeutung der „Angiographie cérébrale" für die Indikationsstellung zur Operation von Hirngeschwülsten. Lisboa méd. 14, 773 (1937). — TÖNNIS, W. u. K. J. ZULCH: Das Ependymom der Großhirnhemisphären im Jugendalter. Zbl. Neurochir. 2, 141 (1937). — YUZHELEVSKIY, A. S. and L. M. GOLDSHTEYN: Experimental and clinical data on the angiography of brain. Vestn. Chir. (russ.) 49, 25 (1937). — ZEHNDER, M.: Zur Technik der Arteriographie. Zbl. Neurochir. 2, 281 (1937). — Die subduralen Hämatome. Zbl. Neurochir. 2, 339 (1937).

1938. ALMEIDA DIAS: Pinealomas. Lissabon 1938. — ALMEIDA LIMA: Contribuição para o estudo da circulaçãos dos tumores intracranianos. Lissabon 1938. — ALMEIDA LIMA e J. IMAGINÁRIO: Tratamento dos acidentes tardios dos traumatismos cranioencefálicos. Lisboa méd. 15, 733 (1938). — ALTENBURGER: Z. Neur. 161, 429 (1938). — BARAHONA FERNANDES e A. ALVES: A angiografia cerebral nos oligofrénicos. Arqu. de Med. Legal Lissabon 8 (1938). — BENEDEK, L.: Über den diagnostischen Wert der cerebralen Stereoangiographie hauptsächlich bei intrakraniellen Tumoren. Basel u. Leipzig 1938. — BERCZELLER, NOWOTNY u. SCHÜLLER: Experimentelle Hirnarteriographie. Radiol. Rdsch. 6, 235 (1938). — DANDY, W.: Intracranial aneurysm of the internal carotid artery. Ann. Surg. 107 (1938). — EKSTRÒM, G. u. G. A. LINDGREN: Gehirnschädigungen nach cerebraler Arteriographie mit Thorotrast. Zbl. Neurochir. 34, 217 (1938). — FINDEISEN: Az agyerek angiographiájáról. (Über die Angiographie der Gehirnarterien.) Orvosképzés (ung.) 1, 78 (1938). — FISCHER, E.: Die Lageabweichungen der vorderen Hirnarterie im Gefäßbild. Zbl. Neurochir. 5, 300 (1938). — FURTADO, D.: Estudo angiográfico de dois casos de angioma arteriovenoso do cérebro. Lisboa méd. 15, 290 (1938). — HAAS u. KOVÁCS: Zur diagnostischen Bedeutung der Geschwulstvaskularisation im Schädelarteriogramm. Fortschr. Röntgenstr. 57, 183 (1938). — HÄUSSLER, G.: Über stereoskopische Arteriogramme der Carotis interna. Zbl. Neurochir. 3, 313 (1938). — JEFFERSON, G.: On the saccular aneurysms of the internal carotid artery in the cavernous sinus. Brit. J. Surg. 102 (1938). — MONIZ, E.: Alterações do calibre da communicante anterior em lesões vasculares do cérebro. Mitt. Akad. Wiss. Lissabon 1938. — Circulation double d'un angiome cérébral. Zbl. Neurochir. 3 (1938). — L'hyperostose frontale interne. Étude angiographique d'un cas chez une femme. Syndrome de MORGAGNI-STEWART MOREL. Schizofrenie, Racconigi 3 (1938). — MONIZ, E., L. PACHECO et J. IMAGINÁRIO: Visibilité par contrast des gaines vasculo-nerveuses du cou et de leurs prolongements. Imprensa med. Lissabon 4 (1938). — PEDERSEN, O. u. H. GEYER: Diskordantes Auftreten von Hirntumoren bei erbgleichen Zwillingen. Zbl. Neurochir. 3, 53 (1938). — RIECHERT, T.: Die Arteriographie der Hirngefäße bei einseitigem Verschluß der Carotis interna. Nervenarzt 11 (1938). — Kreislaufstörungen im Hirn im arteriographischen Bild. Z. Neur. **161**, 426 (1938). — RISER, DUCUING et GÉRAUD: Les hématomes sous-duraux. Revue neur. **69**, 471 (1938). — SJÓQVIST: Arteriographische Darstellung der Gefäße der hinteren Schädelgrube. Chirurg. **11**, 377 (1938). — SORGO, W.: Weitere Mitteilungen über Klinik und Histologie des kongenitalen arterio-venösen Aneurysmas des Gehirns. Zbl. Neurochir. **3**, 65 (1938). — STÜCK, R. and D. REEVES: Dangerous effects of thorotrast used intracranially with special reference to experimental production of hydrocephalus. Arch. of Neur. **40**, 86 (1938). — TÖNNIS, W.: Über Hirngeschwülste. Z. Neur. **161**, 114 (1938).

1939. FISCHER, E.: Die arteriographische Diagnostik der Stirnhirn- und oralen Stammgangliengeschwülste. Zbl. Neurochir. **4**, 72 (1939). — KRIEG, W.: Kollateralkreislaufentwicklung bei Durchblutungsstörungen des Gehirns im arteriographischen Bild. Zbl. Chir. **11**, 562 (1939). — LOHR, W.: Zur Frage der postoperativen Blutungen nach der Arteriographie der Gehirngefäße mit Thorotrast. Zbl. Neurochir. **4**, 65 (1939). — Kreislaufstörungen in Gehirn, bedingt durch Gefäßkrankheiten und raumbeengende Prozesse in arteriographischer Darstellung. Z. Röntgenstr. **59**, 474 (1939). — METZ, E.: Zur Diagnose des ein- und doppelseitigen subduralen Hämatoms. Zbl. Neurochir. **4**, 99 (1939). — RIECHERT, T.: Über Hirnaneurysmen. Zb. Neurochir. **4**, 111 (1939). — Zur Phlebographie der Hirngefäße. Zbl. Chir. **12**, 662 (1939). — SAI, G.: Aneurismi ed angiomi (aneurismi arteriovenosi) endocranici in visione angiografica. Riv. ital. Endocrin. e Neurochir. **5** (1939). — SORGO, W.: Über den durch Gefäßprozesse bedingten Verschluß der Art. carotis interna. Zbl. Neurochir. **4**, 161 (1939). — TÖNNIS, W.: Anzeigestellung zur Arteriographie und Ventrikulographie bei raumbeengenden intrakraniellen Prozessen. Münch. med. Wschr. **1939** I, 116. — VOGT, A.: Praktische Bedeutung der Arteriographie für die Augenheilkunde. Klin. Mbl. Augenheilk. **102**, 641 (1939).

Sonstige im Text zitierte Arbeiten.

ABBIE, S.: The clinical significance of the anterior choroidal artery. Brain **56**, 233 (1933). — ALMEIDA DIAS: Alterações cerebrais consecutivas à ventriculografia com thorotrast. Lisboa méd. **14**, 439 (1937). — DE ALMEIDA, F.: Note sur les collatérales de l'artère communicante cérébrale antérieure. Arqu. Anat. e Anthrop. Lissabon **13** (1929). — Distribuição na superfície do cérebro da artéria silvica. Arqu. Anat. e Anthrop. Lissabon **14** (1931). — Notes sur l'artère cérébrale antérieure. Mitt. 28. Verslg Ges. Anat. Lissabon **1933**. — Distribuição na superfície do cérebro das artérias cerebral anterior e communicante anterior. Arqu. Anat. e Anthrop. Lissabon **17**, 323 (1933). — ASKANAZY, M. u. G. WILL: Über Endotheliomatose in den Blutgefäßen des stark verdickten Schädels ohne Hirnhautgeschwulst. Virchows Arch. **299**, 271 (1937).

BACELAR, J.: Lesões histológicas produzidas pelo thorotrast. Med. contemp. Lissabon **52** (1934). — BAILEY, P.: Intracranial tumors. London 1932. — Die Hirngeschwülste. Stuttgart 1936. — BALADO, M.: Radiografia del tercero ventrículo mediante la injeccion de lipiodol. Arch. argent. Neur. **2**, 69 (1928). — BAPTISTA, B. V.: Estudo comparado da circulação cerebral nos mamíferos domésticos e no homem. Inaug.-Diss. Rio de Janeiro 1922. — BARTHOLOW, R.: Aneurisms of the arteries at the base of the brain. Their symptomatology, diagnosis and treatment. Amer. J. med. Sci. **64**, 373 (1872). — BEADLES, C. F.: Aneurisms of the larger cerebral arteries. Brain **30**, 285 (1907). — BIZE, P. R.: L'hydrocéphalie ventriculaire. Étude physio-clinique. Paris: Malvine 1931. — BLACKAUN, J.: Anomalies of the encephalic arteries among the insane. J. comp. Neur. **17**, 6 (1907). — BLANE, G.: History of some cases of diseases of the brain, etc. Trans. Soc. Med. a. Chir. Knowledge. Lond. **2**, 192 (1800). — BÖENIG, H. u. TH. KONSTANTINN: Encephalographische und erbbiologische Untersuchungen an genuinen Epileptikern. Arch. f. Psychiatr. **100** (1933). — BROCK, S. and G. DYKE: Venous and arterio-venous angiomas of the brain. Bull. Neur. New York **2**, 247 (1932). — BUSSE, O.: Aneurysmen und Bildungsfehler der Arteria communicans anterior. Virchows Arch. **229**, 178 (1920).

CAIRNEY: Tortuosité of the cervical segment of the internal carotid artery. J. of Anat. **59** (1924). — CARRILLO, R.: Diagnostico yodoventriculografico de las afecciones quirurgicas de la fossa posterior. Arch. argent. Neur. **1937**, 333. — CARRILLO, R. y J. AGUIRRE: Examen radioscopico de las cavidades ventriculares com aceite yodado (yodoventriculoscopia). Semana méd. **1936** u. Actualidad med. Mundial **1936**. — CASSIRER, R.: Angiom des Gehirns.

Neur. Zbl. 21, 32 (1902). — Cassirer, R. u. F. H. Levy: Die Formen der Glioblastomatose und ihre Stellung zur diffusen Hirnsklerose. Z. Neur. 81, 290 (1923). — Cassirer, R. u. R. Mühsam: Über die Exstirpation eines großen Angioms des Gehirns. Berl. klin. Wschr. 1911 II, 755. — Cavatorti: Di una rara variazione delle arterie della base dell'encefalo n'ell uomo. Monit. ital. 18, 12 (1907). — Charbonnel et Massé: L'artériographie parmi les autres méthodes d'exploration de la perméabilité artérielle et artériolaire dans les gangrènes. Gaz. Sci. méd. Bordeaux 1929. — L'artériographie des membres. Soc. de Chir. Paris. Bull. Soc. nat. Chir. Paris 1929. — Artériographie des membres avec l'iodure de sodium. Gaz. Sci. méd. Bordeaux 1929. — Chiarugi: Anatomia dell'uomo. Milano 1917. — Christiansen, V.: Les tumeurs du cerveau. Paris: Masson & Cie. 1925. — Clarke, S.: Innervation of the blood vessels of the medulla and spinal cord. J. comp. Neur. 48, 247 (1929). — Claude, H. et M. Loyez: Sur certaines angiectasies capillaires des centres nerveux. Revue neur. 1911, 181. — O'Connell: Some observations on the cerebral veins. Brain 57, 484 (1934). — Corréa, R. y J. Stuhl: La visualisation radiográfica de los processos focales del encéfalo. Rev. españ. Biol. Madrid 2, 29 (1933). — Creite: Zur Pathogenese der Epilepsie. (Multiple Angiome des Gehirns mit Ossifikation.) Münch. med. Wschr. 1903 I, 176. — Critchley, M.: The anterior cerebral artery and its syndromes. Brain 55 (1930). — Critchley, M. u. P. Schuster: Beiträge zur Anatomie und Pathologie der Arteria cerebelli superior. Z. Neur. 144, 681 (1933). — Cruveilhier, J.: Traité d'Anatomie descriptive. Paris 1867. — Cunningham: Text book of Anatomy, 1909. — Cushing, H.: Contributions to the study of intracranial aneurism. Guy's Hosp. Rep. 73, 159 (1923). — Cushing, H. and P. Bailey: Tumors arising from the blood-vessels of the brain, Vol. 1. London: Baillière, Tindall & Cox. 1928.

Dandy, W. E.: Ventriculography following the injection of air into the cerebral ventricles. Ann. Surg. 68, 5 (1918). — Arteriovenous aneurysm of brain. Arch. Surg. 17, 190 (1928). — Venous abnormalities and angiomas of the brain. Arch. Surg. 17, 715 (1928). — Carotid cavernous aneurisms (pulsating exophtalmus). Zbl. Neurochir. 2, 77 (1937). — Intracranial aneurysm of the internal carotid artery. Ann. Surg. 107, 654 (1938). — Dimitri, V.: Tumor cerebral congenito (Angioma cavernoso). Rev. Asoc. méd. argent. 36, 63 (1923). — Dott, N.: Intracranial aneurisms. Edinburgh med. J. 40, 219 (1933). — Duret, H.: Les tumeurs de l'encéphale. Paris 1905. — Revue critique de quelques recherches récentes sur la circulation cérébrale. Encéphale 1910. — Dyes: Gleichzeitige Röntgenaufnahmen mit gekreuzten Strahlenkegeln. Röntgenprax. 4, 252 (1938).

Eddington: Brit. med. J. 1901. — Ehrman: Inaug.-Diss. Strasbourg 1858. — Elsberg, C. A. and C. C. Hare: The blood supply of the gliomas. Ist relation to the tumor growth and its surgical significance. Bull. Neur. Inst. New York 2, 210 (1932). — Enders: Ein Angiom in der Brückengegend. Münch. med. Wschr. 1908 II, 1646.

Fearnsides, E. G.: Intracranial aneurisms. Brain 39, 224 (1916). — Fischer: Sigmoid tortuosity of the internal carotis artery and its relation to tonsil and pharynx. Lancet 1915. — Foerster, O. u. O. Gagel: Zentrale diffuse Schwannose bei Recklinghausenscher Krankheit. Z. Neur. 151, 1 (1934). — Foerster, O. u. W. Penfield: Der Narbenzug am und im Gehirn bei traumatischer Epilepsie in seiner Bedeutung für das Instandekommen der Anfalle und für die therapeutische Bekämpfung derselben. Z. Neur. 125, 475 (1930). — Foix, Ch. et P. Hillemand: Les artères de l'axe encéphalique jusqu'à l'encéphale inclusivement. Revue neur. 1926 I, 705. — Foix, Ch., P. Hillemand et M. Lévy: Ramollissement cérébral. Bull. Soc. méd. Hôp. Paris 43, 189 (1927). — Foix, Ch., P. Hillemand et Schiff-Wertheimer: Syndrome atypique de la cérébrale postérieure. Revue neur. 1928. — Foix, Chavany, Hillemand et Mme. Schiff-Wertheimer: Oblitération de l'artère choroïdienne antérieure. Ramollissement de son territoire cérébral Hémiplégie, hémianesthésie, hémianopsie. Rev. d'Oto-Neuro-Ocul. 1925. — Foix, Ch. et M. Lévy: Ramollissements sylviens. Syndromes des lésions en foyer du territoire de l'art. sylv. et de ses branches. Revue neur. 1927 II. — Foix, Ch. et Masson: Le syndrome de l'artère cérébrale postérieure. Presse méd. 1923. — Foix, Ch. et Schiff-Wertheimer: Séméiologie des hémianopsies au cours du ramollissement cérébral. Rev. d'Oto-Neuro-Ocul. 4, 561 (1926). — Freeman, W.: Effect of injections of colloidal thorium dioxide on the ventricles and subarachnoid spaces. Arch. of Neur. 38, 340 (1937). — Freemann, W., H. H. Schoenfeld and C. Moore: Ventriculography with colloidal thorium dioxide solution. J. amer. med. Assoc. **106**, 96 (1936). — FURTADO, D.: À propos des hémorragies sous-arachnoïdiennes. Revue neur. **65** (1936).

GEGENBAUER, O.: Traité d'anatomie descriptive. Paris 1889. — GRAY: Anatomy descriptive and applied. London: Johnston 1930. — GULLAND, L.: The occurence of nerves on intracranial blood vessels. Brit. med. J. 1898, 271.

HADLICH, R.: Ein Fall von Tumor cavernosus des Rückenmarks, mit besonderer Berücksichtigung der neueren Theorien über die Genese des Cavernoms. Virchows Arch. **172**, 429 (1903). — HALLERVORDEN: Eigenartige und nicht rubrizierbare Prozesse. BUMKES Handbuch der Geisteskrankheiten, Bd. 11, S. 1063. 1930. — HAMFORT and WHEELER: Ann. Surg. **92** (1930). — HASEBE, K.: Arterien der Hirnbasis. Das Arteriensystem der Japaner. Buntars Adachi (Kioto) **1**, 111 (1928). — HEINE, L.: Über Angiogliosis retinae mit Hirntumor (capilläres Hämangiom). Z. Augenheilk. **51**, 1 (1923). — HERING, E.: Versuche über die Schnelligkeit der Stromgeschwindigkeit des Blutes. Zbl. Physiol. 1829. — HERZ: Aortenaneurysma und Oesophaguskarzinom. Dtsch. med. Wschr. 1909 I, 956. — HILDEBRANDT, K.: Zur Kenntnis der gliomatösen Neubildungen des Gehirns mit besonderer Berücksichtigung der ependymären Gliome. Virchows Arch. **185**, 341 (1906). — HINDZE: Wie sollen wir die Hirnarterien verarbeiten? Zur Methodik der makroskopischen Erforschung der Hirnarterien. Z. Neur. **132** (1931). — HUBER, G. C.: Observations on the innervation of the intracranial vessels. J. comp. Neur. **9**, 1 (1899). — HUEBSCHMANN: Über einige seltene Hirntumoren (multiple Angiome, epithelialer Tumor, Lipom). Dtsch. Z. Nervenheilk. **72**, 205 (1921).

JACOBEUS and NORD: Air and lipiodol as contrast agent for Röntgendiagnosis in the central nervous system. Acta radiol. (Stockh.) **3**, 367 (1924). — JEFFERSON, G.: Compression of the chiasma. Optic nerves and optic tracts by intracranial aneurysms. Brain **60**, 444 (1937). — JUNET, R. et S. KADRNKA: La fonction du stroma dans filtration du sang. Expériences avec le thorotrast. Actes Soc. Helvét. Sci. Nat. Thoune **1932**.

KADRNKA, S. u. R. JUNET: Kontrastdarstellung des Knochenmarks, der Lungenalveolen und der Plazenta durch intravenöse Thorotrastinjektion. Schweiz. med. Wschr. **1933** I, 174. — KALISCHER, S.: Demonstration des Gehirns eines Kindes mit Telangiektasie der linksseitigen Gesichtskopfhaut und Hirnoberfläche. Berl. klin. Wschr. **1897** I, 1059. — Ein Fall von Telangiektasie (Angiom) des Gesichts und der weichen Hirnhäute. Arch. f. Psychiatr. **34**, 171 (1901). — KAUFMANN, E.: Trattato di anatomia patologica speciale. Milano: Vallardi 1928. — KÓLLIKER: Handbuch der Gewebelehre des Menschen, S. 835. Leipzig 1893. — KRABBE, K.: Recherches anatomo-pathologiques sur un cas de soi-disant angiome calcifié des méninges démontré par la radiographie. Revue neur. **39** I, 1394 (1932). — KRABBE, K. et O. WISSING: Calcification de la pie-mère du cerveau, d'origine angiomateuse, démontrée par la radiographie. Acta radiol. (Stockh.) **1930**. — KRAUSE, F.: Chirurgie des Gehirns und Rückenmarks. Berlin 1908—1911. — Bemerkungen zu den mechanisch-diagnostischen Methoden in der Chirurgie des Zentralnervensystems. Nervenarzt 4 (1928). — KROLL, M.: Los sindromas neuropatologicos. Barcelona 1930.

LAFORA, G.: Angioma of the pons. N. Y. med. J. a. med. Rec. **96**, 1007 (1912). — LANARI, JORG et AGUIRRE: Résultats des recherches effectuées sur les blocages viscéraux en vue d'une exploration radiologique. Presse méd. **1937**. — LANDAU, M.: Frankf. Z. Path. **5**, 469 (1910). — LANNOIS et BERNOUD: Enorme naevus angiomateux de la face avec hémiplégie spasmodique. Nouv. iconogr. Salpêtrière **11**, 446 (1898). — LEYSER, E.: Ein Angiom der Brücke. Mschr. Psychiatr. **51**, 83 (1922). — LÖWENHARDT: Zur Klinik des Hirnarterienaneurysmas. Dtsch. Wschr. **1923** II.

MANQUAT, A.: Traité élémentaire de thérapeutique, de matière médicale et de pharmacologie. Paris 1897. — MATAS, R.: Aneurysms of the circle of Willis. Ann. Surg. **107**, 660 (1938). — MONRAD-KROHN: The clinical examination of the nervous system. London 1938. — MONTEIRO, H. e A. RODRIGUES: A proposito de alguns casos de artéria carótida flexuosa. Portugal méd. **1929**. — MOSSO: Sulla circulazione del sangue nel cervello dell'uomo. R. Acad. Lincei 1880. — MOUCHET: Étude radiographique des artères du cerveau. Inaug.-Diss. Toulouse 1911.

NEVIN, S.: Gliomatosis cerebri. Brain **61**, 170 (1938).

Ökros, O.: Anomalies of circulus Willisii as found in arteriography examination. Magy. orv. Arch. **35**, 472 (1934). — Olivecrona, H.: Le point de vue chirurgical dans le traitement de l'épilepsie. Acta psychiatr. (Københ.) **1931**. — Die Gliome der Großhirnhemisphären. Z. Nervenheilk. **83** (1932).

Penfield, W.: Cerebral vasodilatator nerves and their pathway from medula oblongata with observations on pial and intracerebral vascular plexus. Arch. of Neur. **27**, 1257 (1932). — Pfeifer, R. A.: Die Angioarchitektonik der Großhirnrinde. Berlin 1928. — Poirier et Charpy: Traité d'anatomie humaine. Paris 1902. — Putmann, T. G.: Chronic subdural hematoma: its pathology, its relation to pachymeningitis hemorrhagica and its surgical treatment. Arch. Surg. **11**, 329 (1925).

Radovici, A., Bazgan et O. Meller: Recherches histologiques sur l'encéphalographie liquidienne par le thorotrast. C. r. Soc. Biol. Paris **114**, 207 (1938). — Radovici, A. et O. Meller: Encéphalo-myélographie liquidienne. Presse méd. **1932**. — Essai de liquidographie céphalo-rachidienne. Encéphalo-myélographie par le thorotrast sousarachniodien. Bull. Acad. Méd. Paris **107**, 314 (1932). — La liquidographie chez l'homme. Revue neur. **1933** I, 541. — Ribbert, H.: Über Bau, Wachstum und Genese der Angiome, nebst Bemerkungen über Cystenbildung. Virchows Arch. **151**, 381 (1898). — Riechert: Zur operativen Behandlung der zirkumskripten tuberkulösen Meningitis. Dtsch. med. Wschr. **1938** I, 595. — Über Hirnaneurysmen. Zbl. Neurochir. **4**, 111 (1939). — Rottgen: Venöses Angiom der Dura. Zbl. Neurochir. **3**, 87 (1938). — Rouvière, H.: Anatomie humaine, descrip. et topogr. Paris 1932. — Rubascheva, A.: Arb. Inst. Roentg., Rad. u. Krebs, Leningrad **1932**.

Sachs, E.: Intracranial telangiectases: Symptomatology and treatment with report of two cases. Amer. J. med. Assoc. **150**, 565 (1915). — Saito, M.: The roentgenological diagnosis of the cerebral tumor. Pacific Surg. Conf. **1929**. — Ein seltener Fall von Arterienobliteration. Klin. Wschr. **1938** I, 1154. — Sappey, Ph. C.: Traité d'Anatomie descriptive. Paris 1888. — Scherer, H. J.: La glioblastomatose en plaques. Sur les limites anatomiques de la gliomatose et des processus sclérotiques progressifs (sclérose en plaques, sclérose diffuse de Schilder, sclérose concentrique). J. belge Neur. **38** (1938). — Schmolck, W.: Über ein sog. Rankenangiom des Gehirns. Inaug.-Diss. München 1912. — Schuster, J.: Encephalographie mit jodiertem Öl. Klin. Wschr. **1925** II, 2064. — Schwartz, P. u. H. R. Klauer: Diffuse systematische blastomatöse Wucherung des gliösen Apparates im Gehirn. Z. Neur. **109**, 438 (1927). — Sicard, J. et J. Forestier: Exploration radiologique par l'huile iodée. Presse méd. **1923**. — Diagnostic et thérapeutique par le lipiodol. Paris 1928. — Simmonds, M.: Über das Angiom racemosum und serpentinum des Gehirns. Virchows Arch. **180**, 280 (1905). — Sjoqvist, O.: Über intrakranielle Aneurysmen der Arteria carotis und deren Beziehung zur ophthalmoplegischen Migräne. Nervenarzt **9**, 233 (1936). — Sosman, M. C. and E. C. Vogt: Aneurisms of the int. carotid artery and the circle of Willis from a roentgenological viewpoint. Amer. J. Anat. **12**, 267 (1917). — Stohr, P.: Mikroskopische Anatomie des vegetativen Nervensystems. Berlin 1928. — Stuck u. Reeves: Dangerous effects of thorotrast. Arch. of Neur. **40** (1938). — Sturge, W.: A case of partial epilepsy apparently due to a lesion of one of the vaso-motor centres of the brain. Clin. Soc. Trans. **12**, 162 (1879). — Symonds, C. P.: Contributions of the clinical study of intracranial aneurism. Guy's Hosp. Rep. **73**, 139 (1923).

Testut et Jacob: Traité d'Anatomie topographique. Paris 1921. — Testut et Latarjet: Traité d'Anatomie humaine. Paris 1929. — Thomas, A. et H. Schaeffer: Un cas de macrogénitosomie précoce avec hydrocéphalie etc. Revue neur. **38**, 114 (1931). — Thomas, A., H. Schaeffer, de Martel et Guillaume: Hématome sous-dural chronique. Revue neur. **39** I, 94 (1932). — Tinel, J.: Le système nerveux végétatif. Paris 1937. — Tonnis, W.: Die Angioblastomatose des Kleinhirns. Südwestdtsch. Neur.-Kongreß Baden 1934. — Travers, B.: A case of aneurism by anastomosis in the orbit, cured by ligature of the common carotid artery. Med. Chir. Trans. Lond. **2**, 1 (1810).

Vierordt: Die Erscheinungen und Gesetze der Stromgeschwindigkeit des Blutes. Z. Physiol. **1862**. — Virchow, R.: Über die Erweiterung kleiner Gefäße. Virchows Arch. **3**, 425 (1875). — Vogt, C. u. O. Vogt: Die Grundlagen und die Teildisziplinen der mikroskopischen Anatomie des Zentralnervensystems. Handbuch der mikroskopischen Anatomie des Menschen, 1931. — de Vriese, B.: Über die Arterien der Hirnbasis. Verh. anat. Ges.

Jena 1904. — Sur la signification morphologique des artères cérébrales. Archives de Biol. 21 (1905).

WALLESCH: Virchows Arch. **229** (1921). — WEBER, F.: Right sided hemihypotrophy resulting from right side spastic hemiplegia with a morbid condition of the left side of the brain revealed by radiogram. J. of Neur. **1922**, 134. — Notes on association of extensive haemangiomatous naevus of the skin with cerebral (meningeal) haemangioma, especially cases of facial vascular naevus with contralateral hemiplegia. Proc. roy. Soc. Med. **22**, 431 (1929). — The relations of capillary haemang. naevus to the nervous system. Brit. J. Dermat. **41**, 221 (1929). — WILLIAMS: The origin of the posterior cerebral artery. Brain **59**, 175 (1936). — WINKLER, H.: Encephalographische Befunde bei angeborenem und früherworbenem Schwachsinn. Arch. f. Psychiatr. **89** (1930). — WIRGMANN, E. C.: Angioma in cerebellar peduncle; fatal intracranial hemorrhage. Lancet **1914**, 1746. — WOHLWILL, F.: Sôbre as reacções dos tecidos ao thorotrast. Mitt. Akad. Wiss. Lissabon **1987**.

Sachverzeichnis.